"十三五"高等教育医药院校规划教材/多媒体融合创新教材

供护理、助产、相关医学技术类等专业使用

内科护理学

NEIKE HULIXUE

 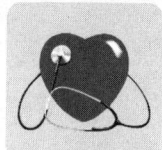

  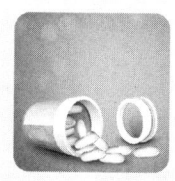

主编◎ 陈长英

郑州大学出版社

郑 州

图书在版编目(CIP)数据

内科护理学/陈长英主编. —郑州:郑州大学出版社,2017.6(2020.8重印)

ISBN 978-7-5645-4159-0

Ⅰ.①内… Ⅱ.①陈… Ⅲ.①内科学-护理学 Ⅳ.①R473.5

中国版本图书馆 CIP 数据核字(2017)第 064863 号

郑州大学出版社出版发行	
郑州市大学路40号	邮政编码:450052
出版人:孙保营	发行部电话:0371-66966070
全国新华书店经销	
河南承创印务有限公司印制	
开本:850 mm×1 168 mm 1/16	
印张:33.75	
字数:819 千字	
版次:2017 年 6 月第 1 版	印次:2020 年 8 月第 2 次印刷
书号:ISBN 978-7-5645-4159-0	定价:78.00 元

本书如有印装质量问题,由本社负责调换

作者名单

主　编　陈长英
副主编　李秋芳　杨丽霞　王曼华
　　　　　　赵培培　叶　红　武孟霞
编　委（按姓氏首字笔画排序）
　　　　王曼华　河南广播电视大学
　　　　叶　红　蚌埠医学院
　　　　申　莉　郑州大学护理学院
　　　　朱玉芬　郑州大学第一附属医院
　　　　李秋芳　郑州大学护理学院
　　　　杨丽霞　河南中医药大学第一附属医院
　　　　张　琦　河南中医药大学第一附属医院
　　　　陈长英　郑州大学护理学院
　　　　武孟霞　河南科技大学第二附属医院
　　　　林蓓蕾　郑州大学护理学院
　　　　易景娜　郑州大学护理学院
　　　　赵培培　河南科技大学
　　　　秦璐莹　郑州大学护理学院
　　　　徐宏蕊　郑州大学第一附属医院
　　　　陶志敏　河南大学
　　　　靳　艳　河南大学护理与健康学院

"十三五"高等教育医药院校规划教材/多媒体融合创新教材
建设单位

(以单位名称首字拼音排序)

安徽医科大学	济宁医学院
安徽中医药大学	嘉应学院
蚌埠医学院	井冈山大学
承德医学院	九江学院
大理学院	南华大学
赣南医学院	平顶山学院
广东医科大学	山西医科大学
广州医科大学	陕西中医药大学
贵阳中医学院	邵阳学院
贵州医科大学	泰山医学院
桂林医学院	西安医学院
河南大学	新乡医学院
河南大学民生学院	新乡医学院三全学院
河南广播电视大学	徐州医科大学
河南科技大学	许昌学院医学院
河南理工大学	延安大学
河南中医药大学	延边大学
湖南医药学院	右江民族医学院
黄河科技学院	郑州大学
江汉大学	郑州工业应用技术学院
吉林医药学院	

前言

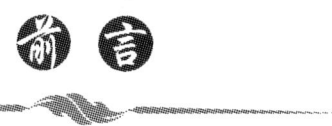

为加快护理教育的教学改革,调整护理教育的层次结构,提高护理学生的综合素质和学以致用的能力,郑州大学出版社联合全国优秀本科院校组织编写了本教材,供护理学专业本科和专升本层面学生使用。

本教材内容包括呼吸系统、循环系统、消化系统、泌尿系统、内分泌系统及代谢疾病、血液及造血系统、神经系统疾病及传染病患者的护理。正文的编写突出基本理论、基本知识和基本技能、技术要点、操作规范等,深入浅出,图文并茂,满足执业、考研、教学及工作岗位的需要,体现了精理论、重实践、强技能、求创新的专业特色。在每章的最后,附有常见诊疗技术及护理。在每一小节之前都有案例导入,使疾病更形象生动,章节中有学习重点提示,使学生能掌握重点,提高学习效率。在编写形式上,贴近学生学习实际和学习方式,助教助学,同时注重教师与学生教学中的互动;在内容编排上,突出护理专业特点,增加与护理工作密切相关的公共卫生知识、康复指导、保健等内容;在能力方面,注重对评判性思维能力、解决问题能力、沟通与团队合作能力的培养。

本教材的编写有以下特点:①针对每个疾病的护理诊断/问题进行护理措施的撰写,使护理更加有针对性;②适当增加新理念、新标准、新分类、新操作,突出先进性;③内容涵盖了新的护士资格考试大纲,方便指导学生考取护士资格证;④内容也涵盖了护理硕士研究生的考点,方便指导学生考取护理硕士研究生,进一步深造;⑤每节后面有小结,对重点内容和考点进行总结;⑥病因和发病机制略写,把重点放在与护理有关的部分;⑦健康指导单独列出进行编写,突出护理人员在健康指导中的重要地位。

本教材虽然经过各位编者认真撰写,但仍难免有疏漏之处,恳请广大读者批评指正。

编者

2017 年 3 月

目录

第一章 绪论 ………………………… 1
　一、内科护理学在护理学科中的地位
　　………………………………… 1
　二、内科护理学的范围 ……………… 1
　三、内科护理学的专业特色与发展 … 1

第二章 呼吸系统疾病患者的护理
　………………………………………… 3
　第一节 呼吸系统的结构功能与疾病护理
　　　　　的关系 ……………………… 3
　　一、呼吸系统的结构功能与疾病的关系
　　………………………………………… 3
　　二、护理评估 ………………………… 8
　　三、实验室及其他检查 ……………… 9
　第二节 常见症状体征的评估与护理
　　………………………………………… 10
　　一、咳嗽与咳痰 ……………………… 10
　　二、呼吸困难 ………………………… 12
　　三、咯血 ……………………………… 13
　第三节 支气管哮喘 …………………… 14
　第四节 肺炎 …………………………… 21
　　一、肺炎球菌性肺炎 ………………… 23
　　二、病毒性肺炎 ……………………… 25
　　三、真菌性肺炎 ……………………… 26
　　四、肺炎患者的护理 ………………… 26
　第五节 肺脓肿 ………………………… 27
　第六节 肺结核 ………………………… 31
　第七节 支气管扩张 …………………… 40
　第八节 慢性阻塞性肺疾病 …………… 44
　第九节 慢性肺源性心脏病 …………… 50

　第十节 原发性支气管肺癌 …………… 55
　第十一节 呼吸衰竭 …………………… 60
　　一、呼吸衰竭 ………………………… 60
　　二、急性呼吸窘迫综合征 …………… 65
　　三、呼吸衰竭和急性呼吸窘迫综合征患
　　　　者的护理 ………………………… 67
　第十二节 呼吸系统疾病患者常用诊疗技
　　　　　　术及护理 …………………… 68
　　一、纤维支气管镜检查术 …………… 68
　　二、胸腔穿刺术 ……………………… 70
　　三、动脉血气分析血标本的采集 …… 71

第三章 循环系统疾病患者的护理
　………………………………………… 75
　第一节 循环系统的结构功能与疾病护理
　　　　　基础 ………………………… 75
　　一、循环系统的结构功能与疾病的关系
　　………………………………………… 75
　　二、护理评估 ………………………… 76
　第二节 常见症状体征的评估与护理
　　………………………………………… 79
　　一、心源性呼吸困难 ………………… 79
　　二、心源性水肿 ……………………… 81
　　三、心悸 ……………………………… 82
　　四、心前区疼痛 ……………………… 83
　　五、心源性晕厥 ……………………… 84
　第三节 心力衰竭 ……………………… 85
　　一、慢性心力衰竭 …………………… 85
　　二、急性心力衰竭 …………………… 95
　第四节 心律失常 ……………………… 97

一、心律失常的分类与发病机制 …… 97
二、窦性心律失常 …… 98
三、房性心律失常 …… 101
四、房室交界区性心律失常 …… 106
五、室性心律失常 …… 111
六、心脏传导阻滞 …… 115
七、心律失常患者的护理 …… 117
第五节 心脏瓣膜病 …… 119
一、二尖瓣狭窄 …… 120
二、二尖瓣关闭不全 …… 122
三、主动脉瓣狭窄 …… 123
四、主动脉瓣关闭不全 …… 124
五、心瓣膜病患者的护理 …… 125
第六节 冠状动脉粥样硬化性心脏病 …… 127
一、心绞痛 …… 128
二、心肌梗死 …… 135
第七节 原发性高血压 …… 143
第八节 病毒性心肌炎 …… 154
第九节 心肌病 …… 157
一、扩张型心肌病 …… 158
二、肥厚型心肌病 …… 159
三、心肌病患者的护理 …… 160
第十节 感染性心内膜炎 …… 161
一、自体瓣膜心内膜炎 …… 162
二、人工瓣膜和静脉药瘾者心内膜炎 …… 164
三、感染性心内膜炎病人的护理 …… 164
第十一节 心包疾病 …… 166
一、急性心包炎 …… 166
二、缩窄性心包炎 …… 170
三、心包疾病患者的护理 …… 171
第十二节 人工心脏起搏和心血管介入性诊疗技术和护理 …… 174
一、人工心脏起搏 …… 174
二、心脏电复律 …… 179
三、心导管检查术 …… 183
四、心导管射频消融术 …… 185
五、冠状动脉造影术 …… 186
六、经皮冠状动脉腔内成形术 …… 188
七、冠状动脉内支架植入术 …… 189

第四章 消化系统疾病患者的护理 …… 196

第一节 消化系统的结构功能与疾病护理基础 …… 196
一、结构与功能 …… 196
二、护理评估 …… 197
第二节 常见症状体征的评估与护理 …… 199
一、恶心与呕吐 …… 199
二、腹痛 …… 201
三、腹泻 …… 202
第三节 胃炎 …… 203
一、急性胃炎 …… 203
二、慢性胃炎 …… 207
第四节 消化性溃疡 …… 210
第五节 炎症性肠病 …… 215
一、溃疡性结肠炎 …… 215
二、克罗恩病 …… 219
第六节 肝硬化 …… 222
第七节 原发性肝癌 …… 230
第八节 肝性脑病 …… 236
第九节 急性胰腺炎 …… 241
第十节 上消化道大量出血 …… 246
第十一节 消化系统疾病患者常用诊疗技术及护理 …… 253
一、腹腔穿刺术 …… 253
二、肝穿刺活体组织检查术 …… 254
三、纤维胃、十二指肠镜检查术 …… 255
四、纤维结肠镜检查术 …… 257

第五章 泌尿系统疾病患者的护理 …… 263

第一节 泌尿系统结构功能与疾病护理基础 …… 263
第二节 常见症状体征的评估与护理 …… 268
第三节 肾小球疾病 …… 273
一、肾小球疾病的结构、功能与疾病护理

　　　　基础 …………………………… 273
　　二、急性肾小球肾炎 …………… 274
　　三、慢性肾小球肾炎 …………… 277
　　四、肾病综合征 ………………… 280
　第四节　尿路感染 ………………… 287
　第五节　急性肾功能衰竭 ………… 293
　第六节　慢性肾功能衰竭 ………… 297
　第七节　泌尿系统疾病患者常用诊疗技术
　　　　及护理 ……………………… 304
　　一、血液透析 …………………… 304
　　二、腹膜透析 …………………… 306
　　三、经皮穿刺肾活组织检查 …… 307

第六章　血液及造血系统疾病患者的护理 …………………………… 311
　第一节　血液及造血系统结构功能与疾病
　　　　护理基础 …………………… 311
　第二节　常见症状体征的评估与护理
　　　　……………………………… 314
　　一、出血或出血倾向 …………… 314
　　二、发热 ………………………… 316
　第三节　贫血 ……………………… 317
　　一、缺铁性贫血 ………………… 318
　　二、再生障碍性贫血 …………… 322
　第四节　特发性血小板减少性紫癜
　　　　……………………………… 326
　第五节　白血病 …………………… 328
　　一、急性白血病 ………………… 330
　　二、慢性髓系白血病 …………… 337
　　三、慢性淋巴细胞白血病 ……… 339
　第六节　血液及造血系统疾病患者常用诊
　　　　疗技术及护理 ……………… 340
　　一、外周穿刺中心静脉导管技术 … 340
　　二、骨髓穿刺术 ………………… 342
　　三、造血干细胞移植 …………… 343

第七章　内分泌与代谢性疾病患者的护理 …………………………… 349
　第一节　内分泌系统的结构功能与疾病护
　　　　理基础 ……………………… 349
　　一、内分泌系统的结构功能与疾病关系
　　　　……………………………… 349
　　二、营养、代谢与疾病 ………… 354
　　三、护理评估 …………………… 355
　第二节　常见症状体征的评估与护理
　　　　……………………………… 358
　　一、身体外形的改变 …………… 358
　　二、生殖发育及性功能异常 …… 359
　　三、肥胖 ………………………… 360
　　四、其他常见症状体征 ………… 361
　第三节　甲状腺功能亢进症 ……… 362
　第四节　甲状腺功能减退症 ……… 370
　第五节　糖尿病 …………………… 373
　第六节　内分泌与代谢性疾病患者常用诊
　　　　疗技术及护理 ……………… 393
　　一、快速血糖测试 ……………… 393
　　二、口服葡萄糖耐量试验 ……… 394
　　三、胰岛素、C肽释放试验 …… 395
　　四、TRH兴奋试验 ……………… 396

第八章　风湿性疾病患者的护理
　　　　……………………………… 398
　第一节　风湿病的临床特点与护理评估
　　　　……………………………… 398
　第二节　常见症状体征的评估与护理
　　　　……………………………… 401
　　一、关节疼痛与肿胀 …………… 401
　　二、关节僵硬与活动受限 ……… 402
　　三、皮肤损害 …………………… 403
　第三节　系统性红斑狼疮 ………… 405
　第四节　类风湿关节炎 …………… 411

第九章　神经系统疾病患者的护理
　　　　……………………………… 417
　第一节　神经系统的结构功能与疾病护理
　　　　基础 ………………………… 417
　　一、神经系统结构功能和疾病的关系
　　　　……………………………… 417
　　二、护理评估 …………………… 421
　第二节　常见症状体征的评估与护理
　　　　……………………………… 425

一、意识障碍 ………………… 425
　　二、头痛 ……………………… 427
　　三、言语障碍 ………………… 428
　　四、感觉障碍 ………………… 430
　　五、运动障碍 ………………… 431
　第三节　急性炎症性脱髓鞘性多发性神经病 ……………………………… 434
　第四节　癫痫 ……………………… 437
　第五节　脑血管疾病 ……………… 444
　　一、脑血管病的病因与分类 …… 445
　　二、短暂性脑缺血发作 ………… 446
　　三、脑梗死 …………………… 449
　　四、脑出血 …………………… 456
　　五、原发性蛛网膜下腔出血 …… 460
　第六节　帕金森病 ………………… 463
　第七节　重症肌无力 ……………… 469
　第八节　神经系统疾病患者常用诊疗技术及护理 ………………………… 473
　　一、腰椎穿刺术 ……………… 473
　　二、全脑血管造影术 ………… 476
　　三、脑血管介入性治疗 ……… 477
　　四、高压氧舱治疗 …………… 479

第十章　传染病患者的护理 ……… 483
　第一节　传染病的疾病概要与护理基础 ……………………………… 483
　　一、病因和基本特征 ………… 483
　　二、传染病的流行过程及影响因素 ……………………………… 484
　　三、传染病的预防 …………… 484
　　四、传染病的隔离与消毒 …… 486
　　五、临床表现 ………………… 489
　　六、实验室及其他检查 ……… 490
　　七、诊断要点 ………………… 491
　　八、治疗要点 ………………… 491
　　九、常用护理诊断/问题、措施及依据 ……………………………… 492
　第二节　病毒性肝炎 ……………… 495
　第三节　狂犬病 …………………… 505
　第四节　伤寒 ……………………… 509
　第五节　细菌性痢疾 ……………… 514
　第六节　霍乱 ……………………… 520

参考文献 ……………………………… 527

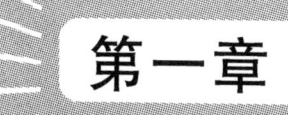

绪 论

内科学是所有临床医学的基础,有"医学之母"之称,在临床医学中占有极其重要的地位,不仅是临床医学各科的基础学科,而且相互之间存在着密切的联系。内科护理学是一门关于认识疾病、预防疾病,治疗和护理患者,促进患者康复及促进其健康的综合性应用学科,其知识结构体系的整体性较强,涉及的临床领域广泛,是护理学的一门重要学科。

一、内科护理学在护理学科中的地位

作为护理学的主干课程和核心课程,通过内科护理学的学习,力求使学生树立"以人的健康为中心"的护理理念,掌握内科常见疾病的基本知识,为未来的临床工作奠定坚实的基础。随着责任制护理工作模式在各个医院的广泛推广,护士的角色与责任在不断地延伸,医院对临床内科护士的要求也越来越高。内科护士不仅是患者的直接管理者,还肩负着协助医生治疗患者、管理疾病或学科、健康教育、进行护理研究等任务。对于护理学本科学生而言,学好这门课非常重要。

二、内科护理学的范围

内科护理学涵盖呼吸、消化、循环、泌尿、血液、内分泌与代谢性疾病、风湿性疾病、神经、传染病等各系统疾病患者的护理。为了避免过多的内容重复,在本教材中,第一节为概述,第二节为每个系统常见疾病的症状、体征的评估与护理,后面各节为常见疾病患者的护理,最后一节为各系统疾病患者常用诊疗技术及护理。在本教材的编写过程中,力求知识体系完整,内容丰富,同时在各章节中插入了学习重点和各种链接,可读性及趣味性强,重点突出,兼顾较强的实用性,满足护理学生各种考试的应试需求。

三、内科护理学的专业特色与发展

1. **整体护理观**　整体护理观与生物-心理-社会医学模式相适应,强调关注患者在生理、心理、社会等方面对护理的需求。在本教材的编写中,包括护理评估、护理诊断/问题、护理措施、健康指导等内容,力求满足患者在生理、心理、社会等方面对护理的需求。

2. **应用护理程序进行临床护理工作**　护理程序是一种体现整体护理观的临床思

维和工作方法,包括五个步骤,即评估、诊断、计划、实施、评价。应用护理程序进行临床护理工作,有助于护士积累工作经验。如果这种概念框架内化成护士的思维习惯,再外化成工作方法,可促使护理程序成为护士工作不可分割的部分。目前,要求临床护士熟练应用护理程序,已经成为护理界的共识。

3. 以人为本对患者进行人文关怀护理　护理学应做到"以人的健康为中心",护士对患者应进行人文关怀护理,提升护理服务质量。"有时去治愈,常常去帮助,总是去安慰",大多数医护人员终生在践行着这句名言。安慰是一种人性的传递,是在平等基础上的情感表达,对患者进行人文关怀护理应作为护理工作的出发点。

4. 内科护理学不断向前发展　近年来,随着基础医学和临床医学的发展,许多疾病的病因和发病机制得到进一步的阐明。血液透析、腹膜透析等血液净化技术的不断改进,器官移植的进展及术后的免疫治疗等,都有了极大的发展,这些都促进了内科护理学的发展。而内科护理学的发展,同时又促进了临床诊疗技术的不断进步,两者相互影响,互相促进。

(陈长英)

第二章 呼吸系统疾病患者的护理

呼吸系统疾病发病率高,病程缓慢,严重威胁人类健康,最终引起残疾甚至死亡。呼吸系统疾病种类繁多,临床特点各不相同。大气污染的加重、人口老龄化及吸烟等因素的影响,使呼吸系统疾病的流行病学特征和疾病谱发生了改变。支气管哮喘发病率逐年增高,肺癌的发病率居恶性肿瘤之首,慢性阻塞性肺疾病(chronic obstructive disease,COPD)发病率居高不下,弥漫性肺间质疾病和免疫功能低下性肺部感染等疾病的发病率明显增加。随着糖尿病、艾滋病发病率的增高,我国仍属于肺结核的高流行地区。作为护理人员,对呼吸系统疾病患者进行健康教育,如劝导患者戒烟,根据病情需要劝导患者坚持家庭氧疗,劝导患者做呼吸功能锻炼以改善呼吸功能,建议高危人群定期体检以早期发现疾病等,都是十分重要的。因此,对呼吸系统常见疾病如COPD、肺癌、支气管哮喘、肺结核等患者进行资料收集、确定护理问题、提供整体护理和健康教育、氧疗技术、采集动脉血进行血气分析以及进行护理配合等内容,是本章学习的重点。

第一节 呼吸系统的结构功能与疾病护理的关系

一、呼吸系统的结构功能与疾病的关系

呼吸系统主要包括呼吸道和肺。

(一)呼吸道

1.呼吸道的组成　呼吸道以环状软骨为界,分为上、下呼吸道。

(1)上呼吸道　上呼吸道界限从鼻腔开始到环状软骨,由鼻、咽、喉三部分组成(图2-1)。上呼吸道是气体由外界进入人体内的第一道屏障,起到湿化和净化空气的作用。鼻黏膜可将吸入气体加温至37 ℃左右,并达到95%的相对湿度,还可通过喷嚏、咳嗽反射以维持人体的正常生理功能。临床患者的鼻腔黏膜遭到异物的影响,如气管切开或气管插管患者应用机械通气辅助呼吸时,如果吸入气体没有经过湿化和加温的处理,干冷的气体会损伤气管黏膜的防御功能,从而导致患者肺部感染的概率增加。咽是呼吸道与消化道的共同通路,维持患者正常的吞咽功能,可防止口腔分泌物

和食物误入呼吸道。临床上，对于一些进行气管插管、气管切开或口、面部及一些大手术等操作后存在吞咽功能障碍的患者，常采用留置鼻饲管的方法，防止食物及口腔分泌物误吸入呼吸道，从而降低医院内获得性肺炎的发生率。喉由甲状软骨和环状软骨（内含声带）等构成，环甲膜连接甲状软骨和环状软骨，是喉梗阻或喉痉挛时进行环甲膜穿刺的重要部位，也是临床上患者气管切开的首选部位。

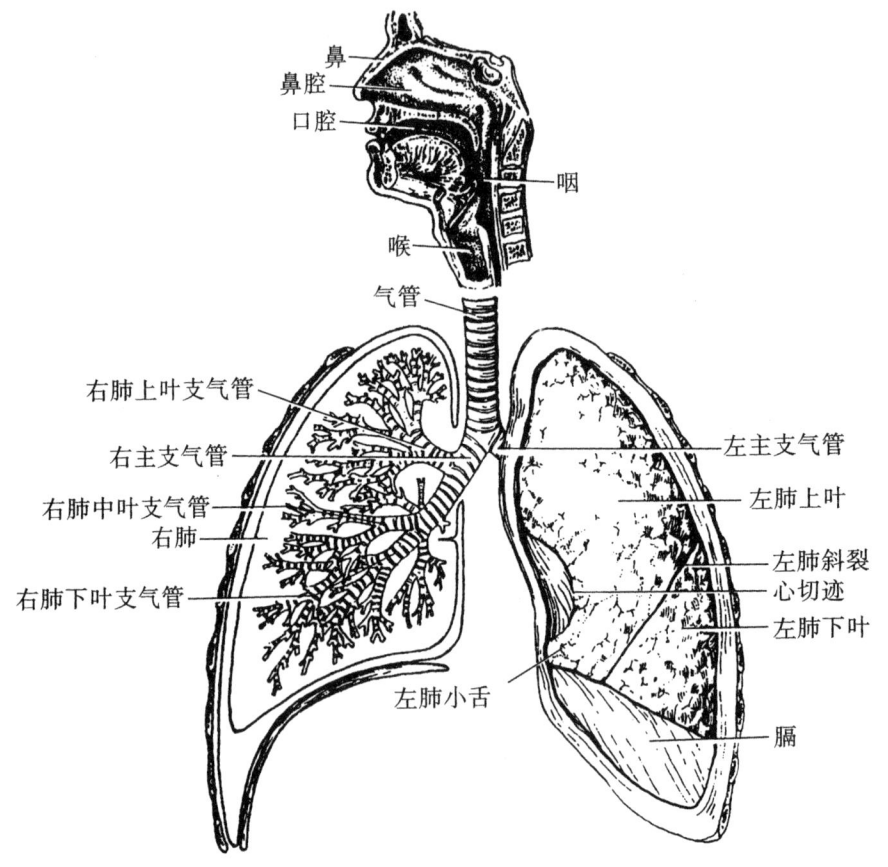

图 2-1　呼吸系统疾病

（2）下呼吸道　临床上通常把气管、主支气管及肺内的各级支气管合称为下呼吸道，是气体的传导通道。气管向下逐渐分级，通常分为 2~3 级（图 2-2）。气管在胸骨角处（相当于第 5 胸椎水平）分为左右两主支气管。右主支气管管径大，短而陡直，因此异物及吸入性病变多发生在右侧，临床上，气管插管过深也易误入右主支气管。从气管到终末细支气管的 16 级气道，构成了传导气道。传导气道又被称为解剖无效腔，在正常人，其容量约 1 500 mL。终末细支气管进一步分支，形成呼吸性细支气管，进一步分支，其末端是肺泡管和肺泡囊。从呼吸性细支气管到肺泡囊都有肺泡，参与气体交换，构成了肺的呼吸区。呼吸区构成了肺的绝大部分，容量达到 2 500~3 000 mL。

在呼吸道的不同部位，其口径和内壁的几何形状是各不相同的，肺叶支气管以下的下呼吸道的口径随着气道频繁地分支而逐渐变小，其总截面积随分支而增大，气流速度随着分支而减慢，气体在肺泡内的分布基本均匀，因此混于气体中的微粒沉积于

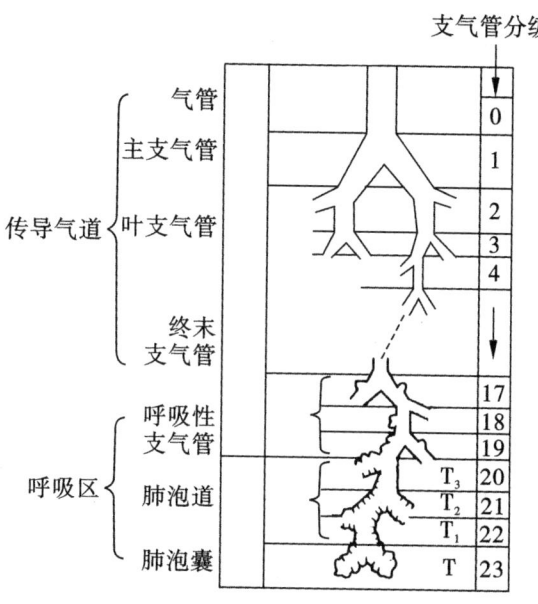

图2-2 支气管分级示意

气道黏膜而不易进入肺泡内。临床上将吸气状态下直径小于2 mm的细支气管称为小气道。小气道具有气流阻力小,管壁菲薄,无软骨支撑易阻塞的特点,易受胸腔的压力变化的影响。因此当小气道发生炎症或痰液阻塞或当气道外压大于气道内压时,易造成闭合、萎陷而导致通气障碍。临床上,阻塞性肺部疾病病变多从小气道开始,如支气管炎、肺气肿等。

2. 呼吸道的组织结构　气管和支气管壁的组织结构相似,主要由黏膜、黏膜下层和外膜层构成。

(1) 黏膜　黏膜层主要由黏膜上皮、黏液纤毛装置及固有膜组成。气管到细支气管为假复层纤毛柱状上皮细胞,终末细支气管到呼吸性细支气管中段为单层纤毛柱状上皮细胞。气管至细支气管黏膜表面有黏液纤毛装置,具有防御功能,有规律摆动的纤毛可将黏液捕获的灰尘、细菌等推至喉部清除出去。若纤毛活动能力减弱可导致呼吸道防御功能下降。

(2) 黏膜下层　黏膜下层为疏松结缔组织层,内含许多腺体,包括黏液腺和黏液浆液腺,导管开口于黏膜表层,腺体分泌的黏液,可使黏膜上皮保持湿润并能黏着吸入的灰尘和细菌,便于通过上皮的纤毛运动而咳出体外。感染或过敏性炎症(如支气管哮喘发作)及慢性或反复炎症时,腺体分泌功能亢进,黏液分泌增多、黏稠度增加。

(3) 外膜层　外膜层由软骨、结缔组织和平滑肌构成。在气管处,软骨呈"C"形,软骨缺口处有平滑肌和结缔组织连接,随着支气管分支,软骨逐渐减少而平滑肌增多,至细支气管时软骨完全消失。软骨的作用在于支撑呼吸道使之不易陷闭。气道平滑肌的舒缩受神经和体液因素影响,是决定气道阻力的重要因素,也是支气管哮喘发作时下呼吸道阻塞的重要原因。

(二) 肺

1. **肺泡** 肺泡是气体交换的场所,成人在静息状态下,每天约有 10 000 L 的气体进出于呼吸道。正常成人肺泡的总面积约 100 m²(3.0 亿~7.5 亿肺泡),在平静状态下只有 1/20 的肺泡进行气体交换,因而具有巨大的呼吸储备能力。

2. **肺泡上皮细胞** 肺泡内表面有一层上皮细胞,由 I 型细胞和 II 型细胞组成。① I 型细胞: I 型肺泡上皮细胞呈扁盘状,覆盖肺泡的大部分表面,约占 95%,细胞含核部分较厚并向肺泡腔内突出,无核部分胞质菲薄,无增殖能力,厚约 0.2 μm,它与基底膜、肺泡壁毛细血管内皮细胞共同组成气-血屏障,是进行气体交换时必需透过的薄层结构(图 2-3)。正常情况下,此屏障厚度不足 1 μm,有利于气体的弥散,但是在肺水肿和肺间质纤维化病变时,屏障厚度增加,使气体交换速度减慢,从而易引起患者的缺氧症状。临床上,对于急性左心衰竭的患者常采用 30%~50% 乙醇湿化吸氧,可降低患者肺泡内泡沫的表面张力,从而达到缓解患者缺氧症状的目的。② II 型细胞: II 型肺泡上皮细胞呈圆形或立方形,数量少,位于 I 型肺泡上皮之间,表面有少量微绒毛,胞质内含有嗜锇性板层小体,直径为 0.1~1.0 μm 为肺表面活性物质的来源。具有降低肺泡表面张力,稳定肺泡直径,防止肺萎陷。II 型肺泡上皮细胞还有不断分化、增殖、修补损坏肺泡上皮作用。临床上急性呼吸窘迫综合征的发病与肺泡表面活性物质缺乏有关。

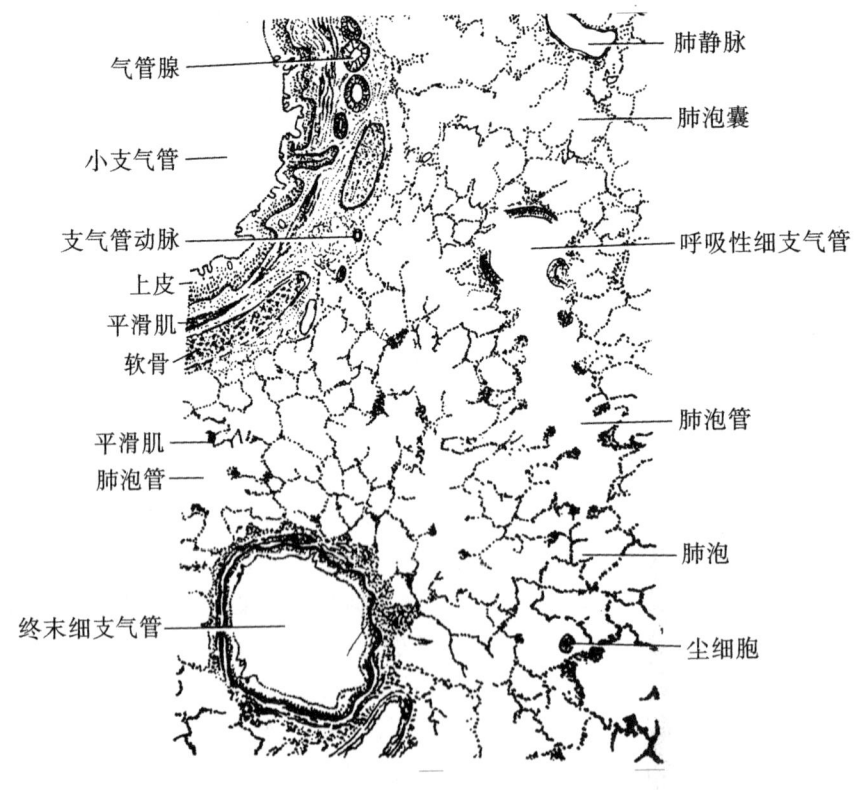

图 2-3 肺的微细结构

3. **肺泡巨噬细胞** 是由血液内单核细胞迁移至肺泡间隔后演变而来,高表达甘露糖受体及吞噬性受体,可吞噬和清除抗原,是机体抵御外来微生物侵袭肺脏的第一道防线。还可分泌中性蛋白酶、酸性水解酶、溶菌酶及过氧化氢酶等有较强的消化降解能力。如吸入的病原体具有抗原性质时经巨噬细胞吞噬后还可将抗原信息传递给淋巴细胞激发体液免疫及细胞免疫反应。

4. **肺间质** 是指肺泡上皮与血管内皮之间、终末气道上皮以外的支持组织,包括结缔组织及血管、淋巴管、神经等。肺间质在肺内起着十分重要的支撑作用,使肺泡与毛细血管间的气体交换及肺的通气顺利进行。多数疾病常常会累及肺间质,最终可形成永久性的肺间质纤维化。

(三)肺的血液供应

肺有双重血液供应,即肺循环和支气管循环。

1. **肺循环** 肺循环的功能是运输右心室的血液经肺间质回流到左心房,途中血液在肺泡壁完成气体交换,具有低压、低阻、高血容量等特点,受呼吸、体位等因素影响。当缺氧、二氧化碳过多(或代谢性酸中毒),可直接引起肺血管收缩,导致肺动脉高压,这是肺源性心脏病发病的重要原因。

2. **支气管循环** 支气管循环的功能是供养呼吸性小支气管以上的呼吸道组织。支气管静脉与动脉伴行,收纳各级支气管的静脉血,最后经上腔静脉回右心房。支气管动脉在支气管扩张症等疾病时可形成动静脉分流,曲张的静脉破裂可引起大咯血。

肺与全身各器官的血液及淋巴循环相通,所以各部位感染所致的菌栓可以引起继发性肺脓肿,深静脉血栓形成的血栓可以引起肺血栓栓塞症,癌肿的癌栓可以引起转移性肺癌。肺部病变亦可向全身播散,如肺癌、肺结核播散至骨、脑、肝等器官,同样亦可在肺本身发生病灶播散。各种原因引起的低蛋白血症会发生肺间质水肿或胸膜腔液体漏出。

(四)胸膜腔和胸膜腔内压

胸膜腔是由胸膜围成的密闭的潜在性腔隙。正常情况下胸膜腔的脏层与壁层胸膜之间仅有少量浆液起润滑作用。胸膜腔内压是指胸膜腔内的压力,正常人为负压。胸内负压有利于肺保持扩张状态,不至于由自身回缩力而缩小萎陷。由于吸气时胸内负压加大,可降低中心静脉压,促进肺静脉血和淋巴液的回流。如果胸膜腔内进入气体(气胸),胸内负压减小,甚至转为正压,则可造成肺萎陷,不仅影响呼吸功能,也将影响循环功能,甚至危及生命。

(五)肺的呼吸功能

呼吸是指机体与外环境之间的气体交换,由外呼吸、气体在血液中的运输及内呼吸三个同时进行又相互影响的环节组成。呼吸系统通过肺通气与肺换气两个过程完成了整个呼吸过程中最关键的一步——外呼吸,所以,一般将外呼吸简称为呼吸。

1. **肺通气** 是肺与外界环境之间的气体交换过程。实现肺通气的器官包括呼吸道、肺泡和胸廓等。呼吸道是沟通肺泡与外界的通道;肺泡是肺泡内气体与血液内气体进行交换的主要场所;而胸廓的节律性呼吸运动则是实现通气的动力。

(1)每分通气量(MV 或 V_E) 指每分钟进入或排出呼吸器官的总气量,等于呼吸频率(f)与潮气量(V_T)的乘积。平静呼吸时,正常成人呼吸频率为 16~20 次/min,潮气量为 400~500 mL。每分通气量随性别、年龄、身材和活动量不同而有差异,劳动和运动时,每分通气量增大。在基础代谢情况下所测得的每分通气量称每分钟静息通气量,人体以极大的呼吸幅度和速度所达到的每分通气量称为最大通气量。它反映单位时间内充分发挥全部通气量,是估计一个人能进行多大运动量的生理指标之一。

每分通气量很容易测定,用一个呼气阀将受试者吸入气与呼出气分开,把 1 min 内所有呼出的气体收集到一个袋子里,就得到了每分通气量。

(2)肺泡通气量(V_A)　是每分钟吸入或呼出肺泡的气体总量,它是直接进行气体交换的有效通气量。气体进出肺泡必经呼吸道,呼吸道内气体不能与血液进行气体交换,构成解剖无效腔,因此:$V_A=(V_T-V_D)\times f$。V_D 为生理无效腔/死腔气量,是留在传导气道内、不参加气体交换的呼吸道容积,是肺泡无效腔与解剖无效腔之和。其正常值约 150 mL,受身高、体位和呼吸周期影响。吸气时,由于肺组织对支气管树的牵拉,解剖无效腔增大。正常情况下,解剖无效腔气量和生理无效腔气量非常接近;但在疾病状态下,由于通气/血流失调,生理无效腔气量可以明显大于解剖无效腔气量。

2. 肺换气　是指肺泡内气体与肺泡毛细血管之间通过扩散而进行的气体交换。正常的肺换气功能有赖于空气通过肺泡膜的有效弥散,充足的肺泡通气量和肺血流以及两者之间恰当的比例,以及呼吸膜两侧的气体分压差。肺换气功能障碍是造成低氧血症的常见原因。

(六)呼吸的调节

呼吸功能的完整性可以反映在无论内外环境如何变化,使机体能够适应其变化,维持动脉血气在一狭窄而稳定的生理范围内。呼吸的调节主要通过以下几个方面:肺泡内气体的节律性更新,通过气-血屏障与血液的气体交换,气体在血液中的运输,与组织的气体交换和完善的呼吸调节机制。基本呼吸节律产生于延髓,而呼吸调整中枢位于脑桥,发挥限制吸气,促使吸气向呼气转换的作用。临床上,缺氧对呼吸的兴奋作用是通过外周化学感受器,尤其是颈动脉体来实现的。CO_2 对中枢和外周化学感受器都有作用,正常情况下,中枢化学感受器通过感受 CO_2 的变化进行呼吸调节。H^+ 浓度对呼吸的影响主要是通过刺激外周化学感受器所引起,当 H^+ 浓度增高时,使呼吸加深加快,反之,呼吸运动受抑制。

二、护理评估

1. 病史

(1)患病及治疗经过　病史采集是了解患者的重要症状及其时间的唯一手段,通过问诊得以实现,护理人员经过与患者及其家属的交谈和讨论,获得准确的病史资料,为临床制订护理计划及护理措施提供可靠的依据。主要收集患者的患病经过、诊治经过、目前状况及相关病史。

患病经过:了解患者患病的起始时间、病因、有无诱发因素、患病的主要症状及伴随症状,以及症状加重或缓解的规律性等。

诊治经过:询问患者在患病期间曾在何医院做过何种检查、曾用药物的名称及种类,用药后症状是否得以改善。

目前状况:疾病对患者工作、生活及自理能力等方面造成的影响。

相关病史:与呼吸系统疾病有关的疾病史,如过敏性疾病、麻疹、百日咳等。

(2)心理-社会资料　了解患者目前的心理状况,是否由于疾病而产生一些不良的情绪;了解患者的家庭组成、经济状况、教育背景等基本情况;询问患者对疾病的认知程度,对疾病的发生、病程、预后及健康保健是否了解。

(3)生活史与家族史　包括患者的个人史、生活方式、吸烟史三方面。

个人史:询问患者的出生地及居住地环境情况,有无长期处于矿区等污染环境中;家庭、工作环境是否有被动吸烟的情况,有无相关的传染病接触史。

生活方式:了解患者的生活方式是否科学、规律。患者日常的活动量及活动耐力是否胜任目前的工作,患者患病后的角色、社交等方面是否发生改变。

吸烟史:吸烟是呼吸系统疾病的重要病因。应详细询问患者吸烟史、吸烟量及是否戒烟情况。吸烟量以"包·年"(pack year)为单位,计算方法为每天吸烟包数×年数。

2.身体评估　包括全身状态、皮肤、淋巴结评估,头、颈部评估,胸部评估,腹部及四肢评估四方面。

(1)全身状态、皮肤、淋巴结评估　严密观察患者生命体征、精神状态、营养状况、皮肤颜色等有无异常。呼吸系统疾病多与感染有关,临床患者体温升高,会相应的出现脉率加快;慢性消耗性疾病、肺结核患者可有体重下降等;缺氧患者会不同程度地出现皮肤及黏膜的发绀;肺癌淋巴转移患者可触及肿大的淋巴结。

(2)头、颈部评估　观察患者口腔内牙龈、扁桃体、咽部有无充血、红肿;口唇、面色情况;有无鼻翼扇动;颈静脉有无怒张;淋巴结有无肿大;气管位置是否居中。

(3)胸部评估　观察胸廓外形,呼吸运动的形态,节律、频率、深度有无异常,肺部触诊、叩诊、听诊有无异常。

(4)腹部及四肢评估　注意有无肝大、肝-颈静脉回流征等。四肢有无畸形,有无杵状指。

三、实验室及其他检查

1.血常规　血常规结果,可反映患者体内细胞数量变化及形态分布,是医生诊断病情的常用辅助检查手段之一。如白细胞计数增加,多提示细菌感染;嗜酸性粒细胞增多,常是支气管哮喘的特有表现;大咯血患者失血量过多,可导致血红蛋白降低。

2.痰液检查　痰液检查是诊断呼吸系统疾病病因,进行疗效观察及判断预后的重要项目。

(1)一般检查　观察并记录痰液的量、颜色、性质和气味等。如呼吸道脓性感染,痰液呈黄脓痰,合并厌氧菌感染时痰液有恶臭味。

(2)显微镜检查　常做痰涂片染色检查。革兰染色法,可见致病菌包括葡萄球菌、肺炎链球菌等;抗酸染色法,可查找结核分枝杆菌;巴氏染色法,可检查患者痰中脱落的癌细胞等。

(3)细菌培养及药敏试验　根据所患疾病有目的地进行细菌、真菌和支原体培养,并做药敏试验,为临床提供病原学诊断的依据,指导临床治疗选药。

3.动脉血气分析　对于判断机体的通气、换气状态,是否存在呼吸衰竭及类型,机体的酸碱平衡及失衡的类型,代偿程度等,有十分重要的价值。

4.影像学检查　包括正侧位胸片、胸部平片、CT及磁共振显像等。可为明确病变部位、性质、气管和支气管的通畅程度等提供依据。

5. 纤维支气管镜和胸腔镜 纤维支气管镜可直接进入患者体内,观察患者支气管黏膜有无水肿、充血、溃疡、肉芽肿、异物等,同时还可行刷检、支气管肺泡灌洗等,有助于明确病原和得出病理诊断。在呼吸系统疾病的诊断和治疗均起到非常重要的作用。胸腔镜可用于胸膜活检和肺活检。

6. 肺功能检查 通过对肺通气和肺换气功能进行测定,以了解呼吸系统疾病对肺功能损害的程度和性质的检查方法,临床最常用的是肺通气功能检查。

(朱玉芬)

第二节 常见症状体征的评估与护理

一、咳嗽与咳痰

咳嗽(cough)是一种防御性反射动作,是一种呈突然、暴发性的呼气运动,通过咳嗽可将呼吸道的异物或分泌物排出。咳嗽受体分布于大支气管、气管及咽部等,受呼吸道分泌物刺激而兴奋引起咳嗽。咳嗽分为干性咳嗽和湿性咳嗽两类。干咳常常是急性上、下呼吸道感染最开始的表现。吸入刺激性烟雾或异物也可以引起持续性干咳。临床上常见的原因有咽炎、咳嗽变异性哮喘、支气管内肿物或肺淤血等疾病。伴有咳痰的咳嗽为湿性咳嗽,常见于慢性支气管炎及支气管扩张症。

咳痰(expectoration)是呼吸道内许多的分泌物,借助咳嗽经呼吸道由口腔排出体外的动作。脓性痰常常是气管支气管树和肺部感染的可靠标志。急性疾病出现咳痰时,痰液的性状常常对诊断有提示作用。

引起咳嗽、咳痰常见的病因有以下几方面。

1. 气道疾病 如咽炎、喉炎、支气管结核、支气管哮喘、支气管肺癌等。病毒性咽喉炎、急性支气管炎早期、胸膜炎、轻症肺结核以及吸入各种刺激性物质后,一般表现为急性干咳。支气管肺癌多为刺激性干咳。慢性咳嗽多伴有咳痰,一般慢性支气管炎的痰液为少到中量无色或白色泡沫痰;支气管扩张则多为脓性痰液并常有血痰,支气管哮喘多为少量浆液性或水样痰液。

2. 肺实质和胸膜疾病 肺炎、肺水肿、胸膜炎、肺间质性疾病等。肺炎早期为干咳,以后出现脓性痰或伴有血痰;肺脓肿则咳出大量典型的脓性痰液,静止后可出现分层现象。伴有厌氧菌感染者,咳出恶臭痰液。肺水肿初期为干咳,以后咳出浆液痰,然后咳出典型的粉红色泡沫痰,可伴有哮鸣音。

3. 其他疾病或药物 如脑炎、精神性咳嗽、服用血管紧张素转化酶抑制剂或β受体阻滞剂等。

咳嗽的并发症:轻度咳嗽对患者的日常生活影响不大,但过于频繁且剧烈的咳嗽会引起患者的不适,甚至影响患者的日常生活及睡眠。一旦咳嗽反射减弱或消失可引起肺不张和肺部感染,甚至因窒息而死亡。剧烈而持久的咳嗽可能会造成患者胸壁软组织的损伤,出现剧烈的胸痛,骨质疏松的老年人甚至会发生肋骨骨折。剧烈的咳嗽会引起胸膜腔内压显著增加,偶尔可以因为血液回流受阻而引起咳嗽性晕厥,主要发生于男性患者,在阵咳后数秒内出现,当咳嗽停止后恢复。

【护理评估】

1. 病史　询问患者有无明显的诱因、咳嗽发生的急缓和持续的时间、性质、程度、咳嗽的音色,是否与体位、气候变化有关。了解痰液的颜色、性质、量、气味及有无分层现象。有无伴随症状,心理、社会反应方面有无焦虑、抑郁等不良情绪。

2. 身体评估　有无体温升高、脉率加快、意识障碍;是否有口唇发绀、强迫体位;胸部两侧呼吸动是否对称,有无异常呼吸音、肺泡呼吸音是否改变,是否有干湿啰音、哮鸣音等。

3. 辅助检查　血液一般检查(合并感染时白细胞总数明显增高),痰检查有无致病菌,肺功能有无异常,是否有 PaO_2 下降和 $PaCO_2$ 升高。

【常用护理诊断/问题、措施及依据】

清理呼吸道无效:与呼吸道分泌物增多、痰液黏稠、胸痛不敢咳嗽有关。

1. 休息与环境　保持环境的安静、整洁、舒适,维持适宜的温度和湿度,以充分发挥呼吸道的自然防御功能,并注意通风。协助患者取屈膝侧卧并经常变换体位,使痰液易于排出。

2. 饮食　慢性咳嗽者,宜给予高蛋白、高维生素、足够热量的饮食。避免油腻、辛辣刺激性食物,鼓励患者多饮水,每日饮水量应保持在 1 500 mL 左右,利于痰液稀释。

3. 病情观察　密切注意病情变化,注意记录痰液的颜色、量和性质。痰量的增减,是反应感染加重或肺部炎症得到有效控制的客观指标。正确收集痰标本,及时送检。

4. 用药护理　遵医嘱给予有效抗生素、止咳药、去痰药,不滥用药物。

5. 促进有效排痰

(1) 深呼吸有效咳嗽　适用于神志清醒能配合、一般状况较好的患者。患者尽可能取坐位,先深慢呼吸 5~6 次,后深吸气至膈肌完全下降,屏气 3~5 s,继而缩唇缓慢通过口腔将肺内气体呼出,再深吸一口气后屏气 3~5 s,身体前倾,进行 2~3 次短促有力的咳嗽,咳嗽同时收缩腹肌,帮助痰液咳出。疼痛剧烈时可遵医嘱给予止痛剂(图 2-4)。

考点:促进有效排痰的具体方法。

(2) 胸部叩击　适用于长期卧床、久病体弱、排痰困难的患者。方法为:患者侧卧或在他人协助下取坐位,叩击者两手手指弯曲并拢成杯状,以手腕的力量,从肺底由外向内、由下向上,迅速有规律叩击胸壁,震动气道,每侧肺叶叩击 1~3 min,每分钟 120~180 次。叩击力量适中,以患者不感到疼痛为宜,叩击应安排在餐后 2 h 至餐前 30 min 完成,以避免呕吐。叩击完成后应做好口腔护理,复查肺部呼吸音及啰音的变化(图 2-5)。

(3) 吸入疗法　适用于痰液黏稠而不易咳出者。吸入疗法分湿化治疗和雾化吸入疗法。湿化治疗是通过湿化器,将水或溶液蒸发成水蒸气或小水滴,达到湿化气道黏膜、稀释痰液的目的。雾化吸入疗法是应用特制的气溶液装置将水分和药物形成气溶胶的液体颗粒或固体颗粒,并沉积于呼吸道和靶器官。若加入平喘药、抗生素及痰溶解剂效果更佳。但要控制湿化温度在 35~37 ℃,同时避免湿化过度和痰阻窒息。

(4) 体位引流　适用于痰液较多的患者,如支气管扩张、肺脓肿等疾病。体位引流是利用重力作用,使肺、支气管内分泌物排出体外,又称重力引流。具体方法见"支气管扩张"患者的护理。

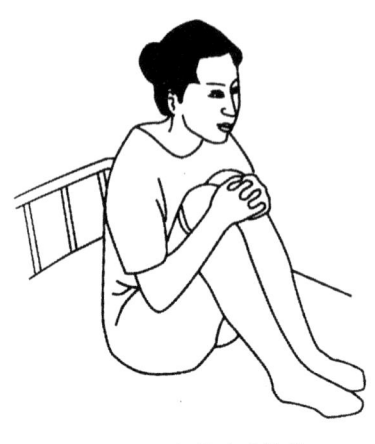
图 2-4 有效咳嗽体位

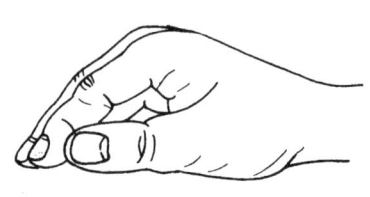
图 2-5 叩击

(5)机械吸痰 适用于意识不清或分泌物黏稠无力咳出的患者。可经患者的口、鼻腔、气管插管或气管切开处进行负压吸痰。注意:严格无菌操作,吸痰动作要迅速、轻柔,每次吸痰不超过15 s,两次抽吸间隔大于3 min,同时提高氧气吸入的浓度,以免引起低氧血症。

二、呼吸困难

呼吸困难(dyspnea)是患者主观上有吸入空气不足、呼吸不畅,而客观上表现为呼吸用力,呼吸频率、深度和节律异常。存在呼吸困难时,较快的呼吸使患者出现空气不足及呼吸不够深快的感觉。呼吸困难限制了患者的活动,并伴有辅助呼吸肌参加呼吸运动,严重者出现鼻翼扇动、端坐呼吸、张口呼吸。临床上呼吸困难主要由呼吸、循环系统疾病引起,由呼吸器官病变所致者称为肺源性呼吸困难,分为如下三种类型。①吸气性呼吸困难:又称阻塞性呼吸困难,是由于气道狭窄而出现气流阻力增加。吸气时呼吸困难严重,重者吸气时胸骨上窝、锁骨上窝及肋间隙凹陷,出现"三凹征"。多见于喉水肿、气管异物、肿瘤或受压引起的上呼吸道机械性梗阻。②呼气性呼吸困难:又称限制性呼吸困难,呼气费力,呼气相延长,伴有哮鸣音,见于支气管哮喘和COPD。限制性呼吸困难者在休息时一般无不适,但在活动时可出现明显的呼吸困难,这是由于肺脏不能充分扩张以吸入足够容积的气体。③混合性呼吸困难:吸气、呼气均感费力,呼吸变浅,呼吸频率增快,见于肺炎、特发性肺纤维化、大量胸腔积液、气胸等。

【护理评估】

1. 病史 询问呼吸困难发作的缓急、诱因、伴随症状。如突发者可能是呼吸道异物、张力性气胸等引起,起病缓慢者多为COPD、慢性肺源性心脏病、肺结核等。支气管哮喘发作可有过敏物质接触史,自发性气胸者多与过度用力或屏气用力史。询问有无咳嗽、咳痰、胸痛、发热等伴随症状。

2. 身体评估 是否有口唇发绀、烦躁不安,呼吸的频率、深度和节律有无改变。胸部两侧呼吸动度是否对称,有无异常呼吸音,肺泡呼吸音是否改变,是否有干湿性啰音、哮鸣音等。轻度呼吸衰竭时呼吸可深快,重度呼吸衰竭时呼吸浅而慢,神经精神性呼吸困难常出现深慢呼吸。

3. 辅助检查 动脉血气分析可帮助判断是否有 PaO_2 下降和 $PaCO_2$ 升高。呼吸功能测定有助于明确呼吸功能障碍的程度和类型。

【常用护理诊断/问题、措施及依据】

1. 气体交换受损 与呼吸面积减少、呼吸道痉挛、换气功能障碍有关。

（1）环境与休息 保持环境的安静、整洁、舒适,维持适宜的温度和湿度,哮喘患者室内避免湿度过高,避免花粉、尘螨、刺激性气体等变应原。

（2）病情观察 观察患者的呼吸状况,结合血氧饱和度、动脉血气分析来协助判断呼吸困难的程度。

（3）心理护理 多陪伴患者,安慰患者,减轻患者的紧张不安、恐惧情绪。

（4）用药护理 遵医嘱使用支气管舒张剂、呼吸兴奋剂等,观察疗效和不良反应。

（5）氧疗和机械通气的护理 参见本章相关内容。

2. 活动无耐力 与缺氧、CO_2 潴留有关。

（1）活动与休息 合理安排休息和活动量,有计划地增加运动量,如室内走动、室外活动、慢跑、太极拳等,逐步提高肺活量和活动耐力。

（2）舒适体位 患者宜采取半卧位或前倾坐位,可使用枕头、床边桌等支撑物,以患者自觉舒适为原则。避免衣服过紧或盖被过厚而加重胸闷。

（3）呼吸训练 指导 COPD 患者做缓慢深呼吸、腹式呼吸、缩唇呼吸等,详见"慢性阻塞性肺疾病"患者的护理。

三、咯血

咯血(hemoptysis)是指喉及其以下的呼吸道或肺组织出血经口咳出。根据咯血量的多少可分为:①痰中带血;②小量咯血,咯血量<100 mL/24 h;③中等量咯血,咯血量为 100～500 mL/24 h;④大量咯血,一次出血量>300 mL 或 24 h 出血量>500 mL。

咯血常见的疾病:支气管扩张、肺结核、肺炎、肺脓肿、支气管肺癌、二尖瓣狭窄、急性肺水肿。注意呕血与咯血的鉴别:咯血多为鲜红色含有泡沫或痰液,不易凝固,前驱症状常有喉部瘙痒、咯血后有血痰;呕血颜色呈暗红或咖啡色无泡沫,前驱症状常有上腹部不适或恶心,呕血后伴黑便。咯血是内科急危症,可因窒息导致患者死亡。

考点:咯血程度的判断和窒息的表现。

【护理评估】

1. 病史 主要询问患者以往健康状况、有无引起咯血的病因。咯血的性状、量、有无诱因,判断咯血的程度,有无伴随症状等。

2. 身体评估 观察患者的神志和面色,若大咯血时突然出现咯血量减少、情绪紧张、面色灰暗提示窒息先兆。病情进一步恶化,患者出现表情恐怖、张口瞪眼、意识丧失提示发生窒息。

3. 辅助检查 胸部 X 射线可以协助判断原发病。

考点:咯血的护理措施。

【常用护理诊断/问题、措施及依据】

有窒息的危险,与咯血不畅阻塞气道、喉头痉挛有关。

1. 休息 室内保持安静,限制探视,小量咯血通过卧床休息能自行停止。大咯血时应绝对卧床休息,减少翻动,协助患者取患侧卧位,有利于健侧通气。

2. 饮食 大量咯血者暂禁食,小量咯血者宜进少量凉或温的流质饮食,多饮水、多食含纤维素食物,以保持大便通畅,避免排便时腹压增大而引起再次咯血。

3. 病情观察　监测呼吸、脉搏、血压,准确记录咯血量。保持呼吸道通畅,咯血时劝告患者勿屏气,以防诱发声门痉挛引起窒息。注意观察患者有无心率、神志的变化,做好抢救准备,如吸痰器、气管切开包、气管插管等。

4. 用药护理　遵医嘱迅速采取有效止血措施,首选垂体后叶素 5～10 U 加入 50% 葡萄糖注射液 40 mL 缓慢静脉注射,继以 10～50 U 加入 5% 葡萄糖注射液 500 mL 缓慢静脉滴注维持用药。冠心病、高血压、妊娠者禁用。对烦躁不安者,可适当应用镇静剂,如地西泮 5～10 mg 肌内注射,10% 水合氯醛 10～15 mL 保留灌肠。禁用吗啡、哌替啶,以免引起呼吸抑制。

5. 对症护理　咯血窒息时,立即置患者于头低足高位或抱起患者双腿呈倒立位,及时清除口、鼻腔内血凝块,用手指套上纱布将咽喉、鼻腔血块清除或用鼻导管连接吸引器插入气管内将呼吸道分泌物和血液吸出。严重者立即做气管插管或气管镜直视下吸取血块,保持呼吸道通畅,给予高流量吸氧或遵医嘱应用呼吸兴奋剂,必要时行人工呼吸。

6. 心理护理　护士应守护床旁安慰患者,使患者产生安全和信任感,指导患者轻轻将血咯出,嘱患者勿屏气。劝告患者身心放松、安静休息,消除患者烦躁不安、焦虑、紧张、恐惧的心理。

第三节　支气管哮喘

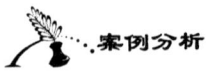

李某,女,56 岁,自幼对花粉及虾蟹类物质过敏。32 年前接触花粉后出现呼气性呼吸困难、打喷嚏、咳嗽,咳白色黏痰,经应用支气管舒张剂后缓解。以后接触变应原后喘息反复发作,病情逐渐加剧。1 d 前受凉后出现咳嗽、呼气性呼吸困难,起初咳白色黏痰,后转为黄色脓痰,自行吸入支气管舒张剂后无明显缓解,呼吸困难进一步加重,遂住院治疗。

查体:烦躁不安,端坐呼吸,口唇发绀,三凹征明显,叩诊呈过清音,两肺可闻及大量的哮鸣音及少量的湿啰音。

请思考:①该患者应诊断为何种疾病?②诊断依据有哪些?③请对该患者进行护理评估,如何对该患者进行护理?

支气管哮喘(bronchial asthma),简称哮喘,是由多种细胞(如嗜酸性粒细胞、肥大细胞、T 淋巴细胞、中性粒细胞、气道上皮细胞等)和细胞组分参与的气道慢性炎症性疾病。这种慢性炎症常伴随引起气道反应性增高,导致反复发作的喘息、气促、胸闷和(或)咳嗽等症状,多在夜间和(或)凌晨发生,此类症状常伴有广泛而多变的气流阻塞,可以自行或通过治疗而逆转。支气管哮喘如诊治不及时,随病程的延长可产生气道不可逆性狭窄和气道重塑。因此,合理的防治至关重要。

【病因和发病机制】

(一)病因

本病的病因尚未明确。目前认为,哮喘是多基因遗传疾病,受遗传和环境因素双重影响。个体过敏体质及外界环境的影响是发病的危险因素,吸入变应原是哮喘最重要的激发因素。

1. 遗传因素　哮喘是一种具有复杂性状的、具多基因遗传倾向的疾病。其特征为:①外显不全;②遗传异质化;③多基因遗传;④协同作用。这些就导致在一个群体中发现的遗传连锁的相关性,而在另一个不同群体中则不能发现这种相关。调查资料表明,哮喘患者亲属患病率高于群体患病率,而且血缘关系越近,患病率越高。

2. 变应原　哮喘最重要的激发因素可能是吸入变应原。

(1)室内室外变应原　屋螨是最常见的、危害最大的室内变应原,是哮喘在世界范围内的重要发病因素。90%以上螨类存在屋尘中,屋尘螨是持续潮湿气候最主要的螨虫。家中饲养宠物如猫、狗、鸟等释放变应原在它们的皮毛、唾液、尿液与粪便等分泌物里。猫是这些动物中最重要的致敏者。常见的室外变应原:花粉与草粉是最常见的引起哮喘发作的室外变应原。树花粉常引起春季哮喘,而草类花粉常引起秋季哮喘。因此,临床上,对于哮喘患者,常指导患者要保持室内卫生,注意开窗通风,建议家庭其他成员不要饲养宠物等。哮喘患者在春秋季节尽量减少外出,如需外出,应佩戴口罩。

(2)职业性变应原　如谷物粉、面粉、木材、饲料、家蚕、蘑菇、活性染料、松香等。

(3)药物及食物添加剂　阿司匹林和一些非皮质激素类抗炎药是药物所致哮喘的主要变应原。水杨酸酯、防腐剂及染色剂等食物添加剂也可引起哮喘急性发作。

3. 促发因素　如大气污染、吸烟、呼吸道病毒感染、围产期胎儿的环境等都有可能诱发哮喘。

(二)发病机制

哮喘的发病机制非常复杂,主要与变态反应、气道炎症、气道反应性增高等因素的相互作用密切相关。气道炎症是哮喘发生的本质,气道反应性增高是哮喘的重要特征。根据变应原吸入后哮喘发生的时间,可分为速发型哮喘反应、迟发型哮喘反应和双相型哮喘反应。当哮喘发作时,多种炎症细胞被激活,释放多种炎性介质,引起气道反应,血管通透性改变,黏液分泌增多,造成气道狭窄和阻塞,反应性增高出现呼气性呼吸困难(图2-6)。

考点:哮喘的病因和发病机制。

【临床表现】

1. 症状　典型表现为发作性呼气性呼吸困难伴有哮鸣音,或者表现为发作性胸闷,部分患者咳痰,发作趋于缓解时痰多,如无合并感染,常为白黏痰。发作时的严重程度和持续时间个体差异很大,轻者仅有胸部紧迫感,持续数分钟,严重时出现端坐呼吸、干咳或咳大量白色泡沫痰,可出现发绀。哮喘症状可在数分钟内发作,或经数小时或数天,经应用支气管舒张剂缓解或自行缓解。哮喘症状多在夜间和凌晨发作并加重。部分患者以咳嗽为唯一症状的不典型哮喘称为咳嗽变异性哮喘。有些青少年在运动时出现胸闷、咳嗽和呼吸困难(运动性哮喘)。有些患者在使用阿司匹林药物后出现症状(阿司匹林性哮喘)。

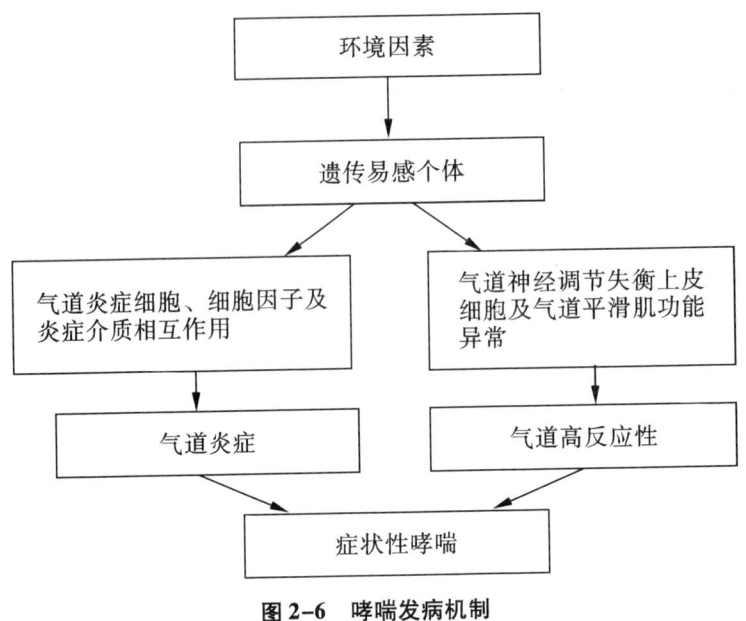

图 2-6 哮喘发病机制

2. 体征 典型的体征是呼气哮鸣音,与呼吸困难同时出现和消失,胸部呈过度充气状态,叩诊呈过清音,双肺可闻及哮鸣音,呼气音延长。重症哮喘可出现心率加快、奇脉和发绀。在非常严重哮喘和轻度哮喘发作时,可听不到哮鸣音,称为寂静胸。

3. 并发症 发作时可并发气胸、纵隔气肿、肺不张;长期反复发作和感染可并发慢性阻塞性肺气肿、支气管扩张、肺纤维化和肺源性心脏病。

【实验室及其他检查】

1. 痰液检查 涂片在显微镜下可见较多嗜酸性粒细胞。如合并呼吸道细菌感染,痰涂片革兰染色、细菌培养及药物敏感试验有助于病原菌诊断及指导治疗。

2. 常规检查 发作时血常规可见嗜酸性粒细胞增高,如并发感染可有白细胞总数增高、中性粒细胞比例增高。

3. 呼吸功能检查

(1) 通气功能检测 发作时呈阻塞性通气功能障碍,呼气流速的指标均显著下降,1秒用力呼气量(forced expiratory volume in one second,FEV_1)、1秒用力呼气占用力肺活量比值($FEV_1/FVC\%$)、最大呼气中期流速(maximal mid-expiratory flow,MMER)、呼气流速峰值(peak expiratory flow rate,PEFR)均减少。

(2) 支气管激发试验 指采用特异性或非特异性刺激后,观察气道反应的程度,以判断气道反应性高低的方法,用于测定气道反应性。吸入激发剂后通气功能下降、气道阻力增加。激发试验只适用于FEV_1在正常预计值70%以上的患者。在设定的激发剂量范围内,如FEV_1下降>20%,可判断为激发试验阳性。是支持支气管哮喘的有力证据,一般适用于通气功能在正常预计值60%及以上的患者。

(3) 支气管舒张试验 吸入试验和两周强化平喘治疗(包括糖皮质激素的使用)前后肺通气功能的比较,用于测定气道可逆性。吸入支气管舒张药后如FEV_1较用药前增加>15%,且其绝对值增加>200 mL,可判断为舒张试验阳性。

(4) PEFR及其变异率测定　PEFR采用微型峰流速仪监测,可反映气道通气功能的变化。哮喘发作时PEF下降。昼夜PEF变异率≥20%,则符合气道的气流受限呈可逆性改变的特点。

4. 动脉血气分析　哮喘发作时如有缺氧,可有PaO_2降低,由于过度通气可使$PaCO_2$下降,pH值上升,表现为呼吸性碱中毒。如重症哮喘,气道阻塞严重,可有缺氧和CO_2潴留,$PaCO_2$上升,表现为呼吸性酸中毒。如缺氧明显,可合并代谢性酸中毒。

5. 胸部X射线检查　哮喘发作时可见两肺透亮度增加,呈过度充气状态。如并发呼吸道感染,可见肺纹理增多及炎性浸润阴影。

6. 特异性变应原的检测　可用放射性变应原吸附试验测定特异性IgE,过敏性哮喘患者血清IgE可比正常人高2~6倍。在缓解期检测可判断变应原,但应防止发生过敏反应。

【诊断要点】

1. 支气管哮喘诊断

(1) 反复发作喘息、呼吸困难、胸闷或咳嗽,多与接触变应原、冷空气、物理与化学刺激、病毒性上呼吸道感染、运动等有关。

(2) 发作时双肺可闻及散在或弥漫性、以呼气相为主的哮鸣音,呼气相延长。

(3) 上述症状可经治疗缓解或自行缓解。

(4) 症状不典型者(如无明显喘息或体征)应至少具备以下一项试验阳性:①支气管激发试验或运动试验阳性;②支气管舒张试验阳性(FEV_1增加15%以上,且FEV_1增加绝对值>200 mL);③最大PEFR日内变异率或昼夜波动率≥20%。

(5) 除外其他疾病引起的喘息、胸闷和咳嗽。

2. 支气管哮喘的分期　根据临床表现,支气管哮喘可分为急性发作期、慢性持续期和缓解期。①急性发作期:是指气促、咳嗽、胸闷等症状突然发生,常有呼吸困难,以呼气流量降低为特征,常因接触刺激物或治疗不当所致。②慢性持续期:是指在相当长的时间内,每周均不同频度和不同程度地出现哮喘症状。③缓解期:系指经过治疗或未经治疗症状、体征消失,肺功能恢复到急性发作前水平,并维持4周以上。

3. 支气管哮喘的病情评价

(1) 急性发作时严重程度评价　哮喘急性发作是指气促、咳嗽、胸闷等症状突然发生,常有呼吸困难,以呼气流量降低为其特征,常因接触变应原等刺激物或治疗不当所致。其程度轻重不一,病情加重可在数小时或数天内出现,偶尔可在数分钟内即危及生命,故应对病情做出正确评估,以便给予及时有效的紧急治疗。哮喘急性发作时的严重程度评估,见表2-1。

(2) 非急性发作期的病情评价　许多哮喘患者即使没有急性发作,但在相当长的时间内总是不同频度和(或)不同程度地出现症状(喘息、咳嗽、胸闷),因此需要依据就诊前临床表现、肺功能以及为控制症状所需用药对其病情进行总的评价,见表2-2。

表2-1 哮喘急性发作时病情严重度的分级

病情程度	临床表现	血气分析	血氧饱和度	支气管舒张剂
轻度	对日常生活影响不大,可平卧,说话连续成句,步行、上楼时气短,呼吸频率轻度增加,呼吸末期散在哮鸣音。脉率<100次/min。可有焦虑	PaO_2 正常 $PaCO_2<45$ mmHg	>95%	能被控制
中度	日常生活受限,稍有活动便有喘息,喜坐位,讲话常有中断。呼吸频率增加,哮鸣音响亮而弥漫。脉率100~120次/min。有焦虑和烦躁	PaO_2 60~80 mmHg $PaCO_2 \leq 45$ mmHg	91%~95%	仅有部分缓解
重度	日常生活受限,喘息持续发作,只能单字讲话,端坐呼吸,大汗淋漓。呼吸频率>30次/min,哮鸣音响亮而弥漫。脉率>120次/min。常有焦虑和烦躁	$PaO_2<60$ mmHg $PaCO_2>45$ mmHg	≤90%	无效
危重	患者不能讲话,出现嗜睡、意识模糊,哮鸣音明显减弱和消失。脉率>120次/min或变慢和不规则	$PaO_2<60$ mmHg $PaCO_2>45$ mmHg	<90%	无效

表2-2 哮喘慢性持续期病情严重度的分级

分级	临床表现	肺功能改变
间歇状态(第1级)	症状<每周1次,短暂出现,夜间哮喘症状≤每月2次	$FEV_1 \geq 80\%$ 预计值或 PEF≥80%个人最佳值,PEF或FEV_1变异率<20%
轻度持续(第2级)	症状≥每周1次,但<每日1次,可能影响活动和睡眠,夜间哮喘症状>每月2次,但<每周1次	$FEV_1 \geq 80\%$ 预计值或 PEF≥80%个人最佳值,PEF或FEV_1变异率20%~30%
中度持续(第3级)	每日有症状影响活动和睡眠,夜间哮喘症状≥每周1次	FEV_1 60%~79%预计值或PEF60%~79%个人最佳值,PEF或FEV_1变异率>30%
重度持续(第4级)	每日有症状,频繁出现,经常出现夜间哮喘症状,体力活动受限	$FEV_1<60\%$预计值或PEF<60%个人最佳值,PEF或FEV_1变异率>30%

【治疗要点】

目前尚无特效的治疗方法,长期规范化治疗可使哮喘症状得到控制,减少复发乃至不发作,使患者能与正常人一样生活、工作和学习。

1. 脱离变应原 主要是确定、控制并避免接触各种变应原、职业致敏物和其他非特异性刺激因素,是治疗哮喘最有效的方法。

2.药物治疗

(1)支气管舒张药

$β_2$受体激动剂:是目前最为常用的支气管解痉剂。通过作用于呼吸道的$β_2$受体,舒张支气管平滑肌。该类药物治疗速发性哮喘效果显著。常用的有沙丁胺醇、特布他林和非诺特罗,属短效$β_2$受体激动剂,作用时间为4~6 h。新一代长效$β_2$受体激动剂作用时间12~24 h,适用于夜间哮喘,如丙卡特罗、沙美特罗和福莫特罗。$β_2$受体激动剂是控制哮喘急性发作症状的首选药,但长期应用可引起$β_2$受体功能下调和气道反应性增高,多不主张长期应用。$β_2$受体激动剂的用药方法有吸入、口服、静脉注射。首选定量吸入法,药物直接作用于气道,局部浓度高,作用迅速,全身不良反应少。常用沙丁胺醇或特布他林,3~4次/d,每次1~2喷。长效$β_2$受体激动剂如福莫特罗,2次/d,每次1喷。注射用药用于严重哮喘,只在其他疗法无效时使用。

茶碱类:此类药物是一种目前使用较为广泛的经典药物,能抑制磷酸二酯酶,提高平滑肌细胞内的cAMP浓度;阻断腺苷受体,刺激肾上腺分泌肾上腺素;具有气道纤毛清除功能和抗炎作用。口服氨茶碱一般每日6~10 mg/kg,控释茶碱200~600 mg/d,可控制夜间哮喘。静脉注射首次剂量4~6 mg/kg,缓慢注射,注射时间应大于10 min,静脉注射维持剂量0.6~0.8 mg/kg,日注射量一般不超过1.0 g。静脉给药主要用于危重症哮喘。

抗胆碱药:胆碱能受体拮抗剂可以阻断气道平滑肌上的M胆碱能受体,导致气道平滑肌松弛。异丙托溴铵持续雾化吸入,约10 min起效,维持4~6 h。长效抗胆碱药维持可达24 h,尤其适用于夜间哮喘。

(2)抗炎药

糖皮质激素:是目前治疗哮喘最有效的抗炎药。主要作用机制是抑制炎症细胞的迁移和活化;抑制细胞因子的合成;抑制炎症介质的释放;增强平滑肌细胞$β_2$受体的反应性。有吸入、口服和静脉用药。吸入治疗是目前推荐长期抗炎治疗哮喘的最常用的方法。吸入剂有两种,倍氯米松和氟替卡松,需连续、规律吸入1周方能生效。吸入剂量在轻度持续者一般200~500 μg/d,中度持续者500~1 000 μg/d,重度持续者>1 000 μg/d(但不宜超过2 000 μg/d)。吸入治疗药物局部作用强,用药剂量小,进入血液循环的药物在肝脏迅速灭活,全身不良反应轻。少数可引起口咽念珠菌感染,导致声音嘶哑或呼吸道不适,喷药后应用清水漱口以减轻局部副作用和减少吸收。口服剂有泼尼松(强的松)、泼尼松龙(强的松龙),用于吸入糖皮质激素无效或需要短期加强的患者。可用大剂量、短疗程,30~60 mg/d,症状缓解后逐渐减量至≤10 mg/d,然后停用或改用吸入剂。重度和严重哮喘发作时应及早静脉使用糖皮质激素,如琥珀酸氢化可的松100~400 mg/d,甲泼尼龙(甲基强的松龙)80~160 mg/d。症状缓解后逐渐减量,然后改口服和吸入维持。

色甘酸钠:是一种非激素类吸入型抗炎药,能预防变应原和运动引起的哮喘。每次雾化吸入3.5~7.0 mg或干粉吸入20 mg,3~4次/d。吸入后在体内无积蓄作用,一般在4周内可见效,如8周无效者应停药。本药不采用溶液气雾吸入,因在肺内滞留时间短暂,疗效差。

(3)其他药物

组胺H_1受体拮抗剂:如酮替酚、阿司咪唑、曲尼斯特,用于治疗轻症和季节性哮

考点:药物治疗。

喘,也可与 β_2 受体激动剂联合使用。

抗白三烯(leukotriene,LT)药物:白三烯是哮喘发病过程中最重要的炎症介质,能收缩气道平滑肌、促进炎症细胞在气道聚集并促进气道上皮、成纤维细胞等增殖,参与气道炎症和重构。抗白三烯药物具有抗炎和舒张支气管平滑肌的作用,如扎鲁司特 20 mg,2 次/d,或孟鲁司特 10 mg,1 次/d。

3. 免疫疗法　分为特异性和非特异性两种,前者又称脱敏疗法。采用特异性变应原(如螨、花粉、猫毛等)做定期反复皮下注射,剂量由低至高,以产生免疫耐受性,使患者脱敏。非特异性免疫疗法,如注射卡介苗、转移因子、疫苗等生物制品抑制变应原反应。目前使用的人重组抗 IgE 单克隆抗体,已取得较好效果。

【常用护理诊断/问题、措施及依据】

1. 气体交换受损　与支气管痉挛、气道阻力增加,通气不良有关。

(1) 预防　①保持室内空气流通,定期开窗通风,经常用湿毛巾擦拭容易落尘的地方,湿扫地面,禁止在室内吸烟,慎用家用化学清洁剂。有明确过敏者,应尽快脱离变应原。②养成良好的生活习惯,加强体育锻炼,增强抗病能力,注意保暖,避免受凉,保持稳定的情绪和良好的精神状态。③饮食预防,哮喘患者,应避免进食容易引起过敏的食物,如鱼、牛奶、蛋、虾等,忌油腻及辣、酸等刺激性食物,戒烟、酒。④定期复查,抗原明确者,缓解期进行脱敏治疗。

(2) 用药护理　遵医嘱给予支气管舒张剂、激素等药物,应注意观察药物不良反应。β_2 受体兴奋剂不良反应主要有头痛、头晕、心悸、手指震颤等,停药或坚持用药一段时间后症状可消失。应用气雾剂时,指导患者在喷药时深吸气,使药物吸入细小支气管发挥最佳疗效。氨茶碱主要不良反应是肠道、心脏和中枢神经系统的毒性反应,用量过大或静脉注射过快,轻者引起恶心、呕吐,重者出现心律失常、血压下降甚至死亡,故需充分稀释后缓慢静脉注射。口服糖皮质激素宜在饭后服用,以减轻对胃肠道的刺激。治疗过程中,患者不能自行停药或减量。吸入糖皮质激素治疗后应注意漱口,以防口咽部念珠菌感染。

(3) 饮食护理　指导患者合理饮食,给予清淡、易消化、足够热量的富含维生素的流质或半流质食物。避免过硬、过冷的食物。避免食用鱼、虾、蟹、蛋类和牛奶等易过敏的食物。哮喘急性发作时呼吸增快、出汗多,易造成脱水、痰液黏稠,要补充液体,鼓励患者适当多饮水,每天 2 500~3 000 mL,保持大便通畅。鼓励患者戒烟、戒酒。

(4) 氧疗护理　遵医嘱给予鼻导管或面罩吸氧,流量为 1~3 L/min,吸氧浓度一般不超过 40%。在给氧过程中,监测动脉血气分析,当哮喘严重发作,经一般药物治疗无效,或神志改变、PaO_2 <60 mmHg、$PaCO_2$ >50 mmHg(1 mmHg=0.133 kPa),应做好低潮气量辅助通气或压力支持通气等机械通气准备工作。

(5) 心理护理　哮喘发作时患者容易产生紧张、焦虑、恐惧的心理,而负性不良情绪常会诱发或加重哮喘发作。应多巡视患者,安慰体贴患者,使其产生信任和安全感。通过暗示、诱导方法分散患者的注意力,使患者身心放松,情绪稳定,有利于症状缓解。

2. 清理呼吸道无效　与支气管黏膜水肿、分泌物增多、痰液黏稠、无效咳嗽有关。

(1) 病情观察　观察哮喘的前驱症状,如打喷嚏、鼻痒、眼痒等,监测患者的呼吸、脉搏、血压、意识、呼吸音、哮鸣音变化。观察痰液的量、性状。促进排痰,指导患者有效咳嗽。指导患者或家属掌握胸部叩击和体位引流的方法,有利于分泌物的排出,保持呼吸道通畅。监测动脉血气分析和肺功能,做好机械通气准备工作。

(2)排痰护理　痰液黏稠者可遵医嘱给予特布他林5 mg和布地奈德1 mg雾化吸入,密切观察药物的疗效和副作用。指导患者深呼吸和有效咳嗽,定时协助患者翻身,拍背或体外引流,有利于分泌物的排出。

(3)做好口腔护理　鼓励患者多饮水,每日饮水量在2 000 mL以上,以稀释痰液,预防便秘。

【其他护理诊断/问题】

1. 知识缺乏　缺乏正确使用定量吸入器的相关知识。
2. 焦虑　与疾病迁延不愈、患者个体健康受到威胁有关。
3. 有感染的危险　与痰多黏稠、不易排出有关。

【健康指导】

哮喘是一种需长期治疗的疾病,需要患者的密切配合,才能取得理想的治疗效果。哮喘患者的教育与管理,是提高患者生活质量的重要措施。根据患者不同情况,采用适当的、灵活多样的、为患者及家属乐意接受的方式对他们进行系统教育,使患者更多地掌握防治知识。

1. 避免诱发因素　指导患者避免各种诱发因素,避免摄入引起过敏的食物,避免精神刺激和剧烈运动,不养宠物,避免接触刺激性气体,预防呼吸道感染。
2. 自我监测病情　学会使用峰流速仪来监测最大PEFR。监测峰流速是发现早期哮喘的最简便易行的方法,在没有出现症状以前,PEF下降,提示早期哮喘的发生。
3. 用药指导　指导患者了解自己常用药物的名称、用法、用量及注意事项,了解药物的不良反应,掌握正确的药物吸入技术,遵医嘱使用药物。
4. 疾病知识指导　教育患者懂得哮喘虽不能彻底治愈,只要坚持充分的正规治疗,完全可以控制哮喘的发作,使患者没有症状或仅有较轻症状,能正常工作和学习。
5. 生活方式　教育患者改善自己的生活方式,戒烟、戒酒,避免暴饮、暴食,不宜摄入能诱发哮喘的食物,如海鲜及辛辣食物。指导患者进食营养丰富的清淡饮食,鼓励患者多饮水,每日饮水量在2 000 mL以上。
6. 心理社会指导　精神和心理因素在哮喘的发生中起重要作用。给哮喘患者正确的心理疏导,培养乐观的精神和积极向上的心态,保持规律的生活方式,可减轻患者的不良心理反应,增加其社会适应能力。

第四节　肺　炎

患者,女,68岁,20余天前外出受凉后出现发热,体温最高38.5 ℃,伴畏寒、寒战,无咳嗽、咳痰、头晕、头痛、腹痛、腹泻、尿急、尿频、尿痛等不适,于外院药物(具体用药不详)治疗3 d,体温下降,症状好转,后未再继续治疗。1周前无明显诱因再次出现发热,体温达39 ℃左右,伴咳嗽、咳少量黄痰,痰液黏稠,不易咳出,自觉胸闷、胸痛、乏力,胸痛以右侧为主,呈持续性胀痛,自服"银翘解毒片"等对症治疗,效果差,来我院就诊,门诊查血常规未见明显异常,红细胞沉降率82 mm/h,胸片示双下肺感染,右侧明显,右下肺结节影。

请根据该患者情况给出最可能的诊断,并说出具体依据;提出三个以上的护理诊断,说出相应的护理措施。

肺炎(pneumonia)是指终末气道、肺泡及肺间质的炎症,可由病原微生物、理化因素、免疫损伤、过敏及药物所致,以细菌性肺炎最为常见。随着抗生素及抗菌药的发展,其病死率曾一度明显下降,但近年来肺炎的病死率又呈上升势头,与下列因素有关,如人口老龄化、吸烟、不合理应用抗生素、部分人群贫困化加剧等。特别是老年人、合并多种严重基础疾病或免疫功能低下(如艾滋病、糖尿病、应用免疫抑制剂等)的人群容易并发肺炎,病死率较高。

1. 按解剖分类

(1)大叶性(肺泡性)肺炎 病原体先在肺泡内引起炎症,经肺泡间孔(Cohn孔)向其他肺泡蔓延,导致部分或整个肺段、肺叶发生炎症病变。

(2)小叶性(支气管性)肺炎 病原体经支气管入侵,在细支气管、终末细支气管及肺泡引起炎症病变。

(3)间质性肺炎 以肺间质病变为主的炎症,可由细菌、支原体、衣原体或病毒引起。由于病变在肺间质,临床上呼吸道症状较轻,异常体征较少。X射线胸片表现为单侧或双侧下肺有不规则条索状阴影等。

2. 病因分类

(1)细菌性肺炎 细菌性肺炎是最常见的肺炎,约占肺炎总数的80%。需氧革兰氏阳性球菌如肺炎球菌、金黄色葡萄球菌、甲型溶血性链球菌等;需氧革兰氏阴性杆菌如肺炎克雷白杆菌、流感嗜血杆菌、铜绿假单胞菌、肠杆菌科等;厌氧菌如棒状杆菌肺炎、梭形杆菌肺炎等。

(2)非典型病原体肺炎 如军团菌肺炎、衣原体肺炎、支原体肺炎等。

(3)病毒性肺炎 如冠状病毒、腺病毒、呼吸道合胞病毒、流感病毒、麻疹病毒、单纯疱疹病毒、严重急性呼吸综合征(severe acute respiratory syndrome, SARS)和禽流感病毒等。

(4)真菌性肺炎 如白念珠菌、曲菌、放线菌等。

(5)其他病原体所致肺炎 如立克次体、弓形体、原虫、寄生虫等。

(6)理化因素所致的肺炎 如吸入刺激性气体(如氯气、胃酸等)引起的化学性肺炎;如放射线所致的放射性肺炎,患者接受的放射线的剂量越大,肺部炎症改变越重;机体对某些过敏原发生变态反应或异常免疫反应时,可引起过敏性肺炎,主要表现为肺部嗜酸性粒细胞浸润。

3. 患病环境分类

(1)社区获得性肺炎(community acquired pneumonia, CAP) 是指在医院外罹患的感染性肺实质炎症,包括具有明确潜伏期的病原体感染而在入院后平均潜伏期内发病的肺炎。社区获得性肺炎患者中的主要致病菌现在仍是肺炎链球菌、非典型病原体、流感嗜血杆菌,传播途径为吸入飞沫、空气或血源传播。

(2)医院获得性肺炎(hospital acquired pneumonia,HAP) 简称医院内肺炎,指患者入院时不存在、也不处于潜伏期,而于入院48 h后发生的肺炎。医院内获得性肺炎约居全部院内感染的第3位,常继发于合并各种严重原发疾病的危重患者,需氧革兰氏阴性杆菌所占比例较高,约50%以上,且常为混合感染,耐药菌株多,较难治疗,死亡率高,日益受到临床工作者重视。其中以呼吸机相关肺炎最为多见,治疗和预防较困难。常见的致病菌有肺炎链球菌、流感嗜血杆菌、金黄色葡萄球菌、大肠杆菌、肺炎克雷白杆菌、铜绿假单胞菌、肠杆菌属等。

一、肺炎球菌性肺炎

肺炎球菌性肺炎(pneumococcal pneumonia)或称肺炎链球菌肺炎(streptococcus pneumonia),是由肺炎链球菌感染所引起的,是细菌性肺炎的最主要类型,约占社区获得性肺炎的50%及院内获得性肺炎的30%。肺叶或肺段呈急性炎性实变,临床上以急性起病、寒战、高热、胸痛、呼吸困难、咳嗽、咳铁锈色痰为主要表现。因抗生素的及时使用,典型病例日趋减少。

【病因和发病机制】

肺炎球菌为革兰氏染色阳性球菌,常成对或呈短链状排列,菌体外有荚膜,其毒力的大小与荚膜中多糖的结构和含量有关。这些细菌均为上呼吸道正常菌群,当机体免疫功能受损时,有毒菌株即侵入机体而致病。肺炎球菌在干燥痰中能存活数月,但阳光直射1 h,或加热至52 ℃持续10 min即可灭菌,对苯酚等消毒剂亦很敏感。

本病发病以冬季和初春居多,患者多为原本健康的青壮年、老年人及婴幼儿,男性较多见。发病前多有上呼吸道感染病史,或受凉、淋雨、醉酒、全身麻醉史,上呼吸道防御功能受损,细菌即进入下呼吸道在肺泡内繁殖。肺炎球菌不产生毒素,不引起原发性组织坏死或空洞形成,其致病力是由于含有高分子多糖的细菌荚膜对组织的侵袭造成的。首先引起肺泡壁水肿,接着出现白细胞、红细胞渗出,渗出液经过肺泡间的Cohn孔向肺组织中央部位扩散,严重者甚至蔓延几个肺段或整个肺叶。因病变常起于肺组织的外周,故肺叶间分界清楚,且易累及胸膜引起渗出性胸膜炎。

考点:肺炎球菌性肺炎的临床表现。

【临床表现】

1. 症状 起病多急骤,高热、寒战、全身肌肉酸痛,发病前患者常有受凉、淋雨、疲劳、醉酒、睡眠不足及病毒感染病史。体温常在数小时内上升到39~40 ℃,高峰在下午或傍晚,或呈稽留热。多数患者有咳嗽,初为干咳,继而有痰,75%患者有血痰或特征性的"铁锈色"痰。此外,患者常感全身肌肉酸痛,患侧胸痛,可放射到肩部或腹部,咳嗽或深呼吸时加重。

2. 体征 呈急性病容,两颊绯红,鼻翼扇动,口角及鼻周可有单纯性疱疹。严重者可有发绀、心率增快,可有心律不齐。早期肺部体征无明显异常,仅有胸式呼吸减弱,呼吸音减弱,累及胸膜时有胸膜摩擦音。肺实变时有典型的实变体征:叩诊呈浊音、语音震颤增强且可听到支气管呼吸音等。消散期可闻及湿啰音。

本病自然病程1~2周。当人体对细菌荚膜抗原产生足够的特异性抗体时,二者结合并在补体的参与下促进吞噬细胞对细菌的吞噬作用,在发病第5~10天,发热即可自行骤降或逐渐消退。使用有效的抗生素可使体温在1~3 d内恢复正常,其他症状和体征亦随之逐渐消失。

3.并发症 较少见。严重感染者可伴发感染性休克,并发胸膜炎时多为浆液纤维蛋白性渗出液,可有胸腔积液,偶可发生脓胸。肺脓肿、脑膜炎也偶有发生。

【实验室及其他检查】

1.常规检查 白细胞计数升高,多在$(10\sim30)\times10^9/L$,中性粒细胞多在80%以上,并有核左移或中毒性颗粒,重症感染或年老体弱等免疫力低下者,其白细胞计数常不增高,但中性粒细胞百分比仍高。

2.痰液检查 痰液直接涂片行革兰氏染色及荚膜染色镜检,如发现典型的革兰氏染色阳性且带荚膜的双球菌,即可做出初步的病因学诊断。痰培养24~48 h可确定病原体。聚合酶链反应(polymerase chain reaction,PCR)检测及荧光标记抗体检测可提高病原学诊断率。但应注意:①为避免痰液受到口咽部寄生菌株的污染,可采集漱口后深部咳出的痰液或经环甲膜穿刺等采集标本;②标本送检时要用清洁无菌的器皿;③标本应在应用抗菌药物之前收集,以准确检出细菌。

3.X射线检查 早期可见肺纹理增粗或受累的肺段、肺叶稍模糊。实变期可在实变阴影中见到支气管充气征,肋膈角可因少量积液而变钝。消散期因炎症浸润逐渐吸收,可有片状区域吸收较快而呈"假空洞征"。一般起病3~4周后病灶才完全消散。

【诊断要点】

根据寒战、高热、胸痛、咳铁锈色痰、鼻唇疱疹等典型症状、体征,结合胸部X射线检查不难做出初步诊断。病原菌检测是确诊本病的主要依据。

【治疗要点】

1.抗菌药物治疗 一经诊断就应立即给予抗生素治疗,青霉素G为首选,不必等待细菌培养结果。抗菌药物标准疗程一般为14 d,或在退热后3 d停药,或由静脉改为口服。用药途径及用药剂量视病情轻重及有无并发症而定。对于成年轻症患者,可用240万U/d,分3次肌内注射,或者用普鲁卡因青霉素每12 h肌内注射60万U。病情较重者则宜用青霉素G 240万~480万U静脉滴注,每6~8 h 1次。重症及并发脑膜炎者,剂量可加至1 000万~3 000万U/d,分4次静脉滴注。对青霉素过敏患者,轻症可用红霉素代替,每日2 g,分4次口服,或者每日1.5 g静脉滴注;亦可用林可霉素2 g口服、肌内注射或静脉滴注。重症者或耐药菌株可用头孢菌素类或喹诺酮类药物,多重耐药菌感染者可用万古霉素。

2.支持治疗 卧床休息,注意补充足够的蛋白质、热量和维生素。监测神志、呼吸、脉搏、血压及尿量等,以避免休克的发生。胸痛明显的患者,可适当应用少量镇痛药物,如可待因15 mg。鼓励患者多饮水,每日1~2 L。重症患者,$PaO_2<60$ mmHg或有发绀时,应清除呼吸道分泌物,保持呼吸道通畅,同时给予吸氧。对腹胀、鼓肠患者可用腹部热敷和肛管排气。对有明显肠梗阻或胃扩张患者应暂禁食、水,并进行胃肠减压直至胃肠蠕动恢复。对烦躁不安、谵妄、失眠患者可给予口服安定5 mg或水合氯醛1.0~1.5 g,但禁用有呼吸抑制作用的镇静剂。

3.并发症的处理 经有效抗菌药物治疗后,高热多在24 h消退,或于数日内逐渐下降。若体温降而复升或3 d后仍持续不降者,应考虑肺炎球菌的肺外感染,如脓胸、心包炎、关节炎等。伴发胸腔积液者应酌情抽取胸液检查以明确其性质。若治疗不当则约有5%肺炎球菌患者可并发脓胸,应积极排脓并局部加用青霉素进行治疗。对慢性包裹性脓胸患者则应考虑外科行肋间切开手术,用水封瓶闭式引流。

4.感染性休克的治疗

（1）补充血容量　只有在血容量得到补充之后,血管活性药物才能有效地发挥作用。一般先给予低分子右旋糖酐或平衡盐液以维持有效血容量,降低血液黏稠度,预防弥散性血管内凝血。对明显酸中毒者,应给予5%碳酸氢钠200 mL静脉滴注。

（2）血管活性药物的应用　输液时在液体中适量加入血管活性药物（如多巴胺、间羟胺、异丙肾上腺素等）能更好地恢复血压,以保证重要脏器供血。同时感染性休克时也可因小血管强烈收缩,致使外周阻力增强,心排出量减少,组织灌注量降低,此时可在补充血容量的情况下,适当应用血管扩张药物以改善微循环。

考点:感染性休克的治疗。

（3）控制感染　对于病因明确者应加大青霉素剂量,每日400万~1 000万U静脉滴注;或用二、三代头孢菌素。对于病因未明的严重感染（如败血症、脑膜炎等）,可合用头孢他啶、氨基糖苷类抗生素兼顾革兰氏阳性及阴性细菌,待明确致病菌后再做适当调整。

（4）糖皮质激素的应用　对于病情危重、全身毒血症症状突出的患者,可于短时间（3~5 d）内静脉滴注氢化可的松100~200 mg或地塞米松5~10 mg。

（5）纠正水、电解质和酸碱平衡紊乱　输液不宜过快,以免诱发心力衰竭及肺水肿。密切监测并纠正水、电解质、酸碱平衡紊乱。在血容量已经补足而24 h尿量仍<400 mL、尿比重<1.018时,应注意是否并发急性肾功能衰竭。

二、病毒性肺炎

病毒性肺炎（viral pneumonia）是由上呼吸道病毒感染向下蔓延,侵犯肺实质所致的肺部炎症。多发生于冬春季节,可暴发或散发流行。多发生在免疫力差的婴幼儿、老人、原有心肺疾病者,且病情较重,可导致死亡。需住院的社区获得性肺炎约8%为病毒性肺炎。引起成人肺炎的常见病毒为甲、乙型流感病毒,腺病毒,副流感病毒,呼吸道合胞病毒和冠状病毒等。患者可同时受一种以上病毒感染,并常继发细菌感染,使用免疫抑制剂者还常继发真菌和原虫感染。呼吸道病毒可通过飞沫或直接接触传播,且传播迅速、传播面广。病毒性肺炎为吸入性感染。

【临床表现】

病毒性肺炎好发于病毒疾病流行季节,起病较急,发热、头痛、全身酸痛、倦怠等较突出,累及肺部时出现咳嗽、少痰、咽痛等呼吸道症状。体征不明显,病情严重者有呼吸浅快、心率增快、发绀、肺部干湿性啰音。

【实验室及其他检查】

白细胞计数正常、稍高或偏低,痰涂片所见的白细胞以单核细胞居多,痰培养常无致病细菌生长。胸部X射线检查可见肺纹理增多,小片状浸润或广泛浸润,病情严重者显示双肺弥漫性结节性浸润。确诊有赖于病原学检查,尤其是发病初期和恢复期的双份血清抗体呈4倍以上增长有诊断价值。

【治疗要点】

以对症治疗为主,卧床休息,居室保持空气流通,注意隔离消毒,预防交叉感染。

给予足量维生素及蛋白质,多饮水,少量多餐,酌情静脉输液及吸氧。保持呼吸道通畅,及时清除上呼吸道分泌物等。选用已确定较有效的病毒抑制剂,如利巴韦林(病毒唑)、阿昔洛韦(无环鸟苷)、阿糖腺苷等,辅助使用中医药和生物制剂治疗。原则上不宜应用抗生素预防继发性细菌感染,一旦明确已合并细菌感染,应及时选用敏感的抗生素。

三、真菌性肺炎

肺部真菌感染是最常见的深部真菌病。健康人对真菌有高度的抵抗力,真菌感染的发生与否取决于真菌的致病力、机体的免疫状态和环境对两者之间关系的影响,其中起决定作用的因素是入侵真菌的毒力、数量和入侵途径。

近年来随着广谱抗生素、糖皮质激素、免疫抑制剂的广泛应用,尤其是抵抗力差(如恶性肿瘤、艾滋病)、原有慢性疾病、长期留置导管患者,肺部真菌感染有逐年增多的明显趋势。确诊须依靠病原学检查。可用两性霉素 B、氟康唑、氟胞嘧啶进行抗真菌治疗。

合理使用抗生素、糖皮质激素,严格执行医院各项检查、治疗措施的无菌操作等是防治肺部真菌感染的重要措施。对长期使用抗生素、激素的患者应注意口腔清洁,预防真菌感染。

四、肺炎患者的护理

【常用护理诊断/问题、措施及依据】

1. 体温过高 与细菌感染引起体温调节障碍有关。

(1) 生活护理 为患者提供良好的住院环境,病室应保持安静舒适、温湿度适宜。急性期患者应卧床休息,以降低机体的耗氧量。高热时给予物理降温或按医嘱给予小剂量退热剂。儿童要预防惊厥。退热时需补充液体,以防虚脱。患者出汗时,及时更换衣服,避免受凉。

(2) 病情观察 监测并记录生命体征,观察热型的变化,帮助医生明确诊断。

(3) 饮食护理 给予足够热量、蛋白质和维生素的流质或半流质,以补充高热引起的营养物质消耗,饮食要清淡、易消化。鼓励患者足量饮水,1 000~2 000 mL/d。失水者遵医嘱补充液体。心脏病或老年人应注意补液速度,避免补液过快造成肺水肿。

(4) 用药护理 遵医嘱使用抗生素,观察疗效和不良反应。

(5) 高热护理 可采用温水擦浴、冰袋、冰帽等物理降温措施,以逐渐降温为宜,防止虚脱。患者大汗时,及时协助擦拭和更换衣服,避免受凉。必要时遵医嘱使用退热药。必要时遵医嘱静脉补液,补充因发热而丢失较多的水分和盐,加快毒素排泄和热量散发。心脏病或老年人应注意补液速度,避免过快导致急性肺水肿。

(6) 心理护理 急性期患者常因担心病情恶化,出现情绪急躁。护士应给予心理上的安慰和疏导,向患者解释应用有效抗生素大部分患者预后良好,消除焦虑情绪,使患者积极配合治疗和护理。

2. 清理呼吸道无效 与肺部炎症、气道分泌物多、痰液黏稠有关。具体护理措施参见本章第二节"咳嗽与咳痰"的护理。

3. 潜在并发症：感染性休克

(1) 病情观察 记录体温、呼吸、脉搏、血压、尿量的变化；注意患者精神和意识状态、皮肤黏膜的颜色、尿量、动脉血气分析结果。如发现高热患者体温骤降至正常体温以下，出现脉搏细速、脉压变小、血压下降、呼吸浅快、烦躁不安、面色苍白、四肢厥冷、尿量减少(<30 mL/h)等病情变化，应立即告知医生，及时采取救治措施。

(2) 体位 患者应采取仰卧中凹位，抬高头胸部20°、抬高下肢30°，有利于呼吸和静脉回流。

(3) 吸氧 中、高流量吸氧，4~6 L/min。纠正组织缺氧，改善呼吸困难。

(4) 补充血流量 迅速建立两条静脉通道，遵医嘱给予低分子右旋糖酐或平衡液维持血容量，降低血液黏稠度，防止弥散性血管内凝血。对明显酸中毒者，应给予5%碳酸氢钠注射液静脉滴注。监测中心静脉压，当中心静脉压<5 cmH_2O 时可放心输液，达到10 cmH_2O 时输液应慎重。下列表现提示血容量已经补足：口唇红润、肢端温暖、收缩压>90 mmHg、脉压>30 mmHg、脉率<100 次/min、尿量>30 mL/h。如血容量已补足，尿量仍<400 mL/d，比重<1.018，应注意有无急性肾功能衰竭，并及时报告医生。

(5) 用药护理 遵医嘱使用血管活性药物，根据血压调整滴速，使血压维持在90~100 mmHg 之间，以保证重要脏器供血，改善微循环。同时遵医嘱使用糖皮质激素和抗生素，注意观察疗效和不良反应。

【健康指导】

1. 疾病预防指导 向患者介绍有关肺炎的基本知识，避免受凉、淋雨、酗酒、过度劳累等诱发因素，防止上呼吸道感染。指导患者平时注意锻炼身体，特别要加强防寒锻炼，并协助制订和实施锻炼计划。指导有皮肤感染灶者应及时治疗。注意休息，劳逸结合，保证充足的睡眠时间，以增强机体抗感染的能力。

2. 疾病知识指导 指导患者遵医嘱按时服药，并向患者解释有关药物的疗效及副作用，告诉患者不能擅自停药或减量，定期随访。如有不适，及时就诊。

第五节 肺脓肿

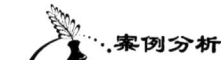

王某，女性，70岁，因"高热、咳嗽、咳脓痰6天"入院。6 d前突发高热，体温39.5 ℃，伴畏寒、寒战、咳嗽、咳少量白痰。随后痰量逐渐增多，呈黄脓痰，有臭味。在当地诊所按"急性上呼吸道感染"给予"青霉素""双黄连""赖氨酸阿司匹林"等治疗，症状无明显缓解，体温波动在38.5~39.5 ℃之间。为求进一步诊治来我院。2周前牙痛，右颌中度肿胀，未治疗。

查体：急性病容，面色潮红，呼吸急促。左上肺叩诊呈浊音，可闻及支气管呼吸音及细湿啰音。

请思考：①该患者应诊断为何种疾病？②诊断依据有哪些？③如何对该患者进行护理评估？④如何对该患者进行护理？

肺脓肿（lung abscess）是由多种病原菌引起的肺部组织化脓性病变，男多于女。早期为肺组织的感染性炎症继而发生坏死、液化，外周被肉芽和纤维组织包绕形成脓肿。临床特征为急起高热、胸痛、咳嗽，脓肿破溃脓液进入支气管后患者突然咳出大量脓臭痰。典型患者 X 射线显示肺实质内有含液平的圆形空腔。自抗生素广泛使用以来，本病发病率明显降低。

【病因和发病机制】

急性肺脓肿的致病菌多为上呼吸道、口腔的常存细菌，包括厌氧、需氧和兼性菌，常为混合感染。90% 的患者合并有厌氧菌感染，其中较常见的厌氧菌有胨链球菌、胨球菌、核粒梭形杆菌等。常见的需氧或兼性厌氧菌有金黄色葡萄球菌、化脓性链球菌、肺炎克雷白杆菌和铜绿假单胞菌。根据感染途径，可将脓肿分为以下 3 种类型。

1. 吸入性肺脓肿　是最常见的类型，病原体多为厌氧菌。致病菌经口、鼻、咽腔吸入肺部而致病。因麻醉、醉酒、药物过量、癫痫、脑血管意外等出现意识障碍时，或因受寒、极度疲劳等诱因，使全身免疫功能下降、咽保护性反射减弱或消失、气道防御清除功能降低时，吸入的致病菌则迅速生长繁殖，与其他吸入的异物一起阻塞细支气管，造成远端肺组织萎陷，引起化脓性炎症，导致组织坏死而形成脓肿；还可因患鼻窦炎、牙槽脓肿等疾病，脓性分泌物增多而被吸入致病；口腔、鼻、咽部位的手术血块、牙垢或呕吐物亦可经支气管吸入而致病。吸入性肺脓肿常为单发性，因右总支气管较直，且管径较粗大，吸入物易进入右肺，故右侧肺脓肿多于左侧。

2. 继发性肺脓肿　部分细菌性肺炎、支气管扩张、支气管囊肿、支气管肺癌、肺结核空洞患者在继发肺部感染时，可导致继发性肺脓肿；支气管异物阻塞，是导致小儿肺脓肿的重要因素；肺部邻近器官化脓性病变，如膈下脓肿、肾周围脓肿、脊柱脓肿或食管穿孔感染等穿破至肺时，亦可形成肺脓肿；阿米巴肝脓肿因好发于右肝顶部，故易穿破膈至右肺下叶，形成阿米巴肺脓肿。

3. 血源性肺脓肿　由于皮肤外伤、感染、疖痈、中耳炎、急性化脓性骨髓炎等所致的败血症，脓毒菌栓经血行播散到肺，引起小血管栓塞、肺组织炎症、坏死，而形成脓肿。常为两肺外周边缘的多发性脓肿，致病菌多为金黄色葡萄球菌、表皮葡萄球菌及链球菌。

【临床表现】

1. 病史　多存在如受凉、过劳等诱因，以及有牙齿、口腔、咽喉手术或感染灶，或各种原因所致的意识障碍史。

2. 症状　多数起病急骤，有畏寒、高热，体温可达 40 ℃ 以上，呈弛张热，伴咳嗽、咳少量黏痰或黏液脓性痰。如感染不能及时控制，常在发病后 10～14 d 因脓肿破溃与支气管相通而突然咳出大量脓痰及坏死组织，每日痰量可达 300～500 mL，静止后可分成 3 层，厌氧菌感染时痰呈恶臭气味。咳出大量脓痰后体温下降，全身毒性症状随之好转。约有 1/3 患者可伴有少量咯血，偶有中、大量咯血而突然窒息死亡。血源性肺脓肿患者可有咳嗽，痰量不多，极少咯血，但可有呼吸困难、发绀。当病变波及胸膜时，则可出现胸痛。慢性肺脓肿患者常有反复发热、咳脓痰、咯血、贫血、消瘦等表现。

3. 体征　肺部体征与肺脓肿的大小和部位有关，病变大而表浅者，可出现肺实变体征，闻及病理性支气管呼吸音，波及胸膜者可闻及胸膜摩擦音或有胸腔积液体征；慢性肺脓肿患者常有杵状指(趾);血源性肺脓肿患者多无异常体征。

【实验室及其他检查】

1. 常规检查

(1)血液检查 急性期外周血白细胞总数常达(20~30)×10⁹/L,中性粒细胞约占90%以上,核明显左移,常有中毒颗粒。慢性肺脓肿患者白细胞可稍高或正常,红细胞及血红蛋白降低。血源性肺脓肿患者做血培养可发现致病菌。

(2)痰液检查 为3层,上层为泡沫,中层为混浊黏液,下层为脓液及坏死组织沉淀物。痰液细菌培养有助于发现致病菌。但应注意:①同时送需氧菌、厌氧菌培养和药敏试验;②采集的标本应防止标本被口腔、咽部常存菌污染;③咳出痰液应立即培养,以免污染菌在室温下大量繁殖难以发现致病菌,且接触空气后厌氧菌很快死亡,影响细菌培养结果的可靠性;④有条件者可采用纤维支气管镜防污染毛刷在气管深处取材送检。

2. 特殊检查

(1)影像学检查 早期呈大片模糊浸润阴影,或团块状浓密阴影,边缘模糊。脓肿形成后,脓液经支气管排出,可见圆形透亮区及液平面,病灶周围被炎症环绕;恢复期脓肿周围炎症首先被吸收,最后可仅遗留纤维条索状阴影。慢性肺脓肿主要表现为脓腔壁增厚,内壁不规则,可呈多房性,周围有纤维组织增生及邻近胸膜增厚,肺叶收缩,纵隔被拉向患侧。血源性肺脓肿典型表现为两肺外侧多发性散在分布的片絮状炎性阴影,大小不一,其中有小脓肿和液平。CT检查除能进行更为准确的病灶定位外,还可发现体积更小的肺脓肿。

(2)纤维支气管镜检查 有助于明确病因、病原学诊断及治疗。进行纤维支气管镜检查可采集标本做常规细菌及厌氧菌培养,可避免口腔菌污染;取出阻塞气道的异物,以利于恢复呼吸道通畅;吸出脓液,在病变部位注入抗生素,提高疗效,缩短病程。

【诊断要点】

根据口腔手术、皮肤有化脓性感染、异物吸入以及意识障碍等病史,急性发作的高热、畏寒、咳嗽及大量脓臭痰、咯血等临床表现,结合外周血白细胞总数及中性粒细胞升高,大片炎性浸润,中有脓腔及液平面的典型X射线表现,可做出初步诊断,血液及痰液的细菌培养则有助于做出病原学诊断。

【治疗要点】

治疗原则是抗生素治疗和脓液引流、手术治疗等。

1. 抗生素治疗 一般选用青霉素。肺脓肿的致病厌氧菌中仅脆弱类杆菌对青霉素不敏感,可选用林可霉素、克林霉素及甲硝唑等。青霉素常用静脉滴注,体温一般在治疗3~7 d内开始下降,7~14 d降至正常,病情缓解,抗生素疗程8~12周。直至病灶完全吸收,或仅遗留纤维条索为止。效果不佳者根据细菌培养结果和药物敏感试验选用有效抗菌药物。

2. 痰液引流 可增强抗感染治疗效果,缩短病程。对于身体情况较好的患者可用体位引流,促使脓痰排出。可用纤维支气管镜去除阻塞引流支气管的坏死组织,并进行局部吸引、冲洗和注入药物等局部治疗措施。

3. 外科手术治疗 手术治疗的适应证:①慢性肺脓肿内科治疗效果差,并有反复感染,或脓腔过大(直径>5 mm)不易吸收者;②大量咯血内科治疗不能有效控制者;

> 考点:肺脓肿患者痰液检查分为3层;上层为泡沫,中层为混浊黏液,下层为脓液及坏死组织沉淀物。痰液细菌培养有助于发现致病菌。

③并发胸膜-支气管瘘者;④怀疑为肺癌阻塞者。

4. **对症支持治疗** 本病患者在疾病急性期体能消耗极大,故此应给患者加强支持治疗,供给足量的水分及维生素,必要时还需给予补充蛋白质、白蛋白及输鲜血。

【常用护理诊断/问题、措施及依据】

1. **体温过高** 与肺组织炎症性坏死有关。护理措施参见本章第四节"肺炎患者的护理"。

2. **清理呼吸道无效** 与脓痰积聚有关。

(1)生活护理 为患者提供良好的住院环境,病室应保持安静舒适、温湿度适宜。高热、中毒症状明显者应卧床休息,保持室内空气新鲜,每日通风2次,每次15~30 min,注意保暖。高热时给予物理降温或遵医嘱给予小剂量退热剂。退热时需补充液体,以防虚脱。患者出汗时,及时更换衣服,避免受凉。

(2)病情观察 密切观察患者生命体征的变化,观察咳嗽、咳痰的性质,尤其是痰的颜色、性质、气味和量,发现痰中带血或咯血应立即报告医生。体位引流时,对脓痰过多且体质虚弱者应专人护理,以免大量脓痰涌出但无力咳出而窒息。痰量不多而中毒症状严重提示引流不畅,应积极引流。

(3)体位引流及胸腔闭式引流的护理 根据病灶的部位采取合适的体位进行痰液引流,原则是协助患者取合适的卧位使脓肿置于高位,并轻轻拍击患部促进脓液引流,每天2~3次,每次15~20 min,必要时吸氧。引流时,操作者陪伴在患者身边,并轻叩背部,帮助排痰,鼓励患者坚持。对脓痰过多且体质虚弱的患者应做好监护,以免大量脓痰排出,患者又无力咳出而导致窒息。必要时给予经口吸痰或支气管镜抽痰。年老体弱或在高热、咯血期间不宜行体位引流。对距胸壁较近的肺脓肿应及早行经皮闭式引流治疗。准确地记录每日引流量,观察引流液的颜色,引流瓶内液体应每日更换,在更换过程中,要保持引流管的密闭状态,定时挤压胸引流管,保持引流管通畅,必要时用生理盐水冲洗引流管。

(4)用药护理 遵医嘱应用抗生素、止咳化痰药、支气管舒张剂,痰量多、黏稠时应采取雾化吸入,以利于痰液稀释和排出。必要时协助医生经纤维支气管镜吸痰和给药,观察患者的反应及疗效。

(5)饮食护理 宜给高蛋白、高热量、高维生素、易消化的食物,如牛奶、豆浆、鸡蛋、鱼、肉、豆腐、水果、蔬菜等,合理搭配,鼓励患者进食,以增强机体抗病能力及机体修复能力。鼓励患者多饮水,促进降温及毒素的排泄。

(6)心理护理 由于肺脓肿疗程长,患者常出现烦躁、焦虑等心理反应,护士应态度和蔼,应多关心、体贴患者,鼓励患者积极配合治疗与护理,争取早日康复。

(7)口腔护理 患者咳出大量脓臭痰,利于细菌繁殖引起口腔炎;而大量抗生素的应用易造成菌群失调,继发真菌感染,因此应在晨起、饭后、体位引流后、临睡前漱口,做好口腔护理。

3. **营养失调:低于机体需要量** 与肺部感染导致机体消耗增加有关。护理措施参见本章第六节"肺结核"。

【健康指导】

1. **疾病预防指导** 积极治疗口腔、上呼吸道慢性感染,以杜绝污染分泌物吸入下呼吸道、诱发感染的机会。重视口腔清洁,预防口腔炎。积极治疗皮肤外伤感染等化脓性病灶,不挤压痈、疖,防止血源性肺脓肿的发生。避免过度劳累、不吸烟、不酗酒。

2. 疾病知识指导 教会患者有效咳嗽、体位引流的方法,保持呼吸道通畅,同时遵医嘱应用抗生素,因需时较长,应坚持治疗计划,不可过早停药,防止病情反复。患者及家属应了解其重要性,配合治疗计划。

3. 识别并发症,及时就诊 当患者出现咯血、呼吸困难时,要警惕大咯血、窒息的发生。

第六节 肺结核

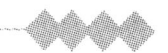

患者男性,40岁,3周前无明显诱因出现右侧胸痛,呈针刺样,尤以深呼吸、咳嗽及右侧卧位时明显。1周前患者开始出现畏寒、低热,但无鼻塞、咽痛,自服"速效感冒片"无效。3 d前体温升至39 ℃,咳嗽伴少量白色黏痰,活动时出现胸闷、气急,有盗汗、乏力、食欲减退、消瘦,无咯血。每日午后发热,体温波动于38.5～39.0 ℃之间。平素身体状况尚可。X射线检查可见右侧肺部密度增高,呈外高内低的弧形阴影,左肺肺纹理增粗。超声检查示右侧中等量胸腔积液。胸腔积液送检,性质为渗出液。结核菌素试验(PPD试验)强阳性。痰液做细菌培养和抗酸检查均为阴性。再次取痰送检,经浓缩集菌后涂片,抗酸杆菌阳性。

请思考:①该患者应诊断为何种疾病?②诊断依据有哪些?③护理该患者时护士该如何做好防护?④对该患者进行护理评估。

结核病是由结核分枝杆菌感染人体所引起的慢性传染病,以肺结核(pulmonary tuberculosis)最为常见,约占各器官结核病患者总数的80%以上。痰中带菌的肺结核患者是重要的社会传染源。本病的基本病变特征为结核结节、干酪样坏死和空洞形成。主要的临床症状是午后低热、乏力、夜间盗汗、面颊潮红、消瘦、咳嗽、咯血。

21世纪60年代以异烟肼和利福平为代表的结核病的化学治疗成为控制肺结核的有效方法,使结核病的疫情得到了控制,新发结核病治愈率达95%以上。随着近年来传染病在世界范围内的复苏,结核病发病率也呈明显上升趋势,目前世界上有1/3的人感染过结核,现有结核病患者约2 000万,每年新发病例约有1 000万,世界卫生组织于1993年宣布结核病"全球紧急状态",1998年又重申遏制结核病的行动刻不容缓。据统计,我国现有肺结核患者600余万,具有严重传染性的约150余万人,每年因结核病死亡的人数约25万,结核病严重阻碍着我国经济和社会的发展。我国的结核病总体上呈现"三高一低"的现象,即患病率高、病死率高、耐药率高和年递减率低。因此,在我国结核病仍然是一个严重的公共卫生问题,结核病的防治工作任重而道远。

【病因和发病机制】

1. 结核分枝杆菌 结核菌主要分为人型、牛型、非洲型和鼠型四类,引起人类结核病的主要是人型结核杆菌,牛型极少。致病结核杆菌生长缓慢,在改良的罗氏培养基上需培养4~6周才能生长成肉眼可见的菌落。结核菌可抵抗盐酸乙醇的脱色作用，耐酸染色呈红色，故又称为抗酸杆菌。结核菌在外界生命力较强，在阴湿处可生存5个月以上。在烈日下暴晒2 h、70% 乙醇接触2 min或煮沸1 min才能被杀灭。将痰液吐在纸上直接烧掉是最简易的灭菌方法。

在病灶中结核菌根据其代谢状态，可分为不同的菌群。A群存在于机体细胞外，生长繁殖快，代谢旺盛，致病力强，传染性大，但此群细菌存在于疾病早期的活动性病灶内或空洞内，易被抗结核药物所杀灭，尤其以异烟肼杀菌效果最好；B群存在于机体吞噬细胞内，虽然因其酸性细胞质的保护作用能够生存生长，但繁殖缓慢，吡嗪酰胺对此群细菌的灭菌效果较好；C群为偶尔繁殖菌，存在于干酪样坏死组织内，仅对少数药物敏感，如利福平；D群为休眠菌，病灶中仅有少量存在，绝大多数耐药，无致病力及传染性，多数自然死亡或被吞噬杀灭，极少复发。B群和C群结核菌仅暂时休眠，可在病灶内存活数月，甚至数年，亦被称为"持续存活菌"，常为日后复发的根源。

2. 感染途径　飞沫传播是肺结核最主要的传播途径。传染源主要是痰中带菌的肺结核患者，尤其是未经治疗者。健康人可因吸入患者咳嗽、打喷嚏时喷出的含菌飞沫而受到感染。感染的次要途径为消化道感染，如饮用消毒不彻底的牛奶。其他感染途径如经皮肤、泌尿生殖系统感染均很少见。

3. 人体的反应性

(1) 免疫与变态反应　人体对结核菌的自然免疫力是非特异性的。接种卡介苗或因感染结核菌后获得的免疫力则是特异性的，且明显强于自然免疫力，能将入侵的结核菌杀死或形成严密包围，制止结核菌扩散，促使病灶愈合。但二者对机体预防结核病的保护作用是相对的，机体免疫功能下降时易受结核菌感染而发病。

结核病的免疫主要是细胞介导的免疫，表现为淋巴细胞的致敏和吞噬细胞功能的增强。结核菌进入机体后被吞噬细胞所吞噬，经吞噬细胞加工处理后其抗原信息可由吞噬细胞传递给T淋巴细胞，并使其致敏。当致敏的T淋巴细胞再次接触结核菌时，即释放出多种淋巴因子（包括趋化因子、巨噬细胞移动抑制因子、巨噬细胞激活因子等），使巨噬细胞聚集在结核菌周围，吞噬并杀灭结核菌，而后转变成类上皮细胞及朗格汉斯细胞，并最终形成结核结节，使病变局限化。

结核菌侵入机体4~8周，机体组织对结核菌及其代谢产物可产生迟发型变态反应，与T淋巴细胞释放的炎症介质、皮肤反应因子及淋巴毒素等有关，表现为局部组织充血水肿，并有大量致敏的T淋巴细胞浸润。在局部抗原量较少时，本反应有一定的预防外源性感染和杀灭血源性结核菌的作用，但是大多数情况下迟发型变态反应多引起细胞坏死及干酪样坏死、液化形成空洞，致使病灶扩散。

(2) 初次感染与再次感染　将结核菌注入未受过结核菌感染的豚鼠皮下，经10~14 d后，可发现注射局部红肿，逐渐形成溃疡，经久不愈，结核菌大量繁殖，可到达局部淋巴结，并沿淋巴及血液循环向全身播散，豚鼠死亡，证明豚鼠对结核菌无免疫力。但给4~6周前已经受过结核菌感染的豚鼠注射同等量的结核菌时，发现注射2~3 d后注射局部出现剧烈反应，迅速形成浅表溃疡，而后很快结痂愈合，不发生局部淋巴结肿大及结核菌的全身播散，亦不致死亡，充分表明豚鼠已具有免疫力。这种机体对结核菌再次感染与初次感染呈现不同反应的现象，称为科赫（Koch）现象。Koch现象同临床上原发性肺结核与继发性肺结核不同表现的特征是一致的。

(3)结核菌感染与结核病 在机体免疫功能状况较好,且入侵结核菌数量不多或毒力不强时,早期感染病灶很快临床痊愈,同时还建立起机体的感染免疫;在机体免疫功能状况较差,入侵结核菌数量较多或毒力较强时,虽然结核菌被巨噬细胞所吞噬,但大量繁殖,导致吞噬细胞死亡同时释放大量病原体,并可经过淋巴管引流到局部淋巴结,经血行播散到全身各主要脏器,导致疾病发生。

4. 结核病变的转归 随人体抵抗力、变态反应和结核菌的致病力的不同,结核病变可以好转、痊愈或恶化、进展。当机体抵抗力升高或接受合理化疗时,渗出性病变可以完全吸收而不留痕迹;增殖性病变可以纤维化,形成非特异性条索状或星状瘢痕;干酪样病灶被局限化后,逐渐脱水、干燥、钙质沉积,形成钙化灶,也可能重新活动,导致结核病复发;结核空洞可完全吸收,亦可在结核特异性病变消失后,由支气管上皮细胞向空洞内壁延伸,成为开放愈合空洞;空洞的引流支气管阻塞时,空洞内干酪样坏死物质不能排出,经脱水浓缩后,其周围由纤维组织包裹形成结核球。在机体抵抗力下降时,渗出性病灶及增殖性病灶可发生干酪样坏死、液化;病灶亦可局部蔓延,或沿支气管、淋巴道、血液循环播散。即使钙化灶等非活动性病灶内潜伏的静止期的结核菌也可以重新活动,导致病情恶化。

【临床表现】

各型肺结核的临床表现不尽相同,但有共同之处,症状均缺乏特异性。

1. 症状

(1)结核中毒症状 有午后低热、乏力、夜间盗汗、面颊潮红、消瘦、食欲不振等。当病灶恶化播散时,常呈不规则高热。女性患者可有月经紊乱或闭经等。免疫功能极度低下患者可无结核中毒症状,表现为持续高热、骨髓抑制或类白血病反应。

(2)咳嗽、咳痰 是肺结核最常见症状,早期为无痰或仅有少量白色黏液性痰,后期出现干酪样坏死、空洞形成或合并感染时痰量增多,呈黏液脓性痰;合并厌氧菌感染时有大量脓臭痰。合并支气管结核表现为刺激性咳嗽。

(3)咯血 1/3~1/2 的肺结核患者有不同程度的咯血,多数为少量咯血,少数为大咯血,甚至发生失血性休克。肺结核浸润期、干酪样坏死时可破坏肺血管;当炎症累及毛细血管时,多为小量咯血或痰中带血;当病变损伤小血管时则咯血量增加;空洞壁的动脉瘤破裂或累及较大的支气管动脉时则出现大咯血。

(4)呼吸困难 多见于肺部结核病变广泛和大量胸腔积液患者,当合并肺心病、大咯血、自发性气胸等情况下,亦可有不同程度的呼吸困难。

(5)胸痛 当结核病变累及胸膜时可有胸痛,随呼吸及咳嗽加重。

2. 体征 与病变性质、范围密切相关。位于肺组织深处的或较小的病灶,常无异常体征。病变范围较大或干酪样坏死时可有肺实变体征。当合并胸腔积液或自发性气胸时,则出现患侧胸廓饱满,叩诊呈浊音或鼓音,呼吸音减弱或消失。继发性肺结核多位于上叶尖后段或下叶背段,所以在两肺尖部易闻及局限性细湿啰音,此对肺结核的诊断具有较重要的参考价值。在结核病变发生广泛纤维化或胸膜粘连增厚时,对侧可有代偿性肺气肿体征。

3. 并发症 可并发自发性气胸、脓气胸、支气管扩张、慢性肺源性心脏病。结核菌进入血液后即可随之播散到全身其他脏器,形成结核性脑膜炎、淋巴结结核、骨结核、泌尿生殖系统结核等。

【实验室及其他检查】

1. 常规检查 结核病患者血液检查一般无异常,少数重症患者可有继发贫血、白细胞计数轻度升高,急性粟粒型肺结核时白细胞计数降低或出现类白血病反应。活动性肺结核患者有血沉(erythrocyte sedimentation rate,ESR)增快及C反应蛋白(C reactive protein,CRP)升高,但无特异性诊断价值。

2. 结核菌检查 痰中查到结核菌是确诊肺结核的主要依据,同时也表明该患者病灶为开放性,具有传染性。但肺结核患者痰中排菌有时呈间歇性,故须连续多次查痰方能确诊。痰涂片查找结核菌快速简便,若其结果呈阳性,则诊断基本成立。痰培养更精确,还可作菌型鉴定和药物敏感试验。PCR技术能将标本中所含有的微量的结核菌DNA扩增,快速、简便,敏感性高,但因其假阳性率高而降低了它的临床应用价值。

3. X射线检查 X射线检查不仅可早期发现肺结核,还可了解病灶的范围、性质、进展情况及治疗效果,对治疗方案的选择亦具有较重要的价值。肺结核常见的X射线表现有:原发综合征呈哑铃状阴影,纤维钙化的硬结病灶,呈斑点、条索或结节状,边缘清晰,密度较高;浸润性病灶,呈云雾状阴影,边缘模糊,密度较低;干酪样病灶呈片状阴影,密度较高,浓淡不一,可有环形边界透光区的空洞。CT检查可发现微小或隐蔽的病灶,帮助鉴别肺病变。

4. 结核菌素试验 用于检出结核分枝杆菌的感染,而非检出结核病。结核菌素试验对儿童、青少年的结核病诊断有参考意义。目前世界卫生组织、国际防痨和肺病联合会推荐使用的结核菌素为纯蛋白衍生物(purified protein derivative,PPD),便于国际结核感染率的比较。在左前臂内侧注射0.1 mL(5 IU)的PPD,48~72 h后测量皮肤硬结直径,而不是红晕的直径。≤4 mm为阴性,5~9 mm为弱阳性,10~19 mm为阳性,≥20 mm或局部有水泡和淋巴管炎为强阳性。在短期内(间隔4~6周)连续做两次结核菌素试验,称为复强试验。

结核菌素试验阳性仅表示曾有结核分枝杆菌感染,并不一定是现症患者,强阳性常提示活动性结核病。结核菌素试验对婴幼儿的诊断价值较大,因年龄越小,自然感染率越低。3岁以下呈强阳性反应者,应视为有新近感染的活动性结核病,进行治疗。结核菌素试验阴性除表示没有结核菌感染外,还可见于:①结核感染后4~8周以内,处于变态反应前期;②免疫力下降或应用糖皮质激素、细胞毒性药物等使机体免疫功能受到抑制时;③结核病极其严重、麻疹或百日咳患者等;④淋巴细胞免疫系统有缺陷者,如淋巴瘤、白血病、艾滋病患者等。

5. 纤维支气管镜检查 有助于支气管结核的诊断。支气管结核表现为黏膜充血、溃烂、黏膜肥厚和瘢痕形成导致支气管狭窄,可以在病灶部位钳取活组织进行组织病理学检查、结核分枝杆菌培养。

【诊断要点】

1. 诊断方法 根据结核病的症状、体征、肺结核接触史,结合影像学检查、痰结核菌检查、结核菌素试验,多可做出诊断。

2. 肺结核的分类 1999年我国制定新的结核病分类标准,突出对痰结核菌检查和化疗史的描述,更符合现代结核病控制的概念和实用性。根据临床表现的不同,将结核病分为六种不同的临床类型。

考点:结核菌素试验:在左前臂内侧注射0.1 mL(5 IU)的PPD,48~72 h后测量皮肤硬结直径,而不是红晕的直径。≤4 mm为阴性,5~9 mm为弱阳性,10~19 mm为阳性,≥20 mm或局部有水泡和淋巴管炎为强阳性。

(1)原发型肺结核　是指结核菌初次感染人体后在肺内发生的病变,多见于少年儿童,亦可见于偏远山区、农村初次进城的成人。症状多轻微而短暂,PPD 试验多为强阳性。典型的原发综合征由肺部原发病灶、引流淋巴管炎和肺门或纵隔淋巴结的结核性炎症组成,呈哑铃型阴影(图 2-7)。因原发病灶吸收较快,不留任何痕迹。

(2)血行播散型肺结核　包括急性、亚急性和慢性血行播散型肺结核。急性血行播散型肺结核多见于儿童及青少年,当患者免疫力下降时结核菌一次大量进入血液循环,在全或两侧肺组织内播散,在肺实质内形成典型的粟粒大小的结节,故又称为急性粟粒型肺结核。患者起病急,有全身的毒血症状,常伴发结核性脑膜炎。X 射线可见双肺满布大小相等、密度一致、分布均匀的粟粒状阴影,直径约 2 mm(图 2-8)。当患者机体抵抗力较强时,结核菌在一段较长的时间内分次分批侵入血液循环,病灶大小不均匀、新旧不等,在双上、中肺野呈对称性分布,形成亚急性或慢性血行播散型肺结核。

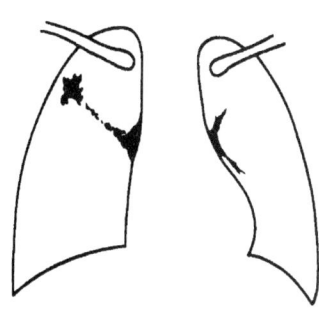
图 2-7　原发型肺结核

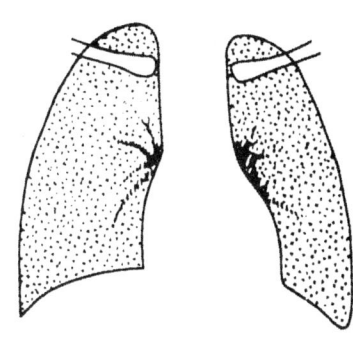
图 2-8　急性粟粒型肺结核

(3)继发型肺结核　是成人最常见的肺结核类型。病程长,易反复。继发型肺结核包括浸润型肺结核、干酪样肺炎、结核球以及慢性纤维空洞结核等。

浸润型肺结核:浸润渗出性结核病变和纤维干酪增殖病变多发生在肺尖和锁骨下,影像学检查表现为小片状或斑点状阴影,可融合和形成空洞。渗出性病灶易吸收,纤维干酪病灶吸收很慢,可长期无变化。

干酪样肺炎:多发生于机体免疫力弱,又受到大量结核杆菌感染的患者;或有淋巴结支气管瘘,淋巴结中的大量干酪样物质经支气管进入肺内而发生。伴有大片干酪样坏死病灶时,患者病情常呈急性进展,出现严重的细菌毒性症状,体温可高达 39～40 ℃,临床上称之为干酪样肺炎。X 射线呈大叶性密度均匀磨玻璃阴影,病灶内的干酪样坏死组织经引流支气管排出后,可形成空洞及播散病灶,痰中能查出结核分枝杆菌,具有传染性。

结核球:干酪样坏死物质部分消散后,周围形成纤维包膜;或已形成空洞的引流支气管阻塞,致使空洞内的干酪样物质难以再排出时,则坏死组织逐渐脱水形成球形病灶,称为结核球。80%以上结核球有卫星灶,直径在 2～4 cm 之间,多小于 3 cm,患者一般无明显临床症状。

空洞型肺结核:多由干酪渗出病变溶解形成洞壁不明显的、多个空腔的虫蚀样空洞,形态不一。结核球干酪样坏死物质排出后形成干酪溶解性空洞。空洞型肺结核多有支气管播散病变,临床症状多,发热、咳嗽、咳痰、咯血等,经常排菌。应用有效的抗结核治疗后,空洞不闭合,长期多次查结核菌为阴性,空洞壁由纤维组织覆盖,诊断为净化空洞。

慢性纤维空洞型肺结核:肺结核未及时发现或治疗不当,使空洞长期不愈,出现空洞壁增厚和广泛纤维化,病灶吸收、修复与恶化交替发生,形成纤维空洞。X射线检查可见一侧或两侧肺内有一个或多个厚壁空洞,周围有较多的纤维条索状阴影,常伴有支气管播散病灶和显著的胸膜增厚(图2-9)。因肺内空洞壁的纤维收缩,肺门被牵拉上提,肺纹理呈垂柳状阴影,纵隔可被拉向患侧。病灶中常有结核菌的反复支气管播散,痰菌检查呈阳性,为结核病的重要社会传染源。肺组织破坏广泛,肺功能严重受损时,病变最终可使肺循环阻力增加,出现肺动脉高压,导致慢性肺源性心脏病。

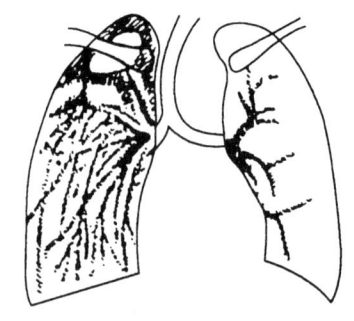

图2-9 纤维空洞型肺结核

(4)结核性胸膜炎 是由结核菌及其代谢产物侵入正处于高敏感状态的机体的胸膜腔后所引起的胸膜炎症。常见于儿童和青少年,多由原发感染或继发性结核病变累及胸膜所致。本型患者肺内可同时存在结核病灶。

(5)其他肺外结核 按其他部位及脏器的不同进行命名,如骨结核、肾结核、肠结核、喉结核、结核性脑膜炎等。

(6)菌阴肺结核 菌阴肺结核为3次痰涂片及1次培养阴性的肺结核。诊断标准:①典型肺结核临床症状和胸部X射线表现;②抗结核治疗有效;③临床可排除其他非结核性肺疾病;④PPD(5 IU)试验强阳性,血清抗结核抗体阳性;⑤痰结核菌PCR和探针检测阳性;⑥肺外组织病理证实结核病变;⑦支气管肺泡灌洗液中检出抗酸分枝杆菌;⑧支气管和肺组织病理证实结核病变。具备①~⑥中的3项或⑦~⑧中任何1项可确诊。

3. 肺结核的记录方式 按结核病分类、病变部位、范围、痰菌情况、化疗史书写。

(1)痰菌检查 分别以(+)或(-)来表示痰菌检查阳性或阴性,以"涂""集""培"分别代表涂片、集菌或培养法。对无痰或未查痰患者,需注明"无痰"或"未查"。

(2)治疗状况记录

初治:①尚未开始抗结核治疗的患者;②正进行标准化疗方案用药而未满疗程的患者;③不规则化疗未满1个月的患者。

复治:①初治失败者;②规律用药满疗程后痰菌又复阳者;③不规律化疗超过1个月者;④慢性排菌者。

诊断举例:原发型肺结核,右上,涂(-),初治;继发型肺结核,左上中,涂(+),复治。血行播散型肺结核可注明急性或慢性;继发型肺结核可注明浸润型或纤维空洞等。在化疗史后按并发症(如气胸)、并发症(如糖尿病)、手术(如肺切除术后)等顺序写。

【治疗要点】

肺结核的治疗主要以化学药物治疗为主,合理的化疗可以杀灭病灶内的全部细菌,彻底治愈结核病,休息与营养疗法仅起辅助作用。

1. 结核化学药物治疗

(1)化疗原则 早期、联合、适量、规律和全程用药为肺结核的化疗原则。

早期:一旦发现和确诊结核后均应后立即给药治疗。早期活动性病灶内的结核菌多为A群细菌,生长繁殖及代谢均旺盛,对抗结核药物敏感。早期病灶以渗出为主,血管丰富,药物易渗透到病灶处,炎症易于吸收,空洞易于关闭或缩小。

联合:根据病情及抗结核药的作用特点,应用两种或两种以上的抗结核药物,可增加药物的协同作用,减少耐药菌的产生。

适量:严格遵照适当的药物剂量用药。剂量过大,易于产生不良反应;剂量不足,不但疗效差,还易于产生耐药现象。

规律:坚持有规律的用药,是肺结核化疗成功的关键。随意更改治疗方案或随意停药等,易产生耐药菌。

全程:坚持全程化疗是提高治愈率、减少复发的关键。短程化疗一般为6~9个月。

(2)抗结核药物剂量及主要不良反应　见表2-3。

表2-3　临床上常用的抗结核药物的成人剂量及主要不良反应

药名(缩写)	每日剂量(g)	间歇疗法一日量(g)	作用机制	主要不良反应
异烟肼(H,INH)	0.3	0.6~0.8	DNA合成	周围神经炎,偶有肝功能损害
利福平(R,RFP)	0.45~0.60*	0.6~0.9	mRNA合成	肝功能损害,过敏反应
链霉素(S,SM)	0.75~1.00△	0.75~1.00	蛋白合成	听力障碍,眩晕,肾功能损害
吡嗪酰胺(Z,PZA)	1.5~2.0	2~3	吡嗪酸抑菌	胃肠道不适,肝功能损害,高尿酸血症,关节疼痛
乙胺丁醇(E,EMB)	0.75~1.00**	1.5~2.0	RNA合成	视神经炎
对氨基水杨酸钠(P,PAS)	8~12***	10~12	中间代谢	胃肠道不适,过敏反应,肝功能损害

注:①*体重<50 kg用0.45 g,≥50 kg用0.6 g;②S、Z的用量也需要按体重进行调节;③△老年人每次用0.75 g;④**前2个月25 mg/kg,其后减至15 mg/kg;⑤***每日分2次服用(其他药物均为每日1次)

考点:早期、联合、适量、规律和全程治疗是肺结核化学治疗的原则。

理想的抗结核药物应具杀菌、灭菌或较强的抑菌作用,而且毒性低、不良反应少,价格便宜,使用方便,药源充足,经口服或注射进入机体后能在血液中达到有效血药浓度,并能渗入吞噬细胞、腹膜腔或脑脊液内,疗效迅速而持久。

血液中(包括巨噬细胞内)的药物浓度在常规剂量下,达到试管内最低抑菌浓度的10倍以上时,才能起杀菌作用,如异烟肼、利福平,常规用量能在细胞内外达到该水平,称为全杀菌剂。只能在偏酸性或偏碱性环境中,杀灭细胞内或细胞外结核菌的称为半杀菌剂。如链霉素在偏碱性的环境中才能发挥最大杀菌作用,而且很少渗入巨噬细胞内,故对细胞内结核菌无效;吡嗪酰胺可渗入吞噬细胞内,能杀灭吞噬细胞内,尤其是酸性环境中的结核菌,但对细胞外偏碱性环境中的结核菌无效。乙胺丁醇、对氨基水杨酸钠等为抑菌剂,能抑制细菌生长,或与其他抗结核药物联用,减少耐药性的产生。

(3)化疗方法

初治涂阳的患者:可选用的方案有二种。①2HRZE/4HR,即强化期2个月联合应用异烟肼、利福平、吡嗪酰胺及乙胺丁醇,顿服;巩固期4个月继续联用异烟肼和利福平,顿服。②$2H_3R_3Z_3E_3/4H_3R_3$方案,即全程间歇用药,每周用药3次,疗程6个月。

初治涂阴的患者:可选用的方案有二种。①2HRZ/4HR方案;②$2H_3R_3Z_3/4H_3R_3$方案。

复治涂阳的患者:可选用的方案有二种。①2HRZSE/4~6HRE方案;②$2H_3R_3Z_3S_3E_3/4H_3R_3E_3$方案。

2. 对症治疗

(1)毒性症状 多数肺结核患者的毒性症状在有效的抗结核治疗1~2周内即可消退,一般无须特殊处理。对干酪样肺炎、急性粟粒型肺结核以及结核性胸膜炎伴大量胸腔积液有高热等严重结核毒性症状的患者,均应使患者卧床休息,及早使用有效的抗结核药物。同时在此基础上可加用糖皮质激素,可促使渗液吸收,减轻炎症,减少纤维组织形成及发生胸膜粘连。

(2)咯血 对痰中带血及小量咯血患者,嘱患者安静休息、镇静,小量咯血常能自行停止。咯血量较多时,应嘱患者严格卧床休息,取患侧卧位轻轻将气管内积血咳出。用垂体后叶素5~10 U加入25%的葡萄糖注射液40 mL,缓慢静脉注射,然后再将垂体后叶素加入5%葡萄糖注射液中按0.1 U/(kg·h)静脉滴注。垂体后叶素能收缩小动脉,减少肺血流量而减轻咯血,但用药过快时可引起恶心、呕吐、腹痛、便意、面色苍白以及电解质紊乱等不良反应。因该药能收缩子宫平滑肌,故孕妇禁用;高血压及冠心病患者禁用或慎用。药物治疗无效咯血不止时,可考虑经纤维支气管镜局部止血。支气管栓塞对咯血的治疗近期效果较好。反复大量咯血经上述各种治疗方法无效时,可考虑手术治疗切除病变肺叶或肺段。咯血窒息是致死的主要原因,需严加防范和紧急抢救。

3. 手术治疗 手术的指征:①大于3 cm的结核球与肺癌难以鉴别者;②复治的单侧纤维厚壁空洞,经长期内科治疗痰菌仍为阳性者;③单侧毁损肺伴有支气管扩张、已丧失功能并反复咯血或继发感染者;④反复大咯血内科治疗无效,对侧肺无活动性病变,肺储备功能较好者;⑤结核性脓胸和(或)支气管胸膜瘘经内科治疗无效且伴有同侧活动性病变者。有明显心、肺、肝、肾功能不全或全身情况较差者则不宜手术。

【常用护理诊断/问题、措施及依据】

1. 知识缺乏 缺乏疾病的防治知识。

(1)生活护理 休息可以减少体力消耗,减少肺脏的活动,血液循环变慢,有利于延长药物在病变部位存留的时间,有利于病灶组织的修复,促使疾病治愈。肺结核患者咯血、高热等结核中毒症状明显,以及伴大量胸腔积液时,应卧床休息。恢复期可适当增加户外活动,如散步、打太极拳等,以增进机体的免疫功能。轻症患者在治疗的同时可进行正常工作,但要注意劳逸结合。

(2)指导患者坚持用药 向患者说明抗结核化疗药的用法、疗程及可能出现的不良反应,并向患者及其家属反复强调化疗的重要性及意义,督促患者定期检查肝功能及听力情况,如出现巩膜黄染、肝区疼痛、胃肠不适、眩晕、耳鸣等不良反应要及时告知医生,不要擅自停减药。

2. 营养失调:低于机体需要量　与机体消耗增加、食欲减退有关。

(1)饮食护理　肺结核是一种慢性消耗性疾病,应加强营养,给予高蛋白、高热量、高维生素的食物,如牛奶、豆浆、鸡蛋、鱼、肉、豆腐、水果、蔬菜等,合理搭配,鼓励患者进食,以增强机体抗病能力及机体修复能力。食品应色香味俱全,品种多样,以增加患者的食欲。

(2)病情观察　每周测体重一次,以判断患者的营养状况是否改善。重症患者应监测血压、脉搏、呼吸、心率、瞳孔、意识状态等变化。及时发现咯血患者,观察大咯血者有无咯血不畅、烦躁不安、情绪紧张、挣扎坐起、胸闷气促、发绀、大汗等窒息的先兆及表现,并作好抢救准备,备好吸引器、鼻导管、气管插管和气管切开包等急救物品。

(3)用药护理　介绍化疗药物的治疗效果及不良反应,强调早期、联合、适量、规律和全程用药的重要性,使患者积极配合治疗,养成按时服药的好习惯。当出现不良反应时,及时与医生联系,不要自行停药,大部分不良反应经相应处理可完全消失。

(4)心理护理　对患者及家属介绍有关结核病的知识,解释呼吸道隔离的必要性,给予心理安慰。帮助患者尽快适应环境,以消除孤独感。树立治疗信心,坚持合理、全程化疗,争取完全康复。

3. 潜在并发症　大咯血、窒息。

(1)休息与体位　小量咯血者以休息为主,大量咯血者绝对卧床休息。取患侧卧位,既防止病灶向健侧扩散,又有利于健侧肺的通气功能。

(2)饮食护理　大量咯血者应禁食,小量咯血者宜进少量温、凉流质饮食,多饮水,多食富含纤维素食物,以保持大便通畅。

(3)保持呼吸道通畅　应将积血轻轻咯出,保持呼吸道通畅。咯血时嘱患者不要屏气,以免诱发喉头痉挛,使血流不畅形成血块,导致窒息。

(4)对症护理　安排专人护理患者。及时清理患者咳出的血块,稳定患者的情绪,避免精神过度紧张而加重病情。

(5)监测病情　密切注意咯血的量、颜色、出血速度,注意观察患者有无胸闷、气促、烦躁、情绪紧张、发绀、呼吸困难、面色苍白等窒息征象。

(6)窒息的抢救　一旦患者出现窒息征象,应立即采取头低脚高45°俯卧位,脸偏向一侧,轻拍背部,迅速排出气道和口咽部血块。必要时用吸痰管进行机械吸引,同时做好气管插管或气管切开的准备工作。

(7)用药护理　垂体后叶素可收缩小动脉,从而减少咯血。但也能引起子宫、肠道平滑肌收缩和冠状动脉收缩,故冠心病、高血压患者及孕妇忌用。静脉滴注时速度勿过快,以免引起恶心、便意、心悸、面色苍白等不良反应。

【健康指导】

1. 患者指导　嘱患者戒烟、戒酒,合理安排休息,避免劳累,保证营养的供给,督导患者按医嘱服药,不要自行停药,并指导患者定期随诊。定期复查胸片和肝肾功能。

2. 结核病的预防控制

(1)控制传染源　早期发现患者并登记管理,及时给予合理化疗和良好护理,以控制传染源。

(2)切断传播途径　有条件者应单居一室,涂阳患者需呼吸道隔离,室内每天用紫外线消毒。注意个人卫生,不随地吐痰,并嘱患者咳嗽打喷嚏时用手或纸等掩住口鼻,痰吐在纸上用火焚烧。接触痰液后用流水清洗双手。患者用过的餐具应煮沸消毒,被褥、书籍在强烈日光下暴晒 6 h 以上。患者外出戴口罩。

(3)保护易感人群 给新生儿、儿童及青少年接种卡介苗。密切接触者应定期到医院检查,必要时给予预防性治疗。对高危人群如 HIV 感染者、糖尿病等,可应用预防性化学治疗。

第七节 支气管扩张

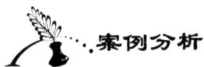

张某,男,48 岁。2 岁时曾患"麻疹合并支气管肺炎",治愈后常在晨起和夜间卧床时出现咳嗽,近两年来症状加重,反复咳嗽、咳脓臭痰、咯血。近一周来因上呼吸道感染,咳嗽、咳痰加重,痰中带血伴小量咯血入院。

查体:听诊右下肺可闻及固定、持久湿性啰音,四肢杵状指、杵状趾。今日患者剧烈咳嗽后突然出现呼吸困难、大汗淋漓、面部发绀、张口瞪目、双手乱抓。

请思考:①该患者是什么疾病?②目前可能出现了什么紧急情况?③护士应该如何配合医生进行抢救?④为了促进痰液的排出,该患者需要做体位引流,该操作的注意事项有哪些?

支气管扩张症(bronchiectasis)是指直径大于 2 mm 的支气管由于反复炎症发作,其管壁结构破坏引起的慢性异常扩张。主要表现为慢性咳嗽,咳大量脓痰和(或)反复咯血。多起病于儿童期及青年期麻疹、百日咳或迁延不愈的支气管肺炎等。随着人们生活的改善,呼吸道感染得到及时治疗,其发病率已显著降低。

【病因和发病机制】

支气管扩张的主要发病因素是支气管-肺组织感染和支气管阻塞,两者互为因果,促使支气管扩张的发生和发展。支气管扩张可分为柱状和囊状两种,亦可混合存在。典型的病理改变为支气管壁组织的破坏所致的管腔变形扩大,并可凹陷,腔内含有多量分泌物。常伴毛细血管扩张,或支气管动脉和肺动脉的终末支扩张与吻合,形成血管瘤,可出现反复大量咯血。

1.支气管-肺组织感染 婴幼儿百日咳、麻疹、支气管肺炎是支气管-肺组织感染所致支气管扩张最常见的原因。由于儿童支气管管腔细,管壁薄弱易阻塞,反复感染破坏了支气管壁的平滑肌和弹性纤维,削弱了对管壁的支撑作用。或细支气管周围肺组织纤维化,牵拉管壁,致使支气管变形扩张。肺结核纤维组织增生和收缩牵拉,或因支气管内膜结核引起管腔狭窄、阻塞,均可导致支气管扩张。此原因所致的支气管扩张多见于下叶,尤以左下叶多见。因左下叶支气管细长,与主气管的夹角大,且受心脏血管压迫,引流不畅易发生感染,故左下叶病变更多见。继发于肺结核病的则以上叶居多,因引流较好,可少痰或无痰,故称为"干性支气管扩张"。

2.支气管阻塞 肿瘤、异物吸入、感染或管外肿大淋巴结压迫造成支气管阻塞导致肺不张,由于失去肺泡弹性组织的缓冲,胸腔内负压直接牵拉支气管管壁,致使支气管扩张。右肺中叶支气管细长,周围有多簇的淋巴结,常因非特异性或结核性淋巴结炎而发生淋巴结肿大,压迫支气管引起右中叶不张,称为中叶综合征,是支气管扩张的好发部位。

3. **先天性发育缺损和遗传因素** 支气管先天性发育障碍而致支气管扩张症,如支气管软骨发育不全或弹性纤维不足,导致局部管壁薄弱或弹性较差,常伴有鼻窦炎及内脏转位(右位心),被称为 Kartagener 综合征。与遗传因素有关的肺囊性纤维化,由于支气管黏液腺分泌大量黏稠黏液,血清内可含有抑制支气管柱状上皮细胞纤毛活动物质,致分泌物潴留在支气管内,引起阻塞、肺不张和继发感染,反复支气管炎症可发生支气管扩张。另外,部分遗传性 α_1-抗胰蛋白酶缺乏症患者也伴有支气管扩张。

4. **机体免疫功能失调** 目前已发现类风湿关节炎、克罗恩病、溃疡性结肠炎、系统性红斑狼疮、支气管哮喘和泛细支气管炎等疾病可同时伴有支气管扩张。有些不明原因的支气管扩张患者体液免疫和(或)细胞免疫功能有不同程度的异常,提示支气管扩张可能与机体免疫功能失调有关。

考点:支气管扩张患者感染时痰液置于玻璃瓶中可分三层:上层为泡沫,下悬脓性成分;中间为混浊黏液;下层为坏死组织沉淀物。

【临床表现】

疾病呈慢性经过。多数患者在童年时期有麻疹、百日咳或支气管肺炎等病史,以后常伴下呼吸道感染反复发作。

1. **症状**

(1)慢性咳嗽、大量脓痰 咳嗽、咳脓性痰为最常见症状,痰量与体位改变有关,由于夜间分泌物积聚于呼吸道,咳痰常在清晨明显。临床症状轻重与支气管病变轻重、感染程度有关。每天少于 10 mL 为轻度,10～150 mL 为中度,多于 150 mL 为重度。感染急性发作时,黄绿色脓痰量每日可达数百毫升。感染时痰液收集于玻璃瓶中可发现有分层的特征:上层为泡沫,下悬脓性成分;中间为混浊黏液;下层为坏死组织沉淀物。若有厌氧菌混合感染,则痰有臭味。

(2)反复咯血 50%～70%的患者反复咯血,程度不等,从痰中带血至大量咯血,咯血量与病情严重程度、病变范围有时可不一致。部分患者以反复咯血为唯一症状,临床上称为"干性支气管扩张",病变多位于引流良好的上叶支气管。

(3)全身表现 反复肺部感染可引起慢性感染中毒症状,如发热、乏力、食欲减退、消瘦、贫血等,影响儿童的生长发育。

2. **体征** 早期或干性支气管扩张可无异常肺部体征,病变重或继发感染时常可闻及下胸部、背部固定而持久的局限性粗湿啰音,有时可闻及哮鸣音,部分患者伴有杵状指(趾)。

【实验室及其他检查】

1. **血液检查** 无感染时白细胞计数多正常,继发感染时白细胞总数和中性粒细胞比例可增高。

2. **痰液检查** 痰涂片革兰氏染色、细菌培养及药物敏感试验有助于病原菌诊断及指导治疗。

3. **影像学检查** 轻症患者胸部 X 射线平片示患侧肺纹理增多及增粗现象;典型的 X 射线表现为粗乱肺纹理中有多个不规则的蜂窝状透亮阴影或沿支气管的卷发状

阴影,感染时阴影内出现液平面。胸部 CT 检查显示管壁增厚的柱状扩张或成串成簇的囊样改变。

4.纤维支气管镜检查　通过支气管镜检查,或做局部支气管造影,可明确出血、扩张或阻塞部位,还可进行局部灌洗,取冲洗液做涂片及做细菌学、细胞学检查,有助于诊断与治疗。以往支气管造影作为诊断支气管扩张的金标准,可明确支气管扩张的部位、范围和严重程度,是外科手术治疗的重要依据。近年来,由于高分辨率 CT 具有无创伤、方便、易重复和诊断准确性高等优点,已经取代支气管造影。

【诊断要点】

根据慢性咳嗽、大量脓痰、反复咯血和肺部感染,结合幼年时期呼吸道感染病史、肺部固定而持久局限性湿啰音和 X 射线胸片符合支气管扩张的影像学改变等,可做出初步诊断;对临床怀疑支气管扩张,而胸部 X 射线无明显异常者,高分辨率 CT 可做出明确诊断。

【治疗要点】

支气管扩张的主要治疗措施是清除气道分泌物和控制感染,处理咯血,必要时应考虑手术切除。

1.清除气道分泌物

(1)去痰剂　通过去痰剂稀释脓痰,促进排痰。去痰剂可服溴己新 8～16 mg,每天 3 次。

(2)支气管舒张剂　支气管痉挛会影响痰液排出,支气管痉挛时,可口服氨茶碱 0.1 g,每日 3～4 次或其他缓释茶碱制剂,必要时可加入支气管舒张药喷雾吸入。

(3)体位引流　根据病变的部位采取不同的体位,原则上应使患肺处于高位,引流支气管开口朝下,以利于痰液流入大支气管和气管排出。体位引流时,间歇做深呼吸后用力咳痰,同时配合拍背可提高引流效果。

(4)纤维支气管镜吸痰　如体位引流痰液仍难排出,可经纤支镜吸痰,并用生理盐水冲洗稀释痰液,也可局部静脉滴注抗生素。

2.控制感染　是急性感染期的主要治疗措施。应根据症状、体征、痰液性状,开始时采用经验治疗,后期最好参考细菌培养及药物敏感试验结果选用抗生素。轻症可选用口服氨苄西林或阿莫西林,或头孢菌素和氟喹诺酮类药物,重症患者常须静脉联合用药,第三代头孢菌素加氨基糖苷类药有协同作用。厌氧菌混合感染可加用甲硝唑或替硝唑。

3.咯血的处理　小量咯血或痰中带血主要是控制感染和卧床休息,取患侧卧位,过于紧张的患者可适当应用镇静剂,但应注意避免抑制咳嗽反射,引起窒息。咯血较多时可适当选用垂体后叶素 10～20 U 加入 5% 葡萄糖注射液 250～500 mL 中缓慢静脉滴注。如内科治疗未能控制,可进行支气管动脉造影,对出血的小动脉定位,然后注入明胶海绵,或导入钢圈进行栓塞止血。

4.外科治疗　适应于反复呼吸道急性感染或大咯血,病变局限在一叶或一侧肺组织,保守治疗不能缓解,全身状况良好的患者,可考虑手术切除。

【常用护理诊断/问题、措施及依据】

1.清理呼吸道无效　与痰液黏稠、体位不当、无效咳痰有关。

(1)休息与环境　急性患者取舒适体位,保证休息和睡眠。室内空气新鲜、流通,温湿度适宜,注意保暖。

(2)饮食护理　支气管扩张反复感染发作,机体消耗量增加,故给予高蛋白、高营养、高维生素、无刺激的饮食,少量多餐。鼓励患者多饮水,每天1 500 mL以上,可稀释痰液,利于痰液排出。

(3)用药护理　遵医嘱使用抗生素、去痰剂、支气管舒张剂,指导患者及家属熟悉药物的疗效、剂量、用法和不良反应。

(4)体位引流　是借助重力作用促使呼吸道分泌物流入气管、支气管排出体外。①引流前准备:向患者解释治疗目的、操作过程、注意事项,消除顾虑,取得患者配合。②引流体位:依病变部位不同,采取相应的引流体位,原则上病肺处于高处,引流支气管开口向下,以利于痰液流入支气管和气管排出。先引流上叶,然后引流下叶后基底段。③引流时间:每次15～20 min,每日1～3次,一般于饭前1 h、饭后或鼻饲后1～2 h进行。早晨清醒后立即进行效果最好。④引流的观察:引流过程中应注意观察患者有无出汗、脉搏细弱、头晕、疲劳、面色苍白等情况,如患者出现心率超过120次/min、心律失常、高血压、低血压或发绀,应立即终止体位引流并通知医生。鼓励患者做腹式深呼吸,辅以胸部叩击或震荡等措施,提高引流效果。⑤引流后护理:体位引流结束后,给予漱口保持口腔清洁,并记录排出的痰量、颜色及性质。听诊肺部呼吸音的改变,评价体位引流的效果并记录。

体位引流

注意事项:①引流体位:原则上病肺处于高处,引流支气管开口向下,以利于痰液流入大支气管排出。②引流时间:每次15～20 min,每日1～3次,一般于饭前1 h、饭后1～2 h进行进行。③引流的观察:引流过程中应注意观察患者有无出汗、脉搏细弱、头晕、疲劳、面色苍白等情况。④引流后护理:引流结束后,给予漱口保持口腔清洁,并记录排出的痰量及性质。

(5)病情观察　观察痰液的量、颜色、性质、气味,痰液静置后是否有分层现象。合并大咯血时,注意观察患者有无胸闷、气促、烦躁、情绪紧张、发绀等异常表现,准确估计和记录咯血量。注意观察患者有无发热、乏力、消瘦、贫血等慢性感染症状。

2.潜在并发症:大咯血、窒息

(1)休息与体位　小量咯血者以休息为主,大量咯血者绝对卧床休息。取患侧卧位,既可防止病灶向健侧扩散,又有利于健侧肺的通气功能进行代偿。

(2)饮食护理　大量咯血者应禁食,小量咯血者可进少量温、凉流质饮食,多饮水,多食富含纤维素食物以保持大便通畅,防止便秘时用力排便引起再次咯血。

(3)保持呼吸道通畅　应将积血轻轻咳出,保持呼吸道通畅。咯血时嘱患者不要屏气,以免诱发喉头痉挛,使血流不畅形成血块,导致窒息。

(4)对症护理　安排专人护理患者并安慰患者。及时清理患者咳出的血块,稳定患者的情绪,避免精神过度紧张而加重病情。

(5) 监测病情　密切注意咯血的量、颜色、出血速度,注意观察患者有无胸闷、气促、烦躁、情绪紧张、发绀、呼吸困难、面色苍白等窒息征象。

(6) 窒息的抢救　一旦患者出现窒息征象,应立即采取头低脚高45°俯卧位,脸偏向一侧,轻拍背部,迅速排出气道和口咽部血块。必要时用吸痰管进行机械吸引,同时做好气管插管或气管切开的准备工作。

(7) 用药护理　垂体后叶素可收缩小动脉,从而减少咯血。但也能引起子宫、肠道平滑肌收缩和冠状动脉收缩,故冠心病、高血压患者及孕妇忌用。静脉滴注时速度勿过快,以免引起恶心、便意、心悸、面色苍白等不良反应。

【其他护理诊断/问题】

1. 营养失调:低于机体需要量　与慢性感染造成机体消耗增加有关。
2. 焦虑　与疾病迁延不愈、患者个体健康受到威胁有关。
3. 有感染的危险　与痰多黏稠、不易排出有关。

【健康指导】

1. 疾病知识指导　指导患者学习疾病相关知识,学会自我监测病情,一旦发现疾病症状加重,应及时就医。
2. 生活指导　饮食增加营养,以增加患者抵抗疾病的能力。加强体育锻炼,注意劳逸结合。
3. 预防呼吸道感染　支气管扩张的发生与呼吸道感染、支气管阻塞密切相关。因此必须向患者强调防治呼吸道感染的重要性。及时清除上呼吸道慢性感染病灶,如龋齿、扁桃体炎、鼻窦炎等。避免受凉,预防感冒,减少刺激性气体吸入,积极劝导患者戒烟。
4. 清除痰液　对排脓痰量较多的患者,应教会患者自我监测病情,掌握有效咳嗽、胸部叩击、雾化吸入和体位引流等促进痰液排出的方法,长期坚持。

(朱玉芬)

第八节　慢性阻塞性肺疾病

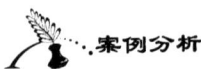

张某,男,55岁。20年前感冒后出现咳嗽,咳白色黏痰、偶有黄痰,伴喘息。用抗感染药物、解痉药物后缓解。此后每遇受凉即复发,尤以冬季为甚,每年发病3个月以上。渐出现活动后气短、呼吸困难加重,活动耐力下降。一周前感冒后上述症状加重,咳黄色黏痰,伴发热,体温最高达39.5℃,来院就诊。既往吸烟史30余年,每日30支左右,高血压病史10年余。

身体评估:T 38.6℃,P 136次/min,R 25次/min,BP 140/92 mmHg。呼吸急促,精神差。呼吸音粗,两肺满布哮鸣音及干、湿啰音。心率136次/min,律齐,各瓣膜听诊区未闻及病理性杂音。肝脏未触及,双下肢无水肿。

实验室及其他检查:白细胞$11.2×10^9$/L,中性粒细胞81.6%;胸片示肺纹理增粗、紊乱,膈肌低平;肺功能示FEV_1/FVC为60%。

请思考:①该患者应诊断为何种疾病?②依据有哪些?③为提高患者的生活质量,该对患者进行哪种护理措施的指导?

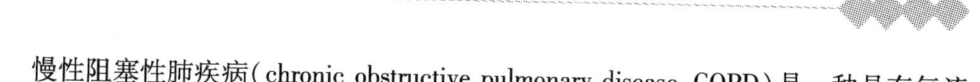

慢性阻塞性肺疾病(chronic obstructive pulmonary disease,COPD)是一种具有气流受限特征的肺部疾病,气流受限不完全可逆,呈进行性发展。慢性阻塞性肺疾病是呼吸系统疾病的常见病和多发病,死亡率居全球死因的第4位,并有逐年增加趋势。在我国居死因的第4位,在农村居全部死因的首位。COPD患者肺功能进行性减退,严重影响患者劳动力和生活质量,也造成了巨大的经济负担。

COPD与慢性支气管炎、肺气肿密切相关。慢性支气管炎是指气管、支气管黏膜及其周围组织的慢性、非特异性炎症,不一定伴有气流受限。如患者每年咳嗽、咳痰达3个月以上,连续2年或以上,并排除其他已知原因的咳嗽,即可诊断慢性支气管炎。肺气肿是指终末细支气管远端的气腔出现异常持久的扩张,并伴有肺泡壁和细支气管的破坏而无明显肺纤维化。当慢性支气管炎或肺气肿患者肺功能检查出现不完全可逆的气流受限时,则诊断为COPD。支气管哮喘也有气流受限,但其气流受限具有可逆性,故不属于COPD。

【病因和发病机制】

确切的病因尚不清楚,可能与个体易感和环境因素共同作用有关。

1. 吸烟　为重要的发病因素。吸烟者的慢支发病率比不吸烟者高2~8倍,烟龄越长,吸烟量越大,COPD患病率越高。但并不是所有吸烟者都会发生COPD,发病者只占吸烟者的10%~20%,提示个体易感性在该病的发病中发挥着十分重要的作用。烟草中的焦油、尼古丁和氢氰酸等化学物质,可损伤气道上皮细胞,使纤毛运动减弱和巨噬细胞吞噬功能降低,支气管黏液腺肥大、杯状细胞增生,黏液分泌增多,气道净化能力下降;可引起支气管平滑肌收缩,气流受限;还可使氧自由基产生增多,诱导中性粒细胞释放蛋白酶,抑制抗蛋白酶系统,破坏肺弹力纤维,诱发肺气肿形成。

2. 职业性粉尘和化学物质　职业性粉尘及化学物质,如烟雾、变应原、工业废气及室内空气污染等,浓度过大或接触时间过长,均可导致COPD。

3. 空气污染　大气中的有害气体如二氧化硫、二氧化氮、氯气等可损伤气道黏膜并具有细胞毒作用,使纤毛清除功能下降,黏液分泌增加,为细菌入侵创造了条件。

4. 感染　感染是促进COPD发生发展的重要因素之一,病毒、细菌和支原体反复感染可破坏气道正常的防御功能,损伤细支气管和肺泡。

5. 蛋白酶-抗蛋白酶失衡　蛋白酶可损伤、破坏机体的组织;抗蛋白酶对弹性蛋白酶等多种蛋白酶具有抑制功能,其中α_1-抗胰蛋白酶(α_1-AT)是活性最强的一种。蛋白酶和抗蛋白酶维持平衡可保证肺组织正常结构免受损伤和破坏,而蛋白酶增多或抗蛋白酶不足均可导致组织结构破坏产生肺气肿。

6. 其他　机体的内在因素如呼吸道防御功能降低、自主神经功能失调、营养不良等都可能参与COPD的发生发展。另外多项研究表明氧化应激增加可促进COPD的发生。

气道阻塞和气流受限的产生机制主要与以下两个因素有关:①小气道慢性炎症时细胞浸润、黏膜充血和水肿等使管壁增厚,加上分泌物增多等,都可使管腔狭窄,气道阻力增加。②肺气肿时,肺组织弹性回缩力减低,使呼气时排除肺内气体的动力减弱,呼气流速减慢;同时,肺组织弹性回缩力减弱后失去对小气道的正常牵拉作用,小气道在呼气期易发生闭合,进一步导致气道阻力增加,导致肺气肿的形成。COPD的病理改变主要表现为慢性支气管炎及肺气肿的病理变化。支气管黏膜上皮细胞变性、坏死,溃疡形成。纤毛倒伏、变短、不齐、粘连,部分脱落。支气管壁炎症细胞浸润,以浆细胞、淋巴细胞为主。肺气肿的病理改变可见肺过度膨胀,弹性减退,表面可见多个大小不一的大泡。

【临床表现】

1. 症状

(1)慢性咳嗽　晨间起床时咳嗽明显,白天较轻,夜间睡眠时有阵咳或排痰。

(2)咳痰　清晨排痰较多,多为白色黏液或浆液性泡沫痰,偶有痰中带血丝。急性发作期及细菌感染时,痰量增多,可有脓性痰。

(3)气短或呼吸困难　是COPD的标志性症状。早期在体力劳动时出现,后逐渐加重,以致在日常活动甚至休息时也感到气短。

(4)喘息和胸闷　重度患者或急性加重时可出现喘息和胸闷。

(5)其他症状　晚期患者有体重下降、食欲减退等。

2. 体征　早期可无异常,随疾病进展出现桶状胸,呼吸浅快,严重者可有缩唇呼吸等;触觉语颤减弱,叩诊过清音,心浊音界缩小,肺下界和肝浊音界下降;两肺呼吸音减弱,呼气延长,部分患者可闻及湿性啰音和(或)干性啰音。

3. 并发症　可并发慢性肺源性心脏病、慢性呼吸衰竭、自发性气胸。

【实验室及其他检查】

1. 肺功能检查　是判断气流受限的主要客观指标,对COPD诊断、严重程度评价、疾病进展、预后及治疗反应等有重要意义。FEV_1/FVC是评价气流受限的敏感指标。FEV_1%预计值是评价COPD严重程度的良好指标。吸入支气管舒张药后$FEV_1/FVC<70\%$及$FEV_1<80\%$预计值者,可确定为不能完全可逆的气流受限。肺总量(total lung capacity,TLC)、功能残气量(functional residual capacity,FRC)和残气量(residual volume,RV)增高,肺活量(vital capacity,VC)减低,表明肺过度充气,有参考价值。

2. 影像学检查　早期胸片可无变化,以后逐渐出现肺纹理增粗、紊乱等非特异性改变,也可出现肺气肿改变。X射线检查对COPD诊断特异性不高。对有疑问病例的鉴别诊断可做CT检查。

3. 动脉血气分析　对确定是否发生低氧血症、高碳酸血症、酸碱平衡失调以及判断呼吸衰竭的类型有重要价值。

4. 其他　COPD合并细菌感染时,血白细胞增高,可出现核左移。痰培养可能检出病原菌,常见的有肺炎链球菌、流感嗜血杆菌、肺炎克雷伯菌等。

【诊断要点】

1. 诊断　根据吸烟等高危因素、症状和体征,临床可做出COPD的初步诊断,确诊依靠肺功能检查证实有不完全可逆气流受限,这是COPD诊断的必备条件。吸入支气管舒张药后$FEV_1/FVC<70\%$、$FEV_1<80\%$预计值,可确定为不完全可逆性气流受限,明确诊断为COPD。有少数患者并无咳嗽、咳痰症状,仅在肺功能检查时$FEV_1/FVC<$

70%,而 $FEV_1 \geq 80\%$ 预计值,在排除其他疾病后,亦可诊断为 COPD。

2. 严重程度分级和病程分期　见表 2-4。

表 2-4　COPD 的程度分级和病程分期

分级	分级标准
Ⅰ级:轻度	$FEV_1/FVC<70\%$,$FEV_1 \geq 80\%$ 预计值,有或无慢性咳嗽症状
Ⅱ级:中度	$FEV_1/FVC<70\%$,$50\% \leq FEV_1<80\%$ 预计值,有或无慢性咳嗽症状
Ⅲ级:重度	$FEV_1/FVC<70\%$,$30\% \leq FEV_1<50\%$ 预计值,有或无慢性咳嗽症状
Ⅳ级:极重度	$FEV_1/FVC<70\%$,$FEV_1<30\%$ 预计值或 $FEV_1<50\%$ 预计值,伴慢性呼吸衰竭

COPD 病程分期:可分为急性加重期和稳定期,前者是指短期内咳嗽、咳痰、气短和(或)喘息加重,脓痰量增多,可伴发热等症状;稳定期指咳嗽、咳痰、气短等症状稳定或轻微。

呼吸困难分级量表

功能性呼吸困难可以用呼吸困难分级量表来进行评价。

0 级:除非剧烈运动,无明显呼吸困难。

1 级:当快走或上缓坡时有气短。

2 级:因呼吸困难。从而比同龄人步行慢,或者以自己的速度在平地上行走时需要停下来呼吸。

3 级:在平地上步行 100 m 或数分钟后需要停下来呼吸。

4 级:明显的呼吸困难而不能离开房间或者穿脱衣服即可引起气短。

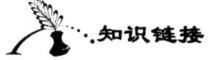

【治疗要点】

1. 稳定期治疗

(1) 戒烟和脱离污染环境　戒烟非常重要且有效,应劝导患者戒烟;因职业或环境粉尘、刺激性气体所致者,应脱离污染环境。

(2) 支气管舒张药　支气管舒张药是 COPD 稳定期患者主要的治疗药物,长期规律应用可减轻症状。β_2 肾上腺素受体激动剂,如沙丁胺醇气雾剂,每次 100~200 μg(1~2 喷),吸入后疗效 4~5 h;长效制剂如沙美特罗等,每天仅需吸入 2 次。抗胆碱能药:异丙托溴铵气雾剂,每次 40~80 μg(2~4 喷),每天 3~4 次。茶碱类:茶碱缓释或控释片,每次 0.2 g,每 12 h 一次;氨茶碱 0.1 g,每天 3 次。

(3) 去痰药　痰液黏稠不易咳出者可应用去痰药。常用的有盐酸氨溴索,每次 30 mg,每天 3 次;或羧甲司坦 0.5 g,每天 3 次。

(4) 糖皮质激素　目前建议 $FEV_1<50\%$ 预计值并出现并发症或反复加重的 COPD 患者可规律吸入糖皮质激素,可提高生活质量,减少急性发作频率。

(5) 长期家庭氧疗(long-term domiciliary oxygen therapy,LTOT)　对 COPD 合并慢

性呼吸衰竭患者,LTOT 可提高其生活质量和生存率,对血流动力学、运动能力、肺生理和精神状态均产生有益的影响。LTOT 使用指征:①$PaO_2 \leq 55$ mmHg 或 $SaO_2 \leq 88\%$,有或没有高碳酸血症。②PaO_2 55~70 mmHg,或 $SaO_2 < 89\%$,并有肺动脉高压、心力衰竭、水肿或红细胞增多症。一般用鼻导管吸氧,氧流量为 1~2 L/min,吸氧时间>15 h/d。LTOT 的使用目的是使患者在海平面静息状态下 $PaO_2 > 60$ mmHg 和(或)$SaO_2 > 90\%$。

(6)夜间无创机械通气 可使部分严重夜间低氧血症的 COPD 患者获益。常用方法有:经鼻连续气道正压通气(continuous posi-tive airway pressure,CPAP)、经鼻间歇正压通气(intermittent positive pressure ventilation,IPPV)和经鼻/面罩双水平气道正压通气(BiPAP)。

2. 急性加重期治疗 首先应确定急性加重期的原因,最多见的急性加重原因是细菌或病毒感染,使气道炎症、气流受限、自觉症状加重,严重时出现呼吸衰竭。根据病情严重程度决定门诊或住院治疗。

(1)控制感染 细菌感染是 COPD 急性加重常见诱因,当患者呼吸困难加重、咳嗽伴痰量增加、有脓性痰时,应根据病原菌种类及药物敏感情况,给予 β 内酰胺类/β 内酰胺酶抑制剂、第二代头孢菌素、大环内酯类或喹诺酮类进行治疗。长期使用抗生素和激素易继发真菌感染,应引起重视。

(2)支气管舒张药 同稳定期。有严重喘息症状者可给予较大剂量雾化吸入治疗,有低氧血症者可鼻导管持续低流量吸氧。

(3)糖皮质激素 对需住院的患者可口服泼尼松龙 30~40 mg/d;也可静脉给予甲泼尼龙 40~80 mg/d,有效后减量,连续 5~7 d。

(4)去痰剂 痰液黏稠不易咳出者可应用去痰药,用法同稳定期。

【常用护理诊断/问题、措施及依据】

考点:氧疗护理和呼吸功能锻炼。

1. 气体交换受损 与气道阻塞、肺组织弹性降低、通气功能障碍、分泌物过多有关。

(1)休息与活动 呼吸困难严重者应卧床休息,可选择坐位或半卧位。根据病情安排适当的活动,以不感到疲劳、不加重症状为宜。提供安静、清洁、冷暖适宜的环境,避免直接吸入冷空气。

(2)病情观察 观察咳嗽、咳痰、呼吸困难严重程度,包括痰液的量、颜色和性状。监测动脉血气分析和水电解质酸碱平衡的情况。

(3)氧疗护理 有呼吸困难时,根据缺氧和 CO_2 潴留的程度不同,选择给氧方法,常用鼻导管进行持续低流量,氧流量 1~2 L/min,避免吸入氧浓度过高而加重 CO_2 潴留。提倡进行每天 15 h 以上的长期家庭氧疗。氧疗有效的指标:呼吸困难减轻、心率减慢、发绀减轻、呼吸频率减慢、活动耐力增加。

(4)用药护理 遵医嘱使用抗生素、去痰剂、支气管舒张剂,指导患者掌握药物的疗效、剂量、用法和不良反应。

(5)呼吸功能锻炼 指导患者坚持呼吸功能锻炼,增加胸、膈呼吸肌的肌力和耐力,改善呼吸功能。①膈式或腹式呼吸:取立位(体弱者可取半卧位或坐位),两手分别放在上腹部和前胸部。吸气时用鼻吸入,膈肌最大程度下降,腹部凸出,手感到腹部向上抬起;呼气时用口呼出,腹肌收缩,膈肌松弛,膈肌上抬,推动肺内气体排出,手感到腹部下降。②缩唇呼吸:患者闭嘴用鼻吸气,呼气时口唇缩拢似"吹口哨"状,持续缓慢吹气,同时收缩腹部。吸气与呼气时间之比为1:2或1:3。缩唇大小程度与呼气流量,以能使距离口唇15~20 cm水平处蜡烛火焰随气流倾斜而又不熄灭为宜。腹式呼吸与缩唇呼吸每天训练3~4次,每次重复8~10次。腹式呼吸会增加能量消耗,故只能在疾病恢复期或出院前进行训练。

2. 清理呼吸道无效　与痰液黏稠、咳嗽无力、支气管痉挛有关。

（1）保持呼吸道通畅　①气道湿化:痰液黏稠患者需多饮水,也可进行超声雾化吸入。②有效咳嗽:咳嗽时患者取坐位,双肩放松,屈膝,前臂垫枕,尽可能使双脚着地,有利于胸腔的扩展,从而增加咳痰的效果。③胸部叩击和体位引流:护士或家属协助给予胸部叩击,或进行体位引流,促进痰液的排出。

（2）用药护理　注意观察止咳去痰药物的疗效和不良反应。如溴己新偶见恶心、转氨酶增高,胃溃疡者慎用。对年老体弱无力咳嗽或痰量较多者,应以去痰为主,不宜选用强烈镇咳药如可待因,以免抑制咳嗽中枢加重呼吸道阻塞,导致病情恶化。

（3）病情观察　观察咳嗽、咳痰状况,痰液的量、颜色和性状,协助判断痰液的排出是否顺畅。

3. 焦虑　与健康状况的改变、病情危重等有关。

（1）帮助树立战胜疾病的信心　COPD 由于病程长、反复发作、经济收入降低等,患者易产生焦虑、抑郁、烦躁不安的心理,丧失自信,护士应帮助患者认识不良心理状态会对身体康复产生的不良影响,指导患者定期进行呼吸功能锻炼、坚持合理用药,增强战胜疾病的信心。

（2）指导患者放松技巧　应教会患者缓解焦虑的方法,如听轻音乐、下棋等,以减轻患者的心理压力。

【其他护理诊断/问题】

1. 营养失调:低于机体需要量　与食欲减退、摄入减少、呼吸困难致呼吸功增加从而增加机体消耗有关。

2. 活动无耐力　与呼吸困难、疲劳、低氧血症有关。

【健康指导】

1. 疾病知识指导　指导患者了解 COPD 的相关知识,鼓励戒烟,避免有害气体或有害颗粒的吸入,尽量少到人群密集的公共场所去,避免呼吸道感染。根据天气情况及时增减衣物,避免受凉感冒。指导患者理解康复训练的重要性,制定个体化的锻炼计划,进行呼吸功能锻炼,以及步行、慢跑、气功等体育锻炼,根据呼吸困难的程度,合理安排工作和生活。

2. 心理疏导　引导患者培养生活兴趣,如听轻音乐、下棋、养花草等,以减轻孤独感,缓解焦虑。

3. 饮食指导　COPD 患者呼吸功的增加使热量和蛋白质消耗增加,导致营养不良,因此要高热量、高蛋白、高维生素饮食。应少量多餐、细嚼慢咽,餐后避免平卧,避免进食产气食物和易引起便秘的食物。

4. 家庭氧疗指导　指导患者和家属了解家庭氧疗的目的及必要性,还要注意用氧安全,防止氧气燃烧爆炸,对氧疗装置定期更换、清洁、消毒。

第九节 慢性肺源性心脏病

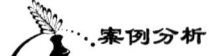

王某,男,75岁。50年前感冒后出现咳嗽,咳白色黏痰、偶有黄痰,伴喘息。用抗感染药物、解痉药物后缓解。此后每遇受凉即复发,冬季居多,每年发病3个月以上。渐出现活动后气短、呼吸困难加重,活动耐力下降。5年来出现活动后心慌、气促、下肢浮肿,伴腹胀,少尿,夜间不能平卧。经抗感染、平喘、利尿等治疗后症状好转。一周前感冒后上述症状加重,咳黄色黏痰,伴发热,体温最高达39.5 ℃,来院就诊。既往吸烟史50余年,每日30支左右,高血压病史30年。

身体评估:T 38.6 ℃,P 138 次/min,R 28 次/min,BP 140/92 mmHg。端坐呼吸,口唇发绀,神志模糊,呼吸急促,精神差。颈静脉怒张,呼吸音粗,两肺满布哮鸣音及干、湿性啰音。心率138 次/min,律齐,各瓣膜听诊区未闻及病理性杂音。肝脏右肋缘下3 cm可触及,双下肢中度凹陷性水肿。

实验室及其他检查:白细胞$10.8×10^9$/L,中性粒细胞85.3%;血钾3.3 mmol/L,血钠130.7 mmol/L,血氯91.3 mmol/L;胸片示膈肌低平,肺动脉段突出,右心室增大;心电图示肺型P波,电轴右偏,$Rv_1+Sv_5=1.5$ mV。

请思考:①该患者应诊断为何种疾病?②诊断依据有哪些?③该患者可能会出现哪些并发症?④为明确该患者有无呼吸衰竭,还应该进行哪种辅助检查?

慢性肺源性心脏病(chronic pulmonary heart disease)简称慢性肺心病,是指由肺组织、肺动脉血管或胸廓的慢性病变引起的肺循环阻力增高,导致肺动脉高压,使右心室扩张和(或)肥厚,伴或不伴有右心衰竭的一类疾病。肺心病是呼吸系统的常见病,患病年龄多在40岁以上,患病率随着年龄增长而增高,且存在地区差异,农村高于城市,寒冷地区高于温暖地区。吸烟者比不吸烟者患病明显增多,男女无明显差异。冬、春季节,气候骤然变化,肺心病易加重。呼吸道感染常为急性发作的诱因,常导致肺、心功能衰竭,病死率较高。

【病因】

按原发病的不同部位,主要分为三类。

1. 支气管-肺疾病 以COPD最为多见,占80%~90%;其次为支气管哮喘、支气管扩张、重症肺结核等。

2. 胸廓运动障碍性疾病 较少见,严重的脊椎后凸、侧凸及脊椎结核、类风湿关节炎、胸膜广泛粘连、胸廓成形术后造成的严重胸廓或胸椎畸形,以及神经肌肉疾患如脊髓灰质炎等,可引起胸廓活动受限、肺受压、支气管扭曲或变形,导致肺功能受限,气道引流不畅,肺部反复感染,并发肺气肿,或纤维化、缺氧、肺血管收缩、狭窄,使阻力增加,肺动脉高压,发展成肺心病。

3.肺血管疾病 累及肺动脉的过敏性肉芽肿病,慢性血栓栓塞性肺动脉高压、肺小动脉炎,以及原因不明的原发性肺动脉高压,均可使肺小动脉狭窄、阻塞,引起肺动脉血管阻力增加、肺动脉高压和右心室负荷加重,发展成肺心病。

4.其他 如原发性肺泡通气不足、先天性口咽畸形、睡眠呼吸暂停综合征等均可引起低氧性肺血管收缩,导致肺动脉高压和肺心病的发生。

【临床表现】

本病发展缓慢,临床上可分为代偿期与失代偿期两个阶段,但界限有时并不十分清楚。

1.肺、心功能代偿期 主要是COPD的表现。慢性咳嗽、咳痰、气促,活动后心悸、呼吸困难、乏力和活动耐力下降。体检可有明显肺气肿体征,可有干、湿啰音,心音遥远,下肢轻微水肿。三尖瓣区出现收缩期杂音或剑突下心脏搏动,提示右心室肥大。颈静脉可有轻度怒张,但静脉压并不明显增高。

2.肺、心功能失代偿期

(1)呼吸衰竭 常因急性呼吸道感染诱发,患者呼吸困难严重,常有头痛、失眠、食欲下降、白天嗜睡,甚至出现表情淡漠、昏迷、谵妄等肺性脑病的表现。体征有球结膜充血、水肿、明显发绀。可出现周围血管扩张的表现,如皮肤潮红、多汗。严重时颅内压可升高,表现为腱反射减弱或消失。

(2)心力衰竭 以右心衰竭为主,表现为心悸、气促、食欲不振、腹胀、恶心、尿少等。体征可有颈静脉怒张,肝-颈静脉回流征阳性,心界向左扩大,心率加快,可出现奔马律,三尖瓣区有收缩期吹风样杂音,肝大、压痛,下肢及腰骶部水肿,严重者可出现腹水。部分患者可有左心衰竭的体征,可出现肺水肿。

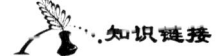

考点:肺、心功能失代偿期的临床表现。

3.并发症 肺性脑病、电解质及酸碱平衡紊乱、心律失常、消化道出血、休克、弥散性血管内凝血、自发性气胸等。

肺性脑病

肺性脑病(pulmonary encephalopathy)是由于呼吸功能衰竭所致缺氧、CO_2潴留引起精神障碍、神经系统症状的综合征。但必须除外脑动脉硬化、严重电解质紊乱、单纯性碱中毒、感染中毒性脑病等。肺性脑病是肺心病死亡的首要原因,应积极防治。

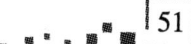

【实验室及其他检查】

1.血液检查 红细胞及血红蛋白可升高。全血黏度及血浆黏度可增加;合并感染时,白细胞总数增高、中性粒细胞增加。部分患者可有肝肾功能改变和电解质紊乱。

2.X射线检查 除肺、胸基础疾病及急性肺部感染的特征外,尚可有肺动脉高压征,如右下肺动脉干扩张,其横径≥15 mm,或其横径与气管横径比值≥1.07;肺动脉段明显突出或其高度≥3 mm;中央动脉扩张,外周血管纤细,形成"残根"征或"截断"征;右心室增大征等,皆为诊断肺心病的主要依据。

3.心电图检查 右心室肥大和(或)右心房肥大是肺心病心电图的特征性改变。

如心电轴右偏,额面平均电轴≥+90°,重度顺钟向转位,$Rv_1 + Sv_5 \geq 1.05$ mV 及肺性 P 波。也可见右束支传导阻滞及低电压图形,可作为诊断肺心病的参考条件(图2-10)。

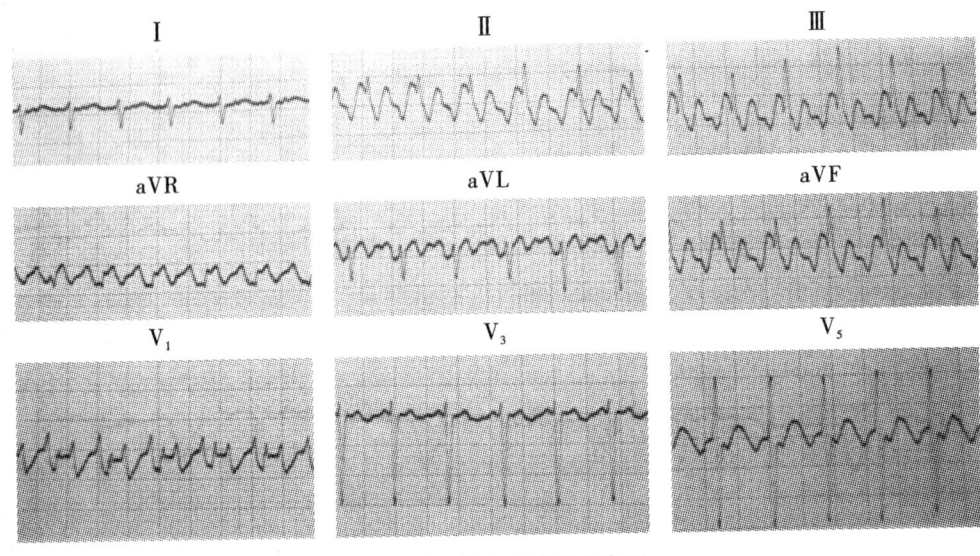

图 2-10 肺心病患者心电图

4. 超声心动图检查 右心室流出道内径≥30 mm,右心室内径≥20 mm,右心室前壁的厚度≥5 mm,左右心室内径的比值<2,右肺动脉内径或肺动脉干及右心房增大等指标,均可诊断肺心病。

5. 动脉血气分析 失代偿期可出现低氧血症或合并高碳酸血症,当 PaO_2<60 mmHg、$PaCO_2$>50 mmHg 时,表示已出现呼吸衰竭。

6. 其他 肺功能检查对早期或缓解期肺心病患者有意义。痰细菌学检查可对急性加重期抗菌药物的选择进行指导。

【诊断要点】

根据患者有 COPD、其他肺胸疾病或肺血管病变病史,引起肺动脉高压、右心室增大或右心功能不全表现,并有相应的心电图、X 射线表现、超声心动图等支持右心室增大,即可做出肺心病的诊断。

【治疗要点】

(一)急性加重期

积极治疗控制感染;通畅呼吸道,改善呼吸功能;纠正缺氧和 CO_2 潴留;控制呼吸和心力衰竭,积极处理并发症。

1. 控制感染 参考痰菌培养及药物敏感试验选择抗生素。在没有培养结果前,根据感染的环境及痰涂片革兰氏染色选用抗菌药物。常用的有青霉素类、头孢菌素类、氟喹诺酮类、新大环内酯类、氨基糖苷类等抗菌药物。

2. 改善呼吸功能 抢救呼吸衰竭要采取多种措施包括解除支气管痉挛、清除痰液、通畅呼吸道、持续低浓度给氧等,必要时气管插管、气管切开和机械通气治疗等。详细参阅本篇第十二节"呼吸衰竭患者的护理"。

3. 控制心力衰竭 肺心病患者一般在积极控制感染、改善呼吸功能后心力衰竭便能得到改善。但对治疗无效者可适当选用以下3种药物。

(1)利尿剂 有减少血容量、减轻右心负荷、消除水肿的作用,同时也可引起血液浓缩、导致和加重电解质紊乱、使痰液黏稠加重气道阻塞等不良反应。一般选用作用轻的利尿剂,短期、小剂量使用。如氢氯噻嗪25 mg,每天1~3次,一般不超过4 d;尿量多时需口服10%氯化钾10 mL,每天3次;病情严重急需利尿的患者可用呋塞米(速尿)20 mg,口服或肌内注射。

(2)正性肌力药 慢性缺氧及感染使患者对洋地黄类药物耐受性很低,较易发生毒性反应。因此洋地黄类药物的剂量宜小,一般为常规剂量的1/2或2/3,同时选用作用快、排泄快的洋地黄类药物,如毒毛花苷 K 0.125~0.250 mg、或毛花苷丙0.2~0.4 mg加入10%葡萄糖注射液内缓慢静脉注射。应用指征:①感染已被控制,呼吸功能已改善,利尿剂不能取得良好的疗效而反复水肿的心力衰竭患者;②以右心衰竭为主要表现而无明显急性感染的患者;③出现急性左心衰竭者。

(3)血管扩张剂的应用 血管扩张剂可减轻心脏前后负荷、降低心肌耗氧量、增加心肌收缩力,对部分顽固性心力衰竭有一定效果。血管扩张药如钙拮抗剂和前列环素在扩张肺动脉的同时也扩张体循环动脉,往往造成体循环血压下降,反射性使心率增快,血氧分压下降、CO_2分压上升等不良反应,要注意观察患者心率及血压情况。

4. 控制心律失常 一般心律失常经过抗感染治疗、纠正缺氧后可自行消失。如果持续存在可根据心律失常的类型选用药物,详见"心律失常"。

5. 抗凝治疗 由于继发性红细胞增多、应用利尿剂使血液黏稠度增加,长时间卧床致血流缓慢,某些患者发生下肢静脉血栓形成,血栓脱落导致肺栓塞可能危及生命,因而应进行抗凝治疗。常用抗凝药物有肝素、低分子肝素、华法林等防止肺微小动脉原位血栓的形成。

(二)缓解期

原则上是采用中西医结合的综合措施,目的是增强患者的免疫功能,去除诱发因素,减少或避免急性加重期的发生,逐渐使肺、心功能得到部分或全部恢复。如长期氧疗、调整免疫功能、营养疗法等。肺心病患者多数有营养不良,营养疗法有利于增强呼吸肌力及改善免疫功能,提高机体抗病能力。热量供应至少为每日12.54 kJ/kg(30 kcal/kg),其中糖类不易过高(一般≤60%),因为糖的呼吸商高,过多CO_2生成会增加呼吸负荷;蛋白质的供应为每日1.0~1.5 g/kg。

【常用护理诊断/问题、措施及依据】

1. 气体交换受损 与肺泡及毛细血管大量丧失,弥散面积减少,导致通气与血流比例失调和肺淤血有关。护理措施参见"呼吸系统疾病患者常见症状体征的护理"。

2. 清理呼吸道无效 与呼吸道感染、痰液过多而黏稠有关。护理措施参见"呼吸系统疾病患者常见症状体征的护理"。

3. 活动无耐力 与心、肺功能下降引起慢性缺氧有关。

(1)休息与活动 充分休息有助于心肺功能的恢复。在心肺功能失代偿期应绝对卧床休息,协助采取舒适体位,如半卧位或坐位,以减少机体耗氧量,减慢心率和减轻呼吸困难。代偿期的活动要量力而行、循序渐进,活动量以不引起疲劳、不加重症状为度。对于卧床患者,应协助定时翻身、更换姿势,并保持舒适体位。依据患者的耐受能力指导患者在床上进行缓慢的肌肉松弛活动,如上肢交替前伸、握拳,下肢交替抬离床面,使肌肉保持紧张 5 s 后,松弛平放床上。鼓励患者进行呼吸功能锻炼,提高活动耐力。

(2)病情观察　观察活动后患者有无发绀、呼吸困难,结合动脉血气分析结果观察患者有无缺氧,从而决定合适的活动量。

4.体液过多　与心输出量减少、肾血流灌注量减少有关。

(1)皮肤护理　因肺心病患者常有营养不良,身体下垂部位水肿易形成褥疮。指导患者穿宽松、柔软的衣服;定时更换体位,在皮肤受压处垫气圈或海绵垫,或使用气垫床。

(2)饮食护理　给予高纤维素、易消化、清淡饮食,防止因便秘、腹胀而加重呼吸困难,避免含糖高的食物,以免引起痰液黏稠。如患者出现水肿、腹水或尿少时,应限制钠水摄入,因碳水化合物可增加 CO_2 生成量,增加呼吸负担,故一般碳水化合物≤60%。少食多餐,减少用餐时的疲劳,进餐前后漱口,保持口腔清洁。必要时遵医嘱静脉补充营养。

(3)用药护理　遵医嘱用药,注意观察药物的疗效和不良反应。①对 CO_2 潴留、呼吸道分泌物多的重症患者慎用镇静剂、麻醉药,如必须用药,要注意观察是否有抑制呼吸和咳嗽反射的情况出现。②应用利尿剂后易出现低钾、低氯性碱中毒而加重缺氧,脱水可引起血液浓缩、痰液黏稠,应注意观察及预防。利尿剂尽量白天应用,避免夜间因频繁排尿而影响睡眠质量。③使用洋地黄类药物时,应询问洋地黄用药史,观察药物毒性反应。④应用血管扩张剂要注意观察心率和血压情况。⑤使用抗生素要注意观察感染控制的效果、有无继发感染。

5.潜在并发症:肺性脑病

(1)休息与安全　患者绝对卧床休息,有意识障碍者需专人护理,给予床挡和约束带进行保护,防止坠床。

(2)病情观察　监测动脉血气分析,密切观察病情变化。

(3)吸氧护理　持续低浓度、低流量吸氧,氧流量 1～2 L/min,避免高浓度吸氧抑制呼吸,加重 CO_2 潴留。

(4)用药护理　遵医嘱应用呼吸兴奋剂,观察疗效及不良反应。

【其他护理诊断/问题】

1.营养失调:低于机体需要量　与食欲减退、摄入减少有关。

2.活动无耐力　与呼吸困难、疲劳、低氧血症有关。

3.潜在并发症　心律失常、消化道出血、休克、DIC 等。

【健康指导】

1.疾病知识指导　使患者了解疾病的相关知识,积极宣传戒烟,治疗 COPD 等原发病,坚持家庭氧疗。加强营养,进行体育锻炼和呼吸功能训练,如步行、慢跑、气功、腹式呼吸、缩唇呼吸等,提高机体的免疫功能。

2.定期门诊随访　定期门诊随访观察病情变化,指导患者及家属了解病情加重的征象,如体温升高、呼吸困难加重、发绀加重、患者神志发生改变等,应及时到医院就诊。

第十节　原发性支气管肺癌

案例分析

田某,男,56岁,室内装修店主,因"咳嗽、咳痰2个月,痰中带血1周"入院。患者2个月前无明显诱因出现刺激性咳嗽,咳少量灰白色黏痰,伴右胸背胀痛,无寒战、发热、心悸、盗汗等。于当地医院按"呼吸道感染"服用抗生素及消炎止咳中药治疗,疗效不显著。1周来间断痰中带血,但无大量咯血,来院就诊。发病以来无明显消瘦,近日稍感疲乏,食欲尚可,大小便正常。既往体健,无肺炎、结核病史。吸烟30余年,每日1包左右。

身体评估:T 37 ℃,P 82次/min,R 20次/min,BP 124/84 mmHg。发育正常,营养中等,神清合作,皮肤、巩膜无黄染。双侧锁骨上未触及淋巴结肿大,气管居中。双侧胸廓对称,叩诊呈清音,右上肺可闻及干啰音,未闻及湿啰音,左肺正常。心率82次/min,律齐,未闻及杂音。腹平软,肝脾未触及肿大。无杵状指,生理反射存在,病理反射未引出。

实验室及其他检查:血常规Hb 120 g/L,WBC $8.1×10^9$/L;胸部X射线片示右上肺前段有一约3 cm×4 cm椭圆形块状阴影,边缘模糊毛糙,可见细短的毛刺影。

请思考:①该患者应诊断为何种疾病?②诊断依据有哪些?③请对该患者进行护理评估,如何进行护理?

原发性支气管肺癌(primary bronchogenic carcinoma)简称肺癌(lung cancer),起源于支气管黏膜或腺体,常有区域性淋巴转移和血行转移。是最常见的恶性肿瘤之一,预后较差。近年来世界各国肺癌发病率都有上升趋势,肺癌发病率和死亡率均居全球癌症首位。发病年龄多在40岁以上,临床表现以早期刺激性咳嗽、痰中带血,逐渐出现肿瘤压迫和转移症状为特征。

【病因和发病机制】

病因和发病机制迄今尚未明确,一般认为肺癌的发病与下列因素有关。

考点:病因有哪些?

1. 吸烟　是肺癌发生的重要危险因素。烟草中含有多种致癌物质如苯并芘、尼古丁、亚硝胺等,其中苯并芘最为重要。吸烟者的肺癌发生率比不吸烟者高4~10倍,吸烟与肺癌之间存在明显的量效关系,肺癌的发病率与吸烟时间、开始吸烟年龄、吸烟量均有关。另外被动吸烟也会促进引起肺癌的发生。

2. 职业致癌因子　目前已被确认的致人类肺癌的职业因素有石棉、砷、铬、镍、二氯甲醚、煤烟、焦油和石油中的多环芳烃、烟草的加热产物等,若长期接触这类物质,可诱发肺癌。吸烟和石棉职业暴露有协同致癌作用。

3. 空气污染　包括室内小环境和室外大环境污染。室内小环境污染包括室内被动吸烟、燃烧燃料和烹调过程中可能产生的致癌物质。室外环境污染包括工业废气、汽车废气、公路沥青等都含有致癌物质,其中主要是苯并芘。资料显示肺癌的发病率在城市高于农村,大城市高于中、小城市。

4. 电离辐射　大剂量电离辐射可引起肺癌,如日本原子弹受害者肺癌的发病率较一般人群增高。

5. 饮食与营养　研究表明,维生素A及其衍生物β胡萝卜素能够抑制化学致癌物诱发的肿瘤。维生素A为抗氧化剂,可直接抑制苯并芘、亚硝酸铵的致癌作用。如食物中摄取β胡萝卜素较少或血清β胡萝卜素含量低时,患肺癌的危险性则增高。对吸烟者作用更明显。

肺癌根据解剖学部位可分为中央型肺癌和周围型肺癌。中央型肺癌约占3/4,以鳞癌和小细胞癌较多见。周围型肺癌约占1/4,以腺癌较多见。肺癌按组织学分类可分为非小细胞肺癌(nonsmall-cell lung cancer, NSCLC)和小细胞肺癌(small cell lung cancer, SCLC)。NSCLC主要包括鳞状上皮细胞癌(简称鳞癌)、腺癌、大细胞癌等,大多为周围型肺癌。其中鳞癌最常见,早期常引起支气管狭窄,导致肺不张或阻塞性肺炎;其次为腺癌,腺癌富有血管,局部浸润和血行转移较鳞癌早,易转移至肝、脑、骨,更易累及胸膜引起胸腔积液。SCLC包括燕麦细胞型、中间细胞型、复合燕麦细胞型,是肺癌中恶性程度最高的一种,大多为周围型肺癌,较早出现淋巴和血行转移,预后最差。

【临床表现】

1. 由原发肿瘤引起的症状和体征

(1) 咳嗽　最常见的早期症状,为刺激性干咳或少量黏液痰,继发感染时,痰量增多呈黏液脓性。肿瘤增大引起支气管狭窄时,咳嗽加重,为持续性高金属音。

(2) 咯血或痰中带血　多见于中央型肺癌,癌组织血管丰富,局部组织坏死常引起咯血。多为痰中带血或间断血痰,若癌肿侵蚀大血管则有大咯血。

(3) 胸闷、气急、喘鸣　由于肿瘤阻塞或肿大淋巴结压迫造成支气管狭窄,引起胸闷、气急,并可闻及局限性喘鸣音。

考点:早期的临床表现。

(4) 发热　肿瘤组织坏死可引起发热,多为低热;多数发热由阻塞性肺炎引起,抗生素药物治疗效果不佳。

(5) 体重下降　消瘦为恶性肿瘤的常见症状之一。晚期由于肿瘤毒素、长期消耗、感染、疼痛等引起食欲减退,患者可表现消瘦或呈恶病质。

2. 肿瘤局部扩展引起的症状和体征

(1) 胸痛　肿瘤直接侵犯胸膜、肋骨和胸壁或压迫肋间神经时,可出现不同程度的胸痛。

(2) 呼吸困难　肿瘤压迫大气道,可出现呼吸困难。出现胸水也可加重呼吸困难。

(3) 吞咽困难　为肿瘤压迫食管引起,还可引起支气管-食管瘘,导致肺部感染。

(4) 声音嘶哑　肿瘤直接压迫或转移至纵隔淋巴结压迫喉返神经所致,多见于左侧。

(5) 上腔静脉阻塞综合征　肿瘤侵犯纵隔、压迫上腔静脉,使头部静脉回流受阻,出现头面部、颈部和上肢水肿,以及胸前部淤血和静脉曲张,并有头痛、头昏或眩晕等,患者常主诉领口进行性变紧。

(6) Horner综合征　位于肺尖部的肿瘤压迫颈部交感神经,引起患侧眼睑下垂、瞳孔缩小、眼球内陷,同侧额部与胸壁无汗或少汗。

(7)臂丛神经受压　肿瘤压迫臂丛神经可引起腋下为主、上肢内侧疼痛和感觉异常,夜间尤甚。

3. 肺外转移引起的症状和体征

(1)中枢神经系统转移　可表现颅内压增高的症状如头痛、呕吐,也可表现为癫痫发作、偏瘫、复视、共济失调等。

(2)骨转移　常见肋骨与脊椎骨,表现局部疼痛和压痛,可有病理性骨折。

(3)腹部转移　转移至肝脏可表现厌食、肝区疼痛、黄疸、肝大、腹水等。也可转移至腹膜后淋巴结,多无临床症状,CT、MRI、PET可做出诊断。

(4)淋巴结转移　锁骨上淋巴结是肺癌转移的常见部位,右侧多见。

4. 肺外表现　包括内分泌、神经肌肉、血液系统等的异常改变,又称副癌综合征(paraneoplastic syndrome)。如肥大性肺性骨关节病、男性乳房发育、库欣(Cushing)综合征、稀释性低钠血症、神经肌肉综合征、高钙血症等。

【实验室及其他检查】

1. 影像学检查　是诊断肺癌的最基本的方法。中央型肺癌多为一侧肺门类圆形阴影,边缘大多毛糙,有时有分叶表现,可出现支气管阻塞征象,如肺不张伴肺门淋巴结转移时的"倒S状影像";周围型肺癌早期为局限性小斑块状阴影,边缘不清,逐渐发展为圆形或类圆形,边缘有毛刺。CT可发现普通X射线检查所不能发现的病变,还可显示肺门及纵隔淋巴结肿大,肿瘤有无侵犯邻近器官。

2. 癌脱落细胞学检查　是简单有效的早期诊断方法之一,因无创而易于被患者接受。方法是收集上午9~10时的深部咳出的新鲜痰液送验,一般送检3次以上可提高诊断率,中央型肺癌的诊断率可达80%,周围型肺癌的诊断率可达50%。

3. 纤维支气管镜检查　可获取组织进行病理诊断。可帮助诊断及确定病变范围,对明确手术指征和方式有帮助。

4. 其他　如淋巴结活检、肿瘤标记物检测、开胸肺活检、胸水癌细胞检查、胸腔镜检查等。

【诊断要点】

肺癌的早期诊断非常重要,因为早期积极治疗会严重影响预后,因此要提高对早期征象的警惕性。通过询问病史、体格检查和有关辅助检查进行综合判断,约80%~90%的患者可以确诊。影像学检查是发现肺癌常用而有价值的方法,细胞学和病理学检查是确诊肺癌的必要手段。

【治疗要点】

肺癌的治疗方案是根据患者的机体状况、肿瘤的病理类型、病变的范围和发展趋向进行选择的。NSCLC的治疗原则是:早期以手术治疗为主;病变局限可切除的晚期患者采用包括手术、放射治疗(放疗)、化学药物治疗(化疗)在内的综合治疗,已有远处转移的晚期患者以化疗为主。SCLC转移较早,主要靠化疗和放化疗综合治疗。

1. 手术治疗　为治疗NSCLC首选方法。Ⅰ、Ⅱ期的NSCLC,如无手术禁忌证,应尽早手术。术前化疗可使不能手术者降级而能够手术。手术方式取决于病变的部位和肿瘤的大小,常见的有肺叶切除术、肺段切除术和全肺切除术等。

2. 化疗 SCLC 未分化癌对化疗最敏感，选用合适的化疗药物。SCLC 的常用方案：足叶乙苷+顺铂或卡铂，每 3 周一个周期，初始治疗 4~6 周期后，根据治疗后反应调换下阶段治疗方案。不能手术的 NSCLC 患者，可以选择化疗和放疗，常用方案：紫杉醇+卡铂、多西紫杉醇+顺铂、长春瑞滨+顺铂、吉西他滨+顺铂、丝裂霉素 C+长春地辛+顺铂等。

3. 放疗 放射线对癌细胞有杀伤作用。放疗对小细胞肺癌效果较好，其次为鳞癌和腺癌。放疗对控制骨转移性疼痛、脊髓压迫、上腔静脉阻塞综合征、脑转移引起的症状有较好的疗效。放疗分为根治性和姑息性两种。根治性放疗用于病灶局限而患者不愿意手术者，姑息性放疗目的为抑制肿瘤的发展，延迟肿瘤扩散，缓解症状。

4. 靶向治疗 是以肿瘤组织或细胞中的特异性分子为靶点，利用分子靶向药物阻断该靶点的生物学功能，从而抑制肿瘤生长。某些晚期 NSCLC 患者使用靶向治疗可获得较好的效果，如吉非替尼、厄洛替尼等。

5. 其他疗法 生物反应调节剂、中医治疗、冷冻治疗、支气管动脉栓塞治疗、激光治疗等。生物反应调节剂如干扰素、转移因子、左旋咪唑等，能增加机体对放化疗的耐受性。气管内肿瘤复发可激光治疗。

【常用护理诊断/问题、措施及依据】

1. **恐惧** 与肺癌的确诊和预感到死亡威胁有关。

(1) 心理社会支持　鼓励患者及家属积极参与治疗和护理计划的制订，介绍治疗成功的病例，增强患者的治疗信心。对于不愿知道或害怕知道诊断结果的患者，应协同家人采取必要的保护性措施，适当隐瞒。帮助患者建立良好的社会支持系统，家属和朋友定期看望患者，使患者感受到关爱，激起生活热情，增强战胜疾病的信心。

(2) 加强沟通　评估患者的恐惧程度，了解患者的心理状态。多与患者交谈，鼓励患者表达自己的感受，耐心倾听，建立良好的护患关系。

2. **疼痛** 与癌细胞浸润、肿瘤压迫或转移有关。

(1) 评估疼痛　①胸痛的部位、性质、程度及止痛效果，可用各种疼痛量表评价疼痛的程度，如用 0~10 数字来描述疼痛，0 表示无疼痛，1~4 表示轻微疼痛，5~6 表示中度疼痛，7~9 表示严重疼痛，10 级为剧烈的、无法控制的疼痛。②胸痛加重或减轻的因素。③影响患者表达疼痛的因素。④疼痛对睡眠、进食、活动等日常生活的影响程度。

(2) 避免疼痛加重因素　①预防上呼吸道感染，避免咳嗽，必要时给予止咳剂。②小心搬动患者，缓慢变换体位。③指导患者用手或枕头护住胸部，以减轻深呼吸、咳嗽、变换体位引起的疼痛。

(3) 用药护理　有需要地按时给止痛药，3~6 h 给药 1 次，而不是疼痛发作时再给药。尽量口服给药，给药时遵循世界卫生组织推荐的按阶梯给药（表 2-5）。止痛药剂量应当根据患者的需要由小到大直至患者疼痛消失为止。注意观察用药的效果和不良反应。

(4) 患者自控镇痛术（patientcontrolled analgesia，PCA）　是用计算机化的注射泵，经由静脉、皮下或椎管内连续性输注止痛药，患者可自行间歇给药。晚期患者疼痛严重，常规方法不能有效缓解疼痛时，有条件的患者可采用 PCA，应指导患者掌握操作方法。

表2-5 三阶梯疗法

阶梯	治疗药物
轻度疼痛	非阿片类止痛药±辅助药物
中度疼痛	弱阿片类±非阿片类止痛药±辅助药物
重度疼痛	强阿片类±非阿片类止痛药±辅助药物

(5)心理护理 教会患者使用量表来正确描述疼痛的程度。分散患者的注意力,指导患者采用放松技巧如看书、听音乐等,以转移注意力,减轻疼痛。倾听患者的诉说,安慰和鼓励患者,减轻心理压力,提高疼痛阈值。提供安静舒适的环境,避免精神紧张,消除恐惧。

3.营养失调:低于机体需要量 与癌肿导致机体过度消耗,化疗反应导致食欲下降、摄入量不足有关。

(1)饮食护理 给予高蛋白、高热量、高维生素的易消化饮食,动、植物蛋白合理搭配。避免产气食物,如韭菜、地瓜等,并注意搭配好食物的色、香、味,以增加食欲。创造良好的进餐环境,少量多餐。做好口腔护理,保持患者口腔清洁、卫生。化疗后患者唾液腺分泌常减少,出现口干、口腔pH值下降,易致口腔真菌感染。口腔护理可用盐水或复方硼砂溶液漱口;口腔真菌感染可选用碳酸氢钠溶液漱口并局部涂敷制霉菌素。病情危重者可采取喂食、鼻饲以增加患者的摄入量。

(2)病情监测 监测和记录患者的进食情况和营养状况,监测患者体重、血红蛋白、血清白蛋白的变化。严密观察血常规变化,每周检查1~2次,当白细胞总数降至$3.5×10^9$/L时,应及时报告医生;当白细胞总数降至$1.0×10^9$/L时,遵医嘱输白细胞及使用抗生素以预防感染,并进行保护性隔离。

(3)支持疗法 对进食不能满足机体需要的患者,可通过静脉给予复方氨基酸、脂肪乳、全血、白蛋白来改善营养状况。

4.潜在并发症 化疗药物不良反应。护理措施参见第六章第五节"白血病"患者的护理。

【其他护理诊断/问题】

1.有皮肤完整性受损的危险 与放疗损伤皮肤、长期卧床影响局部血液循环有关。

2.潜在并发症 放射性食管炎、放射性肺炎、肺部感染等。

考点:健康教育。

【健康指导】

1.疾病知识指导 对肺癌高危人群定期体检,做到早发现、早治疗。40岁以上长期大量吸烟者有下列情况应高度怀疑肺癌:①无明显诱因的刺激性干咳持续2~3周,治疗无效;②原有慢性肺部疾病,咳嗽性质改变者;③持续或反复无其他原因可解释的短期内痰中带血者;④反复发作的同一部位的肺炎,特别是肺段性肺炎;⑤原因不明的肺脓肿,无明显症状,无异物吸入史,抗炎治疗效果不佳者;⑥原因不明的四肢关节疼痛及杵状指(趾);⑦X射线示局限性肺气肿或段、叶性肺不张;⑧孤立的圆形病灶和单侧肺门阴影增大者;⑨原有肺结核病灶已稳定,而形态或性质发生改变者;⑩无中毒症状的胸腔积液,尤其是血性、进行性增加者。

2. 生活指导　宣传吸烟的危害性,提倡戒烟,避免被动吸烟。改善劳动和生活环境,减少粉尘及有害气体的吸入。多食高蛋白、高热量、高维生素、高纤维、易消化饮食。合理安排活动与休息,避免呼吸道感染,增加机体抵抗力。

3. 心理指导　作好患者及家属的心理指导,使患者保持良好的精神状态。采用阅读书报、听音乐、看电视等方式分散注意力,以减轻疼痛。

4. 出院指导　督促患者坚持化疗或放疗,嘱患者如果出现呼吸困难、疼痛等症状加重时应及时就诊。晚期癌肿转移的患者,要指导家属做好临终前护理,掌握对症处理的措施,使患者平静走完人生最后旅途。

第十一节　呼吸衰竭

袁某,男,81岁。40年前感冒后出现咳嗽,咳白色黏痰、偶有黄痰,伴喘息。用抗感染药物等治疗后缓解。此后每遇受凉即复发,每年发病3个月以上。渐出现活动后气短、呼吸困难加重,活动耐力下降。10年来出现活动后心慌、气促、下肢水肿,伴腹胀,少尿,夜间不能平卧。经抗感染、平喘、利尿等治疗后症状好转。1周前感冒后上述症状加重,咳黄色黏痰,伴发热,体温最高达38.9 ℃,来院就诊。吸烟史50余年,每日30支左右,高血压病史40年。

身体评估:T 38.2 ℃,P 126次/min,R 32次/min,BP 150/98 mmHg。端坐呼吸,口唇发绀,神志模糊,呼吸急促,精神差。颈静脉怒张,呼吸音粗,两肺满布哮鸣音及干、湿性啰音。心率126次/min,律齐,各瓣膜听诊区未闻及病理性杂音。右肋缘下4 cm处可触及肝脏,双下肢重度凹陷性水肿。

实验室及其他检查:血常规,白细胞计数$10.1×10^9$/L,中性粒细胞83.3%;SaO_2 80%;血钾3.1 mmol/L,血钠128.7 mmol/L,血氯90.1 mmol/L;动脉血气分析,pH值7.23,PaO_2 6.67 kPa,$PaCO_2$ 9.33 kPa;胸片示膈肌低平,肺动脉段突出,右心室增大;肺功能示FEV_1/FVC为60%;心电图示肺型P波,电轴右偏,$Rv_1+Sv_5=1.8$ mV。

请思考:①该患者应诊断为何种疾病?②原发病是什么?③诊断依据有哪些?请对该患者进行护理评估,该如何对患者进行抢救及护理?

考点:呼吸衰竭的分类。

一、呼吸衰竭

呼吸衰竭(respiratory failure)简称呼衰,是各种原因引起的肺通气和(或)换气功能严重障碍,以致在静息状态下亦不能维持足够的气体交换,导致缺氧伴(或不伴)

CO_2 潴留,从而引起一系列病理生理功能和相应临床表现的综合征。明确诊断需依据动脉血气分析,在海平面、静息状态、呼吸空气条件下,动脉血氧分压(PaO_2)<60 mmHg,伴或不伴 CO_2 分压($PaCO_2$)>50 mmHg,并排除心内解剖分流和原发于心排血量降低等因素,即为呼吸衰竭。呼吸衰竭按动脉血气分析分类,可分为两种:①Ⅰ型呼吸衰竭,缺氧而无 CO_2 潴留(PaO_2<60 mmHg,$PaCO_2$ 降低或正常),见于换气功能障碍。②Ⅱ型呼吸衰竭,缺氧伴 CO_2 潴留(PaO_2 < 60 mmHg, $PaCO_2$ > 50 mmHg),系肺泡通气不足所致。按发病急缓分类也可分为两种:①急性呼吸衰竭,是指呼吸功能原来正常,由于突发原因或病情迅速发展,使呼吸功能急剧减退而发生的呼吸衰竭。如溺水、药物中毒、创伤、毒物吸入、颅脑和神经肌肉病变、各种原因引起的急性肺水肿均可短时间内引起呼吸衰竭,如不及时抢救,会危及患者生命。主要表现为以缺氧为主的Ⅰ型呼吸衰竭。②慢性呼吸衰竭,由于呼吸和神经肌肉系统疾病等,导致呼吸功能损害逐渐加重,经过较长时间才发展为呼吸衰竭。最常见的病因是 COPD。

【病因和发病机制】

(一)病因

参与呼吸运动的任一环节,包括中枢、运动神经、肌肉、胸廓、肺和气道的病变,都会导致呼吸衰竭。

1. **呼吸道阻塞性病变**　如 COPD、重症哮喘等引起的气道阻塞,导致通气不足,发生缺氧和 CO_2 潴留。

2. **肺组织病变**　如严重肺炎、肺结核、肺气肿、肺水肿等,可引起参与呼吸的肺泡减少、有效弥散面积减少、肺顺应性减低、通气/血流比例失调,导致缺氧或合并 CO_2 潴留。

3. **肺血管疾病**　如肺动脉栓塞等,引起通气/血流比例失调或部分静脉血未经过氧合直接流入肺静脉,导致缺氧。

4. **胸廓胸膜病变**　如胸廓外伤、畸形、气胸、广泛胸膜粘连、胸腔积液等,影响胸廓活动和肺脏扩张,导致通气减少及吸入气体分布不均匀,影响换气功能,导致呼吸衰竭。

5. **神经肌肉病变**　脑血管病变、脑炎、脑外伤、药物中毒等抑制呼吸中枢;脊髓灰质炎、多发性神经炎以及重症肌无力等导致呼吸肌无力和疲劳,导致呼吸衰竭。

(二)发病机制

1. **缺氧、CO_2 潴留的发生机制**

(1)肺泡通气量不足　在静息呼吸空气时,总肺泡通气量(V_A)约为 4 L/min 才能维持正常的 PaO_2 和 $PaCO_2$。肺泡通气量减少,则肺泡氧分压下降,CO_2 分压上升。

(2)通气/血流比例失调　肺泡通气量与其周围毛细血管血流量的比例必须协调才能保证有效的气体交换。正常成人安静时每分钟肺泡通气量为 4 L,肺毛细血管总血流量为 5 L,两者之比为 0.8。如果比例增大,吸入气体不能与血液进行有效的交换,即为无效腔样通气,如肺栓塞等;比例减少,使静脉血未能充分氧合,则形成肺动静脉样分流,如 COPD、肺炎、肺不张和肺水肿等。通气/血流比例失调通常仅产生低氧血症,$PaCO_2$ 升高不明显。其原因为:①肺部病变仅导致部分肺泡通气不足,病变较轻区域的肺泡通气量可代偿性增加。但由于氧解离曲线呈"S"形,病变较轻区域的肺泡毛细血管血氧饱和度(SaO_2)已处于曲线的平台,无法携带更多的氧来代偿病变区域血氧含量的下降;而CO_2解离曲线在生理范围内呈直线,通气量好区域可以代偿,从而排出足够的CO_2,所以不会出现CO_2潴留。但病变广泛,亦可导致CO_2潴留。②动静脉血氧分压差(59 mmHg)比CO_2分压差(5.9 mmHg)大10倍,因此,未动脉化的血液掺入后PaO_2的下降程度大于$PaCO_2$的升高程度。

(3)弥散障碍　肺内气体交换是通过弥散过程完成的,气体的弥散受肺泡膜的厚度和通透性、弥散面积、弥散膜两侧的气体分压差及气体的弥散能力、气体和血液接触的时间等因素的影响。许多肺部疾病如肺实变、肺不张可引起弥散面积减少,肺水肿、肺纤维化可引起弥散距离增加,均会导致弥散障碍。氧气的弥散速度比CO_2慢,且氧气弥散能力仅为CO_2的1/20,故在弥散障碍中通常以低氧血症为主。

(4)氧耗量增加　氧耗量增加会加重缺氧,正常人平静呼吸每分钟耗氧200 mL,随着活动量的增加耗氧量增加,发热、寒战、呼吸困难和抽搐等均增加氧耗量,寒战时氧耗量可达500 mL/min。氧耗量增加时,正常人可以通过增加通气量防止缺氧,如患者同时伴有通气功能障碍,则会出现严重的低氧血症。

2. 缺氧、CO_2潴留对机体的影响

(1)对中枢神经系统的影响　脑组织耗氧量大,占全身耗氧量的1/5~1/4。大脑皮层对缺氧十分敏感,故缺氧时中枢神经系统症状出现较早。对中枢神经影响的程度与缺氧的程度和发生的急缓有关。急性缺氧会引起头痛、烦躁不安,全身抽搐,通常完全停止供氧4~5 min即可引起不可逆的脑损害。慢性缺氧时症状出现较缓慢。轻度缺氧可引起注意力不集中、智力减退、定向障碍;随着缺氧加重,当PaO_2低于50 mmHg时,可导致烦躁不安、神志恍惚、谵妄;低于30 mmHg时,会使神志丧失,乃至昏迷;当PaO_2低于20 mmHg时,仅数分钟即可发生不可逆转的脑细胞损伤。

轻度的CO_2增高时,对皮质下层刺激加强,间接引起皮质兴奋,患者往往出现失眠、精神兴奋、烦躁不安的症状;若$PaCO_2$继续升高时,脑脊液H^+浓度增加,可影响脑细胞代谢,皮质下层受抑制,出现嗜睡、昏迷、呼吸抑制等症状,称为CO_2麻醉。

严重缺氧和CO_2潴留会发生血管通透性增加,引起脑间质和脑细胞水肿,导致颅内压增高,压迫脑组织和血管,进而加重脑缺氧,形成恶性循环。

(2)对循环系统的影响　缺氧和CO_2潴留可刺激心脏,使心率加快,心排血量增加,心肌收缩力增强。缺氧能引起肺小动脉收缩而增加肺循环阻力,造成肺动脉高压,最终导致肺源性心脏病。急性严重缺氧可导致心室颤动或心搏骤停。CO_2潴留可使心率加快,心排血量增加,使脑血管、冠状血管舒张,皮下浅表毛细血管和静脉扩张,表现为四肢红润、温暖多汗。

(3)对呼吸影响　缺氧和CO_2潴留对呼吸的作用都是双向的,既可兴奋又可抑制。PaO_2<60 mmHg时,可通过颈动脉窦和主动脉体化学感受器反射性兴奋呼吸中枢,刺激通气,使呼吸加快,通气量增加。当PaO_2<30 mmHg时,抑制作用占优势。CO_2是强有力的呼吸中枢兴奋剂,轻度CO_2潴留可使通气量增加,而随着CO_2浓度的增高,可直接抑制呼吸中枢,导致通气量下降。故轻度缺氧和CO_2潴留对外周的化学感受器和呼吸中枢的作用是一致的,都是兴奋作用。但当CO_2潴留严重时,呼吸中枢受抑制,此时完全靠缺氧刺激通气。

(4) 对消化系统和肾功能的影响　缺氧可使胃壁血管收缩，胃黏膜屏障作用降低，而 CO_2 潴留可增强胃壁细胞碳酸酐酶活性，胃酸分泌增多，出现胃肠黏膜糜烂、坏死、出血。缺氧可直接或间接损害肝细胞使丙氨酸氨基转移酶上升；也可使肾血管痉挛、肾血流量减少，导致肾功能障碍。

(5) 对酸碱平衡和电解质的影响　严重缺氧可抑制细胞能量代谢的中间过程，如三羧酸循环、氧化磷酸化作用和有关酶的活动。使无氧酵解增加，酸性物质堆积，引起代谢性酸中毒。体内 CO_2 不能及时排出，CO_2 潴留，可导致呼吸性酸中毒。能量不足可使钠泵功能障碍，细胞内 K^+ 转移至血液，Na^+ 和 H^+ 进入向细胞内，造成高钾血症。慢性 CO_2 潴留时肾脏排出 HCO_3^- 减少以维持正常的 pH 值，出现排 Cl^- 增加，造成低氯血症。

【临床表现】

除引起慢性呼吸衰竭的原发疾病症状和体征外，主要是缺氧和 CO_2 潴留所致的呼吸困难和多脏器功能障碍。

1. 呼吸困难　多数患者呼吸困难很明显，表现在频率、节律和幅度的改变，如呼吸频率加快，辅助呼吸肌活动增加，出现三凹征。CO_2 麻醉时，可出现浅慢呼吸或潮式呼吸。

2. 发绀　是缺氧的典型表现。当动脉血氧饱和度低于 90% 时，可在口唇、指甲出现发绀；另应注意，因发绀的程度与还原型血红蛋白含量相关，所以红细胞增多者发绀更明显，贫血者则发绀则不明显。

3. 精神神经症状　急性呼吸衰竭可迅速出现精神错乱、狂躁、昏迷、抽搐等症状。慢性呼吸衰竭随 $PaCO_2$ 的升高，出现先兴奋后抑制症状。兴奋症状包括烦躁不安、睡眠颠倒甚至谵妄，抑制症状包括表情淡漠、肌肉震颤、抽搐、嗜睡甚至昏迷等。由于肺部疾病导致严重缺氧和 CO_2 潴留引起的一系列精神-神经症状，临床上称为"肺性脑病"。

考点：临床表现。

4. 循环系统　多数患者有心率加快；因脑血管扩张，产生搏动性头痛；严重缺氧、酸中毒可引起心肌损害，亦可引起周围循环衰竭、血压下降、心律失常。慢性缺氧和 CO_2 潴留引起肺动脉高压，导致肺心病。患者常有搏动性头痛，因脑血管扩张脑血流量增多所致。

5. 消化和泌尿系统　严重呼吸衰竭时可损害肝、肾功能，并发肺心病时出现尿量减少。部分患者胃肠道黏膜屏障功能受损，导致胃肠道黏膜充血水肿、糜烂或应激性溃疡，引起上消化道出血。

【实验室及其他检查】

1. 血液检查　可见红细胞增加，血细胞比容增高，丙氨酸氨基转移酶和尿素氮升高，亦可有低血钾、高血钾、低血钠、低血氯等。尿中可见红细胞、蛋白及管型。

2. 动脉血气分析　PaO_2<60 mmHg，伴或不伴 $PaCO_2$>50 mmHg。

3. 影像学检查　X 射线、胸部 CT 和放射性核素肺通气/灌注扫描等可协助分析呼吸衰竭的原因。

【诊断要点】

有引起慢性呼吸衰竭的原发病，如 COPD、慢性肺心病、支气管哮喘等；有缺氧和

CO_2 潴留的临床表现;在海平面大气压、静息状态、呼吸空气条件下,PaO_2<60 mmHg,或伴 $PaCO_2$>50 mmHg,并排除心内解剖分流和原发心排血量降低后,呼吸衰竭的诊断即可成立。

【治疗要点】

治疗原则是保持呼吸道通畅,改善通气和氧合功能,纠正缺氧、CO_2 潴留,消除诱因,积极治疗原发病,防治多器官功能损害,预防和治疗并发症。

1. 保持呼吸道通畅

(1)昏迷患者可用仰头抬颏法打开呼吸道。

(2)缓解支气管痉挛,应用支气管舒张剂,必要时使用糖皮质激素。

(3)清除呼吸道分泌物及异物,呼吸道分泌物过多或不易排出时可使用去痰药物。

(4)建立人工气道,如经上述处理无效,病情危重者,可采用简易人工气道和气管内导管建立人工气道,简易人工气道主要有口咽通气道、鼻咽通气道和喉罩,气管内导管包括气管插管和气管切开。人工气道建立后可做机械通气,也方便吸引痰液。

2. 氧疗　任何类型的呼吸衰竭都存在低氧血症,故氧疗非常重要。不同类型呼吸衰竭的给氧方法不同,原则是Ⅰ型呼吸衰竭可给予较高浓度(>35%)吸氧,Ⅱ型呼吸衰竭应给予低浓度(<35%)持续吸氧。原因如下:由于Ⅱ型呼吸衰竭患者的呼吸中枢化学感受器对 CO_2 反应性差,呼吸的维持主要靠低氧血症对颈动脉窦、主动脉体的化学感受器的兴奋作用。若吸入高浓度氧,PaO_2 迅速上升,使外周化学感受器失去了低氧血症的刺激,患者的呼吸变慢而浅,肺泡通气量下降,$PaCO_2$ 上升,严重时可陷入 CO_2 麻醉状态。此外,吸入高浓度的 O_2 解除低氧性肺血管收缩,使肺内血流重新分布,有可能加重通气与血流比例失调,引起生理死腔与潮气量之比增加,从而使有效肺泡通气量减少,$PaCO_2$ 进一步升高。根据血红蛋白氧解离曲线的特性,在严重缺 O_2 时,PaO_2 与 SaO_2 的关系处于氧解离曲线的陡直段,PaO_2 稍有升高,SaO_2 便有较多的增加,所以低流量给氧即可解除严重缺氧。但由于缺氧未完全纠正,故仍能刺激化学感受器,维持对通气的刺激作用。

3. 增加通气量

(1)呼吸兴奋剂　通过刺激呼吸中枢或外周化学感受器,增加呼吸频率和潮气量,改善肺泡通气,但同时增加呼吸功,增加氧耗量和 CO_2 的产生量,所以必须在保持呼吸道通畅的前提下使用。呼吸兴奋剂主要用于以中枢抑制为主所致的呼吸衰竭,不宜用于以换气功能障碍为主造成的呼吸衰竭,且不可突然停药。临床常用山梗菜碱 15 mg、尼可刹米 1.875 g,加入 5% 葡萄糖注射液 500 mL 中缓慢持续静脉滴注。呼吸兴奋剂应用剂量较大可引起患者烦躁不安、颜面潮红甚至抽搐,应用时应注意观察。

(2)机械通气　对 COPD 所致的慢性呼吸衰竭,经积极抗感染、氧疗、扩张支气管、去痰等综合处理后,病情未缓解或加重时可考虑使用机械通气。当患者出现意识障碍、呼吸频率过快或过慢、呼吸节律不规则、无力咳痰及吸氧条件下 PaO_2<50 mmHg、pH 值<7.20~7.25 时,提示需及时使用机械通气,具体内容可参考《重症护理学》相关章节。

4. 抗感染治疗　感染是诱发或加重慢性呼吸衰竭的最常见诱因,呼吸衰竭也会合并呼吸道感染,因此应积极进行抗感染治疗。

5. 纠正酸碱平衡失衡　急性呼吸衰竭患者容易合并代谢性酸中毒,应及时加以纠正。慢性呼吸衰竭患者容易合并呼吸性酸中毒,应通过改善通气来减少 CO_2 潴留。代谢性碱中毒常见于呼吸性酸中毒治疗过程中补充碱剂过量,碱中毒使组织缺氧加重、抑制呼吸中枢而对机体危害较大。因此在纠正呼吸性酸中毒的同时需给予盐酸精氨酸和氯化钾,以防止代谢性碱中毒的发生。

6. 病因治疗　解除引起呼吸衰竭的病因,是治疗呼吸衰竭的根本所在。

7. 支持治疗　治疗过程中要注意对呼吸衰竭患者的营养支持。同时危重患者应注意防治多器官功能障碍综合征(multiple organ dysfunction syndrome,MODS)。

二、急性呼吸窘迫综合征

急性呼吸窘迫综合征(acute respiratory distress syndrome,ARDS)是急性肺损伤(acute lung injury,ALI)的严重阶段,是由心源性以外的各种内、外致病因素导致的急性、进行性呼吸困难。临床上以呼吸急促、呼吸窘迫、顽固性低氧血症为特征。

【病因和发病机制】

ARDS 不是一个独立的疾病,它可由多种原发病引起,包括肺内和肺外因素两类,肺内因素如吸入毒气、肺挫伤、淹溺、重症肺炎等,肺外因素如休克、严重创伤、败血症、大量输血、急性坏死性胰腺炎等,尤其是感染中毒性休克。其发病机制目前尚不十分清楚,已知多种炎症细胞和炎性介质均参与肺损伤。多种炎症细胞如中性粒细胞、嗜酸性粒细胞和嗜碱性粒细胞在 ARDS 的发生发展过程中起着十分重要的作用。参与急性肺损伤的介质有氧自由基、花生四烯酸代谢产物、蛋白溶解酶、凝血与纤溶系统、补体系统、血小板活化因子、肿瘤坏死因子、白细胞介素等。在炎症细胞和炎性介质的作用下,肺血管内皮细胞受到损伤,肺表面活性物质功能受到干扰,肺泡通透性增加,引起肺间质水肿、肺泡水肿和透明膜形成,肺泡群萎陷,导致弥散和通气功能障碍、通气/血流比例失调和肺顺应性下降。

ARDS 的主要病理改变是肺广泛性充血、水肿和肺泡内透明膜形成。过程可分成三个阶段:渗出期、增生期和纤维化期,常重叠存在。ARDS 大体标本的肺呈暗红或暗紫红的肝样变,可见水肿、出血、重量明显增加,切面有液体渗出,故有"湿肺"之称。镜下可见肺微血管充血、出血、微血栓,肺间质和肺泡内有蛋白质水肿液及炎症细胞浸润。约经 72 h 后形成透明膜,伴灶性或大片肺泡萎陷,Ⅰ型肺泡上皮坏死。1~3 周后,Ⅱ型肺泡上皮增生和胶原沉积,透明膜吸收,出现肺泡修复或形成纤维化。

【临床表现】

除原发病的症状外,常在原发病起病后 5 d 内(约半数发生于 24 h),突然出现进行性呼吸困难、发绀、呼吸窘迫,不能用其他心肺原因解释,一般氧疗无效,咳嗽、咳痰,甚至出现小量咯血。早期多无阳性体征,中期可闻及细湿啰音,后期可闻及水泡音和管状呼吸音。

【实验室及其他检查】

1. X 射线胸片　演变快速多变。早期无异常,或出现边缘模糊的肺纹理增多,继之出现融合成大片状浸润阴影,可见支气管充气征,后期可出现间质纤维化改变。

2. 动脉血气分析 氧合指数(PaO_2/FiO_2)为最常使用的指标,是诊断 ALI 或 ARDS 的必要条件,正常值为 400～500 mmHg,ALI 时≤300 mmHg,ARDS 时≤200 mmHg。

3. 血流动力学监测 通常用于与左心衰竭鉴别困难时,一般 ARDS 时肺毛细血管楔压(PCWP)<12 mmHg,若>18 mmHg 则支持左心衰竭的诊断。

【诊断要点】

1999 年中华医学会呼吸病分会制定的诊断标准,符合以下 5 个条件者可诊断为 ALI 或 ARDS。

(1)有 ALI 或 ARDS 的高危因素。

(2)急性起病,呼吸频率增快,呼吸窘迫。

(3)低氧血症,氧合指数≤300 mmHg 时为 ALI,≤200 mmHg 时为 ARDS。

(4)胸片显示两肺浸润阴影。

(5)PCWP≤18 mmHg 或临床上能除外心源性肺水肿。

【治疗要点】

积极治疗原发病,特别是控制感染;氧疗;机械通气;调节液体平衡,减轻肺水肿;保护重要脏器功能,防止 MODS 的发生。

1. 治疗原发病 尽快除去或妥善处理导致 ARDS 的原发病或诱因,如纠正休克、控制感染等。当原因不明时,应怀疑感染的可能,选用广谱抗生素治疗。

2. 氧疗 一般使用面罩高浓度(>50%)给氧,提高 PaO_2 和 SaO_2。

3. 机械通气 对于早期轻症患者可使用无创正压通气,重症患者考虑采用有创机械通气。传统的机械通气会造成肺损伤,为避免肺损伤进一步加重,ARDS 时机械通气的目的是使萎陷的肺泡复张并维持在开放状态,同时避免肺泡随呼吸周期反复开闭所造成的损伤,因此需采用肺保护性通气(lungprotective ventilation)。目前多主张使用呼气末正压通气(positive end expiratory pressure,PEEP),适当的 PEEP 能扩张萎陷的肺泡,使肺泡重新开放,纠正通气/血流比例失调,改善氧合功能和肺顺应性。通气量不宜过大,小潮气量能防止肺泡过度充气。通气量为 6～8 mL/kg,可允许一定程度的 CO_2 潴留和呼吸性酸中毒,酸中毒严重时需适当补碱。通气模式目前尚无统一标准,有压力控制通气、反比通气、肺复张法、俯卧位辅助通气等,可进一步改善氧合。

俯卧位辅助通气的研究进展

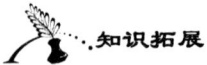

1976 年由 Piehl 首次提出。大量的动物实验和临床研究证实俯卧位辅助通气对 ARDS 患者有效,可以作为辅助治疗手段。作用机制:①使肺内气体重新分布,减少肺内分流;②使水肿液重新分布,改善肺通气;③减轻心脏对肺的压迫,改善通气/血流比例失调;④有利于呼吸道分泌物的排出,改善通气和弥散功能。荟萃分析显示,俯卧位辅助通气能降低严重低氧血症($PaO_2/FiO_2<100$)患者的死亡率,但可增加褥疮、管道阻塞或移位的风险。

4. 调节液体平衡　液体管理是ARDS治疗的重要环节,在血压稳定的前提下,出入液量宜呈轻度负平衡,保持双肺相对"干"的状态,从而减轻肺水肿。还可适当使用利尿剂以减轻肺水肿。一般ARDS早期不宜输胶体液,因可渗入间质加重肺水肿。为避免微血栓的发生,输血时最好输新鲜血,若必须用库存血时应加用微过滤器。

5. 营养支持与监护　ARDS时机体呈高代谢状态,应补充足够的营养,可早期开始胃肠营养。患者应安置在ICU,严密监护呼吸、循环、水电解质酸碱平衡等。

6. 其他治疗　糖皮质激素、肺表面活性物质替代治疗、一氧化二氮吸入治疗可能有一定价值。

三、呼吸衰竭和急性呼吸窘迫综合征患者的护理

【常用护理诊断/问题措施及依据】

1. 潜在并发症　重要器官缺氧性损伤。

(1) 休息与活动　协助患者取舒适体位或半卧位,减少耗氧量。为降低耗氧量,患者需卧床休息,尽量减少活动和不必要的操作。ARDS患者可采用俯卧位辅助通气,可以进一步改善氧合。指导患者进行缩唇呼吸等呼吸功能锻炼,以增加有效通气量。

(2) 给氧　Ⅰ型呼吸衰竭和ARDS患者可给予较高浓度(>35%)吸氧,Ⅱ型呼吸衰竭应给予低浓度(<35%)低流量持续吸氧。常用的给氧方法为鼻导管、鼻塞和面罩吸氧。鼻导管、鼻塞法使用简单方便,不影响咳嗽和进食,但吸入氧分数不稳定,流量较高时对鼻黏膜有刺激。吸入氧分数(FiO_2)与吸入氧流量的关系:$FiO_2 \approx 21+4\times$氧流量(L/min),用于轻度呼吸衰竭和Ⅱ型呼吸衰竭的患者。面罩包括简单面罩、无重吸面罩和文丘里面罩。简单面罩用于比较严重的Ⅰ型呼吸衰竭和ARDS患者。无重吸面罩的吸入氧分数最高,用于有严重低氧血症的Ⅰ型呼吸衰竭和ARDS患者。文丘里面罩按需要调节吸入氧分数,对COPD引起的呼吸衰竭尤其适用。氧疗过程中注意观察氧疗效果,防止氧中毒和CO_2麻醉。氧疗过程中要注意保持吸入氧气的湿化,以免干燥的氧气刺激呼吸道,从而促进气道黏液栓的形成。氧疗过程中要注意氧气输送管道的妥善固定,并定期更换消毒,防止交叉感染。向家属说明氧疗的重要性,嘱其不要擅自停止吸氧或改变氧流量。如面罩吸氧进行高分数氧疗后不能改善低氧血症,应配合医生准备气管插管和机械通气。

考点:氧疗的护理。

(3) 用药护理　遵医嘱准确使用药物,观察疗效及不良反应。使用呼吸兴奋剂时应保持呼吸道通畅,同时静脉点滴速度不宜过快,注意观察呼吸频率、节律、神志变化及动脉血气分析。如出现恶心、呕吐、烦躁不安、颜面潮红、皮肤瘙痒甚至抽搐,需减慢滴速,及时通知医生。

(4) 病情观察　呼吸衰竭患者应注意加强监护,监护内容:①呼吸系统状况,频率、节律、深度,呼吸困难的程度,痰液的量、颜色、气味;②缺氧及CO_2潴留的程度,如有无发绀、球结膜水肿、肺部有无啰音等;③意识和神经精神症状,有无肺性脑病的表现;④循环状况,心率、心律、血压;⑤液体平衡状态,尿量和液体出入量;⑥实验室检查,动脉血气分析和生化检查结果。

(5) 心理护理　呼吸衰竭患者因病情危重可能危及生命,常会产生紧张、焦虑情

绪,应关心患者的心理状况,多巡视患者,指导患者放松、分散注意力等,来缓解紧张和焦虑情绪。

(6)配合抢救　发现患者病情恶化时及时通知医生,配合医生作好抢救用品的准备,提高抢救成功率。

2.清理呼吸道无效　与呼吸道感染、呼吸道分泌物多而黏稠、咳嗽无力有关。

(1)保持呼吸道通畅　呼吸衰竭患者呼吸道分泌物多,痰液黏稠,保持呼吸道通畅非常重要。①有效的咳嗽:应指导患者进行有效的咳嗽、咳痰,并给予拍背,促使痰液排出。②翻身拍背:每1~2h翻身1次并配合拍背。③机械吸引:病情严重、意识不清的患者可给予机械吸引,以清除呼吸道分泌物,并能刺激咳嗽;如有气管插管或气管切开,则给予气管内吸痰,必要时也可用纤维支气管镜吸痰并冲洗,吸痰时注意无菌操作。④饮水及雾化吸入:多饮水以稀释痰液,雾化吸入也可促进痰液排出。

(2)用药护理　遵医嘱使用抗生素控制感染,观察药物疗效与不良反应。

【其他护理诊断/问题】

1.低效性呼吸型态　与呼吸效率降低有关。
2.语言沟通障碍　与人工气道的建立、患者极度衰弱有关。
3.营养失调　低于机体需要量。
4.潜在并发症:呼吸机相关肺炎、误吸、呼吸机相关肺损伤等。
5.自理缺陷　与严重缺氧、呼吸困难有关。
6.焦虑　与疾病危重、对事物失去自主控制有关。

【健康指导】

1.疾病知识指导　向患者及家属讲解疾病的发生、发展和转归,使患者掌握相关知识,积极配合治疗。注意增强体质,鼓励患者进行耐寒锻炼(如用冷水洗脸),提高患者的抵抗力;指导患者改善饮食,加强营养;避免刺激性气体吸入,劝告吸烟者戒烟;少到人群拥挤的地方去,减少感染的机会。

2.呼吸功能锻炼　教会患者有效咳嗽、咳痰的技术,缩唇呼吸、腹式呼吸、体位引流、拍背等方法,提高患者的自我护理能力。指导患者及家属合理应用家庭氧疗,掌握使用注意事项。

3.用药指导　告知患者使用的药物的剂量、用法、注意事项、不良反应。若有咳嗽、咳痰加重,痰转变为脓性或伴有发热、气急、发绀加重、神志改变等变化,应及时去医院就医。

第十二节　呼吸系统疾病患者常用诊疗技术及护理

一、纤维支气管镜检查术

纤维支气管镜检查是利用光学系统或内镜对气管、支气管管腔的检查。纤维支气管镜可经口腔、鼻腔、气管导管或气管切开套管插入段、亚段支气管,甚至更细的支气管,可直接吸取分泌物,也可行活检或刷检、钳取异物,并可作支气管肺泡灌洗,分析细胞或液体成分。也可利用支气管镜注入药物,或切除气管内腔的良性肿瘤等,已成为呼吸系统疾病诊断及治疗不可或缺的手段。

【适应证】

(1) 原因不明的咯血、需明确病因及出血部位,或需局部止血治疗者。

(2) 胸部 X 射线占位改变或阴影而致肺不张、阻塞性肺炎、支气管狭窄或阻塞、胸腔积液等,疑为异物或肿瘤的患者。

(3) 刺激性咳嗽,经抗生素治疗不缓解,疑为异物或肿瘤的患者。

(4) 用于清除黏稠的分泌物、黏液栓或异物。

(5) 原因不明的喉返神经麻痹、膈神经麻痹或上腔静脉阻塞。

(6) 行支气管肺泡灌洗及用药等治疗。

【禁忌证】

(1) 肺功能严重损害,重度低氧血症,不能耐受检查者。

(2) 严重心功能不全、高血压或心律失常者。

(3) 严重肝、肾功能不全,全身状态极度衰竭者。

(4) 哮喘发作或大咯血者,及近期上呼吸道感染或高热者。

(5) 出、凝血机制严重障碍者。

(6) 有主动脉瘤破裂危险者。

(7) 对麻醉药物过敏,不能用其他药物代替者。

【操作前准备】

1. 患者准备 向患者及家属说明检查目的、操作过程及有关配合注意事项,以缓解紧张情绪,取得合作。该检查是有创性操作,术前患者应签署知情同意书。术前 4 h 禁食禁水,若有活动性义齿应事先取出。

2. 术前准备 评估患者对消毒剂、局部麻醉药或术前用药是否过敏,防止发生过敏反应。了解病史和进行体格检查,评估胸片、肝功能、出凝血时间及血小板等检查结果,对心肺功能不佳者必要时做心电图和血气分析。术前半小时遵医嘱给予阿托品 1 mg 或地西泮 10 mg 肌内注射,以减少呼吸道分泌或镇静。术前备好吸引器和复苏设备,以防术中出现喉痉挛和呼吸窘迫,或因麻醉药抑制患者的呼吸和呕吐反射,分泌物不易排出。

【操作过程】

先用1%麻黄素喷入鼻腔,继用2%利多卡因溶液喷雾鼻腔及咽喉部做黏膜表面麻醉,每 2～3 min 喷雾一次,共 3 次。插入纤维支气管镜过程中,根据需要再滴入利多卡因 2～3 mL。纤维支气管镜可经鼻或口插入,目前大多数经鼻插入,气管切开患者可经气管切开处插入。患者常取仰卧位,不能平卧者,可取坐位或半坐位。可以直视下自上而下依次检查各叶、段支气管。支气管镜的末端可做一定角度的旋转,手术者可根据情况控制角度调节钮。操作过程中,护士密切观察患者的生命体征和反应,按医生指示经纤维支气管镜滴入麻醉剂做黏膜表面麻醉,并根据需要配合医生作好吸引、灌洗、活检、治疗等操作。

【操作后护理】

1. 避免误吸 术后 2 h 内禁食禁水。2 h 后可进温凉流质或半流质饮食。进食前先少量饮水,无呛咳再进食。

2. 病情观察 密切观察患者有无发热、胸痛、呼吸困难；观察分泌物的颜色和特征。向患者说明术后数小时内,特别是活检后会有少量咯血及痰中带血,不必担心,如咯大量血痰应及时通知医生,防止窒息发生。注意有无气急情况,少数患者可并发气胸。

3. 减少咽喉部刺激 术后数小时内避免吸烟、谈话和咳嗽,使声带休息。如有声音嘶哑和咽喉部疼痛,可给雾化吸入。

4. 正确留取痰液标本 应尽可能留取血痰部分送检,以提高痰液检查的阳性率。必要时遵医嘱应用抗生素,预防呼吸道感染。

二、胸腔穿刺术

胸腔穿刺术是自胸腔内抽取积液或积气的有创性操作。其目的有：①明确积液性质,协助诊断；②排除积气或积液,缓解压迫症状；③胸腔内注射药物,辅助治疗。

【适应证】

(1) 胸腔积液性质不明者,抽取积液检查,协助病因诊断。

(2) 胸腔内大量积液或气胸者,排除积液或积气,以缓解压迫症状,避免胸膜粘连增厚。

(3) 脓胸抽脓灌洗治疗,或恶性胸腔积液需胸腔内注入药物者。

【操作前准备】

1. 心理准备 向患者及家属解释穿刺目的、操作步骤以及术中注意事项,协助患者做好精神准备,配合穿刺。告知患者胸腔积液会加重呼吸困难,抽液可治疗大量胸腔积液。胸腔穿刺术是一种有创性操作,术前应确认患者签署知情同意书。

2. 患者指导 操作前指导患者练习穿刺体位,并告知患者在操作过程中保持穿刺体位,不要随意活动,不要咳嗽或深呼吸,以免损伤胸膜或肺组织发生气胸等,必要时给予镇咳药。

【操作过程】

1. 患者体位 抽液时,协助患者反坐于靠背椅上,双手平放椅背上；或取坐位,使用床旁桌支托；亦可仰卧于床上,举起上臂,完全暴露胸部或背部。抽气时,协助患者取半卧位或平卧位。

2. 穿刺部位 胸腔积液的穿刺点应结合胸部叩诊、X射线、超声检查确定,一般在肩胛线或腋后线第7~8肋间隙或腋前线第5肋间隙。气胸者取患侧锁骨中线第2肋间隙或腋前线第4~5肋间隙进针。

3. 穿刺方法 常规消毒皮肤,局部麻醉。术者左手示指和拇指固定穿刺部位的皮肤,右手将穿刺针在局部麻醉处沿下位肋骨上缘缓慢刺入胸壁直达胸膜。将注射器连接至胶管,在护士协助下抽取胸腔积液或气体。穿刺过程中应避免损伤脏层胸膜,防止发生气胸。注意,当注射器吸满后要先夹紧胶管,再取下注射器排液或排气,防止空气进入胸腔发生气胸。术毕拔出穿刺针,再次消毒穿刺点后,覆盖无菌敷料,稍用力压迫穿刺部位片刻,胶布固定。

4.术中护理

（1）病情观察　穿刺过程中应密切观察患者的脉搏、面色等变化,注意询问患者的感受,如有任何不适,应减慢抽吸或立即停止抽液。抽吸时,若患者突然出现头晕、心悸、冷汗、面色苍白、脉细、四肢发凉,提示患者可能出现"胸膜反应",应立即停止抽液,使患者平卧,密切观察血压,防止休克。必要时遵医嘱皮下注射0.1%肾上腺素0.5 mL。

（2）抽液、抽气量　每次抽液、抽气时,不宜过快、过多,防止抽吸过多过快使胸腔内压骤然下降,发生复张后肺水肿或循环障碍、纵隔移位等意外。首次总排液量不宜超过700 mL,抽气量不宜超过1 000 mL,以后每次抽吸量不应超过1 000 mL。如胸腔穿刺是为了明确诊断,抽液50～100 mL即可,置入无菌试管送检。如为治疗需要,抽液抽气后可注射药物。

【操作后护理】

（1）术后健侧卧位1 h,以利于穿刺部位愈合。

（2）术后观察患者的脉搏和呼吸状况,注意气胸、血胸、肺水肿等并发症的发生。观察穿刺部位,如出现红、肿、热、痛,体温升高或渗血、渗液等及时通知医生。

（3）嘱患者静卧,24 h后方可洗澡,以免穿刺部位感染。鼓励患者深呼吸,促进肺膨胀。注入药物者,应嘱患者转动体位,以便药液在胸腔内混匀,并观察患者对注入药物的反应。

（4）记录操作中患者的耐受情况,穿刺液的性质和量,穿刺过程和穿刺后患者的呼吸情况。

三、动脉血气分析血标本的采集

动脉血气分析可以客观反映呼吸衰竭的性质和程度,是判断患者有无缺O_2和CO_2潴留的可靠方法。其对指导氧疗、机械通气的各种参数的调节,以及纠正水、电解质、酸碱失衡均有重要作用。

【适应证】

（1）各种疾病、创伤或外伤手术发生呼吸衰竭者。

（2）心肺复苏患者。

（3）急、慢性呼吸衰竭及进行机械通气的患者。

【禁忌证】

有出血倾向的患者慎用。

【操作前准备】

1.患者准备　向患者说明穿刺的目的和注意事项,帮助患者放松心情,使患者在情绪平稳状态下接受动脉穿刺。

2.物品准备　1 mL无菌注射器,一次性动脉预设型动脉血气针,静脉穿刺盘。

【操作过程】

1.选择血管　一般可选择股动脉、肱动脉或桡动脉为穿刺点进针,先用手指摸清动脉的搏动、走向和深度。

2. 动脉穿刺 常规消毒后,用左手的示指和中指固定动脉,右手持注射器刺入动脉,血液借助动脉压推动针芯上移,采血1 mL。

3. 穿刺后处理 拔针后立即用消毒干棉签压迫穿刺处,用手旋转注射器使血液与肝素充分混匀,以防凝血。

【操作后护理】

1. 防止局部出血 在采血拔出针头的同时,用消毒干棉签按压穿刺点2~5 min。
2. 填写化验单 注明采血时间、吸氧方法和浓度、机械通气参数等。
3. 立即送检 为避免氧逸失影响测定结果,采血后应立即送检。

(李秋芳)

本章小结

支气管哮喘患者的护理介绍了支气管哮喘患者病因、临床表现、护理诊断及护理措施等,其中支气管哮喘患者的激发因素、临床表现、典型症状、哮喘持续状态及正确使用定量雾化吸入器是重点和难点。支气管哮喘患者的主要临床表现有发作性的喘息、气急、胸闷、咳嗽,存在的主要护理问题有气体交换受损、清理呼吸道无效。可采取的主要护理措施包括避免诱发因素、自我监测病情、用药指导、疾病知识指导等。

肺炎患者的护理,介绍了肺炎的概念和分类,临床表现、诊断及治疗要点、护理诊断及护理措施等,其中肺炎患者的临床表现及护理、感染性休克的处理、各种肺炎的异同点是重点和难点。肺炎患者的主要临床表现为寒战、高热、咳嗽、咳痰(铁锈色)、胸痛、呼吸困难、发绀等。抗感染治疗是肺炎治疗的主要环节。存在的护理问题为体温过高、清理呼吸道无效及潜在并发症:感染性休克。

肺脓肿患者的护理,介绍了肺脓肿的概念和分类,临床表现、诊断及治疗要点、护理诊断及护理措施等,其中肺脓肿患者的临床表现及护理措施是重点和难点。肺脓肿患者的主要临床表现为急性起病、畏寒、高热、咳嗽、咳大量浓臭痰,且出现痰液分层现象。主要治疗措施是抗生素治疗和痰液引流。存在的护理问题为体温过高、清理呼吸道无效、营养失调。

肺结核患者的分类、临床表现、化学治疗原则及护理措施是重点和难点。肺结核患者的临床特点是潜伏期长、多呈慢性过程、低热、盗汗、乏力、消瘦、食欲减退等全身中毒症状和咳嗽咯血等呼吸系统症状。早期、联合、适量、规律和全程治疗是肺结核化学治疗的原则。存在的护理问题有知识缺乏、营养失调及潜在并发症:大咯血和窒息。

支气管扩张患者的临床表现、大咯血窒息的抢救、体位引流是重点和难点。支气管扩张患者的主要临床表现有慢性咳嗽伴大量脓痰、反复咯血,存在的主要护理问题有清理呼吸道无效、潜在并发症大咯血和窒息。可采取的主要护理措施包括体位引流、保持呼吸道通畅、密切观察病情变化、窒息的抢救等。

COPD患者的严重程度分级和病程分期、长期家庭氧疗、呼吸功能锻炼是重点和难点。另外还要正确理解COPD与慢性支气管炎、慢性阻塞性肺气肿的关系。COPD患者的标志性症状是气短或呼吸困难,诊断COPD主要依靠肺功能检查,存在的主要护理问题有气体交换受损、清理呼吸道无效。护理措施中主要包括长期家庭氧疗、呼吸功能锻炼等。

慢性肺源性心脏病患者的并发症——肺性脑病的护理是重点和难点。慢性肺源性心脏病的病因中以COPD最为多见。肺动脉高压的发病机制中功能性因素较解剖学因素更重要。慢性肺源性心脏病患者的治疗中,控制心力衰竭非常重要。慢性肺源性心脏病患者存在的主要护理问题仍是气体交换受损、清理呼吸道无效。护理措施中主要包括肺性脑病的护理等。

原发性支气管肺癌患者的症状及体征较多,提高警惕可以帮助早期诊断。胸部X射线检查是发现肺癌的最基本方法,病理学检查发现癌细胞可以确诊。原发性支气管肺癌可分为NSCLC和SCLC,两者生物学行为各异,故临床治疗手段也不同。治疗上,NSCLC以手术为主,SCLC以放化疗为主。原发性支气管肺癌患者存在的主要护理问题是恐惧、疼痛、低于机体需要量的营养失调、化疗药物不良反应。护理措施中主要包括恐惧和疼痛的护理措施,掌握疼痛的三阶梯疗法。为了做到早期诊断,肺癌高危人群的定期体检非常重要。

复习题

1. 张某,男性,44岁,工人,自诉20年前因不慎感冒而咳嗽、咳痰,一周后发生气短、喘息,以后每逢气候改变或精神激动,即发生气喘及咳嗽,闻油烟也有阵发,20年来经抗生素治疗无效,查体:大汗淋漓,发绀,脉搏细速,心率120次/min,BP 160/100 mmHg,T 37.6 ℃,双肺可闻及散在哮鸣音。动脉血气分析:$PaCO_2$ 50 mmHg,PaO_2 50 mmHg。

问题:

(1) 该者可能的诊断是什么?诊断依据是什么?

(2) 请简述该患者的治疗要点。

(3) 患者目前存在的护理诊断/问题及依据是什么?请列出相应的护理措施。

2. 李某,男,22岁,淋雨后寒战,高热达40 ℃,伴咳嗽、胸痛,咳铁锈色痰。检查:神志清楚,呈急性病容,面色潮红,呼吸急促,T 39.7 ℃,P 102次/min,R 32次/min,BP 100/70 mmHg,右下肺部闻及管状呼吸音;X射线示,右下肺大片状阴影,呈肺段分布;痰涂片可见肺炎球菌。结合上述病例请思考。

问题:

(1) 医学诊断是什么病?

(2) 举出2个常见的护理诊断。

(3) 简述高热患者的护理措施。

(4) 该病可能出现的最严重的并发症是什么?应采取哪些抢救措施?

3. 赵某,女,35岁,因发热、胸痛、咳嗽、血痰1周前入院。近3个月来有低热、午后体温增高、咳嗽,曾在本单位诊断为"感冒",予以抗感冒药、先锋霉素等药治疗,疗效欠佳。一周来体温增高、咳嗽加剧,痰中带血。半年来有明显厌食、消瘦,夜间盗汗。入院检查:T 38 ℃,P 88次/min,R 28次/min,BP 100/70 mmHg,发育正常,营养稍差,消瘦,神志清楚,查体合作,胸部体检无明显异常。胸部X射线平片检查可见双肺纹理增粗,右肺尖有片状阴影。取痰液做细菌培养和抗酸检查均为阴性,PPD试验强阳性。再次取痰送检,经浓缩集菌后涂片,抗酸性细菌阳性。经检查后该患者确诊为肺结核(右上肺)。

问题:

(1) 请简述该患者的治疗要点。

(2)患者目前存在的护理诊断/问题及依据是什么?请列出相应的护理措施。

(3)该患者家中有 2 岁小孩,患者家属询问小孩是否已被传染,需行何种检查才能确定?如何预防?

4. 田某,男,46 岁。2 岁时曾患"麻疹合并支气管肺炎"。后常于晨起和夜间卧床时出现咳嗽伴咳痰。近 3 年症状加重,反复咳嗽、咳脓臭痰,伴痰中带血及咯血。3 d 前受凉后咳嗽、咳痰加重,咯血量较前增多,门诊以"支气管扩张"入院。查体:听诊右下肺可闻及固定、持久湿啰音,四肢杵状指、杵状趾。患者入院后经用药治疗,咯血量逐渐减少。今日患者剧烈咳嗽后突然出现呼吸困难、大汗淋漓、面部发绀、张口瞪目、双手乱抓。

问题:

(1)该患者出现了什么状况?

(2)该如何抢救?

5. COPD 患者,男性,67 岁。慢性咳嗽、咳痰 10 余年,活动后气促 2 年,曾因呼吸衰竭抢救 2 次,目前动则气急。体检:消瘦,静息时气急,呈耸肩张口状。口唇发绀、桶状胸、叩诊过清音,听诊两肺可闻及散在干、湿啰音,心率 100 次/min,腹部体检无异常发现,双下肢无水肿。不吸氧时动脉血气分析 PaO_2 50 mmHg,$PaCO_2$ 50 mmHg。医生确诊该患者为 COPD,稳定期。目前指导患者接受呼吸康复治疗。

问题:

(1)为提高患者生活质量、首选的治疗措施、内容及目标有哪些?

(2)该患者应采取何种呼吸训练及具体方法?

(3)如果该患者痰多,有哪些方法可以促进有效咳痰?

6. 患者,男性,60 岁,因"咳嗽、痰中带血 3 天"为主诉于当地医院就诊。3 d 前无明显诱因咳嗽后出现痰中带血,无发热、呼吸困难。患者平素体健,否认肝炎、肺结核病史。吸烟史 40 年,1～2 包/d。胸部 CT 示右肺上叶后段周围型结节,直径 1.5 cm,毛刺征,纵隔淋巴结阴性。

问题:

(1)列出该患者的医疗诊断。

(2)首选什么治疗?

(3)如何对该患者进行出院指导?

7. 患者,男性,85 岁,因"反复咳嗽、咳痰 50 余年,活动后气促 5 年,加重 7 天"入院。患者于 50 年前感冒后出现咳嗽,咳白色黏痰,偶有黄痰,伴喘息。用抗感染药物、解痉药物后症状缓解。此后每遇受凉即复发,尤以冬季为甚,每年发病均在 3 个月以上。渐出现活动后气短、呼吸困难加重,活动耐力下降。5 年来出现活动后心慌、气促、下肢水肿,伴腹胀,少尿,夜间不能平卧。经抗感染、平喘、利尿等治疗后症状好转。1 周前感冒后上述症状加重,咳黄色黏痰,伴发热,体温最高达 39.2 ℃,来医院就诊。既往吸烟史 60 余年,每日 20 支左右,高血压病史 35 年。身体评估:T 38.3 ℃,P 136 次/min,R 26 次/min,BP 140/92 mmHg。端坐呼吸,口唇发绀,神志模糊,呼吸急促,精神差。颈静脉怒张,呼吸音粗,两肺满布哮鸣音及干、湿啰音。P 136 次/min,律齐,各瓣膜听诊区未闻及病理性杂音。肝脏右肋缘下 3 cm 可触及,双下肢中度凹陷性水肿。实验室及其他检查:血常规,白细胞 $10.8×10^9$/L,中性粒细胞 85.3%,SaO_2 80%;血钾 3.3 mmol/L,血钠 130.7 mmol/L,血氯 91.3 mmol/L;动脉血气分析,pH 值 7.28,PaO_2 50 mmHg,$PaCO_2$ 60 mmHg;胸片示膈肌低平,双下肺野布满片絮状、斑点状阴影,肺动脉段突出,右心室增大;肺功能,FEV_1/FVC 为 60%;心电图示肺型 P 波,电轴右偏,$Rv_1+Sv_5=1.5$ mV。

问题:

(1)该患者应诊断为何种疾病?

(2)如何对该患者进行氧疗?为什么?

(3)对此患者应如何护理?

第三章 循环系统疾病患者的护理

循环系统疾病包括心脏和血管疾病,合称心血管病,是现代社会严重威胁人类健康和影响社会劳动力的重要疾病。流行病学资料显示,高血压、吸烟、血脂异常、肥胖、糖尿病、体力活动不足和不合理膳食等因素是我国心血管病的主要危险因素。全国每年死于心血管病者约350万人,心血管病死亡率仍居疾病死亡构成的首位。2014年农村、城市的心血管病死亡率分别为295.63/10万和261.99/10万;心血管病占居民疾病死因构成在农村和城市分别为44.60%和42.51%;每5例死亡中就有2例死于心血管病。这将严重威胁人民健康,并给社会带来沉重负担。因此,积极开展心血管疾病的预防和治疗及危险因素的干预,具有重要意义。

第一节 循环系统的结构功能与疾病护理基础

一、循环系统的结构功能与疾病的关系

循环系统包括心脏、血管和血液循环的神经体液调节装置。其主要功能是为全身组织器官运输血液,通过血液将氧、营养物质和激素等供给组织,并将组织代谢废物运走,以保证人体正常新陈代谢的进行。循环系统还具有内分泌功能,如心肌细胞和血管内皮细胞分泌心钠素和内皮素、内皮舒张因子等活性物质。

1. 心脏结构 心脏是一个中空的肌性动力器官,其内部被心间隔及房室瓣分成左、右心房和左、右心室四腔,左右心房之间为房间隔,左右心室之间为室间隔。左心房、左心室之间的瓣膜称二尖瓣,右心房、右心室之间的瓣膜称三尖瓣。左心室与主动脉之间的瓣膜称主动脉瓣,右心室与肺动脉之间的瓣膜称肺动脉瓣。全身的静脉血由上、下腔静脉流入右心房。右心房血液经三尖瓣流入右心室。右心室的静脉血经肺动脉瓣流入肺动脉,由肺进行气体交换后再经左右两个肺静脉口流入左心房。左心房内的血液经二尖瓣流入左心室,再由左心室上方主动脉瓣口射入主动脉。

2. 心脏的传导系统 心脏有节律地跳动,是由于心脏本身含有一种特殊的心肌纤维,具有自动节律性兴奋的能力。心脏传导系统由特殊心肌细胞构成,包括窦房结、结间束、房室结、希氏束、左右束支及其分支和浦肯野纤维网。窦房结是正常人心脏的起搏点。冲动在窦房结形成后通过过度细胞传至心房肌,使心房肌收缩。同时兴奋经结

间束下传至房室结,在房室结内传导极为缓慢,抵达希氏束后传导速度加快,束支及浦肯野纤维的传导速度均极快,使全部心室肌几乎同时被激动,心室肌收缩,完成一次心动周期。当心脏传导系统的自律性和传导性异常改变或存在异常传导组织时,可发生各种心律失常。

3. 心脏的血液循环供应 心脏的血液供应来自左、右冠状动脉,灌流主要在心脏舒张期。左冠状动脉主干起自左冠状动脉窦,达冠状沟后分为前降支和回旋支,二者分叉处分出对角支。右冠状动脉起自右冠状动脉窦,终止于后室间沟下2/3处。冠状动脉为心脏外血管,位于心包内而不受心肌内压力的影响,冠状动脉床的侧支循环对冠心病患者的预后起重要作用。当冠状动脉的一支或多支发生狭窄甚至阻塞而侧支循环尚未建立时,则可造成相应供血区域的心肌发生缺血性改变或坏死,形成冠心病。

4. 调节循环系统的神经和体液因素

(1)调节循环系统的神经 主要包括交感神经和副交感神经。当交感神经兴奋时,通过肾上腺素能α和β受体,使心率加快,心肌收缩力增强,外周血管收缩,血管阻力增加,血压升高;当副交感神经兴奋时,通过乙酰胆碱能受体,使心率减慢,心肌收缩力减弱,外周血管扩张,血管阻力减小,血压下降。

(2)调节循环系统的体液因素 如肾素-血管紧张素-醛固酮系统、血管内皮细胞生长因子、某些激素和代谢产物等。肾素-血管紧张素-醛固酮系统是调节钠钾平衡、血容量和血压的重要因素。血管内皮细胞生成的收缩物质,如内皮素(endothelin, ET)、内皮源性收缩因子(endothelium-derived contracting factor, EDCF)等具有收缩血管作用;内皮细胞生成的舒张物质,如前列环素(prostacyclin, PGl_2)、一氧化氮(nitric oxide, NO)、内皮源性舒张因子(endothelium-derived relaxing factor, EDRF)等具有扩张血管作用。这两类物质的平衡对维持正常的循环功能起重要作用。

二、护理评估

在全面收集患者主客观资料的基础上,对循环系统疾病患者进行护理评估时应着重注意如下内容。

(一)健康史

1. 患病及治疗经过

(1)患病经过 患病的起始时间,有无明显诱因,主要症状及其特点(如出现的部位、严重程度、持续时间、发作频率、缓解因素),有无伴随症状,是否出现并发症,是否呈进行性加重。

(2)诊治经过 主要检查结果、治疗经过及效果。用药情况,包括药物种类、剂量和用法。患者遵医行为如何。

(3)目前状况 目前的主要不适,对日常活动、饮食、睡眠、大小便有无影响,体重、营养状况有无改变。

(4)相关病史 有无与心血管病相关的疾病,如糖尿病、甲亢、贫血、风湿热、反复链球菌感染等,是否已进行积极的治疗,疗效如何。

2. 心理社会资料

(1)患者角色 患者对疾病的性质、过程、预后及防治知识的了解程度。患病对患者生活、工作或学习的影响。患者是否能适应角色转变,正确应对。

（2）心理状态　有无焦虑、恐惧、抑郁、悲观等心理反应及其严重程度。在患病急性期,患者常因疾病引起的严重症状如呼吸困难、心悸、晕厥、疼痛伴濒死感或因担心心脏介入手术风险及效果等而产生恐惧或焦虑。在康复期,部分患者常由于疾病带来生活上的限制、病情的反复、职业的改变或提前退休、在家中角色地位的改变、家人过分保护等因素而感到自尊受到威胁,进而产生自卑、抑郁、悲观。

（3）性格特征　是否容易情绪激动、精神紧张。研究证实,A型性格是冠心病、原发性高血压的危险因素之一。此外,情绪激动和精神紧张也是心绞痛发作、原发性高血压病情加重的最常见诱因之一。

（4）社会支持系统　患者的家庭成员组成,家庭经济、文化、教育背景,对患者所患疾病的认识,对患者的关心和支持程度。患者工作单位所能提供的支持,有无医疗保障。患者出院后的就医条件,居住地的社区保健资源等。

3.生活史与家族史

（1）个人史　评估患者的居住地在城市还是农村,居住条件是宽敞、干燥,还是拥挤、潮湿,有无充足的阳光;从事的职业是脑力劳动还是体力劳动,是否需要高度集中注意力或久坐少动。原发性高血压、冠心病多见于城市居民和脑力劳动者,风湿性心脏病则在农村较常见,在住房拥挤、环境潮湿的居民中发病率明显增高。

（2）饮食方式　询问患者是否经常摄入高热量、高胆固醇、高脂肪、含盐或含咖啡因过多的食物,是否经常暴饮暴食,有无烟酒嗜好,每天吸烟、饮酒的量及持续年限,是否已戒烟酒。这些因素往往是某些心血管疾病的危险因素或诱发因素。有无特殊饮食医嘱及依从情况,如心力衰竭患者应低盐饮食,冠心病及原发性高血压患者应低脂、低胆固醇饮食。

（3）生活方式　日常生活是否有规律,生活自理程度。有无定时排便的习惯,有无便秘,排尿有无异常。是否有规律地进行体育锻炼,主要的运动形式及运动量,是否知道限制最大活动量的指征。

（4）家族史　患者直系亲属中有无与遗传相关的心血管病,如肥厚型心肌病、原发性高血压、冠心病等。

（二）身体评估

1.一般状态　①生命体征:注意脉搏的频率、节律、强弱及两侧是否对称。如心律失常时脉搏节律不规则;左心衰竭时可出现交替脉;奇脉是心脏压塞的表现之一。血压及脉压有无异常。②面容与表情:心肌梗死、高血压急症时患者常表情痛苦;二尖瓣狭窄的患者可出现双颧绀红的"二尖瓣面容"。③体位:是否能平卧,严重心力衰竭的患者常取半卧位或端坐位。

2.皮肤黏膜　皮肤黏膜的颜色、温度和湿度,有无发绀,有无身体低垂部位水肿。

3.肺部检查　注意有无干、湿啰音,啰音的部位,与体位变化的关系;是否伴有胸腔积液征。两侧肺底湿啰音常见于左心衰竭肺淤血患者。

4.心脏血管检查　有无心前区隆起。心尖搏动的位置和范围是否正常,有无震颤和心包摩擦感。听诊心率快慢,心律是否整齐,心音有无增强或减弱,有无脉搏短绌,有无奔马律及心包摩擦音,各瓣膜区有无病理性杂音。是否有颈静脉充盈或怒张等。

5.腹部检查　有无腹水征及肝-颈静脉回流征。肝大、腹水和肝-颈静脉回流征阳性提示静脉压升高,为右心衰竭的征象。

(三)辅助检查

1. **血液检查** 如血常规检查、血电解质、血脂分析、血糖、心肌坏死标记物、肝肾功能、血培养等。不仅有利于了解循环系统疾病的危险因素,协助病因诊断,还有助于判断病程演变,了解治疗效果。

2. **心电图检查** 包括常规心电图、24 h 动态心电图、心电图运动负荷试验、食管导联心电图、起搏电生理检查、心室晚电位和心率变异性分析等。

(1)常规心电图(electrocardiogram,ECG) 分析内容主要包括:心率、节律、各传导时间、波形振幅等,了解是否存在心律失常、心肌缺血、心肌梗死、房室肥大或电解质紊乱等。

(2)动态心电图(ambulatory electrocardiogram,AECG) 又称 Holter 监测。可连续记录 24~72 h 心电信号。可以提高对非持续性心律失常,尤其是一过性心律失常及短暂的心肌缺血发作的检出率,对诊断各种心律失常、判定晕厥原因、了解起搏器工作情况和预防猝死有重要意义。

(3)运动负荷试验(exercise stress test) 可用于早期冠心病的诊断和心功能的评价。通过运动增加心脏负荷而诱发心肌缺血,从而出现缺血性心电图改变的试验方法。目前常采用平板或踏车运动,其主要优点是运动中即可观察心电图和血压的变化,运动量可按预计目标逐步增加。运动试验结束后应注意观察血压、心率和心电图变化至少 10~15 min,直到恢复运动前的状态才可离开。

3. **影像学检查**

(1)X 射线检查 可显示心脏、大血管的外形和搏动。肺循环影像有助于先天性心脏病、肺动脉高压、肺淤血和肺水肿的诊断。二尖瓣型心脏常见于二尖瓣狭窄,主动脉型心脏常见于高血压、主动脉瓣关闭不全,普遍增大型心脏常见于全心衰竭、心肌炎、心包积液。

(2)超声心动图 包括 M 型超声心动图、二维超声心动图、彩色多普勒血流显像、经食管超声心动图、冠状动脉内超声等。可用于了解心脏结构、心内或大血管内血流方向和速度、心瓣膜的形态和活动度、瓣口面积、心室收缩和舒张功能、左心房血栓、粥样硬化斑块的性质等情况。

(3)放射性核素检查 包括心肌灌注显像、心血池显像、心室功能测定、核素心血管造影和正电子发射断层显像等。心肌各部位放射性物质聚集的多少与该部位冠状动脉血液灌注量呈正相关,局部心肌缺血、细胞坏死及瘢痕形成表现为放射性稀疏区或缺损。运动或药物负荷可提高诊断的敏感性。主要用于评价心肌缺血的范围和严重程度,了解冠状动脉血流和侧支循环情况,检测存活心肌等。

4. **心导管术和血管造影** 经外周血管采用经皮穿刺技术,在 X 射线透视下,将特制的导管送入右心或左心系统或分支血管内,测量不同部位的压力、血氧饱和度,测定心功能,记录心内局部电活动或注射造影剂显示心脏和血管图像,可获得准确的诊断资料。

第二节 常见症状体征的评估与护理

循环系统疾病的常见症状体征:心源性呼吸困难、心源性水肿、心悸、心前区疼痛、心源性晕厥等。

一、心源性呼吸困难

心源性呼吸困难(cardiogenic dyspnea)是指由于各种心血管疾病引起患者呼吸时主观感觉空气不足、呼吸费力,客观上出现呼吸频率、节律和深浅度异常,严重者出现口唇发绀、张口呼吸、鼻翼扇动、端坐呼吸,辅助呼吸肌参与呼吸运动。心源性呼吸困难最常见的原因是左心衰竭,亦见于右心衰竭、心包积液、心脏压塞等。

心源性呼吸困难按程度不同,可表现为:①劳力性呼吸困难,是左心衰竭最早出现的症状,系因运动使回心血量增加,左房压力升高,加重了肺淤血。②端坐呼吸,肺淤血达到一定程度时,患者不能平卧,因平卧时回心血量增加且横膈上抬,呼吸更为困难。③夜间阵发性呼吸困难,患者已入睡后突然因憋气而惊醒,被迫采取坐位,呼吸深快,大多端坐休息后可自行缓解。当肺淤血达到一定程度时,患者气喘加重、窒息感或惊恐不安、咳嗽、咳粉红色泡沫痰、发绀、肺部哮鸣音及湿啰音,即急性肺水肿,又称"心源性哮喘",是左心衰竭呼吸困难最严重的形式。

考点:心源性呼吸困难的典型表现。

【护理评估】

1. 健康史 评估患者呼吸困难发生与发展的特点、持续时间,呼吸困难的表现形式、严重程度及其对日常活动和生活自理能力的影响。是否有胸痛、咳嗽、咳痰、乏力等伴随症状。患者是否有精神紧张、愤怒、焦虑或挫折感甚至悲观绝望等心理反应。精神紧张、愤怒、焦虑等可致呼吸中枢兴奋,加重呼吸困难。

2. 身体状况 评估患者的面容与表情、体位、呼吸频率、节律及深度。心脏有无扩大、心率、心律、心音的改变、脉搏、血压、意识状况。有无颈静脉怒张、端坐呼吸和发绀,双肺有无湿啰音或哮鸣音等。

3. 辅助检查 评估SaO_2、血气分析,判断患者缺氧的程度及酸碱平衡状况。胸部X射线检查,判断肺淤血或肺水肿的严重程度。

【常用护理诊断/问题】

1. 气体交换受损 与肺淤血、肺水肿及(或)伴肺部感染有关。
2. 活动无耐力 与呼吸困难所致能量消耗和机体缺氧状态有关。

【护理措施】

1. 一般护理

(1)休息与环境 保持病室安静、整洁,以利于患者休息。适当开窗通风,保持室内空气新鲜,每次15~30 min,但注意不要让风直接对着患者。患者应衣着宽松,盖被轻软,以减轻憋闷感。根据患者呼吸困难的类型和程度采取适当的体位休息,以减轻心脏负荷,利于心功能恢复。劳力性呼吸困难者,应减少活动量,以不引起症状为度。对夜间阵发性呼吸困难者,应加强夜间巡视,及时协助患者坐起,如给患者2~3个枕头、抬高床头。对端坐呼吸者,应协助端坐位,使用床上小桌,让患者伏桌休息,用软垫支托臂、肩、骶、膝部,以防受压或滑坡,必要时双腿下垂。半卧位、端坐位可使横膈下移,增加肺活量,双腿下垂可减少回心血量,均有利于改善呼吸困难。注意患者体位的舒适与安全,必要时加用床栏防止坠床。

(2)饮食护理　常规饮食。

2. 病情观察及对症护理

(1)病情观察　密切观察并记录呼吸节律、频率及深度的变化,发绀是否减轻,听诊肺部湿啰音是否减少,监测血氧饱和度、动脉血气分析等。若病情加重或血氧饱和度降低到94%以下,应及时报告医生,备好气管插管及呼吸器等,配合抢救。

(2)氧疗　对于有低氧血症者,纠正缺氧对缓解呼吸困难、保护心脏功能、减少缺氧性器官功能损害,有重要的意义。氧疗的指征包括:急性肺水肿,有明确缺氧表现如$SaO_2<90\%$ 或 $PaO_2<60$ mmHg,睡眠性潮式呼吸或合并夜间低通气、睡眠呼吸暂停。氧疗方法包括鼻导管吸氧(氧流量一般为 2~4 L/min,慢性肺源性心脏病患者宜 1~2 L/min)、面罩吸氧、无创正压通气吸氧等。急性肺水肿患者氧疗详见第三节"急性心力衰竭"的抢救配合与护理。

(3)活动耐力

评估活动耐力:了解患者过去和现在的活动型态,确定既往活动的类型、强度、持续时间和耐受力,判断患者恢复以往活动型态的潜力。

制订活动目标和计划:与患者及家属一起确定活动量和持续时间,循序渐进增加活动量。患者可遵循卧床休息→床边活动→病室内活动→病室外活动→上下楼梯的活动步骤。根据患者身体状况和活动时的反应,确定活动的持续时间和频度。当患者活动耐力有所增加时适当给予鼓励,增强患者信心。心衰患者可根据心功能分级决定活动量,见本章第三节"慢性心力衰竭"的护理。

监测活动过程中反应:若患者活动中出现明显心前区不适、呼吸困难、头晕、眼花、面色苍白、极度疲乏时,应停止活动,就地休息。若休息后症状仍不缓解应报告医生,协助处理。

协助和指导患者生活自理:患者卧床期间加强生活护理,进行床上主动或被动的肢体活动,以保持肌张力,预防静脉血栓形成。在活动耐力可及的范围内,鼓励患者尽可能生活自理。教育家属对患者生活自理给予理解和支持,避免患者养成过分依赖的习惯。护士还应为患者的自理活动提供方便和指导:抬高床头,使患者容易坐起;利用床上小桌,让患者可以坐在床上就餐;指导患者使用病房中的辅助设备如床栏杆、椅背、走廊、厕所及浴室中的扶手等,以节省体力和保证安全;将经常使用的物品放在患者容易取放的位置;教给患者保存体力、减少氧耗的技巧,如以均衡的速度进行自理活动或其他活动,在较长活动中穿插休息,有些自理活动如刷牙、洗脸、洗衣服等可坐着进行。

3. 心理护理　呼吸困难患者常因影响日常生活及睡眠而心情烦躁、痛苦、焦虑。护士应与家属一起安慰鼓励患者,帮助树立战胜疾病的信心,稳定患者情绪,以降低交感神经兴奋性,减少心肌氧耗,利于减轻呼吸困难。

4. 用药护理　遵医嘱给予强心、利尿、扩血管、解痉平喘等药物,观察疗效及不良反应。控制输液量和速度,防止加重心脏负荷,诱发急性肺水肿。24 h输液量应控制在 1 500 mL 以内为宜,并将输液速度控制在每分钟 20～30 滴。

5. 健康教育　出院前根据患者病情及居家生活条件如居住的楼层、卫生设备条件以及家庭支持能力等进行活动指导;指导患者在职业、家庭、社会关系等方面进行必要的角色调整。

二、心源性水肿

心源性水肿(cardiac edema)是指由于心功能不全引起体循环静脉淤血,致使液体在机体组织间隙过多积聚。心源性水肿最常见的原因为右心衰竭或全心衰竭。发病机制主要是有效循环血量不足,肾血流量减少,肾小球滤过率降低,水钠潴留和静脉淤血,体静脉压增高,毛细血管静水压增高,组织液回吸收减少所致。水肿的特点是首先发生在身体下垂部位,常为对称性、可压陷性。严重者可发生全身性水肿,常可合并胸腔积液、腹腔积液。

【护理评估】

1. 健康史　详细询问患者水肿出现的时间、部位、程度、发展速度,饮食、饮水状况,每日进食量、食物类型、蛋白质及钠盐摄入量,24 h 出入水量。导致水肿的原因或诱发因素。患者目前休息状况,用药名称及用药情况。是否因水肿引起躯体不适和形象改变而心情烦躁,或因病情反复而失去信心,甚至出现悲观绝望等心理反应。

考点:水肿特点。

2. 身体状况　检查水肿的部位、范围、程度,是否为凹陷性水肿,水肿部位皮肤是否完整,观察生命体征、体重、胸围、腹围、颈静脉充盈程度等,有无胸腔积液、腹腔积液征,有无尿量减少,体重增加。评估体位与水肿的关系,对患者日常自理能力的影响。

3. 辅助检查　血浆白蛋白和血电解质检查,评估有无低蛋白血症及电解质紊乱。

【常见护理诊断/问题】

1. 体液过多　与右心衰竭致体循环淤血、低蛋白血症有关。
2. 有皮肤完整性受损的危险　与水肿部位组织细胞营养不良,或局部长期受压有关。

【护理措施】

1. 一般护理

(1) 环境与休息　保持病室安静整洁,适合患者休息,保持室内空气清新。休息有助于增加肾血流量,提高肾小球滤过率,促进水钠排出,减轻水肿。因此,轻度水肿者应限制活动;重度水肿者应卧床休息,下肢水肿时应抬高下肢,伴胸腔积液或腹腔积液者宜采取半卧位。

(2) 饮食护理　向患者及家属说明低钠饮食的重要性以提高其依从性,并监督执行。限制钠盐摄入,给予低钠、高蛋白、易消化、少产气饮食,少量多餐,晚餐宜少。每天食盐摄入量在 5 g 以下为宜,如心功能Ⅲ级、Ⅳ级,则钠盐摄入量分别在 2.5 g 和 1.0 g 以下,应用利尿剂者可适当放宽。限制含钠量高的食品如腌制食品、榨菜、酱油等。伴低蛋白血症者可静脉补充清蛋白。在应用排钾利尿剂时,应适当补充含钾丰富的食物,如深色蔬菜、瓜果、红枣、蘑菇等。

2. 病情观察及对症护理

(1) 病情监测　每天在同一时间、着同一服装、用同一体重计测量体重,时间安排在患者晨起排尿后、早餐前最适宜。准确记录24 h液体出入量,若患者尿量<30 mL/h,应报告医生。有腹腔积液者应每天测量腹围。此外,询问患者有无畏食、恶心、腹部不适,注意颈静脉充盈程度、肝脏大小、水肿消退情况等,以判断病情进展及疗效。

(2)对症护理

限制水的摄入:心力衰竭进行性加重的患者,24 h饮水量不应超过800 mL,应根据患者习惯在白天饮用,一半量在进餐时饮用,一半量在两餐间饮用。严重水肿且利尿剂疗效不佳时,每日进液量控制在前一日尿量加500 mL左右。必须输液时应根据血压、心率、呼吸调整滴速,一般不超过30滴/min,控制静脉输液量。

观察皮肤情况:严密观察水肿部位和范围。肛周及受压处皮肤有无变红、起水疱或破溃现象。用手指按压水肿部位5 s后放开,观察凹陷平复的速度以判断水肿程度。

考点:皮肤护理。

保护皮肤:保持床褥清洁、平整、干燥,嘱患者穿柔软、宽松的衣服。定时协助或指导患者变换体位,勿强行推、拉。应经常按摩骶、踝、足跟等部位,严重水肿者可使用气垫床,膝部及踝部等骨隆突处可垫软枕以减轻局部压力。使用便盆时动作轻巧,防止擦伤皮肤。用热水袋保暖时水温不宜太高,防止烫伤。注意皮肤黏膜卫生,防止感染。肌内注射时应严密消毒后做深部肌内注射,拔针后用无菌棉球按压以免药液外渗,如有外渗,局部用纱布包裹,防止继发感染。保持会阴部清洁干燥,男患者会阴部水肿严重者可用托带支托阴囊部。

3. 心理护理 应保持良好的心态、充足的睡眠,避免抑郁、焦虑、愤怒等负性情绪。告知家人给予支持和配合,适当诱导解除患者紧张焦虑情绪,训练身心放松,学会自我心理调适。

4. 用药护理 遵医嘱应用强心、利尿剂,观察并记录疗效和不良反应,遵医嘱定期监测血电解质的变化。使用利尿剂的护理见本章第三节"慢性心力衰竭"的护理。

三、心悸

心悸(palpitation)是一种自觉心脏跳动的不适感或心慌感。当心率加快时,患者感到心脏跳动不适;心率缓慢时,患者则感搏动有力。引起心悸的常见病因有心律失常,如心动过速、心动过缓、期前收缩等。心悸可为生理性或病理性。生理性见于正常人剧烈运动、精神紧张或情绪激动、吸烟、饮酒、饮浓茶或咖啡时,应用某些药物如肾上腺素类、阿托品、氨茶碱等亦可引起心悸。病理性主要见于各种器质性心血管疾病如高血压性心脏病、主动脉瓣关闭不全、二尖瓣关闭不全等,以及甲状腺功能亢进、高热、贫血。另外,自主神经功能紊乱亦可引起心悸,精神因素常为发病诱因。心悸严重程度与病情不一定呈正比,初次初发的心律失常心悸较明显。

【护理评估】

1. 健康史 询问患者有无心脏病和内分泌疾病、贫血等病史,有无诱发因素,如体力活动、情绪激动、服药、饮酒等。观察患者心悸发作的频率、性质、持续时间和程度,有无心前区疼痛、出冷汗、极度乏力、意识丧失等伴随症状。评估患者有无焦虑、恐惧等不良情绪。

2. 身体状况 评估患者发生心悸时脉搏、心律、呼吸、血压的变化,心悸对患者日常生活及自理能力的影响。

3. 辅助检查 心电图、动态心电图检查,了解有无心律失常以及心律失常发生的特点。

【常见护理诊断/问题】

焦虑:与心悸发作时心前区不适、胸闷有关。

【护理措施】

1. 一般护理 心悸发作时患者应卧床休息,保持情绪稳定;饮食宜清淡,限烟酒,不宜喝咖啡、浓茶等。

2. 病情观察 心悸一般无危险性,但少数严重心律失常的心悸患者可发生猝死。因此应注意监测心悸患者的心率、心律和心电图。向患者讲述心悸产生的原因、控制方法等相关知识,使患者对心悸发作时有所认识并能及时告诉医护人员,便于及时观察病情。

3. 用药护理 嘱患者遵医嘱正确服用抗心律失常的药物,了解药物的疗效和不良反应。用药护理详见本章第四节"心律失常"患者的护理。

4. 心理护理 关心理解患者并取得患者的信任,鼓励患者充分表达自己的感受。指导患者自我放松如引导患者深呼吸、听轻音乐。利用社会支持系统,鼓励家属和朋友多与患者沟通交流,给予患者心理支持。

四、心前区疼痛

多种循环系统疾病可导致胸痛。常见原因包括冠心病心绞痛、急性心肌梗死、急性心包炎、急性主动脉夹层、心血管神经症等。疼痛的特点见表3-1。

表3-1 几种常见胸痛特点比较

病因	特点
心绞痛	多位于胸骨后,呈阵发性压榨样痛,于体力活动或情绪激动时诱发,持续3~5 min,休息或含服硝酸甘油多可缓解
急性心肌梗死	疼痛多无明显诱因,程度较重,持续时间较长,伴心律、血压的改变,含服硝酸甘油多不能缓解
急性心包炎	位于心前区,疼痛可因呼吸或咳嗽而加剧,呈刺痛,持续时间较长
急性主动脉夹层	胸骨后或心前区撕裂样剧痛或烧灼痛,可向背部放射
心血管神经症	可出现心前区针刺样疼痛,但位置不固定,与体力活动无关,伴神经衰弱症状

【护理评估】

1. 健康史 疼痛部位、性质、持续时间、严重程度,疼痛是首发还是复发,评估疼痛的诱因,患者目前休息状况,用药名称、剂量、时间、方法及其疗效。是否因疼痛影响日常生活而心情烦躁,或因病情严重而恐惧。

2. 身体评估　检查血压、心率和心律的变化。

3. 辅助检查　检查心电图、超声心动图协助判断疼痛原因。

【常见护理诊断/问题】

疼痛:心前区疼痛　与冠状动脉供血不足导致心肌缺血、缺氧及炎症累及心包有关。

【护理措施】

1. 一般护理

(1)氧疗　给予鼻导管吸氧,氧流量 2~5 L/min,以增加心肌氧的供应,减少心肌缺血,缓解疼痛。

(2)休息　指导患者发作时立即停止活动,卧床休息,采用放松术如深呼吸、全身肌肉放松等,缓解疼痛。

2. 病情观察　密切观察血压、呼吸,尤其是胸痛时心率与心电图的变化。

3. 用药护理　应用硝酸酯类、吗啡、溶栓剂、复方丹参、β受体阻滞剂、钙拮抗剂等缓解疼痛,监测药物疗效及反应,若疼痛不缓解及时通知医生,缓解后继续给药或非药物疗法,改善心肌供血,减少疼痛发作。

4. 心理护理　解释心前区疼痛的原因和诱因,陪伴患者,减轻患者的紧张、焦虑、恐惧感,指导患者避免诱因以缓解疼痛,减少发作。

五、心源性晕厥

考点:心源性晕厥的特点。

心源性晕厥(cardiogenic syncope)是由于心排血量突然减少、中断引起一过性脑缺血、缺氧所致的短暂意识丧失,常伴有体张力丧失而不能维持一定的体位。若只有体张力降低或丧失,但不伴有意识丧失称近乎晕厥即一过性黑蒙。脑部供血暂停 3 s 以上可发生近似晕厥;5 s 以上可发生晕厥;超过 10 s 除意识丧失外尚出现抽搐,偶有大小便失禁,称阿-斯综合征(Adams-Stokes syndrome)。心源性晕厥常见原因有心律失常(如病态窦房结综合征、高度房室传导阻滞、室性心动过速及心室扑动和心室颤动)和器质性心脏病(如严重主动脉瓣狭窄、急性心肌梗死、心脏压塞等)。

【护理评估】

1. 健康史　询问患者有无心脏病史和其他病史,发作前有无诱因及先兆症状。晕厥发作的急缓、频率、持续时间及与姿势的关系。有无意识丧失或大小便失禁。晕厥发作时是否产生焦虑、窘迫和恐惧心理。

2. 身体状况　评估患者的意识状态及生命体征,有无心律失常、心脏杂音,有无发绀、呼吸困难等。

3. 辅助检查　心电图、动态心电图及超声心动图有助于判断晕厥的原因。

【常见护理诊断/问题】

有受伤的危险:与晕厥时意识丧失导致摔倒有关。

【护理措施】

1. 一般护理　晕厥发作频繁者或曾有跌倒病史者应卧床休息,加强生活护理。嘱患者不要单独外出,防止意外。嘱患者避免剧烈活动、情绪激动或紧张、快速改变体位等,一旦有头晕、黑蒙等先兆时立即平卧,以免跌伤。

2. 配合治疗　如心率显著缓慢的患者遵医嘱给予阿托品、异丙肾上腺素等药物,必要时给予人工心脏起搏治疗。对其他心律失常或心脏器质性病变的患者给予相应的治疗和护理(详见本章第四节"心律失常")。

(陶志敏)

第三节　心力衰竭

刘某,女,67岁,30年来反复于劳累或受凉后出现胸闷、心悸、气急,休息后缓解。当地医院诊断为"风湿性心脏瓣膜病,二尖瓣狭窄伴关闭不全",长期服用地高辛、氢氯噻嗪等药物。平素常感冒。2 d前受凉后胸闷气急加重,夜间不能平卧,双下肢水肿,咳白色泡沫痰伴心悸、尿少,双下肢水肿。T 37 ℃,P 80次/min,R 22次/min,BP 110/70 mmHg,颈静脉怒张,双肺底可闻及湿啰音,心脏叩诊向两侧扩大,心率110次/min,节律绝对不齐,心尖部可闻及舒张期隆隆样杂音,肝脏触诊肋缘下3 cm并有压痛,肝-颈静脉回流征阳性。心电图示心房颤动。

请思考:①该患者的诊断及依据。②请评估该患者的心功能。护理评估应注意哪些要点?③该患者目前最主要的护理问题有哪些?④该患者目前最主要的护理措施是什么?

心力衰竭(heart failure,HF),简称心衰,是各种心脏结构或功能性疾病导致心室充盈和(或)射血能力受损,心排血量不能满足机体组织代谢需要,以肺循环和(或)体循环淤血,器官、组织血液灌注不足为临床表现的一组综合征,主要表现为呼吸困难、体力活动受限和体液潴留。心功能不全(cardiac insufficiency)或心功能障碍理论上是一个更广泛的概念,有临床症状的心功能不全称为心力衰竭。心力衰竭按其发病的缓急,可分为慢性心力衰竭和急性心力衰竭,以慢性居多。按其发生部位可分为左心衰竭、右心衰竭和全心衰竭。按左心室射血分数是否正常可分为射血分数降低和射血分数正常两类。

一、慢性心力衰竭

慢性心力衰竭(chronic heart failure,CHF)是大多数心血管疾病的终末期表现和最主要的死因,是临床常见的急危重症,是21世纪心血管领域的两大挑战之一。

人群慢性心力衰竭患病率为0.9%,男性0.7%,女性1.0%。慢性心力衰竭的患病率随着年龄增加显著上升。患病率北方(1.4%)高于南方(0.5%),城市(1.1%)高于农村(0.8%)。近二三十年来,引起慢性心力衰竭的主要原因已从风湿性瓣膜性心脏病转变为冠心病。

【病因】

(一)基本病因

1. 原发性心肌损害　包括缺血性心肌损害如冠心病心肌缺血和(或)心肌梗死；心肌炎和心肌病；心肌代谢障碍性疾病以糖尿病心肌病最常见，其他如甲亢性心肌病、心肌淀粉样变性、酒精性心肌病等也是常见的病因。

2. 心脏负荷过重

(1)压力负荷(后负荷)过重　是指心脏收缩期射血阻力增加。常见原因有高血压、主动脉瓣狭窄、肺动脉高压、肺功脉瓣狭窄等。

(2)容量负荷(前负荷)过重　是指心脏舒张期所承受的容量负荷增加。常见于心脏瓣膜关闭不全如主动脉瓣关闭不全、二尖瓣关闭不全等引起的血液反流；先天性心血管病如室间隔缺损、动脉导管未闭等引起的血液分流。此外，伴有全身血容量增多或循环血量增多的疾病，如慢性贫血、甲状腺功能亢进症等，心脏的容量负荷也必然增加。容量负荷增加超过一定限度，心肌结构和心肌收缩功能发生改变。

(二)诱因

在有基础心脏病的患者中，80%~90%患者心力衰竭症状由一些增加心脏负荷的因素所诱发。常见诱因有：

1. 感染　是心力衰竭最常见的诱因，尤以呼吸道感染多见，其次为感染性心内膜炎。感染可加重肺淤血，诱发心衰。

2. 心律失常　心房颤动是诱发心力衰竭最重要的因素，快速性心房颤动时心排血量降低，心动过速增加心肌耗氧量，诱发或加重心力衰竭。其他各种类型的快速性心律失常以及严重的缓慢性心律失常均可诱发心力衰竭。

3. 血容量增加　如摄入钠盐过多，静脉输入液体过多、过快等。

4. 过度劳累或情绪激动　如体力活动、妊娠和分娩，暴怒、精神过度紧张等。

5. 其他　治疗不当如不恰当停用利尿药物、洋地黄药物；原有心脏病变加重或并发其他疾病如冠心病发生心肌梗死，风湿性心瓣膜病出现风湿活动，合并甲状腺功能亢进、贫血等。

【发病机制】

当基础心脏病损及心功能时，机体首先发生多种代偿机制。这些机制可使心功能在一定的时间内维持在相对正常的水平，但这些代偿机制也均有其负性的效应。当失代偿而出现心力衰竭时，病理生理变化可归纳为以下三个方面。

(一)代偿机制

当心肌收缩力受损和(或)心室超负荷血流动力学因素存在时，机体通过以下代偿机制使心功能在短期内维持相对正常水平。

1. Frank-Starling 机制　即增加心脏的前负荷，使回心血量增多，心室舒张末期容积增加，从而增加心排血量。心室舒张末期容积增加，意味着心室扩张，舒张末期压力也增高，相应的心房压、静脉压也随之升高。当左心室舒张末压力>18 mmHg时出现肺充血的症状和体征。

2. 心肌肥厚　当心脏后负荷增高时，常以心肌肥厚作为主要的代偿机制，心肌肥厚心肌细胞数并不增多,以心肌纤维增多为主。心肌从整体上显得能源不足,继续发展终至心肌细胞死亡。心肌肥厚心肌收缩力增强,克服后负荷阻力,心排血量在相当长时间内维持正常,但心肌肥厚者心肌顺应性差,舒张功能降低,心室舒张末压升高。

3. 神经体液的代偿机制　当心脏排血量不足,心腔压力升高时,机体全面启动神经体液机制进行代偿。

(1) 交感神经兴奋性增强　心力衰竭早期,通过颈动脉和主动脉压力感受器的调控,引起交感神经兴奋性增强,大量肾上腺素(epine phrine,E)和去甲肾上腺素(noradrenaline,NE)释放入血中,维持心排血量;但同时周围血管收缩,心脏后负荷增加,心率加快,均使心肌耗氧量增加。除了上述血流动力学效应外,NE对心肌细胞有直接的毒性作用,可促使心肌细胞凋亡,参与心脏重塑(remodeling)的病理过程。此外,交感神经兴奋还可使心肌应激性增强而有促心律失常作用。

(2) 肾素-血管紧张素-醛固酮系统(renin-angiotensin-aldosterone system,RAAS)激活　由于心排血量降低,肾血流量随之减少,RAAS被激活。其有利的一面是心肌收缩力增强,周围血管收缩维持血压,调节血液的再分配,保证心、脑等重要器官的血供,同时促进醛固酮分泌,使水钠潴留,增加总体液量及心脏前负荷,起到代偿作用。但同时RAAS激活促进心脏和血管重塑,加重心肌损伤和心功能恶化。

(二) 心力衰竭时各种体液因子的改变

近年来不断发现一些新的肽类细胞因子参与心力衰竭的发生和发展过程:

1. 心钠肽和脑钠肽　正常情况下,当心房压力增高,房壁受牵引时,心钠肽分泌增加,其生理作用为排钠、利尿、扩血管等对抗肾上腺素、肾素-血管紧张素等的水、钠潴留效应。正常人脑钠肽分泌量随心室充盈压的高低而变化,其生理作用与ANP相似。心衰状态下,两者降解很快,且其生理效应明显减弱。血浆中两者增高的程度与心衰的严重程度呈正相关,因此作为评定心衰的进程和判断预后的指标。

2. 精氨酸加压素　由垂体分泌,释放受心房牵张受体的调控,具有抗利尿和周围血管收缩的生理作用,对维持血浆渗透压起关键作用。心力衰竭时心房牵张受体的敏感性下降,其释放不受相应的抑制而血浆中水平升高,继而水的潴留增加,同时其周围血管的收缩作用又使心脏后负荷增加。

3. 内皮素　是由血管内皮释放的肽类物质,具有很强的收缩血管的作用。心力衰竭时,血浆内皮素水平升高,且直接与肺动脉压力特别是肺血管阻力升高相关。此外,内皮素还可导致细胞肥大增生,参与心脏重塑过程。

(三) 心肌损害和心室重塑

原发性心肌损害和心脏负荷过重使心脏功能受损,导致心室扩大或心室肥厚等各种代偿性变化。在心腔扩大、心室肥厚的过程中,心肌细胞、胞外基质、胶原纤维网等均有相应变化,也就是心室重塑过程。目前大量的研究表明,心室重塑是心力衰竭发生发展的基本机制。心脏功能从代偿到失代偿除了因为代偿能力有一定的限度、各种代偿机制的负面影响之外,心肌细胞的能量供应相对及绝对的不足及能量的利用障碍导致心肌细胞坏死、纤维化也是一个重要的因素。心肌细胞减少使心肌整体收缩力下降;纤维化的增加又使心室的顺应性下降,重塑更趋明显,心肌收缩力不能发挥其应有的射血效应,如此形成恶性循环,终至不可逆转的终末阶段。

【临床表现】

临床上左心衰竭最为常见,单纯右心衰竭较少见。左心衰竭后继发右心衰竭而致全心衰竭者,以及由于严重广泛心肌疾病同时波及左、右心而发生全心衰竭者,临床上更为多见。

(一)左心衰竭

左心衰竭以肺淤血及心排血量降低表现为主。

1.症状

(1)呼吸困难　程度不同的呼吸困难是左心衰竭最主要的症状。可表现为:①劳力性呼吸困难,是左心衰竭最早出现的症状。②端坐呼吸。③夜间阵发性呼吸困难,又称之为"心源性哮喘"。④急性肺水肿,是"心源性哮喘"的进一步发展,是左心衰竭呼吸困难最严重的形式。

(2)咳嗽、咳痰、咯血　咳嗽、咳痰是肺泡和支气管黏膜淤血所致。开始常于夜间发生,坐位或立位时咳嗽可减轻。痰为白色浆液性泡沫状,偶见痰中带血丝。长期慢性肺淤血,导致肺循环和支气管血液循环之间形成侧支,在支气管黏膜下形成扩张的血管,一旦破裂可引起大咯血。

(3)乏力、疲倦、头晕、心悸　因心排血量不足,器官、组织灌注不足及代偿性心率加快所致。

(4)少尿及肾功能损害症状　严重的左心衰竭血液进行再分配时,首先是肾的血流量明显减少,患者可出现少尿。长期慢性的肾血流量减少可出现血尿素氮、肌酐升高,并可有肾功能不全的相应症状。

2.体征

(1)肺部湿啰音　是左心衰竭的主要体征。由于肺毛细血管压增高,液体可渗出到肺泡而出现湿性啰音。随着病情的由轻到重,肺部啰音可从局限于肺底部直至全肺。侧卧位时下垂一侧啰音较多。

(2)心脏体征　除基础心脏病的固有体征外,慢性左心衰竭的患者一般均有心脏扩大(单纯舒张性心衰除外)及相对二尖瓣关闭不全的反流性杂音、肺动脉瓣区第二心音亢进及舒张期奔马律。

(二)右心衰竭

右心衰竭以体静脉淤血表现为主。

1.症状

(1)消化道症状　胃肠道及肝淤血引起食欲不振、恶心、呕吐、腹胀等是右心衰最常见的症状。肝脏淤血可出现右上腹疼痛。

(2)劳力性呼吸困难　单纯性右心衰和继发于左心衰的右心衰都有明显的呼吸困难。

2.体征

(1)水肿　体静脉压力增高使皮肤等软组织出现水肿。水肿是右心衰竭的典型体征,水肿首先发生在身体下垂的部位,常呈压陷性、对称性。右心衰严重者,可呈全身性水肿。

(2)颈静脉征　颈静脉搏动增强、充盈、怒张是右心衰时的主要体征,肝-颈静脉回流征阳性则更具有特征性。

(3)肝大　肝脏因淤血肿大常伴压痛,持续慢性右心衰可致心源性肝硬化。

(4)心脏体征　除基础心脏病的相应体征之外,右心衰时可因右心室显著扩大而出现三尖瓣关闭不全的反流性杂音。

(三)全心衰竭

同时具有左右心衰的临床表现。右心衰继发于左心衰而出现的全心衰,因右心排血量减少,阵发性呼吸困难等肺淤血症状反而减轻。

(四)心力衰竭的分期与分级

1. 心力衰竭分期

(1)前心衰阶段　患者存在心衰高危因素,但目前尚无心脏结构和功能异常,也无心衰的症状和体征。

(2)前临床心衰阶段　患者无心衰症状和体征,但已发展为结构性心脏病如左心室肥厚、既往心肌梗死史等。

(3)临床心衰阶段　患者已有基础结构性心脏病,既往或目前有心衰症状和(或)体征。

(4)难治性终末期心衰阶段　患者虽然经严格内科治疗,但休息时仍有症状,常伴心源性恶病质,需反复住院治疗。

2. 心力衰竭分级　心力衰竭的严重程度通常采用美国纽约心脏学会(New York Heart Association,NYHA)提出的心功能分级标准分为四级(表3-2)。这种分级方案的优点是简单易行,但其缺点是仅凭患者的主观感受和(或)医生的主观评价,患者个体差异很大。

表3-2　心功能分级(NYHA,1928)

心功能分级	依据及特点
Ⅰ级	患者日常活动不受限制,一般活动不引起乏力、呼吸困难等心衰症状
Ⅱ级	患者体力活动轻度受限,休息时无症状,一般活动可出现心衰症状
Ⅲ级	患者体力活动明显受限,低于平时一般活动即出现心衰症状
Ⅳ级	患者不能从事任何体力活动,休息时也可出现心衰症状,活动后加重

3.6分钟步行试验法　简单易行、安全方便,通过评定慢性心衰患者的运动耐力来评价心衰的严重程度和疗效。要求患者在平直走廊里尽可能快的行走,测定6分钟的步行距离,若6分钟步行距离<150 m,表明为重度心衰;150~425 m和426~550 m分别为中度和轻度心衰。

【实验室及其他检查】

1. 血液检查　由于体液总容量增加,心力衰竭患者可发生稀释性低钠血症。利尿剂治疗可造成低钾血症和低镁血症。利钠肽的监测有助于心衰诊断和预后判断。

2. X射线检查　心影大小及外形对心脏病病因诊断有重要价值,心脏扩大程度及动态改变间接反映心脏功能状态。肺淤血的有无及其程度直接反映心功能状态。

3. **超声心动图** 是心衰诊断中最有价值的检查方法。比 X 射线更准确地提供各心腔大小变化及心瓣膜结构及功能情况。以收缩末及舒张末的容量差计算左心室射血分数(LVEF 值),估计心脏功能收缩功能;超声多普勒显示心动周期中舒张早期与舒张晚期心室充盈速度 E/A 值,反映心室主动的舒张功能,是临床上最实用的判断舒张功能的方法。

4. **放射性核素检查** 放射性核素心血池显影有助于判断心室腔大小,以收缩末期和舒张末期的心室影像的差别计算 EF 值,同时还可计算左心室最大充盈速率以反映心脏舒张功能。

5. **MRI 检查** 三维成像技术受心肌几何形状影响小,能精确计算收缩末、舒张末容积、心搏出量和射血分数。还可比较左右室的心搏出量,测定二尖瓣和主动脉瓣的反流量,判断疾病严重程度。

6. **有创性血流动力学检查** 对急性重症心衰患者在床边采用漂浮导管检查,经静脉插管直至肺小动脉,测定各部位的压力及血液含氧量,计算心脏指数(cardiac index,CI)及肺动脉楔压(pulmonary arteriole wedge pressure,PAWP),直接反映左心功能。

【诊断要点】

心力衰竭的诊断是综合病因、病史、症状、体征及客观检查而做出的。首先应有明确的器质性心脏病的诊断。心衰的症状体征是诊断心衰的重要依据。左心衰竭的肺淤血引起不同程度的呼吸困难、肺部啰音,右心衰竭的体循环淤血引起的颈静脉怒张、肝大、水肿等是诊断心衰的重要依据。

【治疗要点】

心衰的治疗目的包括:防止和延缓心衰的发生;缓解临床心衰患者的症状;改善其长期预后和降低死亡率。

(一)病因治疗

1. **基本病因的治疗** 对可能导致心脏功能受损的常见疾病如高血压、冠心病、糖尿病、代谢综合征等,在尚未造成心脏器质性改变前即应早期进行有效的治疗,如药物降压、介入手术改善冠心病心肌缺血、慢性心瓣膜病换瓣等。

2. **控制和消除诱因** 针对常见心衰诱因如感染、心律失常、贫血、甲状腺功能亢进和电解质紊乱的治疗。

(二)一般治疗

见一般护理内容。

(三)药物治疗

1. **利尿剂** 利尿剂是心衰治疗中最常用的药物,通过排钠排水减轻心脏的容量负荷,能显著缓解淤血症状和水肿。对慢性心衰患者,原则上利尿剂应长期维持,水肿消失后,应以最小剂量无限期使用。但是不能将利尿剂做单一治疗。常用利尿剂包括:①噻嗪类利尿剂,以氢氯噻嗪(双氢克尿噻)为代表,为中效利尿剂,轻度心衰可首选此药。②袢利尿剂,以呋塞米(速尿)不良反应。③保钾利尿剂,包括螺内酯(安体舒通)和氨苯蝶啶,特点为促进水钠排泄的同时阻止钾的排泄。

2. 肾素-血管紧张素-醛固酮系统抑制剂

（1）血管紧张素转化酶抑制剂（angiotensin converting enzyme inhibitor，ACEI） 是目前治疗慢性心衰的首选药。其主要作用机制：抑制肾素血管紧张素系统（RAS），抑制循环 RAS 达到扩张血管、抑制交感神经兴奋性的作用，更重要的是抑制心脏组织中的 RAS，在改善和延缓心室重塑中起关键作用。总之，ACEI 除发挥扩血管作用改善心衰时的血流动力学、减轻淤血症状外，更重要的是降低心衰患者代偿性神经-体液的不利影响，限制心肌、小血管的重塑，以达到维护心肌的功能、推迟充血性心力衰竭的进展、降低远期死亡率的目的。ACEI 目前种类很多，均可选用，如卡托普利 12.5～25.0 mg，每日 2 次，起效快；贝那普利（5～10 mg）、培哚普利（2～4 mg）、咪达普利、赖诺普利等为长效制剂，每日用 1 次，可提高患者的依从性。

（2）血管紧张素Ⅱ受体阻滞剂（angiotensin receptor blocker，ARB） ARB 阻断 RAS 的效应与 ACEI 相同，对 ACEI 引起的干咳不能耐受者可改用 ARB。常用药物有坎地沙坦、氯沙坦、缬沙坦等。

（3）醛固酮受体拮抗剂的应用 近年来大样本临床研究证明小剂量螺内酯可阻断醛固酮效应，对抑制心血管的重构、改善慢性心力衰竭的远期预后有很好的作用，是应用较广的醛固酮受体拮抗剂。对中重度心衰患者可加用小剂量醛固酮受体拮抗剂，但必须注意监测血钾。

3. β 受体阻滞剂
β 受体阻滞剂可对抗代偿机制中交感神经激活，明显提高运动耐量，降低死亡率，改善心衰预后。目前临床上主张所有有心功能不全且病情稳定的患者除非有禁忌或不能耐受，均应使用 β 受体阻滞剂。常用药如美托洛尔 12.5 mg/d、比索洛尔 1.25 mg/d、卡维地洛 6.25 mg/d 等。

考点：利尿剂及洋地黄药物应用。

4. 正性肌力药

（1）洋地黄制剂 通过抑制心肌细胞膜上钠钾 ATP 酶活性，使细胞内 Ca^{2+} 浓度增高而增强心肌收缩力，同时也减慢房室结传导，降低心率和心肌耗氧量。特别适用于伴有房扑、房颤和快速心室率的心力衰竭的治疗。常用的洋地黄制剂有毛花苷丙（西地兰）、毒毛花苷 K 和地高辛。

地高辛：口服片剂，适用于中度心力衰竭维持治疗，0.25 mg/次，每日 1 次。对 70 岁以上或肾功能不良的患者宜减量。

毛花苷丙：静脉注射用制剂，为快速作用类药物。注射后 10 min 起效，适用于急性心力衰竭或慢性心力衰竭加重时，特别适用于心衰伴快速性房颤者。

毒毛花苷 K：也为快速作用类，静脉注射后 5 min 起作用，主要用于急性心力衰竭的治疗。

（2）非洋地黄类正性肌力药

肾上腺素能受体兴奋剂：包括多巴胺和多巴酚丁胺，较小剂量可增强心肌收缩力。适用于心力衰竭急性恶化时的短期治疗，在心力衰竭长期治疗中的作用尚有争议。

磷酸二酯酶抑制剂：包括氨力农和米力农，这些药物仅限于急重症心衰患者的短期治疗。研究证明长期应用可增高重症 CHF 患者死亡率。

5. 肼苯哒嗪和硝酸异山梨酯
近年来对于慢性心衰已不主张常规应用肼苯哒嗪和硝酸异山梨酯。对于不能耐受 ACEI 患者可考虑应用小静脉扩张剂硝酸异山梨酯和扩张小动脉的肼苯哒嗪等。

(四)舒张性心力衰竭的治疗

舒张性心功能不全由于心室舒张不良使左心室舒张末压(LVEDP)升高,而致肺淤血,多见于高血压和冠心病,最典型的舒张功能不全见于肥厚型心肌病变。主要治疗措施如下:

1. β受体拮抗剂　改善心肌顺应性,使心室的容量-压力曲线下移,表明舒张功能改善。

2. 钙通道阻滞剂　降低心肌细胞内钙浓度,改善心肌主动舒张功能,主要用于肥厚型心肌病。

3. ACEI　有效控制高血压,从长远来看改善心肌及小血管重构,有利于改善舒张功能,最适用于高血压心脏病及冠心病。

4. 尽量维持窦性心律　保证房室顺序传导,保证心室舒张期充分的容量。

5. 对肺淤血症状较明显者　可适量应用静脉扩张剂(硝酸酯制剂)或利尿剂降低前负荷,但不宜过度,因过分的减少前负荷可使心排血量下降。

6. 禁用药物　在无收缩功能障碍的情况下,禁用正性肌力药物。

(五)难治性心力衰竭的治疗

难治性心力衰竭是指经各种治疗心衰不见好转甚至还有进展者,但并非指心脏情况已至终末期不可逆转者。对这类患者应努力寻找潜在的原因,并设法纠正,如风湿活动、感染性心内膜炎、贫血、甲状腺功能亢进、电解质紊乱、洋地黄类过量、反复发生的小面积的肺栓塞等,或者患者是否有与心脏无关的其他疾病如肿瘤等。同时调整心衰用药,强效利尿剂和血管扩张剂及正性肌力药物联合应用等。对高度顽固水肿也可使用血液滤过或超滤,对适应证掌握恰当,超滤速度及有关参数调节适当时,常可及时明显改善症状。

(六)其他

心脏再同步化治疗(cardiac resynchronization therapy,CRT),对慢性心衰心脏失同步化者进行CRT,即植入双(三)心腔起搏装置,以同步化方式刺激右心室和左心室,不仅可缓解症状,提高生活质量,而且可显著降低患者死亡率。机械辅助循环治疗是用人工机械类辅助或代替部分心腔以改善衰竭心脏循环状态的治疗方法。用于药物治疗无效时。顽固性心衰患者的最终治疗方法是心脏移植,但因其供体来源及排斥反应而难以广泛开展。

【常用护理诊断/问题、措施及依据】

1. 气体交换受损　与左心衰致肺淤血有关。

(1) 参见本章第二节心源性呼吸困难的护理措施。

(2) 用药护理

血管紧张素转换酶抑制剂(ACEI):主要不良反应包括干咳、直立性低血压和头晕、一过性肾损害(蛋白尿)、皮炎、间质性肺炎、高钾血症、血管神经性水肿等。药物的使用宜从小剂量开始,在用药期间需监测血压,避免体位的突然改变,监测血钾水平和肾功能。若患者出现不能耐受的血管神经性水肿应停止用药。当心衰患者因ACEI的干咳不能耐受时可改用血管紧张素受体阻滞剂(ARB)。

硝酸酯制剂:可致头痛、面红、心动过速、血压下降等,尤其是硝酸甘油静脉滴注时,应严格掌握滴速。

β受体阻滞剂:不良反应包括液体潴留(可表现为体重增加)、心动过缓、低血压、心功能恶化等。在用药期间应监测心率和血压,当心率低于50次/min或出现低血压时,应暂停给药并及时报告医生。

2. 体液过多　与右心衰致体循环淤血、水钠潴留、低蛋白血症有关。

(1)体位　下肢水肿者如无明显呼吸困难,可抬高下肢,以利于静脉回流,增加回心血量,提高肾小球滤过率,促进水钠排出。有明显呼吸困难者给予高枕卧位或半卧位;端坐呼吸者可使用床上小桌,让病人伏桌休息,必要时双腿下垂。伴胸水或腹水者宜采取半卧位。注意病人体位的舒适与安全,必要时加床栏防止坠床。

(2)饮食护理　给予低盐清淡易消化饮食,少量多餐,伴低蛋白血症者可静脉补充白蛋白。限制钠盐摄入,每天食盐摄入量5 g以下为宜。限制含钠量高的食品如腌肉、熏鱼、香肠、罐头、海产品、苏打饼干等。烹饪时可用糖、代糖、醋等调味品增加食欲。但应注意在应用强效排钠利尿剂时,过分严格限盐可导致低钠血症。限制液体入量,饮食中或补液量以"量出为入"的原则,控制输液速度和液体总入量;避免输注氯化钠溶液。

(3)应用利尿剂的护理　遵医嘱正确使用利尿剂,注意药物不良反应的观察和预防。电解质紊乱是长期使用利尿剂最容易出现的不良反应。排钾类(袢利尿剂和噻嗪类)利尿剂最主要的不良反应是低钾血症,病人常表现为乏力、腹胀、肠鸣音减弱、心电图U波增高等;保钾类(氨苯喋啶和螺内酯)利尿剂主要的不良反应是高钾血症,病人常表现为肢体感觉麻木、肌肉酸痛、恶心、呕吐、腹痛、烦躁不安或神志不清、心电图T波"帐篷样"改变等;故应监测血钾浓度。血钾异常可诱发心律失常,低钾还可诱发洋地黄中毒。服用排钾利尿剂时多补充含钾丰富的食物,如鲜橙汁、柑橘、香蕉、枣、杏、无花果、马铃薯、深色蔬菜等,必要时遵医嘱补充钾盐。口服补钾宜在饭后与果汁同饮,以减轻胃肠道不适;外周静脉补钾时每500 mL液体中KCl含量不宜超过1.5 g。噻嗪类的其他不良反应有胃部不适、呕吐、腹泻高血糖、高尿酸血症等。氨苯喋啶的不良反应有胃肠道反应、嗜睡、乏力、皮疹,长期用药可致高钾,伴肾功减退时,少尿或无尿者慎用。螺内酯的不良反应有嗜睡、运动失调、男性乳房发育、面部多毛等,肾功能不全及高钾血症者禁用。静脉注射呋塞米宜慢,以每分钟不超过20 mg为宜。指导服用利尿剂的合理时间,通常应在早晨服用,以避免夜间频繁排尿影响休息。

(4)病情监测　每天在病人晨起排尿后、早餐前选同一时间、着同类服装、用同一体重计测量体重。准确记录血压、24 h液体出入量、体重,有腹水者每天测量腹围。监测血电解质水平。

(5)保护皮肤　保持床褥清洁、柔软、平整、干燥,严重水肿者可使用气垫床。定时协助或指导病人变换体位,膝部、踝部及足跟处可垫软枕以减轻局部压力。使用便盆应动作轻巧,勿强行推、拉,防止擦伤皮肤。嘱病人穿柔软、宽松的衣服。用热水袋保暖时注意防止烫伤。用减压辅料保护局部皮肤,防止褥疮。保持会阴部清洁干燥。

3. 活动无耐力　与心排血量减少有关。

(1)制订活动计划　告诉病人运动训练的治疗作用,鼓励病人进行体力活动(心衰症状急性加重期或怀疑心肌炎的病人除外),与病人及家属一起确定活动量和持续时间,循序渐进增加活动量。可根据心功能分级安排活动量。心功能Ⅰ级:不限制一般体力活动,适当参加体育锻炼,但应避免剧烈活动;心功能Ⅱ级:适当限制体力活动,增加午睡时间,不影响轻体力劳动或家务劳动;心功能Ⅲ级:严格限制一般体力活动,以卧床休息为主,应鼓励病人日常生活自理或在协助下自理;心功能Ⅳ级:绝对卧床休息,由他人照料日常生活。病人长期卧床期间应进行被动或主动运动,如四肢屈伸运动、翻身、温水浴足及局部按摩,以促进血液循环,防止静脉血栓形成或肺栓塞。6分钟步行试验也可作为制订个体运动量的重要依据。

(2)监测活动过程中反应　若病人活动中出现明显心前区不适、胸痛、呼吸困难、头晕、眼花、面色苍白、低血压、极度疲乏时,应停止活动,就地休息。若休息后症状仍不缓解应报告医生,协助处理。ACC/AHA指出,运动治疗中需要进行心电监护的指征有:LVEF<30%;安静或运动时出现室性心律失常;运动时收缩压降低;心源性猝死、心肌梗死、心源性休克的幸存者等。

4.潜在并发症:洋地黄中毒

(1)预防洋地黄中毒　明确影响洋地黄中毒的因素:①老年人、心肌缺血缺氧、重度心力衰竭、低钾低镁血症、肾功能减退等情况对洋地黄较敏感,使用时应严密观察患者用药后反应。②与奎尼丁、胺碘酮、维拉帕米、阿司匹林等药物合用,可增加中毒机会,在给药前应询问有无上述药物及洋地黄用药史。用药时应注意:①严格按时按医嘱给药,给药前数脉搏,当脉搏<60次/min或节律不规则时应暂停服药并告诉医师。②如果一次漏服口服药,下一次不能补服;用毛花苷丙或毒毛花苷K时务必稀释后静脉注射,在10~15 min内缓慢静脉注射完,同时监测心率、心律及心电图变化,记录给药时间。③必要时监测血清地高辛浓度。

(2)观察洋地黄中毒表现　洋地黄中毒最重要的反应是各类心律失常,最常见为室性期前收缩,多表现为二联律或三联律。其他如房性期前收缩、心房颤动及房室传导阻滞。快速房性心律失常又伴有房室传导阻滞是洋地黄中毒的特征性表现,可引起心电图ST-T改变。胃肠道反应如食欲下降、恶心、呕吐,以及中枢神经系统的症状,如头痛、倦怠、视力模糊、黄视、绿视等在用维持量法给药时已相对少见。

(3)洋地黄中毒的处理　①立即停用洋地黄。②低血钾者可口服或静脉补钾,停用排钾利尿剂。③纠正心律失常:快速性心律失常可用利多卡因或苯妥英钠,电复律因易致心室颤动,一般禁用。有传导阻滞及缓慢性心律失常者可用阿托品0.5~1.0 mg皮下、静脉注射或安置临时心脏起搏器。

【其他护理诊断/问题】

1.有皮肤完整性受损的危险　与长期卧床或强迫体位、水肿营养不良有关。

2.焦虑/恐惧/绝望　与慢性病程、机体功能状态减弱、病情反复发作呈加重趋势、担心疾病预后有关。

3.营养失调:低于机体需要量　与长期食欲下降有关。

【健康指导】

1.疾病预防指导　向病人解释心力衰竭疾病过程和对生活的影响。特别应注意告诉病人心衰的诱因以及避免和预防诱因的措施,对心衰高危阶段的A期应强调积极干预各种高危因素,包括控制血压、血糖、血脂异常,积极治疗原发病。避免可增加心力衰竭危险的行为,如吸烟、饮酒。避免各种诱发因素,如感染(尤其是呼吸道感染)、过度疲劳、情绪激动、输液过快过多等。育龄妇女应在医师指导下决定是否可以妊娠与自然分娩。

2. 疾病知识指导　教育家属给予病人积极的支持,帮助树立战胜疾病的信心,保持情绪稳定,积极配合治疗。饮食宜低盐、清淡、易消化、富营养,每餐不宜过饱。避免长期卧床,指导病人根据心功能状态进行体育活动锻炼,以无症状出现为宜。

3. 用药指导及病情监测　告知病人及家属药物的名称、剂量、用法、作用与不良反应,解释服药依从性的重要性。指导病人每天测量体重,定期随访。教会病人监测脉搏,需停止服药(尤其洋地黄制剂)的情况。当发现体重增加或症状恶化应及时就诊。

二、急性心力衰竭

急性心力衰竭(acute heart failure,AHF)是指心力衰竭急性发作和(或)加重的一种临床综合征,可表现为急性新发或慢性心衰急性失代偿。临床上以急性左心衰较为常见,多表现为急性肺水肿或心源性休克,是本节重点讨论内容。

【病因和发病机制】

1. 病因　心脏解剖或功能的突发异常,使心排血量急剧降低和(或)肺静脉压突然升高均可发生急性左心衰。常见病因如急性广泛前壁心肌梗死、乳头肌梗死断裂、室间隔破裂穿孔;感染性心内膜炎引起的瓣膜穿孔、腱索断裂所致急性反流;其他如高血压心脏病血压急剧升高、原有心脏病基础上快速性心律失常或严重缓慢性心律失常,输液过多过快等。

2. 发病机制　主要是心肌收缩力突然严重减弱,或左心室瓣膜急性反流,心排血量急剧减少,左心室舒张末压(left ventricular end diastolic pressure,LVEDP)迅速升高,肺静脉回流不畅,肺静脉压快速升高,肺毛细血管压随之升高使血管内液体渗入肺间质和肺泡内形成急性肺水肿。肺水肿早期可因交感神经激活,血压可升高,但随着病情持续进展,血压将逐步下降。

【临床表现】

考点:主要症状和体征。

1. 症状　突发严重呼吸困难,呼吸频率可达30~40次/min,端坐呼吸,面色苍白、发绀、极度烦躁、大汗淋漓,同时频繁咳嗽,咳粉红色泡沫痰。极重者可因脑缺氧而神志模糊。发病一开始可有一过性高血压,病情加重不缓解,血压可持续下降甚至休克。如果不及时治疗,患者会迅速发生休克而死亡。

2. 体征　肺部听诊两肺布满哮鸣音和湿啰音,心尖部第一心音减弱,频率快,奔马律,肺动脉瓣听诊区第二心音亢进。

【实验室及其他检查】

胸部X射线检查可见肺淤血征,可判断心功能受损部位与程度;血气分析、血流动力学检查,可帮助判断病情进展和疗效。

【诊断要点】

根据典型症状与体征,如突发严重呼吸困难、咳粉红色泡沫状痰,两肺满布湿啰音和哮鸣音等,一般不难做出诊断。

【抢救配合与护理】

1. 体位　立即协助患者取坐位,双腿下垂,以减少静脉回流。

2. 吸氧 开放气道,立即高流量(6~8 L/min)鼻管给氧,氧气湿化瓶内加入50%乙醇,以降低肺泡内泡沫的表面张力,使泡沫破裂,改善通气功能。对病情特别严重者应采用面罩呼吸机持续加压(CPAP)或双水平气道正压(BiPAP)给氧,增加肺泡内压,以上措施无法提高氧供时,使用气管插管。

3. 迅速建立静脉通路 遵医嘱正确用药,观察疗效与副作用。

(1)镇静 吗啡是镇静药,也是一种血管扩张剂。可以缓解心衰患者焦虑烦躁不安,也扩张肺部和全身血管,减轻心脏负荷。一般5 mg静脉注射,可重复使用。可能发生的不良反应有呼吸抑制、低血压、恶心、呕吐。禁用于伴有慢性阻塞性肺部疾病、低血压、意识不清的患者。

(2)快速利尿 强效利尿剂减轻心脏前负荷,给予呋塞米20~40 mg静脉注射,于2 min内推完,4 h后可重复1次。此外,本药还能扩张静脉,有利于缓解肺水肿。

(3)扩血管 严格遵医嘱用药并定时监测血压,尽量用输液泵控制滴速,根据血压调节剂量,维持收缩压在90~100 mmHg。常用的血管扩张剂有:①硝酸甘油,扩张小静脉。一般从10 μg/min开始,每10 min调整1次,每次增加5~10 μg。②硝普钠:为动、静脉血管扩张剂。硝普钠静脉注射后2~5 min起效,起始剂量0.3 μg/(kg·min),静脉滴注。硝普钠含有氰化物,大剂量长期使用会发生硫氰酸中毒,连续用药不宜超过24 h。硝普钠见光易变质分解,应避光静脉滴注。因稀释后的硝普钠溶液不稳定,故应现用现配。③重组人脑钠肽(rhBNP):为重组的人BNP,具有扩血管、利尿、抑制RAAS和交感活性的作用,已通过临床验证,有望用于治疗AHF。

(4)强心 洋地黄类药物最适合用于有心房颤动伴有快速心室率并已知有心室扩大伴左心室收缩功能不全者。毛花苷丙C静脉注射首次可给0.4~0.8 mg,2 h后可酌情再给0.2~0.4 mg。

(5)解痉 氨茶碱可有效解除支气管痉挛,并有一定的正性肌力、利尿、扩血管作用,缓慢静脉注射给药。

4. 病情监测 心电监护,严密监测血压、呼吸、血氧饱和度、心率、心电图、血电解质、血气分析等,对安置漂浮导管者监测血流动力学指标的变化,准确记录24 h出入水量。观察意识、精神状态、呼吸频率和深度的变化、皮肤颜色及温度等变化。

5. 心理护理 恐惧或焦虑可导致交感神经系统兴奋性增高,使呼吸困难加重。医护人员在抢救时必须保持镇静、操作熟练、忙而不乱,使患者产生信任感与安全感。与患者及家属保持密切接触,提供情感支持。

6. 基础护理 做好基础护理和日常生活护理,避免褥疮。

7. 其他 可采用四肢轮流三肢结扎法,以减少回心血量,改善心功能,缓解呼吸困难。适用于现场急救。

【健康指导】

向患者及家属介绍急性心力衰竭的病因,指导其针对基本病因和诱因进行治疗,在静脉输液前主动向医护人员说明病情,及时控制输液量及速度。

(陶志敏)

第四节 心律失常

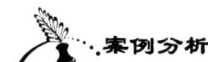

患者,男,28岁。因"阵发性心悸一年余,再发2小时"入院。一年来反复出现心悸,有时伴胸闷,症状时轻时重,未进行正规诊治。2 h前突感心悸,症状持续不缓解而入院。查体:BP 130/80 mmHg,神志清,双肺无干、湿啰音,心率200次/min,心律均齐,强弱均等,各瓣膜听诊区未闻及明显病理性杂音。周围血管征阴性,双下肢无水肿。入院后辅助检查:胸片双侧肺野未见明显实质性病变;心脏彩超提示心内结构未见异常,心功能正常。

请思考:①患者可能的医疗诊断是什么?诊断依据有哪些?②为确诊最需要做什么检查?③该患者的护理诊断及其相关因素是什么?④请给予相应的护理措施。

一、心律失常的分类与发病机制

正常心脏以一定范围的频率产生有规律的收缩,收缩冲动起源于窦房结,并按一定顺序沿心脏的传导系统将冲动传导至心房与心室,形成正常窦性心律。心律失常(arrhythmia)是指心脏冲动的频率、节律、起源部位、传导速度与激动次序的异常。

【分类】

心律失常按其发生原理可分为冲动形成异常和冲动传导异常两大类。

1. 冲动形成异常

(1)窦性心律失常　①窦性心动过速;②窦性心动过缓;③窦性心律不齐;④窦性停搏。

(2)异位心律

被动性异位心律:①逸搏(房性、房室交界区性、室性);②逸搏心律(房性、房室交界区性、室性)。

主动性异位心律:①期前收缩(房性、房室交界区性、室性);②阵发性心动过速(房性、房室交界区性、室性);③心房扑动、心房颤动;④心室扑动、心室颤动。

2. 冲动传导异常

(1)生理性　干扰和房室分离。

(2)病理性　①窦房传导阻滞;②房内传导阻滞;③房室传导阻滞;④束支或分支阻滞(左、右束支及左束支分支传导阻滞)或室内阻滞。

(3)房室间传导途径异常　预激综合征。

按照心律失常发生时心率的快慢,可将其分为快速性心律失常和缓慢性心律失常两大类。前者包括期前收缩、心动过速、扑动和颤动等;后者包括窦性心动过缓、房室传导阻滞等。

【病因和发病机制】

1. 冲动形成异常

（1）自律性异常　正常情况下，窦房结自律性最高，处于主导地位，其他部位具有自律性的心肌细胞为潜在起搏点。自主神经系统兴奋性改变或心脏传导系统的自身病变，均可导致原有正常自律性的心肌细胞不适当冲动的发放。此外，原来无自律性的心肌细胞（如心房、心室肌细胞）亦可在病理状态下出现异常自律性，如心肌缺血、药物、电解质紊乱、儿茶酚胺增多等均可导致自律性增高。

（2）触发活动　是指心房、心室与希氏束-浦肯野组织在动作电位后产生除极活动，被称为后除极。若后除极的振幅增高并抵达阈值，便可引起反复激动，亦可导致持续性快速性心律失常。多见于局部儿茶酚胺浓度增高、心肌缺血-再灌注、低血钾、高血钙、洋地黄中毒时。

2. 冲动传导异常

（1）传导阻滞　冲动传导异常主要表现为各种传导阻滞，当冲动传到某处心肌时，如适逢生理不应期，可形成生理性阻滞或干扰现象。传导障碍并非生理性不应期所致者，称为病理性传导阻滞。

（2）折返现象　折返是所有快速性心律失常最常见的发病机制。产生折返的基本条件是传导异常，包括：①心脏两个或多个部位的传导性与不应期各不相同，相互连结形成一个闭合环；②其中一条通道发生单向传导阻滞；③另一通道传导缓慢，使原先发生阻滞的通道有足够时间恢复兴奋性；④原先阻滞的通道恢复激动，从而完成1次折返激动。冲动在环内反复循环，产生持续而快速的心律失常（图3-1）。

（3）传导紊乱　异常旁路存在时，由心房至心室的冲动有一部分通过旁路过快地传到心室，使部分心室肌提前受到激动，如预激综合征。

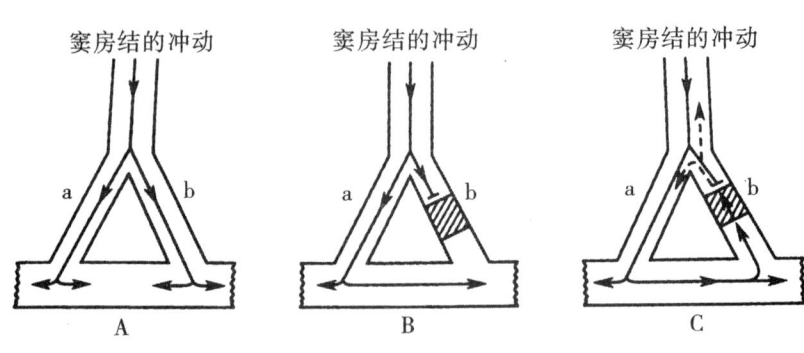

图3-1　房室结内折返

A. 房室结双径路，a 和 b；B. 房室结双径路，b 单向传导阻滞；C. 房室结双径路，b 路传导缓于 a 路。

二、窦性心律失常

凡冲动起源于窦房结的心律称为窦房结性心律，简称窦性心律。正常窦性心律心电图显示：①窦性 P 波在 Ⅰ、Ⅱ、aVF 导联直立，aVR 导联倒置；②P 波后必有 QRS 波群，PR 间期 0.12～0.20 s；③成人频率为 60～100 次/min。儿童心率比较快，新生儿通常为 110～140 次/min。窦性心律的频率因年龄、性别、体力活动等不同有显著的

考点：窦性心律的心电图特征。

差异。

【窦性心动过速】

成人窦性心律的频率超过100次/min,称为窦性心动过速(sinus tachycardia)(图3-2)。窦性心动过速通常逐渐开始与终止,其频率大多在100~150次/min,偶有高达200次/min。刺激迷走神经可使其频率逐渐减慢。健康人可在吸烟、饮茶、饮咖啡、饮酒、体力活动或情绪激动等情况下发生窦性心动过速;某些病理状态,如发热、甲状腺功能亢进、贫血、心肌缺血、心力衰竭、休克以及应用肾上腺素、阿托品等药物亦常引起窦性心动过速。窦性心动过速的治疗应针对病因和去除诱发因素,如治疗心力衰竭、控制甲状腺功能亢进等。必要时β受体阻滞剂如美托洛尔、非二氢吡啶类钙通道阻滞剂如地尔硫䓬可用于减慢心率。

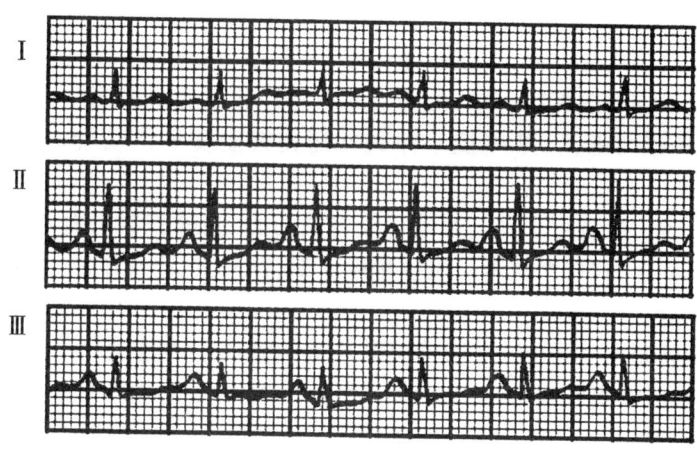

图3-2 窦性心动过速

【窦性心动过缓】

成人窦性心律的频率低于60次/min,称为窦性心动过缓(sinus bradycardia)(图3-3)。窦性心动过缓常同时伴发窦性心律不齐(不同PP间期的差异大于0.12 s)。常见于健康的青年人、运动员、睡眠状态,窦房结病变、急性下壁心肌梗死亦常发生窦性心动过缓。其他原因包括颅内疾患、严重缺氧、甲状腺功能减退、阻塞性黄疸,以及应用β受体阻滞剂、非二氢吡啶类钙通道阻滞剂、洋地黄、胺碘酮或拟胆碱药等。无症状的窦性心动过缓通常无须治疗。如因心率过慢而出现心排血量不足的症状,可应用阿托品、麻黄碱或异丙肾上腺素等药物,但长期应用往往效果不确切,易发生严重不良反应,故应考虑心脏起搏治疗。

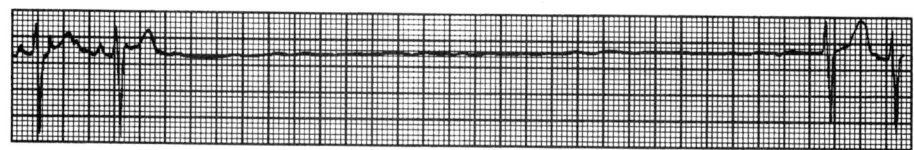

图3-3 窦性心动过缓、窦性停搏、房室交界性逸搏

【窦性停搏】

窦性停搏,又称窦性静止(sinus stand still),是指窦房结在一个不同长短的时间内不能产生冲动,出现心脏搏动的暂时停顿。长时间的窦性停搏后,低位的潜在起搏点如房室交界区或心室可发出单个逸搏或出现逸搏性心律控制心室。迷走神经张力增高或颈动脉窦过敏均可发生窦性停搏。此外,急性心肌梗死、窦房结变性与纤维、脑血管病变等,应用洋地黄、乙酰胆碱等药物亦可引起窦性停搏。一旦窦性停搏时间过长而无逸搏,患者常可发生头晕、黑蒙、晕厥,严重者可发生阿-斯综合征以至死亡。窦性停搏的治疗可参照病态窦房结综合征。

【病态窦房结综合征】

病态窦房结综合征(sick sinus syndrome,SSS),简称病窦综合征,是由窦房结病变导致功能障碍,从而产生多种心律失常的综合表现(图3-4)。

1. 病因　众多病变过程,如淀粉样变性、甲状腺功能减退、纤维化与脂肪浸润、硬化与退行性变等均可损害窦房结,窦房结周围神经和心房肌的病变、窦房结动脉供血减少、迷走神经张力增高、某些抗心律失常药物抑制窦房结功能,亦可导致其功能障碍。

2. 临床表现　患者可出现与心动过缓有关的心、脑等脏器供血不足的症状,如发作性头晕、黑蒙、乏力等,严重者可发生晕厥。如有心动过速发作,则可出现心悸、心绞痛等症状。

3. 心电图特征　主要包括:①持续而显著的窦性心动过缓(50次/min以下),且并非由药物引起;②窦性停搏与窦房传导阻滞;③窦房传导阻滞与房室传导阻滞并存;④心动过缓-心动过速综合征(慢-快综合征),是指心动过缓与房性快速性心律失常(如房性心动过速、心房扑动、心房颤动)交替发作;⑤在未用抗心律失常药物下,房颤的心室率缓慢或其发作前后有窦性心动过缓和(或)一度房室传导阻滞;⑥房室交界区性逸搏心律等。

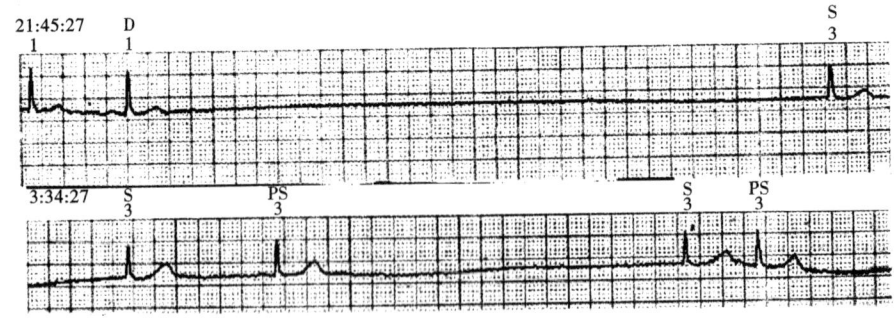

图3-4　病态窦房结综合征

4. 治疗要点　无症状者不必治疗,仅定期随诊观察;有症状者应接受起搏器治疗。心动过缓-心动过速综合征患者发作心动过速,单独应用抗心律失常药物治疗,可能加重心动过缓。应用起搏治疗后,患者仍有心动过速发作,可同时应用各种抗心律失常药物。

三、房性心律失常

【房性期前收缩】

房性期前收缩(atrial premature contraction)是指起源于窦房结以外心房的任何部位的心房激动,是临床上常见的心律失常。

1. 病因 各种器质性心脏病患者均可发生房性期前收缩,并可能是快速性房性心律失常的先兆。正常成人进行24 h心电监测,约60%有房性期前收缩发生。

2. 临床表现 患者一般无明显症状,频发房性期前收缩者可感胸闷、心悸,甚至使原有心绞痛和心力衰竭加重。临床听诊发现在基本心律中有提前出现的心跳,随后有一长间歇。期前收缩第一心音常增强,第二心音相对减弱。

3. 心电图特征 ①房性期前收缩的P波提前发生,与窦性P波形态不同,其PR间期大于0.12 s;②期前收缩后多见不完全性代偿间歇;③提前出现的P波后下传的QRS波群形态通常正常,少数阻滞的或未下传的房性期前收缩后则无QRS波群发生;或虽然房性期前收缩下传,但由于束支不应期不一致,一侧束支已脱离不应期,而另一侧束支仍处于不应期,则出现宽大畸形的QRS波群(称室内差异性传导)(图3-5)。

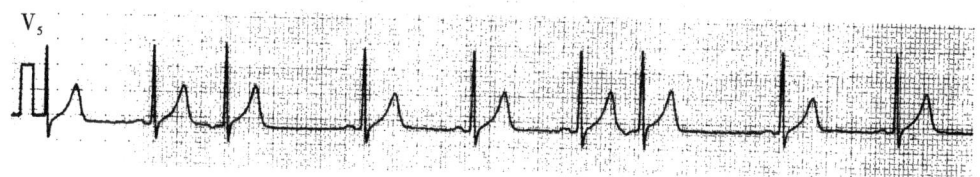

图3-5 房性期前收缩

4. 治疗要点 房性期前收缩通常无须治疗。吸烟、饮酒与咖啡均可诱发房性期前收缩,应劝导患者戒除或减量。当有明显症状或因房性期前收缩触发室上性心动过速时,应给予药物如β受体阻滞剂、普罗帕酮(心律平)等治疗。

【房性心动过速】

房性心动过速(atrial tachycardia)简称房速。根据发病机制与心电图表现的不同可分为自律性房性心动过速、折返性房性心动过速和紊乱性房性心动过速三种。自律性与折返性房速常可伴有房室传导阻滞。

(一)自律性房性心动过速

1. 病因 大多数伴有房室传导阻滞的阵发性房性心动过速因自律性增高引起,常见于心肌梗死、慢性阻塞性肺疾病、大量饮酒、代谢障碍,洋地黄中毒特别是在低血钾时易发生这种心律失常。个别见于无器质性心脏病的儿童或青少年。

2. 临床表现 患者可有胸闷、心悸,发作呈短暂、间歇或持续性。当房室传导比率发生变动时,听诊心率不恒定,第一心音强度变化。颈静脉见到a波数目超过听诊心搏次数。

3. 心电图特征 ①心房率通常为150~200次/min;②P波形态与窦性者不同,在

Ⅱ、Ⅲ、aVF 导联直立;③常出现二度Ⅰ型或Ⅱ型房室传导阻滞,呈现 2∶1 房室传导者常见,但心动过速不受影响;④P 波之间等电位线仍存在;⑤刺激迷走神经不能终止心动过速,仅加重房室传导阻滞;⑥发作开始时心率逐渐加速(图 3-6)。

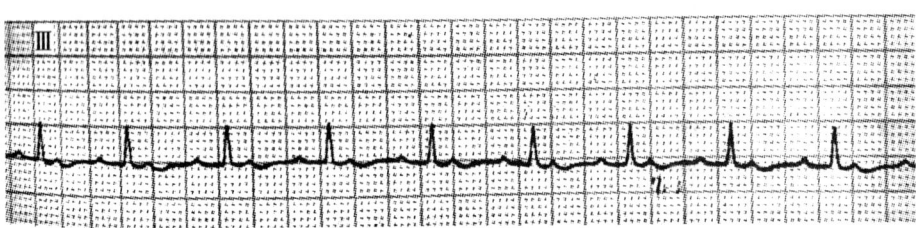

图 3-6　自律性房性心动过速

4.治疗要点　房速合并房室传导阻滞时,心室率通常不太快,无须紧急处理。若心室率在 140 次/min 以上、由洋地黄所致,或伴严重心力衰竭、休克征象时,应紧急治疗。

(1)洋地黄引起者　立即停用洋地黄,如血清钾不高,首选氯化钾口服或静脉滴注,同时进行心电图监测,以避免出现高血钾(T 波高尖);已有高血钾者,可选用利多卡因、β 受体阻滞剂。

(2)非洋地黄引起者　应积极针对原发病因治疗;洋地黄、β 受体阻滞剂、钙通道阻滞剂可用于减慢心室率;未能恢复窦性心律者可加用ⅠA、ⅠC 或Ⅲ类抗心律失常药;少数持续发作而药物治疗无效时,考虑射频消融治疗。

(二)折返性房性心动过速

本型较少见,折返常发生于手术瘢痕或解剖缺陷的邻近部位。心电图显示 P 波与窦性者形态不同,P-R 间期通常延长。心动过速开始前必先发生房内传导缓慢,心房激动次序与窦性者不同,刺激迷走神经通常不能终止心动过速发作,但可产生房室传导阻滞。

本型心律失常的处理可参照阵发性室上性心动过速。

(三)房性心动过速

亦称多源性房性心动过速。

1.病因　常发生于慢性阻塞性肺疾病或充血性心力衰竭的老年人,亦见于洋地黄中毒及低钾血症者。

2.心电图特征　①通常有 3 种或 3 种以上形态各异的 P 波,P-R 间期各不相同;②心房率 100～130 次/min;③大多数 P 波能下传心室,但部分 P 波因过早发生而受阻,心室律不规则,最终可发展为心房颤动(图 3-7)。

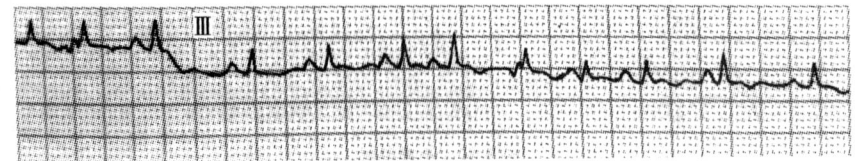

图 3-7　紊乱性房性心动过速

3. 治疗要点　应针对原发病进行治疗。肺部疾病者给予充足供氧、控制感染,停用氨茶碱、去甲肾上腺素、异丙肾上腺素等药物。维拉帕米(异搏定)和胺碘酮(可达龙)可能有效。补充钾盐与镁盐可抑制心动过速发作。

【心房扑动】

心房扑动(atrial flutter)简称房扑。

1. 病因　多发生于心脏病患者,包括风湿性心脏病、冠心病、高血压性心脏病、心肌病等。肺栓塞、慢性心力衰竭、房室瓣狭窄与反流导致心房增大者,亦可出现房扑。房扑也可见于无器质性心脏病者。

2. 临床表现　患者的症状主要与房扑的心室率相关,心室率不快时,患者可无症状;房扑伴有极快的心室率,可诱发心绞痛与充血性心力衰竭。房扑往往有不稳定的倾向,可恢复窦性心律或进展为心房颤动,但亦可持续数月或数年。房扑患者也可产生心房血栓,进而引起体循环栓塞。体格检查可见快速的颈静脉扑动。当房室传导比例发生变动时,第一心音强度亦随之变化。有时能听到心房音。

3. 心电图特征　①心房活动呈现规律的锯齿状扑动波,称 F 波。扑动波之间的等电位线消失,在 Ⅱ、Ⅲ、aVF 或 V_1 导联最明显。心房率通常为 250~300 次/min。②心室律规则或不规则,取决于房室传导比率是否恒定,不规则的心室率系由于传导比率发生变化(如 2∶1 或 4∶1)所致。③QRS 波群形态正常,伴有室内差异传导、原有束支传导阻滞或经房室旁路下传时,则 QRS 波群增宽、形态异常(图 3-8)。

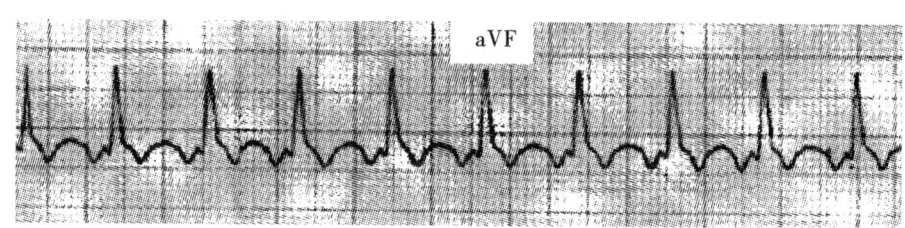

图 3-8　心房扑动

4. 治疗要点　应针对原发病进行治疗。最有效的终止房扑方法为同步直流电复律。若房扑引起血流动力学不稳定,应选择直流电复律或快速心房起搏终止;血流动力学稳定者可选用药物治疗,包括钙通道阻滞剂(如维拉帕米或地尔硫䓬)、β受体阻滞剂(如艾司洛尔)、洋地黄减慢心室率。ⅠA、ⅠC、Ⅲ类抗心律失常药物有助于转复心律并提高复律后维持窦性心律的可能性。房扑的药物疗效有限,射频消融术可根治房扑,对于症状明显或引起血流动力学不稳定者可选用。持续性房扑、反复发作性房扑以及房颤与房扑相互转换者应给予抗凝治疗。

【心房颤动】

心房颤动(atrial fibrillation)简称房颤,是一种常见的心律失常,是指规则有序的心房电活动丧失,代之以快速无序的颤动波,是严重的心房电活动紊乱。心房无序的颤动即失去了有效的收缩与舒张,心房泵血功能恶化或丧失,加之房室结对快速心房激动的递减传导,引起心室极不规则的反应。因此,心律失常、心功能受损和心房附壁血栓形成是房颤患者的主要病理生理特点。2004 年中国 14 个省份和直辖市自然人群中29 079例30~85岁成年人的流行病学调查结果提示,我国房颤总患病率为0.77%,在50~59岁人群中仅为0.5%,在≥80岁人群中高达7.5%。

1. 病因　房颤常发生于原有心血管疾病者,如风湿性心脏病、冠心病、高血压性心脏病、甲状腺功能亢进性心脏病、缩窄性心包炎、心肌病、感染性心内膜炎及慢性肺源性心脏病等。老年房颤患者中部分是心动过缓-心动过速综合征的心动过速期表现。正常人在情绪激动、运动或急性乙醇中毒时可发生房颤。房颤发生在无心脏病变的中青年,称孤立性房颤。

2. 分类　一般将房颤分为首诊房颤(first diagnosed AF 或 primary AF)、阵发性房颤(paroxysmal AF)、持续性房颤(persistent AF)、长期持续性房颤(long-standing persistent AF)及永久性房颤(permanent AF)(表3-3)。

3. 临床表现　房颤的发作呈阵发性或持续性。房颤症状的轻重受心室率快慢的影响。心室率不快时可无症状,但多数患者有心悸、胸闷,心室率超过150次/min时可诱发心绞痛或心力衰竭。房颤并发体循环栓塞的危险性甚大,栓子来自左心房,多在左心耳部。二尖瓣狭窄或二尖瓣脱垂合并房颤时脑栓塞的发生率更高。心脏听诊第一心音强弱不等,心律极不规则,当心室率快时可有脉搏短绌,原因是许多心室搏动过弱致主动脉瓣未及时开启,或因动脉血压太低,未能传导至外周动脉。

表3-3　房颤的临床分类

名称	临床特点
首诊房颤	首次确诊(首次发作或首次发现)
阵发性房颤	持续时间≤7 d(常≤48 h),能自行终止
持续性房颤	持续时间>7 d,非自限性
长期持续性房颤	持续时间≥1年,患者有转复愿望
永久性房颤	持续时间>1年,不能终止或终止后又复发,无转复愿望

4. 心电图特征　①P波消失,代之以大小不等、形态不一、间隔不匀的颤动波,称f波,频率350~600次/min。②RR间隔极不规则,心室率通常在100~160次/min。③QRS波群形态一般正常,当心室率过快,伴有室内差异性传导时QRS波群增宽变形(图3-9)。

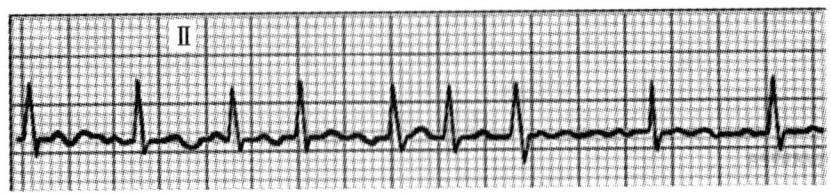

图3-9　心房颤动

5. 治疗要点　应积极寻找房颤的原发病和诱发因素,做出相应处理。

(1)抗凝治疗　并发体循环栓塞是慢性房颤极重要的并发症,也是导致患者致残甚至致死的主要原因,尤其是既往有血栓、栓塞或一过性脑缺血发作史、糖尿病、慢性心衰(EF≤40%)、老年(>75岁)、冠心病、高血压、左房扩大(<50 mm)等高危患者,应重视和坚持有效的抗凝治疗。目前认为华法林是房颤时预防脑卒中和外周血管栓塞的一线用药,阿司匹林仅适用于无危险因素的患者。由于华法林的治疗剂量个体差异大,治疗窗口窄且影响因素较多,因此用药期间必须注意疗效监测和出血风险评估,以调整药物剂量,使凝血酶原时间国际标准化比值(INR)维持在2.0~3.0之间。HAS-BLED评分系统见表3-4。HAS-BLED评分≥3分,意味着出血风险较大,抗凝时需非常谨慎。

表3-4 HAS-BLED评分系统(2010年ESC房颤防治指南)

HAS-BLED评分系统(2010年ESC房颤防治指南)首字母	临床特点	评分
H	高血压	1
A	肾功能或肝功能异常(每项1分)	1或2
S	卒中	1
B	出血	1
L	不稳定的INR值	1
E	高龄(年龄>65岁)	1
D	吸毒或饮酒史(每项1分)	1或2
总计		9

(2)控制心室率 近来的研究表明,持续性房颤选择减慢心室率同时注意血栓栓塞的预防,预后与经复律后维持窦性心律者并无显著差别,并且更简便易行,尤其适用于老年患者。控制心室率的药物包括β受体阻滞剂、钙通道阻滞剂或地高辛,但应注意这些药物的禁忌证。对于无器质性心脏病患者来说,目标是控制心室率<110次/min。对于合并器质性心脏病的房颤患者,则需根据患者的具体情况决定目标心率。对于房颤伴快速心室率、药物治疗无效者,可施行房室结阻断消融术,并同时安置心室所需或双腔起搏器。对于心室率较慢的房颤患者,最长RR间歇>5 s或症状显著者,可考虑植入起搏器治疗。

(3)转复并维持窦性心律 将房颤转复为窦性心律的方法包括药物转复、电转复及导管消融治疗。ⅠA(奎尼丁、普鲁卡因胺)、ⅠC(普罗帕酮)或Ⅲ类(胺碘酮)抗心律失常药物均可能转复房颤,成功率60%左右。奎尼丁可诱发致命性室性心律失常,增加死亡率,目前已很少应用。ⅠC类药亦可致室性心律失常,严重器质性心脏病患者不宜使用。胺碘酮致心律失常发生率最低,是目前常用的维持窦性心律药物,特别适用于合并器质性心脏病的患者。药物复律无效时,可改用电复律。如患者发作开始时已呈现急性心力衰竭或血压下降明显,宜紧急施行电复律。复律治疗成功与否与房颤持续时间的长短、左心房大小和年龄有关。近年来有关房颤消融的方法,标测定位技术及相关器械的性能均有了较大的进展。房颤消融的适应证有扩大趋势,但成功率仍不理想，复发率也偏高。导管消融仍被列为房颤的二线治疗，不推荐作为首选治疗方法。此外，外科迷宫手术也可用于维持窦性心律，且具有较高的成功率。

四、房室交界区性心律失常

【房室交界区性期前收缩】

房室交界区性期前收缩（premature atrioventricular junctional beats），简称交界性期前收缩。冲动起源于房室交界区，可前向和逆向传导，分别产生提前发生的 QRS 波群与逆行 P 波。逆行 P 波可位于 QRS 波群之前（P-R 间期<0.12 s）、之中或之后（R-P 间期<0.20 s）。QRS 波群形态正常，当发生室内差异性传导时，QRS 波群形态可有变化（图 3-10）。

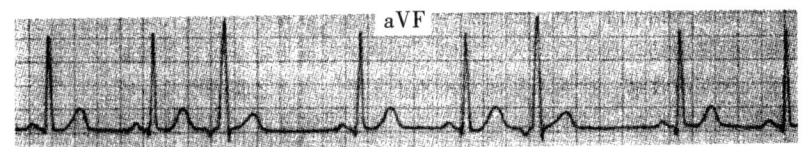

图 3-10 房室交界区性期前收缩

交界性期前收缩通常无须治疗。

【房室交界区性逸搏与心律】

房室交界区组织在正常情况下不表现出自律性，称为潜在起搏点。当窦房结因某种原因未能及时发出激动或产生激动过慢，或激动传导发生障碍，心脏的潜在起搏点就会发出一个或一连串的冲动激动心室，以保证心脏仍继续跳动。此种情况下发生的异位搏动为逸搏而非期前收缩。仅 1~2 个者称为逸搏，连续 3 次或 3 次以上逸搏者称为逸搏心律。

房室交界区性逸搏（AV junctional escape beats）的频率通常为 40~60 次/min，心电图表现为在长于正常 P-P 间期的间歇后出现一个正常的 QRS 波群，P 波缺失，或逆行 P 波位于 QRS 波群之前或之后，此外，亦可见到未下传至心室的窦性 P 波。

房室交界区性心律指房室交界区性逸搏连续发生形成的节律。心电图显示正常下传的 QRS 波群，频率 40~60 次/min，可有逆行 P 波或存在独立的缓慢的心房活动，从而形成房室分离。此时，心室率超过心房率，这与迷走神经张力增高、显著的心动过缓或房室传导阻滞有关，是一种保护性机制。

查体可见颈静脉搏动的大 a 波，第一心音强度变化不定。一般无须治疗，必要时可起搏治疗。

【非阵发性房室交界区性心动过速】

非阵发性房室交界区性心动过速（nonparoxysmal atrioventricular junctional tachycardia）的发生机制与房室交界区组织自律性增高或触发活动有关。最常见的病因为洋地黄中毒。其他为下壁心肌梗死、心肌炎、急性风湿热或心瓣膜手术后，亦偶见于正常人。

心动过速发作起始与终止时心率逐渐变化，有别于阵发性心动过速，故称为"非阵发性"。心率70~150次/min或更快,心律通常规则,QRS波群正常(图3-11)。自主神经系统张力变化可影响心率快慢。如心房活动由窦房结或异位心房起搏点控制,可发生房室分离。洋地黄过量引起者,经常合并房室交界区文氏型传导阻滞,使心室律变得不规则。

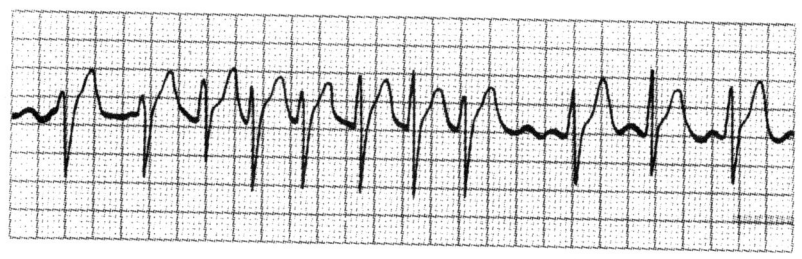

图3-11 非阵发性房室交界区性心动过速

治疗主要针对基本病因。本型心律失常通常能自行消失,假如患者耐受性良好,仅需密切观察和治疗原发疾病。已用洋地黄者应立即停药,不应施行电复律。洋地黄引起者,可给予钾盐、利多卡因或β受体阻滞剂治疗。其他患者可选用ⅠA、ⅠC与Ⅲ类(胺碘酮)药物。

【与房室交界区相关的折返性心动过速】

阵发性室上性心动过速(paroxysmal supraventricular tachycardia, PSVT)简称室上速。大多数心电图表现为QRS波形态正常、R-R间期规则的快速心律。大部分室上速由折返机制引起,折返发生在窦房结、房室结与心房,分别称为窦房折返性、房室结内折返性与心房折返性心动过速。此外,利用隐匿性房室旁路逆行传导的房室折返性心动过速习惯上亦归属室上速范畴,但折返回路并不局限于房室交界区。在全部室上速病例中,房室结内折返性心动过速与利用隐匿性房室旁路逆行传导的房室折返性心动过速约占90%以上,前者是最常见的室上速类型。

(一)房室结内折返性心动过速

1. 病因 患者通常无器质性心脏病表现,不同性别与年龄均可发生。

2. 临床表现 心动过速突然发作与终止,持续时间长短不一。发作时患者常有心悸、胸闷、焦虑不安、头晕,少见有晕厥、心绞痛、心力衰竭与休克者。症状轻重取决于发作时心室率快慢、持续时间及原发病严重程度。心室率过快者,心输出量与脑血流量锐减或心动过速猝然终止,窦房结未能及时恢复自律性可致心搏停顿,均可发生晕厥。听诊心律绝对规则,心尖部第一心音强度恒定。

3. 心电图特征 ①心率150~250次/min,节律规则;② QRS波群形态及时限正常,但发生室内差异性传导或原有束支传导阻滞时,QRS波群形态异常;③P波为逆行性(Ⅱ、Ⅲ、aVF导联倒置),常埋藏于QRS波群内或位于其终末部分,与QRS波群保持恒定关系;④起始突然,通常由一个房性期前收缩触发,其下传P-R间期显著延长,随之引起心动过速发作(图3-12)。

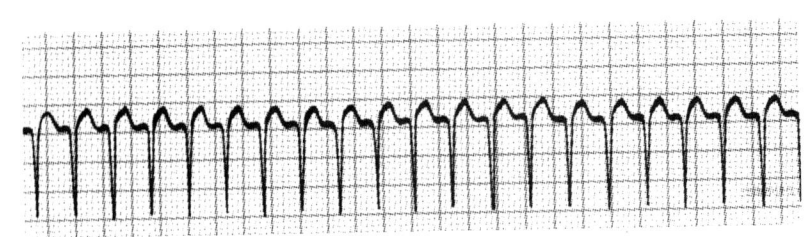

图 3-12 阵发性室上性心动过速

4. 治疗要点

(1) 急性发作期

尝试刺激迷走神经:如刺激咽后壁诱导恶心;Valsalva 动作(深吸气后屏气,再用力做呼气动作);按摩颈动脉窦(患者取仰卧位,先右侧,每次 5~10 s,切勿双侧同时按摩);按压眼球(高度近视及青光眼禁用);将面部浸入冰水等。

药物应用:①首选腺苷,6~12 mg 快速静脉注射,无效时改为静脉注射维拉帕米(首次 5 mg,无效时隔 10 min 再静脉注射 5 mg)或地尔硫䓬;②伴有心衰者可用毛花苷丙静脉注射;③对伴有低血压者,可用升压药如盐酸去氧肾上腺素、甲氧明、间羟胺等,通过反射性兴奋迷走神经终止心动过速,但老年人、急性心肌梗死者等禁用;④其他,可选用普罗帕酮、艾司洛尔等药物。

其他:食管心房调搏术常能有效终止发作;以上治疗无效或当患者出现严重心绞痛、低血压、心力衰竭时应施行同步直流电复律。

(2) 预防复发　洋地黄、长效钙通道阻滞剂、β 受体阻滞剂或普罗帕酮可供选用。导管射频消融技术已十分成熟,具有安全、迅速、有效且能根治心动过速的优点,应优先考虑应用。

(二) 利用隐匿性房室旁路逆行传导的房室折返性心动过速

此类房室折返性心动过速患者存在房室旁路,该旁路仅允许室旁逆向传导而不具有房室前传功能,故心电图无预激波形,被称为"隐匿性"旁路。本型心动过速与预激综合征患者常见的房室折返性心动过速具有相同的心电图特征:QRS 波群正常,逆行 P 波位于 QRS 波群终结后,落在 ST 段或 T 波的起始部分。本型心动过速发作时心室率可超过 200 次/min,心率过快时可发生晕厥。治疗方法与房室结内折返性心动过速相同。导管射频消融成功率高,应优先选择。

【预激综合征】

预激综合征(preexcitation syndrome)又称 Wolf-Parkinson-White 综合征(WPW 综合征),是指心电图呈预激表现(即心房冲动提前激动心室的一部分或全部),临床上有心动过速发作。发生预激的解剖学基础是在房室间除有正常的传导组织以外,还存在一些由普通心肌组成的肌束。连接心房与心室之间者称房室旁路或 Kent 束,另外尚有三种较少见的旁路即房-希氏束、结室纤维束和分支室纤维(图 3-13)。

1. 病因　据大规模人群统计,预激综合征的发生率平均为 0.15%。预激综合征患者大多无其他心脏异常征象。可于任何年龄经体检心电图或发作 PSVT 被发现,以男性居多。先天性心血管病如三尖瓣下移畸形、二尖瓣脱垂与心肌病等可并发预激综合征。40%~65%的预激综合征患者为无症状者。

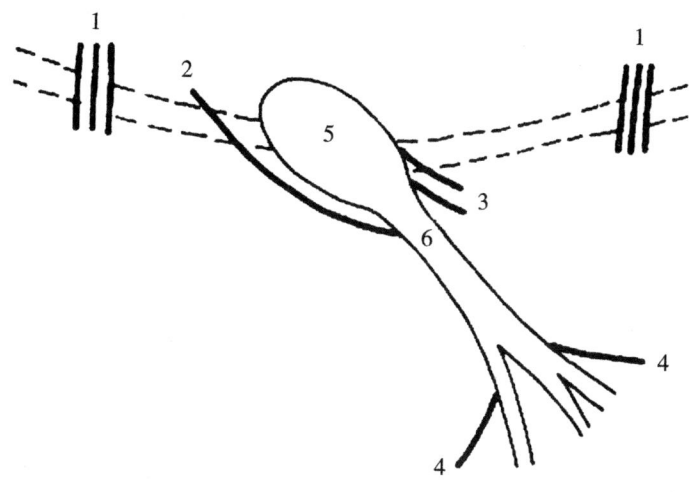

图 3-13 房室旁路
1. Kent 束 2. 房-希氏束 3. 结室纤维 4. 分支室纤维 5. 房室结 6. 希氏束

2. 临床表现 预激综合征本身不引起症状。具有预激心电图表现者,心动过速的发生率为1.8%,并随年龄增长而增加。其中大约80%心动过速发作为房室折返性心动过速,15%~30%为心房颤动,5%为心房扑动。频率过于快速的心动过速(特别持续发作心房颤动),可恶化为心室颤动或导致充血性心力衰竭、低血压。

3. 心电图表现 房室旁路典型预激表现为:①窦性心搏的 PR 间期短于 0.12 s;②某些导联之 QRS 波超过 0.12 s,QRS 波起始部分粗钝,终末部分正常;③ST-T 波呈继发性改变,与 QRS 波主波方向相反。根据心前区导联 QRS 波的形态,以往将预激综合征分成两型,A 型胸前导联 QRS 主波均向上,预激发生在左心室或右室后底部;B 型在 V_1 导联 QRS 波主波向下,V_5、V_6 导联向上,预激发生在右室前侧壁(图 3-14)。

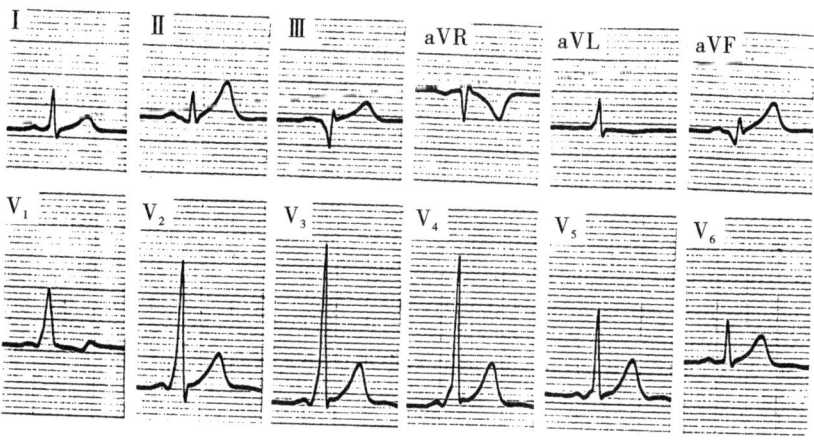

图 3-14 预激综合征

预激综合征发作房室折返性心动过速,最常见的类型是通过房室结前向传导,经旁路做逆向传导,称正向房室折返性心动过速。此型心电图表现与利用"隐匿性"房室旁路逆行传导的房室折返性心动过速相同,QRS波形态与时限正常,但可伴有室内差异传导,而出现宽QRS波。约5%的患者折返路径恰巧相反:经旁路前向传导、房室结逆向传导,产生逆向房室折返性心动过速,发生心动过速时QRS波增宽、畸形,此型极易与室性心动过速混淆,应注意鉴别。预激综合征患者亦可发生房颤与房扑,若冲动沿旁路下传,由于其不应期短,会产生极快的心室率,甚至演变为心室颤动(图3-15)。预激综合征患者遇下列情况应接受心电生理检查:①协助确定诊断;②确定旁路位置与数目;③确定旁路在心动过速发作时,直接参与构成折返回路的一部分或仅作为"旁观者";④了解发作心房颤动或扑动时最高的心室率;⑤对药物、导管消融与外科手术等治疗效果作出评价。

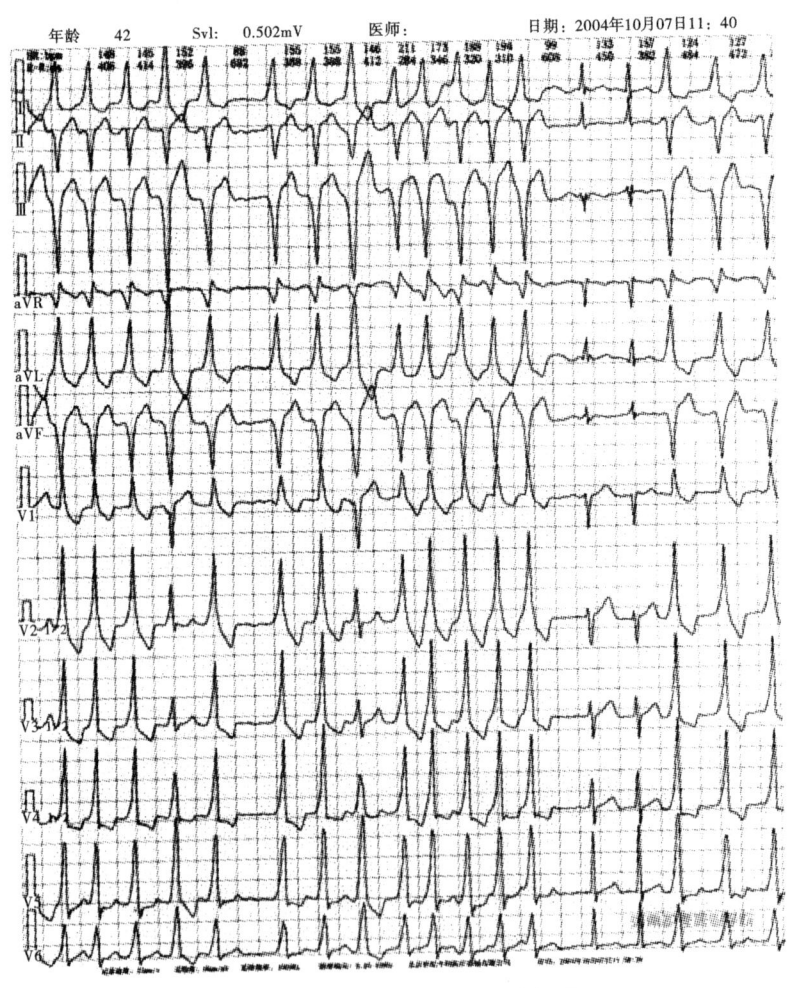

图3-15 预激综合征合并心房颤动

4. 治疗要点及预防 对于无心动过速发作或偶有发作但症状轻微的预激综合征患者的治疗目前仍存在争议。通过危险分层决定是否接受导管消融治疗可能是合适的。危险分层的手段主要包括无创心电学检查,药物激发,运动试验以及有创的经食管或经心腔内电生理检查。

如心动过速发作频繁伴有明显症状,应给予治疗。治疗方法包括药物和导管消融术。

预激综合征患者发作正向房室折返性心动过速,可参照房室结内折返性心动过速处理。如迷走神经刺激无效,首选药物为腺苷或维拉帕米静脉注射,也可选普罗帕酮。洋地黄缩短旁路不应期使心室率加快,因此不应单独用于曾经发作心房颤动或扑动的患者。

预激综合征患者发作心房扑动与颤动时伴有晕厥或低血压,应立即电复律。治疗药物宜选择延长房室旁路不应期的药物,如普鲁卡因胺或普罗帕酮。应当注意,静脉注射利多卡因与维拉帕米会加速预激综合征合并心房颤动患者的心室率。如房颤的心室率已很快,静脉注射维拉帕米甚至会诱发心室颤动。

经导管消融旁路作为根治预激综合征室上性心动过速发作应列为首选,其适应证:①心动过速发作频繁者;②心房颤动或扑动经旁路快速前向传导,心室率极快,旁路的前向传导不应期短于 250 ms 者;③药物治疗未能显著减慢心动过速时的心室率者。当尚无条件行消融治疗时,为了有效预防心动过速的复发,可选用β受体阻滞剂或维拉帕米。普罗帕酮或胺碘酮也可预防心动过速复发。

五、室性心律失常

(一)室性期前收缩

室性期前收缩(premature ventricular beats)是一种最常见的异位心律失常。是指希氏束分叉以下部位过早发生,提前使心肌除极的心搏。

1. **病因** 正常人与各种心脏病患者均可发生室性期前收缩,正常人发生室性期前收缩的机会随年龄的增长而增加。心肌炎、缺血、缺氧、麻醉和手术等均可使心肌受到机械、电、化学性刺激而发生室性期前收缩,药物中毒、电解质紊乱、过量烟、酒、咖啡等亦能诱发室性期前收缩。常见于冠心病、心肌病、心肌炎、风湿性心脏病与二尖瓣脱垂者。

2. **临床表现** 患者常无与室性期前收缩直接相关的症状,患者是否有症状或症状的轻重程度与期前收缩的频发程度不直接相关。患者可感到心悸,类似电梯快速升降的失重感或代偿间歇后有力的心脏搏动。听诊时,室性期前收缩仅能听到第一心音,其后出现较长的停歇,第二心音强度减弱,桡动脉搏动减弱或消失。

3. **心电图特征** ①提前发生的 QRS 波群,宽大畸形,时限通常大于 0.12 s,ST 段与 T 波的方向与 QRS 主波方向相反。②室性期前收缩与其前面的窦性搏动之间期(称为配对间期)恒定。③室性期前收缩后可见一完全性代偿间歇,因室性期前收缩很少能逆传心房,提前激动窦房结,窦房结冲动发放节律不受干扰。若室性期前收缩恰巧插入两个窦性搏动之间,不产生室性期前收缩后停顿,称为间位性室性期前收缩。④室性期前收缩的类型:室性期前收缩可孤立或规律出现。二联律指每个窦性搏动后跟随一个室性期前收缩;三联律指每两个窦性搏动后出现一个室性期前收缩,如此类推;连续发生两个室性期前收缩称为成对室性期前收缩;同一导联内室性期前收缩形态相同者为单形性室性期前收缩,形态不同者称多形性或多源性室性期前收缩。⑤室性并行心律:心室的异位起搏点规律地自行发放冲动,并能防止窦房结冲动入侵,心电图上表现异位室性搏动

考点:室性期前收缩的心电图特征。

与窦性搏动的配对间期不恒定；长的异位搏动间距是短的整倍数；当主导心律（如窦性心律）的冲动下传与心室异位起搏点的冲动几乎同时抵达心室，可产生室性融合波，其形态介于以上两种 QRS 波群形态之间（图 3-16）。

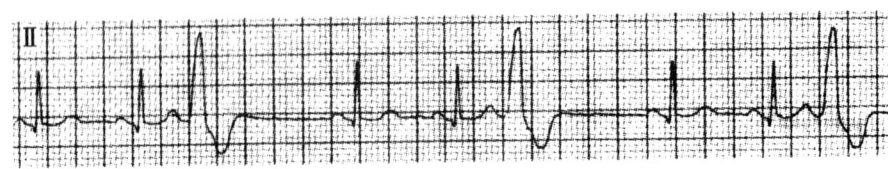

图 3-16 室性期前收缩

4. 治疗要点

(1) 无器质性心脏病 室性期前收缩不会增加其发生心脏性死亡的危险性，如无明显症状，不必使用药物治疗，如症状明显，应以消除症状为目的。应做耐心解释，说明良性预后，避免诱因，药物宜选用 β 受体阻滞剂、美西律、普罗帕酮、莫雷西嗪等。二尖瓣脱垂患者发生室性期前收缩，仍遵循上述原则，可首先给予 β 受体阻滞剂。

(2) 急性心肌缺血 对于急性心肌梗死并发室性期前收缩患者，近年研究认为原发性心室颤动与室性期前收缩的发生并无必然联系，故目前不主张预防性应用利多卡因等抗心律失常药物，对合并窦性心动过速与室性期前收缩者，早期应用 β 受体阻滞剂可能减少心室颤动的危险。急性肺水肿或严重心力衰竭并发室性期前收缩，治疗应针对改善血流动力学障碍，同时注意有无洋地黄中毒或电解质紊乱。

(3) 慢性心脏病变 心肌梗死后或心肌病患者常伴室性期前收缩，应避免使用IA类抗心律失常药物，因其本身有致心律失常作用。虽能有效减少室性期前收缩，但总死亡率和猝死的风险反而增加。β 受体阻滞剂对室性期前收缩的疗效不显著，但能降低心肌梗死后猝死发生率、再梗死率和总死亡率。

(二) 室性心动过速

室性心动过速（ventricular tachycardia）简称室速。

1. 病因 室速常发生于各种器质性心脏病患者，最常见为冠心病，特别是曾有心肌梗死者。其次是心肌病、心力衰竭、二尖瓣脱垂、心瓣膜病等。其他病因包括代谢障碍、电解质紊乱、长 QT 综合征等，偶可发生于无器质性心脏病者。

2. 临床表现 室速临床症状的轻重视发作时心室率、持续时间、基础心脏病变和心功能状态不同而异。非持续性室速（发作持续时间短于 30 s，能自行终止）者通常无症状。持续性室速（发作持续时间超过 30 s，需药物或电复律方能终止）常伴明显血流动力学障碍与心肌缺血，临床症状上有气促、少尿、低血压、心绞痛等。听诊心律轻度不规则，第一、二心音分裂，如发生完全性室房分离，则第一心音强度经常变化，颈静脉间歇出现巨大 α 波。

3. 心电图特征 ①3 个或以上的室性期前收缩连续出现，通常起始突然；②QRS 波群畸形，时限超过 0.12 s，ST-T 波方向与 QRS 波群主波方向相反；③心室率一般为 100~250 次/min，心律规则或略不规则；④心房独立活动与 QRS 波群无固定关系，形成室房分离；⑤心室夺获或室性融合波：是确立室速诊断的重要依据。心室夺获是指室速发作时少数室上性冲动下传心室，表现为窄 QRS 波群，其前有 P 波，PR 间期大于 0.12 s；室性融合波的 QRS 波群形态介于窦性与异位心室搏动之间,其意义为部分夺获心室(图 3-17)。

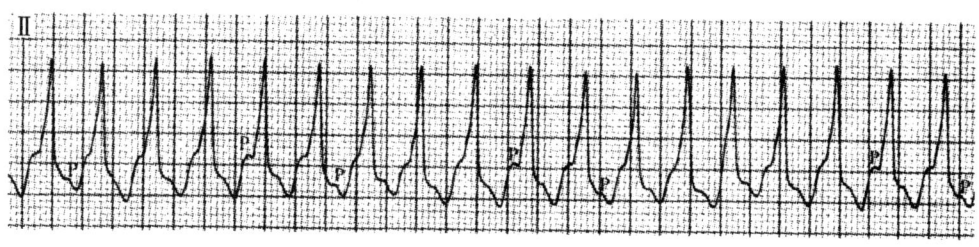

图 3-17 室性心动过速

室速与室上性心动过速伴有室内差异性传导的心电图表现十分相似,两者的临床意义与处理截然不同,因此应注意鉴别。

心电图表现支持室上性心动过速伴有室内差异性传导的诊断:①每次心动过速均由期前发生的 P 波开始;②P 波与 QRS 波相关,通常呈 1∶1 房室比例;③刺激迷走神经可减慢或终止心动过速。此外,心动过速在未应用药物治疗前,QRS 时限超过 0.20 s、宽窄不一,心律明显不规则,心率超过 200 次/min,应怀疑为预激综合征合并心房颤动。

心电图表现提示为室速:①室性融合波;②心室夺获;③室房分离;④全部心前区导联 QRS 波主波方向呈同向性,即全部向上或向下。

4. 治疗要点 目前除了 β 受体阻滞剂、胺碘酮之外,尚未能证实其他抗心律失常药物能降低心脏性猝死的发生率。对于室速的治疗一般遵循的原则是:有器质性心脏病或有明确诱因者应首先给予针对性治疗;无器质性心脏病者发生非持续性室速,如无症状或血流动力学影响,处理的原则同室性期前收缩;持续性室速发作,无论有无器质性心脏病,均应给予治疗;有器质性心脏病的非持续性室速亦应考虑治疗。

(1)终止室速发作 可选用胺碘酮、利多卡因或普鲁卡因胺静脉注射,同时持续静脉滴注。静脉注射普罗帕酮亦十分有效,但不宜用于心肌梗死或心力衰竭的患者。药物治疗无效时同步直流电复律。若患者已发生低血压、休克、心绞痛、脑部血流灌注不足等症状,应迅速施行电复律。对尖端扭转型室速,应努力寻找和去除导致 QT 间期延长的病变和停用有关药物,治疗可试用镁盐、异丙肾上腺素,亦可使用临时心房或心室起搏,ⅠA 或Ⅲ类抗心律失常药物(如普鲁卡因胺、胺碘酮、索他洛尔)可使 QT 间期更加延长,属禁用。针对室速持续发作者,可经静脉插入电极导管至右室,应用超速起搏终止心动过速。

(2)预防复发 应努力寻找及治疗诱发与维持室速的各种可逆性病变,如缺血、低血压、低血钾等。在药物预防效果大致相同的情况下,应选择其潜在毒副反应较少的抗心律失常药。维拉帕米对大多数室速的预防无效,但可应用于"维拉帕米敏感性室速"患者。

单一药物治疗无效时,可选用作用机制不同的药物联合应用,各自药量均可减少。抗心律失常药物亦可与埋藏式心室起搏装置合用,治疗复发性室速。植入式心脏复律除颤器、外科手术亦已成功应用于选择性病例。对于无器质性心脏病的特发性单源性室速,导管射频消融根除发作疗效甚佳。冠脉旁路移植手术对某些冠心病合并室速的患者可能有效。

(三)特殊类型的室性心动过速

1. 加速性心室自主节律（accelerated idioventricular rhythm） 亦称缓慢型室速,其发生机制与自律性增加有关。心电图通常表现为连续发生3~10个起源于心室的QRS波,心率常为60~110次/min。心动过速的开始与终止呈渐进性,跟随于一个室性期前收缩之后,或当心室起搏点加速至超过窦性频率时发生。由于心室与窦房结两个起搏点轮流控制心室节律,融合波常出现于心律失常的开始与终止时,心室夺获亦很常见。

本型室速常发生于心脏病患者,特别是急性心肌梗死再灌注期间、心脏手术、心肌病、风湿热与洋地黄中毒。发作短暂或间歇。患者一般无症状,亦不影响预后。通常无须抗心律失常治疗。

2. 尖端扭转型室速 尖端扭转（torsades de pointes）是多形性室速的一个特殊类型,因发作时QRS波的振幅与波峰呈周期性改变,宛如围绕等电位线连续扭转得名。频率200~250次/min。其他特征包括QT间期通常超过0.5 s,U波显著。当室性期前收缩发生在舒张晚期、落在前面T波的终末部可诱发室速。此外,在长短周期序列之后亦易引发尖端扭转型室速(图3-18)。尖端扭转型室速亦可进展为心室颤动和猝死。临床上,无QT间期延长的多形性室速亦有类似尖端扭转的形态变化,但并非真的尖端扭转,两者的治疗原则完全不同。

本型室速的病因可分为先天性和获得性。先天性的包括多种编码钠、钾离子通道的基因突变。获得性的包括药源性（ⅠA类或Ⅲ类抗心律失常药物、三环类抗抑郁药、大环内酯类抗生素、吩噻嗪类抗组胺药、抗肿瘤药物他莫昔芬、镇痛药美沙酮、乌头碱等）,心源性（心动过缓伴长间歇）,神经源性（颅内病变）以及代谢性（电解质紊乱,如低钾血症、低镁血症）等。

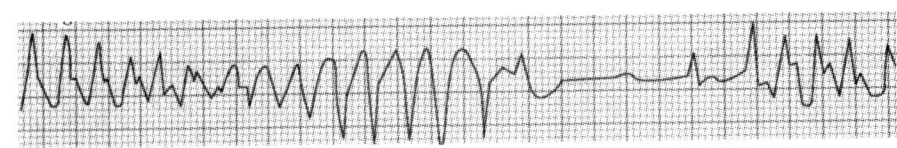

图3-18 尖端扭转型室速

应努力寻找和去除导致QT间期延长的获得性的病因,停用明确或可能诱发尖端扭转型室速的药物。治疗上首先给予静脉注射镁盐。ⅠA类或Ⅲ类药物可使QT间期更加延长,故不宜应用。利多卡因、美西律或苯妥英钠等常无效。对心动过缓和明显长间歇依赖者可考虑心房或心室临时起搏,在等待临时起搏时,可以短时使用提高心率的药物,如阿托品、异丙肾上腺素。先天性长QT间期综合征治疗应选用β受体阻滞剂。对于基础心室率明显缓慢者,可起搏治疗,联合应用β受体阻滞剂。药物治疗无效者,可考虑左颈胸交感神经切断术,或置入心律转复除颤器。对于QRS波酷似尖端扭转,但QT间期正常的多形性室速,可按单形性室速处理,给予抗心律失常药物治疗。

(四)心室扑动与心室颤动

心室扑动（ventricular flutter）与心室颤动（ventricular fibrillation）为致命性心律失常。

1. 病因 常见于缺血性心脏病。此外,抗心律失常药物尤其是引起QT间期延长与尖端扭转的药物、严重缺氧、缺血、预激综合征合并房颤与极快的心室率、电击伤等亦可引起。

2. 临床表现　临床表现包括意识丧失、抽搐、呼吸停止甚至死亡,脉搏触不到,血压测不到,听诊心音消失。

3. 心电图特征　心室扑动呈正弦波图形,波幅大而规则,频率为150~300次/min(通常在200次/min以上),有时难以与室速鉴别。心室颤动的波形、振幅及频率均极不规则,无法辨认QRS波群、ST段与T波(图3-19)。

4. 治疗要点　参见第五节"心搏骤停与心脏性猝死"。

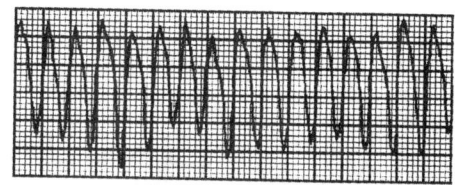
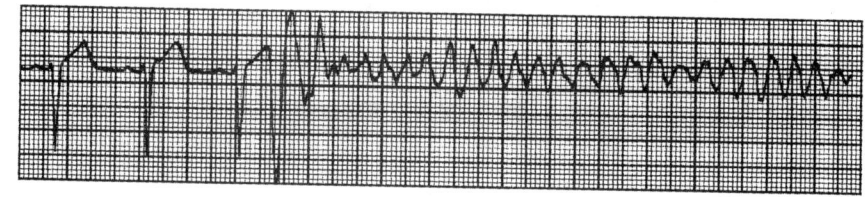

图3-19　室性扑动(上图)与室性颤动(下图)

六、心脏传导阻滞

冲动在心脏传导系统的任何部位传导时均可发生减慢或阻滞。若发生在窦房结与心房之间,称窦房传导阻滞;发生在心房与心室之间,称房室传导阻滞;位于心房内,称房内传导阻滞;位于心室内,称室内传导阻滞。

按照传导阻滞的严重程度,通常将其分为三度。一度传导阻滞的传导时间延长,全部冲动仍能传导。二度传导阻滞分为两型,即莫氏Ⅰ型(文氏型)和Ⅱ型。Ⅰ型阻滞表现为传导时间进行性延长,直至一次冲动不能传导;Ⅱ型阻滞表现为间歇出现的传导阻滞。三度又称完全性传导阻滞,此时全部冲动不能被传导。

本节重点介绍房室传导阻滞(atrioventricular block),又称房室阻滞,是指房室交界区脱离了生理不应期后,心房冲动传导延迟或不能传导至心室。房室阻滞可发生在房室结、希氏束及束支等不同部位。

【房室传导阻滞】

1. 病因　正常人或运动员可出现文氏型房室阻滞(莫氏Ⅰ型),与迷走神经张力增高有关,常发生在夜间。病理情况下,如急性心肌梗死、冠状动脉痉挛、病毒性心肌炎、心肌病、急性风湿热、先天性心血管病、原发性高血压、心脏手术、电解质紊乱、药物中毒等。

2. 临床表现

(1)一度房室传导阻滞　患者通常无症状,因第一心音延长,听诊第一心音强度减弱。

(2)二度房室阻滞　患者可有心悸与心搏脱漏,也可无症状。二度Ⅰ型房室阻滞最常见,患者第一心音强度逐渐减弱并有心搏脱漏,Ⅱ型患者亦有间歇性心搏脱漏,但第一心音强度恒定。

(3) 三度房室阻滞 是一种严重的心律失常,临床症状取决于心室率的快慢与伴随病变,症状包括疲乏、头晕、晕厥、心绞痛、心衰等。若心室率过慢导致脑缺血,患者可出现暂时性意识丧失,甚至抽搐,即阿-斯综合征,严重者可猝死。听诊第一心音强度经常变化,间或听到响亮清晰的第一心音(大炮音)。

3. 心电图特征

(1) 一度房室传导阻滞 每个心房冲动都能传导至心室,但 PR 间期超过 0.20 s(图 3-20)。

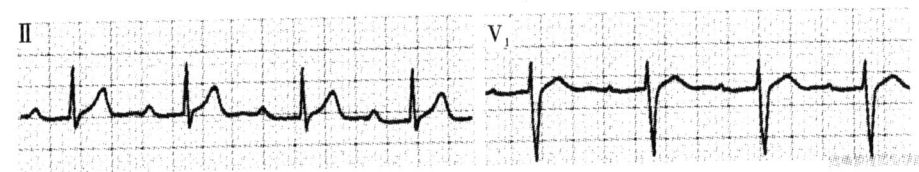

图 3-20 一度房室传导阻滞

(2) 二度房室传导阻滞

Ⅰ型:① PR 间期进行性延长,相邻 RR 间期进行性缩短,直至一个 P 波受阻不能下传至心室。②包含受阻 P 波在内的 RR 间期小于正常窦性 PP 间期的 2 倍,最常见的房室传导比例为 3∶2 或 5∶4(图 3-21)。该型多数情况下,阻滞位于房室结,QRS 波群正常,很少发展为三度房室传导阻滞。

Ⅱ型:心房冲动传导突然阻滞,但 PR 间期恒定不变,下传搏动的 PR 间期大多正常(图 3-22)。当 QRS 波群增宽,形态异常时,阻滞位于希氏束-浦肯野系统;若 QRS 波群正常,阻滞可能位于房室结内。本型易转变为三度房室传导阻滞。

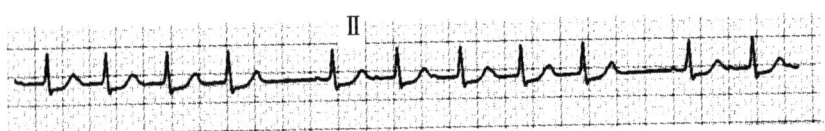

图 3-21 二度Ⅰ型房室传导阻滞

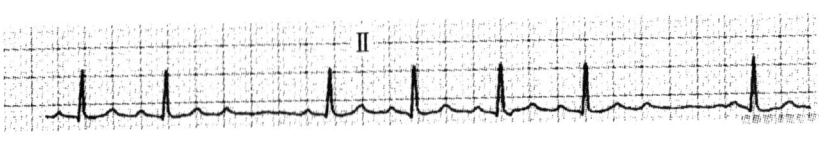

图 3-22 二度Ⅱ型房室传导阻滞

(3) 三度房室传导阻滞 ①心房与心室活动各自独立、互不相关。②心房率快于心室率,心房冲动来自窦房结或异位心房节律。③心室起搏点通常在阻滞部位稍下方。如位于希氏束及其附近,心室率 40~60 次/min,QRS 波群正常,心律亦较稳定;如位于室内传导系统的远端,心室率可在 40 次/min 以下,QRS 波群增宽,心室律亦常不稳定。

4. 治疗要点　应针对不同病因进行治疗。一度或二度Ⅰ型房室阻滞心室率不太慢者无须特殊治疗。阿托品、异丙肾上腺素仅适用于无心脏起搏条件的应急情况。二度Ⅱ型或三度房室阻滞如心室率慢，伴有明显症状或血流动力学障碍，甚至阿-斯综合征发作者，应及早给予临时性或永久性心脏起搏治疗。

七、心律失常患者的护理

【常用护理诊断/问题、措施及依据】

1. 活动无耐力　与心律失常导致心悸或心排血量减少有关。

（1）体位与休息　嘱患者当心律失常发作导致胸闷、心悸、头晕等不适时采取高枕卧位、半卧位或其他舒适体位，尽量避免左侧卧位，因左侧卧位时患者常能感觉到心脏的搏动而使不适感加重。做好心理护理，保持情绪稳定，必要时遵医嘱给予镇静剂，保证患者充分的休息与睡眠。

（2）给氧　伴呼吸困难、发绀等缺氧表现时，给予2～4 L/min氧气吸入。

（3）制订活动计划　评估患者心律失常的类型及临床表现，与患者及家属共同制订活动计划。对无器质性心脏病的良性心律失常患者，鼓励其正常工作和生活，建立健康的生活方式，保持心情舒畅，避免过度劳累。窦性停搏、二度Ⅱ型或三度房室传导阻滞、持续性室速等严重心律失常患者或快速心室率引起血压下降者，应卧床休息，以减少心肌耗氧量。卧床期间加强生活护理。

（4）用药护理　严格遵医嘱按时按量给予抗心律失常药物，静脉注射时速度宜慢（腺苷除外），一般5～15 min内注完，静脉滴注药物时尽量用输液泵调节速度。胺碘酮静脉用药易引起静脉炎，应选择大血管，配制药物浓度不要过高，严密观察穿刺局部情况，谨防药物外渗。观察患者意识和生命体征，必要时监测心电图，注意用药前、用药过程中及用药后的心率、心律、PR间期、QT间期等变化，以判断疗效和有无不良反应。常用抗心律失常药物的不良反应举例见表3-5。

表3-5　常用抗心律失常药物的不良反应

药物	不良反应
奎尼丁	心脏方面：窦性停搏、房室传导阻滞、QT间期延长与尖端扭转型室速、晕厥、低血压
	其他：畏食、恶心、呕吐、腹痛、腹泻；视听觉障碍、意识模糊；皮疹、发热、血小板减少、溶血性贫血
普鲁卡因胺	心脏方面：中毒浓度抑制心肌收缩力，低血压、传导阻滞、QT间期延长与多形性室速
	其他：胃肠道反应较奎尼丁少见，中枢神经系统反应较利多卡因；发热、粒细胞减少症；药物性狼疮
利多卡因	心脏方面：少数引起窦房结抑制、室内传导阻滞
	其他：眩晕、感觉异常、意识模糊、谵妄、昏迷
普罗帕酮	心脏方面：窦房结抑制、房室传导阻滞、心力衰竭加重
	其他：眩晕、口内金属味、视力模糊；胃肠道不适；加重支气管痉挛

续表 3-5

药物	不良反应
β受体阻滞剂	心脏方面:低血压、心动过缓、心力衰竭 其他:乏力;加重哮喘与慢性阻塞性肺疾病、间歇性跛行、雷诺现象、精神抑郁;糖尿病患者可能引起低血糖
胺碘酮	心脏方面:心动过缓,致心律失常很少发生,偶有尖端扭转型室速 其他:最严重的心外毒性为肺纤维化;转氨酶升高,偶致肝硬化;甲状腺功能亢进或减退;光过敏、角膜色素沉着;胃肠道反应
维拉帕米	心脏方面:已应用β受体阻滞剂或有血流动力学障碍者易引起低血压、心动过缓、房室传导阻滞、心搏停顿 其他:偶有肝毒性,使地高辛血浓度增高
腺苷	心脏方面:可有短暂窦性停搏、室性期前收缩或非持续性室性心动过速 其他:面部潮红、呼吸困难、胸部压迫感,通常持续短于 1 min

2. 潜在并发症:猝死

(1) 评估危险因素　评估引起心律失常的原因,如有无冠心病、心力衰竭、心肌病、心肌炎、药物中毒等,有无电解质紊乱(如低钾血症)和低氧血症、酸碱平衡失调等。遵医嘱配合治疗,协助纠正诱因。

(2) 心电监护(cardiac monitoring)　对严重心律失常者,应持续心电监护,严密监测心率、心律、心电图、生命体征、血氧饱和度变化。发现频发(每分钟在 5 次以上)、多源性、成对的或呈 R on T 现象的室性期前收缩,室速,预激伴发房颤,窦性停搏,二度Ⅱ型或三度房室传导阻滞等,立即报告医生。安放监护电极前注意清洁皮肤,用乙醇棉球去除油脂,电极放置部位应避开胸骨右缘及心前区,以免影响做心电图和紧急电复律;1~2 d 更换电极片 1 次或电极片松动时随时更换,观察有无皮肤变红、瘙痒等过敏反应。

(3) 配合抢救　对于高危患者,应留置静脉导管,备好抗心律失常药物及其他抢救药品、除颤器、临时起搏器等。一旦发生猝死立即配合抢救,详见本章第五节"心搏骤停与心脏性猝死"的处理及第十三节"心脏起搏治疗、心脏电复律"。

3. 有受伤的危险　与心律失常引起的头晕、晕厥有关。

(1) 评估危险因素　向患者及知情者询问患者晕厥发作前有无诱因及先兆症状,了解晕厥发作时的体位、晕厥持续时间、伴随症状等。必要时心电监护,动态观察心律失常的类型。

(2) 休息与活动　心律失常频繁发作,伴有头晕、晕厥或曾有跌倒病史者应卧床休息,协助生活护理。嘱患者避免单独外出,防止意外。

(3) 避免诱因　嘱患者避免剧烈活动、情绪激动或紧张、快速改变体位等,一旦有头晕、黑蒙等先兆时立即平卧,以免跌伤。

(4) 遵医嘱给予治疗　如心率显著缓慢的患者可予阿托品、异丙肾上腺素等药物或配合人工心脏起搏治疗;对其他心律失常患者可遵医嘱给予抗心律失常药物。

【其他护理诊断/问题】

1. 焦虑　与心律失常反复发作、疗效欠佳有关。

2. 潜在并发症　心力衰竭、脑栓塞。

【健康指导】

1. 疾病知识指导　向患者及家属讲解心律失常的常见病因、诱因及防治知识。嘱患者注意劳逸结合,生活规律,保证充足的休息与睡眠;保持乐观、稳定的情绪,戒烟酒,避免摄入刺激性食物如咖啡、浓茶等,避免饱餐;避免感染。低钾血症易诱发室性期前收缩或室速,应注意预防、监测与纠正。心动过缓患者应避免排便时过度屏气,以免兴奋迷走神经而加重心动过缓。

2. 用药指导与病情监测　说明按医嘱服抗心律失常药物的重要性,不可自行减量、停药或擅自改用其他药物。教给患者自测脉搏的方法以利于自我监测病情。告诉患者药物可能出现的不良反应,嘱有异常时及时就诊。对反复发生严重心律失常危及生命者;教会家属心肺复苏术以备应急。

【预后】

心律失常的预后主要取决于心律失常的类型及并发其他器质性心脏病的严重程度。人工心脏起搏治疗或射频消融术可使部分心律失常患者获得根治,极大提高生活质量,延长寿命。但亦有部分严重心律失常如室性心动过速可演变为心室颤动而猝死。

（靳　艳）

第五节　心脏瓣膜病

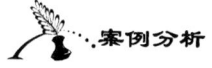

杨某,女,55岁,患"风湿性心瓣膜病"25年。1周前发生急性上呼吸道感染,未予重视。4 d前开始出现乏力、心慌、呼吸困难,渐加重,直至休息时也感到呼吸困难,并伴有食欲不振、双踝水肿及咳嗽、咳白色泡沫痰而入院。查体:T 37 ℃,P 80 次/min,R 22 次/min,BP 110/70 mmHg。半卧位,肺部叩诊清音,听诊双肺底可闻及湿啰音。心脏叩诊向两侧增大,心率110 次/min,节律绝对不齐,第一心音强弱不等,心尖部可闻及舒张期隆隆样杂音。肝脏触诊肋下3 cm并有压痛,双下肢可凹性水肿。心肺X射线检查示心脏向两侧增大,肺纹理增粗。心电图示心房纤颤。

请思考:①该患者是什么疾病?②目前可能出现了什么紧急情况?③护士应该如何配合医生进行治疗和护理?

心脏瓣膜病(valvular heart disease)是由于炎症、缺血性坏死、退行性改变、黏液样变性、先天性畸形、创伤等原因引起的单个或多个瓣膜(包括瓣环、瓣叶、腱索、乳头肌等)的功能或结构异常,导致瓣口狭窄和(或)关闭不全。心室扩大和主、肺动脉根部严重扩张也可产生相应房室瓣和半月瓣的相对性关闭不全。二尖瓣最常受累,约占70%,二尖瓣并主动脉瓣病变者占20%～30%,单纯主动脉瓣病变占2%～5%,而三尖瓣和肺动脉瓣病变者少见。

风湿性心脏瓣膜病(rheumatic valvular heart disease)简称风心病,是风湿热引起的风湿性心脏炎症过程所致的心瓣膜损害,主要累及40岁以下人群,女性多于男性。我国风心病的患病率虽已有所下降,但仍然是最常见的心脏瓣膜病,而老年人的瓣膜钙化和瓣膜黏液瘤样变性在我国日益增多。本节重点介绍风湿性炎症引起的二尖瓣病变和主动脉瓣病变。

一、二尖瓣狭窄

二尖瓣狭窄(mitral stenosis)最常见的病因是风湿热。急性风湿热后,至少需2年形成明显二尖瓣狭窄。2/3的患者为女性。约半数患者无急性风湿热史,但多有反复链球菌咽峡炎或扁桃体炎史。单纯二尖瓣狭窄约占风心病的25%,二尖瓣狭窄伴关闭不全占40%,主动脉瓣常同时受累。

【病因与发病机制】

二尖瓣狭窄的病理解剖改变可表现为瓣膜交界处粘连、瓣叶游离缘粘连、腱索粘连融合等。上述病变导致二尖瓣开放受限,瓣口面积减少,狭窄的瓣膜呈"漏斗"状,瓣口常呈"鱼口"状。瓣叶钙化沉积有时可延展累及瓣环,使瓣环显著增厚。慢性二尖瓣狭窄可导致左心房扩大及左心房壁钙化。二尖瓣狭窄的血流动力学异常系由于舒张期血流流入左心室受阻。正常成人二尖瓣口面积为 $4\sim6\ cm^2$。当瓣口面积减少至 $1.5\sim2.0\ cm^2$(轻度狭窄)时,左心房压力升高,左心房代偿性扩张及肥厚以增强收缩。当瓣口面积减少到 $1.0\sim1.5\ cm^2$(中度狭窄),甚至减少到 $1.0\ cm^2$ 以下(重度狭窄)时,左房压力开始升高,使肺静脉和肺毛细血管压力相继增高,导致肺顺应性降低,临床上出现劳力性呼吸困难,称左房失代偿期。由于左房压和肺静脉压升高,引起肺小动脉反应性收缩,最终导致肺小动脉硬化,肺动脉压力增高。重度肺动脉高压使右心室后负荷增加,右心室扩张肥厚,三尖瓣和肺动脉瓣关闭不全,导致右心衰竭,称右心受累期。

考点:二尖瓣狭窄的临床表现。

【临床表现】

1. 症状

(1)呼吸困难 是最常见的早期症状,与不同程度的肺淤血有关。常因劳累、精神紧张、性活动、感染、妊娠或心房颤动等诱发或加重。多先有劳力性呼吸困难,随狭窄而加重,出现夜间阵发性呼吸困难和端坐呼吸。

(2)咯血 可表现为血性痰或血丝痰。突然咯大量鲜血,常见于严重二尖瓣狭窄,可为首发症状。伴有突发剧烈胸痛者要注意肺梗死。

(3)咳嗽 常见,尤其在冬季明显。表现在卧床时干咳,可能与支气管黏膜淤血、水肿易引起支气管炎,或左心房增大压迫左主支气管有关。

(4)声音嘶哑 较少见,由于扩大的左心房和肺动脉压迫左喉返神经所致。

2. 体征 重度狭窄者常呈二尖瓣面容:口唇及双颧发绀。心前区隆起;心尖部可触及舒张期震颤;典型体征是心尖部可闻及局限性、低调、隆隆样的舒张中晚期杂音。

若心尖部可闻及 S_1 亢进和(或)开瓣音(opening snap,OS),提示瓣膜弹性尚好;P_2 亢进或伴分裂,提示肺动脉高压。

3. 并发症

(1)心房颤动　为相对早期的常见并发症。起始可为阵发性,之后可转为持续性或永久性心房颤动。一旦并发快速房颤,患者常可突然出现极度呼吸困难,甚至进而诱发急性肺水肿。

(2)心力衰竭　是晚期常见并发症。与继发性肺动脉高压有关,主要表现为右心衰竭的体循环淤血的症状及体征。

(3)急性肺水肿　为重度二尖瓣狭窄的严重并发症,救治不及时可能致死。

(4)血栓栓塞　20%以上的患者可发生体循环栓塞,以脑栓塞最多见,其余依次为外周动脉和内脏(脾、肾、肠系膜)动脉栓塞。栓子主要来源于左心耳或左心房。心房颤动、左心房增大、栓塞史或心排血量明显降低为其危险因素。

(5)肺部感染　较常见,可诱发或加重心衰。

(6)感染性心内膜炎　较少见。

【实验室及其他检查】

1. 心电图　左心房增大,可出现二尖瓣型 P 波:P 波宽度>0.12 s,伴切迹。QRS 波群示电轴右偏和右心室肥厚。

2. X 射线检查　轻度二尖瓣狭窄时,X 射线表现可正常。中、重度狭窄而致左心房显著增大时,心影呈"梨形"(二尖瓣型心脏)。

3. 超声心动图　为明确和量化诊断二尖瓣狭窄的可靠方法。M 型超声示二尖瓣前叶活动曲线 EF 斜率降低,双峰消失,前后叶同向运动,呈"城墙样"改变。二维超声心动图可显示狭窄瓣膜的形态和活动度,测量瓣口面积。彩色多普勒血流显像可实时观察二尖瓣狭窄的射流。经食管超声心动图有利于左心房附壁血栓的检出。

【诊断要点】

结合病史寻找病因,根据临床表现及心尖区有舒张期隆隆样杂音伴 X 射线或心电图示左心房增大,一般可诊断二尖瓣狭窄,超声心动图检查可确诊。

【治疗要点】

1. 一般治疗　①有风湿活动者,应给予抗风湿治疗。特别重要的是预防风湿热复发,一般应坚持至患者 40 岁甚至终生应用苄星青霉素 120 万 U,每 4 周肌内注射 1 次,每次注射前均应常规皮试。②呼吸困难者应减少体力活动,限制钠盐摄入,口服利尿剂,避免和控制诱发急性肺水肿的因素,如急性感染、贫血等。③无症状者,避免剧烈体力活动,每 6~12 个月门诊随访。

2. 并发症的治疗

(1)心房颤动　治疗目的为满意控制心室率,争取恢复和保持窦性心律,预防血栓栓塞。心房颤动伴快速心室率时可先静脉注射毛花苷丙,常不能满意控制心室率,此时应联合经静脉使用 β 受体阻滞剂如美托洛尔、阿替洛尔或钙通道阻滞剂如地尔硫䓬、维拉帕米;如血流动力学不稳定,出现肺水肿、休克、心绞痛或晕厥时,应行电复律。慢性心房颤动:①如心房颤动病程<1 年,左心房直径<60 mm,无高度或完全性房室传导阻滞和病态窦房结综合征,可行电复律或药物转复,成功恢复窦性心律后需长

期口服抗心律失常药物,预防或减少复发。复律之前3周和成功复律之后4周需服抗凝药物(华法林),预防栓塞。②如患者不宜复律,或复律失败,或复律后不能维持窦性心律且心室率快,则可口服β受体阻滞剂,控制静息时的心室率在70次/min左右,日常活动时的心率在90次/min左右。如心室率控制不满意,可加用地高辛,每天0.125~0.250 mg。③如无禁忌证,长期服用华法林。

(2)心力衰竭　限制钠盐摄入,应用利尿剂等。

(3)急性肺水肿　处理原则与急性左心衰竭所致的肺水肿相似。但应注意:①避免使用以扩张小动脉为主、减轻心脏后负荷的血管扩张药物,应选用扩张静脉系统、减轻心脏前负荷为主的硝酸酯类药物。②正性肌力药物对二尖瓣狭窄的肺水肿无益,仅在心房颤动伴快速心室率时可静脉注射毛花苷丙,以减慢心室率。

(4)预防栓塞　有栓塞史或超声检查示左心房附壁血栓者,如无抗凝禁忌证,应长期服用华法林。

3. 介入和手术治疗　为治疗本病的有效方法。当二尖瓣口有效面积<1.5 cm^2,伴有症状,尤其症状进行性加重时,应用介入或手术方法扩大瓣口面积,减轻狭窄。如果肺动脉高压明显,即使症状轻,也应及早进行干预,包括经皮球囊二尖瓣成形术、二尖瓣分离术、人工瓣膜置换术等。

二、二尖瓣关闭不全

二尖瓣关闭不全(mitral incompetence)常与二尖瓣狭窄同时存在,亦可单独存在。二尖瓣包括四个成分:瓣叶、瓣环、腱索和乳头肌,其中任何一个发生结构异常或功能失调,均可导致二尖瓣关闭不全。

【病因与发病机制】

风湿性炎症引起瓣叶僵硬、变性、瓣缘卷缩、连接处融合及腱索融合缩短,使心室收缩时两瓣叶不能紧密闭合。

慢性二尖瓣反流时,左心室对慢性容量负荷过度的代偿为左心室舒张末期容量增大,根据Frank-Starling机制使左心室心搏量增加。心肌代偿离心性扩大和肥厚,更有利于左心室舒张末期容量的增加。此外,左心室收缩期将部分血液排入低压的左房,室壁应力下降快,有利于左心室排空。因此,二尖瓣反流时,左房顺应性增加,左房扩大。同时扩大的左房和左心室在较长时间内适应容量负荷增加,使左房压和左心室舒张末压不致明显上升,故肺淤血暂不出现。持续严重的过度负荷,终致左心室心肌功能衰竭,左心室舒张末压和左房压明显上升,肺淤血出现,最终导致肺动脉高压和右心衰竭。

【临床表现】

1. 症状　轻度二尖瓣关闭不全者可终身无症状,严重反流时有心排血量减少,首先出现的突出症状是疲乏无力,肺淤血的症状如呼吸困难出现较晚。

2. 体征　心尖搏动呈高动力型,向左下移位。心尖区可闻及全收缩期高调"吹风样"杂音,向左腋下和左肩胛下区传导。

3. 并发症　与二尖瓣狭窄相似,相对而言,感染性心内膜炎较多见,而体循环栓塞较少见。

【实验室及其他检查】

1. X射线检查　慢性重度反流常见左心房、左心室增大；左心衰竭时可见肺淤血和间质性肺水肿征。

2. 心电图　慢性重度二尖瓣关闭不全主要为左心房肥厚心电图表现，部分有左心室肥厚和非特异性ST-T改变，少数有右心室肥厚征，心房颤动常见。

3. 超声心动图　M型和二维超声心动图不能确定二尖瓣关闭不全。脉冲多普勒超声和彩色多普勒血流显像可在二尖瓣左心房侧探及明显收缩期反流束，诊断二尖瓣关闭不全的敏感性约100%，且可半定量反流程度。二维超声可显示二尖瓣结构的形态特征，有助于明确病因。

4. 其他　放射性核素心室造影，可测定左心室收缩、舒张末期容量和休息、运动时射血分数以判断左心室收缩功能，通过左心室与右心室心搏量之比值评估反流程度。左心室造影，通过观察收缩期造影剂反流入左心房的量，亦可半定量反流程度。

【诊断要点】

主要诊断依据为心尖区典型收缩期杂音伴X射线或心电图示左心房、左心室增大，超声心动图检查有确诊价值。

【治疗要点】

内科治疗：包括预防风湿活动和感染性心内膜炎，针对并发症治疗。内科治疗一般为术前过渡措施，外科治疗为恢复瓣膜关闭完整性的根本措施，包括瓣膜修补和人工瓣膜置换术。

三、主动脉瓣狭窄

主动脉瓣狭窄(aortic stenosis)指主动脉瓣病变引起主动脉瓣开放受限、狭窄，导致左心室到主动脉内的血流受阻。风湿性主动脉瓣狭窄大多伴有关闭不全或二尖瓣病变。

【病因与发病机制】

风湿性炎症导致瓣膜交界处粘连融合，瓣叶纤维化、僵硬、钙化和挛缩畸形，引起狭窄。

正常成人主动脉瓣口面积≥3.0 cm^2，当瓣口面积减少一半时，收缩期仍无明显跨瓣压差；当瓣口面积≤1.0 cm^{2}时，左心室收缩压明显升高，跨瓣压差显著。主动脉瓣狭窄使左心室射血阻力增加，左心室向心性肥厚，室壁顺应性降低，引起左心室舒张末压进行性升高，因而使左心房后负荷增加，左心房代偿性肥厚。最终因心肌缺血和纤维化等导致左心衰竭。

【临床表现】

1. 症状　出现较晚，呼吸困难、心绞痛和晕厥为典型主动脉瓣狭窄的三联症。

(1)呼吸困难　劳力性呼吸困难见于90%的有症状病人，进而可发生夜间阵发性呼吸困难、端坐呼吸和急性肺水肿。

(2)心绞痛　见于60%的有症状病人。常由运动诱发，休息后缓解，主要由心肌缺血引起。

(3)晕厥 见于1/3的有症状病人。多发生于直立、运动中或运动后即刻,少数在休息时发生,由脑缺血引起。

2. 体征 心尖搏动相对局限,持续有力,呈抬举样。主动脉瓣第一听诊区可闻及喷射状全收缩期杂音,向颈动脉传导,常伴震颤。

3. 并发症 约10%的患者可发生心房颤动。主动脉瓣钙化侵及传导系统可致房室传导阻滞;左心室肥厚、心内膜下心肌缺血或冠状动脉栓塞可致室性心律失常。上述两种情况均可导致晕厥甚至猝死,猝死一般发生于先前有症状者。患者若发生左心衰竭,自然病程明显缩短,因此终末期的右心衰竭少见。感染性心内膜炎、体循环栓塞较少见。

【实验室及其他检查】

1. X射线检查 心影正常或左心室轻度增大,左心房可能轻度增大,升主动脉根部常见狭窄后扩张。

2. 心电图 重度狭窄者有左心室肥厚伴继发性ST-T改变。可有心律失常。

3. 超声心动图 为明确诊断和判定狭窄程度的重要方法。二维超声心动图对探测主动脉瓣异常十分敏感,有助于显示瓣膜结构。多普勒超声可测出主动脉瓣口面积及跨瓣压差。

4. 心导管检查 可同步测定左心室与主动脉内压力并计算压差。

【诊断要点】

根据主动脉瓣区典型收缩期杂音伴震颤,较易诊断。确诊有赖于超声心动图。

【治疗要点】

1. 内科治疗 预防风湿热复发。如有频发房性期前收缩,应予抗心律失常药物预防心房颤动,一旦出现应及时转复为窦性心律。心绞痛发作者可试用硝酸酯类药物。心力衰竭者宜限制钠盐摄入,可小心应用洋地黄和利尿剂,但过度利尿可发生直立性低血压;不使用小动脉扩张剂,以防血压过低。

2. 介入和外科治疗 包括经皮球囊主动脉瓣成形术(但临床应用范围局限)、人工瓣膜置换术(为治疗成人主动脉瓣狭窄的主要方法)。

四、主动脉瓣关闭不全

主动脉瓣关闭不全(aortic incompetence)是由于主动脉瓣及(或)主动脉根部疾病所致。

【病因和发病机制】

约2/3的主动脉瓣关闭不全为风心病所致。由于风湿性炎症病变使瓣叶纤维化、增厚、缩短、变形,影响舒张期瓣叶边缘对合,可造成关闭不全。

主动脉瓣反流引起左心室舒张末容量增加,使每搏容量增加和主动脉收缩压增加,而有效每搏血容量降低。左心室扩张,不至于因容量负荷过度而明显增加左心室舒张末压。左心室心肌重量增加使心肌氧耗增多,主动脉舒张压降低使冠状动脉血流减少,两者引起心肌缺血、缺氧,促使左心室心肌收缩功能降低,直至发生左心衰竭。

【临床表现】

1. 症状 早期可无症状。随着病情的进展,最先的症状表现为与心搏量减少及脉压增大有关的心悸、心前区不适、头部动脉强烈搏动感等。晚期因持续容量负荷增加而并发左心衰时,可出现不同程度的心源性呼吸困难。此外,常有体位性头晕,晕厥罕见;心绞痛较主动脉瓣狭窄少见。

2. **体征** 心尖搏动明显左下移位,可呈抬举样。胸骨左缘第3、4肋间可闻及高调叹气样舒张期杂音,坐位前倾和深呼气时易听到。重度反流者,常在心尖区听到舒张中晚期隆隆样杂音(Austin-Flint 杂音),其产生机制被认为系严重的主动脉反流使左心室舒张压快速升高,导致二尖瓣处于半关闭状态,对于快速前向血流构成狭窄。收缩压升高,舒张压降低,脉压增大。周围血管征常见,包括随心脏搏动的点头征、颈动脉和桡动脉扪及水冲脉、毛细血管搏动征、股动脉枪击音等。

3. **并发症** 感染性心内膜炎、室性心律失常、心力衰竭常见,心源性猝死少见。

【实验室及其他检查】

1. **X射线检查** 左心室增大,升主动脉继发性扩张明显。
2. **心电图** 左心室肥厚及继发性 ST-T 改变。
3. **超声心动图** M型超声示二尖瓣前叶或室间隔纤细扑动;二维超声可显示瓣膜和主动脉根部的形态改变;脉冲多普勒和彩色多普勒血流显像在主动脉瓣的心室侧可探及全舒张期反流束,为最敏感的确定主动脉瓣反流的方法,并可通过计算反流血量与搏出血量的比例,判断其严重程度。
4. **放射性核素心室造影** 可测定左心室收缩、舒张末容量和静息、运动时射血分数,判断左心室功能。
5. **主动脉造影** 当无创技术不能确定反流程度,并考虑外科治疗时,可行选择性主动脉造影,半定量反流程度。

【诊断要点】

根据胸骨左缘第3、4肋间典型舒张期杂音伴周围血管征可诊断为主动脉瓣关闭不全。超声心动图可助确诊。

【治疗要点】

内科治疗参照主动脉瓣狭窄的治疗方法,人工瓣膜置换术为严重主动脉瓣关闭不全的主要治疗方法。

五、心瓣膜病患者的护理

【常用护理诊断/问题、措施及依据】

1. **体温过高** 与风湿活动、并发感染有关。

(1) **病情观察** 测量体温,每4h一次,注意热型,以协助诊断。观察有无风湿活动的表现,如皮肤环形红斑、皮下结节、关节红肿及疼痛不适等。体温超过38.5℃时给予物理降温或遵医嘱给予药物降温,30 min 后测量体温并记录降温效果。

(2) **饮食与休息** 给予高热量、高蛋白、高维生素的清淡易消化饮食,以促进机体恢复。卧床休息,限制活动量,以减少机体消耗。协助生活护理,出汗多的患者应勤换衣裤、被褥,防止受凉。待病情好转,实验室检查正常后再逐渐增加活动。

(3) **用药护理** 遵医嘱给予抗生素及抗风湿药物治疗。苄星青霉素又称长效青霉素,是由青霉素的二苄基乙二胺盐与适量缓冲剂及助悬剂混合制成;使用前,询问青霉素过敏史,常规青霉素皮试;注射后注意观察过敏反应和注射局部的疼痛、压痛反应。阿司匹林可导致胃肠道反应、牙龈出血、血尿、柏油样便等不良反应,应饭后服药并观察有无出血。

2.潜在并发症
(1)心力衰竭

考点:护理措施。

避免诱因:积极预防和控制感染,纠正心律失常,避免劳累和情绪激动等诱因,以免发生心力衰竭。

心力衰竭的观察与护理:监测生命体征,评估患者有无呼吸困难、乏力、食欲减退、少尿等症状,检查有无肺部湿啰音、肝大、下肢水肿等体征。一旦发生则按心力衰竭进行护理。

(2)栓塞

评估栓塞的危险因素:阅读超声心动图报告,注意有无心房、心室扩大及附壁血栓;心电图有无异常,尤其是有无心房颤动;是否因心力衰竭而活动减少、长期卧床。

休息与活动:左房内有巨大附壁血栓者应绝对卧床休息,以防脱落造成其他部位栓塞。病情允许时应鼓励并协助患者翻身、活动下肢、按摩及用温水泡脚或下床活动,防止下肢深静脉血栓形成。

遵医嘱用药:如抗心律失常、抗血小板聚集的药物,预防附壁血栓形成和栓塞。

栓塞的观察与处理:密切观察有无栓塞征象,一旦发生,立即报告医生,给予抗凝或溶栓等处理。

【其他护理诊断/问题】
1.有感染的危险 与机体抵抗力下降有关。
2.潜在并发症 心绞痛、心律失常、感染性心内膜炎、猝死等。
3.无能性家庭应对 与家属长期照顾病人导致体力、精神、经济上负担重有关。
4.焦虑 与担心疾病预后、工作、生活与前途有关。

【健康指导】
1.疾病知识指导 告诉患者及家属本病的病因和病程进展特点,鼓励病人树立信心,做好长期与疾病做斗争以控制病情进展的思想准备。告诉病人坚持按医嘱用药的重要性,并定期门诊复查。有手术适应证者劝病人尽早择期手术,提高生活质量,以免失去最佳手术时机。

考点:健康教育。

2.预防感染 指导患者尽可能改善居住环境中潮湿、阴暗等不良条件,保持室内空气流通、温暖、干燥、阳光充足。适当锻炼,加强营养,提高机体抵抗力,预防风湿活动。注意防寒保暖,避免与上呼吸道感染患者接触,预防感染。一旦发生感染应尽快就诊,以避免病情加重。在拔牙、内镜检查、导尿、分娩、人工流产等手术操作前应告诉医生自己有风心病史,便于预防性使用抗生素,劝告反复发生扁桃体炎者在风湿活动控制后2~4个月手术摘除扁桃体。

3.避免诱因 避免重体力劳动、剧烈运动或情绪激动。女病人注意不要因家务劳动过重而加重病情。育龄妇女要根据心功能情况在医师指导下选择好妊娠与分娩时机,病情较重不能妊娠与分娩者,做好病人及其配偶的思想工作。

第六节　冠状动脉粥样硬化性心脏病

案例分析

患者,女,59 岁。晨起跑步途中突然出现胸骨后疼痛,伴大汗。持续 2 h 不缓解而急诊来院。既往健康。护理体检:T 37 ℃,P 45 次/min,R 16 次/min,BP 90/60 mmHg。大汗淋漓,面色苍白,表情痛苦,烦躁不安。口唇轻度发绀,胸廓对称,双肺呼吸音清晰。辅助检查:血常规,白细胞 $10.0×10^9$/L,中性粒细胞 67%,淋巴细胞 23%;心电图示 P 波与 QRS 波群无关系,P 波频率 90 次/min,QRS 波群频率 40 次/min,在 Ⅱ、Ⅲ、aVF 导联可见病理性 Q 波,ST 段呈弓背向上抬高,T 波正负双向,V_{3R}、V_{4R}、V_{5R} 导联呈 QS 型,ST 段抬高,T 波倒置。住院第 2 天:T 38 ℃,P 45 次/min,R 20 次/min,BP 80/50 mmHg。患者出现颈静脉怒张,肝脏于右锁骨中线肋缘下 2 cm 可触及,触痛明显,双下肢水肿。

请问:①该患者是什么疾病? ②目前可能出现了什么紧急情况? ③护士应该如何配合医生进行治疗和护理?

冠状动脉粥样硬化性心脏病(coronary atherosclerotic heart disease)指由于冠状动脉粥样硬化使血管腔狭窄或阻塞,导致心肌缺血、缺氧而引起的心脏病,它和冠状动脉功能性改变一起统称为冠状动脉性心脏病(coronary heart disease),简称冠心病,亦称缺血性心脏病(ischemic heart disease)。

冠状动脉粥样硬化性心脏病是动脉粥样硬化导致器官病变的最常见类型,也是严重危害人类健康的常见病。

【病因】

本病病因复杂,尚未完全确定,是多种因素共同作用所致。

考点:冠心病的病因。

1. 年龄、性别　常见于 40 岁以上人群,49 岁以后进展较快,男性与女性相比,女性发病率较低,但在更年期后发病率明显增加。近年来,发病年龄有年轻化趋势。

2. 血脂异常　脂质代谢异常是动脉粥样硬化最重要的危险因素。总胆固醇(total cholesterol,TC)、三酰甘油(triacylglycerol,TG)、低密度脂蛋白(low density lipoprotein,LDL)或极低密度脂蛋白(very low density lipoprotein,VLDL)增高;高密度脂蛋白(high density lipoprotein,HDL)尤其是它的亚组分Ⅱ($HDL_{Ⅱ}$)减低、载脂蛋白 A(ApoA)降低、载脂蛋白 B(ApoB)增高都被认为是危险因素。此外脂蛋白(a)[Lp(a)]增高是独立的危险因素。在临床实践中,以 TC 及 LDL 增高最受关注。

3. 高血压　血压增高与本病密切相关。60%～70% 的冠状动脉粥样硬化患者有高血压,高血压患者患本病较血压正常者高 3～4 倍,收缩压和舒张压增高都与本病关系密切。

4. 吸烟　吸烟可造成动脉壁氧含量不足,促进动脉粥样硬化的形成。吸烟者与不吸烟者比较,本病的发病率和病死率增高 2～6 倍,且与每天吸烟的支数呈正比,被动吸烟也是冠心病的危险因素。

5. 糖尿病和糖耐量异常 与无糖尿病患者比较,糖尿病患者心血管疾病风险增加 2～5 倍,且动脉粥样硬化进展迅速,未来 10 年发生心肌梗死危险高达 20%。糖耐量减低也常见于本病患者。

次要的危险因素包括:①肥胖;②缺少体力活动;③进食过多的动物脂肪、胆固醇、糖和钠盐;④遗传因素;⑤A 型性格等。

近年来发现的危险因素还有:①血中同型半胱氨酸增高;②胰岛素抵抗增强;③血中纤维蛋白原及一些凝血因子增高;④病毒、衣原体感染等。

【临床分型】

由于冠状动脉病变的部位、范围、血管阻塞程度和心肌供血不足的发展速度、范围和程度的不同,有不同的临床特点。1979 年世界卫生组织将冠心病分为五种类型。

1. 无症状性心肌缺血 患者无症状,但静息时或负荷试验后有 ST 段压低,T 波减低、变平或倒置等心肌缺血的心电图改变;病理学检查无明显心肌组织形态学改变。

2. 心绞痛 有发作性胸骨后疼痛,为急性、暂时性心肌供血不足引起。病理学检查心肌无明显组织形态改变或有纤维化改变。

3. 心肌梗死 症状严重,由冠状动脉阻塞致心肌急性缺血性坏死所致。

4. 缺血性心肌病 长期心肌缺血导致心肌逐渐纤维化。表现为心脏增大,心力衰竭和心律失常,与原发性扩张型心肌病类似。

5. 猝死 因突发心搏骤停而猝然死亡。

近年,趋于将本病分为急性冠脉综合征(acute coronary syndrome,ACS)和慢性冠脉病(chronic coronary artery disease,CAD)或称慢性缺血综合征(chronic ischemicsyndrome,CIS)两大类。前者包括不稳定型心绞痛(unstable angina pectoris,UAP)、非 ST 段抬高性心肌梗死(non-ST-segment elevation myocardial infarction,NSTEMI)、ST 段抬高性心肌梗死(ST-segment elevation myocardial infarction,STEMI)和冠心病猝死;后者包括稳定型心绞痛、冠脉正常的心绞痛(如 X 综合征)、无症状性心肌缺血和缺血性心力衰竭(缺血性心肌病)。本节重点介绍"心绞痛"和"心肌梗死"。

考点:冠心病的临床分型。

一、心绞痛

(一)稳定型心绞痛

稳定型心绞痛(stable angina pectoris)亦称稳定型劳力性心绞痛,是在冠状动脉狭窄的基础上,由于心肌负荷的增加而引起心肌急剧的、暂时的缺血与缺氧的临床综合征。其典型表现为发作性胸骨后压榨性疼痛,可放射至心前区和左上肢尺侧,常发生于劳力负荷增加时,持续数分钟,休息或用硝酸酯制剂后消失。

本病男性多于女性,多数患者年龄在 40 岁以上,劳累、情绪激动、饱食、受寒、急性循环衰竭等为常见的诱因。

【病因与发病机制】

本病的基本病因是冠状动脉粥样硬化。正常情况下,心肌氧耗量与冠脉循环储备力密切相关,冠脉血流量随身体的生理情况变化而变化,当剧烈活动时,冠状动脉扩张,血流量增加,为静息时 6～7 倍,缺氧也可使冠状动脉扩张,血流量增加 4～5 倍。当冠状动脉狭窄时,病变部位血管扩张性减弱,远端氧供、血供减少,与心肌的氧耗平衡时,可维持心脏工作需要,休息无症状。当心脏负荷突然增加,血供不能满足心肌需要时,即出现心绞痛。心肌内产生的酸性代谢产物如乳酸、丙酮酸、磷酸等是引起心绞痛的主要原因。

【临床表现】

1.症状 心绞痛以发作性胸痛为主要表现,典型疼痛的特点为:

(1)部位 胸骨后,中上段或心前区,有手掌大小范围,界限不很清楚。常向左肩、左臂内侧放射。不典型的可放射至颈、咽或下颌部或上腹部。

(2)性质 胸痛常为压榨性或紧缩性,可有烧灼感。常有恐惧感及濒死感。发作时,患者往往被迫停止原来的活动,直至症状缓解。

(3)诱因 常由体力劳动、情绪激动(如愤怒、焦急、过度兴奋等)、饱食、寒冷、吸烟、心动过速、休克等诱发。心绞痛发生在活动或激动的当时,而不是劳累之后。

(4)持续时间 早期疼痛可为一过性,3~5 min 内逐渐消失。随病情发展常逐渐加重,时间可不固定,但很少短于 1 min,也很少长于 15 min。可数日发作一次,也可一日发作数次。

(5)缓解方式 休息或含服硝酸甘油几分钟内缓解。

2.体征 缓解期一般无阳性体征。心绞痛发作时常见表情焦虑、面色苍白、皮肤湿冷,心率增快、血压升高,心尖部可出现第四或第三心音奔马律。

3.心绞痛临床分型

(1)稳定型心绞痛 其特点是疼痛在体力活动、情绪激动或其他增加心肌耗氧量时诱发,休息或含服硝酸甘油后迅速缓解。

(2)不稳定型心绞痛 除变异型心绞痛具有短暂 ST 段抬高的特异的心电图变化而仍为临床所留用外,其他如恶化型心绞痛、卧位型心绞痛、梗死后心绞痛、混合性心绞痛等诊断临床上均已弃用。目前已趋向将劳力性心绞痛以外的缺血性胸痛统称之为不稳定型心绞痛。这不仅是基于对不稳定的粥样斑块的深入认识,也表明了这类心绞痛患者临床上的不稳定性,进展至心肌梗死的危险性,必须予以足够的重视。

不稳定型心绞痛具有以下特点之一:①原为稳定型心绞痛,在 1 个月内疼痛发作的频率增加、程度加重、时限延长、诱发因素变化,硝酸类药物缓解作用减弱。②1 个月之内新发生的心绞痛,并因较轻的负荷所诱发。③休息状态下发作心绞痛或较轻微活动即可诱发,发作时表现有 ST 段抬高的变异型心绞痛也属此列。

【实验室及其他检查】

1.心电图检查

(1)静息时心电图 约半数患者在休息时心电图正常,部分患者有陈旧性心肌梗死的改变或非特异性的 ST 段和 T 波异常以及心律失常等。

(2)发作时心电图 绝大多数患者可出现由心肌缺血引起的 ST 段压低 0.1 mV(1 mm)以上,发作缓解后恢复正常,有时出现 T 波倒置。变异型心绞痛发作时有关导联 ST 段抬高或有 T 波高尖。

(3)心电图负荷试验 主要有蹬车及运动平板试验。在运动中连续观察、记录心电图及血压,运动终止后即刻及此后每 2 min 重复心电图记录,直至心率恢复至运动前水平。以心电图 ST 段水平型或下斜型压低≥0.1 mV(J 点后 80 ms)持续 2 min 作为阳性标准。运动中如出现心绞痛、室性心动过速或血压下降,应立即停止运动。心肌梗死急性期、不稳定型心绞痛、心力衰竭、严重心律失常、急性疾病者等禁做运动试验。

(4)动态心电图 连续记录24 h 心电图,可发现心电图 ST-T 改变和各种心律失常,同时显示心电图的变化与患者活动以及症状出现之间的关系。如心电图显示 ST-T 缺血性改变而并无心绞痛者称为无症状性心肌缺血。

2. X 射线检查 多正常,伴心力衰竭者可出现心影增大、肺充血等。

3. 放射性核素检查 同位素 ^{201}Tl 心肌显像,可显示出冠状动脉供血不足部位明显灌注缺损区。

4. 冠状动脉造影 选择性冠状动脉造影可使左、右冠状动脉及其主要分支清楚的显影,为诊断冠状动脉硬化的金指标,可明确冠状动脉狭窄的部位、性质、程度。

考点:心电图是发现心肌缺血、诊断心绞痛最常用的检查方法。

【诊断要点】

根据典型的发作性胸痛,结合年龄和存在的冠心病危险因素,除外其他原因所致的心绞痛,一般即可建立诊断。诊断仍有困难者,可考虑做心电图运动负荷试验、冠状动脉造影或多排螺旋 CT 等。

根据加拿大心血管病学会(CCS)分级,可将心绞痛严重程度分为4级(表3-6)。

表3-6 心绞痛严重程度分级

分级	分级标准
Ⅰ级	一般体力活动(如步行和登楼)不受限,仅在强、快或持续用力时发生心绞痛
Ⅱ级	一般体力活动轻度受限。快步、饭后、寒冷或刮风中、精神应激或醒后数小时内发作心绞痛。一般情况下平地步行200 m 以上或登楼一层以上受限
Ⅲ级	一般体力活动明显受限,一般情况下平地步行200 m 或登楼一层引起心绞痛
Ⅳ级	轻微活动或休息时即可发生心绞痛

【治疗要点】

慢性稳定型心绞痛治疗原则是避免诱发因素;改善冠状动脉的血供和降低心肌的耗氧,减轻症状和缺血发作;治疗动脉粥样硬化,预防心肌梗死和猝死,改善生存,提高生活质量。

1. 发作时的治疗

(1)休息 发作时应立即休息,一般患者停止活动后症状即可消除。

(2)药物治疗 宜选用作用较快的硝酸酯制剂,这类药物除可扩张冠状动脉增加冠状动脉血流量外,还可扩张外周血管,减轻心脏负荷,从而缓解心绞痛。①硝酸甘油 0.3~0.6 mg 舌下含化,1~2 min 内显效,约30 min 后作用消失;一般连用不超过3次,每次相隔5 min。还可用喷雾剂,每次0.4 mg,15 min 内不超过1.2 mg。②硝酸异山梨酯,可用5~10 mg 舌下含化,2~5 min 见效,作用维持2~3 h。

2. 缓解期的治疗

(1)阿司匹林 通过抑制血小板环氧化酶使血栓素 A_2(TXA$_2$)的合成减少,达到抗血小板聚集的作用。慢性稳定性心绞痛患者服用阿司匹林可降低心肌梗死、脑卒中或心血管性死亡的风险。阿司匹林的最佳剂量范围为 75~150 mg/d。其主要不良反应为胃肠道出血或对阿司匹林过敏。

（2）氯吡格雷　是通过选择性的不可逆的抑制血小板 ADP 受体而阻断 ADP 依赖激活的 GPⅡ$_b$/Ⅲ$_a$ 复合物，有效地减少 ADP 介导的血小板激活和聚集。主要用于支架植入以后及对阿司匹林有禁忌的患者。

（3）β 受体阻滞剂　β 受体阻滞剂能抑制心脏 β 肾上腺素能受体，从而减慢心率、减弱心肌收缩力、降低血压，以减少心肌耗氧量，可以减少心绞痛发作和增加运动耐量，降低心绞痛患者死亡和心肌梗死的风险。推荐使用无内在拟交感活性的 β$_1$ 受体阻滞剂，如美托洛尔、阿替洛尔、比索洛尔等，只要无禁忌证（严重心动过缓和高度房室传导阻滞，窦房结功能紊乱，支气管痉挛或支气管哮喘），应作为稳定心绞痛的初始治疗药物。

（4）硝酸酯制剂　为内皮依赖性血管扩张剂，能减少心肌需氧和改善心肌灌注，从而改善心绞痛症状。硝酸酯制剂会反射性增加交感神经张力使心率加快。因此常联合负性心率药物如 β 受体阻滞剂或非二氢吡啶类钙通道阻滞剂。联合用药的抗心绞痛作用优于单独用药。常用药物有硝酸异山梨酯、5-单硝酸异山梨酯、硝酸甘油。

（5）钙通道阻滞剂　抑制钙离子进入细胞内，抑制心肌细胞兴奋-收缩耦联中钙离子的利用，因而抑制心肌收缩，减少氧耗；并通过扩张冠状动脉，解除冠状动脉痉挛，改善心内膜下心肌的供血；扩张周围血管、减轻心脏负荷，从而缓解心绞痛；还可以降低血黏度，抗血小板聚集，改善心肌的微循环。常用药物有维拉帕米、硝苯地平缓释制剂、地尔硫䓬。

（6）血管紧张素转换酶抑制剂（ACEI）　在稳定型心绞痛患者中，合并糖尿病、心力衰竭或左心室收缩功能不全的高危患者应该使用 ACEI。常用药物有卡托普利、依那普利、福辛普利等。

（7）调血脂药物　常选用他汀类药物如洛伐他汀、辛伐他汀。他汀类药物能有效降低血清总胆固醇（TC）和低密度脂蛋白胆固醇（LDL-C），延缓斑块进展，使斑块稳定。

（8）代谢性药物　曲美他嗪通过调节心肌能源底物，抑制脂肪酸氧化，优化心肌能量代谢，能改善心肌缺血及左心功能，缓解心绞痛。可与 β 受体阻滞剂等抗心肌缺血药物联用。常用剂量为 60 mg/d，分 3 次饭后口服。

（9）中医中药治疗　目前以"活血化瘀""芳香温通"和"祛痰通络"法为常用。此外，针刺或穴位按摩治疗也可能有一定疗效。

3. 运动锻炼疗法　合理的运动锻炼有利于减轻同位素显像的缺血程度及动态心电图上的 ST 段压低，提高运动耐量而减轻症状。建议稳定型心绞痛患者每天有氧运动 30 min，每周运动不少于 5 d。

4. 血管重建治疗　稳定型心绞痛的血管重建治疗，常用的治疗方法包括经皮冠状动脉介入治疗（percutaneous coronary intervention，PCI）和冠状动脉旁路移植术（coronary artery bypass grafting，CABG）等；近 30 年来，PCI 日益普遍应用于临床，由于创伤小、恢复快、危险性相对较低，尤其是药物洗脱支架的出现，远期疗效明显提高，易于被医生和患者所接受。详见本章第十二节"循环系统疾病患者常用诊疗技术及护理"。

5. 增强型体外反搏(enhanced external counterpulsation,EECP) EECP装置是具有我国自主知识产权的下半身气囊序贯加压式体外反搏器。EECP治疗,能降低患者心绞痛发作频率,改善运动负荷试验中的心肌缺血情况,能使75%～80%的患者症状获得改善。对于药物治疗难以奏效又不适宜血管重建术的难治性慢性稳定型心绞痛可试用。一般每天1 h,12 d为一个疗程。

(二)不稳定型心绞痛

目前,临床上已趋向将除上述典型的稳定型劳力性心绞痛以外的缺血性胸痛统称为不稳定型心绞痛(unstable angina,UA)。除变异型心绞痛(variant angina pectoris)具有短暂ST段抬高的特异心电图变化而仍为临床所留用外,原有心绞痛的其他分型命名临床上均已弃用。这不仅是基于对不稳定的粥样斑块的深刻认识,也表明这类心绞痛患者临床上的不稳定性和进展至心肌梗死的危险性,必须予以足够的重视。

【发病机制】

与稳定型心绞痛的差别主要在于冠状动脉内不稳定的粥样斑块继发的病理改变,使局部的心肌血流量明显下降,如斑块内出血、斑块纤维帽出现裂隙、表面有血小板聚集和(或)刺激冠状动脉痉挛,导致缺血性心绞痛,虽然也可因劳力负荷诱发,但劳力负荷终止后胸痛并不能缓解。

【临床表现】

不稳定型心绞痛的胸痛部位、性质与稳定型心绞痛相似,但具有以下特点之一:①原有稳定型心绞痛在1个月内疼痛发作的频率增加、程度加重、时限延长、诱因发生改变,硝酸酯类药物缓解作用减弱;②1个月之内新发生的较轻负荷所诱发的心绞痛;③休息状态下发作心绞痛或较轻微活动即可诱发,发作时表现有ST段抬高的变异型心绞痛。此外,由于贫血、感染、甲亢、心律失常等原因诱发的心绞痛称为继发性不稳定型心绞痛。

临床上根据不稳定型心绞痛的严重程度不同,分为低危组、中危组和高危组。低危组是指新发生的或是原有劳力性心绞痛恶化加重,发作时ST段下移≤1 mm,持续时间<20 min;中危组是指就诊前1个月内发作1次或数次(但近48 h内未发),静息心绞痛及梗死后心绞痛,发作时ST段下移>1 mm,持续时间<20 min;高危组是指就诊前48 h内反复发作,静息心电图ST段下移>1 mm,持续时间>20 min。

UA与NSTEMI同属非ST段抬高性急性冠脉综合征(ACS),两者的区别主要是根据血中心肌坏死标志物的测定,因此对非ST段抬高性ACS必须检测心肌坏死标志物并确定未超过正常范围时方能诊断UA。

【诊断要点】

综合临床表现、心电图特点及心肌坏死标志物检测结果,排除稳定型心绞痛,可建立诊断。由于UA患者的严重程度不同,其处理和预后也有很大的差别,临床诊断分低危组、中危组和高危组(表3-7)。

表 3-7　UA 危险度分组诊断标准

组别	诊断依据	
	临床表现	心电图特征
低危组	新发的或是原有劳力性心绞痛恶化加重，持续时间<20 min，达 CCS Ⅲ级或Ⅳ级	发作时 ST 段下移≤1 mm，胸痛间期心电图正常或无变化
中危组	就诊前 1 个月内发作 1 次或数次(但 48 h 内未发)，静息心绞痛及梗死后心绞痛，持续时间<20 min	T 波倒置>0.2 mV，或有病理性 Q 波
高危组	就诊前 48 h 内反复发作，静息心绞痛，持续时间>20 min	伴一过性 ST 段改变(>0.05 mV)，新出现束支传导阻滞或持续性室速

【治疗要点】

1.一般处理　卧床休息，床边 24 h 心电监护，严密观察血压、脉搏、呼吸、心率、心律变化，有呼吸困难、发绀者应给氧气吸入，维持血氧饱和度达到 95% 以上。如有必要应重复检测心肌坏死标志物。

2.止痛　烦躁不安、疼痛剧烈者，可考虑应用镇静剂如吗啡 5~10 mg 皮下注射；硝酸甘油或硝酸异山梨酯持续静脉滴注或微量泵输注，以 10 μg/min 开始，每 3~5 min 增加 10 μg/min，直至症状缓解或出现血压下降。此外，可酌情选用 β 受体阻滞剂或钙通道阻滞剂等。其中变异型心绞痛以钙通道阻滞剂为首选。

3.抗凝(栓)　抗血小板和抗凝治疗是 UA 治疗至关重要的措施，应尽早应用阿司匹林、氯吡格雷和肝素或低分子肝素，以有效防止血栓形成，阻止病情进展为心肌梗死。溶栓治疗有促发心肌梗死的危险，不推荐使用。

4.其他　对于个别病情极严重，保守治疗效果不佳，心绞痛发作时 ST 段压低>0.1 mV，持续时间>20 min，或血肌钙蛋白升高者，在有条件的医院可行急诊冠脉造影，考虑行 PCI。

UA 经治疗病情稳定，出院后应继续强调抗凝和调脂治疗，特别是应用他汀类药物以促使斑块稳定。缓解期的进一步检查及长期治疗方案与稳定型劳力性心绞痛相同。

(三)心绞痛患者的护理

【常用护理诊断/问题、措施及依据】

1.疼痛:胸痛　与心肌缺血、缺氧有关。

(1)休息与活动　心绞痛发作时应立即停止正在进行的活动，就地休息。不稳定型心绞痛者，应卧床休息，并密切观察。

(2)给氧　常规给予 2~4 L/min 鼻导管或面罩吸氧。

(3)用药护理　①心绞痛发作时给予患者舌下含服硝酸甘油，用药后注意观察患者胸痛变化情况，如服药后 3~5 min 仍不缓解可重复使用，每隔 5 min 1 次，连续 3 次仍未能缓解者，应考虑 ACS 的可能，要及时报告医生。对于心绞痛发作频繁者，可遵医嘱给予硝酸甘油静脉滴注，但应控制滴速，并告知患者及家属不可擅自调节滴速，以

考点:心绞痛患者的护理。

防低血压发生。部分患者用药后出现面部潮红、头部胀痛、头晕、心动过速、心悸等不适,应告知患者是由于药物所产生的血管扩张作用导致,以解除顾虑。应用他汀类药物时,应严密监测转氨酶及肌酸激酶等生化指标,及时发现药物可能引起的肝脏损害和肌病。采用强化降脂治疗时,应注意监测药物的安全性。

(4)心理护理　安慰患者,解除紧张不安情绪,以减少心肌耗氧量。

(5)疼痛观察　评估患者疼痛的部位、性质、程度、持续时间,给予心电监测,描记疼痛发作时心电图,严密监测心率、心律、血压变化,观察患者有无面色苍白、大汗、恶心、呕吐等。

(6)减少或避免诱因　疼痛缓解后,与患者一起分析引起心绞痛发作的诱因。保持排便通畅,切忌用力排便,以免诱发心绞痛。调节饮食,禁烟酒。保持心境平和,改变焦躁易怒、争强好胜的性格等。

2.活动无耐力　与心肌氧的供需失调有关。

(1)评估活动受限程度　评估患者由于心绞痛发作而带来的活动受限程度。

(2)制订活动计划　心绞痛发作时应立即停止活动,缓解期的患者一般不需要卧床休息,不稳定型心绞痛者可卧床休息。根据患者的活动能力制订合理的活动计划,鼓励患者参加适当的体力劳动和体育锻炼,最大活动量以不发生心绞痛症状为度,避免竞赛活动和屏气用力动作,避免精神过度紧张的工作和长时间工作。适当运动有利于侧支循环的建立,提高患者的活动耐力。对于规律性发作的劳力性心绞痛,可进行预防用药,如于外出、就餐、排便等活动前含服硝酸甘油。

(3)观察与处理活动中不良反应　监测患者活动过程中有无胸痛、呼吸困难、脉搏增快等反应,出现异常情况应立即停止活动,并给予含服硝酸甘油、吸氧等处置。

【其他护理诊断/问题】

1.潜在并发症　心肌梗死。
2.知识缺乏　缺乏控制诱发因素及预防心绞痛发作的知识。
3.焦虑　与心绞痛反复频繁发作有关。

【健康指导】

1.疾病知识指导　生活方式的改变是冠心病治疗的基础,应指导患者:①合理膳食:宜摄入低热量、低脂、低胆固醇、低盐饮食,多食蔬菜、水果和粗纤维食物如芹菜、糙米等,避免暴饮暴食,注意少量多餐。②控制体重:在饮食治疗的基础上,结合运动和行为治疗等综合治疗。③适量运动:运动方式应以有氧运动为主,注意运动的强度和时间因病情和个体差异而不同,必要时需要在监测下进行。④戒烟、限酒。⑤自我心理调适:调整心态,减轻精神压力,逐渐改变急躁易怒性格,保持心理平衡。可采取放松技术或与他人交流的方式缓解压力。

2.避免诱发因素　告知患者及家属过劳、情绪激动、饱餐、用力排便、寒冷刺激等都是心绞痛发作的诱因,应注意尽量避免。

3.病情监测指导　教会患者及家属心绞痛发作时的缓解方法,胸痛发作时应立即停止活动或舌下含服硝酸甘油。如连续含服硝酸甘油3次仍不缓解,或心绞痛发作比以往频繁、程度加重、疼痛时间延长,应及时就医,警惕心肌梗死的发生。不典型心绞痛发作时可能表现为压痛、肩周炎、上腹痛等,为防止误诊,可先按心绞痛发作处理并及时就医。告知患者应定期复查心电图、血压、血糖、血脂、肝功能等。

4. 用药指导　指导患者出院后遵医嘱服药,不要擅自增减药量,自我监测药物的不良反应。外出时随身携带硝酸甘油以备急需。硝酸甘油遇光易分解,应放在棕色瓶内存放于干燥处,以免潮解失效。药瓶开封后每6个月更换1次,以确保疗效。

5. 定期复查　告知病人应定期复查心电图、血糖、血脂等。

二、心肌梗死

心肌梗死(myocardial infarction,MI)是心肌长时间缺血导致的心肌细胞死亡。为在冠状动脉病变的基础上,发生冠状动脉血供急剧减少或中断,使相应心肌严重而持久地急性缺血导致的心肌细胞死亡。急性心肌梗死(acute myocardial infarction,AMI)临床表现有持久的胸骨后剧烈疼痛、发热、白细胞计数和血清心肌坏死标志物升高以及心电图进行性改变;可发生心律失常、休克或心力衰竭,属急性冠脉综合征(ACS)的严重类型。

目前,在全球每年1 700万死于心血管疾病者中,有一半以上死于急性心肌梗死。

【病因与发病机制】

本病的基本病因是冠状动脉粥样硬化(偶为冠状动脉栓塞、炎症、先天性畸形、痉挛和冠状动脉口阻塞所致),造成一支或多支血管管腔狭窄和心肌供血不足,而侧支循环尚未充分建立。一旦血供急剧减少或中断,使心肌严重而持久地急性缺血达30 min以上,即可发生心肌梗死。心肌梗死的原因多数是不稳定冠脉粥样硬化斑块破溃,继而出血或管腔内血栓形成,使血管腔完全闭塞,少数情况是粥样斑块内或其下发生出血或血管持续痉挛,也可以使冠状动脉完全闭塞。

促使粥样斑块破溃出血及血栓形成的诱因有:①休克、脱水、出血、外科手术或严重心律失常,使心排血量骤降,冠状动脉灌流量锐减;②重体力活动、情绪过分激动,血压剧升或用力排便时,左心室负荷明显加重,心肌需氧量猛增;③饱餐特别是进食多量高脂饮食后,血脂增高,血黏度增高;④晨起6时至12时交感神经活动增加,机体应激反应增强,心肌收缩力、心率、血压增高,冠状动脉张力增高。

【临床表现】

与梗死的部位、大小、侧支循环情况密切相关。

1. 先兆　50%~81%的患者在发病前数天有乏力、胸部不适、活动时心悸、气急、烦躁、心绞痛等前驱症状,其中以新发心绞痛或原有心绞痛加重最为突出。心绞痛发作较以往频繁、性质较剧、持续较久、硝酸甘油疗效差、诱发因素渐不明显。同时心电图ST段一时性明显抬高或压低,T波倒置或增高,应警惕近期内发生心肌梗死的可能。发现先兆,及时住院处理,可使部分患者免于发生心肌梗死。

2. 症状

(1)疼痛　为最早出现的最突出的症状,多发生于清晨,尤其是早晨运动和排便时。疼痛的性质和部位与心绞痛相似,但程度更剧烈,多伴有大汗、烦躁不安、恐惧及濒死感,持续时间可达数小时或数天,休息和服用硝酸甘油不缓解。部分患者疼痛可向上腹部放射而被误诊为急腹症或因疼痛向下颌、颈部、背部放射而误诊为其他疾病。少数患者无疼痛,一开始即表现为休克或急性心力衰竭。

(2) 全身症状　发热，由坏死物质吸收所引起。一般在疼痛发生后 24～48 h 出现，程度与梗死范围呈正相关，体温一般在 38 ℃ 左右，持续约 1 周。

(3) 胃肠道症状　疼痛剧烈时常伴恶心、呕吐、上腹胀痛，与迷走神经受坏死心肌刺激和心排血量降低组织灌注不足等有关。肠胀气亦不少见，重者可发生呃逆。

(4) 心律失常　见于 75%～95% 的患者，多发生在起病 1～2 d，24 h 内最多见。各种心律失常中以室性心律失常最多，尤其是室性期前收缩，如室性期前收缩频发（每分钟 5 次以上），成对出现或呈非持续性室性心动过速，多源性或落在前一心搏的易损期时（RonT），常为心室颤动的先兆。室颤是 MI 早期，特别是入院前主要的死因。下壁 MI 易发生房室传导阻滞及窦性心动过缓；前壁 MI 易发生室性心律失常，如发生房室传导阻滞表明梗死范围广泛，情况严重。

(5) 低血压和休克　疼痛发作期间血压下降常见，但未必是休克，如疼痛缓解而收缩压仍低于 80 mmHg，且患者表现为烦躁不安、面色苍白、皮肤湿冷、脉细而快、大汗淋漓、少尿、神志迟钝，甚至晕厥者则为休克表现。一般多发生在起病后数小时至 1 周内，约 20% 的患者会出现，主要为心源性休克，为心肌广泛坏死、心排血量急剧下降所致。

(6) 心力衰竭　发生率为 32%～48%，主要为急性左心衰竭，可在起病最初几天内发生，或在疼痛、休克好转阶段出现，为 MI 后心脏舒缩力显著减弱或不协调所致。表现为呼吸困难、咳嗽、发绀、烦躁等症状，重者可发生肺水肿，随后可发生颈静脉怒张、肝大、水肿等右心衰竭表现。右心室 MI 者可一开始就出现右心衰竭表现，伴血压下降。

3. 体征　心率多增快，也可减慢，心律不齐；心尖部第一心音减弱，可闻及"奔马律"；除 AMI 早期血压可增高外，几乎所有患者都有血压下降。

4. 并发症

(1) 乳头肌功能失调或断裂　二尖瓣乳头肌因缺血、坏死等使收缩功能发生障碍，造成二尖瓣脱垂及关闭不全。总发生率可高达 50%。轻者可以恢复；重者见于下壁 MI，乳头肌整体断裂，左心功能衰竭，迅速发生急性肺水肿，在数天内死亡。

(2) 心脏破裂　少见，常在起病 1 周内出现，多为心室游离壁破裂，偶有室间隔破裂。

(3) 栓塞　发生率 1%～6%，见于起病后 1～2 周，如为左心室附壁血栓脱落所致，则引起脑、肾、脾或四肢等动脉栓塞。由下肢静脉血栓脱落所致，则产生肺动脉栓塞。

(4) 心室壁瘤　主要见于左心室，发生率 5%～20%。较大的室壁瘤体检时可见左侧心界扩大，超声心动图可见心室局部有反常搏动，心电图示 ST 段持续抬高。

(5) 心肌梗死后综合征　发生率为 10%。于 MI 后数周至数月内出现，可反复发生，表现为心包炎、胸膜炎或肺炎，有发热、胸痛等症状，可能为机体对坏死组织的过敏反应。

【实验室及其他检查】

1. 心电图

(1) 特征性改变　ST 段抬高性 MI 心电图表现特点为：①面向坏死区周围心肌损伤的导联上出现 ST 段抬高呈弓背向上型，面向透壁心肌坏死区的导联上出现宽而深的Q波(病理性Q波),面向损伤区周围心肌缺血区的导联上出现T波倒置。②在背向心肌坏死区的导联则出现相反的改变,即R波增高,ST段压低和T波直立并增高。非ST段抬高的MI心电图特点:①无病理性Q波,有普遍性ST段压低≥0.1 mV,但aVR导联(有时还有V_1导联)ST段抬高,或有对称性T波倒置,为心内膜下MI所致。②无病理性Q波,也无ST段变化,仅有T波倒置变化。

(2)动态性改变 ST段抬高MI的心电图演变过程为:①在起病数小时内可无异常或出现异常高大两肢不对称的T波,为超急性期改变。②数小时后,ST段明显抬高,弓背向上,与直立的T波连接,形成单相曲线;数小时至2 d内出现病理性Q波,同时R波减低,为急性期改变。Q波在3~4 d内稳定不变,此后70%~80%永久存在。③如果早期不进行治疗干预,抬高的ST段可在数天至2周内逐渐回到基线水平,T波逐渐平坦或倒置,为亚急性期改变。④数周至数月后,T波呈V形倒置,两支对称,为慢性期改变。T波倒置可永久存在,也可在数月至数年内逐渐恢复。非ST抬高性MI:先是ST段普遍压低(除aVR,有时V_1导联外),继而T波倒置加深呈对称型;ST段和T波的改变持续数日或数周后恢复。

(3)定位诊断 ST段抬高性MI的定位和范围可根据出现特征性改变的导联数来判断:V_1~V_3导联提示前间壁MI,V_3~V_5导联提示局限前壁MI,V_1~V_5导联提示广泛前壁MI,Ⅱ、Ⅲ、aVF导联示下壁MI,Ⅰ、aVL导联示高侧壁MI,V_7、V_8导联示正后壁MI,Ⅱ、Ⅲ、aVF导联伴右胸导联(尤其是V_{4R}),ST段抬高,可作为下壁MI并发右室梗死的参考指标。

2. 超声心动图 二维和M型超声心动图有助于了解心室壁的运动和左心室功能,诊断室壁瘤和乳头肌功能失调等。

3. 放射性核素检查 可显示MI的部位与范围,观察左心室壁的运动和左心室射血分数,有助于判定心室的功能、诊断梗死后造成的室壁运动失调和心室壁瘤。

4. 实验室检查

(1)血液检查 起病24~48 h后白细胞计数增高至$(10~20) \times 10^9$/L,中性粒细胞增多,红细胞沉降率增快,C反应蛋白增高,均可持续1~3周。

(2)血清心肌坏死标志物 对心肌坏死标志物的测定应综合评价,建议于入院即刻、2~4 h、6~9 h、12~24 h测定血清心肌坏死标志物。①心肌肌钙蛋白I(cTnI)或T(cTnT):是诊断心肌坏死最特异和最敏感的首选指标,在起病2~4 h后升高,cTnI于10~24 h达高峰,7~10 d降至正常;cTnT于24~48 h达高峰,10~14 d降至正常。②肌红蛋白:有助于早期诊断,但特异性较差,于起病后2 h内即升高,12 h内达高峰。③肌酸激酶同工酶(CK-MB):对判断心肌坏死的临床特异性较高,在起病后4 h内增高,16~24 h达高峰,3~4 d恢复正常。由于首次ST段抬高性MI后肌钙蛋白将持续升高一段时间(7~14 d),CK-MB适于早期(<4 h)AMI诊断和再发MI诊断。连续测定CK-MB还可判定溶栓治疗后梗死相关动脉开通,此时CK-MB峰值前移(14 h以内)。24~48 h内恢复正常。

AMI心肌酶测定,包括肌酸激酶(CK)、天门冬氨酸氨基转移酶(AST)、乳酸脱氢酶(LDH),其特异性及敏感性均远不如上述心肌坏死标志物,但仍有参考价值。三者在AMI发病后6~10 h开始升高;按序分别于12 h、24 h及2~3 d内达高峰;又分别于3~4 d、3~6 d及1~2周回降至正常。

【诊断要点】

AMI 的诊断标准,必须至少具备下列 3 条标准中的 2 条:①缺血性胸痛的临床病史;②心电图的动态演变;③血清心肌坏死标志物浓度的动态改变。

对老年人,突然发生严重心律失常、休克、心力衰竭而原因未明,或突然发生较重而持久的胸闷或胸痛者,都应考虑本病的可能,并先按 AMI 来处理。

【治疗要点】

考点:溶栓疗法的适应证与禁忌证。

对 ST 段抬高的 AMI,强调早发现、早入院治疗,加强入院前的就地处理,并尽量缩短患者就诊、检查、处置、转运等延误的时间。治疗原则是尽早使心肌血液再灌注,到达医院后 30 min 内开始溶栓或 90 min 内行经皮冠状动脉介入治疗(PCI),以挽救濒死的心肌,防止梗死面积扩大和缩小心肌缺血范围,保护和维持心脏功能,及时处理严重心律失常、心力衰竭和各种并发症,防止猝死,注重二级预防。

1. 一般治疗

(1)休息　患者未行再灌注治疗前,应绝对卧床休息,保持环境安静,防止不良刺激,解除焦虑。

(2)给氧　常规给氧。

(3)监测　急性期应常规安置于心脏重症监护病房(CCU),进行心电、血压、呼吸监测 3～5 d,除颤仪处于随时备用状态。严重泵衰竭者应监测肺毛细血管压和静脉压。医务人员必须高度负责,既不放过任何有意义的变化,又保证患者的安静和休息。

(4)阿司匹林　抗血小板聚集,为溶栓治疗前常规用药。无禁忌证者立即口服水溶性阿司匹林或嚼服肠溶性阿司匹林,一般首次剂量达到 150～300 mg,每天 1 次,3 d 后,75～150 mg 每天 1 次长期维持。

2. 解除疼痛　选择以下药物尽快解除疼痛:①哌替啶(度冷丁)50～100 mg 肌内注射或吗啡 5～10 mg 皮下注射,必要时 1～2 h 后再注射 1 次,以后每 4～6 h 可重复使用,注意防止呼吸功能抑制。②疼痛较轻者可用可待因或罂粟碱 0.03～0.06 g 肌内注射或口服。③或再试用硝酸甘油 0.3 mg 或硝酸异山梨酯 5～10 mg 舌下含服或静脉滴注,注意心率增快和血压降低。再灌注心肌疗法能极有效地缓解疼痛。

3. 再灌注心肌　血管开通时间越早,挽救的心肌越多。积极的治疗措施是起病 3～6 h(最多 12 h)内使闭塞的冠状动脉再通,心肌得到再灌注,濒临坏死的心肌可能得以存活或使坏死范围缩小,对梗死后心肌重塑有利,改善预后。

(1)PCI　有条件的医院对具备适应证的患者应尽快实施 PCI,可获得更好的治疗效果。详见本章第十二节"循环系统疾病患者常用诊疗技术及护理"。

(2)溶栓疗法(thrombolytic therapy)　无条件施行介入治疗或延误再灌注时机者,无禁忌证应立即(接诊后 30 min 内)溶栓治疗。发病 3 h 内,心肌梗死溶栓治疗血流完全灌注(TIMI3 级)率高,获益最大。年龄≥75 岁者选择溶栓治疗时应慎重,并酌情减少溶栓药物剂量。

1)适应证:①2 个或 2 个以上相邻导联 ST 段抬高(胸导联≥0.2 mV,肢导联≥0.1 mV),或病史提示 AMI 伴左束支传导阻滞,起病时间<12 h,患者年龄<75 岁。②ST 段显著抬高的 MI 患者年龄>75 岁,经慎重权衡利弊仍可考虑。③ST 段抬高的 MI 发病时间已达 12～24 h,如有进行性缺血性胸痛,广泛 ST 段抬高者可考虑。

2)禁忌证:①出血性脑卒中史,1年内发生过缺血性脑卒中或脑血管事件;②近期(2~4周)活动性内脏出血(月经除外)、外科大手术、创伤史,包括脑外伤、创伤性心肺复苏或较长时间(>10 min)的心肺复苏,近期在不方便压迫部位的大血管穿刺;③未控制的重度高血压或有慢性重度高血压病史;④疑有主动脉夹层;⑤出血性疾病或有出血倾向者,严重肝肾功能损害及恶性肿瘤等。

3)溶栓药物:常用药物有非特异性和特异性纤溶酶原激活剂。它们能激活血栓中纤维蛋白溶酶原,使其转变为纤维蛋白溶酶而溶解冠状动脉内的血栓。①非特异性纤溶酶原激活剂有链激酶(SK)和尿激酶(UK)。链激酶为异种蛋白,可引起过敏反应,在2年内应避免再次应用。尿激酶无抗原性和过敏反应,与链激酶一样对纤维蛋白无选择性。用法:链激酶150万U静脉滴注,30~60 min内滴完。尿激酶150万~200万U,30 min内静脉滴注。溶栓结束后12 h皮下注射普通肝素7 500 U或低分子肝素,共3~5 d。②特异性纤溶酶原激活剂中最常用的为人黑色素瘤细胞培养液中提取的重组组织型纤溶酶原激活剂(rt-PA)阿替普酶,对全身纤溶活性影响较小,无抗原性;其半衰期短,需要同时联合使用肝素,防止再闭塞。其他特异性纤溶酶原激活剂还有采用基因工程改良的组织型纤溶酶原激活剂(t-PA)衍生物如瑞替普酶、兰替普酶和替奈普酶,其溶栓治疗的选择性更高,半衰期延长,血浆清除慢,药物剂量和不良反应均减少,适合静脉推注,更适合院前使用,需与肝素联合使用48 h。

(3)紧急主动脉-冠状动脉旁路移植术 介入治疗失败或溶栓治疗无效有手术指征者,争取6~8 h内施行主动脉-冠状动脉旁路移植术。

4.消除心律失常 心律失常必须及时消除,以免演变为严重心律失常甚至猝死。

(1)发现室性期前收缩或室性心动过速,立即用利多卡因50~100 mg静脉注射,必要时可重复使用,至期前收缩消失或总量达300 mg,继以1~3 mg/min的速度静脉滴注维持,如室性心律失常反复发作者可用胺碘酮。出现与QT间期延长有关的尖端扭转型室速时,静脉缓慢(>5 min)推注1~2 g镁剂。

(2)缓慢性心律失常,可用阿托品0.5~1.0 mg肌内注射或静脉注射。

(3)发生心室颤动或持续多形性室性心动过速时,尽快采用电除颤或电复律;单形性室性心动过速药物疗效不满意时应及早电复律。

(4)第二度或第三度房室传导阻滞,伴有血流动力学障碍者,宜用临时心脏起搏器。

(5)室上性快速心律失常药物治疗不能控制时,可考虑电复律。

5.控制休克 MI时有心源性休克,也伴有血容量不足、外周血管舒缩障碍等因素存在,因此,应在血流动力学监测下,补充血容量及应用升压药、血管扩张剂和纠正酸中毒等抗休克处理。为降低心源性休克的病死率,有条件的医院可考虑主动脉内球囊反搏术辅助循环,然后做选择性动脉造影,立即行PCI或主动脉-冠状动脉旁路移植术。

6.治疗心力衰竭 主要是治疗急性左心衰竭,以应用利尿剂为主,也可选用血管扩张剂减轻左心室的前、后负荷。MI发生后24 h内不宜用洋地黄制剂,有右心室梗死的患者应慎用利尿剂。

7.其他治疗

(1)抗凝疗法 多于溶栓治疗前后,对防止梗死面积扩大及再梗死有积极疗效。

有出血倾向、活动性溃疡病、新近手术创面未愈合、血压过高及严重肝肾功能不全者禁用抗凝治疗。先用肝素或低分子肝素,继而口服阿司匹林或氯吡格雷。

肝素用法:①用 rt-PA 前先用肝素 60 U/kg(最大量 4 000 U)静脉注射,继以 12 U/(kg·h)(最大量 1000 U/h)持续静脉滴注,至少应用 48 h,后改为皮下注射 7 500 U,每 12 h 1 次,连用 3~5 d。②用尿激酶或链激酶时,一般在溶栓结束后 12 h,皮下注射肝素 7 500 U,每 12 h 1 次,共 3~5 d。

(2)β受体阻滞剂、钙通道阻滞剂和血管紧张素转换酶抑制剂　在起病的早期即应用β受体阻滞剂美托洛尔等,尤其是前壁心肌梗死伴有交感神经功能亢进者,可防止梗死范围的扩大,改善预后。钙通道阻滞剂中的地尔硫䓬亦有类似效果。血管紧张素转换酶抑制剂中的卡托普利、依那普利等有助于改善恢复期心肌的重构,降低心力衰竭的发生率,从而降低死亡率。

(3)极化液疗法　10%氯化钾 10 mL、普通胰岛素 10 U 加入 10%葡萄糖溶液 500 mL 中,静脉滴注,每天 1 次,7~14 d 为一疗程。可促进心肌摄取和代谢葡萄糖,促使钾离子进入细胞内,恢复心肌细胞膜极化状态,利于心肌收缩,减少心律失常。

【常用护理诊断/问题、措施及依据】

1.疼痛:胸痛　与心肌缺血坏死有关。

(1)饮食与休息　起病后 4~12 h 内给予流质饮食,以减轻胃扩张。随后过渡到低脂、低胆固醇清淡饮食,提倡少量多餐。发病 12 h 内应绝对卧床休息,保持环境安静,限制探视,并告知患者和家属休息可以降低心肌耗氧量和交感神经兴奋性,有利于缓解疼痛,以取得合作。

(2)给氧　鼻导管给氧,氧流量 2~5 L/min,以增加心肌氧的供应,减轻缺血和疼痛。

(3)心理护理　疼痛发作时应有专人陪伴,允许患者表达内心感受,给予心理支持,鼓励患者战胜疾病的信心。向患者讲明住进 CCU 后病情的任何变化都在医护人员的严密监护下并能得到及时的治疗,以缓解患者的恐惧心理。简明扼要地解释疾病过程与治疗配合,说明不良情绪会增加心肌耗氧量而不利于病情的控制。医护人员工作应紧张有序,避免忙乱而带给患者不信任感和不安全感。将监护仪的报警声尽量调低,以免影响患者休息,增加患者的心理负担。烦躁不安者可肌内注射地西泮使患者镇静。

(4)止痛治疗的护理　遵医嘱给予吗啡或哌替啶止痛,注意有无呼吸抑制等不良反应。给予硝酸酯类药物时应随时监测血压的变化,维持收缩压在 100 mmHg 以上。

(5)溶栓治疗的护理

1)询问患者是否有脑血管病病史、活动性出血和出血倾向、严重而未控制的高血压、近期大手术或外伤史等溶栓禁忌证。

2)溶栓前检查血常规、出凝血时间和血型等。

3)迅速建立静脉通路,遵医嘱正确应用溶栓药物,注意观察有无不良反应:①过敏反应表现为寒战、发热、皮疹等;②低血压(收缩压低于 90 mmHg);③出血,包括皮肤黏膜出血、血尿、便血、咯血、颅内出血等,一旦出血,应紧急处理。

4)溶栓疗效观察:可根据下列指标间接判断溶栓是否成功:①胸痛 2 h 内基本消失;②心电图 ST 段于 2 h 内回降>50%;③2 h 内出现再灌注性心律失常,如窦性心动过缓、加速性室性自主心律、房室传导阻滞或束支传导阻滞突然改变或消失;④cTnI或 cTnT 峰值提前至发病后 12 h 内,血清 CK-MB 峰值提前出现(14 h 以内)。也可根据冠状动脉造影直接判断溶栓是否成功。

2. 活动无耐力　与心肌氧的供需失调有关。

(1)评估进行康复训练的适应证　评估患者的年龄、病情进展、MI 的面积及有无并发症等。如患者的生命体征平稳,无明显疼痛,安静时心率低于 100 次/min,无严重心律失常、心力衰竭和心源性休克时,可进行康复训练。经有效的再灌注治疗(溶栓或急诊经皮冠状动脉腔内成形术+支架置入)使闭塞的血管及时再通者可根据病情提早活动,尤其是早发冠心病(年龄 55 岁以下)者。

(2)解释合理运动的重要性　目前主张早期运动,实现早期康复。向患者讲明活动耐力恢复是一个循序渐进的进程,既不能操之过急,过早或过度运动,也不能因担心病情而不敢活动。急性期卧床休息可减轻心脏负荷,减少心肌耗氧量,缩小梗死范围,有利于心功能的恢复。病情稳定后应逐渐增加活动量,可促进侧支循环的形成,提高活动耐力;适宜的运动能降低血中胆固醇浓度和血小板聚集率,减缓动脉硬化和血栓形成,避免再发 AMI;也能辅助调整 MI 后患者的情绪,改善睡眠和饮食,增强其康复信心,提高生活质量,延长存活时间。

(3)制订个体化运动处方　制订个体化运动处方时必须综合考虑患者的实际情况,结合患者的年龄、MI 进展、心肺功能、运动习惯及心理、社会、经济等因素制订安全可行的运动处方。患者康复分为住院期间康复、门诊康复和家庭持续康复几个阶段。①运动原则:有序、有度、有恒。②运动项目:有氧步行、慢跑,家庭磁控固定自行车锻炼,简化太极拳等。③运动强度:根据个体心肺功能,循序渐进选择 40% ~ 80% VO_{2max} 靶心率(即最大心率的 40% ~ 80%)范围控制运动强度。④持续时间:初始是 6 ~ 10 min/次,含各 1 min 左右的热身活动和整理活动;随着患者对运动的适应和心功能的改善,可逐渐延长每次运动持续时间至 30 ~ 60 min。⑤运动频率:5 ~ 7 d/周,1 ~ 2 次/d。

(4)活动时的监测　开始进行康复训练时,必须在护士的监测下进行,以不引起任何不适为度,心率增加 10 ~ 20 次/min 为正常反应。运动时心率增加小于 10 次/min 可加大运动量,进入高一阶段的训练。若运动时心率增加超过 20 次/min,收缩压降低超过 15 mmHg,出现心律失常或心电图 ST 段缺血型下降≥0.1 mV 或上升≥0.2 mV,则应退回到前一个运动水平。出现下列情况时应减缓运动进程或停止运动:①胸痛、心悸、气喘、头晕、恶心、呕吐等;②心肌梗死 3 周内活动时,心率变化超过 20 次/min 或血压变化超过 20 mmHg;③心肌梗死 6 周内活动时,心率变化超过 30 次/min 或血压变化超过 30 mmHg。

考点:便秘的治疗。

3. 有便秘的危险　与进食少、活动少、不习惯床上排便有关。

(1)评估排便情况　如排便的次数、性状及排便难易程度,平时有无习惯性便秘,是否服用通便药物。

(2)指导患者采取通便措施　合理饮食,及时增加富含纤维素的食物如水果、蔬菜的摄入;无糖尿病者每天清晨给予蜂蜜 20 mL 加温开水同饮;适当腹部按摩(按照顺时针方向)以促进肠蠕动。一般在患者无腹泻的情况下常规应用缓泻剂,以防止便秘时用力排便导致病情加重。床边使用坐便器比床上使用便盆舒适,可协助患者在床边使用坐便器,排便时应提供隐蔽条件,如屏风或帘子遮挡。一旦出现排便困难,应立即告知医护人员,可使用开塞露或少量甘油灌肠。

4.潜在并发症

(1)猝死　急性期严密心电监护,及时发现心率及心律的变化。在MI溶栓治疗后24 h内易发生再灌注性心律失常,特别是在溶栓治疗即刻至溶栓后2 h内应设专人床旁心电监护。发现频发室性期前收缩,成对出现或呈非持续性室速,多源性或RonT现象的室性期前收缩及严重的房室传导阻滞时,应立即通知医生,遵医嘱使用利多卡因等药物,警惕室颤或心搏骤停、心脏性猝死的发生。监测电解质和酸碱平衡状况,因电解质紊乱或酸碱平衡失调时更容易并发心律失常。准备好急救药物和抢救设备如除颤器、起搏器等,随时准备抢救。

(2)心力衰竭　AMI患者在起病最初几天,甚至在梗死演变期可发生心力衰竭,特别是急性左心衰竭。应严密观察患者有无呼吸困难、咳嗽、咳痰、少尿、颈静脉怒张、低血压、心率加快等,听诊肺部有无湿啰音。避免情绪激动、饱餐、用力排便等可加重心脏负担的因素。一旦发生心力衰竭,则按心力衰竭进行护理。

【其他护理诊断/问题】

1.自理缺陷　与医源性限制有关。

2.恐惧　与剧烈疼痛伴濒死感有关。

3.焦虑　与担心疾病预后有关。

4.潜在并发症　心源性休克、心搏骤停。

5.无效性性生活型态　与活动耐力下降、缺乏性知识有关。

【健康指导】

除参见"心绞痛"患者的健康指导外,还应注意:

1.疾病知识指导　指导患者积极做到全面综合的二级预防,预防再次发生心肌梗死和其他心血管事件。为便于健康指导,归纳为以A、B、C、D、E为符号的五项原则。原则亦适用于心绞痛患者,故又称为冠心病二级预防ABCDE原则。AMI恢复后的所有患者均应调节饮食,可减少再发,即低饱和脂肪和低胆固醇饮食,要求饱和脂肪占总热量的7%以下,胆固醇<200 mg/d。戒烟是MI后二级预防的重要措施,研究表明AMI后继续吸烟再梗死和死亡危险增高22%~47%,每次随诊都必须了解并登记吸烟情况,积极劝导患者戒烟,并实施戒烟计划。

2.心理指导　MI后患者焦虑情绪多来自对今后工作能力和生活质量的担心,应予以充分理解并指导患者保持乐观、平和的心境,正确对待自己的病情。指导家属要对患者积极配合和支持,创造良好的身心休养环境,生活中避免对其施加压力,当患者出现紧张、焦虑或烦躁等不良情绪时,应予以理解并设法进行疏导,必要时争取患者工作单位领导和同事的支持。

3.康复指导　加强运动康复教育,与患者一起制定个体化运动处方,指导患者出院后的运动康复训练。个人卫生活动、家务劳动、娱乐活动等也对患者有益。无并发症的患者,MI后6~8周可恢复性生活。性生活应适度,若性生活后出现心率、呼吸增快持续20~30 min,感到胸痛、心悸持续15 min或疲惫等情况,应节制性生活。经2~4个月的体力活动锻炼后,酌情恢复部分轻体力工作,以后可逐渐恢复全天工作,但对重体力劳动、驾驶员、高空作业及其他精神紧张或工作量过大的工种应予以更换。

4. 用药指导与病情监测　MI后患者因用药多、用药久、药品贵等,往往用药依从性低。护士需要采取形式多样的健康教育强调遵医嘱进行药物治疗的必要性,可列举不遵医行为导致严重后果的病例,让患者提高警惕,同时应告知药物的用法、作用和不良反应,并教会患者定时测脉搏、血压,发护嘱卡或个人用药手册,定期电话随访,使患者"知、信、行"统一,做到不断自我校正,提高用药依从性。若胸痛发作频繁、程度较重、时间较长,服用硝酸酯制剂疗效较差时,提示急性心血管事件,应及时就医。

5. 照顾者指导　MI是心源性猝死的高危因素,应教会家属心肺复苏的基本技术以备急用。

冠心病二级预防ABCDE原则

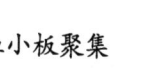

指导冠心病患者牢记以下5项原则,ABCDE源自每个英文单词的首字母,释义如下:

A　Aspirin(阿司匹林或联合使用氯吡格雷、噻氯匹定)抗血小板聚集
　　Anti-anginal　therapy 抗心绞痛治疗,如硝酸酯类制剂

B　β-blocker　β受体阻滞剂
　　Blood pressure control 控制血压

C　Cholesterol lowing 控制血脂水平
　　Cigarette quitting 戒烟

D　Diet control 控制饮食
　　Diabetes treatment 治疗糖尿病

E　Exercise 鼓励有计划的、适当的运动锻炼
　　Education 患者及其家属教育,普及有关冠心病的知识

第七节　原发性高血压

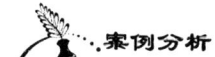

李某,男,50岁,从事编辑工作。高血压病史10年,平日血压多在(150~170)/(100~110)mmHg,间断服用降压药。因经常头痛、头晕、失眠,血压控制不理想而来院就诊。患者平素喜吃咸食,经常工作至深夜。身高1.7 m,体重88 kg。其父于5年前因高血压脑出血死亡。体检:BP 180/110 mmHg,心脏向左扩大,心率88次/min,律整。肺、腹(-)。实验室检查:尿蛋白(+)。

请思考:①该患者发生高血压的相关因素有哪些?②目前患者因高血压病受累的靶器官是什么?③该患者目前最主要的护理问题有哪些?④为防止并发症出现,如何进行病情观察?

原发性高血压(primary hypertension)是以体循环动脉血压升高为主要临床表现的心血管危险因素的综合征,通常简称为高血压。高血压是多种心、脑血管疾病的重要病因和危险因素,可损伤重要脏器,如心、脑、肾的结构与功能,最终导致这些器官的功能衰竭,迄今仍是心血管疾病死亡的最主要危险因素之一。

【血压分类和定义】

人群中血压水平呈连续性正态分布,正常血压和血压升高的划分无明确界限,因此高血压的标准是根据临床及流行病学资料人为界定的。目前,我国采用国际上统一的血压分类和标准(表3-8),高血压定义为收缩压≥140 mmHg和(或)舒张压≥90 mmHg,根据血压升高水平,将高血压进一步分为1、2、3级。

表3-8 血压的定义和分类(WHO/ISH,1999年)

类别	收缩压(mmHg)		舒张压(mmHg)
正常血压	<120	和	<80
正常高值	120~139	和(或)	80~89
高血压	≥140		≥90
1级(轻度)	140~159	和(或)	90~99
2级(中度)	160~179	和(或)	100~109
3级(重度)	≥180	和(或)	≥110
单纯收缩期高血压	≥140	和	<90

注:当收缩压和舒张压分属于不同分级时,以较高的级别作为标准。以上标准适用于任何年龄的成年男性和女性

考点:血压的定义和分类。

欧美等国家高血压患病率较亚非国家高,工业化国家较发展中国家高。高血压患病率、发病率及血压水平随年龄增加而升高。我国在1958—1959、1979—1980、1991和2002年进行过4次全国范围内的高血压抽样调查,15岁以上人群高血压的患病率分别为5.1%、7.7%、13.6%和17.6%,总体呈上升趋势。2012年国民营养与慢性病状况调查报告中显示,中国18岁及以上居民高血压患病率为25.2%,根据2010年第6次全国人口普查数据测算高血压患病人数为2.7亿。

我国高血压患病率和流行存在地区、城乡和民族差别,北方高于南方,沿海高于内地;城市高于农村;高原少数民族地区患病率较高。男、女性高血压患病率差别不大,青年期男性略高于女性,中年后女性稍高于男性。

近年来,我国重视以高血压为代表的慢性病社区防治工作,截至2014年底全国超过8 600万高血压患者纳入社区干预管理。但高血压的知晓率、治疗率、控制率依旧处于较低水平。高血压的知晓率、治疗率和控制率分别为26.1%、22.8%和6.1%。高血压防治任务十分艰巨。

【病因】

原发性高血压是多因素、多环节、多阶段和个体差异较大的疾病,是遗传和环境交互作用的结果,但遗传与环境因素具体通过何种途径升高血压,对其尚无明确认识。

与高血压发病有关的因素如下。

1. 遗传因素　高血压具有明显的家族聚集性,高血压患者约60%有家族史,父母均患高血压者,其子女的发病概率高达46%。高血压的遗传可能存在主要基因显性遗传和多基因关联遗传两种方式。同时也表现在遗传表型上,如血压增高程度、出现的并发症以及其他有关因素(如肥胖)。

2. 环境因素

(1)饮食　摄盐过多导致血压升高主要见于对盐敏感的人群中。低钾、低钙、高蛋白质摄入、饮食中饱和脂肪酸或饱和脂肪酸与不饱和脂肪酸比值较高也属于升压因素。饮酒也与血压水平呈线性相关,尤其与收缩压相关性更强。我国人群叶酸普遍缺乏,导致同型半胱氨酸水平增高,与高血压发病正相关,尤其增加高血压引起脑卒中的风险。

(2)精神应激　城市脑力劳动者高血压患病率超过体力劳动者,从事精神紧张度高的职业者发生高血压的可能性较大,长期生活在噪声环境中听力敏感性减退者患高血压也较多。此类高血压患者经休息后其症状和血压可得到一定程度缓解。

(3)吸烟　吸烟可使交感神经兴奋,末梢释放去甲肾上腺素,使血压升高,也可以通过氧化应激损害NO介导的血管舒张引起血压升高。

3. 其他因素

(1)体重　血压升高的重要危险因素之一是体重增加。高血压与肥胖类型密切相关,腹型肥胖者容易发生高血压。

(2)药物　服避孕药妇女血压升高发生率及程度与服用时间长短有关。口服避孕药引起的高血压一般为轻度且可逆转,在终止3~6个月避孕药后血压常恢复正常。其他如麻黄素、肾上腺皮质激素、非甾体抗炎药、甘草等也可使血压升高。

(3)睡眠呼吸暂停低通气综合征(sleep apnea hypopnea syndrome,SAHS)　SAHS是指睡眠期间反复发作性呼吸暂停。SAHS患者50%有高血压,血压程度与SAHS病程和严重程度有关。

【病理生理与病理】

1. 从血流动力学角度分析　血压主要决定于心排出量和体循环周围血管阻力,平均动脉血压(MBP)=心排血量(CO)×总外周血管阻力(PR)。随年龄增加常可表现不同血流动力学特征。

(1)年轻人　主要是心排血量增加和主动脉硬化,体现了交感神经的过度激活,常发生于男性。

(2)中年人(30~50岁)　主要特点为外周血管阻力增加而心排血量并不增加,表现为舒张压增高,伴或不伴收缩压增高,单纯的舒张压增高常见于男性,伴随体重增加。

(3)老年人　最常见的类型为单纯收缩期高血压,也可见于妇女,是舒张性心力衰竭的主要危险因素之一。流行病学调查结果显示随年龄增长人群收缩压在增高,55岁以后而舒张压的增长逐渐下降,表现为脉压的增大。脉压的增大提示中心动脉的硬化及周围动脉回波速度增快导致收缩压增加。

2. 心脏和血管　是高血压病理生理作用的主要靶器官,早期无明显病理改变。长期高血压引起全身小动脉病变,表现为小动脉中层平滑肌细胞增殖和纤维化,管壁增厚和管腔狭窄,导致重要靶器官如心、脑、肾组织缺血。长期高血压及伴随的危险因素可促进动脉粥样硬化的形成及发展。目前认为血管内皮功能障碍是高血压最早期和最重要的血管损害。

(1) 心脏　高血压的心脏改变主要是左心室肥厚和扩大。压力负荷增高,儿茶酚胺与血管紧张素Ⅱ等生长因子都可刺激心肌细胞肥大和间质纤维化。高血压发生心脏肥厚或扩大,称为高血压心脏病,最终可导致心力衰竭。长期高血压常合并冠状动脉粥样硬化和微血管病变。

(2) 脑　长期高血压使脑血管发生缺血与变性,容易形成微动脉瘤,从而发生脑出血。高血压促使脑动脉粥样硬化,可并发脑血栓形成。脑小动脉闭塞性病变,主要发生在大脑中动脉的垂直穿透支,引起腔隙性脑梗死。

(3) 肾脏　长期持续高血压使肾小球内囊压力升高,肾小球纤维化、萎缩,肾动脉硬化,因肾实质缺血和肾单位不断减少,最终导致肾功能衰竭。恶性高血压时,入球小动脉及小叶间动脉发生增殖性内膜炎及纤维素样坏死,可在短期内出现肾功能衰竭。

(4) 视网膜　视网膜小动脉早期发生痉挛,随着病程进展出现硬化改变。血压急骤升高可引起视网膜渗出和出血。

【临床表现】

1. 一般表现

(1) 症状　大多数起病缓慢,无特殊症状,导致不能及时就诊诊断,仅在测血压时或发生心、脑、肾并发症时才被发现。常见症状有头晕、头痛、颈项板紧、疲劳、心悸等,呈轻度持续性,在紧张或劳累后加重,不一定与血压水平有关,多数症状可自行缓解。也可出现视力模糊、鼻出血等较重症状。

(2) 体征　一般较少。检查的重点项目是周围血管搏动、血管杂音、心脏杂音等。颈部、上腹部脐两侧、腰部两侧肋脊角的血管杂音较常见,应重视。心脏听诊可有主动脉瓣区第二心音亢进、收缩期杂音或收缩早期喀喇音。血压随季节、昼夜、情绪等因素有较大波动。冬季较夏季血压高,血压有明显昼夜波动,一般夜间血压较低,清晨起床活动后血压迅速升高,形成清晨血压高峰。患者在家中的自测血压值往往低于诊所血压值。

2. 并发症

(1) 脑血管病　包括脑出血、脑血栓形成、腔隙性脑梗死、短暂性脑缺血发作。

(2) 心力衰竭　左心室后负荷长期增高可致心室肥厚、扩大,最终导致心力衰竭。

(3) 慢性肾功能衰竭　长期持久的血压升高可致进行性肾小球硬化,并加速肾动脉粥样硬化的发生,出现蛋白尿、肾损害,晚期可有肾衰竭。

考点:高血压急症。

(4) 主动脉夹层　本症是血液渗入主动脉壁中层形成的夹层血肿,是猝死的病因之一。高血压是导致本病的重要因素。突发剧烈的胸痛常易误诊为急性心肌梗死。

3. 高血压急症和亚急症

(1) 高血压急症(hypertensive emergencies)　是指原发性或继发性高血压患者,在某些诱因作用下,血压突然和显著升高,一般>180/120 mmHg,伴有重要靶器官如心脏、脑、肾功能不全的表现。其包括高血压脑病、颅内出血(脑出血和蛛网膜下隙出血)、脑梗死、急性心力衰竭、主动脉夹层等。

(2) 高血压亚急症(hypertensive urgencies)　是指血压明显升高但不伴严重临床症状及进行性靶器官损害。患者可有头痛、胸闷、烦躁不安等症状。

两者的区别是有无新近发生的急性进行性靶器官损害,血压升高的程度不是两者区别的标准。

【实验室及其他检查】

1. 基本项目　血液生化检查(血糖、胆固醇、三酰甘油、肾功能、尿酸)、血常规、尿液分析(蛋白、糖和尿沉渣镜检)、心电图。

2. 推荐项目　24 h 动态血压监测、超声心动图、颈动脉超声、餐后 2 h 血糖、血同型半胱氨酸、尿蛋白定量、眼底检查、胸部 X 射线、脉搏波传导速度及踝/臂血压指数。

动态血压监测

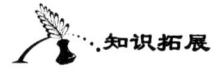

动态血压监测是由仪器自动定时测量血压,每隔 15~30 min 自动测压,连续 24 h 或更长时间。

正常人的血压呈明显昼夜节律,表现为"双峰一谷",即上午 6~10 时和下午 4~8 时各有一高峰期,而夜间血压明显降低。

目前认为动态血压正常参考范围:24 h 平均血压<130/80 mmHg,白天平均血压<135/85 mmHg,夜间平均血压<120/70 mmHg。

【诊断要点】

1. 高血压诊断　主要根据诊室测量的血压值,采用经核准的水银柱或电子血压计,测量安静休息坐位时上臂肱动脉部位血压。首诊时要测量双上臂血压,以后通常测量较高读数一侧的上臂血压,一般需测量非同日 3 次血压值收缩压均≥140 mmHg或(和)舒张压均≥90 mmHg,同时排除由其他疾病导致的继发性高血压。患者既往有高血压,正在使用降压药,血压虽然正常也诊断为高血压。也可参考家庭自测血压收缩压≥135 mmHg 或(和)舒张压均≥85 mmHg 和 24 h 动态血压收缩压平均值≥130 mmHg或(和)舒张压均≥80 mmHg,白天收缩压平均值≥135 mmHg 或(和)舒张压平均值≥85 mmHg,夜间血压收缩压平均值≥120 mmHg 或(和)舒张压均≥70 mmHg,进一步评估血压的状态。

必要时还应测量平卧位和站立位血压。一旦诊断为高血压,必须鉴别是原发性还是继发性。

2. 高血压危险度分层　高血压的预后不仅与血压升高水平有关,而且与其他心血管危险因素以及靶器官损害程度有关。因此,从指导治疗和判断预后的角度,现在主张对高血压患者做心血管危险分层,将高血压患者分为低危、中危、高危和极高危,分别表示 10 年内将发生心、脑血管病事件的概率为<15%、15%~20%、20%~30% 和>30%。具体分层标准根据血压升高水平(1、2、3 级)、其他心血管危险因素、糖尿病、靶器官损害以及并发症情况(表 3-9,表 3-10)。

表3-9 高血压患者心血管危险分层标准

其他危险因素和病史	血压(mmHg)		
	1级 收缩压:140~159或 舒张压:90~99	2级 160~179或 100~109	3级 ≥180或 ≥110
无	低危	中危	高危
1~2个危险因素	中危	中危	极高危
≥3个危险因素或靶器官损害	高危	高危	极高危
有并发症或合并糖尿病	极高危	极高危	极高危

表3-10 影响高血压患者心血管预后的重要因素

心血管危险因素	靶器官损害	伴随临床疾患
• 高血压1~3级	• 左心室肥厚	• 脑血管病
• 年龄>55岁(男性),>65岁(女性)	• 颈动脉超声内膜中层厚度≥0.9 mm或动脉粥样斑块	脑出血、缺血性脑卒中、短暂性脑缺血发作
• 吸烟	—	• 心脏疾病
• 糖耐量受损和(或)空腹血糖受损	• 颈股动脉脉搏波传导速度≥12 m/s	心肌梗死、心绞痛、冠状动脉血运重建史、慢性心力衰竭
• 血脂异常	• 踝/臂血压指数<0.9	
• 早发心血管病家族史(一级亲属发病年龄<55岁(男性),<65岁(女性))	• 估算的肾小球滤过率降低或血清肌酐轻度升高 • 尿微量白蛋白30~300 mg/24 h或白蛋白/肌酐≥30 mg/g	• 肾脏疾病 糖尿病肾病,肾功能受损,肌酐≥133 μmol/L(男性)、≥124 μmol/L(女性) 尿蛋白≥300 mg/24 h
• 腹型肥胖[腰围≥90 cm(男性),≥90 cm(女性)或肥胖(BMI>28 kg/m²)]		• 外周血管疾病 • 视网膜病变 出血或渗出、视神经乳头水肿
• 血同型半胱氨酸升高(≥10 μmol/L)		• 糖尿病

【治疗要点】

(一) 目的与原则

目前高血压尚无根治方法,降压治疗的最终目的是减少高血压患者心、脑血管病的发生率和死亡率。高血压治疗原则如下:

1. 改善生活行为 适用于所有高血压患者,包括使用降压药物治疗的患者。①减轻体重:体重降低对改善胰岛素抵抗、糖尿病、高脂血症和左心室肥厚均有益。②减少钠盐摄入。③补充钙和钾盐。④减少脂肪摄入:膳食中脂肪量应控制在总热量的25%以下。⑤戒烟限酒。⑥增加运动。⑦减轻精神压力、保持心态平衡。⑧必要时补充叶酸制剂。

2. 降压药治疗对象　高血压 2 级或以上患者(≥160/100 mmHg);高血压合并糖尿病,或者已经有心、脑、肾靶器官损害和并发症患者;凡血压持续升高 6 个月以上,改善生活行为后血压仍未获得有效控制患者。从心血管危险分层的角度,高危和极高危患者必须使用降压药物强化治疗。

3. 血压控制目标值　目前一般主张血压控制目标值至少<140/90 mmHg。糖尿病或慢性肾脏病合并高血压患者,血压控制目标值<130/80 mmHg。对于老年收缩期性高血压的患者,收缩压控制在 150 mmHg 以下,如果能够耐受可降至 140 mmHg 以下。应尽早到达上述目标水平,但并非越快越好。年轻、病程短的高血压患者,可较快达标。但老年人、病程较长或已有靶器官损坏或并发症者,应缓慢降压。

4. 多重心血管危险因素协同控制　80%~90%高血压患者有血压升高以外的危险因素,对心血管危险影响最明显的有性别、年龄、吸烟、血胆固醇水平、血肌酐水平、糖尿病和冠心病。因此,必须在心血管危险控制新概念指导下实施抗高血压治疗,控制某一种危险因素时应注意尽可能改善或至少不加重其他心血管危险因素。

(二)降压药物治疗

1. 降压药物应用的基本原则　使用降压药物应遵循小剂量开始,优先选择长效制剂,联合用药及个体化。

(1)小剂量　开始治疗时应采用较小的有效治疗剂量,根据需要逐步增加剂量。

(2)优先选择长效制剂　尽可能每天给药 1 次,有持续 24 h 降压作用的长效药,从而控制夜间血压和晨峰血压,更有效的预防心脑血管并发症。

(3)联合用药　可增加降压效果又不增加不良反应,在低剂量单药治疗效果不满意时,可以采用 2 种或 2 种以上药物治疗。

(4)个体化　根据患者具体情况、药物有效性和耐受性,兼顾患者经济条件及个人意愿,选择合适的降压药。

2. 降压药物种类　目前常用降压药物可归纳为五大类,即利尿剂、β 受体阻滞剂、钙通道阻滞剂(calcium channel blocker,CCB)、血管紧张素转化酶抑制剂(ACEI)和血管紧张素 Ⅱ 受体阻滞剂(ARB)(表 3-11)。

3. 降压治疗方案　治疗应从小剂量开始,逐步递增剂量。现在认为 2 级高血压(>160/100 mmHg)患者在开始时就可以采用两种降压药物联合治疗,处方联合或者固定剂量联合,有利于血压在相对较短的时间内达到目标值。

联合治疗应采用不同降压机制的药物。比较合理的两种降压药联合治疗方案是:利尿剂与 β 受体阻滞剂;利尿剂与 ACEI 或 ARB;二氢吡啶类钙通道阻滞剂与 β 受体拮抗剂;钙通道阻滞剂与 ACEI 或 ARB。三种降压药合理的联合治疗方案除有禁忌证外必须包含利尿剂。降压药和治疗方案选择应该个体化,在血压平稳控制 1~2 年后,可以根据需要逐渐减少降压药品种与剂量。由于高血压治疗的长期性,患者的治疗依从性十分重要。

表3-11 常用降压药物名称、剂量、用法及不良反应

药物分类	药物名称	剂量	用法(次/d)	不良反应
利尿剂	氢氯噻嗪	12.5 mg	1~2	乏力、尿量增多。痛风患者禁用。保钾利尿剂可引起高血钾，不宜与ACEI、ARB合用，肾功能不全者禁用
	氯噻酮	25~50 mg	1	
	螺内酯	20~40 mg	1~2	
	氨苯蝶啶	50 mg	1~2	
	阿米洛利	5~10 mg	1	
	呋塞米	20~40 mg	1~2	
	引达帕胺	0.25~2.50 mg	1	
β受体阻滞剂	普萘洛尔	10~20 mg	2~3	心动过缓、乏力、四肢发冷。β受体阻滞剂对心肌收缩力、房室传导及窦性心律均有抑制作用，可加重气道阻力，急性心力衰竭、支气管哮喘、病态窦房结综合征、房室传导阻滞和外周血管病禁用
	美托洛尔	25~50 mg	2	
	阿替洛尔	50~100 mg	1	
	倍他洛尔	10~20 mg	1	
	比索洛尔	5~10 mg	1	
	卡维地洛	12.5~25.0 mg	1~2	
	拉贝洛尔	100 mg	2~3	
钙通道阻滞剂(CCB)	硝苯地平	5~10 mg	3	开始治疗阶段有反射性交感活性增强，尤其使用短效制剂。引起心率增快、面部潮红、头痛、下肢水肿等。非二氢吡啶类抑制心肌收缩及自律性和传导性，不宜在心力衰竭、窦房结功能低下或心脏传导阻滞患者中应用
	硝苯地平控释剂	30~60 mg	1	
	尼卡地平	40 mg	2	
	尼群地平	10 mg	2	
	非洛地平缓释剂	5~10 mg	1	
	氨氯地平	5~10 mg	1	
	拉西地平	4~6 mg	1	
	乐卡地平	10~20 mg	1	
	维拉帕米缓释剂	240 mg	1	
	地尔硫䓬缓释剂	90~180 mg	1	
血管紧张素转化酶抑制剂(ACEI)	卡托普利	12.5~50 mg	2~3	刺激性干咳和血管性水肿。高血钾症、妊娠妇女和双侧肾动脉狭窄患者禁用。血肌酐超过3 mg患者使用时需谨慎
	依那普利	10~20 mg	2	
	贝那普利	10~20 mg	1	
	赖诺普利	10~20 mg	1	
	雷米普利	2.5~10 mg	1	
	福辛普利	10~20 mg	1	
	西拉普利	2.5~5.0 mg	1	
	培哚普利	4~8 mg	1	
血管紧张素Ⅱ受体阻滞剂(ARB)	氯沙坦	50~100 mg	1	较少
	缬沙坦	80~160 mg	1	
	厄贝沙坦	150~300 mg	1	
	替米沙坦	40~80 mg	1	
	坎地沙坦	8~16 mg	1	
	奥美沙坦	20~40 mg	1	

4. 有并发症的降压治疗

(1) 脑血管病　在已发生过脑卒中的患者,降压治疗的目的是减少再次发生脑卒中。该类患者不能耐受血压下降过快或过大,要求降压过程缓慢、平稳,最好不减少脑血流量。可选择 ARB、长效钙通道阻滞剂、ACEI 或利尿剂。注意从单种药物小剂量开始,再缓慢递增剂量或联合治疗。

(2) 冠心病　高血压合并稳定性心绞痛的降压治疗,应选择 β 受体阻滞剂和长效钙通道阻滞剂;发生过心肌梗死患者应选择 ACEI 和 β 受体阻滞剂,预防心室重构。尽可能选用长效制剂,较少血压波动,控制 24 h 血压,尤其清晨血压。

(3) 心力衰竭　高血压合并无症状左心室功能不全的降压治疗,应选择 ACEI 和 β 受体阻滞剂,注意从小剂量开始;在有心力衰竭症状的患者,应采用 ACEI 或 ARB、利尿剂和 β 受体阻滞剂联合治疗。

(4) 慢性肾功能衰竭　为延缓肾功能恶化,通常需要 3 种或 3 种以上降压药。ACEI 或 ARB 在早、中期能延缓肾功能恶化,但要注意在低血容量或病情晚期[肌酐清除率<30 mL/min 或血肌酐超过 265 μmol/L(3.0 mg/dL)]可能反而使肾功能恶化。

(5) 糖尿病　为了达到目标水平,通常在改善生活行为基础上需要 2 种以上降压药物联合治疗。ARB 或 ACEI、长效钙通道阻滞剂和小剂量利尿剂是较合理的选择。ACEI 或 ARB 能有效减轻和延缓糖尿病肾病的进展,改善血糖控制。

5. 顽固性高血压治疗　约 10% 高血压患者,尽管使用了 3 种以上合适剂量降压药联合治疗,血压仍未能达到目标水平,称顽固性或难治性高血压。对该类患者的处理,首先是寻找原因,然后针对具体原因进行治疗。常见的原因有:血压测量错误、降压治疗方案不合理、药物干扰降压作用、容量超负荷、胰岛素抵抗、继发性高血压、睡眠呼吸暂停低通气综合征等。

6. 高血压急症的治疗

(1) 迅速降低血压　选择适宜有效的降压药物静脉滴注给药,同时应不断测量血压或无创性血压监测。

(2) 控制性降压　注意短时间内血压急骤下降,有可能使重要器官的血流灌注明显减少,应采取逐步控制性降压,一般情况下,初始阶段(数分钟到 1 h 内)将血压控制的目标为平均动脉压的降低幅度不超过治疗前水平的 25%;在随后的 2~6 h 内将血压降至较安全的水平,一般为 160/100 mmHg 左右;如果可耐受,临床情况稳定,在随后的 24~48 h 逐步降至正常水平。

(3) 降压药物选择

常选择的降压药物包括:①硝普钠,能同时直接扩张动脉和静脉,降低前、后负荷。开始时以 50 mg/500 mL 浓度、10~25 μg/min 速率静脉滴注,立即发挥降压作用。②硝酸甘油,扩张静脉和选择性扩张冠状动脉与大动脉。开始时以 5~10 μg/min 速率静脉滴注,然后每 5~10 min 增加滴注速率至 20~50 μg/min。③尼卡地平,二氢吡啶类钙通道阻滞剂,作用迅速,持续时间较短,降压作用同时改善脑血流量。开始时以 0.5 μg/(kg·min) 静脉滴注,逐步增加剂量到 10 μg/(kg·min)。④地尔硫䓬,非二氢吡啶类钙通道阻滞剂,降压同时具有改善冠状动脉血流量和控制快速性室上性心律失常作用。配制成 50 mg/500 mL 浓度,以 5~15 mg/h 速率静脉滴注,根据血压变化调整速率。⑤拉贝洛尔,兼有 α 受体阻滞作用的 β 受体阻滞剂,起效较迅速

(5~10 min),但持续时间较长(3~6 h)。开始时缓慢静脉注射20~100 mg,以后可以每隔15 min重复注射,总剂量不超过300 mg,也可以0.5~2.0 mg/min速率静脉滴注。⑥三甲噻方,是主动脉夹层的高血压急症处理中最佳的可选择药物,降压作用同时减低主动脉剪切力,阻止夹层扩展。

避免使用的药物:不主张用利血平治疗高血压急症,治疗开始时不宜使用强力的利尿降压药。

【常见护理诊断/问题、措施及依据】

1. 疼痛 头痛,与血压升高有关。

(1)减少引起或加重头痛的因素 为患者提供安静、温暖、舒适的环境,尽量减少探视。护士操作应相对集中,动作轻巧,防止过多干扰患者。头痛时嘱患者卧床休息,抬高床头,改变体位的动作要慢。避免劳累、情绪激动、精神紧张、环境嘈杂等不良因素。向患者解释头痛主要与高血压有关,血压恢复正常且平稳后头痛可减轻或消失。指导患者使用放松技术,如心理训练、音乐治疗、缓慢呼吸等。

(2)用药护理 遵医嘱应用降压药物治疗,监测血压的变化以判断疗效,并密切观察药物不良反应。如硝酸甘油主要用于急性心力衰竭或急性冠脉综合征等高血压急症,不良反应为心动过速、面部潮红、头痛和呕吐等。其他常用降压药物的不良反应与护理措施详见表3-10和本章第三节"心力衰竭"。

2. 有受伤的危险 与头晕、视力模糊、意识改变或直立性低血压有关。

(1)避免受伤 定时测量患者血压并做好记录。患者有头晕、眼花、耳鸣、视力模糊等症状时,嘱其卧床休息,外出或如厕时要有人陪伴,若头晕严重,应协助在床上大小便。伴恶心、呕吐的患者,应将痰盂放在患者伸手可取之处,呼叫器也应放在患者的手边,防止取物时跌倒。避免迅速改变体位、活动场所光线暗、病室内有障碍物、地面滑、厕所无扶手等危险因素,必要时病床加用床栏。

考点:护理措施。

(2)直立性低血压的预防及处理 ①首先告诉患者直立性低血压的表现为乏力、头晕、心悸、出汗、恶心、呕吐等症状,在联合用药、服首剂药物或加量时应特别注意。②指导患者预防直立性低血压的方法:避免长时间站立,尤其在服药后最初几小时;改变姿势,特别是从卧、坐位起立动作宜缓慢;服药时间可选在平静休息时,服药后继续休息一段时间再下床活动,如在睡前服药,夜间起床排尿时注意;避免用过热水洗澡或蒸汽浴;不宜大量饮酒。③指导患者在直立性低血压发生时采取下肢抬高位平卧,以促进下肢血液回流。

3. 潜在并发症:高血压急症

(1)避免诱因 向患者阐明不良情绪可诱发高血压急症,根据患者的性格特点,提出改变性格的方法,避免情绪激动,保持情绪平和、轻松、稳定。指导其按医嘱服用降压药物,不可擅自增减药量,更不可突然停服,以免血压突然急剧升高。同时指导其尽量避免过劳和寒冷刺激。

(2)病情监测 定期监测血压,一旦发现血压急剧升高、剧烈头痛、呕吐、大汗、视力模糊、面色及神志改变、肢体运动障碍等症状,立即通知医生。

(3)高血压急症的护理 患者绝对卧床休息,抬高床头,避免一切不良刺激和不必要的活动,协助生活护理。保持呼吸道通畅、吸氧。安定患者情绪,必要时用镇静剂。连接好心电、血压、呼吸监护。迅速建立静脉通路,遵医嘱尽早应用降压药物,用药过程注意监测血压变化,避免出现血压骤降。特别是应用硝普钠和硝酸甘油时,应严格遵医嘱控制滴速,密切观察药物的不良反应。

【其他护理诊断/问题】

1. 营养失调：高于机体需要量　与摄入过多、缺乏运动有关。
2. 焦虑　与血压控制不满意,已发生并发症有关。
3. 知识缺乏　缺乏高血压病预防、保健和用药知识。

【健康指导】

1. 疾病知识指导　让患者了解自己的病情,包括高血压、危险因素及同时存在的临床情况,了解控制血压的重要性和终身治疗的必要性。

2. 病情监测指导　教会患者和家属正确的测量血压方法：①在测血压前30 min不要吸烟,避免饮用浓茶、可乐、咖啡等刺激性饮料。②患者应在安静状态下休息5 min再测血压,应连续测2次血压取平均值。③做到"四定",即定时间(用药前测血压、用药后30 min复测1次)、定部位、定体位、定血压计测量血压。④血压不稳定者早晨和晚上测量血压,血压控制稳定后,可每周测量一次血压。

3. 心理指导　指导患者调整心态,学会自我心理调节,避免情绪激动,以免诱发血压增高。家属应对患者充分理解、宽容和安慰。

4. 饮食与运动指导　指导患者改善生活行为,高血压患者其生活方式改善既是治疗内容,也是护理干预的重要内容之一,其内容、目标、措施及预期效果见表3-12。

5. 用药指导　①强调长期药物治疗的重要性,用降压药物使血压降至理想水平后,应继续服用维持量,以保持血压相对稳定,对无症状者更应强调。②告知有关降压药物的名称、剂量、用法、作用及不良反应,并提供书面材料。嘱患者必须遵医嘱按时按量服药,如果根据自觉症状来增减药物、忘记服药或在下次吃药时补服上次忘记的药量,均易导致血压波动。③不能擅自突然停药,经治疗血压得到满意控制后,可以逐渐减少剂量。但如果突然停药,可导致血压突然升高,冠心病患者突然停用β受体阻滞剂可诱发心绞痛、心肌梗死等。

6. 根据患者的总危险分层及血压水平决定复诊时间　危险分层属低危或中危者,可安排患者每1~3个月随诊1次,若为高危者,则应至少每1个月随诊1次。

【预后】

原发性高血压属慢性病,发展缓慢,如得到合理正确治疗,一般预后良好。否则易发生靶器官损害,死亡原因以脑血管病常见,其次为心力衰竭和肾功能衰竭。

表 3-12　高血压患者生活方式干预内容、方法及预期效果

内容	目标	措施	收缩压下降的范围
减少钠盐的摄入	钠盐摄入量逐步降至<6 g/d	1. 日常生活中钠盐主要来源为腌制、卤制、泡制食品以及烹饪用盐,应尽量少用上述食品 2. 建议在烹调时尽可能用量具(如盐勺)称量加用的钠盐 3. 用替代产品,如代用盐、食醋等	2~8 mmHg
体育运动	强度:中等量,3~5 次/周,每次持续 30 min 左右	1. 运动的形式可以根据自己的爱好灵活选择,步行、快走、慢跑、游泳、太极拳等均可 2. 应注意量力而行,循序渐进。运动的强度可通过心率来反映,可参考脉率公式 3. 目标对象为没有严重心血管病的患者	4~9 mmHg
合理膳食	营养均衡	1. 食用油,包括植物油(素油)每人<25 g/d 2. 少吃或不吃肥肉和动物内脏 3. 其他动物性食品也不应超过 100 g/d 4. 多吃蔬菜(400~500 g/d)、水果(100 g/d) 5. 每人每周可吃蛋类 5 个 6. 适量豆制品或鱼类,奶类 250 g/d	8~14 mmHg
控制体质量	BMI<24 kg/m² 腰围<90 cm(男性)、<85 cm(女性)	1. 减少总的食物摄入量 2. 增加足够的活动量 3. 肥胖者若非药物治疗效果不理想,可考虑辅助用减肥药物	5~20 mmHg 减重10 kg
戒烟	彻底戒烟,避免被动烟	1. 宣传吸烟危害与戒烟的益处 2. 为有意戒烟者提供戒烟帮助,一般推荐采用突然戒烟法,在戒烟日完全戒烟 3. 戒烟咨询与戒烟药物结合 4. 公共场所禁烟,避免被动吸烟	
限制饮酒	每天白酒<50 mL 或葡萄酒<100 mL 或啤酒<300 mL	1. 宣传过量饮酒的危害,过量饮酒易患高血压 2. 高血压患者不提倡饮酒 3. 酗酒者逐渐减量,酒瘾严重者,可借助药物	2~4 mmHg

(陶志敏)

第八节　病毒性心肌炎

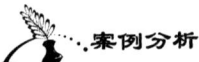

患者,女,13 岁,以"发生晕厥 1 次为主诉"入院。患者 5 d 前"感冒",于当地医院就诊,行输液治疗(具体不详),自觉好转后出院。1 d 前中午无明显诱因出现头晕、恶心呕吐,随即晕倒,无口吐白沫、四肢抽

搐,持续 2~3 min,被家人唤醒,醒后意识清楚,伴出汗、头晕、头昏,在家人陪同下入院。检查 T 36.2 ℃,P 60 次/min,R 20 次/min,BP 84/48 mmHg,一般情况欠佳,神清,检查合作。入院心电图示:①心动过缓;②三度房室传导阻滞。急诊血生化检查:脑钠肽(BNP)565.76 ng/L,肌酸激酶同功酶(CK-MB)23.37 ng/L,心肌肌钙蛋白 I 13.780 ng/L。诊断为:①重症病毒性心肌炎;②三度房室传导阻滞。

问题:①该患者目前的主要护理问题是什么?②该如何配合医生进行治疗和护理?

病毒性心肌炎(viral myocarditis)是指各种病毒引起心肌局限的或弥漫性的炎性病变。按病程可分为急性、亚急性、慢性。本病可见于各年龄阶段,但以儿童、青年多见。

【病因和发病机制】

病毒性心肌炎是由柯萨奇 A、B、ECHO、脊髓灰质炎、流感和 HIV 病毒等引起。约占心肌炎的半数,其中柯萨奇 B 病毒是最常见病毒。病毒主要是通过直接侵犯心肌和心肌内小血管以及由免疫机制等导致心肌损伤。

【临床表现】

考点:常见病原体。

患者临床表现各异,主要取决于病变的广泛程度,轻者可无自觉症状,严重者可以猝死,或出现严重心律失常、心源性休克、心力衰竭,导致急性期死亡;约半数患者于发病前 1~3 周有病毒感染的前驱症状,如发热,全身倦怠感,即所谓"感冒"样症状或恶心、呕吐等消化道症状。然后出现心悸、胸痛、呼吸困难、水肿甚至阿-斯综合征。体检可见与发热程度不平行的心动过速,各种心律失常,可听到第三心音或杂音。或有颈静脉怒张、肺部啰音、肝大等心力衰竭体征。

【实验室及其他检查】

1. 胸部 X 线检查　可见心影扩大或正常。
2. 心电图检查　可见 ST-T 改变、R 波降低、病理性 Q 波和各种心律失常,特别是房室传导阻滞、室性期前收缩等。
3. 超声心动图检查　可示左心室壁弥漫性(或局限性)收缩幅度减低,还可有左心室增大等。
4. 血清学检查　心肌酶 CK、AST、LDH 增高,红细胞沉降率加快,白细胞增多,C 反应蛋白增加等有助于诊断。需反复测定血清病毒中和抗体或补体结合抗体。发病后 3 周间的两次血清抗体滴定度增高 4 倍,外周血检出肠道病毒核酸,提示病毒感染。
5. 心肌活检　反复进行心内膜心肌活检有助于本病的诊断、病情观察和预后判断。但病毒感染心肌的确诊有赖于心内膜、心肌或心包组织内病毒、病毒特异性抗原或病毒基因片段的检出。

【诊断要点】

目前病毒性心肌炎的临床诊断主要依据病毒前驱感染史、心脏受累症状、心肌损伤表现及病原学检查结果等综合分析,排除风湿性心肌炎、中毒性心肌炎等其他疾病而做出诊断。但病毒感染心肌的确诊有赖于病毒抗原、病毒基因片段或病毒蛋白的检出。

若患者有阿-斯综合征发作、心力衰竭、心源性休克、持续性室性心动过速伴低血压等在内的1项或多项表现,可诊断为重症病毒性心肌炎。若仅在病毒感染后3周内出现少数期前收缩或轻度T波改变,不宜轻易诊断为急性病毒性心肌炎。

【治疗要点】

1.药物治疗 包括应用改善心肌细胞营养和代谢的药物、应用肾上腺皮质激素、非甾体抗炎药物和免疫抑制剂以及抗病毒的药物。

2.处理各种并发症 完全性房室传导阻滞者可考虑使用临时性起搏器。使用利尿剂、血管扩张剂、血管紧张素转换酶(ACE)抑制剂等控制心力衰竭。目前不主张早期使用糖皮质激素,但对有房室传导阻滞、难治性心力衰竭、重症患者或考虑有自身免疫因素参与的情况下可慎用。

考点:治疗要点及护理要点。

【常用护理诊断/问题、措施及依据】

1.活动无耐力 与心肌受损,并发心律失常或心力衰竭有关。

(1)休息与活动 向患者解释急性期卧床休息可减轻心脏负荷,减少心肌耗氧,有利于心功能的恢复,防止病情加重或转为慢性病程。无并发症者急性期应卧床休息1个月;重症病毒性心肌炎患者应卧床休息3个月以上,直至患者症状消失、血液学指标等恢复正常后方可逐渐增加活动量。协助患者满足生活需要。保持环境安静,限制探视,减少不必要的干扰,保证患者充分的休息和睡眠时间。

(2)活动中监测 病情稳定后,与患者及家属一起制订并实施每天活动计划,严密监测活动时心率、心律、血压变化,若活动后出现胸闷、心悸、呼吸困难、心律失常等,应停止活动,以此作为限制最大活动量的指征。

(3)心理护理 病毒性心肌炎患者中青壮年占一定比例,患病常影响患者日常生活、学习或工作,从而易产生焦急、烦躁等情绪。应向患者说明本病的演变过程及预后,使患者安心休养。告诉患者体力恢复需要一段时间,不要急于求成,当活动耐力有所增加时,应及时给予鼓励。对不愿活动或害怕活动的患者,应给予心理疏导,督促患者完成耐力范围内的活动量。或采取小组活动的方式,为患者提供适宜的活动环境和氛围,激发患者活动的兴趣。

2.潜在并发症:心律失常、心力衰竭

对重症病毒性心肌炎患者,急性期应严密心电监护直至病情平稳。注意心率、心律、心电图变化,密切观察生命体征、尿量、意识、皮肤黏膜颜色,注意有无呼吸困难、咳嗽、颈静脉怒张、水肿、肺部湿啰音、奔马律等表现。同时准备好抢救仪器及药物,一旦发生严重心律失常或急性心力衰竭,立即配合急救处理。

【其他护理诊断/问题】

1.焦虑 与担心疾病预后、学习和前途有关。

2.知识缺乏 缺乏配合治疗等方面的知识。

【健康指导】

1.疾病知识指导 患者应进食高蛋白、高维生素、清淡易消化饮食,尤其是补充富含维生素C的食物如新鲜蔬菜、水果,以促进心肌代谢与修复。戒烟酒及刺激性食物。患者出院后需继续休息3~6个月,无并发症者可考虑恢复学习或轻体力工作。适当锻炼身体,增强机体抵抗力,6个月至1年内避免剧烈运动或重体力劳动、妊娠等。注意防寒保暖,预防病毒性感冒。

2. 病情监测指导 教会患者及家属测脉率、节律,发现异常或有胸闷、心悸等不适及时就诊。

第九节 心肌病

患者张某,女,16岁,学生,因"胸闷气喘伴恶心呕吐3个月,加重一周"入院。患者3d前无明显诱因出现胸闷气喘、恶心呕吐,呕吐物为胃内容物,无呕血、黑便,无皮肤瘀点、瘀斑,稍有头晕,无明显头痛,曾至我院就诊查CT及B超示胸腔积液,心脏彩超示左心室增大,左心功能减低,EF值0.32,考虑心肌病,心功能不全,予强心、利尿、营养心肌药,护胃及营养支持治疗后好转出院(具体药名不详)。之后患者因反复发作胸闷、气喘、恶心呕吐多次住院治疗,经治疗后好转。院外患者未正规服药,一周前休息状态下再次出现胸闷、气喘及恶心呕吐症状,夜间不能平卧,今为求进一步治疗来我院,拟"心肌病,心功能不全,心功能Ⅳ级"收入我科。查体:BP 96/70mmHg,神志清,精神一般,全身皮肤黄染不明显,全身浅表淋巴结未触及肿大。辅检:心电图示窦性心律,心率105次/min,ST-T改变。

问题:①该患者目前的主要护理问题是什么?②该如何配合医生进行治疗和护理?

心肌病(cardiomyopathy)是由遗传、感染等不同原因引起的以心肌结构及功能异常为主的一组心肌疾病。

近年来心肌病的相关研究取得了显著进展,特别是心肌病分子遗传学领域取得了突破性进展,一些心肌病的病因已经明确,并发现了新的心肌病类型。2008年欧洲心脏病学学会(ESC)根据心脏结构和功能表现把心肌病分为5型(表3-13),每一型都有家族性(遗传性)和非家族性(非遗传性)、病因明确和未明确的病种。本节重点阐述扩张型心肌病和肥厚型心肌病。

表3-13 心肌病的定义和分类(ESC,2008年)

1. 心肌病的定义:为非冠心病、高血压、瓣膜病和先天性心脏病等所引起的心肌结构及功能异常的心肌疾病
2. 心肌病分类:根据心脏结构和功能表现分类,同时又分家族性和非家族性
 (1)扩张型心肌病(DCM) 左心室或双心室扩张,有收缩功能障碍
 (2)肥厚型心肌病(HCM) 左心室或双心室肥厚,多为非对称性室间隔肥厚
 (3)限制型心肌病(RCM) 左室生理功能异常,心肌间质纤维化,室壁不厚,左室充盈状态,单或双心室舒张容积正常或降低
 (4)致心律失常型右室心肌病(ARVC) 右心室进行性纤维脂肪变,右室功能障碍
 (5)未定型心肌病 不适合归类于上述类型的心肌病,如左室致密化不全(LVNC)、应激性心肌病(Tako-Tsubo心肌病)

一、扩张型心肌病

扩张型心肌病(dilated cardiomyopathy,DCM)主要特征是一侧或双侧心腔扩大,心肌收缩功能减退,可产生心力衰竭。本病男性多于女性,常伴有心律失常,病死率较高。

【病因和发病机制】

病因与发病机制未明。DCM 中 30%~50% 有基因突变和家族遗传背景。目前已定位了 26 个染色体位点与该病相关。对继发性 DCM,持续病毒感染是其重要原因,最常见的病原有柯萨奇病毒、流感病毒、腺病毒、巨细胞病毒、人类免疫缺陷病毒等。持续病毒感染对心肌组织有直接损伤,自身免疫包括细胞、自身抗体或细胞因子介导的心肌损伤等可导致和诱发扩张型心肌病。此外,围生期、酒精中毒、抗癌药物、硒缺乏、系统性红斑狼疮、嗜铬细胞瘤、淀粉样变性等因素亦可引起 DCM。

【临床表现】

起病缓慢,初期仅有心脏扩大,多无明显症状。当出现气急,甚至端坐呼吸,水肿和肝大等充血性心力衰竭的症状和体征时,才被诊断。部分患者可因附壁血栓脱落而发生脑、肾、肺等部位栓塞或发生猝死。主要体征为心脏向两侧扩大,大多病例可听到收缩期杂音和第三或第四心音奔马律。常合并各种类型的心律失常,反复发生,不易纠正。

【实验室及其他检查】

1. X 射线检查 可见心影明显增大(呈普大心),心胸比>50%,常有肺淤血。

2. 心电图检查 主要表现有心室肥大改变,以及多种心律失常如心房颤动,传导阻滞等。其他尚有 ST-T 改变,低电压,R 波减低,少数可见病理性 Q 波,多是心肌广泛纤维化的结果,但需与心肌梗死相鉴别。

3. 超声心动图 心脏四腔均增大而以左侧增大为著,左心室流出道增宽,室间隔、左心室后壁变薄,运动减弱,提示心肌收缩力下降。二尖瓣本身无变化,但前叶舒张期活动振幅降低,瓣口开放极小,呈钻石样双峰图形。

4. 心导管检查和心血管造影 可见左心室舒张末期压、左心房压和肺毛细血管楔压增高,心搏量、心脏指数减低。心室造影可见左心室扩大,弥漫性室壁运动减弱,心室射血分数低下。冠状动脉造影多无异常,有助于与冠状动脉性心脏病的鉴别。

5. 心脏放射性核素扫描 核素血池扫描可见舒张末期和收缩末期左心室容积大,心搏量降低;核素心肌显影表现为灶性散在性放射性减低。

6. 心内膜心肌活检 可见心肌细胞肥大、变性、心肌间质纤维化等,虽对诊断缺乏特异性,但可用于病变程度及预后评价的参考。

【诊断要点】

本病缺乏特异性诊断指标。患者有心脏增大、心力衰竭和心律失常的临床表现,若超声心动图证实有心腔扩大与心脏搏动减弱,即应考虑本病的可能,但须除外各种病因明确的器质性心脏病后方可确立诊断。

【治疗要点】

目前治疗原则是防治基础病因介导的心肌损害,控制心力衰竭和心律失常,预防栓塞和猝死,提高患者生活质量。

1. 病因治疗　对不明病因的 DCM,应积极寻找、排除任何引起心肌疾病的可能病因并给予积极的治疗。如控制感染、严格限酒或戒酒、改变不良的生活方式等。免疫学治疗、骨髓干细胞移植、基因治疗等是目前正在探索的新疗法,可望防治 DCM。

2. 控制心力衰竭　在心力衰竭早期阶段积极地进行药物干预,使用 β 受体阻滞剂、ACEI,减少心肌损伤和延缓病情,β 受体阻滞剂宜从小剂量开始,视病情调整剂量。晚期心衰患者较易发生洋地黄中毒,应慎用洋地黄。有适应证者可植入 CRT。

考点:扩张型心肌病患者对洋地黄类药物耐受性差,较易发生洋地黄中毒,故应慎用。

3. 预防栓塞　栓塞是 DCM 常见并发症,对心脏明显扩大、有心房颤动或深静脉血栓形成等发生栓塞风险且没有禁忌证者,口服阿司匹林,预防附壁血栓形成。已有附壁血栓形成和(或)发生栓塞者,须长期口服华法林抗凝治疗。

4. 预防猝死　针对性选择抗心律失常药物,如胺碘酮。控制诱发室性心律失常的可逆因素:①纠正低钾低镁。②改善神经激素功能紊乱,选用 ACEI 和 β 受体阻滞剂。③改善心肌代谢,可用辅酶 Q_{10},每天 3 次。严重心律失常,药物不能控制者,可植入心脏复律除颤器,预防猝死发生。

5. 中医中药治疗　生脉饮、真武汤等中药可改善 DCM 的心功能。黄芪有抗病毒、调节免疫作用,对改善症状和预后有一定作用。

6. 手术治疗　对长期严重心力衰竭、内科治疗无效者,可考虑心脏移植。

二、肥厚型心肌病

肥厚型心肌病(hypertrophic cardiomyopathy,HCM)是以心肌非对称性肥厚、心室腔变小为特征,以左心室血液充盈受阻,舒张期顺应性下降为基本特征的心肌病。根据左心室流出道有无梗阻,又可分为梗阻性和非梗阻性肥厚型心肌病。梗阻性病例主动脉瓣下部室间隔肥厚明显,过去称为特发性肥厚型主动脉瓣下狭窄(idiopathic hypertrophic subaortic stenosis,IHSS)。本病常为青年猝死的原因。

【病因和发病机制】

尚未完全清楚。本病常有明显家族史(约占 1/3),目前认为是常染色体显性遗传疾病,肌节收缩蛋白基因(sarcomeric contractile protein genes)突变是主要的致病因素。还有人认为儿茶酚胺代谢异常、高血压、高强度运动等均可作为本病发病的促进因子。

【临床表现】

起病缓慢,大多在 30 岁以前发病。部分患者可无自觉症状,因猝死或在体检中才被发现。

1. 症状

(1)呼吸困难　多数患者有心悸、胸痛、劳力性呼吸困难,系左心室舒张功能障碍所致的肺淤血引起。

(2)心前区疼痛　类似心绞痛,多出现于劳累后,与肥厚的心肌需氧量增加而冠状动脉供血相对不足有关。

(3)乏力、头昏、晕厥　伴有左心室流出道梗阻的患者可在起立或运动时出现眩晕,甚至神志丧失等。

(4)心力衰竭　晚期出现。

2. 体征　有心脏轻度增大,心尖搏动向左下移位,可听到第四心音,心尖部常听到收缩期杂音;左室流出道有梗阻的患者可在胸骨左缘第 3～4 肋间听到较粗糙的喷射性收缩期杂音;胸骨左缘第 3～4 肋间所闻及的流出道狭窄所致的收缩期杂音,与主动脉瓣膜器质性狭窄所产生的杂音不同。凡能影响心肌收缩力,改变左心室容量及射血速度的因素,均可使杂音的响度有明显变化,如使用 β 受体阻滞剂使心肌收缩力下降或取下蹲位使左心室容量增加,均可使杂音减轻;相反,如含服硝酸甘油片左心室容量减少或体力运动增加心肌收缩力,均可使杂音增强。

【实验室及其他检查】

1. 胸部 X 射线检查　心影增大多不明显,如有心衰则心影明显增大。

2. 心电图　最常见的表现为左心室肥大,ST-T 改变,常有以 V_3、V_4 为中心的巨大倒置 T 波。病理性 Q 波在 Ⅱ、Ⅲ、aVF、aVL 或 V_4、V_5 上出现为本病的一个特征,有时在 V_1 可见 R 波增高,R/S 比值增大。此外,室内传导阻滞和期前收缩也常见。

3. 超声心动图　对本病的诊断有重要意义。可显示室间隔的非对称性肥厚,舒张期室间隔的厚度与后壁之比≥1.3,间隔运动减低,左心室舒张功能障碍。有梗阻的病例可见室间隔流出道部向左心室内突出,二尖瓣前叶在收缩期向前方运动,主动脉瓣在收缩期呈半开放状态。

4. 心导管检查和心血管造影　显示左心室舒张末期压升高。心室造影显示左心室腔变形,呈香蕉状、舌状、纺锤状(心尖部肥厚时)。冠状动脉造影多无异常。

5. 心内膜心肌活检　显示心肌细胞畸形肥大,排列紊乱,有助于诊断。

【诊断要点】

对临床或心电图表现类似冠心病的患者,如较年轻,诊断冠心病依据不足而又不能用其他心脏病来解释,则应考虑本病的可能。结合心电图、超声心功图及心导管检查可做出诊断。如有阳性家族史(猝死、心脏增大等)更有助于诊断。在临床诊断基础上应进一步进行基因表型确定和基因筛选,评估猝死高危因素。

【治疗要点】

治疗原则为松弛肥厚的心肌,防止心动过速及维持正常窦性心律,减轻左心室流出道狭窄和积极治疗心律失常尤其是室性心律失常。对患者进行生活指导,提醒患者避免激烈运动、持重或屏气等,减少猝死的发生。目前主张应用 β 受体阻滞剂及钙通道阻滞剂治疗。对重症梗阻性患者可做介入或手术治疗(植入 DDD 型起搏器、消融或切除肥厚的室间隔心肌等)。

本病进展缓慢,应长期随访,并对其直系亲属进行心电图、超声心动图等检查,以便早期发现家族中的其他 HCM 患者。

三、心肌病患者的护理

【常用护理诊断/问题、措施及依据】

1. 潜在并发症:心力衰竭　心肌病患者并发心力衰竭时,护理措施参见本章"心力衰竭"的护理。扩张型心肌病患者对洋地黄耐受性差,使用时尤应警惕发生中毒。严格控制输液量与速度,以免发生急性肺水肿。

2. 疼痛:胸痛　与劳力负荷下肥厚的心肌需氧增加和供血供氧下降有关。

（1）评估疼痛情况　评估疼痛的部位、性质、程度、持续时间、诱因及缓解方式,注意血压、心率、心律及心电图变化。

（2）发作时护理　立即停止活动,卧床休息;安慰患者,解除紧张情绪;遵医嘱使用β受体阻滞剂或钙通道阻滞剂,注意有无心动过缓等不良反应;不宜用硝酸酯类药物;给氧,氧流量 3～4 L/min。

（3）避免诱因　嘱患者避免激烈运动、突然屏气或站立、持重、情绪激动、饱餐、寒冷刺激,戒烟酒,防止诱发心绞痛。疼痛加重或伴有冷汗、恶心、呕吐时告诉医护人员。

【其他护理诊断/问题】

1. 有受伤的危险　与梗阻性 HCM 所致头晕及晕厥有关。
2. 潜在并发症　栓塞、心律失常、猝死。

【健康指导】

1. 疾病知识指导　症状轻者可参加轻体力工作,但要避免劳累。保持室内空气流畅、阳光充足,防寒保暖、预防上呼吸道感染。HCM 患者应避免情绪激动、持重或屏气用力、激烈运动如球类比赛等,减少晕厥和猝死的危险。有晕厥病史或猝死家族史者应避免独自外出活动,以免发作时无人在场而发生意外。

2. 饮食指导　给予高蛋白、高维生素、富含纤维素的清淡饮食,以促进心肌代谢,增强机体抵抗力。心力衰竭时低盐饮食,限制含钠量高的食物。

3. 用药指导与病情监测　坚持服用抗心力衰竭及抗心律失常的药物或β受体阻滞剂、钙通道阻滞剂等,以提高存活时间。说明药物的名称、剂量、用法,教会患者及家属观察药物疗效及不良反应。嘱患者定期门诊随访,症状加重时立即就诊,防止病情进展、恶化。

第十节　感染性心内膜炎

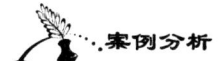

患者,男,26 岁,9 d 前因全身多处热力烧伤 78%（Ⅱ～Ⅲ度）,在当地医院治疗,4 d 前出现持续发热、呼吸急促、胸闷等症状,3 d 前转入我院。心内科以"全身烧伤残余创面,感染性心内膜炎"收入院。入院后患者神志清,鼻塞吸氧,呼吸急促,费力,心率、血压平稳;心脏B超提示主动脉瓣病变。考虑:①主动脉二叶式畸形伴前叶脱垂,感染性心内膜炎伴前后叶赘生物形成,主动脉瓣重度关闭不全;②左房左室增大;③二尖瓣、三尖瓣、肺动脉瓣少量反流;④左室收缩功能减低。血培养提示:金黄色葡萄球菌。2 d 前体温开始升高,最高达 39 ℃;心内科予以强心、抗感染、护肝、护肾、利尿等对症支持治疗,生命体征趋于稳定,现等待外科手术治疗瓣膜病变。

请思考:①该患者目前的主要护理问题是什么?②该如何配合医生进行治疗和护理?

感染性心内膜炎(infective endocarditis,IE)为心脏内膜表面的微生物感染,伴赘生物形成。赘生物为大小不等、形状不一的血小板和纤维素团块,内含大量微生物和少量炎症细胞,瓣膜为最常受累部位。根据病程分为急性和亚急性。急性感染性心内膜炎的特征为:①中毒症状明显;②病程进展迅速,数天至数周引起瓣膜破坏;③感染迁移多见;④病原体主要为金黄色葡萄球菌。

亚急性感染性心内膜炎的特征为:①中毒症状轻;②病程数周至数月;③感染迁移少见;④病原体以草绿色链球菌多见,其次为肠球菌。感染性心内膜炎又可分为自体瓣膜、人工瓣膜和静脉药瘾者的心内膜炎。

一、自体瓣膜心内膜炎

【病因与发病机制】

IE的常见病原体包括金黄色葡萄球菌、链球菌属和肠球菌属。它们均有黏附损伤瓣膜、改变局部凝血活性、局部增殖能力,并具备多种表面抗原决定簇,对宿主损伤瓣膜表达的基质蛋白具有黏附作用,黏附后的病原微生物对宿主防御可能产生耐受现象。IE发病主要与以下因素有关:①瓣膜内皮细胞受损,正常瓣膜内皮细胞抵抗循环中的细菌黏附,防止感染形成。血液湍流、导管损伤、炎症及瓣膜退行性变等可引起瓣膜内皮损伤,使内皮下基质蛋白暴露、组织因子释放、纤维蛋白及血小板沉积,从而有利于细菌黏附和感染。②短暂菌血症,各种感染或细菌寄居的皮肤黏膜的创伤导致暂时性菌血症,循环中的细菌定居在无菌性赘生物上即可发生心内膜炎。

【临床表现】

1. 疾病分类及表现　根据病程、有无全身中毒症状和其他临床表现常将感染性心内膜炎分为急性和亚急性,但两者有相当大的重叠性。

(1) 急性感染性心内膜炎　多发生于正常的心脏。病原菌通常是高毒力的细菌,如金黄色葡萄球菌或真菌。起病往往突然,伴高热、寒战,全身毒血症症状明显,常是全身严重感染的一部分,病程多急骤凶险,易掩盖急性感染性心内膜炎的临床症状。

(2) 亚急性感染性心内膜炎　多数起病缓慢,有全身不适、疲倦、低热及体重减轻等非特异性症状。少数以并发症形式起病,如栓塞、不能解释的卒中、心瓣膜病的进行性加重、顽固性心力衰竭、肾小球肾炎和手术后出现心瓣膜杂音等。

(3) 病史　部分患者发病前有龋齿、扁桃体炎、静脉插管、介入治疗或心内手术史。

2. 常见症状特征

(1) 感染症状　发热是心内膜炎最常见的症状。几乎所有的患者都有过不同程度的发热、热型不规则、热程较长,个别患者无发热。此外患者有疲乏、盗汗、食欲减退、体重减轻、关节痛、皮肤苍白等表现,病情进展较慢。

(2) 心脏体征　80%~85%的患者可闻及心脏杂音,可由基础心脏病和(或)心内膜炎导致瓣膜损害所致。原有的心脏杂音可因心脏瓣膜的赘生物而发生改变,出现粗糙响亮、呈海鸥鸣样或音乐样的杂音。原无心脏杂音者可出现音乐样杂音,约一半患者由于心瓣膜病变、中毒性心肌炎等导致充血性心力衰竭,出现心音低钝、奔马律等。

(3) 栓塞症状　视栓塞部位的不同而出现不同的临床表现,一般发生于病程后期,但约1/3的患者为首发症状。皮肤栓塞可见散在的小瘀点,指(趾)屈面可有隆起的紫红色小结节,略有触痛,此即Osler结节;内脏栓塞可致脾大、腹痛、血尿、便血,有时脾大很显著;肺栓塞可有胸痛、咳嗽、咯血和肺部啰音;脑动脉栓塞则有头痛、呕吐、偏瘫、失语、抽搐甚至昏迷等。病程久者可见杵状指(趾),但无发绀。

同时具有以上三方面症状的典型患者不多,尤其2岁以下婴儿往往以全身感染症状为主,仅少数患儿有栓塞症状和(或)心脏杂音。

【实验室及其他检查】

1. 血液检查 ①血常规:进行性贫血;白细胞计数轻度升高或明显升高(急性者),分类中中性粒细胞比例增多,核左移。②红细胞沉降率升高。

2. 血培养 血细菌培养阳性是确诊感染性心内膜炎的重要依据,凡原因未明的发热、体温持续在1周以上,且原有心脏病者,均应积极反复多次进行血培养,以提高阳性率,若血培养阳性,尚应做药物敏感试验。近期未接受过抗生素治疗的患者阳性率可高达95%以上,2周内用过抗生素或采血、培养技术不当,常降低血培养的阳性率。

3. 尿液分析 可见镜下血尿和轻度蛋白尿,肉眼血尿提示肾梗死。红细胞管型和大量蛋白尿提示弥漫性肾小球肾炎。

4. 免疫学检查 患者可有高丙种球蛋白血症,C反应蛋白及循环中免疫复合物阳性。病程超过6周以上的亚急性患者可检出类风湿因子。

5. 影像学检查

(1) 超声心动图 对于IE的早期诊断、明确心脏基础病变及心内并发症、判断预后及指导治疗意义重大,为本病临床诊治最基本的检查方法。发现赘生物及瓣周并发症等可确诊。临床上以经胸超声心动图(TTE)为首选,必要时可行经食管超声心动图(TEE)检查,以提高病变的检出率及准确性。

(2) 其他 ①心电图:可见各种心律失常,非特异性ST-T段改变,典型急性心肌梗死改变等;②X射线片:可了解心脏外形、肺部表现等。

【诊断要点】

血培养阳性及超声心动图发现赘生物对本病诊断有重要价值。根据临床表现、实验室及超声心动图检查制定了IE的杜克(Duke)诊断标准,凡符合2项主要诊断标准,或1项主要诊断标准和3项次要诊断标准,或5项次要诊断标准可确诊。主要诊断标准:①2次血培养阳性,而且病原菌完全一致,为典型的感染性心内膜炎致病菌;②超声心动图发现赘生物、脓肿或人工瓣膜裂开。次要标准:①基础心脏病或静脉滥用药物史;②发热,体温≥38℃;③血管征象:栓塞、细菌性动脉瘤、颅内出血、结膜瘀点以及Janeway损害;④免疫反应:肾小球肾炎、Osler结节、Roth斑及类风湿因子阳性;⑤血培养阳性,但不符合主要诊断标准;⑥超声心动图:发现符合感染性心内膜炎,但不符合主要诊断标准。

【治疗要点】

1. 抗微生物药物治疗原则 在连续多次采集血培养标本后应早期、大剂量、长疗程地应用杀菌性抗生素,一般需要达到体外有效杀菌浓度的4倍以上,疗程至少6~8周,以静脉给药方式为主,以保持高而稳定的血药浓度。病原微生物不明时,急性者选用针对金黄色葡萄球菌、链球菌、革兰氏阴性杆菌均有效的广谱抗生素,亚急性者选用针对大多数链球菌的抗生素。可根据临床征象、体检及经验推测最可能的病原菌,选用广谱抗生素。已培养出病原微生物时,应根据药物敏感试验结果选择用药。

2. **药物选择**　本病大多数致病菌对青霉素敏感,可作为首选药物。联合用药以增强杀菌能力,如氨苄西林、万古霉素、庆大霉素或阿米卡星等,真菌感染者选两性霉素B。

3. **手术治疗**　下述情况需考虑手术治疗:①瓣膜穿孔、破裂、腱索离断,发生难治性急性心力衰竭。②人工瓣膜置换术后感染,内科治疗不能控制。③并发细菌性动脉瘤破裂或四肢大动脉栓塞。④先天性心脏病发生感染性心内膜炎,经系统治疗,仍不能控制时,手术应在加强支持疗法和抗生素控制下尽早进行。

IE患者进行早期手术的主要适应证包括心衰、不可控感染及栓塞预防,中、重度心衰患者的手术获益最为明显。早期手术按其实施的时间可分为急诊(24 h内)、紧急(数天内)和择期手术(抗生素治疗1～2周后),推荐患者入院后且完成抗菌治疗之前进行早期手术。

二、人工瓣膜和静脉药瘾者心内膜炎

1. **人工瓣膜心内膜炎**（prothetic valve endocarditis）　发生于人工瓣膜置换术后60 d以内者为早期人工瓣膜心内膜炎,60 d以后发生者为晚期人工瓣膜心内膜炎。除赘生物形成外,常致人工瓣膜部分破裂、瓣周漏、瓣环周围组织和心肌脓肿。最常累及主动脉瓣。术后发热、出现新杂音、脾大或周围栓塞征,血培养同一种细菌阳性结果至少2次,可诊断本病。预后不良。

本病难以治愈。应在自体瓣膜心内膜炎用药基础上,将疗程延长为6～8周。任一用药方案均应加庆大霉素。有瓣膜再置换适应证者,应早期手术。

2. **静脉药瘾者心内膜**（endocarditis in intravenous drug abusers）　多见于年轻男性,致病菌最常来源于皮肤,药物污染所致者少见。金黄色葡萄球菌为主要致病菌。大多累及正常心瓣膜。急性发病者多见,常伴有迁移性感染灶。

三、感染性心内膜炎病人的护理

【常用护理诊断/问题、措施及依据】

1. **体温过高**　与感染有关。

(1) 观察体温及皮肤黏膜变化　动态监测体温变化情况,每4～6 h测量体温1次并准确绘制体温曲线,判断病情进展及治疗效果。评估患者有无皮肤瘀点、指(趾)甲下线状出血、Osler结节和Janeway损害等及消退情况。

(2) 正确采集血标本　告知患者及家属为提高血培养结果的准确率,需多次采血,且采血量较多,在必要时甚至需暂停抗生素,以取得理解和配合。对于未经治疗的亚急性患者,应在第1天每间隔1 h采血1次,共3次。如次日未见细菌生长,重复采血3次后,开始抗生素治疗。已用过抗生素者,停药2～7 d后根据体温情况进行采血。急性患者应在入院后立即安排采血,在3 h内每隔1 h采血1次,共取3次血标本后,按医嘱开始治疗。本病的菌血症为持续性,无须体温升高时采血。每次采血10～20 mL,同时做需氧菌和厌氧菌培养。

(3) 饮食护理　给予清淡、高蛋白、高热量、高维生素、易消化的半流质或软食,以补充发热引起的机体消耗。鼓励患者多饮水,做好口腔护理。有心力衰竭征象的患者按心力衰竭患者饮食进行指导。

(4)发热护理 高热患者卧床休息,病室的温度和湿度适宜。可采用冰袋或温水擦浴等物理降温措施,并记录降温后的体温变化。出汗较多时可在衣服与皮肤之间垫柔软毛巾,便于潮湿后及时更换,增加舒适感,并防止因频繁更衣而导致患者受凉。

(5)抗生素应用的护理 遵医嘱应用抗生素治疗,观察药物疗效、可能产生的不良反应,并及时报告医生。告知患者抗生素是治疗本病的关键,病原菌隐藏在赘生物内和内皮下,需坚持大剂量长疗程的抗生素治疗才能杀灭。严格按时间用药,以确保维持有效的血药浓度。注意保护静脉,可使用静脉留置针,避免多次穿刺增加患者痛苦。

2.潜在并发症:栓塞 心脏超声可见巨大赘生物的患者,应绝对卧床休息,防止赘生物脱落。观察患者有无栓塞征象,重点观察瞳孔、神志、肢体活动及皮肤温度等。当患者突然出现胸痛、气急、发绀和咯血等症状,要考虑肺栓塞的可能;出现腰痛、血尿等考虑肾栓塞的可能;当患者出现神志和精神改变、失语、吞咽困难、肢体感觉或运动功能障碍、瞳孔大小不对称,甚至抽搐或昏迷征象时,警惕脑血管栓塞的可能;当出现肢体突发剧烈疼痛,局部皮肤温度下降,动脉搏动减弱或消失要考虑外周动脉栓塞的可能;突发剧烈腹痛,应警惕肠系膜动脉栓塞。出现可疑征象,应及时报告医生并协助处理。

【其他护理诊断/问题】

1. 营养失调:低于机体需要量 与食欲下降、长期发热导致机体消耗过多有关。
2. 焦虑 与发热、出现并发症、疗程长或病情反复有关。
3. 急性意识障碍 与脑血管栓塞有关。
4. 潜在并发症 心力衰竭。

【健康指导】

1. 疾病知识指导 向患者和家属讲解本病的病因与发病机制、致病菌侵入途径。嘱患者平时注意防寒保暖,少去公共场所,避免感冒,加强营养,增强机体抵抗力,合理安排休息。勿挤压痤疮、疖、痈等感染病灶,减少病原体入侵的机会。良好的口腔卫生习惯和定期的牙科检查是预防 IE 的最有效措施。

2. 用药指导与病情监测 指导患者坚持完成足够剂量和足够疗程抗生素治疗。教会患者自我监测体温变化,有无栓塞表现,定期门诊随访。在施行口腔手术如拔牙、扁桃体摘除术,上呼吸道手术或操作,泌尿、生殖、消化道侵入性诊治或其他外科手术治疗前,应说明自己有心内膜炎的病史,以预防性使用抗生素,防止 IE 的发生。

ESC 2015 指南:感染性心内膜炎的预防

1. 在感染性心内膜炎的诊断中,除了强调心脏超声的作用外,还强调了多模态成像技术的应用。

2. 首次提出了用于感染性心内膜炎管理的多学科团队合作的重要性,建议包括心内科、心外科及传染病科医生,医院同时应设置诊断及心外科手术专用快速通道。

3. 对特定情况下 IE 管理的更新,包括 ICU 中、IE 合并癌症及消耗性(非细菌性)感染性心内膜炎患者的诊疗建议等情况的管理。

4. 强调早期诊断、早期应用抗菌药物及早期手术治疗相结合,并注意对高危人群进行抗菌药物预防用药。

5. 对葡萄球菌性心内膜炎给出新的抗菌药物治疗方案。

来源:ESC 2015(2015年8月欧洲心脏病学会年会)

(易景娜)

第十一节 心包疾病

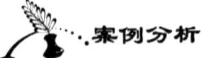

患者男,26岁。因"反复胸闷,心悸半年,再发伴加重1周"入院。患者近半年以来无明显诱因出现胸闷、心悸,活动后尤甚。诊断为"病毒性心肌炎"。给予营养心肌、对症等治疗后症状改善。近1周前上述症状再发入院。查体:T 38.3℃,P 98次/min,BP 120/80 mmHg。颈静脉充盈。双肺呼吸音粗。心界明显扩大,心率98次/min,律齐,各瓣膜区未闻及病理性杂音。肝脾未触及,双下肢轻度水肿。胸部X射线片示心脏增大呈"烧瓶形"。心电图可见广泛ST-T改变。B超示心包腔内见大量液性暗区。胸部CT显示大量心包积液。血常规正常。

请思考:①该患者最可能的医疗诊断是什么?②目前该患者的护理诊断有哪些?③相应的护理措施有哪些?

心包疾病除原发感染性心包炎症外,尚有肿瘤、代谢性疾病、自身免疫性疾病、尿毒症等所致非感染性心包炎。按病情进展,可分为急性心包炎(伴或不伴心包积液)、慢性心包积液、粘连性心包炎、亚急性渗出性缩窄性心包炎、慢性缩窄性心包炎等。临床上以急性心包炎和慢性缩窄性心包炎为最常见。

一、急性心包炎

急性心包炎(acute pericarditis)为心包脏层和壁层的急性炎症,可由细菌、病毒、肿瘤、自身免疫、物理、化学等因素引起。心包炎常是某种疾病表现的一部分或为其并发症,故常被原发疾病所掩盖,但也可以单独存在。

【病因和发病机制】

1. 病因 过去常见病因为风湿热、结核及细菌感染。近年来,病毒感染、肿瘤、尿毒症性及心肌梗死性心包炎发病率明显增多。心包炎常见的病因有以下8种:①感染性,病毒、细菌、真菌、寄生虫、立克次体。②肿瘤,原发性及继发性肿瘤。③自身免疫,风湿热及其他胶原组织疾病,如系统性红斑狼疮、结节性多动脉炎、类风湿关节炎;心脏损伤后,如心包切开后综合征等。④内分泌、代谢障碍,尿毒症、黏液性水肿、胆固醇性心包炎。⑤物理因素,外伤、放射性治疗。⑥化学因素,肼苯哒嗪、普鲁卡因胺等。⑦邻近器官疾病。⑧病因不明急性非特异性心包炎。

2. 发病机制　正常时心包腔内有 50 mL 左右的浆液,平均压力接近于零或低于大气压,吸气时呈轻度负压,呼气时近于正压。在急性期,心包壁层和脏层上有纤维蛋白、白细胞及少许内皮细胞的渗出,为纤维蛋白性心包炎。此时尚无明显液体积聚,不致引起心包内压力升高,故不影响血流动力学。随后如液体增加,则转变为渗出性心包炎,常为浆液纤维蛋白性,液体量可由 100 mL 至 3 L 不等,多为黄而清的液体,偶可混浊不清、化脓性或呈血性。当渗出液迅速增多时,心包无法伸展以适应其容量的变化,使心包内压力急骤上升,即可引起心脏受压,导致心室舒张期充盈受阻,并使周围静脉压升高,最终使心排血量降低,血压下降,构成急性心脏压塞的临床表现。

【病理变化】

根据病理变化,急性心包炎可为浆液性,纤维蛋白性,出血性或化脓性。在急性期,心包壁层和脏层上有纤维蛋白、白细胞及少许内皮细胞的渗出。心外膜下心肌有不同程度的炎性变化,如范围较广可称为心肌心包炎。此外,炎症也可累及纵隔、横隔和胸膜。此时心包腔尚无明显液体积聚,为纤维蛋白性心包炎;随后如液体增加,则转变为渗出性心包炎,常为浆液纤维蛋白性,液体量可由 100 mL 至 3 L 不等,多为黄而清的液体,偶可混浊不清、化脓性或呈血性。积液一般在数周至数月内吸收,但也可伴随发生壁层与脏层的粘连、增厚及缩窄。液体也可在较短时间内大量积聚引起心脏压塞。

在慢性渗出性心包炎,心包渗出液 50 mL ~ 1 L (正常 <25 mL)。心包渗液量少,但产生快,或产生慢而量多或由于纤维化、钙化或新生物使心包顺应性减低,均可限制心室在舒张期的充盈。在此情况下,左心室舒张末期压决定于心包的渗出量和心包增厚的程度,心室、心房和静脉床的舒张压数值接近,通常为 13 ~ 32 mmHg,发生体循环静脉淤血,过多体液从毛细血管漏出,有体位性水肿,后期出现腹水。周围组织淤血的体征较肺淤血明显,而症状明显的肺水肿不常见,但心包积液呈逐渐发展,即使 >1 L 可不产生填塞症状,因为心包可伸展以适应之。

【临床表现】

(一) 纤维蛋白性心包炎

1. 症状　心前区疼痛为主要症状,如急性非特异性心包炎及感染性心包炎,缓慢发展的结核性或肿瘤性心包炎疼痛症状可能不明显。疼痛位于心前区,性质可尖锐,或在全身性疾病的病程中偶然发现胸前或胸骨后疼痛可为钝痛或尖锐痛,向颈部,斜方肌区(特别是左侧)或肩部放射,疼痛程度轻重不等,通常在胸部活动,咳嗽和呼吸时加重;坐起和前倾位缓解。本病所致的心前区疼痛可能与心肌梗死疼痛类似,冠脉缺血疼痛则不随胸部活动或卧位而加重,两者可鉴别。

2. 体征　心包摩擦音是纤维蛋白性心包炎的典型体征,因炎症而变得粗糙的壁层与脏层在心脏活动时相互摩擦而发生,呈抓刮样粗糙音,与心音的发生无相关性,往往盖过心音又较心音更接近耳边;典型的摩擦音多位于心前区,以胸骨左缘第 3、4 肋间最为明显;坐位时身体前倾、深吸气或将听诊器胸件加压可更容易听到。最重要的体征为三相或二相(收缩期和舒张期)心包摩擦音。但心包摩擦音常间歇出现并时间短暂,有时仅出现于收缩期,较少见的仅在舒张期闻及,当积液增多将两层心包分开时,摩擦音即消失,心包积液量大时可使心音低沉,心浊音界增大。

(二)渗出性心包炎

临床表现取决于积液对心脏的压塞程度,轻者仍能维持正常的血流动力学,重者则出现循环障碍或衰竭。

1. 症状 呼吸困难是心包积液时最突出的症状,可能与支气管、肺受压及肺淤血有关。随着心包积液迅速积聚,呼吸困难、端坐呼吸、面色苍白,可有发绀、心动过速、体循环的静脉压增高,严重者可有心包填塞。也可因压迫气管、喉返神经、食管而产生干咳、声音嘶哑及吞咽困难。此外尚可有发冷、发热、乏力或上腹部闷胀、烦躁等。

2. 体征 心尖搏动弱或消失,心脏叩诊浊音界向两侧增大,皆为绝对浊音区;位于心浊音界左缘的内侧或不能扪及;心音低而遥远;大量积液时可在左肩胛骨下出现浊音及左肺受压迫所引起的支气管呼吸音,称心包积液征(Ewart征);少数病例中,在胸骨左缘第3、4肋间可闻及心包叩击音(见"缩窄性心包炎")。大量心包积液可使收缩压降低,而舒张压变化不大,故脉压变小。根据积液时心脏压塞程度,脉搏可正常、减弱或出现奇脉。大量积液可累及静脉回流,出现颈静脉怒张、肝大、腹水及下肢水肿等。

3. 心脏压塞 随着心包积液迅速积聚,心室舒张压以及心房和静脉压增加,心搏量、心排出量和体循环动脉压下降,其临床检查结果与心源性休克相似(心排出量减少,动脉压降低),患者出现心动过速、呼吸困难、端坐呼吸,体肺循环的静脉压增高,严重的心包填塞患者几乎总有奇脉,即吸气时收缩压明显降低,收缩压降低超过10 mmHg通常有显著意义。在严重病例,吸气时脉搏消失,奇脉亦可发生于慢性阻塞性肺部疾病、支气管哮喘、肺栓塞、右室梗死及临床休克,如起病急,少量渗出或出血,即可出现心包填塞,而心音正常,叩诊心浊音界无明显增大。

快速心包积液可引起急性心脏压塞,出现明显心动过速、血压下降、脉压变小和静脉压明显上升,如心排血量显著下降,可产生急性循环衰竭、休克等。如积液积聚较慢,可出现亚急性或慢性心脏压塞,表现为体循环静脉淤血、颈静脉怒张、静脉压升高、奇脉等。

【辅助检查】

1. 实验室检查 取决于原发病,感染性者常有外周白细胞计数增加、血沉增快等。

2. X射线检查 对纤维蛋白性心包炎诊断价值不大;对渗出性心包炎有一定价值,积液量超过300 mL时心影向两侧增大,心膈角变成锐角。超过1 000 mL时心影呈"烧瓶"状,并随体位而异。心脏搏动减弱或消失。

3. 心电图 急性心包炎时心电图的异常来自心包下(即心外膜下)的心肌,心电图典型演变可分4期:①ST段呈弓背向下抬高,T波高。一般急性心包炎为弥漫性病变,故出现于除aVR和V_1外所有导联,持续2 d至2周。V_6的ST/T比值≥0.25。②几天后ST段恢复到基线,T波减低、变平。③T波呈对称型倒置并达最大深度,无对应导联相反的改变(除aVR和V_1直立外)。可持续数周、数月或长期存在。④T波恢复直立,一般在3个月内。病变较轻或局限时可有不典型的演变,出现部分导联的ST段、T波的改变或仅有ST段或T波改变。

4. 超声心动图 对诊断心包积液简单易行,迅速可靠。检查是否存在心包积液,有助于确诊急性心包炎。可估计心包积液的量,提示有无心脏压塞,是否合并其他心脏疾病,如心肌梗死、心力衰竭。心脏压塞时的特征:右心房及右心室舒张期塌陷;吸气时右心室内径增大,左心室内径减少,室间隔左移等。

5. **心包穿刺** 可证实心包积液的存在,并对抽取的液体做生物学(细菌、真菌等)、生化、细胞分类的检查,包括寻找肿瘤细胞等;抽取一定量的积液也可解除心脏压塞症状;同时,必要时可经穿刺在心包腔内注入抗菌药物或化疗药物等。心包穿刺的主要指征是心脏压塞和未能明确病因的渗出性心包炎。

6. **其他** 心包镜及心包活检有助于明确病因;磁共振显像能清晰地显示心包积液的体积和分布情况,并可分辨积液的性质。

【常见病因类型、诊断要点】

常见心包炎病因类型包括急性非特异性心包炎、风湿性心包炎、结核性心包炎、化脓性心包炎、肿瘤性心包炎、心脏损伤后综合征等。根据临床表现、X射线、心电图及超声心动图检查可做出心包炎的诊断,然后需结合不同病因心包炎的特征及心包穿刺、活体组织检查等资料对其病因学做出诊断。几种常见心包炎的鉴别见表3-14。

表3-14 几种常见心包炎的鉴别及治疗

鉴别	急性非特异性	风湿性	结核性	化脓性	肿瘤性	心脏损伤后综合征
病史	发病前数日常有上呼吸道感染,起病多急骤,常反复发作	随风湿活动而起,常伴有心肌炎或瓣膜病体征	常伴原发性结核病与其他浆膜腔结核并存	常有原发感染病灶,伴明显败血症表现	转移性肿瘤多见,并可见于淋巴瘤及白血病	有手术心肌梗死或心脏创伤等心脏损伤史可反复发作
发热	持续发热	轻或中度不规则发热	常无	高热	常无	常有
心包摩擦音	明显,出现早	易有心包摩擦音,少见心包填塞征	有	常有	少有	少有
胸痛	常剧烈	常有	常无	常有	常无	常有
白细胞计数	正常或增高	血沉增快、抗O增高	正常或轻度增高	明显增高	正常或轻度增高	正常或轻度增高
血培养	阴性		阴性	可阳性	阴性	阴性
心包积液量	较少	常为小量	常大量	较多	大量	一般中等量
性质	草黄色或血性	黄色	多为血性	脓性	多为血性	常为浆液性
细胞分类	淋巴细胞占多数		淋巴细胞较多	中性粒细胞占多数	淋巴细胞较多	淋巴细胞较多
细菌	无	无	有时找到结核分枝杆菌	能找到化脓性细菌	无	无
治疗	非甾体类抗炎药	病程随风湿活动而异	抗结核药	抗生素及心包切开	原发病治疗,心包穿刺	糖皮质激素

【治疗要点】

治疗原则:治疗原发病,改善症状,解除循环障碍。

1. 病因治疗

(1)结核性心包炎给予抗结核治疗,用药方法及疗程与结核性胸膜炎相同,也可加用泼尼松每日 15～30 mg,以促进渗液的吸收,减少粘连。

(2)风湿性者应加强抗风湿治疗。

(3)非特异性心包炎,一般对症治疗,症状较重者可考虑给予皮质激素治疗。

(4)化脓性心包炎除选用敏感抗菌药物治疗外,在治疗过程中应反复抽脓,或通过套管针向心包腔内安置细塑料导管引流,必要时还可向心包腔内注入抗菌药物。如疗效不佳,仍应尽早施行心包腔切开引流术,及时控制感染,防止发展为缩窄性心包炎。

(5)尿毒症性心包炎则应加强透析疗法或腹膜透析改善尿毒症,同时可服用吲哚美辛 25～50 mg,每日 2～3 次。

(6)放射损伤性心包炎可给予泼尼松 10 mg 口服,每日 3～4 次,停药前应逐渐减量,以防复发。

2. 解除心包填塞 大量渗液或有心包填塞症状者,可施行心包穿刺术抽液减压。

3. 心包切开引流及心包切除术等。

二、缩窄性心包炎

缩窄性心包炎(constrictive pericarditis)是指心脏被致密、厚实的纤维化或钙化心包所包围,使心室舒张期充盈受限而产生一系列循环障碍的疾病。

【病因与发病机制】

缩窄性心包炎继发于急性心包炎,其病因在我国仍以结核性为最常见,其次为急性非特异性心包炎、化脓性或创伤性心包炎后演变而来。放射性心包炎和心脏直视手术后引起者逐渐增多。少数与心包肿瘤等有关。也有部分患者其病因不明。

【病理变化】

急性心包炎后,随着渗液逐渐吸收可有纤维组织增生、心包增厚粘连、壁层与脏层融合钙化,最终形成坚厚的瘢痕,心包失去伸缩性,使心脏及大血管根部受限。心包缩窄使心室舒张期扩张受阻,心室舒张期充盈减少,使心搏量下降而产生血液循环障碍。为维持心排血量,心率必然增快;同时上、下腔静脉回流也因心包缩窄而受阻,出现静脉压升高、颈静脉怒张、肝大、腹水、下肢水肿等。吸气时周围静脉回流增多,已缩窄的心包使心室失去适应性扩张的能力,致静脉压增高,吸气时颈静脉更明显扩张,称 Kussmaul 征。

心包增厚可为全面的,也可仅限于心包的局部。心脏大小仍正常,偶可较小;长期缩窄,心肌可萎缩。心包病理显示为透明样变性组织,为非特异性;如有结核性肉芽组织或干酪样病变,提示为结核性病因。

【临床表现】

心包缩窄形成的时间长短不一,通常将急性心包炎发生后 1 年内演变为心包缩窄者称急性缩窄,1年以上者称为慢性缩窄。

1. 常见症状　为心搏量降低的征象,如劳力性呼吸困难、疲乏、食欲不振、上腹胀满或疼痛。

2. 体征　主要表现为静脉瘀血,即颈静脉怒张、肝大、腹水、下肢水肿、心率增快,可见 Kussmaul 征。心脏体征有:收缩期心尖回缩,舒张早期心尖搏动,触诊有舒张期搏动撞击感,叩诊心浊音界正常或扩大,心音减低,无杂音,胸骨左缘 3~4 肋间听到心包叩击音。后者系一额外心音,发生在第二心音后 0.09~0.12 s,呈拍击性质,系舒张期充盈血流因心包的缩窄而突然受阻并引起心室壁的振动所致。心律一般为窦性,有时可有心房颤动。脉搏细弱无力,动脉收缩压降低,脉压变小。

患者腹水常较皮下水肿出现得早且明显得多,这与一般心力衰竭中所见相反。产生这种现象的机制尚未肯定,可能与心包的局部缩窄累及肝静脉的回流以及与静脉压长期持续升高有关。

【辅助检查】

1. X 射线检查　可示心影偏小、正常或轻度增大,左右心缘变直,主动脉弓小或难以辨认;上腔静脉常扩张,有时可见心包钙化。

2. 心电图　有 QRS 波群低电压、T 波低平或倒置。

3. 超声心动图　对缩窄性心包炎的诊断价值远较对心包积液为低,可见心包增厚、室壁活动减弱、室间隔矛盾运动等,但均非特异而恒定的征象。

4. 右心导管检查　特征性表现是肺毛细血管压力、肺动脉舒张压力、右心室舒张末期压力、右心房压力均升高且都在同一高水平;右心房压力曲线呈"M"或"W"波形,右心室收缩压轻度升高,呈舒张早期下陷及高原形曲线。

【诊断要点】

典型缩窄性心包炎根据临床表现及实验室检查诊断并不困难。临床上常需与肝硬化、充血性心力衰竭及结核性腹膜炎相鉴别。限制型心肌病的临床表现和血流动力学改变与本病很相似,两者鉴别可能十分困难,必要时需通过心内膜心肌活检来诊断。

【治疗要点】

早期施行心包切除术以避免发展为心源性恶病质、严重肝功能不全、心肌萎缩等。通常在心包感染被控制、结核活动已静止时即应手术,并在术后继续用药 1 年。已知或疑为结核性缩窄性心包炎,术前应抗结核治疗 1~4 周,如诊断肯定,在心包切除术后应继服药 6~12 个月。有学者认为术前应用洋地黄可减少心律失常和心衰发生率,降低死亡率。对不能手术治疗者,主要是利尿和支持治疗,必要时抽除胸、腹腔积液。

三、心包疾病患者的护理

【常见护理诊断/问题】

1. 气体交换受损　与肺淤血、肺或支气管受压有关。
2. 疼痛:胸痛　与心包炎症有关。
3. 体液过多　与渗出性、缩窄性心包炎有关。
4. 体温过高　与心包炎症有关。

5. 活动无耐力　与心排血量减少有关。

6. 营养失调：低于机体需要量　与结核、肿瘤等病因有关。

7. 焦虑　与病因诊断不明、病情重、疗效不佳有关。

【护理措施】

（一）心脏压塞急症的护理

1. 一般护理　一旦确诊，紧急收治冠心病监护病房（CCU病房）。立即给予吸氧（氧流量3～5 L/min）、心电监护，持续监测血压、心率、血氧饱和度的变化。根据病情安排合适的体位，前倾坐位或半坐卧位。保持环境安静，限制探视，注意病室的温度和湿度，避免患者发生呼吸道感染。患者衣着应宽松，以免妨碍胸廓运动。注意饮食，提供高蛋白、高热量、高维生素、适量粗纤维并适合患者口味的食物。不能进食者，给予静脉补充氨基酸或脂肪乳剂，以保证能量的需要。及时抽血送检血常规、血型、出凝血系列等，联系床边彩超，以便随时手术。

2. 抢救药品及仪器的准备　备齐各种抢救药品及抢救物品，将除颤仪、临时起搏器、吸引器、心包穿刺包等抢救仪器放在床旁并处于应急状态。

3. 密切观察病情　观察生命体征的变化，观察呼吸困难的程度；心前区疼痛的性质、程度及有无放射痛，并随呼吸或咳嗽而加重；以及呼吸频率、呼吸节律的改变、有无逐渐加重。尤其要关注血压的变化，每15～30 min测血压一次，并做好记录，因为血压下降是急性心脏压塞的重要临床表现。同时要注意有无面色苍白、大汗淋漓、烦躁不安、尿量减少等休克的先兆症状，发现异常及时报告医生并积极处理，防止病情进一步加重。

4. 抢救的配合

（1）建立两条静脉通路　遵医嘱快速输入生理盐水、复方氯化钠注射液、低分子右旋糖酐等，必要时给予输血。如快速输液后血压仍不回升者，遵医嘱应用血管活性药物，如盐酸多巴胺针160 mg + 生理盐水36 mL 微量泵静脉注射，以5 mL/h开始，然后随血压调节多巴胺的量和速度，使血压维持在(90～100)/(50～60)mmHg。

（2）心包穿刺术的配合与护理　配合医生行心包穿刺或切开引流术，以达到缓解压迫症状或向心包内注射药物达到治疗的目的。

术前护理：备齐物品，向患者说明心包穿刺的方法和重要性，解除思想顾虑，必要时应用少量镇静剂；了解患者是否有咳嗽，介绍术中的配合方法，如避免深呼吸与咳嗽等，必要时给予可待因镇咳治疗；提供屏风或隐蔽的空间以维护患者隐私；操作前开放静脉通路，准备抢救药品如阿托品等以备急需；进行心电图、血压监测；术前需行超声检查，以确定积液量和穿刺部位，并对最佳穿刺点做好标记。

术中配合：嘱患者勿剧烈咳嗽或深呼吸，穿刺过程中有任何不适应立即告知医护人员；严格无菌操作，抽液过程中随时夹闭胶管，防止空气进入心包腔；抽液要缓慢，每次抽液量不超过300 mL，以防急性右室扩张，一般第1次抽液量不宜超过100 mL；若抽出新鲜血，立即停止抽吸，密切观察有无心脏压塞症状；记录抽液量、性质，按要求及时送检。密切观察患者的反应，如面色、呼吸、血压、脉搏、心电图等变化，如有异常，及时协助医生处理。

术后护理：术毕拔除穿刺针后，穿刺部位覆盖无菌纱布，用胶布固定；穿刺后2 h

内继续心电、血压监测,嘱卧床患者休息,密切观察生命体征的变化。做好心包引流管的护理,每天心包引流液量<25 mL时可拔除导管。

5.心理护理 患者易出现焦虑、恐惧,护士应积极与患者交谈接触,劝慰,给予生活上的帮助;同时讲解疾病的相关知识及注意事项,介绍类似病例的抢救经过及康复情况,使患者情绪稳定,配合治疗。同时遵医嘱应用止痛剂缓解疼痛,减轻患者的紧张、恐惧心理。

(二)临床缓解期的护理

1.一般护理 患者应卧床休息,或取半卧位,保持环境安静,限制探视,注意病室的温度和湿度,避免患者受凉,以免发生呼吸道感染而加重呼吸困难。饮食给予高热量、高蛋白、高维生素饮食。注意翻身,保持皮肤干燥卫生,定时按摩骨隆突处及受压皮肤,防止褥疮发生。遵医嘱用药,控制输液速度,防止加重心脏负荷。保持口腔清洁、湿润预防口腔感染。

2.病情观察 ①急性心包炎患者主要表现为心前区尖锐的剧痛或沉重的闷痛。可放射至左肩,疼痛可随呼吸或咳嗽加剧。应十分重视患者的主诉并及时给予处理。②呼吸困难为急性心包性渗液时最突出症状,为慢性缩窄性心包炎最主要症状。护理人员应密切观察患者呼吸频率及节律,及时与医师联系。③当患者出现心脏压塞征象时可出现静脉压升高,动脉压降低,严重者可出现休克。

由于渗液积聚还可出现体循环淤血征,如肝-颈静脉回流征阳性、胸腹水,面部及下肢水肿。常有奇脉,并注意有无心律失常发生。

3.对症护理

(1)胸痛的护理

评估疼痛情况:如患者疼痛的部位、性质及其变化情况,是否可闻及心包摩擦音。

休息与卧位:指导患者卧床休息,勿用力咳嗽、深呼吸或突然改变体位,以免引起疼痛加重。

用药护理:遵医嘱给予解热镇痛剂,注意观察患者有无胃肠道反应、出血等不良反应。若疼痛加重,可应用吗啡类药物。应用糖皮质激素、抗菌、抗结核、抗肿瘤等药物治疗时做好相应观察与护理。

(2)高热护理 及时做好降温处理,及时更换患者衣裤,定时测量体温并做好记录。

(三)健康教育

1.疾病知识指导 嘱患者注意休息,加强营养,增强机体抵抗力。进食高热量、高蛋白、高维生素的易消化饮食,限制钠盐摄入。注意防寒保暖,防止呼吸道感染。

2.用药指导 告诉患者坚持足够疗程药物治疗(如抗结核治疗)的重要性,不可擅自停药,防止复发;注意药物不良反应;定期随访检查肝肾功能。

3.手术治疗 对缩窄性心包炎患者讲明行心包切除术的重要性,解除思想顾虑,尽早接受手术治疗。术后患者仍应坚持休息半年左右,加强营养,以利于心功能的恢复。

(靳 艳)

第十二节 人工心脏起搏和心血管介入性诊疗技术和护理

一、人工心脏起搏

人工心脏起搏是用人造的脉冲电流刺激心脏，以带动心脏的疗法，是缓慢性心律失常治疗学的重要进展之一。心脏起搏器简称起搏器（pacemaker），是一种医用电子仪器，它通过发放一定形式的电脉冲刺激心脏，使之激动和收缩，即模拟正常心脏的冲动形成和传导，以治疗由于某些心律失常所致的心脏功能障碍。心脏起搏器由脉冲发生器和起搏电极导线组成。起搏器由脉冲发生器、电极及导线、电源三部分组成。

【适应证】

(一) 植入式心脏起搏

(1) 完全性或高度房室传导阻滞；双侧分支和三分支传导阻滞。伴有心室率过缓或长间歇的房颤或房扑。

(2) 束支-分支水平阻滞，间歇发生二度Ⅱ型房室传导阻滞，有症状者；在观察过程中阻滞程度进展、H-V 间期>100 ms 者，虽无症状，也是植入起搏器的适应证。

(3) 病态窦房结综合征或房室传导阻滞，心室率经常<50 次/min，有明确的临床症状，或间歇发生心室率<40 次/min，或有长达 3 s 的 R-R 间隔，虽无症状，也应植入起搏器。

(4) 由于颈动脉窦高敏反应综合征引起的心率减慢，心率或 R-R 间隔达到上述标准，伴有明确症状者，起搏器治疗有效；但血管迷走性晕厥，不建议积极植入起搏器。

(5) 有窦房结功能障碍和(或)房室传导阻滞的患者，必须采用具有减慢心率的药物治疗时，为了保证适当的心室率，应植入起搏器。

近年来，随着起搏器技术的进步和循证医学证据的出现，起搏器治疗的应用探索从单纯治疗缓慢性心律失常扩展到多种疾病的治疗，如预防心房纤颤，预防和治疗长 QT 间期综合征的恶性室性心律失常。此外起搏器还用于辅助治疗梗阻性肥厚型心肌病、扩张型心肌病、顽固性心力衰竭和神经介导性晕厥。总之，关于植入适应证的指南也在不断地更新，系统、全面地了解这些变化，有助于指导临床实践。

(二) 临时心脏起搏

1. 一般应用

(1) 频率缓慢的心室逸搏、有症状的Ⅱ度 A-VB 或Ⅲ度 A-VB。

(2) 可逆性因素所致的缓慢性心律失常，如急性心肌梗死、急性心肌炎、高钾血症等所致的心动过缓。

(3) 患者反复出现阿-斯综合征，有永久起搏器的适应证，但因其他原因暂时不能安置永久起搏器的过渡治疗。

(4) 因已植入的永久起搏器失灵、电池耗竭等原因需要更换永久起搏器，又存在起搏器依赖的患者。

(5) 心脏手术后，留置临时起搏导线可帮助复苏，改善心脏的血流动力学障碍。

控制心动过速、处理手术所致房室传导阻滞。

（6）具有心律失常潜在危险的患者，在施行外科手术时作为保护性措施。

2. 在急性心肌梗死时的应用　在急性心肌梗死时，心肌的缺血，可造成窦房结、房室结功能障碍或传导阻滞患者会出现血流动力学改变。此时安置临时起搏器，可防止晕厥的发生，改善血流动力学并可避免心肌缺血的进一步加重。待患者窦房结功能恢复或传导阻滞消失后可拔除临时起搏电极，对不能恢复者需安装永久起搏器。

3. 其他方面的应用　①电生理检查。②对疑有窦房结功能障碍的患者，需要进行药物治疗或行电复律者。③心脏血管的诊断及介入性治疗时的保护性应用。④某些心脏电生理的研究。⑤快速性心律失常需行射频消融治疗时的定位标测及消融终点的判定。

【禁忌证】

植入式心脏起搏禁忌证包括：①尚未控制的全身感染；②起搏器切口部位的皮肤破溃、局部化脓或有比较严重的毛囊炎；③严重的肝肾功能不全及心功能不全；④电解质紊乱及酸碱平衡失调尚未被纠正；⑤出血性疾病及有出血倾向者。

临时起搏器一般用于抢救，故无绝对禁忌证。但若不在抢救时使用，则禁忌证主要是尚未控制的感染。

【起搏器的功能及类型】

1. 起搏方式的选择

（1）心室按需（VVI）型　最基本的起搏方式，优点是简单、方便、经济、可靠。适用于：①一般性的心室率缓慢，无器质性心脏病，心功能良好者；②间歇性发生的心室率缓慢及长 R-R 间隔。

但有下列情况者不适宜应用：①VVI 起搏时血压下降 20 mmHg 以上；②心功能代偿不良；③已知有起搏器综合征，因 VVI 起搏干扰了房室顺序收缩及室房逆传导致心排血量下降等出现的相关症状群。

（2）心房按需（AAI）型　AAI 方式简单、方便、经济、可靠等优点可与 VVI 方式比拟，且能保持房室顺序收缩，属生理性起搏，适合我国国情，适用于房室传导功能正常的病窦综合征。

不适宜应用者：①有房室传导障碍，包括有潜在发生可能者（用心房调搏检验）；②慢性房颤。

（3）双腔（DDD 型）起搏器　双腔起搏器中心房和心室起搏、感知功能最完整者，是"全能型"。但不如单腔起搏器那么方便、经济，适用于房室传导阻滞伴或不伴窦房结功能障碍。不适宜应用者：慢性房颤、房扑。

（4）频率自适应（R）起搏器　起搏器可通过感知体动、血 pH 值判断机体对心排血量的需要而自动调节起搏频率，以提高机体运动耐量，适用于需要从事中至重度体力活动者。可根据具体情况选用 VVIR、AAIR、DDDR 方式。但心率加快后心悸等症状加重，或诱发心衰、心绞痛症状加重者，不宜应用频率自适应起搏器。

总之，最佳起搏方式选用原则：①窦房结功能障碍而房室传导功能正常者，以 AAI 方式最好；②完全性房室传导阻滞而窦房结功能正常者，以 VDD 方式最好；③窦房结功能和房室传导功能都有障碍者，以 DDD 方式最好；④需要从事中至重度体力活动者，考虑加用频率自适应功能。

2.根据起搏心腔分类

(1)单腔起搏器　常见的有VVI起搏器(电极导线放置在右室心尖部)和AAI起搏器(电极导线放置在右心耳)。根据心室率或心房率的需要进行心室或心房适时的起搏。

(2)双腔起搏器　植入的两支电极导线常分别放置在右心耳(心房)和右室心尖部(心室),进行房室顺序起搏。

(3)三腔起搏器　目前主要分为双房+右室三腔起搏器和右房+双室三腔心脏起搏器。前者应用于存在房间传导阻滞合并阵发房颤的患者,后者主要适用于某些扩张性心肌病、顽固性心力衰竭协调房室及(或)室间的活动改善心功能。

3.根据心脏起搏器应用的方式分类

(1)植入式心脏起搏　起搏器一般埋植在患者胸部(偶尔植入其他部位)的皮下组织内。

(2)临时心脏起搏　采用体外携带式起搏器。

【操作方法】

(一)植入式心脏起搏

1.麻醉　术前给予镇静剂,术中采用0.5%～1.0%的利多卡因局部麻醉。极少数情况下需做全身麻醉。

2.静脉途径　一般可选择的静脉有头静脉、颈外静脉、颈内静脉和锁骨下静脉。

3.电极的安放、测试和固定　将电极导线从手臂或锁骨下方的静脉插入,在X射线透视下,将其插入预定的心腔起搏位置,固定并检测。

4.起搏器囊袋成形　紧贴胸大肌表面浸润麻醉皮下组织。用手术刀做一个5cm左右的横切口后分离皮下组织至胸大肌筋膜,做一与脉冲发生器大小相适应的囊袋。囊袋充血止血后植入起搏器,将起搏电极与起搏器连接。检查起搏器工作状况,如无异常逐层关闭切口,缝合皮肤,手术即完成。

(二)临时心脏起搏

1.食管起搏法　经鼻腔送入食管电极至食管内进行心室起搏。常用食管电极的超速起搏法来终止心动过速。因食管电极与心室接触相当困难,所以在抢救心脏停搏时的心室起搏不宜采用此法。

2.经胸壁心内穿刺起搏法　该方法仅适合在极其紧急的情况下使用,成功后应立即改为其他方法起搏。其并发症主要可出现心肌撕裂、冠状动脉被划破及气胸等。

3.体外心脏临时起搏法(经胸壁心脏起搏)　此方法为在复苏心搏骤停时的较好方法之一。可用于紧急抢救心脏停搏和严重心动过缓者。优点:操作简单,起效迅速。但患者有时不能耐受胸壁的疼痛。

4.心外膜临时起搏法　对在心脏手术中发生的传导阻滞或心动过缓者,将电极线直接缝到心房和(或)心室外膜上,外接临时起搏器,可行心外膜心脏起搏。

5.经静脉起搏　目前多选用。通常选用股静脉、锁骨下静脉或颈内静脉穿刺送入临时起搏电极导线。发生电极导线移位的情况较永久心脏起搏常见。应加强术后心电监护,包括早期的起搏阈值升高、感知灵敏度改变及电极导线脱位等,尤其是起搏器依赖者。另外,由于电极导线通过穿刺点与外界相通,因此要注意局部清洁,避免感染,尤其是放置时间较长者。另外,经股静脉临时起搏后患者应保持平卧位,静脉穿刺侧下肢制动。

【并发症及故障检查】

1. 植入式心脏起搏

(1)感染,少见,与手术时的无菌操作情况、手术时间的长短、起搏器的大小及埋植的部位均有关系。

(2)出血及血肿,与患者自身的凝血机制及是否服用抗凝剂有关,可进行压迫止血。

(3)皮肤破溃及坏死,由于起搏器的囊袋不合适、导线过长、局部处理不当、自身排斥反应或患者的体重有较大幅度的下降等因素都可造成皮肤破溃。

(4)导线移位,是导致起搏器早期功能障碍常见原因。

(5)心肌穿孔,少见,由于导线头置于心内膜,放置电极时若张力过大可致心肌穿孔。另外,若患者的心脏较大,室壁变薄也易发生穿孔。

(6)气胸、血胸、气栓、静脉血栓形成等。

(7)感知功能障碍。①感知不足:可由于起搏器的灵敏度过低和由各种原因造成的心内QRS振幅过低所造成。②感知过度:起搏器误感知了其他信号,可出现不起搏的现象。

(8)局部肌肉跳动。

(9)电池耗竭,起搏器采用的是锂电池,使用时间较长,最长可达10年以上,应在其耗竭前择期更换脉冲发生器。

(10)起搏器综合征,在安装永久起搏器后患者可能出现心悸、头胀、头晕、血管搏动等不适。

(11)起搏器介导快速心律失常。

2. 临时心脏起搏

(1)下肢深静脉血栓,若采用股静脉穿刺,患者需要卧床以防止临时起搏电极脱位。卧床后血液流动的速度相对缓慢,尤其是老年患者血液黏稠度高,易出现下肢深静脉血栓。

(2)血胸、气胸、气栓及神经损伤。

(3)感染,临时起搏治疗属于有创性操作,电极又直接植入心脏,有些患者需要较长时间地保留临时起搏电极,比较容易引起感染。一般临时起搏电极放置时间不宜超过1周,若发生感染应立即拔除,如果患者不能脱离临时起搏器,应从其他静脉途径重新植入。

(4)电极脱位,因为临时起搏电极放置在右室心尖部或右房中部,患者翻身或坐起易导致电极脱位。

(5)心肌穿孔,由于在放置时张力过大,可造成心肌穿孔。

(6)电极折断或电极与起搏器连接处松脱,有时由于临时起搏器的来回挪动、牵拉或由于在安装时没有拧紧,可出现导线被折断、电极松脱而导致不能进行正常起搏治疗。

(7)心律失常,由于起搏器的感知功能和起搏功能的异常而致室速、室颤及心室停搏。

【护理措施】

1. 术前护理

(1) 完善辅助检查 指导患者完成必要的实验室检查,如血尿常规、血型、出凝血时间、胸片、心电图、动态心电图等。

(2) 术前宣教 指导患者掌握术中配合技巧及术后的注意事项。术前如有咳嗽,应通知医生,必要时给予止咳药;术中如有咳嗽,指导患者可做深呼吸或及时告诉手术人员;向患者及家属简明讲解心脏的解剖、生理及起搏器的特点。

(3) 心理护理 根据不同心理反应,进行针对性的心理护理。首先向患者讲解与手术及疾病相关的知识,介绍手术的必要性和安全性,手术的过程、方法和注意事项,以解除思想顾虑和精神紧张。必要时手术前应用地西泮,保证充足的睡眠。

(4) 术前准备 皮肤准备,通常经股静脉临时起搏,备皮范围是会阴部及双侧腹股沟;植入式起搏备皮范围是左上胸部,包括颈部和腋下,备皮后注意局部皮肤清洁。术前4 h禁食、不禁水,术前应用抗凝剂者需停用至凝血酶原时间恢复至正常。造影剂过敏试验。

(5) 训练患者平卧床上大小便 以免术后由于卧床体位而出现排便困难。

(6) 建立静脉通道 备好抢救药品及仪器。

2. 术中配合

(1) 监测生命体征 严密监测心率、心律、呼吸及血压的变化,发现异常立即通知医生。

(2) 关注患者的感受 了解患者术中疼痛情况及其他不适主诉,并做好安慰解释工作,帮助患者顺利配合手术。

3. 术后护理

(1) 休息与活动 术后24 h内绝对卧床,取平卧位或低坡卧位,禁止翻身,术后第2天可适当术侧卧位。术后1周内术侧肢体制动。在术后恢复期进行肢体功能锻炼时要遵循循序渐进的原则,避免患侧肢体做剧烈重复的甩手动作、大幅度地外展、上抬及患侧肩部负重、从高往下跳。如果出现肩部肌肉抽动,可能是导线脱离,应立即到医院检查。术后将患者平移至床上,嘱患者保持平卧位或略向左侧卧位1~3 d,如患者平卧极度不适,可抬高床头30°~60°。术侧肢体不宜过度活动,勿用力咳嗽,以防电极脱位,如出现咳嗽症状,尽早应用镇咳药。安置临时起搏器患者需绝对卧床,术侧肢体避免屈曲或活动过度。卧床期间做好生活护理。术后第1次活动应动作缓慢,防止跌倒。

(2) 监测 术后描记12导联心电图,并加强观察心律变化,心电监护24 h,监测起搏和感知功能。观察有无腹壁肌肉抽动、心脏穿孔等表现;监测脉搏、心率、心律、心电变化及患者自觉症状,及时发现有无电极导线移位或起搏器起搏感知障碍,立即报告医生并协助处理。出院前常规拍摄胸片。

(3) 穿刺部位护理与观察 穿刺部位以沙袋加压压迫6 h,且每间隔2 h解除压迫5 min。术后早期应保持局部敷料清洁干燥,如有敷料碰湿或脱落要及时更换。一般术后7 d拆线,临时起搏器应每天换药1次。观察起搏器囊袋有无出血或血肿,观察伤口有无渗血、红、肿,患者有无局部疼痛、皮肤变暗发紫、波动感等,及时发现出血、感染等并发症。监测体温变化,常规应用抗生素,预防感染。在拆线后仍要保持局部皮肤清洁,不穿过紧的内衣,若术后出现局部红肿、疼痛甚至皮肤溃烂,此时不宜在家中自行处理。若同时伴有发热等全身症状,则要考虑感染的可能,应及时到医院检查治疗。

4. 健康教育

(1)起搏器知识指导 告知患者起搏器的设置频率及使用年限。指导其妥善保管好起搏器卡(有起搏器型号、有关参数、安装日期、品牌等),外出时随身携带,便于出现意外时为诊治提供信息。告知患者应避免强磁场和高电压的场所(如核磁、激光、变电站等),但家庭生活用电一般不影响起搏器工作。嘱患者一旦接触某种环境或电器后出现胸闷、头晕等不适,应立即离开现场或不再使用该种电器。随着技术的不断更新,目前移动电话对起搏器的干扰作用很小,推荐平时将移动电话放置在远离起搏器至少 15 cm 的口袋内,拨打或接听电话时采用对侧。

(2)病情自我监测指导 教会患者每天自测脉搏 2 次,监测脉搏时要保证每天在同一种身体状态下,如每天清晨醒来时或静坐 15 min 后。出现脉率比设置频率低 10% 或再次出现安装起搏器前的症状应及时就医。不要随意抚弄起搏器植入部位。自行检查该部位有无红、肿、热、痛等炎症反应或出血现象,出现不适立即就医。

(3)活动指导 避免剧烈运动,装有起搏器的一侧上肢应避免做用力过度或幅度过大的动作(如打网球、举重物等),以免影响起搏器功能或使电极脱落。

(4)定期随访 安置起搏器的早期往往起搏阈值不稳定,需要及时调整。因此需要定期到医院检查,一般术后 1 个月内每 2 周 1 次,3 个月内每月 1 次。出院后半年内每 1~3 个月随访 1 次以测试起搏器功能,情况稳定后每半年随访 1 次,接近起搏器使用年限时,应缩短随访间隔时间,在电池耗尽之前及时更换起搏器。

二、心脏电复律

心脏电复律是在短时间内向心脏通以高压腔电流,使心肌瞬间同时除极,消除异位性快速心律失常,使之转复为窦性心律的方法。最早用于消除心室颤动,故亦称为心脏电除颤。心脏电复律术是在短时间内向心脏通以高压强电流,使心肌瞬间同时除极,消除异位快速性心律失常,使之转为窦性心律的方法。最早用于消除心室颤动,故亦称心脏电除颤。心脏复律术分体外经胸式和植入式,前者已广泛用于临床,后者在国外安置例数也逐年增加。

【电复律与电除颤的种类】

1. 交流和直流电除颤 20 世纪 60 年代早期曾应用交流电进行电除颤,但交流电放电时电流量大,放电时间长达 20 ms,不易避开心室易损期,易引起心肌损伤和严重心律失常,尤其体内交流电除颤可直接导致心功能恶化,很快便废弃不用。近 40 多年来世界各国均采用直流电复律。直流电容器充电后可在非常短的时间(2.5~4.0 ms)释放很高的电能,可以设置与 R 波同步放电,反复电击对心肌损伤较轻,适于进行电转复和电除颤。

2. 体外与体内电复律和电除颤 根据复律(除颤)电极板所放置位置不同可以分为体内与体外电复律(电除颤)。体内电复律和电除颤常用于心脏手术或急症开胸抢救的患者。一个电极板置于右室面,另一个电极板置于心尖部。电流能量通常为 20~

30 J,一般不超过 70 J。非手术情况下,大多采用经胸壁复律(除颤),亦即体外电复律(电除颤);通常将 APEX(阴极电板)放在左前胸或心尖部,STERNUM(阳极电板)放在右胸或后背,从而保证电流可以正好通过心脏,达到理想的除颤效果。若一次电击无效,先继续按压心脏并准备行再次电除颤,必要时提高电能。

3. 同步电复律与非同步电除颤　根据治疗过程中是否采用同步触发可以将电复律(电除颤)区分为同步与非同步电复律(电除颤)。

(1)直流电同步电复律　同步电复律是指利用同步触发装置,用体表心电图 R 波来控制电流脉冲的发放,使电流仅在心动周期的绝对不应期中发放(脉冲电流落在 R 波的下降支上,而避免落在 T 波顶峰前 30 ms 以内的易损期),避免诱发室颤,临床上用于除室颤以外的其他快速型心律失常的转复。电复律前一定要核查仪器上的"同步"功能处于开启状态。

(2)直流电非同步电除颤　不用同步触发装置可在任何时间内放电,用于转复室颤或心室扑动,称为非同步电复律。临床上通常仅用于室颤或心室扑动的复律治疗;还有就是无法识别 R 波的快速室性心动过速,由于无法同步直流电电复律,只能非同步电击(相当于除颤)。

4. 经食管内低能量电复律　近年来,国内外学者尝试经食管低能量同步直流电复律心房颤动,取得成功。这种直流电同步电复律技术同常规体外电复律相比,由于避开了阻抗较大的胸壁和心外阻抗,故所需电能较小(20~60 J),患者不需要麻醉即可耐受,同时皮肤烧伤亦可避免。但仍需对食管电极导管的设计和安置进行不断改进,以使其将来有望成为一种有前途的处理快速性心律失常的新方法。

5. 植入式心脏复律除颤器(implantable cardioverter defibrillator,ICD)　近年来,经静脉置放心内膜除颤电极已取代了早期开胸置放心外膜除颤电极。植入式心脏复律除颤器的体积也明显减小,已可埋藏于胸大肌和胸小肌之间,甚至像起搏器一样可埋藏于皮下囊袋之中。可同时具备抗心动过缓起搏、抗心动过速起搏、低能电转复和高能电除颤等功能。

【适应证】

(1)心室颤动和扑动是电复律的绝对指征。

(2)房颤病史较短(一般不超过 1 年)和扑动伴血流动力学障碍者。

(3)药物及其他方法治疗无效或有严重血流动力学障碍的阵发性室上性心动过速、室性心动过速、预激综合征伴快速心律失常者。

(4)异位性心动过速而性质不明(如室上性心动过速伴差异性传导抑或室性心动过速不能明确鉴别时)而导致用药困难且伴有明显血流动力学障碍者。

【禁忌证】

(1)房颤病史长者。心脏明显扩大,或有巨大左心房者及心房内有新鲜血栓形成或近 3 个月有栓塞史。

(2)伴高度或完全性房室传导阻滞的心房颤动或扑动。

(3)伴病态窦房结综合征的心动过缓-心动过速综合征。

(4)有洋地黄中毒、低钾血症时,风湿病活动期暂不宜复律。

(5)扭转型室性心动过速或多型性室速伴有低血钾者,Q-T 间期延长者应慎用电复律。

（6）自律性增高的房性心动过速、非阵发性交界性心动过速、加速性室性自主心律一般不主张用电复律治疗。

以上所列适应证及禁忌证都是相对的，应从每个患者的具体临床情况全面评估获益与风险，不能生搬硬套。

【能量选择】

电复律和电除颤的能量通常用焦耳来表示，即能量（焦耳）＝功率（瓦）×时间（秒）。电能高低的选择主要根据心律失常的类型和病情（表3-15）。

表3-15 经胸壁体外电复律常用能量选择

心律失常	能量(J)
心房颤动	100～200
心房扑动	50～100
室上性心动过速	100～150
室性心动过速	100～200
心室颤动	200～360

【体外电复律与电除颤的操作方法】

（1）作好术前准备，备好各种抢救器械和药品。

（2）患者平卧于木板床上，开放静脉通道，充分暴露胸壁。

（3）术前常规做心电图。完成心电记录后把导联线从心电图机上解除，以免击损坏心电图机。在发生心脏骤停后也可"盲目除颤"，而不必一定为了明确心搏骤停类型而延误除颤治疗。

（4）连接除颤器导线，接通电源，检查同步性能，根据实际情况选择同步或非同步。需要同步时通常选择R波较高导联进行示波观察。

（5）按要求进行静脉麻醉。而紧急电除颤则无须静脉麻醉。

（6）电极板涂上导电膏或包上浸有生理盐水的纱布垫，紧急时甚至可用清水，但绝对禁用酒精，否则可引起皮肤灼伤。

（7）按要求放置电极板，应尽量避开胸骨。用力按紧给予一定的压力，以保证有较低的阻抗，有利于除颤成功。电极板位置放置方式：①前侧位（前尖位或标准位，为合适的默认位置），一个电极板放置在右胸前壁锁骨下（胸骨右缘第2肋间），靠近但不与胸骨重叠；另一个电极板放在心尖（左乳头左侧，其中心位于腋中线上），两个电极板之间至少相距10 cm。②前-左肩胛位，一个电极板放在右前壁锁骨下，另一个电极板放在北部左肩胛下。③前-右肩胛位（尖后位），一个电极板放在心尖部，另一个电极板放在患者背后右肩胛角，注意避开脊柱。④前后位，一个电极板放在左肩胛下区，另一个电极板放在胸骨左缘第4肋间水平。

（8）选择电能剂量，按下"充电"按钮，将机器充电到相应的能量。所有人员不得接触患者、病床以及与患者相连接的仪器设备以免触电。

（9）按下"放电"按钮，当观察到电极板放电后再放开按钮、松开电极板。

（10）电击后立即听诊心脏并观察患者心电图，观察复律或除颤是否成功并决定是否需要再次电复律或电除颤。

（11）电击后即进行常规导联心电图，并进行心电、血压、呼吸和意识的监测，一般需持续1 d。

（12）室颤时，不做术前准备，无须麻醉，尽快实施非同步电击除颤。

【并发症】

诱发各种心律失常，急性肺水肿，低血压，体循环栓塞和肺动脉栓塞，血清心肌酶增高，皮肤烧伤。

【护理】

1. 复律前护理

（1）向择期复律的患者介绍电复律的目的和必要性、大致过程、可能出现的不适和并发症，取得其合作。

（2）遵医嘱做术前有关实验室检查（包括心电图和血液化验等）。

（3）遵医嘱停用洋地黄类药物24～48 h，给予改善心功能、纠正低血钾和酸中毒的药物。有心房颤动的患者复律前应进行抗凝治疗，并测定凝血酶原时间和活动度。

（4）复律前1～2 d口服奎尼丁，预防转复后复发，服药前做心电图，观察QRS波时限及QT间期变化。

（5）复律术前6 h内应禁食禁水，避免复律过程中发生恶心和呕吐，排空膀胱。

（6）遵医嘱做12导联心电图及心电连续监测，建立静脉通道、末梢氧分压达90%以上。

（7）物品准备：除颤器、生理盐水、导电糊、纱布垫、地西泮、心电和血压监护仪及心肺复苏所需的抢救设备和药品。

2. 复律中配合

（1）患者平卧于绝缘的硬板床上，松开衣领，有义齿者取下，开放静脉通路，给予氧气吸入，术前做全导联心电图。

（2）心电连续监测，建立静脉通道，最好选择上肢血管，因下肢静脉离心脏较远不利于抢救用药。

（3）建立护理记录，测量血压。

（4）再次检查麻醉机、除颤器的性能及急救车。

（5）清洁电击处的皮肤，连接好心电导联线，贴放心电监测电极片时注意避开除颤部位。

（6）连接电源，打开除颤器开关，选择一个R波高耸的导联进行示波观察。选择"同步"或"非同步"按钮。

（7）遵医嘱用地西泮0.3～0.5 mg/kg缓慢静脉注射，至患者睫毛反射开始消失的深度。麻醉过程中严密观察呼吸。

（8）患者进入理想的麻醉状态后，充分暴露患者前胸，连接除颤器心电监测导联，记录心电图。将两电极板上均匀涂满导电糊或包以生理盐水浸湿的纱布，分别置于胸骨右缘第2～3肋间和心尖部，两电极板之间距离不应小于10 cm，与皮肤紧密接触，并有一定压力。按充电钮充电到所需功率，准备放电时，嘱任何人避免接触患者及病床,以及同患者相连接的仪器,以免发生触电。两电极板同时放电,此时患者身体和四肢会抽动一下,通过心电示波器观察患者的心律是否转为窦性。

(9)根据情况决定是否需要再次电复律。

3.复律后护理

(1)休息与饮食,患者卧床休息24 h,清醒后,卧床休息1~2 d,清醒2 h内避免进食水,防止恶心、呕吐。活动量以不引起心慌、胸闷为度。清醒2 h后给予高热量、高维生素、易消化饮食,保持排便通畅,避免情绪激动、吸烟、过度劳累、进食刺激性食物等。

(2)电复律后应立即进行持续心电监护24 h,并严密观察患者的神志、瞳孔、心率、心律、血压、呼吸变化;观察皮肤及肢体活动情况,及时发现患者有无栓塞征象。

(3)电复律术后是否有并发症,如皮肤烧伤、心肌损伤、循环栓塞、肺水肿以及各种形式的心律失常等。并协助医生给予处理。

(4)遵医嘱继续服用奎尼丁、洋地黄或其他抗心律失常药物以维持窦性心律。

(5)严格按医嘱服药,定期复查;有心慌胸闷、呼吸困难应立即就诊,条件允许的情况下,反复发作的室性心动过速、心房颤动,应尽早安装除颤起搏器或经皮导管射频消融治疗。

指导患者规律服药,告知服药的注意事项,避免诱发因素,保持心情舒畅,适当增加活动。心脏病有复发的可能性,告知患者要有心理准备。

对于心房颤动患者,即使复律前未使用抗凝药物治疗,但是复律后仍需要抗凝4周,因为心房功能的恢复可能延迟至窦性心律恢复后3周。

三、心导管检查术

心导管检查是将特制的、有一定韧度的不透X射线的导管,经周围血管送到心脏和大血管的指定部位,根据心导管的走行路线,测定心脏各腔室、瓣膜与血管的构造及功能的检查,包括右心导管检查与选择性右心造影、左心导管检查与选择性左心造影,是一种非常有价值的诊断方法。其目的是了解心脏和心血管各部分的压力及血氧含量,以计算心排血量、分流量及血流阻力,并分析压力曲线的波形和数值进行诊断和鉴别诊断,为采用介入性治疗或外科手术提供依据。

【适应证】

1.右心导管检查

(1)先天性心血管疾病 须明确诊断以决定是否手术治疗者,如法洛四联症、肺静脉畸形引流、矫正型大动脉转位等复杂畸形以及左向右分流型先天性心脏病合并肺动脉高压者。

(2)后天性心脏病 如风湿性瓣膜病术前明确瓣膜损害的部位和程度,缩窄性心包炎需测定肺毛细血管楔压者。

(3)需做血流动力学检测者 从静脉置入漂浮导管至右心及肺静脉。

2.左心导管检查 ①左向右分流型先天性心脏病、主动脉瓣病变、胸主动脉瘤、冠状动脉畸形等疾病的诊断;②帮助诊断拟手术治疗的二尖瓣和主动脉瓣疾病;③选择性冠状动脉造影了解冠状动脉狭窄部位、范围及程度。

3.心内电生理检查 室壁瘤需了解肿瘤大小与位置以决定手术指征及心肌活检术。

【禁忌证】

(1)感染性疾病,如感染性心内膜炎、败血症、肺部感染等。

(2)严重心律失常及严重的高血压未加控制者。

(3)电解质紊乱,洋地黄中毒。

(4)有明显出血倾向者,现有出血疾病者或正在进行抗凝治疗者。

(5)近期有心肌梗死、肺或外周动脉栓塞者。

(6)严重肝、肾功能不全。

【操作方法】

一般采用 Seldinger 经皮穿刺法,局麻后自股静脉、上肢贵要静脉或锁骨下静脉(右心导管术)或股动脉(左心导管术)插入导管到达相应部位。连续测量并记录压力,必要时采血行血气分析。插入造影导管至相应部位,注入造影剂,进行造影。

【护理】

1. 术前准备

(1)向患者及家属介绍手术的方法和意义、手术的必要性和安全性,以解除思想顾虑和精神紧张,必要时手术前夜口服地西泮 5 mg,保证充足的睡眠。

(2)术前进行必要的实验室检查(血尿常规、血型、出凝血时间、血电解质、肝肾功能)、胸片、超声心动图等。

(3)根据需要行双侧腹股沟及会阴部或上肢、锁骨下静脉穿刺术区备皮及清洁皮肤。

(4)青霉素皮试及造影剂碘过敏试验。

(5)穿刺股动脉者应检查两侧足背动脉搏动情况并标记,以便于术中、术后对照观察。

(6)训练患者床上排便。

(7)指导患者衣着舒适,术前排空膀胱。

(8)术前不需禁食,术前一餐饮食以六成饱为宜,可进食米饭、面条等,不宜喝牛奶、吃海鲜和油腻食物,以免术后卧床出现腹胀或腹泻。

2. 术中配合

(1)严密监测生命体征、心律、心率变化,准确记录压力数据,出现异常及时通知医生并配合处理。

(2)因患者采取局麻,在整个检查过程中神志始终是清醒的,因此,尽量多陪伴在患者身边,多与患者交谈,分散其注意力,以缓解对陌生环境和仪器设备的紧张焦虑感等。同时告知患者出现任何不适及时告诉医护人员。

(3)维持静脉通路通畅,准确及时给药。

(4)准确递送所需各种器械,完成术中记录。

(5)备齐抢救药品、物品和器械,以供急需。

3. 术后护理

(1)卧床休息,做好生活护理。

(2)静脉穿刺者需卧床 12 h,穿刺侧肢体制动 6 h,以 1 kg 沙袋加压穿刺部位 4～6 h;动脉穿刺者需卧床 24 h,压迫止血 30 min 后进行加压包扎,以 1 kg 沙袋加压伤口

6~8 h,肢体制动 12 h。严密观察动、静脉穿刺点有无出血与血肿;检查足背动脉搏动的情况,比较两侧肢端的颜色、温度、感觉与运动功能情况。如有异常立即通知医生。

(3)监测患者的一般状态及生命体征。观察术后并发症,如心律失常、空气栓塞、出血、感染、热原反应、心脏压塞、心脏壁穿孔等。

四、心导管射频消融术

射频消融术(radio frequency catheter ablation, RFCA)是治疗心律失常的一种导管治疗技术。射频电能是一种低电压高频(30 kHz~1.5 MHz)电能。射频消融仪通过导管头端的电极释放射频电能,在导管头端与局部心肌内膜之间电能转化为热能,达到一定温度(46~90 ℃)后,使特定的局部心肌细胞脱水、变性、坏死(损伤直径 7~8 mm,深度 3~5 mm),自律性和传导性能均发生改变,从而使心律失常得以根治。射频消融术目前已经成为根治阵发性心动过速最有效的方法。

【适应证】

(1)预激综合征合并阵发性心房颤动和快速心室率。

(2)房室折返性心动过速、房室结折返性心动过速、房速和无器质性心脏病证据的室性心动过速(特发性室速)呈反复发作性,或合并有心动过速心肌病,或者血流动力学不稳定者。

(3)顽固性心房扑动,近年来特发性心房颤动也逐渐成为适应证。

(4)室性期前收缩(早搏):主要用于临床症状明显的单源性的频发室早;常常由于心室"兴奋灶"引起;标测到异位兴奋灶消融,室早即可消失。

(5)发作频繁和(或)症状重、药物预防发作效果差的心肌梗死后室速。

(6)不适当窦速合并心动过速心肌病。

【禁忌证】

同心导管检查术。

【操作方法】

(1)必须先明确心律失常的诊断。

(2)首先经过穿刺颈内静脉或锁骨下静脉和双侧股静脉送入心导管电极行电生理检查,以明确诊断和所需消融的病灶所在的部位,确定准确的消融靶点。首先,在进一步明确心律失常的基础上行心内电生理检查。

(3)然后选用特制的大头消融导管到达病灶部位,短时间内发射射频电流,电流功率一般为 20~30 W,持续或间断放电 10~60 s。射频电流接触心肌组织后产生局部的相对高温,从而使局部心肌组织干燥坏死,坏死的心肌组织不再起到传导电信号作用,因而心律失常得以根治。

(4)重复电生理检查,以检测是否已达到消融成功标准,如旁路逆传是否已不存在,原有心律失常用各种方法不再能诱发等。

【并发症】

导管射频消融可能出现的并发症为误伤希氏束,造成二度或三度房室传导阻滞;心脏穿孔致心脏压塞等,但发生率极低。

【护理】

1. 术前护理 基本同心导管检查术。另外,应注意以下两点:①术前停用抗心律失常药物5个半衰期以上或2周;②常规12导联心电图检查,必要时进行食管调搏、Holter等检查。

2. 术中配合 ①严密监护患者血压、呼吸、心率、心律等变化,密切观察有无心脏压塞、心脏穿孔、房室传导阻滞或其他严重心律失常等并发症,并积极协助医生进行处理。②做好患者的解释工作,如药物、发放射频电能引起的不适症状,或由于术中靶点选择困难导致手术时间长等,以缓解患者紧张与不适,帮助患者顺利配合手术。

3. 术后护理

(1)将患者平移至床上并制动,做12导联心电图,持续心电监测至少24 h。

(2)沙袋压迫穿刺部位,动脉穿刺部位12 h,静脉穿刺部位4～6 h。

(3)密切观察穿刺部位有无出血及血肿。

(4)动态观察患者的生命体征变化情况,如有无血压下降、大汗、四肢冰冷等症状。

(5)观察术后并发症,如房室传导阻滞、血栓与栓塞、气胸、心脏压塞等症状。

(6)卧床24 h,注意液体的补充及食用易消化的食物。

(7)常规应用抗凝治疗。

五、冠状动脉造影术

冠状动脉造影(coronary arterial angiography,CAG)是目前诊断冠心病的"金标准",可以提供冠状动脉病变的部位、性质、范围、侧支循环状况等的准确资料,有助于选择最佳治疗方案,是诊断冠心病最可靠的方法。

【分级】

评定冠状动脉狭窄的程度一般用TIMI(thrombolysis in myocardial infarction)试验所提出的分级标准:①0级,无血流灌注,闭塞血管远端无血流;②Ⅰ级,造影剂部分通过,冠状动脉狭窄远端不能完全充盈;③Ⅱ级,冠状动脉狭窄远端可完全充盈,但显影慢,造影剂消除也慢;④Ⅲ级,冠状动脉远端造影剂完全而且迅速充盈和消除,同正常冠状动脉血流。

【适应证】

(1)典型心绞痛发作,无创检查提示心肌缺血。

(2)原因不明的胸痛,未能确诊但又不能排除冠心病者,尤其是有冠心病危险因素者。

(3)原因不明的心脏扩大、心律失常、心功能不全。

(4)冠状动脉病变介入治疗术前或外科手术前明确病变特征;术后症状复发。

(5)持续性室性心动过速或原发心搏骤停经心肺复苏者。

(6)特殊职业人员疑似冠心病者(飞行员、高空作业人员等)。

(7)疑有冠状动脉先天性畸形者。

【禁忌证】

(1)不明原因的发热及未被控制的感染。

(2)严重的贫血及出血。

(3)造影剂过敏。

(4)主要脏器功能的衰竭。

(5)电解质紊乱尚未被纠正。

(6)洋地黄中毒。

(7)没有控制的高血压。

(8)未控制的严重心律失常。

(9)患者身体状况不能接受和耐受该项检查。

【操作步骤】

1. 经股动脉途径冠状动脉造影　利多卡因局部麻醉后穿刺股动脉,经穿刺针送进导引钢丝,退针将导丝留于动脉内,扩张套管沿导丝旋转推送入股动脉内,将导引钢丝送入腹主动脉后送入动脉鞘管并注入肝素 2 000 U,将导丝和扩张套管一并退出,外鞘管留于股动脉内。将鞘管的侧臂与三通相连接,以进行压力监测和使用盐水冲洗整个系统。将造影导管置于导引钢丝上,两者一起通过股动脉鞘插入。导引钢丝和导管被推送至主动脉瓣后固定导引钢丝,将导管顶端推到距主动脉瓣上约 10 cm 处后拔除导引钢丝,抽吸导管,弃其抽吸液,将导管与三通连接后排除气泡用盐水冲洗。记录导管尖主动脉压力,使导管充满造影剂,注射造影剂前应校正管尖方向,使管尖呈游离状态,手推注射造影剂,取多体位进行左、右冠状动脉造影。血管造影完毕,撤除导管。通过导引钢丝插入猪尾心室造影导管,将导管的猪尾环放在左心室流入道,高压注射造影剂,取不同体位进行左心室造影。注射造影剂前后记录左心室压力,在持续测压下将导管回撤到主动脉,记录压力梯度。撤除导管及套管。拔除套管后,在穿刺点手压止血 10~20 min,用弹力胶布加压包扎,局部沙袋压迫。

2. 经桡动脉途径冠状动脉造影　因心血管造影机按照医生站在患者右侧操作设计,故多选择患者右桡动脉,左侧也可进行操作。利多卡因局麻后穿刺桡动脉,经穿刺针送进导引钢丝,退针将导丝留于动脉内,扩张套管沿导丝旋转推送入桡动脉内并注入肝素 2 000 U,将导丝和扩张套管一并退出,外鞘管留于桡动脉内。透视在导丝引导下将导管经桡动脉—肱动脉—腋动脉—锁骨下动脉逆行将导管送至升主动脉后退出导丝,其余过程同经股动脉途径冠状动脉造影。

【并发症】

1. 血管并发症　出血、血肿、动静脉瘘、假性动脉瘤、动脉闭塞、动脉夹层、冠状动脉痉挛。

2. 心律失常　包括室性早搏、室性心动过速、室颤、严重窦性心动过缓和传导阻滞。

3. 急性心力衰竭　多由于冠状动脉复杂病变或造影剂用量过大所致。

4. 造影剂反应　可出现于皮肤、神经、呼吸、胃肠、泌尿及心血管系统。表现为肾功能不全、低血压、过敏性休克、急性肺水肿、心脏骤停。

5. 栓塞　可发生于冠脉内或颅内及外周动脉,由于斑块脱落或气体栓塞所致。

6. 其他　迷走反射、导管打结、断裂、感染等。

六、经皮冠状动脉腔内成形术

是用心导管技术疏通狭窄甚至闭塞的冠状动脉管腔,从而改善心肌的血流灌注的方法。它属血管再通术的范畴,是心肌血流重建(myocardial revascularization)术中创伤性最小的一种。临床最早(1977年)应用的是经皮冠状动脉腔内成形术(percutaneous transluminal coronary angioplasty,PTCA),其后还发展了经冠状动脉内旋切术、旋磨术和激光成形术等,1987年开发了冠状动脉内支架植入术。这些技术统称为经皮冠状动脉介入治疗(percutaneous coronary intervertion,PCI)。目前 PTCA 和支架植入术已成为治疗本病的重要手段。

【适应证】

(1)心功能良好的稳定性心绞痛;单支冠状动脉近端的孤立性、局限性、非钙化性、同心性、不累及重要分支的病变。

(2)不稳定型心绞痛和急性心肌梗死,运动试验时有心绞痛或心肌缺血表现。

(3)多支冠状动脉病变,凡病变孤立、适于扩张者可进行 PTCA。

(4)冠状动脉旁路移植术后症状复发的患者,可扩张旁路移植血管,也可扩张未行旁路移植的冠状动脉病变。

(5)6 个月内完全闭塞的血管,但要求在闭塞血管的供应区经核医学证实有存活心肌,而且冠状动脉造影示远端血管侧支循环充盈者。

(6)行 PCI 术后冠状动脉或支架内再狭窄者。

【禁忌证】

(1)冠状动脉狭窄<50%。

(2)无保护的左主干病变或左主干相当病变(前降支和回旋支起始部同时存在严重狭窄)。

(3)血管病变过于弥散者。

(4)血管完全闭塞时间较长者。

(5)狭窄处的血管壁有严重钙化。

(6)严重的心功能不全。

(7)由于其他原因不能耐受导管手术者。

(8)患者存在尚未控制的感染。

(9)近期内有出血及外伤史。

【操作步骤】

利多卡因局麻下使用穿刺针常规穿刺股动脉或桡动脉、肱动脉(肱动脉应用较少),经穿刺针处送入导引钢丝后送入带止血活瓣的鞘管和扩张管(鞘管的型号选择标准为:股动脉 7F 或 8F,桡、肱动脉 6F),经鞘管注入肝素(根据患者体重计算肝素用量)后进行冠状动脉造影,以多方位再次核实病变血管的部位、形态,选择适合病变动脉内径及病变特点的球囊导管和导引钢丝后,在 X 射线透视下将导引钢丝送至病变血管的远端,再经导引钢丝将球囊送至病变血管部位后,以 5~8 个大气压加压至球囊上病变压迹消失(但要注意压力要从小到大逐渐增加),一般需要扩张 2~4 次,效果满意后拔除导引钢丝。在重复行冠状动脉造影后拔除导管,若选择股动脉径路,需将鞘管留置于血管内并将其固定,若选择桡动脉或肱动脉径路,则需拔出鞘管,局部处理后返回监护病房。

【并发症】

(1)冠状动脉内膜撕裂。

(2)冠状动脉痉挛。

(3)急性冠状动脉完全闭塞。

(4)心绞痛和急性心肌梗死。

(5)冠状动脉及心肌穿孔、心包填塞。

(6)致命性的心律失常:如室性心动过速、心室颤动。

(7)穿刺部位的出血、血肿和动脉损伤。

(8)血栓形成。

(9)造影剂过敏。

(10)无复流现象。

七、冠状动脉内支架植入术

冠状动脉内支架植入术是将不锈钢或合金材料制成的支架植入病变的冠脉内,支持冠脉血管壁,以保持管腔内血流畅通。是在 PTCA 的基础上发展而来的,目的在于防止和减少 PTCA 后急性冠状动脉闭塞及后期再狭窄,保证血流通畅。

【适应证】

冠状动脉内支架置入术是在 PTCA 的基础上操作的。

(1)PTCA 并发血管夹层、严重内膜撕裂、急性血管闭塞或濒临闭塞,植入支架以保持血管壁的通畅。

(2)预防 PTCA 术后再狭窄。

【禁忌证】

同 PTCA。

【操作步骤】

(1)选择使用球囊膨胀型支架,在 PTCA 术后通过导管将支架送至狭窄的血管处,通过球囊的加压充盈使支架扩张并固定在病变血管中,然后再对支架进行扩张,使支架稳固。

(2)若病变血管较长需放置多个支架时,应先放置血管远端的支架,再放置血管近端的支架。

(3)血管内超声(intravascular ultrasound,IVUS)有助于精确判断血管直径、病变特性,从而选择适宜直径的支架,并判断支架扩张是否充分和满意,但临床上一般并非必须,有条件者可考虑应用。

【并发症】

(1)同 PTCA 的并发症。

(2)支架血栓形成。

(3)血管内支架移位和脱落。

【护理】

(一)术前护理

1. 介入术前常规护理 ①术前认真核对患者床号、姓名、性别、年龄、住院号及诊断。②向患者说明介入治疗的必要性、简单过程及手术成功后的获益等,帮助患者保持稳定的情绪,增强信心。③完善各项术前常规化验和检查。④进行呼吸、闭气、咳嗽训练以便于术中顺利配合手术。进行床上排尿、排便训练,避免术后因卧位不习惯而引起排便困难。⑤指导患者术前保证充足的睡眠,观察手术当天晨起体温是否正常,手术当日不需禁食,给予易消化食物,但不宜过饱。⑥留置静脉套管针,应避免在术侧肢体。⑦术前半小时给予苯巴比妥0.1 g肌内注射。

2. 术前口服抗血小板聚集药物 ①择期PTCA者术前晚饭后开始口服肠溶阿司匹林和氯吡格雷;②直接PTCA者尽早顿服肠溶阿司匹林300 mg和氯吡格雷300 mg。

3. 拟行桡动脉穿刺者 术前行Allen试验,即同时按压桡、尺动脉,嘱患者连续伸屈五指至掌面苍白时松开尺侧,如10 s内掌面颜色恢复正常,提示尺动脉功能好,可行桡动脉介入治疗。

(二)术中配合

(1)导管室护士接患者入导管室,再次核对患者信息。协助患者取舒适卧位,暴露术侧肢体。连接好心电监护、压力监护,准备好除颤仪。协助医生皮肤消毒、铺巾,准备用物。

(2)告知患者如术中有心悸、胸闷等不适,应立即通知医生。球囊扩张时,患者可有胸闷、心绞痛发作的症状,应做好安慰解释工作,并给予相应处置。

(3)重点监测导管定位时、造影时、球囊扩张时极有可能出现再灌注心律失常时心电及血压的变化,发现异常,及时报告医生并采取有效措施。

(4)记录介入手术护理记录单。

(三)术后护理

1. 血压监护 心电监护需严密观察有无心律失常、心肌缺血、心肌梗死等急性期并发症。对血压不稳定者应每15~30 min测量1次,直至血压稳定后改为每1 h测量1次。

2. 心电图 即刻做12导联心电图,与术前对比,有症状时再复查。

3. 经股动脉穿刺者 一般于术后停用肝素4~6 h后,测定ACT<150 s,即可拔除动脉鞘管。拔除动脉鞘管后,按压穿刺部位15~20 min以彻底止血,以弹力绷带加压包扎,沙袋压迫6~8 h,术侧肢体制动24 h,防止出血。经桡动脉或肱动脉穿刺者术后立即拔除鞘管,局部按压彻底止血后加压包扎。

4. 手术24 h后 嘱患者逐渐增加活动量,起床、下蹲时动作应缓慢,不要突然用力。经桡动脉穿刺者除急诊外,如无特殊病情变化,不强调严格卧床时间,但仍需注意病情观察。

5. 术后鼓励患者多饮水 以加速造影剂的排泄;指导患者合理饮食,少食多餐,避免过饱;保持大便通畅;卧床期间加强生活护理,满足患者生活需要。

6. 抗凝治疗的护理 术后常规给予低分子肝素皮下注射,注意观察有无出血倾向,如伤口渗血、牙龈出血、鼻出血、血尿、血便、呕血等。

7. 术后负性效应的观察与护理

(1) 腰酸、腹胀　多数由于术后要求平卧、术侧肢体伸直制动体位所致。应告诉患者起床活动后腰酸与腹胀自然会消失，可适当活动另一侧肢体，严重者可帮助热敷、适当按摩腰背部以减轻症状。

(2) 穿刺血管损伤的并发症　穿刺血管（动-静脉）损伤形成夹层、血栓形成和栓塞，以及穿刺动脉局部压迫止血不当造成的出血、血肿、假性动脉瘤和动静脉瘘等并发症。

预防措施：采取正确压迫止血方法（压迫动脉不压迫静脉）后，嘱患者术侧下肢保持伸直位，咳嗽及用力排便时压紧穿刺点，观察术区有无出血、渗血或血肿，无并发症者一般于24 h后方可活动，必要时予以重新包扎并适当延长肢体制动时间。经桡动脉穿刺者注意观察术区加压包扎是否有效，松紧度是否得当，监测桡动脉搏动情况。

并发症的表现和处理：①腹膜后出血或血肿常表现为低血压、贫血貌、血细胞比容降低>5%，腹股沟区疼痛、张力高和压痛等，一旦诊断应立即输血和压迫止血等处理，必要时行外科修补止血，否则可因失血性休克而死亡。②假性动脉瘤和动静脉瘘多在鞘管拔除后1~3 d内形成，前者表现为穿刺局部出现搏动性肿块和收缩期杂音，后者表现为局部连续性杂音，一旦确诊应立即局部加压包扎，如不能愈合可行外科修补术。③穿刺动脉血栓形成或栓塞可引起动脉闭塞产生肢体缺血，术后应注意观察双下肢足背动脉搏动情况，皮肤颜色、温度、感觉改变，下床活动后肢体有无疼痛或跛行等，发现异常及时通知医生；穿刺静脉血栓形成或栓塞可引起致命性肺栓塞，术后应注意观察患者有无突然咳嗽、呼吸困难、咯血或胸痛，需积极配合给予抗凝或溶栓治疗。若术后动脉止血压迫和包扎过紧，可使动静脉血流严重受阻而形成血栓。④对于局部血肿及淤血者，出血停止后可用50%硫酸镁湿热敷或理疗，以促进血肿和淤血的消散和吸收。

(3) 尿潴留　见于股动脉穿刺者，由于患者不习惯床上排尿而引起。护理措施：①术前训练床上排尿；②做好心理疏导，解除床上排便时的紧张心理；③以上措施均无效时可行导尿术。

(4) 低血压　多为拔除鞘管时伤口局部加压后引发血管迷走神经反射所致。备好利多卡因协助医生在拔除鞘管前局部麻醉，减轻患者疼痛感。备齐阿托品、多巴胺等抢救药品，连接心电、血压监护仪，除颤仪床旁备用，密切观察心率、心律、呼吸、血压变化，及早发现病情变化。迷走反射性低血压常表现为血压下降伴心率减慢、恶心、呕吐、出冷汗，严重时心跳停止。一旦发生应立即报告医生，并积极配合处理。此外，静脉滴注硝酸甘油时要严格控制滴速，并监测血压。

(5) 造影剂反应　极少数患者注入造影剂后出现皮疹或有寒战感觉，经使用地塞米松后可缓解。肾损害及严重过敏反应罕见。术后可经静脉或口服补液，在术后4~6 h内（拔管前）使尿量达到1 000~2 000 mL，可起到清除造影剂保护肾功能和补充血容量的双重作用。

(6) 心肌梗死　由于病变处血栓形成导致急性闭塞所致。故术后要注意观察患者有无胸闷、胸痛症状，并注意有无心肌缺血的心电图表现和心电图的动态变化情况。

8. 遵医嘱口服抑制血小板聚集的药物　如氯吡格雷75 mg，1次/d，连用10~12个月；阿司匹林100 mg，1次/d，3个月后改为75 mg，1次/d，以预防血栓形成和栓塞而致血管闭塞和急性心肌梗死等并发症。定期监测血小板、出凝血时间的变化。

9. 出院后长期生活方式和危险因素的控制　应当定期进行全面的临床和预后评估，包括定期进行心电图、实验室检查、运动试验及超声心动图检测。对高危患者（如近期血运重建者)制订医学监督计划。对患者进行健康教育,嘱其坚持每周5次,至少每天1次30~60 min适当强度的有氧运动。饮食和体重的控制标准:鼓励控制体质量(体质指数<24 kg/m²),男性腰围<90 cm,女性腰围<80 cm。建议每次健康检查都要评估体质指数和(或)腰围。应将降低基线体重标准的10%作为减肥治疗的初始目标。推荐选择健康食品,改变生活方式、饮食疗法及药物治疗。将LDL-C控制于<2.6 mmol/L(100 mg/dL)。在极高危人群中,控制LDL-C<2.0 mmol/L(80 mg/dL)。推荐更多摄入富含不饱和脂肪酸的食物如含有Omega-3脂肪酸的鱼类等。通过药物治疗和生活方式的改变使血压控制<130/80 mmHg(1 mmHg =0.133 kPa)。无论其血脂水平如何,除非存在禁忌证,所有患者均应使用他汀类药物。β受体阻滞剂和ACEI应作为一线用药。推荐在每次随访时向患者强调戒烟和控制吸二手烟的重要性。对糖尿病患者要着重强调:通过改变生活方式和坚持药物治疗达到HbAl<6.5%~7.0%的标准。

(四)老年人冠脉介入治疗的护理

老年人动脉硬化常很严重,心脏在解剖和功能上也发生与增龄有关的退行性变化,大多数患者心肌缺血范围广,冠脉血管病变复杂,因此冠脉介入治疗的风险和难度比年轻人大,手术时间相对长。同时,由于老年人大多肝、肾功能减退,且多合并高血压、糖尿病、肺部感染等其他疾病;另外还存在着皮肤松弛、弹性差、皮下脂肪多等特点,出血、血肿等并发症不易发现。鉴于上述特点,老年人冠脉介入治疗围手术期各种并发症发生率和死亡率较高,因此护理上尤其应注意。

(靳 艳)

本章小结

心律失常是临床较常见的循环系统疾病,常见症状有心源性呼吸困难、心悸、胸痛、晕厥等。心律失常除可出现上述症状外,还具有特征性的心电图改变,如心房纤颤的f波,室性早搏的宽大畸形QRS波。心室颤动是最严重的心律失常,可导致心脏骤停。心律失常无症状可不必治疗,有症状者应用抗心律失常药物(奎尼丁、利多卡因、胺碘酮),慢性房颤者还需口服抗凝剂预防血栓形成,重度房室传导阻滞应给予心脏起搏治疗,而心室颤动应立即行心肺复苏和电复律。常见的护理诊断是气体交换受损、活动无耐力等,相应护理措施:根据呼吸困难的类型和程度采取适当体位,改善呼吸困难;应用抗心律失常药物时密切观察病情,监测心电图变化。

心包炎常见的病因是感染、肿瘤、自身免疫和外伤、尿毒症等因素。纤维蛋白渗出期可表现为心前区疼痛,常随运动和体位改变而加重,病情发展至心包积液时可出现心脏压塞症状和呼吸困难。心包炎治疗要点是病因及对症治疗,有心包积液时行心包穿刺。常见的护理诊断是气体交换受损、活动无耐力、疼痛等。相应护理措施:根据呼吸困难的类型和程度采取适当体位,减少回心血量,改善呼吸困难;病情严重时绝对卧床休息,稳定时根据心功能分级决定活动量;氧疗,增加心肌供氧;严格控制输液量和速度;正确使用利尿剂,观察药物不良反应,维持电解质平衡。

心脏瓣膜病患者的护理介绍了风湿热引起的心脏瓣膜损害中常见的4种形式,即二尖瓣狭窄、二尖瓣关闭不全、主动脉狭窄和主动脉关闭不全。分别介绍了4种心脏瓣膜损害的病理解剖与病理生理、临床表现、实验室检查、诊断治疗要点及护理措施,其中各种心脏瓣膜损害引起的临床表现及护理措施是本节的重点和难点。心脏瓣膜病患者最常见的护理问题是由于风湿热活动或感染引起的体温过高,应密切观察和护理,另外要注意预防心力衰竭、栓塞、心律失常等并发症。

冠心病患者的护理介绍了冠心病的病因、临床分型,并重点介绍了心绞痛和心肌梗死的病因和发病机制、临床表现、实验室检查、诊断治疗、护理问题及护理措施等。其中心绞痛与心肌梗死临床表现的异同点、心绞痛患者的护理,心肌梗死的心电图特点、心肌梗死的溶栓治疗及护理、用药护理和预防并发症是本节的重点。冠心病的发生及进展过程中,不健康生活方式是诱发疾病发生及加重的可控危险因素,应指导患者合理饮食和运动,预防便秘,尽量避免引起心绞痛和心肌梗死的诱因,积极控制血脂、血压、血糖,控制体重,戒除烟酒,合理用药防治冠状动脉粥样硬化。

病毒性心肌炎患者的护理介绍了病毒性心肌炎患者的常见病因、临床表现、检查治疗及护理措施,其中患者的临床表现和护理措施是本节的重点。病毒性心肌炎是由于嗜心肌病毒引起的心肌非特异性间质性炎症,患者最主要的临床表现是发病前类似"感冒"的呼吸或消化系统病毒感染史,以及随之出现的心悸、胸痛、呼吸困难等心脏受累症状。存在的主要护理问题是活动无耐力的护理,强调急性期绝对卧床休息,以减轻心脏负荷,促进心功能恢复。

心肌病患者的护理介绍了扩张型心肌病和肥厚型心肌病的病因、临床表现、检查治疗及护理措施,其中心肌病患者的临床表现和护理措施是本节的重点。心肌病主要是由于遗传、感染等原因引起的心肌结构及功能异常,患者最主要的临床表现是心功能不全引起的呼吸困难、心悸、胸痛等症状,常并发心力衰竭和各种心律失常,在护理中应密切观察病情变化,预防猝死的发生。

感染性心内膜炎患者的护理介绍了感染性心内膜炎的病因、临床表现、检查治疗及护理措施,其中感染性心内膜炎患者的临床表现和护理措施是本节的重点。感染性心内膜炎主要是由于病原微生物引起的心瓣膜或邻近大血管内膜发生炎症反应及形成赘生物,其最主要临床表现是由于感染引起的发热以及赘生物脱落引起的动脉栓塞,常并发心力衰竭、心肌脓肿、细菌性动脉瘤等并发症,主要的治疗方法是针对病原微生物的抗生素治疗,在护理中应密切关注体温及病情变化,注意用药护理及预防栓塞等并发症的发生。

复习题

1. 李某,男,48岁。因"发作性胸痛2年,加重3小时急诊"入院。该患者2年前于劳累时出现心前区疼痛,持续5 min左右,无放射,休息后可缓解,未重视。此后偶有类似发作。3 h前再因劳累出现上述症状。身体评估:P 76次/min,BP 130/80 mmHg,神清,双肺呼吸音清,于胸骨左缘第3、4肋间可闻及粗糙的收缩期杂音,于心尖部可闻及Ⅱ级收缩期杂音,腹软,下肢无水肿。心电图示:窦性心律,Ⅰ、aVL呈QR型,Q波时限0.03 s,T波$V_3 \sim V_5$呈深倒置。心脏超声:舒张期室间隔厚度与后壁之比为1.5:1。

问题:

(1)该患者可能的疾病诊断是什么?
(2)请试述针对该患者的胸痛应采取的主要护理措施。
(3)如何对该患者进行健康指导?

2.患者,女,67岁。30年来反复于劳累或受凉后出现心悸、气短,休息后缓解。曾多次在当地医院诊治,诊断为"风湿性心脏瓣膜病,二尖瓣狭窄伴关闭不全",长期服用地高辛、氢氯噻嗪、硝酸异山梨酯。3个月后出现恶心、食欲缺乏、心悸、胸闷,视物模糊。心电图示频发室性期前收缩呈二联律。

请问:
(1)此患者出现上述表现的最可能的原因是什么?
(2)应如何处理?
(3)今后应注意避免哪些容易诱发心力衰竭的因素?

3.患者,男,69岁,退休工人,20年高血压及吸烟史。2年前劳累时感到胸骨后压榨样疼痛,休息或含硝酸甘油5 min内缓解。今晨突然胸骨后剧痛,休息、含硝酸甘油效果不佳,持续3 h,被家人急送医院,查体:面色苍白,出汗多,BP 180/110 mmHg,P 100 次/min,律不齐,余无异常;心电图示:$V_1 \sim V_6$及S-T段明显抬高,弓背向上,可见病理性Q波,频发室性期前收缩。

请问:
(1)写出最可能的医疗诊断。
(2)写出患者存在的该病的危险因素。
(3)治疗原则有哪些?
(4)写出患者的护理诊断及护理措施。
(5)此患者健康指导的重点是什么?

选择题

1.感染性心内膜炎采集血培养标本时,应注意(   )
A. 采集标本需选在患者体温升高或寒战时
B. 采集前先试用某种抗生素,以利于医生选择抗生素的种类
C. 每次采血5 mL做需氧和厌氧培养,至少应培养3周
D. 急性患者应在入院后3 h内,每隔1 h采血1次,共取3次血标本
E. 应用抗生素的患者采集标本前无须停药

2.叶某,女,20岁,学生。诊断为病毒性心肌炎。其出院指导内容最恰当的是(   )
A. 保持卧床休息,减少心肌耗氧,利于心功能的恢复
B. 高蛋白、高脂肪、富含维生素饮食
C. 遵医嘱长期应用抗病毒药,防感染
D. 避免生冷食物
E. 注意防寒保暖,预防感冒,1年内避免剧烈运动或重体力劳动

3~5题共用题干:患者男性,63岁,冠心病心绞痛4年,近1个月来发作频繁,休息或含服硝酸甘油疗效欠佳,今天晨练时,突感胸痛剧烈,含服硝酸甘油30 min不缓解,伴大汗,送急诊:

3.护士对该患者评估后,应首先考虑该患者可能发生了(   )
A. 顽固性心绞痛　　　　　B. 硝酸甘油耐药
C. 心源性休克　　　　　　D. 急性心肌梗死
E. 严重心律失常

4.接诊护士给患者做了如下处理,不妥的措施是(   )
A. 让患者卧床休息　　　　B. 准备气管插管
C. 建立静脉通路　　　　　D. 给患者吸氧
E. 做心电图,测血压、脉搏

5. 该患者目前首要的护理问题是( )
A. 气体交换受损 B. 活动无耐力
C. 有感染的危险 D. 有体液不足的危险
E. 疼痛

第四章 消化系统疾病患者的护理

消化系统包括口咽、食管、胃、十二指肠、小肠、结肠、直肠、肛门、肝脏、胆囊、胰腺等器官,是包含器官种类最多的系统。而消化系统疾病是临床常见病和多发病,也具有病因复杂、症状多样的特点。随着临床诊疗技术的发展,作为护士要重视消化系统疾病知识的掌握,做好防治和护理工作。

第一节 消化系统的结构功能与疾病护理基础

一、结构与功能

(一)消化道

消化道主要包括口咽、食管、胃、小肠和直肠、结肠等。消化过程从口腔开始。食物在口腔内停留的时间为15~20 s,在这里,食物被咀嚼、磨碎并与唾液混合,形成食团,口腔中的唾液具有较弱的化学性消化作用,可参与溶解和消化食团,而后食团经咽和食管送入胃内。

食管是连接咽和胃的通道,全长25 cm,主要功能是把食物输送到胃内。食管在与咽交接处、与左主支气管交叉处和穿越膈肌处有3个狭窄,是异物滞留嵌顿和肿瘤的好发部位,在实施食管插管时应注意。食管下端括约肌有阻止食物逆流作用,其功能失调可引起反流性食管炎和贲门失弛缓症。食管壁没有浆膜层,故食管病变容易扩散至纵隔。

胃是消化道中膨大的部分,具有暂时储存食物和消化食物的功能。成年人胃的容量为1~2 L。胃的消化功能包括胃液的化学性消化和胃蠕动的机械性作用,使进入胃内的半固体食团被胃液水解和胃运动所研磨,形成食糜,此后,逐次少量地通过幽门被排入十二指肠,开始小肠内的消化过程。

小肠包括十二指肠、空肠和回肠,是食物消化和吸收重要的部位。在小肠内,食物受到胰液、胆汁和小肠液的化学性消化和小肠运动的机械性消化。食物在小肠内所经历的时间,随其性质不同而有差异,一般混合性食物在小肠内停留的时间为3~8 h。在这里,食物的消化基本完成,并且许多营养物质物质也是在这里被吸收的,余下的食物残渣则进入大肠。先天性和后天性小肠酶缺乏、小肠黏膜炎症性病变、肠段切除过多造成的断肠综合征等均可造成消化、吸收障碍。

人类的大肠包括盲肠、结肠、直肠和肛管,主要吸收肠内容物中的水分和无机盐,参与机体对水、电解质平衡的调节。同时,吸收由结肠内微生物合成的复合维生素B和维生素K。也完成对食物残渣的加工,形成并暂时储存粪便,以及将粪便排出体外。正常人的直肠内通常是没有粪便的。当肠蠕动将粪便推入直肠时,刺激直肠壁内的感受器,引起便意和排便反射。

由消化道内分泌细胞合成和释放的激素,统称为胃肠激素。这类激素在化学结构上都属于肽类物质,故又称胃肠肽。迄今已被鉴定的胃肠肽约30余种,其中主要的有胃泌素、缩胆囊素、促胰液素、抑胃肽和胃动素等。胃肠激素能调节消化腺的分泌和消化道的运动,一些胃肠激素还有营养作用,能促进消化道组织的代谢和生长,胃肠激素之间、胃肠激素与胃肠各种细胞、组织、器官之间相互协调也是维持机体生理功能的重要保障。

(二)消化腺

消化道黏膜内散在分布许多大小不等的腺体,在消化道的附近还有唾液腺、胰和肝,它们向消化道内分泌多种消化液,包括唾液、胃液、胰液、胆汁、小肠液和大肠液等。成年人每日由各种消化腺分泌的消化液总量达6~8 L,其主要成分是水、无机盐和多种有机物,其中重要的是多种消化酶,食物的化学性消化就由它们来完成。消化腺的分泌过程是腺细胞主动活动过程,包括从血液中摄取原料,在细胞内合成并浓缩,以酶原颗粒和囊泡等形式储存起来,适当的刺激(如进食)时由细胞排出等复杂的过程。

肝脏是人体内最大的消化腺,也是代谢最活跃的器官。肝脏主要的生理功能有分泌胆汁、营养物质代谢、生物转化功能,当肝脏发生病变,出现功能损害,失代偿时,临床上出现一系列肝功能减退的表现。胆囊主要是贮存、浓缩胆汁和调节胆道压力的功能。肝内合成或分泌的胆汁经胆管系统排至十二指肠。当胆道发生炎症、结石等病变时,影响胆汁的排泌,胆汁中的胆红素反流入血,达到一定浓度而出现黄疸。

胰腺是人体第二大消化腺,由外分泌腺和内分泌腺组成的混合腺体。外分泌腺主要分泌胰液,经胰管或与胆总管合并随胆汁排至十二指肠,对碳水化合物、脂肪、蛋白质等营养物质进行消化、分解。当胰腺外分泌不足时,影响食物中脂肪、蛋白质的消化吸收,临床上出现胰性腹泻;分泌过多或排出不畅时,胰液中的各种消化酶溢出胰管,可引起胰腺的化学性炎症。胰腺的内分泌功能主要是胰岛细胞分泌的胰岛素、胰高血糖素和生长抑素等,参与机体血糖调节、胃酸分泌等生理功能。

二、护理评估

【病史评估】

1. 患病过程及治疗经过

(1)患病过程 起病情况和时间、急缓,有无诱因,主要症状及特点等。

(2)检查治疗过程 既往检查和治疗过程及效果,有无遵医嘱,详细询问用药名称、剂量、用法等,有无饮食相关医嘱等。

(3)目前及一般状况 目前的主要不适及病情变化。一般状况要注意询问体重、营养状态、饮食习惯、排便习惯改变与否等。

(4) 过敏史　详细询问药物、食物过敏史。

2.既往史和家族史　患者既往的健康状况和过去曾患疾病、手术外伤、预防接种史,尤其注意询问与现在所患疾病有密切关系的情况,还应询问家族成员有无类似疾病,有无遗传史。

3.心理-行为-社会状况

(1) 心理状况　了解患者的性格、精神状态,疾病对日常生活、工作的影响。对于有长期慢性消化道症状、消化道肿瘤等患者应评估疾病带来的痛苦和精神压力,了解患者心理状态。

(2) 生活方式　了解日常生活是否规律,疾病对生活尤其饮食方式的影响等。对消化道疾病患者要了解有无烟酒嗜好,饮酒时间及饮酒量。

(3) 社会支持系统　了解患者的家庭成员组成及家庭经济、文化、教育背景,对疾病知识的认识情况;了解医疗费用的来源和支付方式,以及慢性病出院后续就医条件等。

【身体评估】

1.一般状态评估　了解生命体征的改变,如消化道大出血者周围循环衰竭的表现;了解意识状态,如肝性脑病的意识改变和行为失常等;了解营养状态,如体重、皮下脂肪厚度等。

2.皮肤黏膜评估　了解有无黄疸、出血点、色素沉着、蜘蛛痣、肝掌等肝胆疾病表现;了解有无水肿或脱水情况等。

3.腹部评估　了解腹围、腹部形态,有无蛙状腹,腹壁静脉有无曲张;了解有无液波震颤、压痛、反跳痛、腹肌紧张;了解肝、脾、胆囊等触诊特点,有无移动性浊音,肠鸣音有无变化等。

【实验室及其他检查】

1.实验室检查

(1) 粪便检查　包括肉眼观察、显微镜检和化学性隐血试验等。粪便标本采集要求采集新鲜粪便,对于不同的常规检查、细菌检查、寄生虫检查和隐血试验,标本采集要求详见"护理学基础"相关章节。

(2) 胃液分析　分析胃液的外观、量、气味和酸度,来了解疾病时胃液的变化和胃酸的水平,如十二指肠溃疡胃酸高于正常等。

(3) 血液、尿液检查　血液检查可反映有无恶性贫血,有无脾功能亢进导致的血细胞异常等;血清酶学检测可了解肝功能;血清肝炎病毒标志物检测可了解病毒感染情况;血、尿淀粉酶、脂肪酶检测有助于明确急性胰腺炎的诊断。

(4) 腹水检查　有腹水患者的腹水常规可了解腹水性质,帮助判断腹水来源,腹水培养以了解有无腹膜炎等。

2.内镜检查　内镜可直接观察消化管腔和腹腔内的各种变化,还可以取活组织进行病理检查。对于检查部位不同,可分为胃镜、十二指肠镜、胆管镜、小肠镜、结肠镜和腹腔镜等。胃镜和结肠镜是最常用的检查,可对大部分胃肠道疾病进行诊断。通过十二指肠镜还可插入导管至十二指肠乳头,进行内镜逆行胰胆管造影(endoscopic retrograde cholangio pancreatography,ERCP),是胆系、胰管疾病的重要诊断手段。超声内镜检查可了解黏膜下病变的深度、性质、大小及周围情况。胶囊内镜检查,对小肠疾病有重要的诊断价值。腹腔镜对确定腹腔肿物、其他腹腔脏器形态改变及腹水病因有帮助。

3. 影像学检查

(1) 超声检查　是首选的非创伤性检查。腹部 B 超有助于发现消化系统脏器肿瘤、脓肿、结石等病变,以及腹腔肿块和腹水等。

(2) X 射线检查　腹部平片用于观察食管、胃、肝脾等脏器的轮廓,钙化的结石或组织,肠腔内气体、液体以及腹腔内游离气体;胃肠钡餐造影检查用于疑有食管、胃、小肠、结肠疾病的患者,但疑有胃肠穿孔、肠梗阻或 2 周内有消化道大量出血者不宜做钡剂造影检查;钡剂灌肠主要适用于结肠检查;胆囊及胆道造影可显示结石、肿瘤、胆囊浓缩和排空功能障碍及其他胆囊、胆道病变;数字减影血管造影检查,如门静脉、下腔静脉造影有助于门静脉高压的诊断;选择性腹主动脉造影有助于肝、胰腺肿瘤的诊断并可进行介入治疗,该检查对明确消化道出血的原因也有重要价值。

(3) 计算机断层扫描术(computer tomography,CT)和磁共振成像(magnetic resonance imaging,MRI)　对肝、胆、胰的囊肿、脓肿、肿瘤、结石等占位性病变及脂肪肝、肝硬化、胰腺炎等弥漫性病变等,均有重要的诊断价值。腹部 CT 检查前 1 周不做胃肠道造影,不服用含金属的药物,检查前 2 d 开始少吃水果、肉类和蔬菜,检查前 4 h 禁食。

(4) 正电子发射体层显像(positron emission tomography,PET)　可根据示踪剂的摄取水平将生理过程形象化和数量化,反映组织器官生理功能变化,应用于机体发生形态学改变之前的早期诊断,与 CT、MRI 互补可提高消化系统肿瘤诊断的准确性。

(5) 放射性核素检查　^{99m}Tc-PMT 肝肿瘤阳性显像有助于原发性肝癌的诊断。静脉注射^{99m}Tc 标记红细胞可用于不明原因上消化道出血的诊断。

4. 活组织检查　临床上消化系统活组织进行病理检查具有确诊价值。主要是通过内镜直接取材、超声或 CT 引导经皮穿刺取材以及外科手术取材等方法。

5. 脱落细胞检查　内镜直视下冲洗或擦刷消化管腔黏膜,收集脱落细胞做病理检查或收集腹水查找癌细胞。

6. 胃肠动力学检查　如食管、胃、胆道、直肠等的压力测定,食管下端和胃内 pH 值测定、24 h 持续监测,胃排空测定等可诊断胃肠道动力障碍性疾病。

(秦璐莹)

第二节　常见症状体征的评估与护理

一、恶心与呕吐

恶心是一种欲吐的感觉,伴上腹不适感,常为呕吐先兆,也可单独发生。呕吐是指胃内容物或部分肠内容物通过食管逆流入口腔的反射性动作。呕吐可排出进入胃内的有毒物质,对机体有益。但频繁呕吐又可引起水、电解质紊乱及营养障碍,对机体不利,可分为中枢性和周围性呕吐。中枢性呕吐常见于:①颅内压增高,如脑炎、脑出血等;②前庭神经功能障碍,如内耳眩晕症、晕动病等;③其他,如妊娠反应、尿毒症、低钾与低钠血症、代谢性酸中毒及某些药物也可引起。周围性呕吐常见于消化系统疾病:①胃源性呕吐,如胃炎、胃癌、幽门梗阻等;②反射性呕吐,如腹腔脏器急性炎症、穿孔、梗阻等。

【护理评估】

1. 病史　询问患者恶心与呕吐发生的时间、次数、原因和诱因、与进食的关系、伴随症状,呕吐物的量、性质和气味,患者的精神状态,呕吐是否与精神因素有关。食物中毒引起者常有进不洁食物史。进食 6 h 后发生呕吐,吐出大量带有酸腐味的宿食,伴腹胀,提示幽门梗阻。呕吐物带有粪臭味,提示小肠梗阻。呕吐伴剧烈腹痛,可见于胆石症、胰腺炎、阑尾炎、肠梗阻等。伴腹泻者可见于急性胃肠炎。上消化道出血时呕吐物呈咖啡色甚至鲜红色;长期呕吐伴畏食可致营养不良。胃源性呕吐常先恶心,后呕吐,吐后患者感到轻松,而反射性呕吐也先有恶心,但吐后不轻松。颅内高压引起呕吐常无恶心先兆,且顽固,呈喷射性。

2. 身体评估　全身情况:注意观察患者的生命体征、神志、尿量、有无皮肤弹性差、口唇干燥、眼球凹陷等脱水表现。腹部评估:有无腹部压痛、反跳痛、腹肌紧张、肠鸣音有无改变。

3. 实验室及其他检查　必要时做呕吐物毒物分析或细菌培养等检查,呕吐量大者注意监测有无水电解质紊乱、酸碱平衡失调。

【主要护理诊断】

1. 有体液不足的危险　与频繁呕吐导致失水有关。
2. 营养失调:低于机体需要量　与呕吐导致营养物质摄入不足、丢失过多有关。
3. 活动无耐力　与呕吐导致水、电解质紊乱有关。

考点:一般护理与病情观察。

【护理措施】

1. 体位指导　患者呕吐时应帮助其坐起或卧位头偏向一侧,以免误吸。吐毕给予漱口,更换污染衣物被褥,开窗通风以去除异味。患者突然起身可能出现头晕、心悸等不适,故应小心变换体位,以免发生体位性低血压。

2. 病情观察　准确测量和记录每日的出入量、尿比重、体重。依失水程度不同,患者可出现烦躁、神志不清以至昏迷,软弱无力、口渴、皮肤黏膜干燥、弹性减低,尿量减少、尿比重增高等表现。观察患者有无继续呕吐,记录呕吐的次数,呕吐物的性质和量、颜色、气味。动态观察实验室检查结果,例如血清电解质、酸碱平衡状态等。

3. 对症护理　指导患者运用深呼吸、转移注意力等放松技术,减少呕吐的发生;遵医嘱应用止吐药及其他治疗,促使患者逐步恢复正常饮食和体力;疑有肠梗阻时,应禁食并进行胃肠减压;对呕吐频繁、不能进食或水和电解质紊乱者,应通过静脉补充液体、电解质及营养物质。

4. 心理护理　关心患者,了解其心理状态,耐心解答患者及家属提出的问题。向患者解释精神紧张不利于呕吐的缓解,特别是部分呕吐与精神因素有关,紧张、焦虑还会影响食欲和消化能力,而治病的信心及情绪稳定则有利于症状的缓解。

二、腹痛

腹痛是消化系统常见症状,但腹腔内脏器病变可致腹痛,腹壁或腹腔外器官病变也可引起腹痛。按其发生急缓可分为急性腹痛和慢性腹痛。急性腹痛常见于:①腹腔脏器的急性炎症,如胃炎、胆囊炎、阑尾炎、肠炎、胰腺炎等。②急性胃、肠穿孔引起的弥漫性腹膜炎。③空腔脏器梗阻或扩张,如胆道结石、胆道蛔虫、肠梗阻、泌尿系统结石等。④腹腔脏器破裂,如肝、脾破裂、异位妊娠输卵管破裂等。慢性腹痛常见于:①腹腔脏器的慢性炎症及溃疡,如消化性溃疡、胃炎、肝炎等。②恶性肿瘤,如胃癌、肝癌、胰腺癌、结肠癌等。③肠道寄生虫病。④胃肠神经官能症。此外,过敏性紫癜、糖尿病酮症酸中毒、痛经等,也能引起急慢性腹痛。

【护理评估】

1. 病史　询问患者腹痛发生的急缓、诱因、部位、与体位的关系、性质、程度和持续时间,腹痛加重或缓解的因素。腹痛表现为不同性质和程度的疼痛,如隐痛、钝痛、灼痛、胀痛、刀割样痛、钻痛或绞痛,亦可为持续性或阵发性疼痛。还要注意观察患者是否伴发热、恶心呕吐、腹胀、腹泻等症状。胃、十二指肠病变引起的腹痛多为上腹部隐痛、灼痛或不适感,伴畏食、恶心、呕吐、嗳气、反酸等。小肠病变呈脐周疼痛,并有腹泻、腹胀等表现。大肠病变所致的腹痛为腹部一侧或双侧疼痛。急性胰腺炎常出现上腹部剧烈疼痛,为持续性钝痛、钻痛或绞痛,并向左腰背部呈带状放射,进食加剧。急性腹膜炎时疼痛弥漫全腹,有腹肌紧张、压痛、反跳痛。

2. 身体评估　注意观察患者的体温、脉搏、呼吸、血压及意识状态、体位,腹部有无隆起及蠕动波,有无腹肌紧张、压痛、反跳痛,有无包块,肝浊音界是否存在,肠鸣音有无改变等。评估患者腹痛时有无紧张、焦虑、恐惧等心理反应。

3. 实验室及其他检查　依据腹痛情况考虑进行相关项目的检查,如纤维胃镜、腹部超声或平片、血尿淀粉酶等。

【主要护理诊断】

1. 疼痛　与腹腔脏器炎症、平滑肌痉挛、缺血、溃疡及腹膜受刺激有关。
2. 焦虑/恐惧　与突发剧痛、紧急手术、担心预后有关。

【护理措施】

1. 体位指导　根据疾病选择适宜体位,如急性腹膜炎,可取仰卧位,两腿屈曲,以松弛腹壁,缓解疼痛。急性胰腺炎取坐位稍前倾,可使腹痛缓解。

2. 饮食护理　一般急腹症患者入院后都暂禁食。对于慢性腹痛患者,应进营养丰富、易消化、富含维生素的饮食。

3. 病情观察　定时测量生命体征,注意有无脱水、电解质紊乱、休克表现及腹部症状与体征有何变化。如出现血压下降、腹膜刺激征,提示病情加重,应及时报告医生。

4. 对症护理　缓解腹痛可采取心理舒缓指导和其他放松技术,除急腹症外,对疼痛局部可热敷,亦可给予理疗、针灸等止痛。必要时遵医嘱给予止痛药物。一切诊断不明或治疗方案未确定的急腹症患者,应禁用吗啡、哌替啶等麻醉性镇痛药,以免掩盖病情。

5. 心理护理　应安慰、关心患者,对患者进行心理疏导,消除患者的紧张、恐惧心理,使患者精神放松,情绪稳定,增强对疼痛的耐受性,从而减轻甚至缓解疼痛。

三、腹泻

腹泻是指排便次数较平时增多,粪质稀薄或有黏液、脓、血相夹杂者。按发生急缓和病程长短,分为急性腹泻和慢性腹泻两类。急性腹泻常见于:①细菌性和非细菌性食物中毒。②急性传染病,如细菌性痢疾、肠道病毒感染等。③饮食不当,如过食生、冷、油腻食物。④肠道变态反应。慢性腹泻常见于:①胃源性疾病,如慢性萎缩性胃炎、胃切除术后等。②肠源性疾病,如肠结核、溃疡性结肠炎等。③胰源性疾病,如慢性胰腺炎等。④肝胆源性疾病,如肝硬化、阻塞性黄疸等。⑤消化系统恶性肿瘤。⑥其他,如甲状腺功能亢进症、尿毒症、胃肠神经官能症等。

考点:腹泻的特点。

【护理评估】

1. 病史　询问患者腹泻发生的急缓、原因和诱因、病程长短,排便次数,粪便的量、性状、气味,是否伴发热、腹痛、恶心呕吐、里急后重,有无口渴、乏力等失水表现,有无精神紧张、焦虑不安等心理因素。急性腹泻起病急骤,排便次数可达每天10次以上,易引起水、电解质紊乱及酸碱平衡失调。慢性腹泻起病缓慢,反复发作,病程超过2个月,常导致营养缺乏、贫血、水肿。进食后不久即腹泻,水样或粥样稀便,见于食物中毒、肠道变态反应。粪便中含黏液、脓、血,可见于炎症、癌症。腹泻伴腹痛,便后腹痛缓解,提示结肠病变;便后腹痛不能缓解,提示小肠病变。腹泻伴里急后重,提示直肠病变。

2. 身体评估　对急性腹泻患者,应观察其生命体征、神志、尿量、皮肤弹性等。对慢性腹泻患者,应观察其营养状况,有无消瘦、贫血。检查时注意患者腹部有无压痛、包块,肠鸣音有无异常。

3. 实验室及其他检查　监测电解质及酸碱平衡,行大便常规和病原学检查等。

考点:腹泻的护理。

【主要护理诊断】

1. 腹泻　与肠道疾病、饮食不当有关。
2. 有体液不足的危险　与严重腹泻导致失水有关。
3. 营养失调:低于机体需要量　与长期腹泻、消化吸收障碍有关。

【护理措施】

1. 休息与活动　起病急,全身症状明显者,应卧床休息,注意腹部保暖。
2. 饮食护理　应摄取营养丰富、少渣、低脂、易消化食物,避免生、冷、多纤维素食物及刺激性强的调味品,以免刺激肠蠕动而加重腹泻。急性腹泻应根据病情或医嘱给予禁食、流质、半流质或软食。
3. 病情观察　注意生命体征、神志、尿量变化,及早发现水、电解质紊乱和休克。正确采集粪便标本,及时送检。
4. 用药护理　遵医嘱给予药物或补液。一般可口服补液,严重腹泻伴呕吐或禁食者应静脉补液。注意补液速度,尤其是老年人,更应注意,因老年人易因腹泻发生脱水,也易因补液过快而发生心力衰竭。
5. 对症护理　排便频繁可使肛周皮肤损伤。故排便后可用温水清洗肛周,保持其清洁干燥,亦可涂凡士林以保护肛周皮肤。

6. 心理护理　慢性腹泻治疗效果不明显时,患者往往对预后感到担忧,纤维结肠内镜等检查有一定痛苦,某些腹泻如肠易激综合征与精神因素有关,故应注重患者心理状况的评估和护理,通过解释、鼓励来提高患者对配合检查和治疗的认识,稳定患者情绪。

(秦璐莹)

第三节　胃　炎

胃炎(gastritis)是指不同病因引起的胃黏膜炎症。常伴有上皮损伤和细胞再生,是常见的消化系统疾病之一。按发病缓急和病程长短,临床上一般将胃炎分为急性胃炎(acute gastritis)和慢性胃炎(chroni cgastritis)两大类型。

一、急性胃炎

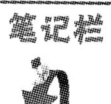

张某,男,68岁。5年前患"冠心病、高血压",间断服用阿司匹林肠溶片,近2个月出现上腹部饱胀,食欲下降。2 d前出现上腹部隐痛,排黑色糊状便,2~3次/d,于1 d前晚上进食辛辣刺激性食物后出现腹痛,呕吐少量鲜红色血液(量不详)来入院。

查体:心肺听诊无异常,腹平坦,柔软,无包块,剑突下压痛、无反跳痛,肝脾肋缘下未触及。今日患者饮水后突然出现上腹部疼痛,烦躁不安,大汗淋漓、面色苍白,血压下降。

请思考:①该患者是什么疾病?②目前可能出现了什么紧急情况?③护士应该如何配合医生进行抢救?

急性胃炎(acute gastritis)是多种病因引起的急性胃黏膜炎症。临床上急性发病,常表现为上腹部症状。内镜检查可见胃黏膜充血、水肿、糜烂和出血等一过性病变,病理学为胃黏膜有大量中性粒细胞为主的炎症细胞浸润。急性胃炎主要包括:①幽门螺杆菌(*Helicobacter pylori*,Hp)感染引起的急性胃炎。健康志愿者吞服幽门螺旋杆菌后的临床表现、内镜所见及胃黏膜活检病理组织学均显示急性胃炎的特征。但由于一过性的上腹部症状多不为患者注意,临床很难诊断幽门螺杆菌感染引起的急性胃炎,如不予治疗,幽门螺杆菌感染可长期存在并发展为慢性胃炎。②除幽门螺杆菌之外的病原体感染及(或)其毒素对胃黏膜损害引起的急性胃炎。由于胃酸的强力抑菌作用,除幽门螺杆菌外的细菌很难在胃内存活而感染胃黏膜,但在机体抵抗力下降时,可发生各种细菌、真菌、病毒感染所引起的急性胃炎。③急性糜烂出血性胃炎(acute erosive-hemorrhagic gastritis)。由各种原因引起的以胃黏膜多发性糜烂为特征的急性胃黏膜病变,常伴有胃黏膜出血,可伴有一过性浅溃疡形成,临床上最常见。

【病因】

1. 药物　常见于非甾体类抗炎药(non-steroidal anti-inflammatory drugs,NSAID),如阿司匹林、吲哚美辛等,其机制是通过抑制氧化酶(cyclooxygenase,COX)的作用而抑制胃黏膜生理性前列腺素的产生,削弱胃黏膜的屏障功能。糖皮质激素如泼尼松、甲泼尼松龙等可使盐酸及胃蛋白酶分泌增多,胃黏液分泌减少,胃黏膜上皮细胞更新速度减慢,长期大剂量使用可导致本病。某些抗肿瘤药物(如氟尿嘧啶)对快速分裂的胃黏膜细胞产生明显的细胞毒作用。氯化钾口服液或铁剂等直接损伤胃黏膜上皮层。

2. 应激　各种严重的脏器病变或多器官功能衰竭、严重创伤、大面积烧伤、颅内病变、败血症、大出血、精神因素等均可引起胃黏膜糜烂、出血,严重者发生急性溃疡并大量出血,如烧伤所致者称Curling溃疡(Curling ulcer),中枢神经系统病变所致者称Cushing溃疡。虽然急性应激引起急性糜烂性出血性胃炎的发病机制尚未完全明确,但多数认为在上述情况下,机体的生理代偿功能在严重应激情况下,不足以维持胃黏膜微循环的正常运行,使胃黏膜缺血缺氧、细胞黏液和碳酸氢盐分泌减少、局部前列腺素合成不足、上皮细胞再生能力减弱等,导致黏膜屏障破坏、H^+反弥散,致使黏膜内pH值降低,进一步损伤黏膜和血管,引起胃黏膜糜烂和出血。

3. 乙醇　乙醇具有亲脂和溶脂能力,高浓度乙醇可直接破坏胃黏膜屏障,引起上皮细胞损害、胃黏膜糜烂和出血。

4. 物理因素　异物、内镜下活检及各种微创治疗、鼻胃管等物理因素可直接损伤胃黏膜,破坏黏膜屏障功能;放射治疗使用的射线可以直接损伤胃黏膜上皮细胞、损害黏膜下血管内皮细胞,损伤黏膜屏障功能。

5. 病毒感染　如巨细胞病毒、血管损伤、强酸强碱等可直接损伤胃黏膜屏障、导致黏膜通透性增加,使H^+逆向弥散入黏膜,导致胃黏膜急性糜烂出血。

考点:急性胃炎的临床表现。

【临床表现】

大多数患者症状不明显,或症状被原发病掩盖。部分患者仅有上腹不适、腹胀、食欲减退、恶心或呕吐等。重症患者可有呕血、黑便,大量出血可引起晕厥、休克。

1. 症状

(1)上腹部饱胀　食欲减退、嗳气或隐痛为主要表现。部分患者会出现腹胀、恶心、呕吐等症状,但这些症状多轻微,亦不发生有临床意义上的上消化道出血。

(2)呕血和黑便　上消化道出血是该病突出的临床表现,突发的呕血和(或)黑便为首发症状。据统计急性糜烂性出血性胃炎是上消化道出血的常见病因之一。粪便隐血试验阳性提示每日出血量在5~10 mL;黑便提示每日出血量在50~100 mL;胃内储积血量在250~300 mL可引起呕血;上消化道大量出血(1 000 mL),特别是出血较快者有头昏、乏力、心悸、心动过速和血压偏低等表现,随出血量增多,症状更为明显,甚至引起出血性休克。

(3)口腔、咽喉、胸骨下段和上腹部剧烈疼痛　对于吞服腐蚀剂后的急性腐蚀性胃炎,可出现上述症状,常伴有吞咽疼痛、咽下困难、频繁的恶心、呕吐。严重者可出现呕血,发生虚脱或休克。

(4)全身表现　中度或大量出血的患者,体温于24 h内易升高,但多在38.5 ℃以下,持续数日至1周不等;亦可出现晕厥或休克,伴贫血。

2. 体征　早期腹平坦,柔软,无包块,剑突下无压痛、无反跳痛;但大量出血时可有上腹部不同程度的压痛。

【实验室及其他检查】

1. 粪便常规检查　粪便隐血试验阳性。

2. 胃镜检查　因病变(特别是 NSAID 或乙醇引起者)可在短期内消失,胃镜检查应在大出血后 24~48 h 进行,镜下可见多发性糜烂、出血灶和浅表溃疡,表面附有黏液和炎性渗出物。一般应激所致的胃黏膜病损以胃体、胃底为主,而 NSAID 或乙醇所致者则以胃窦为主。

【诊断要点】

近期服用 NSAID 等药物、严重疾病状态或大量饮酒者,如出现呕血和(或)黑便应考虑本病,确诊有赖于胃镜检查。但对于急性腐蚀性胃炎,要首先问清病史,着重询问腐蚀剂的种类、吞服量与吞服时间,在急性期内,禁忌 X 射线钡餐及胃镜检查,以避免食管、胃穿孔。

【治疗要点】

针对病因和原发病积极采取防治措施。

1. 对处于急性应激状态的患者　除积极治疗原发病外,应常规给予抑制胃酸分泌的 H_2 受体拮抗剂或质子泵抑制剂,或具有胃黏膜保护作用的硫糖铝作为预防措施。

2. 对服用 NSAID 的患者　应视情况应用 H_2 受体拮抗剂、质子泵抑制剂或米索前列醇预防;引起急性胃黏膜损害者须立即停用。

3. 发生上消化道大出血者　按上消化道出血治疗原则采取综合措施进行治疗。

(1) 补充血容量　立即配血,等待配血时先输入平衡液或葡萄糖盐水、右旋糖酐或其他血浆代用品,尽早输入浓缩红细胞或全血,尽快恢复和维持血容量及改善周围循环,防治微循环障碍引起脏器功能衰竭。血容量明显不足、失血性休克、血红蛋白低于 70 g/L 或血细胞比容低于 25% 为紧急输血指征。输液量可根据估计的失血量来确定。

(2) 止血

1) 抑制胃酸分泌药:应常规给予抑制胃酸分泌的 H_2 受体拮抗剂或质子泵抑制剂静脉给药,以抑制胃酸分泌,提高和保持胃内较高的 pH 值,促进病变愈合和有助止血。

2) 生长抑素及其类似物:止血效果肯定,为近年来治疗消化道出血的最常用药物。此类药能明显减少内脏血流量,临床使用 14 肽天然生长抑素,用法为首剂负荷量 250 μg 缓慢静脉注射,继以 250 μg/h 持续静脉滴注。由于此类药半衰期短,应确保用药的持续性,如静脉滴注中断超过 5 min,应重新静脉注射 250 μg 负荷量。奥曲肽是人工合成的 8 肽生长抑素拟似物,常用首剂 100 μg 缓慢静脉注射,继以 25~50 g/h 持续静脉滴注。

3) 内镜下止血:约 80% 消化性溃疡出血不经特殊处理可自行止血。内镜止血适用于有活动性出血或暴露血管的溃疡。治疗方法包括激光光凝、高频电凝、微波、热探头止血,血管夹钳夹,局部药物喷洒和局部药物注射。

4) 介入治疗:适用于少数不能内镜止血或内科治疗效果不佳的患者,可经选择性肠系膜动脉造影寻找出血的病灶,给予血管栓塞治疗。

【常用护理诊断/问题、措施及依据】

1. 知识缺乏　缺乏有关本疾病的病因及防治知识。

(1) 评估患者对疾病的认识程度　向患者讲解有关本病的病因、治疗及护理的认识,帮助患者寻找并及时去除发病因素,控制病情的进展。

(2) 休息与活动　告知患者注意休息,减少活动,对急性应激造成者应卧床休息,做好患者的心理疏导,解除其精神紧张,保证身、心两方面得以充分的休息。

(3) 饮食护理　规律饮食,进食定时,不可暴饮暴食,避免辛辣、粗糙、刺激类食物,多吃新鲜水果、蔬菜,少吃或不吃腌、熏食物。少量出血可进食牛奶、米油等少量温凉半流质饮食以中和胃酸,利于黏膜的修复。急性腐蚀性胃炎立即口服蛋清或牛奶,大量出血或频繁呕吐者应暂禁食,待病情稳定后,逐步恢复流质、无渣半流饮食。

(4) 用药的护理　及时准确应用胃黏膜保护药物,如奥美拉唑等抑酸剂。指导正确服用非甾体类药物及对胃黏膜有刺激的药物,以免造成或加重黏膜损伤,必要时应用制酸剂、胃黏膜保护剂预防疾病的发生。疼痛时遵医嘱给予阿托品、山莨菪碱等解痉剂。

2. 潜在并发症:上消化道大出血

(1) 体位与保持呼吸道通畅　大出血时患者取平卧位并将下肢抬高,以保证脑部供血。呕吐时头偏向一侧,防止窒息或误吸;必要时用负压吸引器清除气道内的分泌物、血液或呕吐物,保持呼吸道通畅,给予吸氧。

(2) 治疗护理　立即建立多条静脉通路(最好应用留置针,避免患者躁动引起液体外渗)。配合医生迅速、准确地实施输血、输液,给予生长抑素、垂体后叶素等止血药(严格控制液体滴数,应用微量泵控制),给予 H_2 受体拮抗剂和质子泵抑酸剂等抑制胃酸分泌,促进修复胃黏膜糜烂和控制出血,对频繁呕吐、腹泻等患者,给予补液、纠正水电解质和酸碱平衡紊乱,采取紧急抢救措施,并观察治疗效果及不良反应。避免因输液、输血过多、过快而引起急性肺水肿。准备好急救用品、药物。

(3) 饮食护理　急性大出血伴恶心、呕吐者应禁食。少量出血无呕吐者,可进温凉、清淡流质饮食,这对消化性溃疡患者尤为重要,因进食可减少胃收缩运动并可中和胃酸,促进溃疡愈合。出血停止后改为营养丰富、易消化、无刺激性半流质、软食,少量多餐,逐步过渡到正常饮食。

(4) 病情的观察　观察患者生命体征的变化,精神意识状态、皮肤及加床的颜色、呕吐物和粪便的性质、颜色及量;估计出血量的多少和是否有再次出血,定期复查血常规和电解质。

(5) 心理护理　观察患者的心理反应,有无紧张、恐惧或悲观、沮丧等,特别是慢性病或全身疾病致反复出血者。解释安静休息有利于止血,关心、安慰患者。抢救工作应迅速,以减轻患者的紧张情绪。经常巡视,大出血时陪伴患者,使其有安全感。呕血或排黑便后及时清除血渍、污物,以减少对患者的不良刺激。解释各项检查、治疗措施,听取并解答患者和家属的提问,以减轻他们的疑虑。

【其他护理诊断/问题】

1. 营养失调:低于机体需要量　与消化不良、少量持续出血有关。

2. 焦虑　与消化道出血及病情反复有关。

【健康指导】

向患者和家属讲解急性胃炎的相关知识及预防方法、自我护理措施。根据患者的病因及具体情况进行指导,如正确使用对胃黏膜有刺激性的药物,必要时同时服用制酸剂和胃黏膜保护剂,避免过冷、过热、辛辣等刺激性食物,忌腌、熏制食物和浓茶等饮料,戒烟戒酒,防止乙醇损伤胃黏膜;指导其出院后规律用药,避免过度紧张和劳累,保持积极心态,锻炼身体,增强抵抗力,避免复发。

二、慢性胃炎

李某,女,50岁。2个月前进食辛辣刺激性食物后出现腹痛,以剑突下为主,可忍受,饭后加重,伴腹泻,大便不成形,约2次/d,同时伴恶心、烧心、反酸入院。

查体:心肺听诊无异常,腹平坦,柔软,无包块,剑突下压痛、无反跳痛,肝脾肋缘下未触及。

请思考:该患者是什么疾病? 目前可能出现了什么症状? 护士应该如何对患者实施哪些护理措施? 如何对患者进行健康教育?

慢性胃炎(chronic gastritis)是指各种病因引起的胃黏膜慢性炎症。慢性胃炎的分类方法很多,我国目前采用国际上新悉尼系统(Update Sydney system)的分类方法,根据病理组织学改变和病变在胃的分布部位,结合可能病因,将慢性胃炎分为非萎缩性(又称浅表性,non-atrophic)、萎缩性(atrophic)和特殊类型(special forms)三大类。慢性非萎缩性胃炎是指不伴有胃黏膜萎缩性改变,胃黏膜层见以淋巴细胞和浆细胞为主的慢性炎症细胞浸润的慢性胃炎。根据炎症分布的部位又可分为胃窦胃炎、胃体胃炎和全胃炎。幽门螺杆菌感染首先发生胃窦胃炎,然后逐渐向胃近端扩展为全胃炎。慢性萎缩性胃炎又可再分为多灶萎缩性胃炎(multifocal atrophic gastritis)和自身免疫性胃炎(autoimmune gastritis)。前者萎缩性改变主要以胃窦为主,后者萎缩性改变主要位于胃体部。特殊类型胃炎很多,由不同病因所致,临床上较少见。

【病因和发病机制】

1. 幽门螺杆菌感染　幽门螺杆菌感染是慢性胃炎最主要的病因。幽门螺杆菌引起慢性胃炎的机制为:①幽门螺杆菌具有鞭毛结构,可在胃内黏膜层中自由活动,并依靠其黏附素与胃黏膜上皮细胞紧密接触,直接损伤胃黏膜上皮细胞。②幽门螺杆菌所分泌的尿素酶,能分解尿素产生的氨,中和胃酸,形成了有利于幽门螺杆菌定居和繁殖的中性环境,同时损害了上皮细胞膜。③幽门螺杆菌能产生细胞毒素使上皮细胞空泡变性,造成黏膜损害和炎症。④幽门螺杆菌的菌体胞壁还可作为抗原诱导自身免疫反应,后者损伤上皮细胞。

2. 饮食及环境因素　高盐饮食和饮食中缺乏新鲜蔬菜、水果与慢性胃炎的发生密切相关。长期的幽门螺杆菌感染可使部分患者发展为慢性多灶萎缩性胃炎。

3. 自身免疫因素　自身免疫性胃炎以富含壁细胞的胃体黏膜萎缩为主。壁细胞损伤后能作为自身抗原刺激机体的免疫系统产生相应的壁细胞抗体和内因子抗体,破坏壁细胞,使胃酸分泌减少乃至缺失,还可影响维生素 B_{12} 吸收,导致恶性贫血。

4.其他因素　幽门括约肌功能不全时含胆汁和胰液的十二指肠液反流入胃,可削弱胃黏膜屏障功能。其他外源因素,如长期饮浓茶、烈酒、咖啡,食用过热、过冷、过于粗糙食物,服用大量非甾体类抗炎药物均可反复损伤胃黏膜。

【临床表现】

慢性胃炎病程迁延,进展缓慢,缺乏特异性症状。

1.症状

(1)大多无明显症状,部分表现为上腹痛或不适、饱胀、嗳气、恶心、呕吐、反酸、食欲减退等非特异性消化不良症状,症状无节律性,与进食或食物种类有关。胃黏膜糜烂者可有少量上消化道出血。

(2)自身免疫性胃炎患者可出现明显畏食、贫血和体重减轻。

2.体征　多不明显,部分可有上腹部轻压痛。

【实验室及其他检查】

1.胃镜及胃黏膜活组织检查　是最可靠的诊断方法。通过胃镜在直视下观察胃黏膜病变。慢性非萎缩性胃炎表现出胃黏膜充血、黏膜粗糙不平、出血点或斑。慢性萎缩性胃炎表现出黏膜呈颗粒状、黏膜血管显露、色泽灰暗、皱襞细小。二者皆可见伴有糜烂、胆汁反流。

2.幽门螺杆菌检测　可通过侵入性(如快速尿素酶测定、组织学检查等)或非侵入性(如 ^{13}C 或 ^{14}C 尿素呼气试验等)方法检测幽门螺杆菌。

3.血清学检查　自身免疫性胃炎时,抗壁细胞抗体和抗内因子抗体可呈阳性,血清促胃液素水平明显升高;血清维生素 B_{12} 浓度测定有助恶性贫血诊断。多灶萎缩性胃炎时,血清促胃液素水平正常或偏低。

4.胃液分析　自身免疫性胃炎时,胃酸分泌下降或缺乏;多灶萎缩性胃炎时,胃酸分泌正常或偏低。

【诊断要点】

确诊必须依靠胃镜检查及胃黏膜活组织病理学检查。幽门螺杆菌检测有助于病因诊断。怀疑自身免疫性胃炎应检测相关自身抗体及血清胃泌素。

【治疗要点】

慢性胃炎的主要治疗措施是根除幽门螺杆菌感染,保护胃黏膜,对症处理。

1.根除幽门螺杆菌感染　对幽门螺杆菌感染引起的慢性胃炎应常规根除幽门螺杆菌。根除幽门螺杆菌治疗适用于:①伴有胃黏膜糜烂、萎缩及肠化生、异型增生;②有消化不良症状者;③有胃癌家族史。

采用的治疗方案为一种胶体铋剂和一种质子泵抑制剂加上两种抗菌药物,如常用枸橼酸铋钾(colloidal bismuth subcitrate,CBS)(每次 240 mg,2 次/d)、雷贝拉唑(每次 20 mg 或 40 mg,1 次/d)与阿莫西林(每次 500～1 000 mg,2 次/d)及甲硝唑(每次 200 mg,2 次/d)4 药连用,2 周为 1 个疗程。抗生素还有克拉霉素(甲红霉素)、呋喃唑酮等。

2.对症处理　根据病因给予对症处理。如因非甾体类抗炎药引起,应停药并给予抗酸药;如因胆汁反流,可用氢氧化铝凝胶吸附,或予以硫糖铝及胃动力药以中和胆盐,防止反流;有胃动力学改变,可服用多潘立酮、西沙必利等。

3. 自身免疫性胃炎的治疗　目前尚无特异治疗,有恶性贫血可肌内注射维生素B_{12}以纠正贫血。

4. 胃黏膜异型增生的治疗　除给予上述积极治疗外,关键在于定期随访。对肯定的重度异型增生可选择预防性内镜下胃黏膜切除术。

【常用护理诊断/问题、措施及依据】

1. 疼痛　腹痛与胃黏膜炎性病变有关。

(1) 休息与活动　指导病人急性发作时应卧床休息,并可用转移注意力,做深呼吸等方法来减轻焦虑,缓解疼痛。病情缓解时,进行适当的锻炼,以增强机体抗病力。

(2) 热敷　用热水袋热敷胃部,以解除胃痉挛,减轻腹痛。但对老年和感觉迟钝患者要严密观察,防止烫伤。

(3) 用药护理　遵医嘱给病人以清除幽门螺杆菌感染治疗时,注意观察药物的疗效及不良反应。

1) 胶体铋剂:CBS 为常用制剂,因其在酸性环境中方起作用,故宜在餐前 30 min 服用。服 CBS 过程中齿、舌可变黑,可用吸管直接吸入。部分患者服药后出现便秘和粪便变黑,停药后可自行消失。少数患者有恶心、一过性血清转氨酶升高等,极少出现急性肾功能衰竭。

2) 抗菌药物:服用阿莫西林前应询问患者有无青霉素过敏史,应用过程中注意有无迟发性过敏反应的出现,如皮疹。甲硝唑可引起恶心、呕吐等胃肠道反应,应在餐后 30 min 服用,并可遵医嘱用甲氧氯普胺、维生素 B_{12} 等拮抗。

(4) 心理护理　由于患者顾虑疾病进一步恶化,常产生紧张、焦虑心理。采用交谈、听音乐、看报、下棋、深呼吸等方法和技巧分散其注意力,减轻疼痛。关心患者病情及进食情况,多向病人讲解疾病相关知识,鼓励其消除紧张心理,保持愉快心情,树立战胜疾病信心。

考点:慢性胃炎的饮食护理。

2. 营养失调:低于机体需要量　与畏食、消化吸收不良等有关。

(1) 饮食的护理

饮食的原则:向患者说明摄取足够营养素的重要性,鼓励患者少量多餐,进食高热量、高蛋白、高维生素、易消化食物,如果汁、牛奶、豆浆、鱼汤等。避免进食过咸、过甜、过辣的刺激性食物,不饮浓茶、浓咖啡,并不断更新饭菜品种。

饮食计划制订:与患者共同制订饮食计划,指导患者及家属改进烹饪技巧,增加食物色、香、味,增进患者食欲。胃酸低者食物应完全煮熟后食用,以利于消化,并可给予刺激胃酸分泌的食物;高胃酸者应避免进食酸性、过辣、过甜食物,可给予能中和胃酸的食物,如馒头、面汤里加少许碱面等。

(2) 营养状况评估　观察患者每天进食次数、量、种类,以了解其摄入营养素能否满足机体需要。定期测量体重,监测有关营养指标的变化,如血红蛋白浓度、血清白蛋白等。

【其他护理诊断/问题】

1. 焦虑　与病情反复,病程迁延有关。

2. 知识缺乏　缺乏对慢性胃炎病因和预防知识的了解。

【健康指导】

1. 疾病知识指导　向患者和家属介绍本病的病因,指导患者避免诱发因素。告知患者保持良好的心理状态、生活规律,注意劳逸结合,积极配合治疗。

2. 饮食指导　指导患者养成有规律的饮食习惯,加强饮食卫生,增加饮食营养;避免过冷、过热、辛辣等刺激性食物,不饮浓茶、咖啡等饮料;戒烟戒酒,防止乙醇损伤胃黏膜。

3. 用药指导　介绍药物作用及不良反应,如促胃肠动力药应饭前 30 min 口服,保护胃黏膜类药物应饭后 30 min 服用。避免使用对胃黏膜有刺激性的药物,必须使用时应同时服用胃黏膜保护剂。如有异常及时复诊,定期门诊复查。

(徐宏蕊)

第四节　消化性溃疡

刘某,男,38 岁。7 年前开始常感上腹部疼痛,反复发作,于饭后 1 h 内出现,经 1~2 h 后逐渐缓解,直至下餐进食后疼痛再次发作,近 1 个月来上腹部疼痛加重,呈持续性隐痛,有阵发性加剧,尤以进冷食后明显,同时伴有嗳气、反酸,最近 3 d 出现柏油样黑便,伴头晕、心悸、乏力。因"间歇性上腹部疼痛 7 年,加重月余伴黑便 3 天"入院。

查体:腹平软,上腹轻压痛,无肌紧张和反跳痛,未扪及异常包块,墨菲征(-),肠鸣音正常。

请思考:①该患者是什么疾病?②目前可能出现了什么并发症?③消化道溃疡主要的并发症有哪些?④日常生活中如何预防消化道溃疡?

消化性溃疡(peptic ulcer,PU)指胃肠道黏膜在某些情况下被胃酸/胃蛋白酶自身消化而引起的溃疡,可发生于食管、胃、十二指肠,亦可发生于胃-空肠吻合口附近或含有胃黏膜的 meckel 憩室内。以胃溃疡(gastric ulcer,GU)和十二指肠溃疡(duodenal ulcer,DU)最常见。临床上 DU 致 GU 多见,两者之比为(1.5~1.6):1。GU 多见于青壮年,GU 多见于中老年,DU 发病的年龄一般比 GU 早 10~20 年。无论是 DU 还是 GU 均好发于男性。冬春和秋冬之交是本病的好发季节。

【病因和发病机制】

十二指肠黏膜除了接触高浓度胃酸、胃蛋白酶外,还受微生物、乙醇、胆盐、药物及其他有害物质侵袭。正常情况下的胃、十二指肠黏膜能够抵抗这些侵袭因素的损害,是因为胃、十二指肠黏膜具有自身防御、修复机制,包括黏液/碳酸氢盐屏障、黏膜屏障、丰富的黏膜血流量、上皮细胞更新、前列腺素和表皮生长因子等。消化性溃疡的发生时由于胃、十二指肠黏膜有损伤的侵袭因素与黏膜自身防御-修复因素之间失去平衡的结果。当侵袭因素增强和(或)黏膜自身防御-修复因素减弱,就有可能发生溃疡。DU 和 GU 在发病机制上有不同之处,前者主要是侵袭因素增强,后者主要是黏膜自身修复-修复因素减弱。

1. **幽门螺杆菌(HP)感染** 临床研究表明 HP 感染是消化性溃疡的主要病因。①幽门螺杆菌-促胃液素-胃酸学说:幽门螺杆菌感染通过直接或间接(炎症细胞因子)作用于胃黏膜的 G、D 细胞以及壁细胞,导致胃酸分泌增加,从而使十二指肠的酸负荷增加。②十二指肠上皮化生学说:十二指肠球部溃疡多位于胃上皮化生处,胃上皮化生是十二指肠对酸负荷的一种代偿反应。十二指肠胃上皮化生为幽门螺杆菌在十二指肠定植提供了条件,从而导致十二指肠炎症,黏膜屏障损坏,最终发展为 DU。③十二指肠碳酸氢盐分泌减少:幽门螺杆菌感染可减少十二指肠碳酸氢盐分泌,从而导致黏膜屏障削弱,是 DU 发病的重要机制。④胃黏膜的屏障功能削弱:幽门螺杆菌感染引起的胃黏膜炎症削弱了胃黏膜的屏障功能,反映了胃酸对屏障受损的胃黏膜的侵蚀作用,导致 GU 的发生。

2. **非甾体类药物** 非甾体类抗炎药如阿司匹林、吲哚美辛等是引起消化性溃疡的另一重要原因。NSAID 可直接作用于胃、十二指肠黏膜,透过细胞弥散入黏膜上皮细胞内,细胞内高浓度 NSAID 产生细胞毒而损害胃黏膜屏障。此外,NSAID 还可通过抑制胃黏膜生理性前列腺素 E 合成,削弱后者对黏膜的保护作用。

3. **胃酸和胃蛋白酶** 胃酸胃蛋白酶是胃液的主要成分,消化性溃疡的最终形成是由于胃酸/胃蛋白对黏膜的自身消化所致,而胃酸又在其中起主要作用。这是因为胃蛋白酶原需要盐酸激活才能转变为胃蛋白酶,胃蛋白酶能降解蛋白分子,对黏膜有侵袭作用;而胃蛋白酶的活性取决于胃液 pH 值,当胃液 pH 值<4 时,胃蛋白酶活性才能得到维持。因此胃酸在其中起决定性作用,是溃疡形成的直接原因。

4. **其他因素** ①吸烟;②遗传;③胃十二指肠运动异常;④应激。

【临床表现】

本病的临床表现不一,部分患者可无症状,或已出血、穿孔等并发症为首发症状。但大多数患者有慢性过程、周期性发作和节律性上腹痛的特点。发作多在冬春和秋冬之交,常与情绪波动、不良精神刺激、饮食失调等有关。

1. 症状

(1)慢性过程 病史可长达数年或数十年。

(2)周期性发作 疼痛的周期性是消化性溃疡的重要特征,以 DU 较为突出。上腹痛发作可在持续数天、数周或数月后,继以较长时间的缓解,继之又复发。溃疡一年四季均可发病,但以秋末春初较冷的季节更为常见。

(3)节律性上腹痛 为隐痛、钝痛、胀痛、灼痛甚至剧痛,或呈饥饿样不适感。疼痛部位多位于上腹中部、偏右或偏左。疼痛与进食有关,DU 呈饥饿痛,进餐或服用抗酸剂后才缓解,约半数于午夜出现疼痛,称"午夜痛"。GU 的疼痛多在餐后 1 h 内出现,至下次餐前逐渐缓解,直至下次进餐后再出现上述节律,即进餐—疼痛—缓解。

(4)其他 可有反酸、嗳气、胃灼热、恶心、呕吐、食欲减退等消化不良的症状;也可有多汗、失眠、脉缓等自主神经功能失调的表现。

2. **体征** 消化性溃疡缺乏特异性体征。在溃疡活动期,多数患者可有上腹部固定而局限的轻压痛,DU 压痛点常偏右。缓解期无明显体征。少数患者可因营养不良或慢性失血而有贫血。部分 DU 患者的体质较弱。

3. 特殊类型的消化道溃疡 ①无症状性溃疡:15%～35% 消化性溃疡患者无任何症状。②老年人消化性溃疡:临床表现多不典型,溃疡常较大,常无任何症状或症状不明显,疼痛多无规律,食欲不振、恶心、呕吐、消瘦、贫血等症状较突出。③胃、十二指肠复合溃疡:指胃与十二指肠同时存在溃疡,临床症状无特异性。④幽门管溃疡:较为少见,其主要表现为进餐后立即出现较为剧烈而无节律性的中上腹痛,对抗酸剂反应差,易出现幽门梗阻、穿孔、出血等并发症。⑤十二指肠球后溃疡:指发生于十二指肠球部以下的溃疡,多位于十二指肠乳头的近端。其夜间痛和背部放射性疼痛较为多见,并发大量出血者亦多见,药物治疗效果差。

4. 并发症 出血、穿孔、幽门梗阻是消化性溃疡的主要并发症。

(1) 出血 消化性溃疡最常见的并发症,DU 并发出血的发生率高于 GU。10%～20% 的消化性溃疡患者以出血为首发症状,30%～50% 的上消化道出血系消化性溃疡所致。出血的临床表现取决于出血量和速度。轻者表现为呕血、黑便,重者可出现周围循环衰竭甚至低血容量性休克。

(2) 穿孔 溃疡病灶向深部发展穿透浆膜层则并发穿孔。消化性溃疡穿孔可分为三种类型。①急性穿孔:主要出现急性腹膜炎的症状,突发的剧烈腹痛多自中上腹或右上腹开始,呈持续性,可蔓延至全腹,腹肌强直,有明显压痛、反跳痛,部分患者出现休克。②慢性穿孔:症状不如急性穿孔剧烈,表现为腹痛规律发生改变,变得顽固、持久,疼痛对放射至背部。③亚急性穿孔:症状较急性穿孔轻且体征较局限。

(3) 幽门梗阻 主要有 DU 或幽门管溃疡引起。幽门梗阻使胃排空延迟,主要表现为上腹饱胀不适和呕吐,上腹饱胀以餐后为甚,呕吐后减轻,严重频繁呕吐可致失水和低氯低钾性碱中毒。上腹部空腹振水音、胃蠕动波是幽门梗阻的特征性表现。空腹时抽出胃液量>200 mL,即提示有胃潴留。

考点:消化性溃疡的并发症。

(4) 癌变 少数 GU 可发生癌变,DU 则极少见。对有长期 GU 病史、年龄在 45 岁以上、经严格内科治疗 4～6 周症状无好转、粪便隐血试验持续阳性者,应怀疑癌变,需进一步检查和定期随访。

【实验室及其他检查】

1. 胃镜和胃黏膜或组织检查 是确诊 PU 的首选检查方法。胃镜检查可直接观察溃疡部位、病变大小及性质,并可在直视下取活组织做病理检查和幽门螺杆菌检测。内镜下,消化性溃疡多呈圆形、椭圆形或呈线性,边缘光滑,底部有灰黄色或灰白色渗出物,溃疡周围黏膜可充血、水肿,可见皱襞向溃疡集中。

2. X 射线钡餐检查 适用于对胃镜检查有禁忌或不愿接受胃镜检查者。溃疡的 X 射线直接征象是龛影,对溃疡诊断有确诊价值。

3. 幽门螺杆菌检测 是消化性溃疡的常规检测项目,其结果可作为选择根除幽门螺杆菌的依据。可通过侵入性(如快速尿酸氧化酶测定、组织学检查和幽门螺杆菌培养等)和非侵入性(如 ^{13}C 尿酸呼气试验、粪便幽门螺杆菌抗原性检测等)方法检测出幽门螺杆菌。其中 ^{13}C 或 ^{14}C 尿素呼气试验检测幽门螺杆菌感染的敏感性及特异性均较高而无须胃镜检查,常作为根除治疗后复查的首选方法。

4. 粪便隐血试验 粪便隐血试验阳性提示溃疡有活动,如 GU 病人持续阳性,应怀疑有癌变的可能。

【诊断要点】

慢性病程、周期性发作的节律性上腹疼痛,且上腹痛可为进食或抗酸药物所缓解的临床表现,可作为初步诊断。但确诊有赖于胃镜检查。X射线钡餐发现龛影也有确诊价值。

【治疗要点】

治疗的目的在于消除病因、缓解症状、愈合溃疡、防止复发和防止并发症。

1. 抑制胃酸分泌　包括抗酸药和抑制胃酸分泌药两类。前者对缓解溃疡疼痛症状有较好效果,常用碱性抗酸药有氢氧化铝、铝碳酸镁及其复方制剂等。但长期大量服用,其不良效果较大,故目前很少单一应用抗酸药来治疗溃疡。

目前临床上常用的抑制胃酸分泌的药物有 H_2 受体拮抗剂(H_2RA)和质子泵抑制剂(PPI)两大类。常用 H_2RA 药物有西咪替丁 800 mg/d,法莫替丁 40 mg/d,三者的 1 d 量可分 2 次口服或睡前顿服,服药后基础胃酸分泌特别是夜间胃酸分泌明显减少。常用 PPI 药物如奥美拉唑 20 mg、埃索美拉唑 40 mg 和拉索拉唑 30 mg,每天 1 次口服。一般疗程为 DU 4~6 周,GU 6~8 周。

2. 根除 HP　对于 HP 阳性的消化性溃疡患者,采用一种 PPI 加上克拉霉素(甲红霉素)、阿莫西林(阿莫仙)、甲硝唑和呋喃唑酮等抗生素中的两种,组成三联疗法(trl-pletherapy)。根除 HP 的疗程一般为 7 d。在根除 HP 疗程结束后,继续给予该根除方案中所含抗溃疡药物常规剂量完成 1 个疗程,如 DU 患者总疗程为 4~6 周;GU 患者总疗程为 6~8 周,并应在根除 HP 治疗结束 4 周后复查幽门螺杆菌。

3. 增强胃黏膜药物　硫糖铝、果胶铋、铝碳酸镁和枸橼酸铋钾等。

4. 大量出血的患者　经内科紧急处理无效、急性穿孔、瘢痕性幽门梗阻、内科治疗无效的顽固性溃疡、胃溃疡疑有癌前病变者应选择手术治疗。

【常用护理诊断/问题、措施及依据】

1. 疼痛　腹痛,与胃酸刺激溃疡面,引起化学性炎症反应有关。

(1) 帮助患者认识和去除病因　向患者解释疼痛的原因,指导其尽量减少或去除加重和诱发疼痛的因素:①对服用 NSAID 者,若病情允许应停药,若必须用药,可遵医嘱换用对胃黏膜损伤少的 NSAID。②避免进食刺激性饮食和暴饮暴食,以免加重对胃黏膜的损伤。③对嗜烟酒者,劝其戒除,突然戒断烟酒可引起焦虑、烦躁,从而刺激胃酸分泌,故应与患者家属共同制订切实可行的戒烟饮酒计划,并督促其执行。④需手术治疗者,告知手术前后的注意事项,解答患者的各种疑问,使患者能积极配合。

考点:消化性溃疡的用药护理。

(2) 指导缓解疼痛　密切观察及详细了解患者疼痛的规律及特点,并根据其疼痛的特点指导缓解疼痛的方法。如 DU 表现为空腹痛、午夜痛,指导患者疼痛前或疼痛时进食碱性食物(如苏打饼干等)或服用制酸剂。也可采用局部热敷、针灸止痛等。

(3) 休息与活动　溃疡活动期且症状较重或者有并发症时,嘱其卧床休息。病情较轻者应鼓励其适当活动,以分散注意力。生活规律,注意劳逸结合,避免过度劳累。

(4) 用药护理　根据医嘱给予药物治疗,并注意观察药效及不良反应。①抗酸药:如氢氧化铝凝胶,应在饭后 1 h 或睡前服用。服用片剂时嚼服或碾碎后服,服用乳剂前应充分摇匀。酸性的食物及饮料不易与抗酸药同服,抗酸药应避免与奶制品同时服用,因两者相互作用可形成络合物。服用镁制剂则易引起腹泻。氢氧化铝凝胶能阻碍磷的吸收,引起磷缺乏症,临床表现为食欲减退、软弱无力等,甚至可引起骨质疏松。长期大量服用还可引起严重便秘、代谢性碱中毒与钠潴留,甚至造成肾脏损害。②H_2受体拮抗剂:应在餐中或餐后即刻服用,也可把1 d的剂量在睡前服用。若同时服用抗酸药,则两药间隔时间应在1 h以上。若静脉给药应注意控制给药速度,给药过快可引起低血压和心律失常。③质子泵抑制剂:奥美拉唑可引起头晕,特别是用药初期,故应嘱患者用药期间避免开车或做其他必须高度集中注意力的工作。拉索拉唑的主要不良反应包括荨麻疹、皮疹、瘙痒、口苦、头痛、肝功能异常等,轻度不良反应不影响继续用药,较严重时及时停药。④其他药物:硫糖铝片宜于在进餐前1 h服用,可有口干、便秘、皮疹、眩晕、嗜睡等不良反应。避免与多酶片同服,以免降低两者的效价。

2.营养失调:低于机体需要量　与疼痛致摄入量减少、消化吸收障碍有关。

(1)进餐方式　指导患者规律进食,使胃酸分泌有规律,以维持正常消化活动的节律。在溃疡活动期,以少食多餐为佳(每天进餐4~5次),定时进餐,避免餐间零食、睡前进食。饮食不易过饱,以免因胃窦部过度扩张而增加促胃液素的分泌。进餐时注意细嚼慢咽,咀嚼可增加唾液分泌,唾液具有稀释和中和胃酸的作用。

(2)食物选择　选择易消化、营养丰富的食物。若并发急性大出血伴恶心、呕吐者应禁食。少量出血无呕吐者,可进温良、清淡流质饮食。症状较重的患者以面食为主,因其柔软易消化,且含碱可有效中和胃酸,或可进食米粥或软米饭。蛋白质类食物如脱脂牛奶,具有中和胃酸作用,易安排在两餐之间饮用,但牛奶中的钙吸收有刺激胃酸分泌的作用,故不宜多饮,只可适量摄取。脂肪到达十二指肠时能刺激小肠分泌抑胃肽,抑制胃酸分泌,但同时又可引起胃排空减慢、胃窦扩张,致胃酸分泌过多,故脂肪摄取亦应适量。避免食用机械性或化学性刺激的食物。机械性刺激性的食物指硬、生、冷及含粗纤维多的蔬菜和水果,如韭菜、洋葱、芹菜等;化学性刺激的食物如浓汤、咖啡、浓茶、辣椒、酸醋等。食物的温度应适宜。

【其他护理诊断/问题】

1.焦虑　与疾病反复发作、病程迁延有关。

2.知识缺乏　缺乏有关消化性溃疡病因及预防知识。

3.潜在并发症　上消化道出血、穿孔、幽门梗阻、癌变。

【健康指导】

1.休息与活动　保持乐观情绪。指导患者规律生活,避免过度紧张、劳累,选择适当的锻炼方式,提高机体抵抗力。向患者及家属讲解引起及加重溃疡病的相关因素。

2.饮食指导　指导患者建立合理的饮食习惯与结构,避免摄入刺激性食物,戒除烟酒。胃大部切除术后一年内胃的容量受限,饮食易少量多餐、营养丰富、定时定量,少食盐腌及烟熏食品,避免过冷、过烫及过辣、油煎及油炸食品。

3.用药指导　教育患者按医嘱正确服药,学会观察药物疗效及不良反应,不随便停药、减量,防止溃疡复发。指导患者慎用或勿用致溃疡药物,如阿司匹林、咖啡因、泼尼松等。若出现呕血、黑便时,应立即就医。

4.随访指导　定期复诊(规律治疗1个月应复查)。若上腹疼痛节律发生变化或加剧等应及时就诊。

(徐宏蕊)

第五节 炎症性肠病

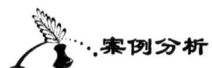

李某,女,25岁。5余年前无诱因出现大便带血,呈稀水样,每天10余次,伴黏液及脓性分泌物,间断发作,10 d再次排暗红色黏液脓血便,6~8次/d,伴下腹痛。

肠镜结果示:结肠以下黏膜呈颗粒状,血管纹理不清,地图样溃疡,覆有脓苔,散在糜烂,伴活动性出血。

请思考:①该患者是什么疾病?②其病情观察要点是什么?③应对患者怎样进行健康指导?

炎症性肠病(inflammatory bowel disease,IBD)是一组肠道受累的慢性非特异性炎症性疾病,主要包括溃疡性结肠炎(ulcerative colitis,UC)和克罗恩病(Crohn's disease,CD)。一般认为,UC和CD是同一疾病的不同亚类,组织损伤的基本病理过程相似,但可能由于疾病因素不同,发病的具体环节不同,最终导致组织损害的表现不同。IBD呈慢性病程,大多反复发作,迁延不愈,严重影响患者预后和生活质量。近年来IBD在世界范围内发病率有持续增高的趋势,我国UC较CD多,但较欧美少见,且病情一般较轻。IBD发病高峰年龄为20~40岁,亦可见于儿童或老年人,男女发病率无明显差异。

【病因和发病机制】

IBD病因和发病机制至今尚未完全明确,与肠道黏膜免疫系统异常反应所导致的炎症反应有关,可能是下列因素相互作用所致。

1. 环境因素 近几十年来,IBD的发病率持续增高,并有明显的地域差异,以社会经济高度发达的地区最早增长,但近年来西方国家发病率增长逐渐缓慢,而亚洲国家发病率呈快速增高趋势。这一现象反映了环境因素在IBD发病中的作用,如饮食、吸烟或暴露于其他尚不明确的因素。

2. 遗传因素 IBD有家族聚集现象,研究报道,IBD患者一级亲属发病率显著高于普通人群,家族成员患IBD的临床特征也呈高度一致性。双生子同患IBD则更有力的说明IBD发病可能与遗传有关。目前认为,IBD不仅示多基因病,而且也是遗传异质性疾病,即不同人由不同基因引起,患者在一定的环境因素作用下由于遗传易感而发病。

3. 感染因素 IBD发病与肠道菌群失调有关。

4. 免疫因素 为近年来最受到关注的因素,一般认为肠道黏膜免疫系统在IBD肠道炎症发生、发展、转归过程中发挥着重要作用。参与免疫炎症过程的因子和介质相当多,但相互作用的确切机制尚不完全清楚。

一、溃疡性结肠炎

溃疡性结肠炎一种病因不明的直肠和结肠慢性非特异性炎症性疾病。病变主要局限于大肠的黏膜及黏膜下层。临床表现为腹泻、黏液脓血便和腹痛,病情轻重不一,呈反复发作的慢性病程,本病多见于20~40岁,男女发病率无明显差别。

【病理】

大肠黏膜和黏膜下层有慢性炎症细胞浸润和多发性溃疡形成。本病是主要以直肠和结肠的浅表性、非特异性炎症病变为主的消化道疾病,主要累及直肠和乙状结肠,也可侵及其他部分或全部结肠;病变严重者中,少数可出现10 cm以内的"反流性回肠炎",以侵犯黏膜及黏膜下层为多见,首先是黏膜浅层的弥漫性炎症改变,广泛性充血,继之水肿、肥厚和脆性增加,多数脓疡形成并融合后可产生浅小溃疡,进而发展为大溃疡,是本病的特点。晚期由于结肠组织增生,使肠壁变厚、变窄,肠管变短。

【临床表现】

本病由于反复发作或呈慢性持续性病程,故活动和静止期病变可同时或反复交替出现。

1. 症状

(1)消化道症状 ①腹泻:为主要的症状,也是常见的症状,常常反复发作或持续不愈,轻者每天2~5次,粪便性质个体差异极大,粪便呈糊状,混有黏液、脓血,偶有腹泻便秘交替出现;重者腹泻每天可达20~30次,粪便呈血水样,但以黏液脓血便多见,有的表现为痢疾样脓血便。晨间泄泻及餐后泻常见。个别患者早期呈腹泻与便秘交替出现。②腹痛:轻者或缓解期患者可无腹痛,腹泻严重者多伴腹痛,多局限在左下腹或左腰腹部,且固定。疼痛多以胀痛为主,持续隐痛者也不少见。临床有疼痛—便意—便后缓解的规律。若并发中毒性结肠扩张或炎症波及腹膜有持续性剧烈疼痛。③出血:是本病主要症状之一,轻者血混在便中,附于表面,重者鲜血下流,以至休克。④里急后重:是直肠炎的主要症状,本病常见。⑤消化不良:为非特异性症状,主要有厌食,上腹部饱胀感,恶心呕吐,嗳气吞酸、食欲减退等。

(2)肠道外症状 多见于急性期患者。①关节症状:与腹泻伴发的关节疼痛,为非浸润性,不遗留退行性病损或功能障碍。②皮肤症状:常见于小儿,有结节性红斑、脓皮症、坏死性丘疹等。③眼部症状:可有虹膜炎、色素层炎、葡萄膜炎的相应表现。④肝的症状:也是本病常见的一种表现,因肝大而致的肝区不适或隐痛,肝脏损害随病变程度和病变范围的变化而呈平行关系。

(3)全身症状 ①发热,多数见低热,中度发热,或见高热、寒战、惊厥、昏迷等。②消瘦,常为中、重度患者症状,与长期腹泻、便血,摄入过少,发热消耗有关。③水肿,部分持续发作者可表现为踝以下水肿,与低蛋白血症有关。

2. 体征 ①腹部压痛:左下腹固定压痛多见,左腰腹次之,严重者沿全结肠走行多处压痛,常伴肠鸣音亢进。②腹部包块:左下腹可触及腊肠样或硬管状条索包块,系结肠痉挛或肠壁变厚之故。③腹部胀满:见于急性结肠扩张者,以上腹部膨隆为著。④腹肌紧张:以急性活动期全结肠炎者多见。⑤直肠指检:肛门、直肠常有触痛。肛门括约肌张力增高,为痉挛所致。⑥其他:重度患者体温多在38 ℃以上,心率快(100次/min),贫血面容等。

3. 临床分型 临床上根据病情程度一般分三型。

(1)轻型腹泻 每天4次以下,无便血或较轻,无发热、脉快,贫血无或轻,红细胞沉降率正常。

(2) 中型腹泻　介于轻型和重型之间,腹泻每天4次以上,仅伴有轻微全身表现。

(3) 重型腹泻　每天6次以上,有明显的黏液血便,体温大于37.7 ℃至少持续2 d以上,脉搏大于90次/min,血红蛋白不超过75 g/L,红细胞沉降率大于30 mm/h,血清白蛋白小于30 g/L,体重短期内明显减轻。

4. 并发症　有中毒性巨结肠、出血、癌变、急性肠穿孔、肠梗阻等。

【实验室及其他检查】

1. 血液检查　急性期白细胞计数增多,红细胞沉降率增快。重症者凝血酶原时间延长,清蛋白及钠、钾、氯降低。

2. 粪便检查　显微镜检有红细胞、白细胞与巨噬细胞。急性发作期常见有大量多核巨噬细胞。

3. 结肠镜检查　是重要的诊断方法,有以下特征性病变:黏膜上有多发性浅溃疡;黏膜粗糙呈细颗粒状;假息肉形成。

4. X射线钡剂灌肠检查　主要征象有多发性浅溃疡;黏膜粗乱或有细颗粒状;结肠袋消失,肠壁变硬,肠管缩短、变细。对重型或急性暴发型不宜做此检查,防止加重病情或诱发中毒性巨结肠。

【诊断要点】

(1) 有持续性或反复发作的腹泻、黏液血便、腹痛、里急后重及不同程度的全身症状。

(2) 结肠镜检查所见连续性分布特征和黏膜活检呈炎性反应。

(3) X射线钡剂灌肠所示,黏膜粗乱或颗粒样改变;肠管边缘呈锯齿状或毛刺样,肠壁有多发性小充盈缺损;肠管缩短,袋囊消失呈铅管样。

(4) 在除外菌痢、阿米巴痢疾、Crohn病等有关肠道疾病的基础上,可结合临床表现和结肠镜或钡剂灌肠检查三项中一项及黏膜活检结果,确诊本病。

【治疗要点】

主要治疗要点:①确定初发抑或复发,尽早控制发作;②维持缓解,预防复发;③评价治疗效果,确定治疗界限,减少复发,防止并发症。

1. 药物治疗

(1) 氨基水杨酸制剂柳氮磺胺吡啶(SASP)　为本病常用药,该药口服后大部分到达结肠,经肠菌分解为5-氨基水杨酸(5-ASA)与磺胺嘧啶,前者是主要有效成分,其滞留在结肠内与肠上皮接触而发挥抗炎作用。适用于轻型、中型或重型经肾上腺糖皮质激素治疗已有缓解者。发作期4~6 g/d,分4次口服;病情缓解后改为维持量2 g/d,分次口服,维持1~2年。

考点:药物治疗。

(2) 糖皮质激素　对急性发作期疗效较好。基本作用机制为非特异性抗炎和抑制免疫反应。适用于对氨基水杨酸制剂疗效不佳的轻、中型,特别是重型活动期或急性暴发型患者。常用氢化可的松200~300 mg/d或地塞米松10 mg/d静脉滴注,7~14 d后改为泼尼松40~60 mg/d口服,病情缓解以后逐渐减量,直至停药。病变局限在直肠、乙状结肠患者,可用琥珀酸钠氢化可的松100 mg、泼尼松龙20 mg或地塞米松5 mg加生理盐水100 mL保留灌肠,每天1次,病情好转后改为每周2~3次,持续1~

3个月。

(3) 免疫抑制剂硫唑嘌呤及6-巯嘌呤 为特异的核糖核酸合成抑制剂,主要抑制T细胞的免疫反应,发挥抗炎作用。作为辅助治疗,用于对糖皮质激素依赖或不能耐受者,或者不能用SASP,不能手术者。加用这类药物后可逐渐减少激素用量甚至停用。近年国外报道,对严重溃疡性结肠炎急性发作静脉用糖皮质激素无效的病例,用环孢素 4 mg/(kg·d)静脉滴注可取得暂时缓解而避免急性手术。

2. 手术治疗 中毒性巨结肠、内科不能控制的结肠大出血需及时手术,并发癌变、肠梗阻、肠穿孔者需手术治疗。

【常用护理诊断/问题、措施及依据】

1. 腹泻 与炎症导致肠黏膜对水钠吸收障碍以及结肠运动功能失常有关。

(1) 病情观察 观察患者腹泻的次数、性质、腹泻伴随症状,如发热、腹痛等,监测粪便检查结果。

(2) 用药护理 遵医嘱给予SASP、糖皮质激素、免疫抑制剂等治疗,以控制病情,使腹痛缓解。注意药物的疗效及不良反应,如应用SASP及6-巯嘌呤时,患者可出现恶心、呕吐、皮疹、粒细胞减少及再生障碍性贫血等。应嘱患者餐后服药,服药期间定期复查血常规;应用糖皮质激素者,要注意激素不良反应,不可随意停药,防止反跳现象;应用硫唑嘌呤时患者可出现骨髓抑制的表现,应注意监测白细胞计数。

(3) 会阴部及肛周护理 保持会阴部及肛周皮肤清洁干燥,观察肛周皮肤有无破损、湿疹等,必要时涂抹皮肤保护剂。

(4) 心理护理 主动与患者沟通,了解患者心理状况,建立良好的护患关系。运用倾听、解释、安慰等技巧,关心与体贴患者,给予专业的照顾和心理支持。鼓励患者树立信心,以平和的心态对待疾病,配合治疗。

2. 疼痛:腹痛 与肠道炎症、溃疡有关。严密观察腹痛的性质、部位以及生命体征的变化,以了解病情的进展情况。如腹痛性质突然改变,应注意是否发生大出血、肠梗阻、中毒性巨结肠、肠穿孔的并发症。

3. 营养失调:低于机体需要量 与长期腹泻及吸收障碍有关。

(1) 饮食护理 指导患者食用质软、易消化、少纤维又富含营养、有足够热量的食物,以利于吸收、减轻对肠黏膜的刺激并供给足够的热量,以维持机体代谢的需要。避免使用冷饮、水果、多纤维的蔬菜及其他刺激性食物,忌食牛乳和乳制品。急性发作期患者,应进流质或半流质饮食,病情严重者应禁食,按医嘱给予静脉高营养,以改善全身状况。应注意给患者提供良好的进餐环境,避免不良刺激,以增进患者的食欲。

(2) 营养监测 观察患者进食情况,定期测量患者的体重,监测血红蛋白、血清电解质和清蛋白的变化,了解营养状况的变化。

【其他护理诊断/问题】

1. 有体液不足的危险 与肠道炎症致长期频繁腹泻有关。
2. 潜在并发症 中毒性巨结肠、直肠结肠癌变、大出血、肠梗阻。
3. 焦虑 与病情反复、迁延不愈有关。

【健康指导】

1. 疾病知识指导 由于病因不明,病情反复发作,迁延不愈,常给患者带来痛苦,尤其是排便次数的增加,给予患者的精神和日常生活带来很大困扰,易产生自卑、忧虑甚至恐惧心理。应鼓励患者树立信心,以平和的心态应对疾病,自觉地配合治疗。指导患者合理休息与活动。在急性发作期或病情严重时均应卧床休息,缓解期适当休息,注意劳逸结合。指导患者合理选择饮食。

2. 用药指导 嘱患者坚持治疗,不要随意更换药物或停药。教会患者识别药物的不良反应,出现异常情况如疲乏、头痛、发热、手脚发麻、排尿不畅等症状要及时就诊,以免耽误病情。

二、克罗恩病

克罗恩病是一种原因不明的肠道炎症性疾病,在胃肠道的任何部位均可发生,但好发于末端回肠和右半结肠。临床表现为腹痛、腹泻、肠梗阻,伴有发热、营养障碍等肠外表现。病程多迁延,反复发作,不易根治。

【病理】

克罗恩病为贯穿肠壁各层的增殖性病变,可侵犯肠系膜和局部淋巴结,病变局限于小肠(主要为末端回肠)和结肠,二者可同时累及,常为回肠和右半结肠病变。本病的病变呈节段分布,与正常肠段相互间隔,界限清晰,呈跳跃区(skip area)的特征。病理变化分为急性炎症期、溃疡形成期、狭窄期和瘘管形成期(穿孔期)。急性期以肠壁水肿、炎变为主;慢性期肠壁增厚、僵硬,受累肠管外形呈管状,其上端肠管扩张。黏膜面典型病变有:①溃疡;②卵石状结节;③肉芽肿;④瘘管和脓肿。

【临床表现】

临床表现为腹痛、腹泻、腹块、瘘管形成和肠梗阻,可伴有发热、贫血、营养障碍及关节、皮肤、眼、口腔黏膜、肝脏等肠外损害。本病可反复发作,迁延不愈。

1. 症状

(1)消化系统表现

腹痛:位于右下腹或脐周,呈痉挛性疼痛,间歇性发作,伴肠鸣音,餐后加重,便后缓解。如果腹痛持续,压痛明显,提示炎症波及腹膜或腹腔内,形成脓肿。全腹剧痛和腹肌紧张可能是病变肠段急性穿孔所致。

腹泻:由病变肠段炎症渗出、蠕动增加及继发性吸收不良引起。开始为间歇发作,后期为持续性糊状便,无脓血或黏液。病变涉及结肠下段或直肠者,可有黏液血便及里急后重感。

腹部包块:以右下腹与脐周为多见,是由肠粘连、肠壁与肠系膜增厚、肠系膜淋巴结肿大、内瘘或局部脓肿形成所致。

瘘管形成:是克罗恩病临床特征之一。由透壁性炎性病变穿透肠壁全层至肠外组织或器官,形成瘘管。内瘘可通向其他肠段、肠系膜、膀胱、输尿管、阴道腹膜后等处。外瘘则通向腹壁或肛周皮肤。

肛门直肠周围病变:少数患者有肛门、直肠周围瘘管、脓肿形成、肛裂等病变。

(2)全身表现

发热:系由于肠道炎症活动或继发感染引起,常为间歇性低热或中等度发热,少数呈弛张热,可伴毒血症。

营养障碍:因食欲减退、慢性腹泻及慢性消耗疾病所致消瘦、贫血、低蛋白血症、维生素缺乏、缺钙、骨质疏松等。

急性发作期:有水、电解质、酸碱平衡紊乱。

(3)肠外表现 部分患者有虹膜睫状体炎、葡萄膜炎、杵状指、关节炎、结节性红斑坏疽性脓皮病、口腔黏膜溃疡、慢性肝炎、小胆管周围炎、硬化性胆管炎等,偶见淀粉样变性或血栓栓塞性疾病。

2. 体征 患者呈慢性病容,重者呈消瘦贫血貌。轻症患者仅有左下腹轻压痛。重症患者常有全腹部压痛。出现反跳痛、腹肌紧张、肠鸣音减弱等,应注意中毒性巨结肠和肠穿孔等并发症的发生。

【实验室及其他检查】

1. 血液检查 可见白细胞计数增高,红细胞及血红蛋白降低,与失血、骨髓抑制及铁、叶酸和维生素 B_{12} 等吸收减少有关。血细胞比容下降,血沉增快;黏蛋白增加、白蛋白降低;血清钾、钠、钙、镁等可下降。

2. 粪便检查 可见红细胞、白细胞,粪便隐血试验常呈阳性,有吸收不良综合征者粪便脂肪排出量增加,并可有相应吸收功能改变。

3. 肠吸收功能试验 因小肠病变作广泛肠切除或伴有吸收不良者,可作肠吸收功能试验,以进一步了解小肠功能。

4. 结肠镜检查 病变呈阶段性分布,见纵行溃疡、鹅卵石样改变,肠腔狭窄,炎性息肉等。病变部位活检有时可在黏膜固有层发现非干酪坏死性肉芽肿或大量淋巴细胞,是诊断克罗恩病最敏感的检查方法,主要风险为肠穿孔和出血。

5. 钡剂灌肠检查 钡影呈跳跃征象。用于不宜做结肠镜检查者。

6. X 射线小肠造影 通过观察小肠的病变,确定肠腔狭窄部位。

7. CT 检查 可同时观察整个肠道及其周围组织的病变,对于腹腔脓肿等并发症有重要的诊断价值。

【诊断要点】

在排除肠结核、阿米巴痢疾、耶尔森菌感染等慢性肠道感染、肠道淋巴瘤、憩室炎、缺血性肠炎及白塞病等疾病的基础上,根据以下表现进行诊断。

(1)非连续性或区域性肠道病变,即节段性病变。

(2)肠黏膜呈铺路卵石样表现或有纵行溃疡。

(3)全层性炎性肠道病变,伴有肿块或狭窄或 CT、MRI 上提示肠壁增厚。

(4)结节病样非干酪性肉芽肿。

(5)裂沟或瘘管。

(6)肛门病变,有难治性溃疡、肛瘘或肛裂。

(1)(2)(3)者为疑诊,再加上(4)(5)(6)3 项中之任何一项可确诊。有第(4)项者,只要加上(1)(2)(3)项中之任何两项亦可确诊。当病变单纯累及结肠时,注意与溃疡性结肠炎鉴别(表 4-1)。

表 4-1　克罗恩病与溃疡性结肠炎的鉴别

	克罗恩病	溃疡性结肠炎
症状	有腹泻,但脓血便较少见	脓血便多见
病变分布	呈节段性	连续
范围	全层	黏膜层及黏膜下层
部位	回盲部	直肠、乙状结肠
内镜	纵行溃疡,周围黏膜正常,即呈"鹅卵石"改变,病变间黏膜外观正常(非弥漫性)	溃疡浅,黏膜弥漫性充血、水肿、颗粒状炎性息肉
病理	裂隙状溃疡	隐窝脓肿、浅溃疡、杯状细胞减少
穿孔	少	少
瘘管	多	无
脓血便	少	多
肠腔狭窄	多见	少见

【治疗要点】

治疗目的在于控制病情,缓解症状,减少复发,防治并发症。

1. 原则　本病尚无特殊治疗方法。无并发症时,支持疗法和对症治疗十分重要,可缓解有关症状。活动期宜卧床休息,给高营养、低渣饮食。严重病例宜暂禁食,纠正水、电解质、酸碱平衡紊乱,采用肠内或肠外高营养支持。贫血者可补充维生素 B_{12}、叶酸或输血。低蛋白血症可输清蛋白或血浆。水杨酸偶氮磺胺吡啶、肾上腺皮质激素或 6-巯基嘌呤等药控制活动期症状有效。解痉、止痛、止泻和控制继发感染等也有助于症状缓解。补充多种维生素、矿物质可促进体内酶类和蛋白质的合成,同时具有保护细胞膜作用。

2. 药物治疗

(1) 氨基水杨酸制剂　柳氮磺胺吡啶和 5-氨基水杨酸(5-ASA)适用于慢性期和轻、中度活动期患者。一般认为 SASP 不能预防克罗恩病复发。对不能耐受 SASP 或过敏者可改用 5-ASA。对直肠和乙状、降结肠病变可采用 SASP 或 5-ASA 制剂灌肠,经肛门用药。严重肝肾疾患、婴幼儿、出血性体质以及对水杨酸制剂过敏者不宜应用 SASP 及 5-ASA 制剂。

(2) 肾上腺皮质激素　常用于中、重症或暴发型患者,对不能耐受口服者,可静脉滴注氢化可的松或甲泼尼龙或 ACTH,14 d 后改口服泼尼松维持。通常在急性发作控制后尽快停用,也可采用隔日口服泼尼松或合用 SASP 或 5-ASA 作为维持治疗。对直结肠、乙状结肠、降结肠病变可采用药物保留灌肠,如氢化可的松琥珀酸盐、0.5% 普鲁卡因,加生理盐水,缓慢直肠滴入,也可与 SASP、r-ASA 或锡类散等药物合并使用,妊娠期也可应用。

(3) 其他药物　对肾上腺皮质激素或磺胺药治疗无效者,可改用或加用硫唑嘌呤、6-琉嘌呤(6 MP)、环孢素、FK506 等其他免疫抑制剂,也可合用左旋咪唑、干扰素、转移因子、卡介苗及免疫球蛋白等免疫增强剂。此外,甲硝唑(灭滴灵)、广谱抗生素和单克隆抗体等也可应用。

3. 外科手术　手术治疗用于完全性肠梗阻、肠瘘与脓肿形成、急性穿孔或不能控制的大出血,以及难以排除癌肿的患者。

【常用护理诊断/问题、措施及依据】

1. 疼痛:腹痛　与肠内容物通过炎症狭窄肠段而引起局部肠痉挛有关。

(1) 病情观察　严密观察患者腹痛的性质、部位及伴随症状。如出现腹部绞痛,腹部压痛及肠鸣音亢进或消失,应考虑是否并发肠梗阻,及时通知医师进行处理。

(2) 用药护理　相当部分患者表现为激素依赖,多因减量或停药而复发,所以需要较长时间用药,应注意观察药物不良反应。加用免疫抑制剂如硫唑嘌呤、琉嘌呤做维持用药的患者,用药期间应监测白细胞计数,注意观察白细胞减少等不良反应。某些抗菌药物如甲硝唑、喹诺酮药物,长期应用不良反应大,故临床上一般与其他药物联合短期应用。其他药物不良反应参见本节"溃疡性结肠炎"。

2. 腹泻　与病变肠段炎症渗出、蠕动增加及继发性吸收不良有关。严密观察患者腹泻的次数、性状、有无肉眼脓血和黏液,是否伴里急后重等,协助医师积极给予药物治疗。

3. 营养失调:低于机体需要量　与长期腹泻、吸收障碍有关。

护理措施参见本节"溃疡性结肠炎"。

【其他护理诊断/问题】

1. 有体液不足的危险　与肠道炎症致长期频繁腹泻有关。

2. 潜在并发症　肠梗阻、腹腔内脓肿、吸收不良综合征。

【健康指导】

参见本节"溃疡性结肠炎"的健康指导。

(徐宏蕊)

第六节　肝硬化

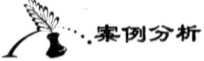

患者,男,61岁,退休工人。因"突然呕血1小时"入院。患者去年7月份在某医院诊断为"肝硬化失代偿期",患者于1 h前进食晚餐后出现恶心,呕出鲜红色血液,量约300 mL,无血凝块。伴头晕、心悸、口干。入院后又呕鲜血约500 mL,头昏、乏力,次晨共解柏油样便2次,每次约150 g。患者既往有乙型肝炎病史多年。

查体:慢性病容,颈侧见两处蜘蛛痣,巩膜无黄染,有肝掌,腹膨软,肝肋下未及,脾肋下3 cm,腹部移动性浊音阳性。

请思考:①该患者是什么疾病? ②目前可能出现了什么紧急情况? ③护士应该如何配合医生进行抢救?

肝硬化(hepatic cirrhosis)是一种由不同病因引起的慢性进行性弥漫性肝病。病理特点为广泛的肝细胞变性坏死、再生结节形成、纤维组织增生,正常肝小叶结构破坏和假小叶形成,致使肝内血循环紊乱,加重肝细胞营养障碍。临床表现为肝功能损害和门静脉高压。在我国,患者以青壮年男性多见,35～50岁为发病高峰年龄,出现并发症时死亡率高。

【病因】

1. 病毒性肝炎　在我国最常见,占60%～80%,主要为乙型、丙型和丁型肝炎病毒感染,经过慢性肝炎阶段发展为肝硬化,或是急性或亚急性肝炎有大量肝细胞坏死和肝纤维化时直接演变为肝硬化。

2. 慢性乙醇中毒　在我国约占15%,长期大量饮酒,乙醇及其中间代谢产物(乙醛)直接引起中毒性肝损伤。初期肝细胞脂肪变性,进而可发展为酒精性肝炎、肝纤维化,最终导致乙醇性肝硬化。酗酒所致的长期营养失调对肝脏有一定损害作用。非酒精性脂肪性肝炎:约70%的原因不明的肝硬化可能由非酒精性脂肪肝炎引起,危险因素包括肥胖、糖尿病、高三酰甘油血症等。

3. 药物或化学药物　长期服用双醋酚丁、甲基多巴、异烟肼等药物,或长期接触四氯化碳、磷、钾等化学毒物,可引起中毒性肝炎,最终演变为肝硬化。

4. 胆汁淤积　持续存在肝外胆管阻塞或肝内胆汁淤积时,高浓度的胆酸和胆红素的毒性作用可损伤肝细胞,导致胆汁性肝硬化。

5. 遗传和代谢性疾病　由于遗传性或代谢性疾病,导致某些物质或其代谢产物沉积于肝,造成肝损害,并逐渐发展为肝硬化,如肝豆状核变性、血色病、半乳糖血症和α抗胰蛋白酶缺乏症等。

6. 肝静脉回流障碍　慢性充血性心力衰竭、缩窄性心包炎、肝静脉阻塞综合征或肝小静脉闭塞病等致肝脏长期淤血,肝细胞缺氧、坏死和纤维组织增生,最后发展为肝硬化。

7. 免疫疾病　自身免疫性慢性肝炎及肝脏的多种风湿免疫性疾病可进展为肝硬化。

8. 寄生虫感染　反复或长期感染血吸虫病者,虫卵及其毒性产物在肝脏汇管区沉积,刺激纤维组织增生,导致肝纤维化和门静脉高压,称为血吸虫病性肝纤维化。

9. 隐源性肝硬化　发病原因不能确定的肝硬化,占5%～10%。

10. 营养障碍　长期食物中营养不足或不均衡、多种慢性疾病导致消化不良、肥胖或糖尿病等导致的脂肪肝等均可发展成为肝硬化。

【临床表现】

肝硬化的病程发展通常比较缓慢,可隐伏3～5年或更长时间。临床上根据是否出现腹水(ascites)、上消化道出血或肝性脑病等并发症,分为代偿期和失代偿期肝硬化,现分述如下。

(一)代偿期肝硬化

早期无症状或症状轻,以乏力、食欲不振、低热为主要表现,可伴有腹胀、恶心、厌油腻、上腹隐痛及腹泻等。症状常以劳累或伴发病而出现,经休息或治疗可缓解。病人营养状况一般或消瘦,肝轻度大,质地偏硬,可有轻度压痛,脾轻至中度大。肝功能多在正常范围或轻度异常。

(二)失代偿期肝硬化

失代偿期肝硬化主要为肝功能减退和门静脉高压(portal hypertension)所致的全身多系统症状和体征。

1. 肝功能减退的临床表现

(1)全身症状和体征 一般状况较差,疲倦、乏力、精神不振;营养状况较差,消瘦、面色灰暗黝黑(肝病面容)、皮肤巩膜黄染、皮肤干燥粗糙、水肿、舌炎、口角炎等。部分病人有不规则发热,常与病情活动或感染有关。

(2)消化系统症状 食欲减退为最常见症状,甚至畏食,进食后上腹饱胀,有时伴恶心、呕吐,稍进油腻肉食易引起腹泻。上述症状的出现与胃肠道淤血水肿有关。可有腹痛,肝区隐痛常与肝大累及包膜有关,脾大、脾周围炎可引起左上腹疼痛。肝细胞有进行性或广泛性坏死时可出现黄疸,是肝功能严重减退的表现。

(3)出血倾向和贫血 由于肝合成凝血因子减少、脾功能亢进和毛细血管脆性增加,导致凝血功能障碍,常出现鼻出血、牙龈出血、皮肤紫癜和胃肠出血等,女性常有月经过多。由于营养不良(缺乏铁、叶酸和维生素 B_{12} 等)、肠道吸收障碍、脂肪代谢紊乱、胃肠道失血和脾功能亢进等因素,病人可有不同程度的贫血。

(4)内分泌失调

雌激素增多、雄激素和糖皮质激素减少:雄激素转化为雌激素增加、肝对雌激素的灭活功能减退,至体内雌激素增多。雌激素增多时,通过负反馈抑制腺垂体分泌促性腺激素及促肾上腺皮质激素的功能,致体内雌激素增多。雌激素增多时,通过负反馈抑制腺垂体分泌促性腺激素及肾上腺皮质激素的功能,致雄激素和糖皮质激素(gynaecomastia)分泌减少。雌激素增多及雄激素减少,男性病人常有性功能衰退、不育、男性乳房发育、毛发脱落等;女性病人可有月经失调、闭经、不孕等。部分病人出现蜘蛛痣(spider nevi),主要分布在面颈部、上胸、肩背和上肢等上腔静脉引流区域;手掌大小鱼际和指端腹侧部位发红称为肝掌(palmar erythema)。肾上腺皮质功能减退,变现为面部和其他暴露部位皮肤色素沉着。

胰岛素增多:因肝脏对胰岛素灭活减少,致糖尿病患病率增加。肝功能严重减退时因肝糖原储备减少,易发生低血糖。

2. 门静脉高压的表现 正常情况下,门静脉压力为 5~10 mmHg,当门静脉压力持续>10 mmHg 时称为门静脉高压。肝硬化时,门静脉血流量增多且门静脉阻力升高,导致门静脉压力增高。

(1)脾大 门静脉高压致脾静脉压力增高,脾淤血而肿大,一般为轻、中度大,有时可为巨脾。出现脾功能亢进时,脾对血细胞破坏增加,使外周血中白细胞、红细胞和血小板减少。上消化道大出血时,脾脏可暂时缩小,待出血停止并补足血容量后,脾脏再度增大。

(2)侧支循环的建立和开放 正常情况下,门静脉系与腔静脉系之间的交通支很细小,血流量很少。门静脉压力增高时,来自消化器官和脾脏的回心血液流经肝脏受阻,使门腔静脉交通支开放并扩张,血流量增加,建立起侧支循环。临床上重要的侧支循环:①食管下段和胃底静脉曲张(esophageal and gastric varices),主要是门静脉系的胃冠状经脉和腔静脉系的食管静脉、腔静脉系的食管静脉、奇静脉等沟通开放,曲张的

考点:失代偿期的临床表现。

静脉破裂出血时,出现呕血、黑便及休克的表现。②腹壁静脉曲张,由于脐静脉重新开放,与附脐静脉、腹壁静脉等连接,在脐周和腹壁可见迂曲静脉以脐为中心向上及下腹壁延伸。③痔核形成,为门静脉系的直肠上静脉与下腔静脉系的直肠中、下静脉吻合扩张形成,破裂时引起便血。

(3)腹水　是肝硬化肝功能失代偿期最为显著的临床表现。腹水出现前,常有腹胀,以饭后明显。大量腹水时腹部隆起,腹壁绷紧发亮,病人行动困难,可发生脐疝,膈抬高,出现呼吸困难、心悸。部分患者伴有胸水,为腹水经膈淋巴管或经瓣形开口进入胸腔所致。腹水形成的主要因素:①门静脉压力增高,门静脉压力增高时,腹腔脏器毛细血管床静水压增高,组织间液回吸收减少而漏入腹腔。②血浆胶体渗透压降低,肝功能减退使清蛋白合成减少及蛋白质摄入和吸收障碍,发生低清蛋白血症。低清蛋白血症时血浆胶体渗透压降低,血管内液体进入组织间隔,在腹腔可形成腹水。③肝淋巴液生成过多,肝静脉回流受阻时,肝内淋巴液生成,每天可达10 L(正常1~3 L),超过胸导管引流能力,淋巴管内压力增高,使大量淋巴液自肝包膜和肝门淋巴管渗出至腹腔。④有效循环血容量不足,血容量不足时,交感神经系统兴奋、肾素-血管紧张素-醛固酮系统激活及抗利尿激素分泌增多,导致肾小球滤过率降低及水钠重吸收增加,发生水钠潴留。

考点:门静脉高压症的三大临床表现是脾大、侧支循环的建立和开放、腹水。

3. 肝脏情况　早期肝脏增大,表面尚平滑,质中等硬;晚期肝脏缩小,表面可呈结节状,质地坚硬;一般无压痛,但在肝细胞进行性坏死或并发肝炎和肝周围炎时可有压痛与叩击痛。

(三)并发症

1. 上消化道出血　由于食管下段或胃底静脉曲张破裂出血所致,为本病最常见的并发症。常在恶心、呕吐、咳嗽、负重等使腹内压突然升高,或因粗糙食物机械损伤、胃酸反流腐蚀损伤时,引起突然大量的呕血和黑便,可导致出血性休克或诱发肝性脑病,急性出血死亡率平均为32%。应注意的是,部分肝硬化病人上消化道出血的原因系并发急性糜烂出血性胃炎或消化性溃疡。

2. 感染　由于病人抵抗力降低、门腔静脉侧支循环开放等因素,增加了病原体的入侵繁殖机会,易并发感染,如自发性细菌性腹膜炎(spontaneous bacterial peritonitis,SBP)、肺炎、胆道感染、革兰阴性杆菌败血症等。自发性细菌性腹膜炎是腹腔内无脏器穿孔的腹膜急性细菌性感染。其主要原因是肝硬化时单核吞噬细胞的噬菌作用减弱,肠道内细菌异常繁殖并经由肠壁进入腹膜腔,带菌的淋巴液漏入腹腔以及腹水抗菌能力下降引起感染,致病菌多为革兰氏阴性杆菌。患者可出现发热、腹痛、腹胀、腹膜刺激征、腹水迅速增长或持续不减,少数病例发生低血压或中毒性休克、难治性腹水或进行性肝功能衰竭。

3. 肝性脑病　是晚期肝硬化的最严重并发症,也是肝硬化患者最常见死亡原因。

4. 原发性肝癌　肝硬化患者短期内出现病情迅速恶化、肝脏进行性增大、原因不明的持续性肝区疼痛或发热、腹水增多且为血性等,应考虑并发原发性肝癌,需做进一步检查。

5. 肝肾综合征(hepatorenal syndrome,HRS)　又称功能性肾功能衰竭。是肝硬化终末期最常见的严重并发症之一。主要由于有效循环血容量减少、肾血管收缩和肾内血液重新分布,导致肾皮质缺血和肾小球滤过率下降,髓质血流量增加、髓袢重吸收增加引起。常在难治性腹水、进食减少、呕吐、腹泻、利尿剂应用不当、自发性细菌性腹膜炎及肝功能衰竭时诱发,表现为少尿或无尿、氮质血症、稀释性低钠血症和低尿钠,但肾脏无明显器质性损害。

6. 电解质和酸碱平衡紊乱　患者出现腹水和其他并发症后电解质紊乱趋于明显,常见的有以下几种:①低钠血症,长期低钠饮食致原发性低钠,长期利尿和大量放腹水等致钠丢失,抗利尿激素增多使水潴留超过钠潴留而致稀释性低钠。②低钾低氯血症与代谢性碱中毒,进食少、呕吐、腹泻、长期应用利尿剂或高肾葡萄糖液、继发性醛固酮增多等可引起低钾低氯,而低钾低氯血症可致代谢性碱中毒,诱发肝性脑病。

7. 肝肺综合征(hepatopulmonary syndrome,HPS)　为严重肝病伴肺血管扩张和低氧血症,晚期肝病患者中发生率为13%~47%。肝硬化时内源性扩血管物质如一氧化氮、胰高血糖素增加,使肺内毛细血管扩张,肺间质水肿,肺动静脉分流,以及胸腹水压迫引起通气障碍,造成通气/血流比例失调和气体弥散功能下降。临床表现为低氧血症和呼吸困难。吸氧只能暂时缓解症状,但不能逆转病程。

8. 门静脉血栓形成　与门静脉梗阻时门静脉内血流缓慢等因素有关,如血栓局限可无临床症状,如发生门静脉血栓急性完全性梗阻,表现为腹胀、剧烈腹痛、呕血、便血、休克、脾脏迅速增大、腹水加速形成,且常诱发肝性脑病。

【实验室及其他检查】

1. 实验室检查

(1) 血液检查　代偿期大多处于正常范围,失代偿期常有不同程度的贫血。脾功能亢进时白细胞和血小板计数降低。

(2) 尿液检查　尿常规检查代偿期正常,失代偿期可有蛋白尿、血尿和管型尿。有黄疸时尿中可出现胆红素,尿胆原增加。

(3) 肝功能试验　代偿期正常或轻度异常,失代偿期多有异常。重症病人血清结合胆红素、总胆红素增高,胆固醇脂低于正常。转氨酶轻、中度增高,肝细胞受损时ALT(GPT)增高较显著,但肝细胞严重坏死时AST(GOT)常高于ALT。血清总蛋白正常、降低或增高,但白蛋白减少,γ-球蛋白显著增高。凝血酶原时间有不同程度延长。因纤维组织增生,血清Ⅲ型前胶原肽(PⅢP)、Ⅳ型胶原、透明质酸等常显著增高。肝储备功能试验如吲哚菁绿(ICG)清除试验示其潴留率不同程度升高,利多卡因代谢物生成试验示其代谢产物乙基甘氨酸二甲基乙酸(MEGX)明显降低。

(4) 免疫功能检查　血清IgG显著增高,IgA、IgM也可升高;T淋巴细胞数常低于正常;可出现抗核抗体、抗平滑肌抗体等非特异性自身抗体;病毒性肝炎肝硬化者,乙型、丙型和丁型肝炎病毒标记可呈阳性反应。

(5) 腹水检查　包括腹水颜色、比重、蛋白定量、血清和腹水清蛋白梯度(SAAG)、细胞分类、腺苷脱氨酶(ADA)、血清和腹水LDH、细菌培养及内毒素测定等。腹水一般为漏出液,SAAG>11 g/L提示门静脉高压,并发自发性细菌性腹膜炎、结核性腹膜炎或癌变时腹水性质发生相应变化。

2. 影像学检查

(1) X射线钡餐检查　可发现食管静脉曲张者钡剂在黏膜上分布不均,显示"虫蚀"样或"蚯蚓"状充盈缺损,纵行黏膜皱襞增宽;胃底静脉曲张时钡剂呈"菊花"样充盈缺损。

(2)超声检查 肝硬化的显像可显示肝脾大小、门静脉高压、腹水。肝早期增大,晚期萎缩,肝实质回声增强、不规则、反射不均。门静脉高压症时可见脾大、门静脉直径增宽、侧支血管存在,有腹水时可见液性暗区。

(3)CT检查 可作为肝硬化和原发性肝癌的鉴别。

(4)MRI检查 对鉴别肝硬化结节、肝瘤结节更优于CT检查,还可用于门静脉高压病因的鉴定以及肝移植前对门脉血管的评估。

3.内镜检查

(1)上消化道内镜检查 可观察食管、胃底静脉有无曲张及其曲张的程度和范围。并发上消化道出血者,通过急诊内镜检查不仅能明确出血的原因和部位,还能同时进行止血治疗。

(2)腹腔镜检查 可直接观察肝、脾情况。

4.肝活组织检查 B超引导下行肝穿刺活组织检查,对早期肝硬化确定诊断和明确病因有重要价值。确定肝硬化的病理类型、炎症和纤维化程度,鉴别肝硬化、慢性肝炎与原发性肝癌,指导治疗和判断预后。

【诊断要点】

肝硬化失代偿期的诊断主要根据有病毒性肝炎、长期酗酒、血吸虫病或家族遗产性疾病等病史,肝功能减退与门静脉高压症的临床表现,以及肝功能试验异常等。代偿期的诊断常不容易,故对原因不明的肝脾大、慢性病毒性肝炎、长期大量饮酒者应定期随访,肝穿刺活组织检查有利于早期确诊。

【治疗要点】

目前尚无特效治疗。应重视早期诊断,加强病因治疗,如乙型肝炎肝硬化者抗病毒治疗、酒精性肝硬化者需戒酒,注意一般治疗,以缓解病情,延长代偿期和保持劳动力。肝硬化代偿期患者可服用抗纤维化的药物(如秋水仙碱)及中药,使用保护肝细胞药物(如还原型谷胱甘肽、S-腺苷蛋氨酸、维生素),不宜滥用护肝药物,避免应用对肝有损害的药物。

失代偿期主要是对症治疗、改善肝功能和处理并发症,有手术适应证者慎重选择时机进行手术治疗。

1.腹水治疗

(1)限制钠和水的摄入 限钠可加速腹水消退,部分患者通过限钠可发生自发性利尿。水的摄入一般不需过于严格,如血钠<125 mmol/L时,需限制水的摄入。

(2)利尿剂 是目前临床应用最广泛的治疗腹水的方法。常用保钾利尿剂有螺内酯和氨苯蝶啶,排钾利尿剂有呋塞米和氢氯噻嗪。单独应用排钾利尿剂需注意补钾。螺内酯和呋塞米联合应用有协同作用,并可减少电解质紊乱。首选螺内酯100 mg/d,数日后加用呋塞米40 mg/d,效果不明显时可按比例逐渐加大药量,但螺内酯不超过400 mg/d,呋塞米不超过160 mg/d,腹水消退时逐渐减量。

考点:腹水的治疗。

(3)提高血浆胶体渗透压 定期输注血浆、新鲜血或血蛋白,不仅有助于促进腹水消退,也利于改善机体一般状况和肝功能。

(4)难治性腹水的治疗 难治性腹水(refractory ascites)是经限钠、利尿剂治疗达最大剂量、排除其他因素对利尿剂疗效的影响或已予纠正,仍难以消退或很快复发的腹水。可选择以下治疗方法:① 大量放腹水加输注白蛋白,患者如无感染、上消化道出血、肝性脑病等并发症,肝代偿功能尚可,凝血功能正常,可选用此法。每次在1~2 h内排放腹水4~6 L,同时静脉注射白蛋白8~10 g/L,继续使用利尿剂。② 经颈静脉肝内门体分流术(transjugular intrahepatic portosystemic shunt,TIPS),是通过介入手段经颈静脉放置导管,建立肝静脉与肝内门静脉分支间的分流通道,以降低门静脉系统压力,减少腹水生成。

2. 门静脉高压症的手术治疗　包括各种分流、断流术和脾切除术等,目的是降低门静脉系统压力和消除脾功能亢进,主要用于食管胃底静脉曲张破裂大出血各种治疗无效时,或者是曲张静脉破裂出血后预防再次出血。脾切除术是治疗脾功能亢进的有效方式,但只能短期降低门静脉压力。

3. 并发症的治疗

(1) 自发性细菌性腹膜炎　后果严重,易诱发肝性脑病、肝肾综合征等严重并发症,故需早期诊断、积极治疗。选择对肠道革兰氏阴性菌有效、腹水浓度高、肾毒性小的广谱抗生素,首选第三代头孢菌素,可联合应用派他西林等或喹诺酮类药物。对发生肝肾综合征的高危病人,可静脉输注白蛋白1.5 g/(kg·d),连续2 d,再以1 g/(kg·d)至病情改善。

(2) 肝肾综合征　积极预防和消除肝肾综合征的诱发因素,如感染、上消化道出血、电解质紊乱、过度利尿、使用肾毒性药物等,治疗措施包括输注白蛋白以扩充有效血容量,应用血管活性药物(特利加压素等),外科治疗包括经颈静脉肝内门体分流术(transjugular intrahepatic parto-systemic stent shunt,TIPS)及肝移植。

(3) 其他并发症　肝肺综合征目前无有效的内科治疗,可考虑肝移植。

4. 肝移植　肝移植是各种原因引起的晚期肝硬化的最佳治疗方法。

【常用护理诊断/问题、措施及依据】

1. 营养失调:低于机体需要量　与肝功能减退、门静脉高压引起食欲减退、消化和吸收障碍有关。

(1) 饮食护理　即保证饮食营养又遵守必要的饮食限制是改善肝功能、延缓病情进展的基本措施。应向病人及家属说明导致营养状况下降的有关因素、饮食治疗的意义及原则,与病人共同制订符合治疗需要而又为其接受的饮食计划。饮食治疗原则:高热量、高蛋白、高维生素、易消化饮食,严禁饮酒,适当摄入脂肪,动物脂肪不宜摄入过多,并根据病情变化及时调整。

蛋白质:是肝细胞修复和维持血浆清蛋白正常水平的重要物质基础,应保证其摄入量。蛋白质来源以豆制品、鸡蛋、牛奶、鱼、鸡肉、瘦猪肉为主。血氨升高时应限制或禁食蛋白质,待病情好转后再逐渐增加摄入量,并应选择植物蛋白,例如豆制品,因其含蛋氨酸、芳香氨基酸和产氨氨基酸较少。

维生素:新鲜蔬菜和水果含有丰富的维生素,例如西红柿和柑橘等富含维生素C,日常食用以保证维生素的摄入。

限制钠和水的摄入:有腹水的应限制钠的摄入(食盐1.5~2.0 g/d),进水量限制在每天1 000 mL左右。应向病人介绍各种食物的成分,例如高钠食物及调味品有咸肉、酱菜、罐头食品、酱油、含钠味精等,应尽量少食用;含钠较少的食物有粮谷类、瓜茄类、水果等。评估患者有无不恰当的饮食习惯而加重水钠潴留,切实控制钠和水的摄入量。限钠饮食常使患者感到食物淡而无味,可适当添加柠檬汁、食醋等,改善食品的调味,以增进食欲。

避免损伤曲张静脉:食管胃底静脉曲张者应食菜泥、肉末、软食,进餐时细嚼慢咽,咽下的食团宜小且外表光滑,切勿混入糠皮、硬屑、鱼刺、甲壳等坚硬、粗糙的食物,以防损伤曲张的静脉导致出血。

(2)营养支持　必要时遵医嘱给予静脉补充营养,如高渗葡萄糖液、复方氨基酸、白蛋白或新鲜血。

(3)营养状况监测　经常评估患者的饮食和营养状况,包括每天的食品和进食量,体重和实验室检查有关指标的办法。

2.体液过多　与肝功能减退、门静脉高压引起水钠潴留有关。

考点:体液过多的护理。

(1)体位　平卧位有利于增加肝、肾血流量,改善肝细胞的营养,提高肾小球过滤,故应多卧床休息。可抬高下肢,以减轻水肿。阴囊水肿者可用托带托起阴囊,以利水肿消退。大量水肿者卧床时可取半卧位,以使膈肌下降,有利于呼吸运动,减轻呼吸困难和心悸。

(2)避免腹内压骤增　大量腹水时,应避免使腹内压突然剧增的因素,例如剧烈咳嗽、打喷嚏、用力排便等。

(3)限制钠和水的摄入　措施见本节饮食护理。

(4)用药护理　使用利尿剂时,应特别注意维持水电解质和酸碱平衡。利尿速度不宜过快,每天体重减轻一般不超过 0.5 kg,有下肢水肿者每天体重减轻不超过 1 kg。

(5)腹腔穿刺放腹水的护理　术前说明注意事项,测量体重、腹围、生命体征,排空膀胱以免损伤;书中及术后监测生命体征,观察有无不适反应;术毕用无菌敷料覆盖穿刺部位,如有溢液可用明胶海绵或其他方法处置;记录抽出腹水的量、性质和颜色,腹水培养接种应在床旁进行,每个培养瓶至少接种腹水 10 mL,标本及时送检。

(6)病情观察　观察腹水和下肢水肿的消长,准确记录出入量、测量腹围、体重,并教会病人正确的测量和记录方法。进食量不足、呕吐、腹泻者,或遵医嘱应用利尿剂、放腹水后更应密切观察。检测血清电解质和酸碱度的变化,以及时发现并纠正电解质、酸碱平衡紊乱,防止肝性脑病、肝肾综合征的发生。

【其他护理诊断/问题】

1.潜在并发症　上消化道出血、肝性脑病。
2.有皮肤完整性受损的危险　与营养不良、水肿、皮肤干燥、瘙痒、长期卧床有关。
3.有感染的危险　与机体抵抗力低下、门腔静脉侧支循环开放等因素有关。

【健康指导】

1.疾病知识指导　肝硬化为慢性过程,护士应帮助患者和家属掌握本病的有关知识和自我护理方法,并发症的预防及早期发现,分析和消除不利于个人和家庭应对的各种因素,把治疗计划落实到日常生活中。①心理调适:患者应十分注意情绪的调节和稳定,在安排好治疗、身体调理的同时,勿过多考虑病情,遇事豁达开朗,树立治病信心,保持愉快心情。②饮食调理:切实遵循饮食治疗原则和计划,详见本节"饮食护理";禁酒。③预防感染:注意保暖和个人卫生。

2.活动和休息知道　肝硬化代偿期患者无明显的精神、体力减退,可参加轻工作,避免过度疲劳;失代偿期患者以卧床休息为主,但过多的躺卧以引起消化不良、情绪不佳,故应视病情适量活动,活动量以不加重疲劳感和其他症状为度。病人的精神、体力状况随病情进展而减退,疲倦乏力、精神不振逐渐加重,严重时衰弱而卧床不起。指导病人睡眠应充足,生活起居有规律。

3. 皮肤护理指导　患者因皮肤干燥、水肿、黄疸时出现皮肤瘙痒以及长期卧床等因素,易发生皮肤破损和继发感染。沐浴时应避免水温过高,或使用有刺激性的皂类和沐浴液,沐浴后可使用性质柔和的润肤品;皮肤瘙痒者给予止痒处理,嘱患者勿用手抓搔,以免皮肤破损。

4. 用药指导及病情检测　按医师处方用药,加用药物需征得医师同意,以免服药不当而加重肝脏负荷和肝功能损害。护士应向病人详细介绍所用药物的名称、剂量、给药时间和发法,教会其观察药物疗效和不良反应。例如服用利尿剂者,应记录尿量,如出现软弱无力、心悸等症状时,提示低钠、低钾血症,应及时就医,定期门诊随访。

5. 照顾者指导　指导家属理解和关心患者,给予精神支持和生活照顾。细心观察、及早识别病情变化,例如当患者出现性格、行为改变等可能为肝性脑病的前驱症状时,或消化道出血等其他并发症时,应及时就诊。

(徐宏蕊)

第七节　原发性肝癌

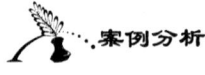

宋某,男,44岁。半年前无明显诱因出现右上腹持续性钝痛,偶尔向右肩背部放射,无恶心、呕吐。近1个月来,右上腹痛加重,伴腹胀、食欲缺乏、恶心,于当地医院就诊,彩超显示肝脏占位性病变,血液中甲胎蛋白浓度大于400 μg/L。既往有乙型肝炎病史多年。

查体:巩膜轻度黄染,右上腹饱满,有压痛,肝大肋下5 cm,边缘钝,质韧,有触痛,肝上界叩诊在第5肋间,肝区叩击痛阳性。

请思考:①该患者是什么疾病?②存在哪些护理问题?③目前对患者应采取哪些护理措施?

原发性肝癌(primary carcinoma of the liver)简称肝癌,指起源于肝细胞和肝内胆管上皮细胞的恶性肿瘤,是我国常见恶性肿瘤之一,死亡率在消化系统恶性肿瘤中列第3位,仅次于胃癌和食管癌。全世界约有20多个国家和地区肝癌发病率超过20/10万,以东南亚及非洲撒哈拉沙漠以南地区最高,欧美及大洋洲较低。我国每年约有11万人死于肝癌,沿海地区高于内地,东南和东北地区高于西北和西南,沿海江河海口和岛屿又高于沿海其他地区。江苏的启东和广西的扶绥发病率最高,其肝癌的年死亡率可达40/10万。本病可发生于任何年龄,以40~49岁为最多,男女之比为(2~5):1。如肝癌患者瘤体小于5 cm,能早期手术,癌肿包膜完整,无癌栓形成,机体免疫状态良好,则预后较好。如合并肝硬化或有肝外转移者、发生肝癌破裂、消化道出血、ALT显著升高,则预后较差。

【病因和发病机制】

原发性肝癌的病因和发病机制尚未完全清楚,可能是多种因素综合作用的结果。

1. 病毒性肝炎　流行病学调查显示我国肝癌高发区人群的HBsAg阳性率高于低发区,肝癌患者血清HBsAg及其他乙型肝炎标志的阳性率可达90%,西方国家则以丙型肝炎病毒感染常见,提示乙型和丙型肝炎病毒与肝癌高发有关。其致癌机制可能与肝细胞反复损伤修复过程中发生的生物学特征变化、基因突变、癌基因的表达等有关。

2. 肝硬化　原发性肝癌合并肝硬化者占50%~90%,病理检查发现肝癌合并肝硬化多为乙型或丙型肝炎后的大结节性肝硬化。在欧美国家,肝癌常由酒精性肝硬化发展而来。肝硬化引起的肝细胞恶变可能是在肝细胞反复损伤、增生或不典型增生过程中发生的。

3. 黄曲霉毒素　黄曲霉素的代谢产物黄曲霉毒素B_1(AFB_1)有强烈的致癌作用。动物实验证明被AFB_1污染的霉玉米、霉花生可致癌。流行病学调查显示在粮油、食品受AFB_1污染严重的地区,肝癌发病率也较高,提示AFB_1与肝癌的发生有关。

4. 饮水　有研究报道,饮用池塘水的居民肝癌发病率明显高于饮用井水的居民,这是由于池塘水中有上百种可致癌或致突变的有机物,且池塘中滋生的蓝绿藻可产生藻类毒素,具有促癌或致癌作用。长期饮用被六氯苯、苯并芘、多氯联苯、氯仿等有机致癌物污染后的饮用水也可导致肝癌的发生。

5. 其他因素　遗传、长期饮酒、吸烟、有机氯类农药、亚硝胺类化学物质、寄生虫等,可能与肝癌的发生有关。

【临床表现】

本病起病隐匿,早期缺乏典型表现。经甲胎蛋白(alpha-fetal protein,AFP)普查检出的早期病例无任何症状和体征,称为亚临床肝癌。当出现症状就诊时患者病程大多已属中晚期,主要表现如下:

1. 症状

(1) 肝区疼痛　半数以上的患者有肝区疼痛,多呈持续性胀痛或钝痛,是因为肿瘤生长迅速致肝包膜被牵拉引起。若病变侵犯膈,疼痛可放射至右肩。肿瘤生长缓慢时则无或仅有轻微钝痛。当肝表面的癌结节破裂,坏死的癌组织及血液流入腹腔时,可表现为突然发生的剧烈腹痛,有急腹症表现,如出血量大可引起休克。

(2) 消化道症状　常有食欲减退、消化不良、恶心、呕吐、腹胀、腹泻等。

(3) 全身症状　进行性消瘦、乏力、营养不良、晚期患者可呈恶液质等,部分患者有低热,极少数可呈高热。少数患者由于癌肿本身或其对机体影响所引起的内分泌或代谢异常,可出现自发性低血糖、红细胞增多症、高钙血症、高脂血症等伴癌综合征的表现。

考点:原发性肝癌的临床表现。

(4) 转移灶症状　肿瘤转移至肺可引起咳嗽、咯血;转移至胸膜可引起胸痛和血性胸水,且以右侧转移多见;转移至骨骼或脊柱,可有局部压痛或神经受压症状;转移至颅内可有相应的神经定位症状和体征。若癌栓栓塞肺动脉及其分支可引起肺栓塞,出现严重的呼吸困难、低氧血症和胸痛。

2.体征

(1)肝大 肝呈进行性肿大,质硬,表面凹凸不平,有大小不等结节或巨块,边缘不规则,可有不同程度的压痛。若癌肿突出于右肋弓或剑突下,上腹可呈现局部隆起或饱满;若癌肿位于膈面,可使膈抬高而肝下缘不下移。

(2)黄疸 一般在晚期出现,多为阻塞性黄疸,因癌肿侵犯或压迫胆管或肝门转移性淋巴结肿大压迫胆管所致;少数为肝细胞性黄疸,因癌组织肝内广泛浸润或合并慢性肝炎、肝硬化所致。

(3)肝硬化征象 肝癌伴有肝硬化门静脉高压者可有脾大、腹水、静脉侧支循环形成等表现。腹水一般为漏出液,若出现血性腹水多因癌肿侵犯肝包膜或向腹腔破溃所致,也可因腹膜转移引起。

3.并发症

(1)肝性脑病 是肝癌终末期最严重的并发症,约1/3的患者因此死亡。

(2)上消化道出血 约占肝癌死亡原因的15%,常因合并肝硬化或门静脉、肝静脉癌栓导致门静脉高压,引起食管、胃底静脉曲张破裂出血。晚期可因胃肠道黏膜糜烂、凝血功能障碍而出现广泛出血。

(3)肝癌结节破裂出血 约10%的肝癌患者可出现癌结节破裂出血。癌肿增大、坏死或液化时可自发破裂或因外力而破裂。当癌结节破裂局限于肝包膜下,可形成压痛性包块,破裂进入腹腔可引起急性腹痛及腹膜刺激征,严重可致出血性休克或死亡。

(4)继发感染 因长期消耗或放射、化学治疗使白细胞减少,抵抗力下降,加之长期卧床等,易继发肺炎、败血症、肠道感染、自发性腹膜炎等。

【实验室及其他检查】

1.肿瘤标志物的检测

(1)AFP 是早期诊断肝癌的主要指标之一。现广泛用于肝细胞癌的普查、诊断、判断治疗效果、预测复发。肝细胞癌AFP升高者占70%~90%。AFP浓度通常与肝癌大小呈正相关。在排除妊娠和生殖腺胚胎瘤的基础上,AFP检查诊断肝细胞癌的标准为:①AFP大于500 μg/L,至少持续4周;②AFP由低浓度逐渐升高不降;③AFP在200 μg/L以上的中等水平持续至少8周。AFP异质体的检测有助于提高肝癌的诊断率,且不受肿瘤大小、病期早晚和AFP浓度的影响。

(2)γ-谷氨酰转移酶同工酶Ⅱ(GGT_2) GGT_2在原发性和转移性肝癌的阳性率可达到90%,特异性达97.1%,小肝癌中GGT_2阳性率达78.6%。

(3)其他 血清岩藻糖苷酶(AFU)、异常凝血酶原(abnormal prothrombin, APT)等有助于AFP阴性肝癌的诊断和鉴别诊断,多种标志物联合检测可提高诊断率。

2.影像学检查

(1)超声显像 是目前肝癌筛查的首选检查方法,可显示直径>1 cm的占位性病变,对早期定位诊断有较大价值,AFP结合B超检查是早期诊断肝癌的主要方法。彩色多普勒超声可分析测量进出肿瘤的血液,可根据血供情况,帮助鉴别病变的良恶性质。

(2)CT检查 是肝癌诊断的重要方法。螺旋CT增强扫描可进一步提高肝癌诊断的敏感性,对直径1 cm左右肿瘤的检出率可达80%以上,是目前诊断小肝癌和微小肝癌的最佳方法。

考点:肿瘤标记物。

(3) MRI检查 能清楚地显示肝细胞癌内部结构特征,对显示子瘤和瘤栓有较大价值,也应用于临床怀疑肝癌而CT未能发现病灶,或病灶性质不能确定者。

(4) 肝血管造影 选择性肝动脉造影是肝癌诊断的重要补充手段,可显示直径在1 cm以上的癌结节,阳性率达87%以上。结合AFP检测的阳性结果,常用于小肝癌的诊断。

3. 肝穿刺活体组织检查 超声或CT引导下细针穿刺行组织学检查是确诊肝癌的最可靠方法,但属侵入性检查,且有出血或癌细胞针道转移的风险,上述非侵入性检查未能确诊者可视情况考虑应用。

【诊断要点】

凡有肝病史的中年患者,特别是男性患者,如有不明原因的肝区疼痛、消瘦、进行性肝大,应考虑肝癌的可能,做AFP测定和有关影像学检查,必要时行肝穿刺活检。AFP持续低浓度增高但转氨酶正常,往往是亚临床肝癌的主要表现。

1. 影像学结合AFP诊断标准 ①在排除活动性肝病、妊娠、生殖系胚胎源性肿瘤及转移性肝癌的情况下,AFP>400 μg/L,并有一种影像学检查具有肝癌特征性占位性病变,或能触及肿大、坚硬及有结节状肿块的肝脏者。②在排除活动性肝病、妊娠、生殖系胚胎源性肿瘤及转移性肝癌的情况下,AFP≤400 μg/L,并有两种影像学检查具有肝癌特征性占位性病变,或有两种肝癌标志物(AFP、GGT_2、AFU、APT等)阳性及一种影像学检查具有肝癌特征性占位性病变者。③有肝癌临床表现,并有肯定的肝外转移灶(包括肉眼可见的血性腹水及在其中发现的癌细胞),并排除转移性肝癌者。

2. 组织学诊断标准 肝组织学检查证实为原发性肝癌。

【治疗要点】

早期肝癌和小肝癌应尽量采用手术切除,不能切除者应采取综合治疗的模式。

1. 手术治疗 手术切除是目前根治原发性肝癌的最好方法,对诊断明确并有手术指征者应及早手术。手术适应证:诊断明确,估计病变局限于一叶或半肝者;肝功能代偿良好,凝血酶原时间不低于正常的50%,无明显黄疸、腹水或远处转移者;心、肺、肾功能良好,能耐受手术者。由于手术切除仍有很高的复发率,因此术后宜加强综合治疗与随访。

2. 局部治疗

(1) 肝动脉化疗栓塞治疗(transcatheter arterial chemoembolization,TACE) 是肝癌非手术治疗的首选方案,可提高患者的3年生存率。TACE的主要步骤是经皮穿刺股动脉,在X射线透视下将导管插至肝固有动脉或其分支,注射抗肿瘤药物或栓塞剂。常用栓塞剂有碘化油和明胶海绵碎片。目前多采用抗肿瘤药物和碘化油混合后注入肝动脉,发挥持久的抗肿瘤作用。TACE应反复多次治疗,一般6~8周重复1次,经2~5次治疗,许多肝癌明显缩小,可进行手术切除。此外,肝癌根治性切除术后TACE可进一步清除肝内可能残存的肝癌细胞,降低复发率。

考点:治疗方法的选择。

(2) 经皮无水酒精注射治疗(percutaneous ethanol injection,PEI) 在B超引导下经皮穿刺至肿瘤内,注射适量的无水酒精,导致癌细胞脱水、变性,产生凝固性坏死。PEI治疗小肝癌可使肿瘤明显缩小,甚至达到肿瘤根治的程度,对晚期肝癌可以控制肿瘤生长速度,延长患者的生存期。适用于肿瘤直径在3 cm以内、结节数在3个以下伴有肝硬化而不能手术治疗者。

（3）物理治疗　常用方法有微波组织凝固技术、射频消融、高功率聚焦超声治疗、激光等。

3. 放射治疗　对于病灶较为局限、肝功能较好的早期病例，如能耐受 40 Gy（4 000 rad）以上的放射剂量，疗效可显著提高。常用剂量为 40~60 Gy/5~6 周，治疗过程中联合化疗，如同时结合中药或其他支持疗法，可提高缓解率和减轻放射治疗的不良反应。

4. 全身化疗　对肝癌较有效的药物以 CDDP 方案为首选，常用的化疗药物还有：多柔比星（ADM）、丝裂霉素 C（MMC）、5-氟尿嘧啶（5-FU）等，一般认为单一用药疗效较差。

5. 生物和免疫治疗　近年来在肝癌的生物学特性和免疫治疗方面研究有所进展，如肝癌克隆起源、肝癌复发和转移相关的某些癌基因或酶的作用机制、糖蛋白研究等，为肝癌的治疗提供了新的前景。目前单克隆抗体（MAbs）和酪氨酸激酶抑制剂（TKI）类的各种靶向治疗药物等已被相继应用于临床，基因治疗和肿瘤疫苗技术近年来也在研究之中。

6. 肝移植　对于肝癌合并肝硬化的患者，将整个病肝切除并进行肝移植，是治疗肝癌和肝硬化的有效手段。

7. 并发症的治疗　因肝癌患者凝血功能障碍，肝癌结节破裂时，非手术治疗难以止血，应积极争取手术探查，行局部填塞缝合术、肝动脉栓塞术、肝动脉结扎术等治疗，对合并感染者应及时给予抗生素。并发肝性脑病、上消化道出血等，治疗参阅有关章节。

【常用护理诊断/问题、措施及依据】

1. 疼痛：肝区痛　与肝癌增长迅速、肝包膜被牵拉或肝动脉栓塞术后产生栓塞后综合征有关。

（1）病情观察　注意观察患者疼痛的部位、性质、程度、持续时间及伴随症状，及时发现和处理异常变化。

（2）指导并协助患者减轻疼痛　保持环境安静、舒适，减少对患者的不良刺激和心理压力；尊重患者，认真倾听患者述说疼痛的感受，及时做出适当的回应，减轻患者的焦虑和孤独无助感，使其保持情绪稳定，有助于缓解疼痛；鼓励患者参与合适的娱乐活动，以分散或转移注意力，如聊天、看电视、看书报、听音乐等；指导患者采取相应的保护措施，如咳嗽时用手轻轻按住肝区等。

（3）遵医嘱采用镇痛措施　对上述措施效果不佳或中、重度以上疼痛者，遵医嘱给予相应的止痛药，给药时根据世界卫生组织推荐的三阶梯止痛法，即选用镇痛药必须从弱到强，先以非麻醉药为主，当其不能控制疼痛时依次加用弱麻醉性及强麻醉性镇痛药，并配以辅助用药，注意观察药物的疗效和不良反应。也可采用患者自控镇痛（patient controlled analgesia, PCA），即用计算机化的注射泵，经由静脉、皮下或椎管内连续性输注止痛药，患者可自行间歇性给药。该方式用药灵活，可克服用药的不及时性，降低患者对止痛药的要求，减少患者对止痛药物的总需要量和对专业人员的依赖性，增加患者自我对疼痛控制的能力。应用时注意指导患者使用计算机泵的方法，根据病情控制止痛药物的用量和用药间隔。

(4) 肝动脉栓塞化疗患者的护理 应做好术前及术后护理,以减少患者疼痛和并发症的发生。

术前护理:①向患者解释有关治疗的必要性、方法及效果,减轻其对手术的疑虑,配合手术治疗;②做好各种术前检查,查看碘过敏试验结果及体温、脉搏、呼吸、血压、心电图、出凝血试验、血常规、肝肾功能等;③行术前准备,如禁食、皮试、备皮等,在左上肢穿刺静脉留置针;④术前1 d给予易消化饮食,术前6 h禁食禁水;⑤调节好室内温度,铺好麻醉床,备好心电监护仪。

术中配合:准备好各种抢救用品和药物,治疗过程中随时询问患者主观感受,并予心理支持;密切监测患者的血压、脉搏、血氧分压等呼吸循环指标,及时将异常情况汇报给医生;若注射化疗药物后患者出现恶心、呕吐,帮助患者头偏向一侧,指导其做深呼吸,胃肠道反应严重者遵医嘱给予止吐药物;如患者出现轻微腹痛,可安慰患者,转移其注意力,疼痛剧烈者,可遵医嘱给予对症处理。

术后护理:①饮食护理,术后禁食2~3 d,恢复饮食后,从流食逐渐过渡到普通饮食,少食多餐。②穿刺局部护理,穿刺部位压迫止血15 min再加压包扎,沙袋压迫6~8 h,保持穿刺侧肢体伸直24 h,并注意观察穿刺部位有无血肿、渗血,以及肢体远端脉搏、皮肤颜色、温度和功能,防止包扎过紧。③栓塞后综合征的护理,术后由于肝动脉血供突然减少,可产生栓塞后综合征,即出现腹痛、发热、恶心、呕吐、血清清蛋白降低、肝功能异常等改变。腹痛为肝水肿、肝包膜张力增加所致,一般术后48 h缓解,如剧烈疼痛持续3~4 d,应考虑误伤其他脏器并坏死,未明确诊断时慎用止痛药物,给予物理降温或遵医嘱使用解热药物。多数患者于术后4~8 h体温升高,持续1周左右,是机体对坏死肿瘤组织重吸收的反应,高热者应采取降温措施,避免机体大量消耗。④栓塞术1周后,因肝缺血影响肝糖原储存和蛋白质的合成,应根据医嘱静脉输入白蛋白、适量液体,准确记录出入量。⑤注意观察患者有无肝性脑病前驱症状,一旦发现异常,及时配合医生进行处理。

2.悲伤 与患者知道疾病预后不佳有关。

(1) 评估患者的心理反应 肝癌患者往往出现否认、愤怒、忧伤、接受几个心理反应阶段。在疾病诊断初期,患者多存在侥幸心理,希望对自己的诊断是错误的,因此患者表现为经常提问,十分关心自己的各项检查,焦虑和恐惧的心理反应并存。一旦患者确定自己的诊断,会表现愤怒或逃避现实,部分患者会出现过激的心理反应,出现绝望甚至自杀的行为。如果给予正确的心理疏导,患者会很快接受疾病诊断的事实,并配合治疗与护理。

(2) 建立良好的护患关系 护理过程中注意与患者建立良好的护患关系,为患者创造发泄情绪、表达内心感受的环境和机会,认真倾听并表示理解和同情,根据具体情况给予相应的心理疏导。对心理障碍严重者请心理医生配合治疗,深入了解其内心活动,鼓励患者说出内心感受。

(3) 建立家庭支持系统 应给患者家属以心理支持和具体指导,取得家属的配合,提高家庭的应对能力。对心理障碍严重者,鼓励家属多陪伴患者,积极处理患者提出的各种要求,稳定患者的情绪。

(4) 减轻患者的恐惧 患者一旦得知诊断后易产生恐惧心理,及时应对患者的心理反应,确定对其进行心理辅导的方式。对于处于愤怒和忧伤期的患者,应加强监控,并取得家属的配合,避免意外发生。

【其他护理诊断/问题】

1. 营养失调:低于机体需要量　与恶性肿瘤对机体的慢性消耗、化疗所致胃肠道反应有关。

2. 潜在并发症　上消化道出血、肝性脑病、癌结节破裂出血。

3. 有感染的危险　与长期消耗及化疗、放疗而致白细胞减少、抵抗力减弱有关。

【健康指导】

1. 疾病预防指导　宣传有关肝癌的预防知识,注意饮水卫生及食物卫生,预防粮食霉变,改进饮用水质量。应用乙型和丙型肝炎病毒疫苗,预防病毒性肝炎和肝硬化。对肝癌高发区定期普查,做到早发现、早治疗。

2. 疾病知识指导　指导患者生活规律,合理饮食,适当活动,避免受外力冲击或压迫,以免肿瘤破裂。指导患者保持乐观情绪,建立健康的生活方式,有条件者可参加社会性抗癌组织活动,以提高机体抗肿瘤能力。指导患者全面摄取营养素,增强机体抵抗力,戒烟、酒,减轻对肝的损害。

3. 用药指导　指导患者按医嘱服药,了解药物的主要不良反应,忌服有损于肝脏的药物。

(王曼华)

第八节　肝性脑病

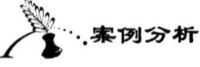

张某,男,46岁。2 d 前进食鸡蛋后出现上腹部不适、恶心。1 d 前出现沉默寡言,随地大小便,反应迟钝,失眠。

查体:T 36.5 ℃,P 80 次/min,R 20 次/min,BP 100/70 mmHg,嗜睡,注意力及计算力减退,定向力差,躁动不安。肝病面容,面部及颈部可见 4 枚蜘蛛痣,巩膜黄染,扑翼样震颤阳性,腹部稍隆起,腹壁可见静脉曲张,移动性浊音阳性,肝肋下 1 cm,脾肋下 3 cm。

请思考:①该患者是什么疾病? ②目前存在及可能出现的护理问题有哪些? ③目前对患者应采取哪些护理措施?

肝性脑病(hepatic encephalopathy,HE),过去称肝昏迷,是由于严重肝病引起以代谢紊乱为基础的中枢神经系统功能失调的综合征。其主要临床特点是行为失常、意识障碍和昏迷。若脑病的发生是由于门静脉高压、广泛肝门静脉与腔静脉侧支循环形成所致,称为门体分流性脑病(porto-systemic encephalopathy,PSE)。无明显临床表现和生化异常,只能用精细的智力试验和(或)电生理检测才可做出诊断的肝性脑病,称之为轻微肝性脑病(minimal hepatic encephalopathy),是肝性脑病发病过程中的一个阶段。肝功能较好、分流术后由于进食高蛋白而引起门体分流性脑病者预后较好;有腹水、黄疸、出血倾向的患者多数肝功能很差,其预后也差;暴发性肝功能衰竭所致的肝性脑病预后最差。

【病因和发病机制】

各种严重肝病均可引起肝性脑病,其中以肝炎后肝硬化最多见,也可见于门体分流手术、原发性肝癌、妊娠期急性脂肪肝、严重胆道感染等。肝性脑病尤其是门体分流性脑病常有明显的诱因,常见的有上消化道出血、高蛋白饮食、便秘、大量排钾利尿和放腹水、催眠镇静药和麻醉药、感染、尿毒症、低血糖、外科手术等。

肝性脑病的发病机制尚未完全明了。一般认为产生肝性脑病的病理生理基础是肝细胞功能衰竭及门腔静脉之间有手术造成的或自然形成的侧支分流,来自肠道的、正常情况下能被肝有效代谢的毒性产物,未被肝解毒和清除便进入体循环,透过血-脑屏障而至脑部,导致大脑功能紊乱。

1. 神经毒素　氨是促发肝性脑病最主要的神经毒素,氨代谢紊乱引起氨中毒是肝性脑病,特别是门体分流性脑病的重要发病机制。血氨主要来自肠道、肾和骨骼肌生成的氨,但消化道是氨产生的主要部位。正常人胃肠道每天产氨约 4 g,氨在肠道的吸收主要以非离子型氨(NH_3)弥散入血;当结肠内 pH 值>6 时,NH_3 大量弥散入血;pH 值<6 时,则 NH_3 从血液转至肠腔,随粪便排出。游离 NH_3 有毒性,能透过血-脑屏障,离子型氨(NH_4^+)相对无毒,不能透过血-脑屏障,两者受 pH 值梯度改变的影响而相互转化。机体清除氨的主要途径:①绝大部分来自肠道的氨在肝内经鸟氨酸代谢环转变为尿素经肾脏排除;②脑、肝、肾等组织利用及消耗氨,合成谷氨酸及谷氨酰胺;③血氨过多时,少量可从肺部呼出。

2. 神经递质的变化

(1) γ-氨基丁酸/苯二氮䓬(GABA/BZ)神经递质　GABA 是哺乳动物大脑的主要抑制性神经递质,在门体分流和肝衰竭时,在氨的作用下,脑星形胶质细胞 BZ 受体表达上调。大脑神经元表面 GABA 受体与 BZ 受体及巴比妥受体紧密相连,组成 GABA/BZ 复合体,共同调节氯离子通道。复合体中任何一个受体被激活均可促使氯离子内流而使神经传导被抑制。

(2) 假性神经递质　神经冲动的传导是通过递质完成的,神经递质分兴奋性(多巴胺、去甲肾上腺素等)和抑制性(5-羟色胺、γ-氨基丁酸等),正常时两者保持平衡。食物中的芳香族氨基酸,如酪氨酸、苯丙氨酸等,经肠菌脱羧酶的作用分别转变为酪胺和苯乙胺。正常时这两种胺在肝内被单胺氧化酶分解清除,肝功能衰竭时,清除发生障碍,此两种胺可进入脑组织,在脑内经 β 羟化酶作用形成 β-羟酪胺和苯乙醇胺,后两者的化学结构与正常神经递质去甲肾上腺素相似,但不能传递神经冲动或作用很弱,故称为假性神经递质。当假性神经递质被脑细胞摄取并取代了突触中的正常递质时,兴奋冲动不能正常地传至大脑皮质而产生异常抑制,出现意识障碍或昏迷。

(3) 色氨酸　正常情况下色氨酸与白蛋白结合不易通过血脑屏障,肝病时白蛋白合成降低,加之血浆中其他物质对白蛋白的竞争性结合,造成游离的色氨酸增多,游离的色氨酸可通过血脑屏障,在大脑中代谢生成 5-羟色胺(5-HT)及 5-羟吲哚乙酸(5-HITT),两者都是抑制性神经递质,参与肝性脑病的发生,与早期睡眠方式及日夜节律改变有关。

【临床表现】

肝性脑病发生在严重肝病和(或)广泛门体分流的基础上,临床上主要表现为高级神经中枢的功能紊乱(如性格改变、智力下降、行为失常、意识障碍等)以及运动和反射异常(如扑翼样震颤、肌阵挛、反射亢进和病理反射等)。但肝性脑病的临床表现因原有肝病的性质、肝细胞损害严重程度及诱因不同而很不一致。急性肝衰竭所致的肝性脑病可无明显诱因,患者在起病数日内即进入昏迷直至死亡。慢性肝性脑病多是门体分流性脑病,常见于肝硬化患者和门腔分流手术后的患者,以慢性反复发作性木僵与昏迷为突出表现,常有明显诱因,如大量进食蛋白食物、上消化道出血、感染等。根据意识障碍程度、神经系统体征和脑电图改变,可将肝性脑病的临床过程分为四期。分期有助于早期诊断、预后估计及疗效判断。

考点:肝性脑病的临床表现。

一期(前驱期):轻度性格改变及行为异常,如欣快、激动、淡漠少言,应答尚准确,但吐词不清且较缓慢。可有扑翼样震颤亦称为肝震颤,即嘱患者两臂平举,肘关节固定,手掌向背侧伸展,手指分开时,可见掌指关节、腕关节甚至肘与肩关节急促而不规则地抖动。脑电图多数正常。此期历时数日或数周。可因症状不明显而被忽视。

二期(昏迷前期):以意识错乱、睡眠障碍、行为失常为主。定向力和理解力均减退,对时间、地点、人物的概念混乱,不能完成简单的计算和智力构图(如搭积木、用火柴杆摆五角星等),言语不清、书写障碍、举止反常(如衣冠不整或随地大小便)也很常见,多有睡眠倒错,昼睡夜醒,甚至有幻觉、恐惧、狂躁而易被误认为一般精神病。此期患者有明显的神经系统体征,如腱反射亢进、肌张力增高、踝阵挛、锥体束征阳性等,此期扑翼样震颤存在,脑电图有特异性异常。患者可出现不随意运动及运动失调。

三期(昏睡期):以昏睡和精神错乱为主要表现,大部分时间呈昏睡状态,但可以唤醒,醒后尚可应答,但常有神志不清和幻觉。神经系统体征持续存在或加重,肌张力增加,扑翼样震颤仍可引出,锥体束征常呈阳性,脑电图明显有异常波形。

四期(昏迷期):神志完全丧失,不能唤醒。浅昏迷时,对疼痛等强刺激有反应,腱反射和肌张力仍亢进;因患者不能合作,扑翼样震颤无法引出。深昏迷时,各种反射消失,肌张力降低,瞳孔常散大,可出现阵发性惊厥、踝阵挛和换气过度,脑电图明显异常。

以上各期的分界不很清楚,前后期临床表现可有重叠,病情发展或经治疗好转时,程度可进级或退级。

轻微肝性脑病患者,由于没有明显临床表现而被视为健康人,但在驾驶各种交通工具时,有发生交通事故的危险。肝功能损害严重的肝性脑病患者有明显黄疸、出血倾向和肝臭,易并发各种感染、肝肾综合征和脑水肿等。

【实验室及其他检查】

1. 血氨 正常人空腹静脉血氨为 6～35 μmol/L,动脉血氨含量为静脉血氨的 0.5～2.0 倍,空腹动脉血氨比较稳定。慢性肝性脑病尤其是门体分流性脑病患者多有血氨增高;而急性肝衰竭所致肝性脑病的血氨多正常。血氨动态观察对肝性脑病的诊断更有价值。

2. 脑电图检查 正常人的脑电图呈 α 波,每秒 8～13 次。肝性脑病患者的脑电图表现为节律变慢,二至三期患者表现为 δ 波或三相波,每秒 4～7 次;昏迷时表现为高波幅的 δ 波,每秒少于 4 次。脑电图的改变特异性不强,尿毒症、呼吸衰竭、低血糖亦可有类似改变。此外,脑电图对轻微肝性脑病和一期肝性脑病的诊断价值较小。

3. 影像学检查　急性肝性脑病患者进行头部 CT 或 MRI 检查时可发现脑水肿,慢性肝性脑病患者则可发现有不同程度的脑萎缩。

【诊断要点】

肝性脑病的主要诊断依据:①严重肝病和(或)广泛门体侧支循环形成;②出现精神错乱、昏睡或昏迷,可引出扑翼样震颤;③有肝性脑病的诱因;④反映肝功能的血生化指标明显异常和(或)血氨增高;⑤脑电图异常。有少部分肝性脑病患者肝病病史不明确,以精神症状为突出表现,易被误诊。故对有精神错乱患者,了解其肝病史及检测肝功能等应作为排除肝性脑病的常规。

【治疗要点】

目前尚无特效疗法,应采取综合治疗措施。去除肝性脑病发作的诱因,保护肝脏功能免受进一步损伤、治疗氨中毒及调节神经递质是治疗肝性脑病的主要措施。

1. 及早识别及去除肝性脑病发作的诱因　慎用镇静药及损伤肝功能的药物;纠正电解质和酸碱平衡紊乱,特别是纠正低钾性碱中毒,避免快速和大量的排钾利尿和放腹水;及时控制感染和上消化道出血并清除积血;注意防治便秘。

2. 减少肠内氨源性毒物的生成和吸收　①灌肠或导泻:清除肠内积食、积血或其他含氮物质,可用生理盐水或弱酸性溶液(如稀醋酸液)灌肠,或口服或鼻饲 25% 硫酸镁 30~60 mL 导泻。对于急性门体分流性脑病昏迷者,66.7% 的乳果糖 500 mL 灌肠是首选治疗。②抑制肠道细菌的生长:使用抑制肠道产尿素酶的细菌的口服抗生素,减少氨的生成。常用的有新霉素、甲硝唑、利福昔明等。新霉素剂量为 2~8 g/d,分 4 次口服,甲硝唑每天口服 0.8 g,利福昔明每天口服 1.2 g。③益生菌制剂:口服不产尿素酶的有益菌可起到维护肠道正常菌群、抑制有害菌群、减少毒素吸收的作用。

3. 促进体内氨的代谢　应用降血氨药物 L-鸟氨酸-L-门冬氨酸,能促进体内的鸟氨酸循环而降低血氨,每天静脉输注 20 g 可降低血氨,改善症状。

4. 调节神经递质　①GABA/BZ 复合受体拮抗剂:氟马西尼是 BZ 受体拮抗剂,可以拮抗内源性苯二氮䓬所致的神经抑制,对三期、四期患者具有催醒作用,剂量为 0.5~1.0 mg 静脉注射或 1 mg/h 持续静脉滴注。②支链氨基酸:支链氨基酸制剂是一种以亮氨酸、异亮氨酸、缬氨酸等为主的复合氨基酸,可以竞争性抑制芳香族氨基酸进入大脑,减少假性神经递质的形成,其疗效尚有争议,但对于不能耐受蛋白质的营养不良者,可口服或静脉滴注支链氨基酸为主的混合液,有助于改善其氮平衡。

5. 人工肝　临床上有多种人工肝支持治疗方式,如血浆置换、血液透析、血液灌流、分子吸附再循环系统(molecular absorbent recycling system, MARS)及生物人工肝等。MARS 可清除肝性脑病患者血液中部分有毒物质、降低血胆红素浓度及改善凝血酶原时间,对肝性脑病有暂时的、一定程度的疗效,尤其适用于急性肝功能衰竭者,可为肝移植赢取时间。生物人工肝的研究近年有一定进展,期望可在体外代替肝的部分生物功能。

6. 肝移植　肝移植是治疗各种终末期肝病的一种有效手段,严重和顽固性的肝性脑病有肝移植的指征。

7. 其他对症治疗　①纠正水电解质紊乱和酸碱平衡失调,每天入液总量以不超过

2 500 mL为宜。肝硬化腹水患者的入液量应加控制(一般约为前1 d尿量加1 000 mL),以免血液稀释、血钠过低而加重昏迷。及时纠正低钾和碱中毒,补充氯化钾或静脉滴注精氨酸溶液。②用冰帽降低颅内温度,减少能量消耗,保护脑细胞功能。③保持呼吸道通畅,深昏迷者,应做气管切开排痰给氧。④静脉滴注高渗葡萄糖、甘露醇等脱水剂,防治脑水肿。

【常用护理诊断/问题、措施及依据】

1. 意识障碍 与血氨升高,干扰脑细胞能量代谢和神经传导有关。

(1) 病情观察 严密观察患者思维、认知的变化,以判断意识障碍的程度。加强对患者血压、脉搏、呼吸、体温、瞳孔的监测并作记录。定期抽血复查肝、肾功能、电解质的变化,有情况及时报告并协助医生处理。

(2) 去除和避免诱发因素 应协助医生迅速去除本次发病的诱发因素,并注意避免其他诱发因素。①上消化道出血是最常见的诱因,应协助医生采取各种止血措施,及时清除消化道内的积血,减少氨的吸收,尽量减少库存血的输入,可用生理盐水或弱酸性溶液灌肠,忌用肥皂水。②避免快速利尿和大量放腹水,及时处理严重的呕吐和腹泻,以防止有效循环血容量减少、大量蛋白质丢失及低钾血症,避免加重肝脏损害和意识障碍。可在放腹水的同时补充血浆白蛋白。③避免应用镇静催眠药、麻醉药等,因其可直接抑制大脑和呼吸中枢,造成缺氧,根据病情需要,遵医嘱减量使用地西泮(安定)、东莨菪碱类药物,并减少给药次数。④防止感染,如发生感染应遵医嘱及时、准确地给患者应用抗生素以有效控制感染。⑤保持排便通畅,防止便秘。肝性脑病患者因肠蠕动减弱、长期卧床等因素,易发生便秘。便秘使氨及其他有毒物质在肠道存留时间延长,毒物吸收增加。

(3) 生活护理 尽量安排专人护理,患者以卧床休息为主,以利于肝细胞再生,减轻肝脏负担。患者清醒时向其讲解意识模糊的原因,训练患者的定向力,利用电视、报纸、探视者等提供环境刺激。患者如有烦躁应加床护栏,必要时使用约束带,防止发生坠床及撞伤等意外。

(4) 用药护理 ①应用谷氨酸钠或谷氨酸钾时,谷氨酸钾、钠比例应根据血清钾、钠浓度和病情而定。要注意观察患者的尿量、腹水、水肿状况,尿少时慎用钾剂,明显腹水和水肿时慎用钠剂。谷氨酸盐为碱性,使用前可先注射3~5 g维生素C,碱血症者不宜使用。②长期服用新霉素的患者,要注意少数可出现听力或肾功能损害,故服用新霉素不宜超过1个月,用药期间应做好听力和肾功能的监测。③乳果糖因在肠内产气较多,可引起腹胀、腹绞痛、恶心、呕吐及电解质紊乱等,应用时应从小剂量开始。④大量输注葡萄糖时,警惕低钾血症、心力衰竭和脑水肿。⑤使用导泻剂时,应记录排便次数和粪便颜色,观察血压、脉搏情况,做好肛门周围皮肤护理。血容量不足或血压不稳定者,不宜导泻,以免诱发循环衰竭的发生。

(5) 昏迷患者的护理 ①患者取仰卧位,头略偏向一侧,防止舌后坠阻塞呼吸道。②保持呼吸道通畅,做好定时吸痰,深昏迷患者应做气管切开以排痰,保证氧气的供给。③加强皮肤护理,保持床铺干燥、平整,定时翻身,防止褥疮和坠积性肺炎的发生。对眼睑闭合不全、角膜外露的患者可用生理盐水纱布覆盖眼部。④定时给患者做肢体的被动运动,防止静脉血栓形成及肌肉萎缩。⑤尿潴留患者给予留置尿管,记录尿量、颜色、气味。

(6)心理护理 待患者意识清醒后,针对患者不同的心理,进行耐心、细致的解释和劝导,对患者的表现表示同情和理解,尊重患者的人格,解除其顾虑和不安,增强其战胜疾病的信心;向家属介绍疾病的发展过程和临床表现,使其主动参与患者的护理,提高疗效。

2. 营养失调:低于机体需要量 与肝功能减退、消化吸收障碍、限制蛋白摄入有关。

(1)高热量饮食 每天供给5.0~6.7 MJ(1 200~1 600 kcal)的热量,保证机体能量供应,以维持正氮平衡,防止蛋白分解代谢增强,引起氨基酸生成及产氨过多,从而增加肝性脑病发生的危险性。

(2)蛋白质的摄入 昏迷开始数日内禁食蛋白质,供给以糖类为主的食物,每天供给足够的热量和维生素。神志清醒后,可逐步增加蛋白质饮食,从20 g/d 逐渐增加至1.0~1.5 g/(kg·d),慢性肝性脑病患者无须禁食蛋白质。给予支链氨基酸为主的豆制品,以植物蛋白为好,因植物蛋白含甲硫氨酸、芳香族氨基酸较少,含支链氨基酸较多,且能增加粪氮排泄。此外,植物蛋白含非吸收性纤维,被肠菌酵解产酸有利于氨的排除。

(3)其他 不宜使用维生素B_6,因其可使多巴在外周神经处转为多巴胺,减少多巴进入脑组织,影响中枢神经系统的正常传导。

【其他护理诊断/问题】

1. 活动无耐力 与肝功能减退、营养摄入不足有关。
2. 有感染的危险 与长期卧床、营养失调、抵抗力低下有关。

【健康指导】

1. 疾病知识指导 向患者及家属介绍肝性脑病的基本知识,指导其认识肝性脑病的各种诱发因素并自觉避免,如限制蛋白质摄入,不滥用对肝有损害的药物,保持大便通畅,避免各种感染,戒烟酒等。

2. 用药指导 指导患者严格遵医嘱服药,了解药物的主要不良反应,并定期随访复诊。

3. 照顾者指导 建立患者的支持系统,指导家属给予患者生活照顾和精神支持,帮助患者增强抗病的信心。指导家属学会观察患者病情的变化,特别是出现性格行为、睡眠等的改变,应及时报告,及时治疗。

(王曼华)

第九节 急性胰腺炎

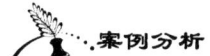

李某,男,40岁。1 d前晚餐后2 h出现剧烈腹痛,为全腹痛,放射至背部,伴有恶心、呕吐,呕吐物为胃内容物,呕吐后无缓解,无头晕、意识障碍,无胸闷、心悸,无呕血、便血等。

查体:T 38.9 ℃,P 110次/min,R 26次/min,BP 90/60 mmHg,神志清楚,精神差,右侧屈曲卧位,全腹膨隆,伴上腹明显压痛,伴有肌紧张和反跳痛,肠鸣音消失,移动性浊音阳性。实验室检查:白细胞计数 $18.9\times 10^9/L$,血清淀粉酶 2 146 U/L。既往有胆囊结石病史 3 年。

请思考:①该患者是什么疾病?②目前主要的护理诊断有哪些?③对患者应采取哪些护理措施?

急性胰腺炎(acute pancreatitis,AP)指多种病因导致胰酶在胰腺内被激活后引起胰腺组织自身消化、水肿、出血,甚至坏死的炎症反应。临床以急性上腹痛、发热、恶心、呕吐、血与尿淀粉酶增高为特点,病情轻重不一,重症常继发感染、腹膜炎和休克等多种并发症。可发生于任何年龄,但以青壮年居多,女性较男性多见。本病轻症者预后良好,常在 1 周内恢复,不留后遗症。重症者预后差,病死率在 20%~40%。

【病因和发病机制】

1.病因　引起急性胰腺炎的病因很多,我国以胆管疾病为常见病因,西方国家以大量饮酒引起者多见。

考点:急性胰腺炎的常见病因。

(1)胆管疾病　我国胆石症、胆道感染、胆道蛔虫是急性胰腺炎发病的主要原因,占 50% 以上,又称胆源性胰腺炎。引起胆源性胰腺炎的机制可能:①胆石、胆管感染、蛔虫致壶腹部狭窄或(和)Oddi 括约肌痉挛,十二指肠壶腹部出口梗阻,胆道内压力超过胰管内压力,使胆汁逆流入胰管,导致急性胰腺炎。②胆石在移行中损伤胆总管、胰管、壶腹部或胆管炎症引起暂时性 Oddi 括约肌松弛,使富含肠激酶的十二指肠液反流入胰管,激活胰酶,引起急性胰腺炎。③胆道感染时细菌毒素、游离胆酸、非结合胆红素等,可通过胆胰间淋巴管交通支扩散到胰腺,激活胰酶,引起急性胰腺炎。

(2)大量饮酒和暴饮暴食　乙醇可致胰液分泌增多,并引起十二指肠乳头水肿与 Oddi 括约肌痉挛,胰液排出受阻,使胰管内压增加,引起急性胰腺炎。慢性嗜酒者常有胰液蛋白沉淀,形成蛋白栓堵塞胰管,致胰液排出不畅。暴饮暴食使短时间内大量食糜进入十二指肠,刺激乳头水肿,Oddi 括约肌痉挛,同时引起大量胰液与胆汁分泌,由于胰液和胆汁排泄不畅,引发急性胰腺炎。

(3)胰管阻塞　胰管结石或蛔虫、胰管狭窄、肿瘤等均可引起胰管阻塞,当胰液分泌旺盛时胰管内压增高,使胰管小分支和胰腺泡破裂,胰液与消化酶渗入间质,引起急性胰腺炎。

(4)手术与创伤　腹腔手术特别是胰腺或胃手术、腹部钝挫伤等可直接或间接损伤胰腺组织与胰腺的血液供应引起胰腺炎。ERCP 检查后,少数因重复注射造影剂或注射压力过高,发生胰腺炎。

(5)内分泌与代谢障碍　任何引起高钙血症、高脂血症的原因均可通过引起胰管钙化或胰液内脂质沉着等引起急性胰腺炎。

(6)感染　急性胰腺炎继发于急性传染性疾病者多数较轻,随感染痊愈而自行消退,如急性流行性腮腺炎、传染性单核细胞增多症等。

(7)药物　某些药物如噻嗪类利尿药、硫唑嘌呤、糖皮质激素、四环素、磺胺类等可直接损伤胰腺组织,使胰液分泌或黏稠度增加,引起急性胰腺炎。

(8)其他　少见因素有十二指肠球后穿透性溃疡、邻近乳头的十二指肠憩室炎、胃部手术后输入袢综合征、心脏或肾移植术后、遗传因素等。临床中多数胰腺炎可找到致病因素,但仍有 5%~25% 的急性胰腺炎病因不明,称为特发性胰腺炎。

2. 发病机制　急性胰腺炎的发病机制尚未完全阐明。正常胰腺分泌的消化酶有两种形式:一种是有生物活性的酶,另一种是以前体或酶原形式存在的无活性的酶,正常情况下合成的胰蛋白酶绝大部分是无活性的酶原。各种原因导致的胰管内压力增高,使酶原在腺泡细胞内提前激活,引起胰腺自身消化、炎症反应和循环障碍。炎症过程中产生肿瘤坏死因子、白细胞介素-1、前列腺素等炎症介质,增加血管通透性,导致大量炎性渗出;胰腺循环障碍导致胰腺出血、坏死。参与炎症过程的各种因素相互作用,使炎症逐级扩大,并向全身扩展,造成多器官炎性损伤和功能障碍。

【临床表现】

急性胰腺炎的临床表现和病情轻重取决于病因、病理类型和诊治是否及时。水肿型胰腺炎症状相对较轻,经过积极治疗多可痊愈;出血坏死型胰腺炎起病急骤,症状严重,变化迅速,常伴有休克及多种并发症。

1. 症状

(1) 腹痛　为本病的主要表现及首发症状。常在酗酒或暴饮暴食后突然发病,程度轻重不一,疼痛部位常位于中上腹,呈持续性钝痛、刀割、钻痛或绞痛,可向腰背部呈带状放射,取弯腰抱膝位可减轻。水肿型患者腹痛 3~5 d 后缓解,出血坏死型者剧痛持续时间较长,病情发展较快,由于渗液扩散可引起全腹痛。极少数年老体弱患者可无腹痛或轻微腹痛。腹痛的发生与炎性渗出和胰液对胰腺包膜、腹膜及腹膜后组织的刺激,病变累及肠道引起肠胀气、肠麻痹,以及原有的胆囊炎、胆石症等因素有关。

(2) 恶心、呕吐及腹胀　多在起病后出现,有时呈频繁呕吐,吐后腹痛并不减轻。同时偶有腹胀,甚至出现麻痹性肠梗阻。

考点:症状、体征和临床分型。

(3) 发热　多数患者有中度以上发热,一般持续 3~5 d。持续发热 1 周以上不退或逐日升高、白细胞升高者应怀疑有继发感染,如胰腺脓肿或胆道感染等。

(4) 低血压或休克　重症患者多见。表现为烦躁不安、脉搏加快、血压下降、皮肤湿冷、面色苍白等,少数患者可突然发生休克,甚至猝死。主要原因是有效血容量不足,缓激肽类物质致周围血管扩张,胰腺坏死释放心肌抑制因子使心肌收缩不良,并发感染或消化道出血。

(5) 水、电解质及酸碱平衡紊乱　多有轻重不等的脱水,呕吐频繁者可有代谢性碱中毒。重症患者常有明显脱水和代谢性酸中毒,伴血钾、血镁、血钙降低,部分患者可有血糖升高,偶可发生糖尿病酮症酸中毒或高渗昏迷。

2. 体征

(1) 轻症急性胰腺炎　腹部体征较轻,往往与主诉腹痛程度不十分相符,多数有中上腹部轻压痛,无腹肌紧张及反跳痛,可有不同程度的腹胀和肠鸣音减弱。急性出血坏死型者,则出现急性腹膜炎体征,全腹压痛、反跳痛,腹肌紧张。

(2) 重症急性胰腺炎　患者常呈急性重病面容,表情痛苦,脉搏增快,呼吸急促,血压下降。患者上腹或全腹压痛明显,并有腹肌紧张、反跳痛,伴肠麻痹者常有明显腹胀,肠鸣音减弱或消失,可出现移动性浊音。少数患者因胰酶渗入腹腔或胸导管,可产生腹膜炎与胸膜炎(左侧多见),也可因胰酶和坏死组织、出血穿过腹膜间隙与肌层进入腹壁下,腰部两侧出现灰紫色斑 (Grey-Turner 征) 或脐周皮肤青紫 (Cullen 征)。胰头水肿时可压迫胆总管,出现黄疸。低血钙时有手足抽搐,是预后不良的表现。

3. 并发症

（1）局部并发症 主要为胰腺脓肿和假性囊肿。胰腺脓肿在重症胰腺炎起病 2～3 周后，因胰腺及胰周坏死继发感染而形成，表现为高热、腹痛等；假性囊肿常在起病 3～4 周后形成，系由胰液和液化的坏死组织在胰腺内或其周围包裹所致，多位于胰体尾部。

（2）全身并发症 重症胰腺炎常并发不同程度的多器官功能衰竭（multiple organ failure，MOF），如急性呼吸衰竭、急性肾功能衰竭、心力衰竭与心律失常、消化道出血、胰性脑病、败血症等，病死率极高。

【实验室及其他检查】

1. 淀粉酶测定 血清淀粉酶一般在起病后 6～12 h 开始上升，48 h 后开始下降，持续 3～5 d。血清淀粉酶超过正常值的 3 倍即可诊断本病。但淀粉酶升高程度与病情严重性并不一致，出血坏死型胰腺炎由于胰腺细胞广泛破坏，血清淀粉酶值正常或低于正常。尿淀粉酶升高较晚，在发病后 12～14 h 开始升高，下降缓慢，持续 1～2 周，但尿淀粉酶值受患者尿量的影响。

2. 血清脂肪酶测定 血清脂肪酶常在病后 24～72 h 开始升高，持续 7～10 d，对病后就诊较晚的急性胰腺炎患者有诊断价值，其特异性较高。

3. 血常规和血生化检查 多有白细胞增多及中性粒细胞核左移。C 反应蛋白（C reactive protein，CRP）是组织损伤和炎症的非特异性标志物，有助于评估与监测急性胰腺炎的严重性，在胰腺坏死时 CRP 明显升高。暂时性血糖升高常见，持久的空腹血糖高于 10 mmol/L 反映胰腺坏死，提示预后不良。暂时性低钙血症（<2 mmol/L）常见于重症急性胰腺炎，低血钙程度与临床严重程度平行。高胆红素血症可见于少数患者，也可有血清 AST、LDH 增加。

4. 影像学检查 腹部平片可见"哨兵袢"和"结肠切割征"为胰腺炎的间接指征，也可发现肠麻痹或麻痹性肠梗阻征象。腹部 B 超与 CT 显像可见胰腺弥漫增大、光点增多、轮廓与周围边界不清楚等。还可通过 MRI 胆胰管造影（magnetic resonance cholangiopancreatography，MRCP）判断有无胆胰管梗阻。

【诊断要点】

有胆管疾病、酗酒、暴饮暴食等病史，突发上腹部持续性疼痛并阵发性加重，伴恶心、呕吐、上腹部压痛，血、尿淀粉酶显著升高，排除其他急腹症者，即可诊断。重症胰腺炎除具备以上诊断标准，还具有局部并发症（胰腺坏死、假性囊肿、脓肿）和（或）器官衰竭。

【治疗要点】

大多数急性胰腺炎属于轻症急性胰腺炎，经 3～5 d 积极治疗多可治愈。治疗措施包括：①禁食。②胃肠减压，必要时置鼻胃管持续吸引胃肠减压，适用于腹痛、腹胀、呕吐严重者。③静脉输液，积极补充血容量，维持水电解质和酸碱平衡，注意维持热能供应。④止痛，腹痛剧烈者可予哌替啶。⑤抗生素，我国急性胰腺炎发生常与胆道疾病有关，故临床上习惯应用；如怀疑合并感染，则必须使用。⑥抑酸治疗，临床习惯应用 H_2 受体阻滞剂或质子泵抑制剂，认为可通过抑制胃酸而抑制胰液分泌，并有预防应激性溃疡的作用。

重症胰腺炎必须采取综合性措施,积极抢救治疗,除上述措施外,还包括以下方法:

1. 内科治疗

(1) 监护 应转入重症监护病房(intensive care unit,ICU)进行病情监测。

(2) 维持水、电解质平衡,保持血容量 积极补充液体及电解质(钾、钠、钙、镁等离子),维持有效血容量。重症患者常有休克,应给予白蛋白、鲜血或血浆代用品。

(3) 营养支持 早期一般采用全胃肠外营养(total parenteral nutrition,TPN),如无肠梗阻,应尽早过渡到肠内营养(enteral nutrition,EN),以增强肠道黏膜屏障,防止肠内细菌移位引起胰腺坏死合并感染。

(4) 抗菌药物 重症胰腺炎常规用抗菌药物有预防无菌性胰腺坏死合并感染的作用,宜选择对肠道移位细菌敏感且对胰腺有较好渗透性的广谱抗生素。

(5) 减少胰液分泌 生长抑素类具有抑制胰液及胰酶分泌、抑制胰酶合成的作用。生长抑素剂量为 250 μg/h;生长抑素的类似物奥曲肽为 25~50 μg/h,持续静脉滴注,疗程 3~7 d。

(6) 抑制胰酶活性 仅用于重症胰腺炎的早期,常用药物有抑肽酶 20 万~50 万 U/d,分 2 次溶于葡萄糖液静脉滴注;加贝酯 100~300 mg 溶于 500~1 500 mL 葡萄糖盐水,每小时 2.5 mg/(kg·h)静脉滴注。2~3 d 后病情好转,可逐渐减量。

2. 内镜下 Oddi 括约肌切开术 适用于胆源性胰腺炎合并胆道梗阻或胆道感染者。

3. 外科治疗 ①腹腔灌洗可清除腹腔内细菌、内毒素、胰酶、炎性因子等,减少这些物质进入血液循环后对全身脏器损害。②对于急性出血坏死型胰腺炎经内科治疗无效,或胰腺炎合并胰腺脓肿、胰腺假性囊肿、胆道梗阻或感染、肠穿孔时,可考虑外科手术治疗。

4. 中医中药 对急性胰腺炎有一定疗效,主要有柴胡、黄连、黄芩、枳实等,随症加减。

【常用护理诊断/问题、措施及依据】

1. 疼痛:腹痛 与胰腺及其周围组织炎症、水肿或出血坏死有关。

(1) 休息与体位 绝对卧床休息,减轻胰腺负担,促进组织修复。协助患者选择舒适的体位,如弯腰、屈膝仰卧以减轻疼痛,并鼓励患者翻身。因剧痛辗转不安者要防止坠床,保证安全。

考点:腹痛的护理。

(2) 饮食护理 向患者解释禁食、禁水的意义,让患者执行禁食、禁水 1~3 d,口渴者可含漱或湿润口唇,做好口腔护理。禁食、禁水期间按医嘱积极补液,胃肠减压时补液量需适当增加,同时注意补充电解质,维持水电解质平衡。当腹痛和呕吐完全消失、肠鸣音恢复正常、淀粉酶下降后,可恢复进食,从少量低脂、低糖流质、少食多餐开始,过渡到半流质、渐进为正常普通饮食,并注意补充维生素和电解质。避免过早地摄入脂肪和蛋白质,切忌暴饮暴食及酗酒。若患者禁食、禁水超过 1 周以上,可以考虑在 X 射线引导下经鼻腔置空肠营养管,实施肠内营养。

(3) 用药护理 腹痛剧烈者,可遵医嘱给予哌替啶等止痛药,但哌替啶反复使用可致成瘾。禁用吗啡,以防引起 Oddi 括约肌痉挛,加重病情。注意监测用药前、后患者疼痛有无减轻,疼痛的性质和特点有无改变。若疼痛持续存在伴高热,则应考虑可能并发胰腺脓肿;如疼痛剧烈,腹肌紧张、压痛和反跳痛明显,提示并发腹膜炎,应报告医生及时处理。

2.潜在并发症:低血容量性休克　与呕吐、禁食、胃肠减压、液体渗出、出血有关。

(1)病情观察　①严密监测生命体征,定时记录患者的呼吸、脉搏、心率、血压、体温、血氧饱和度等。注意有无脉搏细速、呼吸急促、尿量减少等低血容量的表现。②注意观察呕吐物的量及性质,行胃肠减压者,观察和记录引流量及性质。③观察患者皮肤黏膜的色泽与弹性有无变化,判断失水程度。准确记录24 h出入量,作为补液的依据。④定时留取标本,监测血、尿淀粉酶、血糖、电解质的变化,做好动脉血气分析的测定。

(2)维持有效血容量　迅速建立有效静脉通路输入液体及电解质,禁食患者每天的液体入量常需在3 000 mL以上,以维持有效循环血量。注意根据患者脱水程度、年龄和心肺功能调节输液速度,及时补充因呕吐、发热和禁食所丢失的液体和电解质,纠正酸碱平衡失调。

(3)抢救配合　①迅速准备好抢救用物,如静脉切开包、人工呼吸器、气管切开包等。②患者取平卧位,注意保暖,给予氧气吸入。③尽快建立静脉通路,必要时静脉切开,遵医嘱输注液体、血浆或全血,补充血容量。根据血压调整给药速度,必要时测定中心静脉压,以决定输液量和速度。④如循环衰竭症状不见好转或有心力衰竭,按医嘱给升压药物或强心剂。注意观察患者血压、神志及尿量的变化。

【其他护理诊断/问题】

1.体温过高　与胰腺组织坏死、继发感染等有关。

2.其他潜在并发症　急性呼吸窘迫综合征(acute respiratory distress syndrome,ARDS)、急性肾功能衰竭等。

3.知识缺乏　缺乏有关本病的病因和预防知识。

【健康指导】

1.疾病知识指导　指导患者及家属了解本病主要诱发因素,避免暴饮暴食和酗酒。告知患者急性胰腺炎多因胆管疾病所致,故有胆管疾病、十二指肠疾病者宜积极治疗。

2.饮食指导　指导患者及家属掌握饮食卫生知识,患者应有规律进食,宜食用低脂、无刺激性的食物,戒烟酒,以预防复发。

(王曼华)

第十节　上消化道大量出血

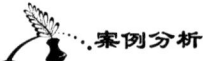

刘某,男,35岁。上腹部节律性疼痛反复发作5年,空腹时发作,进食后缓解,有夜间痛,伴反酸、烧心、嗳气。1 d前饮酒后出现呕血,量约900 mL,呕吐物初为咖啡色,后为暗红色,并有黑便、头晕、心慌、无力感。

查体：T 37.0 ℃，P 120 次/min，R 22 次/min，BP 82/55 mmHg，神志尚清，面色苍白，四肢湿冷，烦躁不安，腹平软，肝脾未触及，肠鸣音亢进。

请思考：①该患者临床诊断是什么？②目前主要护理问题有哪些？③对患者应采取哪些抢救措施？

上消化道出血（upper gastrointestinal hemorrhage）是指屈氏韧带以上的消化道出血，包括食管、胃、十二指肠、胰、胆管等病变引起的出血，以及胃、空肠吻合术后的空肠病变所致的出血。上消化道急性大量出血是指数小时内失血量超出 1 000 mL 或循环血容量的 20%，临床表现以呕血和（或）黑便为主，常伴有血容量减少，导致急性周围循环衰竭、休克、死亡。本病是常见的临床急症，急性大量出血死亡率约为 10%，在老年人、伴有严重疾病的患者死亡率可达 25%～30%。及早识别出血征象，严密观察周围循环状况的变化，迅速准确的抢救治疗和细致的临床护理，均是抢救患者生命的关键环节。多数上消化道出血患者经治疗可止血或自然停止出血，若合并心、肝、肺、肾等脏器严重疾病，且本次出血量大或短期内反复出血，一般预后不佳，死亡率较高。

【病因】

引起上消化道出血的因素有消化系统的炎症、机械性损伤、血管病变、肿瘤等，也可由全身疾病或邻近器官的病变累及所致。临床最常见的病因依次为消化性溃疡、食管胃底静脉曲张破裂、急性胃黏膜病变、胃癌等。

考点：常见的病因。

1. 上消化道疾病　①食管疾病：食管炎、食管癌、食管消化性溃疡、食管损伤。②胃十二指肠疾病：消化性溃疡、急性胃炎、慢性胃炎、胃黏膜脱垂、胃癌、急性胃扩张、十二指肠炎、胃手术后病变、胃血管异常等。③空肠疾病：胃肠吻合术后空肠溃疡、空肠克罗恩病。

2. 门静脉高压引起食管、胃底静脉曲张破裂或门脉高压性胃病　①肝硬化：结节性肝硬化、血吸虫病性肝纤维化、胆汁性肝硬化等。②门静脉阻塞：门静脉炎、门静脉血栓形成、门静脉受邻近肿块压迫。③肝静脉阻塞：肝静脉阻塞综合征。

3. 上消化道邻近器官或组织的疾病　①胆管出血：胆管或胆囊结石、胆道蛔虫病、胆管或胆管癌、术后胆总管引流管造成的胆道受压坏死、肝癌、肝脓肿或肝动脉瘤破入胆道。②胰腺疾病累及十二指肠：胰腺癌、急性胰腺炎并发脓肿溃破。③主动脉瘤破入食管、胃或十二指肠。④纵隔肿瘤或脓肿破入食管。

4. 全身性疾病　①血管性疾病：过敏性紫癜、动脉粥样硬化等。②血液病：白血病、血友病、血小板减少性紫癜、再生障碍性贫血、弥散性血管内凝血及其他凝血机制障碍。③尿毒症。④风湿性疾病：结节性多动脉炎、系统性红斑狼疮等。⑤急性感染性疾病：流行性出血热、钩端螺旋体病、登革热等。⑥应激相关胃黏膜损伤（stress-related gastric mucosal injury）：各种严重疾病引起的应激状态下产生的急性糜烂出血性胃炎以及应激性溃疡等急性胃黏膜损伤统称为应激相关胃黏膜损伤，可发生出血，应激性溃疡可引起大出血。

考点：临床表现。

【临床表现】

上消化道出血的临床表现一般取决于病变性质、出血部位、出血量与出血速度，并与患者出血前的全身状况如有无贫血及心、肝、肾功能有关。

1. 呕血与黑便　是上消化道出血的特征性表现。上消化道大出血之后,均有黑便,出血部位在幽门以上者常有呕血。若出血量较少、速度较慢,亦可无呕血。反之,幽门以下出血,如出血量大、速度快,可因血液反流入胃内引起呕血。

2. 失血性周围循环衰竭　上消化道出血量大小和出血速度的快慢决定了急性周围循环衰竭的程度。急性大量出血,可引起有效血容量迅速减少,静脉回心血量相应不足,心排血量明显降低,严重影响心、脑、肾等重要脏器的血液供应,临床上常出现头昏、心悸、乏力、出汗、口渴或晕厥等一系列组织缺血症状。出血性休克早期体征有脉搏细速、脉压变小,血压可因机体代偿作用而正常甚至一时偏高,此时应特别注意血压波动,并予以及时抢救。呈现休克状态时,表现为精神萎靡、烦躁不安甚至反应迟钝、意识模糊,面色苍白,口唇发绀,呼吸急促,皮肤湿冷、呈灰白色或花斑状,脉搏细速(120次/min以上),收缩压低于80 mmHg等。休克时尿量减少,若补足血容量后仍少尿或无尿,应考虑并发急性肾衰竭。

3. 血常规改变　上消化道大量出血后3~4 h均有急性失血性贫血。出血早期血象指标变化不明显,出血3~4 h后,因组织液渗入血管内,使血液稀释,才出现失血性贫血的血常规改变。贫血程度取决于失血量、出血前有无贫血、出血后液体平衡状态等因素。出血24 h内网织红细胞即有升高,出血停止后逐渐降至正常,如出血不止可持续升高。出血2~5 h后,白细胞上升达(10~20)×10⁹/L,出血停止后2~3 d恢复正常。

4. 发热　上消化道大量出血后,多数患者24 h内出现低热,一般不超过38.5 ℃,持续3~5 d降至正常。目前认为发热可能是失血性周围循环衰竭引起体温调节中枢功能障碍所致。临床上分析发热原因时,要注意寻找有无并发肺炎或其他感染等引起发热的因素。

5. 氮质血症　上消化道大量出血后,肠道中血液的蛋白质消化产物被吸收,引起血中尿素氮浓度增高,称为肠性氮质血症。血尿素氮多在一次出血后数小时上升,24~48 h达到高峰,一般不超过14.3 mmol/L(40 mg/dL),3~4 d恢复正常。出血还可以导致周围循环衰竭,使肾血流量和肾小球滤过率减少,导致氮质潴留,是血尿素氮增高的肾前性因素。若无活动性出血的证据,且血容量已基本补足后仍少尿或无尿,血尿素氮不能降至正常,则应考虑是否并发急性肾衰竭。

【实验室及其他检查】

1. 实验室检查　急性大出血后测定红细胞、白细胞和血小板计数、血红蛋白浓度、红细胞比容、肾功能及大便隐血等,对估计出血量、动态观察有无活动性出血、判断治疗效果及协助病因诊断均有帮助。

2. 胃镜检查　是诊断上消化道出血病因的首选方法。宜在发病24~48 h内进行急诊胃镜检查,在直视下顺序观察食管、胃、十二指肠球部直至降段,从而判断出血病变的部位、病因及出血情况,根据病变的特征判断是否继续出血或估计再出血的危险性,并可进行内镜止血治疗。在急诊胃镜检查前需先纠正休克、补充血容量、改善贫血,在患者生命体征平稳后进行,并尽量在出血的间歇期进行。

3. X射线钡餐造影检查　目前已多为胃镜检查所代替,主要适用于有胃镜检查禁忌证或不愿进行胃镜检查者,对明确病因有一定价值,尤其是怀疑病变在十二指肠降段以下的小肠段,有特殊诊断价值。一般应在出血停止及病情基本稳定数天后进行。

4. 其他检查 选择性腹腔动脉造影、放射性核素扫描、胶囊内镜及小肠镜检查等主要适用于胃镜或 X 射线钡餐造影检查未能确定诊断,而又反复出血者。

【诊断要点】

1. 上消化道出血的诊断 根据呕血、黑便和失血性周围循环衰竭的临床表现,呕吐物或黑便隐血试验呈阳性,血红蛋白浓度、红细胞计数及血细胞比容下降的实验室证据,可做出上消化道出血的诊断,但需注意以下情况:①排除来自呼吸道的出血,咯血与呕血的鉴别。②排除口、鼻、咽喉部出血,注意询问病史和局部检查。③排除进食引起的粪便变黑,如动物血、铁剂、铋剂或某些中药等,注意询问病史。④上消化道出血与下消化道出血的鉴别,呕血提示上消化道出血,黑便大多来自上消化道出血,而血便大多来自下消化道出血。但上消化道短时间内大量出血亦可表现为暗红色甚至鲜红色血便,此时如不伴呕血,常难与下消化道出血鉴别,应在病情稳定后立即做急诊胃镜检查。

2. 出血病因的诊断 病史、症状与体征可为出血病因的诊断提供重要线索,常见病因及其特点为:慢性、周期性、节律性上腹痛多提示出血来自消化性溃疡,特别是在出血前疼痛加剧,出血后减轻或缓解;有服用阿司匹林、吲哚美辛、糖皮质激素等损伤胃黏膜的药物或应激状态者,可能为急性糜烂出血性胃炎;有病毒性肝炎、血吸虫病或酗酒病史,且有肝硬化门静脉高压的临床表现者,可能是食管胃底静脉曲张破裂出血;40 岁以上男性,有上腹痛、渐进性食欲不振、腹胀、消瘦者,应警惕胃癌的可能性。还应指出,确诊为肝硬化的患者,其上消化道出血原因不一定是食管胃底静脉曲张破裂,约有 1/3 患者是消化性溃疡、急性糜烂出血性胃炎或其他原因所致,应做进一步检查。

【治疗要点】

上消化道大量出血病情急、变化快,严重者可危及生命,治疗原则为迅速补充血容量,预防或纠正失血性休克,尽快输液、输血,积极采取有效止血措施,对症处理。

(一) 补充血容量

立即配血,等待配血时可给低分子右旋糖酐或其他血浆代用品暂时代替输血,改善急性失血性周围循环衰竭的关键是要输足量全血。血容量明显不足、失血性休克、血红蛋白低于 70 g/L 或红细胞比容低于 25% 均为紧急输血的指征。肝硬化患者宜输新鲜血,因库存血中含氨量高,易诱发肝性脑病。

(二) 止血措施

1. 食管、胃底静脉曲张破裂大出血 本病往往出血量大、再出血率高、死亡率高,在止血措施上有其特殊性。

(1) 药物止血 ①血管加压素:通过对内脏血管的收缩作用,减少门脉血流量,降低门脉压。推荐剂量为 0.2 U/min 持续静脉滴注,根据治疗反应,可逐渐增加剂量至 0.4 U/min。但较大剂量的血管加压素不良反应重,常见的有腹痛、血压升高、心律失常、心绞痛,严重者可发生心肌梗死。因此,应同时使用硝酸甘油静脉滴注或舌下含服,以减少血管加压素引起的不良反应,并且硝酸甘油有协同降低门静脉压力的作用。②生长抑素及其拟似物:可明显减少门脉及其侧支循环血流量,止血效果肯定,已成为近年治疗食管胃底静脉曲张出血的最常用药物。14 肽天然生长抑素用法为首剂 250 μg 缓慢静脉注射,继以 250 μg/h 持续静脉滴注。由于此药半衰期短,应确保用药的连续性,如静脉滴注中断超过 5 min,应重新静脉注射首剂。奥曲肽是 8 肽生长抑素

考点:主要的治疗措施。

拟似物,该药半衰期较长,常规用法为首剂 100 μg 缓慢静脉注射,继以 25~50 μg/h 持续静脉滴注。

(2)三(四)腔二囊管压迫止血 经鼻腔或口插入三(四)腔二囊管,注气入胃囊(囊内压 50~70 mmHg),向外加压牵引,用以压迫胃底,若未能止血,再注气入食管囊(囊内压为 35~45 mmHg),压迫食管曲张静脉(具体操作及观察注意事项详见本节护理措施)。用气囊压迫食管胃底曲张静脉,其止血效果肯定,但患者痛苦大、并发症多(如吸入性肺炎、窒息、食管炎、食管黏膜坏死等)、早期再出血率高,故不推荐作为首选止血措施,目前只在药物治疗不能控制出血时暂时使用,以争取时间准备内镜止血等治疗措施。

(3)内镜治疗 内镜直视下注射硬化剂或组织黏合剂至曲张的静脉(前者用于食管曲张静脉、后者用于胃底曲张静脉),或用皮圈套扎曲张静脉,多数能达到止血的目的,可有效预防早期再出血,是目前治疗食管胃底静脉曲张破裂出血的重要手段。但可有局部溃疡、出血、穿孔、瘢痕狭窄及异位栓塞等并发症,应注意预防和处理。

(4)手术治疗 食管胃底静脉曲张破裂大量出血内科治疗无效时,应考虑外科手术或经颈静脉肝内门体静脉分流术。

2. 非曲张静脉上消化道大出血 是指除食管胃底静脉曲张破裂出血之外的其他病因引起的上消化道大出血,最常见的病因是消化性溃疡,主要止血措施有以下几种。

(1)抑制胃酸分泌 血小板聚集及血浆凝血功能所诱导的止血作用需在 pH 值>6.0 时才能发挥作用,并且新形成的凝血块在 pH 值<5.0 的胃液中会迅速被消化,因此,抑制胃酸分泌、提高胃内 pH 值具有止血作用。临床常用 H_2 受体拮抗剂或质子泵抑制剂,急性出血期应静脉途径给药。

(2)内镜治疗 约 80% 消化性溃疡出血的患者能自行止血,主要适用于活动性出血或暴露血管的溃疡,其方法包括激光光凝、高频电凝、微波、局部喷洒或注射止血药物、血管夹钳夹等。

(3)手术治疗 内科积极治疗仍大量出血不止危及患者生命,需不失时机行手术治疗。不同病因所致出血的手术指征和方式详见有关章节。

(4)介入治疗 少数严重消化道大出血患者,既无法进行内镜治疗,也不能耐受手术,可考虑经选择性肠系膜动脉造影找到出血灶,进行血管栓塞治疗。

【常用护理诊断/问题、措施及依据】

1. 体液不足 与消化道大量出血、液体摄入不足有关。

(1)体位与饮食 病情严重者要绝对卧床,取平卧位,双下肢抬高 30°,以保证脑部供血;少量出血者取平卧位休息,并协助患者定时变换体位保持舒适状态。保持呼吸道通畅,呕血时指导患者取半卧位或侧卧位,有意识障碍时取去枕平卧位、头偏向一侧,防止误吸或窒息,必要时用负压吸引器清除气道内的分泌物、血液或呕吐物,及时吸氧。急性大量出血并伴恶心、呕吐时应禁食,止血后 1~2 d 渐进高热量、高维生素流质饮食,确定无再出血后改为半流质饮食,以后改为易消化软食逐渐过渡到正常饮食,避免粗糙、坚硬、刺激性食物,且应细嚼慢咽,防止再次出血。少量出血无呕吐者,可摄取温凉、清淡流质饮食,出血停止后改为营养丰富、易消化、无刺激性半流质软食,少量多餐,逐步过渡到正常饮食。

(2)治疗护理

迅速补充血容量:大出血时应立即建立两条有效的静脉通道,配合医生迅速、准确实施输血、输液及止血治疗等抢救措施。输液速度开始时宜快,待补足血容量后视病情调整滴速,对老年人或伴心血管疾病者应注意输液的速度、量,避免因输入过多、过快而加重心脏负担引起急性肺水肿,必要时依中心静脉压调整滴速。

用药护理:血管升压素可引起腹痛、血压升高、心律失常、心肌缺血,甚至心肌梗死,因此静脉滴注速度应准确,并严密观察不良反应,冠心病患者忌用血管加压素。肝病患者禁用吗啡、巴比妥类药物等。

三(四)腔两囊管的应用与护理:主要用于食管、胃底静脉曲张破裂出血。①插管护理:插管前仔细检查气囊,分别向胃囊和食管囊内注气,确认无漏气后,抽尽囊内气体,做好标记,用液状石蜡润滑管及囊外部。协助医生插管时操作应轻柔、熟练,当胃管插入约 15 cm 时,嘱患者做吞咽动作,减少咽喉部的摩擦和黏膜损伤,保证胃管顺利进入食管。插管至 50～65 cm 时,抽取胃液,明确管腔在胃内,并抽出胃内积液。胃囊先充气 150～200 mL,压力达 50～70 mmHg,封闭管腔口,缓慢向外牵拉,使胃囊压迫胃底扩张的静脉。单独胃囊充气后,观察 4～6 h,如止血,则食管囊内不必充气。向食管囊内注气约 100 mL,压力约 40 mmHg,封闭管口,压迫食管扩张的静脉。管外端以绷带连接 0.5 kg 的重物,经牵引架作持续牵引。操作时防止气囊压迫使分泌物聚积于食管并反流至气管而窒息。②气囊护理:气囊充气加压 12～24 h 应放松牵引,放气 15～30 min,如出血未停止,再注气加压,避免被压黏膜发生缺血和坏死。定期抽吸胃腔内的引流液,详细观察和记录颜色、量和性状,评估出血是否停止;经胃管可用冰水或冰盐水洗胃,消除积血,减少有毒物质在肠道的吸收,防止诱发肝性脑病。气囊压迫一般 3～4 d,继续出血者可适当延长。密切观察牵引装置,防止因胃囊充气不足或破裂致食管囊向上移位,造成窒息等并发症。一旦发生,即放松牵引物并抽出食管囊内气体立即拔管。定时做好鼻腔、口腔清洁护理,垫纱布于鼻腔的气囊压迫处,防止褥疮发生。床边放置抢救物品,以备拔管、换管和抢救用。③拔管护理:出血停止 24 h 后,在气囊放气情况下,继续置管 24 h,如未再出血,即可拔管。拔管前嘱患者口服液状石蜡 20～30 mL,润滑黏膜和气囊管外壁,轻柔、缓慢地拔管。拔管后 24 h 内仍需严密观察,如发现出血征象,仍可用三(四)腔两囊管止血。

(3)心理护理 观察患者有无不良心理反应,如紧张、恐惧、沮丧等,特别是慢性病或全身性疾病致反复出血者,容易对治疗失去信心,不合作。关心、安慰患者并做好解释工作,向患者及家属解释各项检查、治疗措施并解答其提问;及时清除血迹、污物,保持病房、床单、衣物的清洁;经常巡视,大出血时陪伴患者,从而减轻患者疑虑及紧张等情绪。三(四)腔两囊管压迫止血会引起患者明显不适,尤其是已有插管史的患者更不易接受,要耐心说明气囊压迫的过程、重要性和注意事项,安慰、鼓励患者,使患者树立战胜疾病的信心。

(4)病情观察

1)监测指标:观察患者的精神和意识状态;监测体温、心率、呼吸、血压等生命体征;观察患者呕血与黑便情况,估计出血量;注意皮肤、黏膜的色泽及温度;准确记录出入量;定期复查红细胞数、血红蛋白量、血细胞比容、血尿素氮与大便隐血;监测血清电解质和血气分析的变化;注意观察患者原发病的病情变化。

考点:周围循环状况的判断及出血量的估计。

2)周围循环状况的判断:血容量减少所致的周围循环衰竭的表现,对急性大出血严重程度的估计最有价值,其中心率和血压的动态变化是关键的判断指标,可采用改变体位测量心率、血压并观察症状和体征来估计出血量:先测平卧时的心率与血压,然后测由平卧位改为半卧位时的心率与血压,如改为半卧位即出现心率增快10次/min以上、血压下降幅度>15~20 mmHg、头晕、出汗甚至晕厥,则表示出血量大,血容量已明显不足。如收缩压低于90 mmHg、心率大于120次/min,伴有面色苍白、四肢湿冷、烦躁不安或神志不清则已进入休克状态,属严重大量出血,需积极抢救。

3)出血量的估计:成人每日消化道出血>5~10 mL大便隐血试验阳性,每日出血量50~100 mL可出现黑便。胃内储积血量在250~300 mL可引起呕血。一次出血量不超过400 mL时,因轻度血容量减少可由组织液及脾脏贮血所补充,一般不引起全身症状。出血量超过400 mL,可出现头晕、心悸、乏力等全身症状。短时间内出血量超过1 000 mL,可出现周围循环衰竭表现。

应该指出,呕血与黑便的频度与量对出血量的估计虽有一定帮助,但由于出血大部分寄存于胃肠道,且呕血与黑便分别混有胃内容物与粪便,因此不能据此准确判断出血量。

4)继续或再次出血的判断:上消化道大出血经过恰当治疗,可于短时间内停止出血。由于胃肠道内积血需经数日(一般约为3 d)才能排尽,故不能以黑便作为继续出血的指标。临床上出现下列情况应考虑继续出血或再出血:①反复呕血,甚至呕血转为鲜红色,或胃管抽吸液持续为血性;②黑便次数增多且粪质稀薄,色泽转为暗红色,伴肠鸣音亢进;③周围循环衰竭的表现经充分补液、输血而改善不明显,或好转后又恶化,血压波动,中心静脉压不稳定;④血红蛋白浓度、红细胞计数、血细胞比容持续下降,网织红细胞计数持续增高;⑤在补液足够、尿量正常的情况下,血尿素氮持续或再次增高;⑥门静脉高压的患者原有脾大,在出血后常暂时缩小,如不见脾大恢复亦提示出血未止。

2.活动无耐力　与失血性周围循环衰竭有关。

(1)休息与活动　少量出血者应卧床休息,大量出血者绝对卧床休息,注意保暖,治疗和护理工作应有计划集中进行,以保证患者的休息和睡眠。待病情稳定后,逐渐增加活动量。

(2)安全的护理　轻症患者可自行稍事活动,可上厕所大小便,但有活动性出血时,患者常因有便意如厕,在排便时或便后起立时晕厥。应指导患者坐起、站起时动作缓慢;出现头晕、心悸、出汗时立即卧床休息并告知护士;必要时由护士陪同如厕或暂时改为床上排泄。重症患者应加强巡视,并用护栏加以保护。

(3)生活护理　限制活动期间,协助患者完成个人日常生活活动,如进食、口腔清洁、皮肤清洁、排泄。长期卧床者尤其是老年人和重症患者注意预防褥疮。指导患者呕吐后及时漱口,做好口腔护理。协助患者用温水擦洗肛门部位,做好皮肤护理。

【其他护理诊断/问题】

1.恐惧　与生命或健康受到威胁有关。
2.知识缺乏　缺乏有关引起上消化道出血的疾病及其防治的知识。

【健康指导】

1.疾病预防指导　针对原发病,教育患者和家属掌握引起上消化道出血的病因与诱因、预防、治疗和护理知识,以减少再度出血的危险。指导患者养成合理的饮食习惯,少量多餐,进营养丰富、易消化的食物,避免过饥或暴饮暴食,避免过冷、过热、过硬、粗糙及辛辣食物。生活起居有规律,劳逸结合,保持乐观情绪,避免精神紧张和过度劳累。指导患者按时服药,定期复查,合理用药。

2.疾病知识指导　指导患者了解疾病有关的危险因素、疾病过程、治疗、护理原则,讨论并具体辅导患者的工作、活动、休息,减少再次出血的危险。

3.病情监测指导　指导家属和患者学会观察呕吐物或排泄物的量、颜色、性状、次数;了解、观察和判断是否有继续出血或再出血的现象。

(王曼华)

第十一节　消化系统疾病患者常用诊疗技术及护理

一、腹腔穿刺术

腹腔穿刺术(abdominal paracentesis)是为了诊断和治疗疾病,用穿刺技术抽取腹腔液体,以明确腹水的性质、降低腹腔压力或向腹腔内注射药物,进行局部治疗的方法。

【适应证】

(1)对大量腹水患者,可适当抽放腹水,以缓解胸闷、气短等症状。

(2)抽取腹腔积液进行各种实验室检查,以寻找病因。

(3)腹腔内注射药物,以协助治疗疾病。

【禁忌证】

(1)大量腹水伴有严重电解质紊乱者禁忌大量放腹水。

(2)有肝性脑病先兆、包虫病及巨大卵巢囊肿的患者。

(3)广泛腹腔粘连者。

(4)精神异常或不能配合者。

【方法及步骤】

(1)协助患者取坐位、平卧位、半卧位或稍左侧卧位,屏风遮挡。

(2)选择穿刺点　①脐与左髂前上棘连线的中外1/3交界处;②侧卧位可取脐水平线与腋前线相交点;③坐位可取脐与耻骨连线中点稍偏左或稍偏右1.0~1.5 cm处。

(3)穿刺部位常规消毒后,术者戴手套,铺消毒洞巾,自皮肤至腹膜壁层用2%利多卡因逐层做局部麻醉。

(4)术者左手拇指和示指固定穿刺部位皮肤,右手持针经麻醉处逐步刺入腹壁,待感到针尖抵抗突然消失时,表示针尖已穿过腹膜壁层,即可行抽取和引流腹水,并置腹水于消毒试管中以备检验用。诊断性穿刺可选用7号针头进行穿刺,直接用无菌的20 mL或50 mL注射器抽取腹水。大量放液时可用中心静脉导管连接抗反流引流袋。

(5)术毕拔针,穿刺部位盖上无菌纱布,用胶布固定。

(6)术中应密切观察患者有无头晕、恶心、心悸、气短、面色苍白等。一旦出现应立即停止操作,并对症处理。注意腹腔放液速度不宜过快,以防腹压骤然降低,内脏血管扩张而发生血压下降甚至休克等现象。肝硬化患者一次放腹水不宜超过 3 000 mL,过多放液可诱发肝性脑病和电解质紊乱。

【护理】

1. 术前护理

(1)向患者解释穿刺的目的、方法及操作中可能会产生的不适,一旦出现立即告知术者。

(2)协助患者取侧卧、半卧或坐位。

(3)测量患者腹围、体重和生命体征,检查腹部体征,以利于观察病情变化。

(4)嘱患者排尿,以免刺破膀胱。

2. 术中护理

(1)协助医生抽取腹水,可边抽水边用腹带加压,防止腹内压急剧降低。

(2)密切观察患者反应。如出现面色苍白、出汗、脉速或主诉头晕、心悸、恶心等,应停止抽液并做相应处理。

3. 术后护理

(1)注意穿刺部位是否渗漏。如有渗漏可用消毒棉垫或腹带加压压迫。

(2)记录腹水量、颜色和性质,及时送检。

(3)放液后测量腹围,检查腹部体征,做好记录,观察病情。

(徐宏蕊)

二、肝穿刺活体组织检查术

肝穿刺活体组织检查术简称肝活检,是指通过穿刺采取肝组织标本进行组织学检查或制成涂片进行细胞学检查,以明确肝脏疾病诊断,了解肝病演变过程、观察治疗效果及判断预后的诊断技术。

【适应证】

(1)原因不明的肝大、肝功能异常者。

(2)原因不明的黄疸及门静脉高压者。

(3)协助明确各型肝炎的诊断、判断疗效及预后。

【禁忌证】

(1)全身器官功能衰竭者。

(2)肝功能严重障碍、肝外阻塞性黄疸、有出血倾向或大量腹水者。

(3)肝包虫病、肝血管瘤、肝周围组织化脓性感染者。

(4)病态肥胖或不能合作者。

【方法及步骤】

(1)协助患者取仰卧位,身体右侧靠近床沿,右手置于枕后。

(2)根据 B 超定位确定穿刺点(一般取右侧腋中线 8~9 肋间肝实音处)。

(3)常规消毒穿刺部位皮肤,铺无菌孔巾,用2%利多卡因由皮肤至肝包膜进行局部麻醉。备好快速穿刺套针,一般选择12或16号穿刺针(根据穿刺目的选择),活检时选较粗的穿刺针。用橡皮管将穿刺针与1支10～20 mL注射器连接,吸取3～5 mL生理盐水,使其充满穿刺针。

(4)协助术者穿刺,先用穿刺锥在穿刺点皮肤上刺孔,由此孔将穿刺针沿肋骨上缘与胸壁呈垂直方向刺入0.5～1.0 cm,然后将注射器内生理盐水推注0.5～1.0 mL,冲出存留在穿刺针内的组织,以免针头堵塞。

(5)在穿入肝组织之前先将注射器抽吸成负压并保持,同时嘱患者先深吸气,然后于深呼气后屏气,此时术者将穿刺针迅速刺入肝内,立即进行抽吸,取得标本后立即拔出,穿刺深度不超过6 cm。

(6)用无菌纱布按压穿刺部位5～10 min,再以胶布固定,以多头腹带束紧12 h,压上小沙袋4 h。

(7)将抽吸的肝组织标本用95%乙醇或10%甲醛固定送检。

(8)穿刺过程中,严密观察患者的呼吸、脉搏、血压等,如有异常应立即报告医生,停止操作并及时处理。

【护理】

1.术前护理

(1)向患者解释穿刺的目的、意义、方法,消除患者的紧张情绪。情绪紧张者可于术前1 h口服地西泮5 mg。

(2)检查肝功能、凝血时间、凝血酶原时间及血小板计数,若有异常按医嘱肌内注射维生素 K_1 10 mg,连用3 d后复查,正常者方可穿刺。验血型,以备必要时输血。

(3)胸部X射线检查,观察是否合并肺气肿、胸膜肥厚。有大量腹水又必须做肝穿刺活检者,可在术前作腹腔穿刺放液治疗。

(4)训练深呼吸及屏息呼吸方法(深吸气、呼气、憋气片刻),以便术中配合。

(5)术前禁食8～12 h。穿刺前测量血压、脉搏。

2.术后护理

(1)术后患者绝对卧床休息24 h。

(2)密切监测血压、脉搏,术后4 h内每15～30 min测1次,然后改为每2 h测1次,直至术后24 h。如有脉搏细速、血压下降、烦躁不安、面色苍白、出冷汗等内出血征象,应立即通知医生紧急处理。

(3)注意观察穿刺点有无渗血、红肿、疼痛。若穿刺部位疼痛明显,应仔细查找原因,若为一般组织创伤性疼痛,可遵医嘱给予止痛剂,若为气胸、胸膜休克或胆汁性腹膜炎,应报告医生及时处理。

(王曼华)

三、纤维胃、十二指肠镜检查术

胃、十二指肠镜检查对消化性溃疡、胃炎、胃出血有诊断价值,并可常规采取黏膜活检,以区别良恶性溃疡及进行胃炎分型。还可检查幽门螺杆菌,对治疗有指导意义。

【适应证】

(1)有明显消化道症状,但不明原因者。

(2)疑有上消化道肿瘤,但X射线钡餐检查不能确诊者。

(3)需要随访观察病变,如溃疡病、萎缩性胃炎、胃手术后及药物诊断不明的食管、胃、十二指肠疾病均可做此项检查。

(4)需做内镜治疗者,如摘取异物、急性上消化道出血的止血、食管静脉曲张的硬化剂注射与结扎、食管狭窄的扩张治疗等。

(5)上消化道出血需查明原因。

(6)体检。

【禁忌证】

(1)各种原因所致休克、昏迷等危重状态。

(2)有严重心、肺疾病的患者,如严重心律失常、心力衰竭、严重呼吸困难及支气管哮喘发作等。

(3)急性食管、胃、十二指肠穿孔,腐蚀性食管炎的急性期的患者。

(4)有严重咽喉部疾病、主动脉瘤及严重的颈胸段脊柱畸形等患者。

(5)神志不清,精神失常不能配合检查的患者为相对禁忌证。

【方法及步骤】

(1)检查前5~10 min用2%利多卡因咽部喷雾2~3次。

(2)协助患者取左侧卧位,双腿屈曲,头垫低枕,使颈部松弛,松开领口及腰带。患者口边置弯盘,嘱患者咬紧牙垫。

(3)胃镜插入的方法有单人法和双人法。①单人法:术者面向患者,左手持操作部,右手持镜端约20 cm处,直视下经咬口插入口腔,缓缓沿舌背、咽后壁向下推进至环状软骨水平时,可见食管上口,并将胃镜轻轻插入。②双人法:助手站立于术者后方,右手持操作部,左手拖住镜身。术者右手执镜端约20 cm处,左手示指、中指夹住镜端,右手顺前方插入,当进镜前端达环状软骨水平时,嘱患者做吞咽动作,即可通过环咽肌进入食管,当胃镜进入胃腔内时,要适量注气,使胃腔张开至视野清晰为止。

(4)检查中配合医生将内镜从患者口腔缓缓插入。插镜过程中,护士应密切观察患者的反应,保持患者头部位置不动,当胃镜插入15 cm到达咽喉部时,嘱患者做吞咽动作,但不可将唾液咽下以免呛咳,让唾液流入弯盘或用吸管吸出。如患者出现恶心不适,护士应适当做些解释工作,并嘱患者深呼吸,肌肉放松。检查过程中应随时观察患者面色、脉搏、呼吸等改变,由于插镜刺激迷走神经及低氧血症,患者可能发生心脏骤停、心肌梗死、心绞痛等,一旦发生应立即停止检查并积极抢救。

(5)检查完毕退出内镜时尽量抽气,以防止患者腹胀,并手持纱布将镜身外黏附的黏液、血迹擦净。

【护理】

1.术前准备

(1)向患者解释胃、十二指肠镜检查的意义、过程和注意事项,消除焦虑不安和恐惧心理,在获得充分理解后签署知情同意书,使之主动配合检查。

(2)仔细询问病史、用药史并进行体格检查,排除检查禁忌证。

(3) 患者检查前禁食 6~8 h，若患者是胃排空延缓者，需禁食更长时间，有幽门梗阻者应先洗胃后再检查。

(4) 术前半小时肌内注射山莨菪碱或阿托品，减少胃液、唾液分泌和减轻胃肠蠕动。

(5) 检查前 5~10 min 口服消泡剂，口含或喷雾麻醉药进行咽喉部麻醉，取下义齿及眼镜，行无痛胃镜检查患者建立静脉通路。

(6) 检查已消毒准备好的器械。

2. 术中护理

(1) 协助患者取左侧卧位，头稍向后仰，放松领扣和腰带，取出假牙，咬紧牙垫。

(2) 护士应密切观察患者反应，头部位置保持不动，当胃、十二指肠镜到达咽喉时，嘱其做吞咽动作，使胃镜能顺利进入食管。

(3) 术中观察患者的面色、呼吸、脉搏。如有异常立即报告操作人员，做相应处理或停止操作。

(4) 根据患者具体情况摄像、取活检组织行细胞学检查及相应治疗。

(5) 配合操作者处理插镜中可能遇到的问题：①若将镜头送入气管，患者有明显呛咳，应立即将内镜退出、重新进镜。②若镜头在咽喉部打弯，患者会出现明显疼痛不适，应把角度钮放松，慢慢将内镜退出后重新插入。③插镜困难其原因可能未对准食管入口或者食管入口处额环咽肌痉挛等原因，对此应查明原因、忌强行用力。必要时在镇静药物的辅助下再次试插。④若镜面被黏液、血迹等遮挡时可注水冲洗。

3. 术后护理

(1) 内镜检查后少数患者出现咽痛、吞咽不适、声音嘶哑等咽部水肿症状，嘱患者勿用力咳嗽以免损伤咽喉部黏膜，一般 1~2 d 后可自行缓解。如出现黑便、头晕、心悸等消化道出血症状或腹部疼痛，伴压痛、反跳痛等急性腹膜炎症状和体征，应立即就诊或通知医护人员，及时诊断和治疗。

(2) 嘱患者检查后 2 h 无不适时可进食及饮水。无痛胃镜检查后应观察患者至清醒，并在复苏期间注意防止窒息及坠床跌倒。

(3) 按照相关规定清洁消毒内镜及有关器械、妥善保管，避免交叉感染。

(徐宏蕊)

四、纤维结肠镜检查术

纤维结肠镜检查术是经肛门将肠镜循肠腔插至回肠末端，从黏膜侧直接观察结肠形态及内膜改变，必要时进行治疗，达到诊治疾病目的的诊断技术，是诊断和治疗大肠疾病安全有效的方法之一。

【适应证】

(1) 原因不明的便血、慢性腹泻及下腹疼痛，疑有结肠、直肠、末端回肠病变者。

(2) X 射线钡剂灌肠检查发现异常或发现病变，但不能明确性质需进一步确诊者。

(3) 炎症性肠病的诊断与随访者。

(4) 需做结肠镜下治疗者。

(5)结肠镜治疗术后需要复查者;结肠手术后需做内镜复查者。

(6)结肠癌高危人群普查。

【禁忌证】

(1)严重的心、肺功能不全及极度衰弱者。

(2)急性弥漫性腹膜炎、腹腔脏器穿孔、多次腹腔手术、腹内广泛粘连及大量腹水者。

(3)肛门、直肠严重狭窄者。

(4)急性重度结肠炎,如急性细菌性痢疾、急性重度溃疡性结肠炎及憩室炎等。

(5)妊娠期妇女,妊娠期结肠镜检查可导致流产和早产。

(6)精神病患者或主观上不合作的患者。

【方法及步骤】

(1)协助患者穿上检查裤后取左侧卧位,双腿屈曲,腹部放松,嘱患者尽量在检查中保持身体不要摆动。

(2)助手做直肠指诊后将镜前端涂有润滑剂的肠镜通过肛门插入,嘱患者张口呼吸,放松肛门括约肌,沿肠腔向前慢慢循腔进镜,并配合滑进、少量注气、适当钩拉、去弯取直、防袢、解袢等插镜原则逐渐缓慢插入肠镜,检查中发现黏膜异常,可根据情况摄像或取活组织行细胞学等检查。

(3)检查过程中,护士密切观察患者反应,如患者出现腹胀不适,可嘱其做缓慢深呼吸;对于过分紧张或高度肠痉挛的受检者,酌情使用镇静剂或解痉药物;如出现面色、呼吸、脉搏改变,应停止插镜,同时建立静脉通路以备抢救及术中用药。

(4)检查结束退镜时,尽可能吸出肠腔内气体,以减少术后腹胀不适。

【护理】

1. 术前护理

(1)向患者详细讲解检查目的、方法、注意事项,解除其顾虑,取得配合。

(2)嘱患者检查前3 d进食无渣或少渣半流质饮食,检查前1 d进流质饮食,要做高频电手术者勿食乳制品。

(3)做好肠道准备,取20%甘露醇500 mL和5%葡萄糖生理盐水1 000 mL混合液于检查前4 h口服(高频电手术者忌用);或口服50%硫酸镁50~60 mL,同时在20 min内饮水1 000~1 500 mL。目前临床应用较多的是聚乙二醇电解质散,不影响肠道的吸收和分泌,也不会导致水和电解质紊乱,用法是在内镜检查前4~6 h服用聚乙二醇等渗溶液2~3 L,每10 min服用250 mL,2 h内服完。

(4)根据医嘱术前给予患者肌内注射地西泮,由于药物会降低患者对疼痛的反应,发生肠穿孔等并发症时腹部症状可不明显,应予特别注意。术前30 min用阿托品0.5 mg肌内注射或山莨菪碱10 mg肌内注射。

2. 术后护理

(1)检查结束后,观察15~30 min再离去。嘱患者注意卧床休息,作好肛门清洁。术后3 d内进少渣饮食。如行息肉摘除、止血治疗者,应给予抗生素治疗、半流质饮食和适当休息3~4 d,避免剧烈运动。

(2)注意观察患者腹胀、腹痛及排便情况。腹胀明显者,可行内镜下排气;观察粪便颜色,必要时行粪便隐血试验;腹痛明显或排血便者应留院继续观察。如发现剧烈腹痛、腹胀、面色苍白、心率增快、血压下降、排便次数增多且呈黑色,提示并发肠出血、肠穿孔,应及时报告医生,协助处理。

(3)作好内镜消毒工作,妥善保管,避免交叉感染。

(王曼华)

本章小结

急性胃炎患者的护理介绍了急性胃炎患者病因、临床表现、护理诊断及护理措施等,其中急性胃炎患者的临床表现、消化道出血的抢救、护理是本节的重点和难点。急性胃炎患者的主要临床表现有上腹部饱胀,食欲减退、嗳气或隐痛、呕血和黑便,存在的主要护理问题有知识缺乏、潜在并发症上消化道出血。可采取的主要护理措施包括疾病相关知识介绍、密切观察病情变化、上消化道出血抢救等。

慢性胃炎患者的护理介绍了慢性胃炎患者病因、临床表现、护理诊断及护理措施等,其中慢性胃炎患者的临床表现、治疗要点、护理措施是本节的重点和难点。慢性胃炎患者的主要临床表现有表现为上腹痛、上腹不适、早饱、嗳气、恶心、呕吐等消化不良症状,存在的主要护理问题有疼痛,营养失调等。可采取的主要护理措施包括疼痛的护理,用药的护理,饮食的指导等。

消化道溃疡患者的护理介绍了消化道溃疡患者病因、临床表现、护理诊断及护理措施等,其中消化道溃疡患者的临床表现、胃溃疡和十二指肠溃疡的鉴别是本节的重点和难点。消化道溃疡患者的主要临床表现有慢性过程、周期性发作和节律性上腹痛的特点。发作多在冬春和秋冬之交,常于情绪波动、不良精神刺激、饮食失调等有关。存在的主要护理问题有疼痛、营养失调,可采取的主要护理措施包括用药指导及饮食护理。

炎症性患者的护理介绍了炎症性患者,包括溃疡性结肠炎和克罗恩病的病因、临床表现、护理诊断及护理措施等,其中炎症性肠病患者的临床表现、溃疡性结肠炎和克罗恩病的鉴别、结肠镜检查的特征性改变,是本节的重点和难点,支炎症性肠病患者的主要临床表现为腹痛、腹泻、出血等,存在的主要护理问题有疼痛、腹泻和营养失调。可采取的主要护理措施包括病情观察、用药护理、饮食护理等。

肝硬化患者的护理介绍了肝硬化患者的病因、发病机制、临床表现、护理诊断及护理措施等,其中肝硬化患者的发病机制、治疗要点、采取的主要护理措施包括病情观察、用药护理、饮食护理等,是本节的重点和难点。

原发性肝癌疾病早期缺乏典型表现,晚期主要表现为肝区疼痛、肝大、黄疸及乏力、营养不良、恶病质等全身表现。甲胎蛋白是诊断肝癌最有价值的肿瘤标志物,B超检查是原发性肝癌筛查的首选方法,肝穿刺活体组织检查是确诊原发性肝癌最可靠的方法。早期肝癌最有效的治疗方法是手术切除为主的综合治疗,不能手术切除的中晚期肝癌首选肝动脉化疗栓塞治疗等综合措施。护理重点是化疗栓塞治疗护理。

肝性脑病是严重肝病引起的、以代谢紊乱为基础的中枢神经系统功能失调综合征。肝炎后肝硬化是引起慢性肝性脑病的最常见病因,上消化道出血、高蛋白饮食、便秘、大量排钾利尿、放腹水和感染等是常见诱因。主要临床表现为高级神经中枢的功能紊乱(如性格改变、智力下降、行为失常、意识障碍等)以及运动和反射异常(如扑翼样震颤、肌阵挛、反射亢进和病理反射等);分为前驱期、昏迷前期、昏睡期和昏迷期四期。主要采用综合治疗,护理重点是协助医生识别和去除各种诱发因素,准确执行医嘱,加强饮食指导、病情观察和健康教育。

急性胰腺炎是多种病因导致胰酶在胰腺内被激活,引起胰腺组织自身消化、水肿、出血甚至坏死的炎症反应。引起急性胰腺炎的病因有多种,主要有胆道疾病、酗酒和胰管阻塞性疾病等。主要临床表现为腹痛、恶心、呕吐及腹胀、发热等。重症患者可出现多种严重并发症,死亡率高。治疗原则为抑制胰腺分泌、抑制胰酶活性和减少并发症、控制感染、去除病因。护理重点是饮食护理、病情观察和疼痛护理。

上消化道出血是指屈氏韧带以上的消化道出血,包括食管、胃、十二指肠、胰、胆管等病变引起的出血,以及胃、空肠吻合术后的空肠病变所致的出血。上消化道急性大量出血是指数小时内失血量超出 1 000 mL 或循环血容量的 20%,临床表现以呕血和(或)黑便为主,常伴有血容量减少,导致急性周围循环衰竭、休克、死亡。最常见的病因是消化性溃疡,其次是食管胃底静脉曲张破裂。主要治疗措施是迅速补充血容量、积极抢救失血性休克和止血。护理重点是迅速建立静脉通路和维持输液通畅,掌握出血量的估计和周围循环状态判断方法,以及三(四)腔两囊管压迫止血术的护理。

复习题

1. 李某,男,75 岁。7 d 前上腹部胀痛,食欲减退,排黑色糊状便 1~2 次/d,量不详,来医院就诊。目前上腹部胀痛,食欲减退。患者有右下肢疼痛病史,间断服用止痛药物。身体评估:T 36.5 ℃,P 89 次/min,R 23 次/min,BP 95/55 mmHg,神志清,精神差,贫血貌,睑结膜苍白,上腹部有压痛。实验室检查:血常规,红细胞 $4.10×10^{12}$/L,白细胞 $1.72×10^9$/L,血红蛋白 52.0 g/L,血小板计数 $203×10^9$/L,中性粒细胞 74.2%;血糖、血脂、电解质、肝肾功能、凝血功能均未见异常。

问题:
(1)该患者可能的诊断是什么?
(2)患者最可能的病因是什么?
(3)该患者治疗的首选药物是什么?
(4)患者目前存在的护理诊断/问题及依据是什么?请列出相应的护理措施。

2. 张某,女,55 岁。2 年前于饭后出现上腹部不适,伴反酸、腹胀、便秘,无恶心、呕吐,未治疗。身体评估:T 36.5 ℃,P 92 次/min,R 23 次/min,BP 115/65 mmHg,神志清,精神差,查体合作,心肺听诊无异常,腹平坦,柔软,无包块,剑突下压痛、无反跳痛,肝脾肋缘下未触及。实验室检查:白细胞 $4.10×10^9$/L,红细胞 $2.72×10^{12}$/L,血红蛋白 88.0 g/L,血小板计数 $203×10^9$/L,中性粒细胞 74.2%,血糖、血脂、电解质、肝肾功能、凝血功能均未见异常。胃镜示:黏膜粗糙不平、散在出血点,黏膜血管显露、色泽灰暗、皱襞细小。

问题:
(1)该患者可能的诊断是什么?
(2)患者 ^{14}C 尿素呼气试验检测呈阳性,可初步判断致病菌是什么?
(3)该患者治疗的主要药物及其服用时间。
(4)患者目前存在的护理诊断/问题及依据是什么?请列出相应的护理措施。

3. 张某,男,52 岁。反复上腹痛 8 年,复发半个月。10 年前开始,于季节变化时出现上腹痛,以夜间痛为主,向腰背部放射,伴反酸、嗳气,进食后症状暂时缓解。身体评估:T 36.5 ℃,

第四章 消化系统疾病患者的护理

P 95 次/min,R 23 次/min,BP 105/75 mmHg,神志清,精神差,腹平软,剑下压痛阳性,无反跳痛,腹部未及包块,无移动性浊音。实验室检查:呼气试验测幽门螺杆菌阳性。

问题:
(1)该患者可能的诊断是什么?
(2)该病的主要发病原因是什么?
(3)该患者治疗的主要药物有哪些?
(4)患者目前存在的护理诊断/问题及依据是什么?请列出相应的护理措施。

4.患者,女,53岁。间断性腹泻3年,发作2个月。3年前的一次着凉后,大便开始增多,4~5次/d,不成形,有时伴随有黏液,无脓血,1个月前再次因饮食不当而发作,伴有恶心、呕吐,左下腹隐痛不适,排便后腹痛可缓解,稀便,呈黄色,无脓血。T 36.5 ℃,R 19 次/min,P 85 次/min,BP 100/75 mmHg。血常规:红细胞 10.5×10^{12}/L,血红蛋白 105 g/L,白细胞 3.5×10^9/L,血小板计数 265×10^9/L。大便常规:黄色稀便,白细胞 $0\sim3$ 个/HP,OB(+)。纤维结肠镜示:直肠、乙状结肠黏膜充血,散在糜烂及浅溃疡。

问题:
(1)该患者可能的诊断是什么?
(2)该患者治疗的首选药物及其疗程。
(3)患者目前存在的护理诊断/问题及依据是什么?请列出相应的护理措施。

5.患者,男,55岁。间断腹胀2年,再发加重2 d。患者既往饮酒20年,乙肝病史10年。2年前患者出现腹胀,进食后加重,伴恶心、呕吐,未规范治疗。3 d前,进食油腻食物后出现腹胀加重,双下肢轻度水肿,伴腹泻,4~5次/d。查体:慢性病容,胸前区见两处蜘蛛痣,巩膜轻度黄染,有肝掌,腹部膨隆,肝肋下3 cm未及,脾肋下2 cm触痛,腹部移动性浊音阳性。

问题:
(1)该患者可能的诊断是什么?
(2)该患者治疗的首选药物及其疗程有哪些?
(3)患者目前存在的护理诊断/问题及依据是什么?请列出相应的护理措施?

6.刘某,男,51岁。3 h前因高蛋白饮食后出现兴奋多语、答非所问入院。查体:体质消瘦,肝病面容,巩膜黄染,腹部膨隆,双下肢水肿,躁动不安,神志不清,查体不合作。肝硬化病史3年,近1周患者因尿量减少自行加大利尿剂用量。

问题:
(1)该患者患什么疾病?
(2)该病的常见诱因有哪些?
(3)应该如何进行饮食护理?
(4)患者清醒后,健康教育的重点是什么?

7.王某,男,48岁。2 d前大量饮酒、高脂肪饮食后出现上腹剧痛,伴恶心、呕吐。入院后查体:T 38.7 ℃,P 110 次/min,R 25 次/min,BP 85/55 mmHg,精神差,神志清,全腹膨隆,上腹部压痛明显,有肌紧张和反跳痛,肠鸣音消失,移动性浊音阳性。白细胞计数 18.9×10^9/L,血清淀粉酶 2 414 U/L。彩超示:胆囊 7 cm×4 cm×3 cm,内有多个强光团,胰腺形态异常,明显肿大。入院诊断:急性重症胰腺炎,胆囊结石。

问题:
(1)该患者目前主要的护理诊断有哪些?
(2)应采取哪些护理措施?
(3)该患者诊断为急性胰腺炎的主要依据有哪些?
(4)对该患者进行健康教育的重点有哪些?

8.张某,男,43岁,曾被诊断为"肝硬化合并食管胃底静脉曲张破裂出血",经治疗后出血停止,6

年来反复出现呕血。10 d 前无诱因下反复出现呕血、黑便,呕鲜红色血 1 次,量约 30 mL,解柏油样便 10 余次,量约 800 g,伴头晕、乏力,拟"上消化道出血"收入院。有肝病史多年。体检:T 37.3 ℃,P 84 次/min,R 20 次/min,BP 100/70 mmHg,意识清楚,双侧瞳孔等大等圆,贫血貌。血常规:白细胞计数 $3.2×10^9$/L,血红蛋白 47 g/L,血小板 $92×10^9$/L。经积极止血,病情基本稳定,现再次出血以鲜红色血便为主要症状,量约 800 mL,血红蛋白仅 42 g/L,BP 80/55 mmHg,病情危重转重症监护室。

问题:

(1)下一步该如何处理? 应做哪些准备?

(2)写出患者的 2 个主要护理诊断及 3 个主要潜在并发症。

(3)写出该患者的主要护理措施。

9.患者,男,26 岁。间断性上腹痛 3 年,为隐痛、烧灼痛,于饥饿时及夜间出现,喝开水或进食后缓解,伴反酸、嗳气。近 5 d 来疼痛加重,1 d 前解黑色大便 1 次,今天解便 5 次,量较多,共约 1 500 mL,伴头晕、眼花、四肢冷、乏力。面色苍白,急性面容,心率 120 次/min,心律齐,无杂音,BP 70/50 mmHg,上腹轻度压痛。2 年前胃镜检查示十二指肠球部溃疡,大便隐血试验阳性。

问题:

(1)写出主要的护理诊断。

(2)判断上消化道大出血患者是否继续出血的方法有哪些?

(3)对患者进行病情观察的重点有哪些?

第五章 泌尿系统疾病患者的护理

第一节 泌尿系统结构功能与疾病护理基础

泌尿系统由肾脏、输尿管、膀胱、尿道及有关的血管和神经组成,其主要功能是生成和排泄尿液。其中肾脏是最重要的器官,它不仅通过尿液排泄机体的代谢废物,调节水、电解质和酸碱平衡,维持机体内环境的稳定,而且可产生多种重要的内分泌激素。

(一)肾脏的解剖和组织学结构

肾脏为实质性器官,左右各一,位于腹膜后脊柱两侧的脂肪囊中,右肾位置略低于左肾。肾的内缘凹陷,其中央处称为肾门,为肾盂、血管、淋巴管和神经丛的出入之处。从横断面看,可见肾实质分为皮质和髓质两部分。皮质位于肾实质的外层,富含血管,内有许多细小的红色点状颗粒,由肾小体和肾小管曲部构成。髓质位于肾实质的内层,由髓袢和集合管构成,它由多个圆锥形小体,即肾锥体组成,其基底在皮质和髓质连接处,锥体的尖端称肾乳头,伸入肾小盏中,尿液在每个肾锥体中生成后,通过肾乳头进入肾小盏内,相邻的肾小盏汇合成肾大盏,再汇成肾盂,下接输尿管。

肾单位是肾脏结构和功能的基本单位。每个肾脏由约100万个肾单位组成,每个肾单位由肾小体及与之相连的肾小管组成。肾小体是由肾小球及肾小囊构成的球状结构。肾小球也称为血管球,是一团毛细血管网丛,分成4~8个毛细血管小叶,与输入及输出小动脉相连于血管极。

肾单位中滤过膜(滤过屏障)是最为重要的结构,可分为三层:肾小球毛细血管的内皮细胞层、基底膜和伸出许多足突的上皮细胞层(肾小囊的脏层)。滤过膜的屏障作用包括:①机械屏障,即滤过膜仅允许一定大小的蛋白质分子通过;②电荷屏障,滤过膜中富含带负电荷的涎酸蛋白和硫酸类肝素,可阻止带负电荷的血浆清蛋白从滤过膜通过。上述任何一种屏障损伤均可引起蛋白尿。

肾小囊由内外两层组成,内层称为肾小囊的脏层,紧紧包在肾小球毛细血管及球内血管系膜区的周围。在脏层和毛细血管内皮有共同的基膜。外层称为壁层,是肾小囊的外壁,壁层与近端小管曲部的管壁相连接。内外两层之间为一囊腔,与近端肾小管的管腔相连通,原尿经肾小球滤出后经该囊腔进入肾小管。

肾小管分为近端小管、细段和远端小管三部分,近、远端小管又分为曲部(分别称为近曲小管、远曲小管)和直部两段。近、远端小管的直部和细段组成U字形的肾小管髓袢。

肾小球旁器位于皮质肾单位,由球旁细胞(位于入球小动脉中膜内,由血管平滑肌细胞衍变而来,细胞内含分泌颗粒,分泌颗粒内含肾素)、致密斑(位于皮质部髓袢升支的柱状上皮细胞群,感受远曲小管内容量和钠浓度的变化,调节球旁细胞分泌肾素)和球外系膜细胞(是入球小动脉和出球小动脉之间的一群细胞,有吞噬功能。细胞内的肌丝收缩调节肾小球的滤过面积)三者组成。

肾脏皮质和髓质内含有大量肾单位和许多集合小管,它们密集分布,构成肾实质部分。在这些结构之间,含有少量结缔组织,称为肾间质。内有血管、淋巴管和神经穿行。从皮质到髓质内区,间质数量和间质细胞的数目在不断增加。肾脏髓质中的间质细胞能分泌前列腺素。

(二)肾脏的生理功能

1. 肾小球的滤过功能 正常成人安静时的双肾血流量约为1 L/min,当血液流经肾小球时,除了血细胞和大分子蛋白质外,几乎所有血浆成分均可通过肾小球滤过膜进入肾小囊而形成与血浆几乎等渗的原尿,原尿的形成与滤过膜的通透性和滤过面积、有效滤过压及肾血流量有关。

2. 肾小管功能

(1)重吸收功能 原尿流经肾小管时,绝大部分物质被选择性地重吸收而回到肾小管周围的毛细血管,其中近曲小管的重吸收量最大。原尿滤液中绝大部分的葡萄糖、氨基酸、蛋白质、维生素、钾、钙、钠、水、无机磷等都在近曲小管重吸收。

(2)分泌和排泄功能 肾小管上皮细胞将本身产生的或血液内的物质分泌或排泄到尿中,如H^+、NH_3、肌酐等是由肾小管排泌生成的,借此调节人体电解质和酸碱平衡,排出代谢产物和进入人体内的某些物质,如药物等。

(3)浓缩和稀释功能 浓缩和稀释功能可反映远端肾小管、集合管对水平衡的调节。正常人在机体缺水时,组织渗透压升高,通过渗透压感受器促进抗利尿激素的分泌,使远端小管和集合管对水的重吸收增加,尿比重上升,尿液浓缩;反之,当体内水分过多时,抗利尿激素的分泌减少,肾小管和集合管对水的重吸收减少,从而使尿比重降低,尿液稀释而排出机体多余的水分。

3. 肾脏的内分泌功能

(1)肾素 肾素绝大部分由肾小球旁器的球旁细胞分泌,其分泌主要受交感神经、压力感受器的调节,体内钠量也可调节其分泌。球旁细胞又称为"压力感受细胞",可以感受肾小动脉内压力和血容量的变化,当全身有效循环血容量减少,肾内灌注压下降,入球小动脉内压力下降,肾素分泌增加。肾素使肝脏产生的血管紧张素原转变为血管紧张素Ⅰ,血管紧张素Ⅰ再经血管紧张素转换酶的作用,生成血管紧张素Ⅱ及血管紧张素Ⅲ,它们均可通过收缩血管和增加细胞外液量两种作用而使血压升高,血管紧张素Ⅱ的缩血管作用更强,血管紧张素Ⅲ的容量效应较强。血管紧张素Ⅱ和Ⅲ可能通过刺激醛固酮的合成和分泌,促进肾小管对钠的重吸收,增加血容量。

(2）前列腺素（prostaglandin，PG） 肾脏的 PG 主要来源于肾髓质的间质细胞,主要有 PGE_2、PGA_2 及少许 PGF_{2a},前两者能扩张肾血管、增加肾血流、促进水钠排出、使血压降低；PCF_{2a} 则有收缩血管的作用。

（3）激肽释放酶 肾皮质内所含缓激肽释放酶促使激肽原生成激肽(在肾脏主要为缓激肽)，对抗血管紧张素的作用,使小动脉扩张,增加肾血流量,促进水和钠的排泄,使血压降低。此外,激肽释放酶还可促使前列腺素的释放。肾脏激肽释放酶的产生和分泌受细胞外液量、体内钠量、肾血流量等许多因素的调节。

以上三组激素共同调节肾的血液循环和肾小球滤过,并与其他激素共同维持血压和水盐代谢平衡。

（4）促红细胞生成素（erythropoietin，EPO） 机体组织缺氧时,肾脏产生 EPO 增多,刺激骨髓红系增殖、分化,使红细胞数目增多和血红蛋白合成增多。

（5）Ia 羟化酶 肾皮质可产生 Ia 羟化酶,从而使 25-羟维生素 D_3 转化为有活性的 $1,25-(OH)_2D_3$,从而调节钙、磷代谢。

此外,肾脏是肾外分泌的许多激素如甲状腺激素、抗利尿激素、降钙素等作用的重要靶器官,以及降解一些肾外激素如促胃液素、胰岛素、胰高血糖素等的主要场所。

（三）护理评估

在全面收集病人的主客观资料的基础上,将泌尿系统疾病病人护理评估的重点内容归纳如下。

1. 病史

（1）患病及治疗经过 泌尿系统疾病一般病程较长,病因各异,起病方式可缓可急。应详细询问起病时间,有无明显的原因或诱因,如反复咽炎、扁桃体炎等上呼吸道感染,皮肤脓疱疮等化脓性感染。本系统原发性疾病一般病因未完全明确,多与免疫炎症反应有关。继发性损害可出现于高血压、糖尿病、过敏性紫癜、系统性红斑狼疮等病人。另外,某些肾脏疾病与遗传因素有关,如遗传性肾炎、多囊肾等,应了解病人的家族中有无同样或类似疾病的病人。此外,药物、毒素及严重循环衰竭等因素可引起急、慢性肾衰竭。

重点询问病人有哪些主要症状,其性质、部位、程度、持续时间及症状减轻或加重的可能原因等。如有无水肿；有无尿异常,如少尿、夜尿增多、肉眼血尿、尿液混浊等；有无尿频、尿急、尿痛；有无腰痛、肾区疼痛、肾绞痛等；有无高血压或自觉头晕、头痛等。有何伴随症状,其特点如何。病情有无多次发作,每次发作的情况,以及症状演变发展的经过,注意有无出现慢性肾衰竭的早期表现,如食欲低下、畏食、恶心、呕吐等。

肾脏疾病种类较多,但可将一组具有共同临床表现的疾病归为一类,称为某综合征,如肾炎综合征、肾病综合征、尿频-排尿不适综合征、急性或慢性肾衰竭综合征等。急性肾炎综合征以突起的血尿、蛋白尿、少尿、高血压及肾功能减退为主要表现。严重少尿、高血压、肾功能减退者可以出现充血性心力衰竭、浮肿、水钠潴留及酸碱平衡失调以及中枢神经系统症状。肾病综合征主要表现为浮肿、大量蛋白尿、低蛋白血症、高脂血症。慢性肾衰竭综合征表现为在相当长的时间内肾小球滤过率已有下降、贫血、夜尿、血肌酐、血尿素氮、血磷升高、血钙下降和双肾体积缩小。尿频-排尿不适综合征有尿频、尿急、尿痛等尿路刺激征,可伴脓尿或菌尿。

曾做过哪些检查、既往治疗经过及效果如何,是否遵从医嘱治疗。用过何种药物及其效果,具体询问所用药物的种类、剂量、用法、疗程、是按医嘱用药还是自行购药使用。有无明确的药物过敏史。特别注意病人有无长期使用对肾有损害的药物,如解热镇痛药、二性霉素B、氨基糖苷类抗生素、第一或第二代头孢类抗生素、磺胺类等。对用过激素治疗的疾病如肾病综合征、急进性肾炎,应详细了解用过哪种激素或免疫抑制剂,用药剂量、途径、疗程、减药情况及疗效如何、有无不良反应等。有无特殊的饮食医嘱及遵从情况,本系统疾病病人通常须限制水、钠、钾、磷、蛋白质等的摄入。

目前的主要不适及病情变化,一般情况如体重、饮食方式及食欲、排便习惯、睡眠等有无改变。慢性肾炎尤其伴有高血压、水肿、肾功能不全者,在休息后可明显改善头昏、疲劳等不适,有利病情恢复;睡眠差者,血压往往不易控制。

(2)心理社会资料　①患病对日常生活、学习或工作的影响如何。②病人对所患疾病的性质、过程、预后、防治等各方面知识的了解程度。③病人有无出现紧张、焦虑、抑郁、绝望等负性情绪及其程度。由于肾脏疾病多时轻时重、迁延不愈,治疗上较为困难,病人经常会出现各种不利于其疾病治疗的心理反应。尤其一些病情控制不好、反复发作、预后差的病人精神压力更大,因此要随时注意观察和测量病人的心理状态,以便有针对性地给予心理疏导及有效的心理支持。④评估社会支持系统:即病人家庭成员的组成、家庭经济状况、教育层次,家属对病人所患疾病的认知,对病人的关心和支持程度,病人的工作单位所能提供的支持。慢性肾衰竭病人如需做肾移植手术,或进行长期的维持性透析治疗,个人往往难以承受高额的医疗费用。评估病人所在社区、地段的医疗保健条件,能否及时提供有效的社会保健服务。

2.身体评估

(1)一般状态　病人的精神、意识、营养状况,有无出现贫血面容,皮肤颜色、光泽,有无出现尿素结晶、色素沉着、粗糙等改变,体重的变化等。测量生命体征,尤其注意有无血压增高,有无发热。

(2)水肿的分布及特点　有无出现晨起眼睑、颜面水肿,下肢水肿或全身性水肿。水肿有无对称性及明显的凹陷性,有无胸腔或腹腔积液、外阴等部位的严重水肿。

(3)泌尿系统　有无肾区压痛、叩击痛、输尿管点压痛等。

(4)其他系统　继发性肾脏疾病往往伴有其他系统的表现。慢性肾衰竭晚期出现全身各系统的异常。

3.实验室及其他检查

(1)尿液检查　检查内容包括一般性状(尿量、颜色、透明度、气味、酸碱度、比重等),尿中常见化学成分(蛋白质、葡萄糖等)、尿沉渣的镜下检查和定量计数(如细胞、管型、结晶体)、尿液的细菌学检查等。

尿常规检查可随时留取任何时间的新鲜尿液,但为了提高检查结果的准确性,宜集清晨第一次尿标本送检,因晨尿较浓缩和酸化,有利于尿中细胞、管型等病理成分保留,又无食物因素干扰。尿液标本留取后宜立即送检,一般尿标本从排出到试验应1 h内完成,气温高时,时间应更短。不能立即送检时,应冷藏保存,并加入防腐剂,但细菌培养标本不加防腐剂。收集标本的容器应清洁干燥,女性病人应避开月经期,防止阴道分泌物混入,必要时留中段尿送检。做尿细菌学培养时,须先充分清洗外阴或包皮,再用0.1%的碘伏消毒外阴及尿道口,用无菌试管留取中段尿送检。尿蛋白定量试验应留取24 h的尿液送检,并加防腐剂。

(2) 肾功能试验

1) 肾小球滤过功能：临床上内生肌酐清除率（endogenous creatinine clearance rate, Ccr）是检查肾小球滤过功能最常用的指标,可动态观察并协助判断肾脏疾病的进展及预后,其测定方法简便,干扰因素少,不需多次抽血,且可较早反映滤过功能的异常。Ccr 是指肾脏在单位时间内,把若干毫升血浆中的内生肌酐全部清除的能力；在严格控制饮食和肌肉活动量的情况下,血清肌酐的生成和尿中的排出量较稳定,且从肾小球滤过后很少被肾小管重吸收。

测定 Ccr 前应让病人连续进食低蛋白饮食 3 d,每日摄入的蛋白质少于 40 g,并禁食肉类（无肌酐饮食）,避免剧烈运动,于第 4 天晨 8 时将尿排尽,再准确收集 24 h 的全部尿液,加入防腐剂。取血 2～3 mL,与尿液同时送检,根据血、尿肌酐值的测定结果,计算出 Ccr。另外,临床上 Ccr 的测定也可采取简化的 4 h 留尿及空腹一次性取血进行肌酐测定。

临床上也常用血尿素氮（blood urea nitrogen, BUN）和血肌酐（serum creatinine, Scr）值来判断肾小球的滤过功能,但两者多在肾功能严重损害时才开始升高,故并非早期诊断指标。BUN 值常受肾外因素的影响（如高蛋白饮食、高分解状态、上消化道大出血等）,故不如血肌酐能较为准确地反映肾脏的滤过功能。同时测定两者意义较大,若两者同时增高,说明肾有严重损害。

2) 肾小管功能测定　包括近端和远端肾小管功能试验。近端肾小管功能试验有酚红（PSP）排泌试验,它可大致判断近端肾小管的排泌功能。因酚红排泌量在很大程度上受肾血流量、肾外因素的影响,干扰因素多,且在中等程度以上的肾功能损害时其值才有变化,故敏感性差,临床上现已少用,通常用 β_2 微球蛋白和溶菌酶测定来估计近端肾小管功能。

远端肾小管功能试验常用的有尿浓缩稀释试验、尿渗量（尿渗透压）测定、渗透溶质清除率测定、自由水清除率测定等。

浓缩稀释试验是在日常或特定的饮食条件下,通过观察排出的尿量及其比重,判断肾单位远端（髓袢、远端小管、集合管）对水平衡的调节作用。早期浓缩功能不佳多表现为夜尿量增多。目前临床上多采用简化的尿浓缩稀释试验,包括昼夜尿比重试验或称为莫氏试验（Mosenthal's test）和 3 h 尿比重试验。莫氏试验时需指导病人正常进食,每餐食物中的含水量不宜超过 600 mL,且除正常进餐外不再饮任何液体。上午 8 时的尿液弃去,收集每 2 h 的尿液至晚上 8 时共 6 段为昼尿,晚上 8 时至次晨 8 时的尿液为夜尿,分别准确测定尿量及比重。注意留尿间隔时间必须准确,每次尿需排尽,并收集全部尿液。

尿渗量指尿中溶质微粒的总数量,因其不受溶质微粒大小和性质的影响,较尿比重更能准确反映肾的浓缩与稀释功能,目前多采用冰点下降法,用渗透压计测定。病人晚餐后禁饮 8 h,次晨一次送尿检查,同时静脉采血送检。渗透溶质清除率、自由水清除率测定也能精确地反映肾小管的浓缩与稀释功能。尿渗透压如高于血浆渗透压表示尿已浓缩,称为高渗尿；低于血浆渗透压表示尿已稀释,称低渗尿。

其他肾功能试验：肾血流量测定（如对氨马尿酸盐清除试验、肾小球滤过分数）、肾小管葡萄糖最大重吸收量试验、肾小管对氨马尿酸盐最大排泄量试验、肾小管性酸中毒诊断试验（如氯化铵负荷试验、碳酸氢离子重吸收排泄试验）、酸碱失衡试验（血浆二氧化碳结合力测定)等。

(3)肾病免疫学检查　血浆及尿纤维蛋白降解产物(fibrin degradation product, FDP)测定,尿FDP增加说明肾内有凝血、纤维素沉积及溶纤等改变,有助于疾病分型。免疫学检查如血清补体成分测定(血清总补体、C3等),对探讨肾小球疾病的发病机制、指导临床诊断及治疗有一定意义。抗链球菌溶血素"O"的测定对链球菌感染后肾小球肾炎的诊断起重要作用。

(4)经皮穿刺肾活组织检查　肾穿刺活体组织检查有助于确定肾脏病的病理类型、有助于疾病的诊断、治疗及估计预后、判断疗效。检查前应向病人说明检查的目的和意义,消除其恐惧心理。教会病人练习憋气及床上排尿。查出、凝血时间、血红蛋白、血小板计数及凝血酶原时间,了解有无出血倾向及严重贫血。查血肌酐、血尿素氮了解肾功能的状况。查血型,备血,术前2~3 d肌内注射维生素K等。多在B超定位下选取穿刺点,一般为右肾下极。术后应注意压迫穿刺部位,病人需于硬板床上仰卧6 h,以后可翻身,但必须卧床24 h。注意术后有无腹痛、腰痛、定期观察血压、脉搏、体温以及尿的颜色。嘱病人多饮水以免血块阻塞尿路,术后使用止血药及抗生素3 d。

(5)肾脏影像学检查　了解泌尿系统器官的形态、位置、功能及有无包块协助诊断。常用的检查包括泌尿系统平片、静脉肾盂造影及逆行肾盂造影、肾动静脉造影、膀胱镜检查、B超、CT、MRI等。尿路器械操作应避免引起尿路感染。

静脉尿路造影术检查前应进少渣饮食,避免摄入使胃肠胀气的食物如豆类、粗纤维的蔬菜等,检查当日晨禁食,造影前12 h禁水。检查前1 d晚上要清洁肠道,可于晚饭后冲服番泻叶。另外,由于术中要用碘制剂,故于检查前应做碘过敏试验,阴性者才可行造影检查,在造影时需准备好急救药物,注射造影剂过程中密切观察病人的情况,至检查结束为止。检查后应嘱病人多饮水,以促使残留在体内的造影剂尽快排出,减少对肾脏的毒性作用。

第二节　常见症状体征的评估与护理

(一)肾源性水肿

水肿(edema)是指过多的液体积聚在人体的组织间隙使组织肿胀,是肾小球疾病最常见的临床表现。由肾小球疾病引起的水肿可分为两大类:一类是肾炎性水肿,其发生机制主要是由于肾小球滤过率下降,而肾小管的重吸收功能正常,从而导致"球-管失衡",引起水、钠潴留,毛细血管静水压增高而出现水肿。另一类是肾病性水肿,主要是由于大量蛋白尿造成血浆蛋白过低,血浆胶体渗透压降低,导致液体从血管内进入组织间隙而产生水肿。此外,部分病人因有效血容量减少,激活了肾素-血管紧张素-醛固酮系统,抗利尿激素分泌增多,从而进一步加重水肿。肾病性水肿一般较严重,多从下肢开始,常为全身性、体位性和凹陷性,由于增加的细胞外液主要潴留在组织间隙,血容量常是减少的,故可无高血压及循环淤血的表现;肾炎性水肿时,钠、水潴留于细胞外液的各个部分,水肿常为全身性,而以眼睑、头皮等组织疏松处为显著。

1.护理评估

(1)病史　水肿发生的诱因及原因、时间、部位;水肿的特点、程度,进展情况,有无出现全身性水肿;有何伴随症状,即有无出现尿量减少、头晕、乏力、呼吸困难、心跳加快、腹胀等;水肿的治疗经过,尤其是病人的用药情况,详细了解所用药物的种类、剂量、用法、疗程、用药后的效果等。对于曾用激素和(或)免疫抑制剂的病人,应评估其是否遵从医嘱用药、治疗效果如何;有无精神紧张、焦虑、抑郁等表现。

(2)身体评估 病人的精神状况、生命体征、尿量、体重的改变。全身皮肤的检查包括皮肤水肿的范围、程度、特点,如有无眼睑和面部浮肿、下肢水肿、外阴水肿等;心肺检查有无啰音、胸腔积液征、心包摩擦音;腹部有无膨隆、叩诊有无移动性浊音等。

(3)实验室及其他检查 尿常规检查,尿蛋白定性和定量;血清电解质有无异常;肾功能的指标,如 Ccr、血 BUN、血肌酐、尿浓缩与稀释试验的结果有无异常。此外,病人有无做过静脉肾盂造影、B 超、尿路平片等检查,其结果如何。

2.常用护理诊断/问题

(1)体液过多 与水、钠潴留,大量蛋白尿致血浆清蛋白浓度下降等因素有关。

(2)有皮肤完整性受损的危险 与皮肤水肿、营养不良有关。

3.护理措施及依据

(1)体液过多

休息与体位:严重水肿的患者应卧床休息,以增加肾血流量和尿量,减轻水肿。眼睑、面部水肿者,头部应稍抬高;下肢水肿者,休息时抬高下肢;阴囊水肿者,用吊带托起阴囊;胸腔积液者,宜取半卧位。水肿减轻后,患者可起床活动,但应避免劳累。

饮食护理:有明显水肿、高血压或少尿的患者,应严格限制水、钠的摄入。水肿主要因低蛋白血症引起,在无氮质潴留时,可给予正常量的优质蛋白饮食,$1.0\ g/(kg \cdot d)$;对于有氮质血症的水肿病人,应同时限制食物中蛋白质的摄入。对于慢性肾功能衰竭的病人,可根据肾小球滤过率(glomerular filtration rate, GFR)来调节蛋白质的摄入量。低蛋白饮食的患者需注意提供足够的热量,以免引起负氮平衡。同时注意补充各种维生素。

考点:饮食指导和皮肤护理。

病情观察:定期测量患者的体重,注意其变化情况。观察并记录患者的生命体征,尤其是血压的变化。观察水肿消长情况,有无胸腔、腹腔、心包积液的表现;有无急性左心衰竭的表现;有无剧烈头痛、恶心、呕吐、视力模糊甚至神志不清、抽搐等高血压脑病的表现。出现上述异常应通知医生及时处理。记录 24 h 液体出入量。监测尿量的变化,如经治疗尿量没有恢复正常,反而进一步减少,甚至出现无尿,提示严重的肾实质损害。同时密切监测尿常规、肾小球滤过率、血尿素氮、血肌酐、血浆蛋白、血清电解质等变化。

用药护理:遵医嘱使用利尿剂、肾上腺糖皮质激素或其他免疫抑制剂,观察药物的疗效及可能出现的副作用。使用激素和免疫抑制剂时,应特别注意交代患者及家属不可擅自加量、减量甚至停药。长期使用利尿剂可出现电解质紊乱如低钾、低氯血症。呋塞米等强效利尿药有耳毒性,表现为耳鸣、眩晕、听力丧失,一般是暂时性的,也可发生永久性耳聋,应避免与链霉素等氨基糖苷类抗生素同时使用。

使用糖皮质激素的患者可出现水钠潴留、血压升高、动脉粥样硬化、血糖升高、精神兴奋性增高、消化道出血、骨质疏松、继发感染、伤口不易愈合,以及类肾上腺皮质功能亢进症的表现,如满月脸、水牛背、多毛、向心性肥胖等,应密切观察病人的情况。大剂量冲击疗法时,患者免疫力及机体防御能力受到很大抑制,应对患者实行保护性隔离,防止继发感染。使用环磷酰胺等免疫抑制剂时,容易引起出血性膀胱炎、骨髓抑制、消化道症状、肝功能损害、脱发等。

服用糖皮质激素和细胞毒药物对应注意以下几点:①口服激素应饭后服用,以减少对胃黏膜的刺激;②长期用药者应补充钙剂和维生素D,以防骨质疏松;③使用环磷酰胺(CTX)时注意多饮水,以促进药物从尿中排泄。

保健指导:告知病人及家属出现水肿的原因,如何观察水肿的变化,以及如何保护水肿部位的皮肤等,解释限制水钠对水肿消退的重要性,与患者一起讨论制订符合患者治疗要求、又能为患者接受的饮食计划。

(2)有皮肤完整性受损的危险

皮肤护理:水肿较严重的病人应避免穿紧身的衣服,卧床休息时宜抬高下肢,增加静脉回流,以减轻水肿。嘱病人经常变换体位,对年老体弱者可协助翻身,用软垫支撑受压部位,并适当予以按摩。对阴囊水肿者,可用吊带托起。协助患者做好全身皮肤黏膜的清洁,嘱病人注意保护好水肿的皮肤,如清洗时勿过分用力,避免损伤皮肤,避免撞伤、跌伤等。气温低需使用热水袋时,嘱病人应特别小心,避免烫伤皮肤。

严重水肿者应避免肌内注射,可采用静脉途径保证药物准确及时的输入。静脉穿刺拔针后,用无菌干棉球按压穿刺部位,防止液体从针口渗漏出来,注意无菌操作。

病情观察:观察皮肤有无红肿、破损、化脓等情况发生。体温有无异常。

(二)尿路刺激征

尿路刺激征(urinary irritation symptoms)又称膀胱刺激征,是指膀胱颈和膀胱三角区受炎症或机械刺激而引起的尿频、尿急及尿痛,可伴有排尿不尽感和下腹坠痛。正常人白天排尿3~5次,夜间0~1次,每次尿量200~400 mL。若排尿次数增多而每次尿量不多,且每日尿量正常,称为尿频;若一有尿意即要排尿,并常伴有尿失禁则称为尿急;若排尿时膀胱区和尿道有疼痛或灼热感称为尿痛。尿路刺激征常见于尿路感染、结石等。

考点:尿路刺激征的临床表现。

1. 护理评估

(1)病史 询问病人的排尿情况,即每天小便的次数、排尿时是否伴有膀胱区或尿道疼痛,是否一有尿意即要排尿,并有排尿不尽的感觉,而每次的尿量是否较少等。病人出现上述症状的起始时间,起病前有无明显的诱因,有无伴有其他不适,如发热、疼痛等。起病以来的治疗经过,尤其是用过哪些抗生素,药物的剂量、用法、疗程及疗效如何,有无出现不良反应。病人有无泌尿系统畸形、前列腺增生、妇科炎症、结核病病史,有无留置导尿管、进行尿路器械检查等。

由于尿路刺激征反复发作带来的不适,加之部分病人可能出现肾损害,因此病人出现紧张、焦虑等心理反应,应注意评估病人的心理状态、家庭状况、家庭及社会支持等。

(2)身体评估 病人的精神、营养状况,体温有无升高。肾区有无压痛、叩击痛,输尿管行程有无压痛点,尿道口有无红肿等。

(3)实验室及其他检查 尿常规检查的结果如何,如有无出现白细胞尿(脓尿)、血尿等;尿细菌镜检和定量培养结果,是否为有意义的细菌尿;尿路感染的定位,感染是在上尿路还是下尿路;24 h尿量有无异常,有无出现夜尿增多、尿比重降低,肾功能(尤其是肾小管功能)如何;影像学检查的结果示肾脏的大小、外形有无改变,尿路有无畸形或梗阻等。

2. 常用护理诊断/问题　排尿异常：尿频、尿急、尿痛，与尿路感染有关。

3. 护理措施及依据　排尿异常：尿频、尿急、尿痛。

(1) 保持身心两方面的休息　嘱病人于急性发作期间注意休息，心情尽量放松，因为过分紧张可加重尿频。指导病人从事一些感兴趣的活动，如听轻音乐、欣赏小说、看电视、和室友聊天等，以分散病人对自身不适的注意力，减轻病人的焦虑，缓解尿路刺激征。另外，各项治疗、护理操作宜集中进行，尽量少干扰病人。

(2) 水分的摄入　在无禁忌证的情形下，应嘱病人尽量多饮水、勤排尿，以达到不断冲洗尿路的目的，减少细菌在尿路停留的时间。

(3) 皮肤黏膜的清洁　指导病人做好个人卫生，女病人月经期间增加外阴清洗次数。教会病人正确清洁外阴部的方法，以减少肠道细菌对尿路的感染机会。

(4) 疼痛护理　指导病人进行膀胱区热敷或按摩，以缓解疼痛。对高热、头痛及腰痛者给予退热镇痛剂。

(5) 用药护理　遵医嘱使用抗生素，注意观察药物的治疗反应及有无出现副作用，嘱病人按时、按量、按疗程服药，勿随意停药以达到彻底治疗的目的。指导病人正确留取尿标本。口服碳酸氢钠可碱化尿液，减轻尿路刺激征。此外，尿路刺激征明显者可予以阿托品、溴丙胺太林等抗胆碱能药物对症治疗。

(三) 肾性高血压

肾脏疾病常伴有高血压，称为肾性高血压(renal hypertension)。按解剖可分为肾血管性高血压和肾实质性高血压两种。肾血管性高血压占5%~15%，主要由肾动脉狭窄或堵塞引起，高血压程度较重，易进展为急进性高血压。肾实质性高血压是肾性高血压的常见原因，主要由急性或慢性肾小球肾炎、慢性肾盂肾炎、慢性肾衰竭等肾实质性疾病引起。按发生机制可分为容量依赖型和肾素依赖型两类。前者是因水钠潴留引起，用排钠利尿剂或限制水钠摄入可明显降低血压；后者是由于肾素-血管紧张素-醛固酮系统被激活引起，过度利尿常使血压更加升高，而应用血管紧张素转换酶抑制剂、钙通道阻滞剂可使血压下降。肾实质性高血压中，80%以上为容量依赖型，仅10%左右为肾素依赖型，尚有部分病例同时存在两种因素。此外，肾实质的损害可引起肾内降压物质的分泌减少，如激肽释放酶-激肽、前列腺素等。

(四) 尿异常

1. 尿量异常　人的尿量与液体的摄入和丢失量有关，正常人每日尿量平均约为1 500 mL，尿量的多少取决于肾小球滤过率、肾小管重吸收量及两者的比例。尿量超过2 500 mL/d，称为多尿；少于400 mL/d 或100 mL/d，分别称为少尿、无尿。

多尿见于多种原因引起的肾小管功能不全，如慢性肾盂肾炎、肾动脉硬化、肾髓质退行性变等，使肾小管破坏，降低了肾小管对水的重吸收功能。肾外疾病见于尿崩症、糖尿病、肾上腺皮质功能减退等，它们引起多尿的原因主要是因为肾小管内溶质过多，或肾小管重吸收功能受到抑制。若夜间尿量持续超过750 mL，称为夜尿增多，此时尿比重常低于1.018，提示肾小管浓缩功能减退。

少尿或无尿的原因是肾小球滤过率降低，分别由肾前性(心排血量减少、血容量不足等)、肾实质性(如急、慢性肾衰竭)和肾后性(尿路梗阻等)三类因素引起。

2. 蛋白尿 每日尿蛋白含量持续超过150 mg,蛋白质定性试验呈阳性反应,称为蛋白尿。若每日持续超过 3.5 g/1.73 m²(体表面积)或者 50 mg/kg,称大量蛋白尿。蛋白尿按发生机制,可分为五类:

(1)肾小球性蛋白尿 最常见的一种蛋白尿,由于肾小球滤过膜通透性增加,原尿中蛋白量超过肾小管重吸收能力所致。此种蛋白尿以分子量较小的清蛋白增多为主,尿蛋白排出量较多(>2 g/d)。当滤过膜损害严重时,IgG等大分子蛋白可出现在尿中。该类蛋白尿主要由各种肾小球器质性病变引起,少部分与生理因素有关(如剧烈运动、发热、体位改变等)。

(2)肾小管性蛋白尿 正常肾小球可以滤过一些分子量小的蛋白质,而后在肾小管重吸收。当肾小管重吸收功能下降时 β_2 微球蛋白、溶菌酶等小分子蛋白质随尿排出增多,但一般<2 g/d,常见于肾小管病变,以及其他引起肾间质损害的病变,如金属盐类(如汞、镉等)或有机溶剂(苯、四氯化碳等)以及抗菌药物(如磺胺类)引起的肾小管损害。

(3)混合性蛋白尿 为肾脏病变同时累及肾小球及肾小管而产生的蛋白尿,尿中所含的蛋白成分具有上述两种蛋白尿的特点。见于各种肾小球疾病的后期,肾小球和肾小管均受损而引起,如慢性肾炎、多种肾小管间质病变、继发性肾脏病变等。

(4)溢出性蛋白尿 某些肾外疾病引起的血中异常蛋白质如血红蛋白(hemoglobin,Hb)、免疫球蛋白轻链等增加,经肾小球滤过后不能被肾小管全部重吸收,见于多发性骨髓瘤、巨球蛋白血症、急性溶血性疾病等。

(5)组织性蛋白尿 在尿液形成过程中,肾小管代谢产生的蛋白质和肾组织破坏分解而产生的蛋白质,以及由于炎症或药物刺激泌尿系统分泌而产生的蛋白质,称为组织性蛋白质。此类蛋白一般与肾小球性、肾小管性蛋白尿同时发生。

3. 血尿 不同原因所致的红细胞持续进入尿中,如新鲜尿沉渣每高倍视野红细胞>3个,或1 h尿红细胞计数超过10万,或12 h计数超过50万,可诊断为镜下血尿。尿外观呈血样或洗肉水样,称肉眼血尿。血尿可由各种泌尿系统疾病引起,如肾小球肾炎、泌尿系结石、结核、肿瘤、血管病变、先天畸形等,肾对药物的过敏或毒性反应等;也可由全身性疾病引起,如过敏性紫癜、风湿病、心血管疾病等;此外还有肾下垂、剧烈运动后发生的功能性血尿。另外,临床上常将血尿区分为肾小球源性血尿和非肾小球源性血尿。新鲜尿沉渣相差显微镜检查显示:肾小球源性血尿尿中红细胞大小形态不一,出现畸形红细胞,常伴有红细胞管型、蛋白尿等。其产生的原因主要是肾小球基底膜断裂,红细胞通过该裂缝时受血管内压力挤出时受损,受损的红细胞其后通过肾小管各段又受不同渗透压和pH值作用,而出现变形、容积变小,甚至破裂。非肾小球源性血尿系来自肾小球以外的病变,如尿路感染、结石、肿瘤、畸形等,红细胞大小形态均一。

4. 白细胞尿、脓尿和菌尿 新鲜离心尿液每个高倍视野白细胞超过5个,1 h新鲜尿液白细胞数超过40万或12 h计数超过100万,称为白细胞尿或脓尿,尿中白细胞明显增多常见于泌尿系统感染。肾小球肾炎等疾病也可出现轻度白细胞尿。菌尿是指中段尿涂片镜检,若每个高倍视野均可见细菌,或培养菌落计数超过 10^5 个/mL,可做出泌尿系统感染的诊断。

5. 管型尿 尿中管型是由蛋白质、细胞或其碎片在肾小管内形成,可分为细胞管型、颗粒管型、透明管型、蜡样管型等。正常人尿中偶见透明及颗粒管型。若12 h尿沉渣计数管型超过5 000个，或镜检出现其他类型管型时，称为管型尿。其中白细胞管型是诊断肾盂肾炎或间质性肾炎的重要依据,上皮细胞管型可见于急性肾小管坏死,红细胞管型提示急性肾小球肾炎。

(五) 肾区痛

肾包膜、肾盂、输尿管有来自胸至腰部的感觉神经分布,当肾盂、输尿管内张力增高或包膜受牵拉时,可发生肾区痛。肾区痛是自我感觉或体检时发现的肾区部位的疼痛。表现为肾区胀痛或隐隐作痛。体检时表现为肾区压痛和叩击痛,可出现明显的压痛点,如上、中输尿管压痛点、肋脊角压痛点等,肾区痛多见于肾脏或附近组织的炎症,或肾肿瘤、积液等引起肾体积增大,牵拉肾包膜而致。

肾绞痛是一种特殊的肾区痛,主要是由输尿管内结石、血块等移行所致,疼痛常突然发作,可向下腹外阴及大腿内侧部位放射。

第三节 肾小球疾病

患者,男,21岁,因水肿、少尿10 d入院。患者1个月前淋雨受凉后出现恶心、呕吐、头痛、失眠、下肢水肿、尿量减少且夜尿增多。

查体:T 37.5 ℃,P 80次/min,R 20次/min,BP 150/110 mmHg,面部及眼睑明显水肿。两肺呼吸音清晰,未闻及干湿啰音。律齐。肝脾未触及。双下肢凹陷性水肿。

实验室检查:尿蛋白(++++),可见红细胞、白细胞和颗粒管型;血常规示,红细胞11.8×10^{12}/L,血红蛋白80 g/L;血生化:血尿素氮60.8 mmol/L,血肌酐600 μmol/L。

请思考:①该患者最可能的医疗诊断是什么?②存在哪些主要护理诊断和诊断依据是什么?③应如何护理?

一、肾小球疾病的结构、功能与疾病护理基础

肾小球疾病是一组临床表现相似(如血尿、蛋白尿、水肿、高血压等),但病因、发病机制、病理、病程和预后不尽相同,且主要侵犯肾小球的疾病。临床上分为原发性、继发性和遗传性三大类。其中原发性肾小球疾病多数病因不明,需排除继发性及遗传性肾小球疾病后才能诊断,原发性占肾小球疾病的绝大多数,是引起慢性肾功能衰竭的主要疾病。本节主要介绍原发性肾小球疾病。

(一) 发病机制

多数肾小球疾病是属于免疫介导性炎症疾病。在疾病进程中也可有非免疫非炎症因素参与,但免疫机制是肾小球疾病的始发机制。

1. 免疫反应　某些外源性(如致肾炎链球菌的某些成分)或内源性抗原能刺激机

体产生相应的抗体,形成循环免疫复合物(circulating immune complex,CIC),沉积于肾小球而致病。多数原发性肾小球疾病由此机制引起。肾小球中的某些固有抗原(如肾小球基膜)等能引起机体免疫反应产生相应的抗体,血液循环中的抗体与肾小球中的固有抗原或种植抗原结合,在原位形成免疫复合物(immune complex,IC)而致病。一般认为上皮下的IC皆为原位形成,原位IC也可在系膜区或内皮下形成。

2. 炎症介导系统　免疫反应导致炎症而致病,炎症反应由炎症细胞(如中性粒细胞、单核细胞、血小板等)和多种炎症介质(补体激活物质、凝血及纤溶因子、生物活性肽、各种中性蛋白酶等)的共同参与,它们之间相互作用导致肾小球的损伤。

3. 非免疫非炎症损伤　残存的健全肾单位肾小球毛细血管内压力过高,表现为高灌注及高滤过,促进肾小球硬化,可概括为"三高":高压、高灌注、高滤过。另外,高脂血症对肾小球产生损伤,大量蛋白尿也可作为肾小球损伤的致病因素,参与肾脏的病变过程。

(二)原发性肾小球疾病的分类

1. 原发性肾小球病的临床分型　根据1992年原发性肾小球疾病分型与治疗及诊断标准专题座谈会纪要,原发性肾小球疾病的临床分型如下:①急性肾小球肾炎(acute glomerulonephritis,AGN);②急进性肾小球肾炎(rapidly progressive glomerulonephritis,RPGN);③慢性肾小球肾炎(chronic glomerulonephritis,CGN);④隐匿性肾小球肾炎(无症状性血尿或/和蛋白尿)(latent glomerulonephritis);⑤肾病综合征(nephrotic syndrome,NS)。

2. 原发性肾小球病的病理分型　世界卫生组织1995年制定的肾小球病病理学分类标准:①轻微性肾小球病变(minor glomerular abnormalities);②局灶性节段性病变(focal segmental lesions);③弥漫性肾小球肾炎(diffuse glomerulonephritis);④未分类的肾小球肾炎(unclassified glomerulonephritis)。

肾小球疾病的临床分型与病理类型存在着一定的联系,但并无肯定的对应关系,亦即一种病理类型可呈多种临床表现,而一种临床表现又可来自多种病理类型。肾活组织检查是确定肾小球疾病病理类型和病变程度的必要手段,而正确的病理诊断又必须和临床紧密结合。下面我们学习根据临床分型的几种肾小球肾炎。

二、急性肾小球肾炎

急性肾小球肾炎简称急性肾炎,是一组起病急,以血尿、蛋白尿、水肿和高血压为主要表现,可伴有一过性氮质血症的疾病。本病常有前驱感染,多见于链球菌感染后,其他细菌、病毒和寄生虫感染后也可引起。本节主要介绍链球菌感染后急性肾炎。

【病因与发病机制】

急性肾小球肾炎常因β溶血性链球菌感染所致,常见于上呼吸道感染(如急性扁桃体炎、咽炎)或皮肤感染(脓疱疮)之后,发生免疫反应引起双侧肾脏弥漫型炎症。

本病主要是由感染所诱发的免疫反应引起,链球菌的致病抗原导致免疫反应后,形成原位免疫复合物而致病。肾小球内的免疫复合物激活补体,导致肾小球内皮细胞及系膜细胞增生,并可吸引中性粒细胞及单核细胞浸润,导致肾脏病变。

【病理】

病变主要累及肾小球,肾体积可较正常增大。病变类型为毛细血管内增生性肾小球肾炎。光镜下通常为弥漫性肾小球病变,以内皮细胞及系膜细胞增生为主要表现,急性期可伴有中性粒细胞和单核细胞浸润。病变严重时,增生和浸润的细胞可压迫毛细血管袢使管腔狭窄或闭塞。肾小管病变多不明显,但肾间质可有水肿及灶状炎症细胞浸润,免疫病理检查可见 IgG 及 C3 呈粗颗粒状沿毛细血管壁和(或)系膜区沉积。电镜检查可见肾小球上皮细胞下有"驼峰"状大块电子致密物沉积。

【临床表现】

急性肾炎多见于儿童,男性多于女性。通常于前驱感染后 1~3 周(平均 10 d 左右)起病,潜伏期相当于致病抗原初次免疫后诱导机体产生免疫复合物所需的时间,呼吸道感染者的潜伏期较皮肤感染者短。本病起病较急,病情轻重不一,轻者呈亚临床型(仅有尿常规及血清 C3 异常);典型者呈急性肾炎综合征表现,重症者可发生急性肾衰竭。本病大多预后良好,常可在数月内临床自愈。本病典型者具有以下表现:

1. 尿异常 几乎全部患者均有肾小球源性血尿,约 30% 患者可有肉眼血尿,常为起病首发症状和患者就诊原因。可伴有轻、中度蛋白尿,少数患者(<20%)可呈肾病综合征范围的大量蛋白尿。尿沉渣除红细胞外,早期尚可见白细胞和上皮细胞稍增多,并可有颗粒管型和红细胞管型等。

2. 水肿 80% 以上患者均有水肿,常为起病的初发表现,典型表现为晨起眼睑水肿或伴有下肢轻度可凹性水肿,少数严重者可波及全身。

考点:临床表现。

3. 高血压 约 80% 患者出现一过性轻、中度高血压,常与其钠水潴留有关,利尿后血压可逐渐恢复正常。少数患者可出现严重高血压,甚至高血压脑病。

4. 肾功能异常 患者起病早期可因肾小球滤过率下降、水钠潴留而尿量减少(常在 400~700 mL/d),少数患者甚至少尿(<400 mL/d)。肾功能可一过性受损,表现为轻度氮质血症。多于 1~2 周后尿量渐增,肾功能于利尿后数日可逐渐恢复正常。仅有极少数患者可表现为急性肾功能衰竭,易与急进性肾炎相混淆。

5. 充血性心力衰竭 常发生在急性肾炎综合征期,水钠严重潴留和高血压为重要的诱发因素。患者可有颈静脉怒张,奔马律和肺水肿症状,常需紧急处理。老年患者发生率较高(可达 40%),儿童患者少见(<5%)。

【实验室及其他检查】

1. 尿液检查 均有镜下血尿,呈多形性红细胞。尿蛋白多为(+)~(++),20% 左右可有大量蛋白尿[尿蛋白定性(+++)~(++++),24 h 尿蛋白定量>3.5 g],尿沉渣中可有红细胞管型、颗粒管型等。

2. 免疫学检查 抗链球菌溶血素"O"(antistreptolysin O,ASO)抗体测定:ASO 常在链球菌感染后 2~3 周出现,3~5 周滴度达高峰而后逐渐下降。血清补体测定:起病初期血清补体 C3 及总补体下降,8 周内渐恢复正常,对诊断本病意义很大。

3. 肾功能检查 可有轻度肾小球滤过率降低,血尿素氮和血肌酐升高。

4. 肾活组织检查 是确诊肾炎最主要手段,可以区别急性肾炎的病理类型。

【诊断要点】

链球菌感染后 1~3 年周出现血尿、蛋白尿、水肿和高血压等肾炎综合征典型表现,血清补体 C3 降低,病情于发病 8 周内逐渐减轻至完全恢复者,即可诊断为急性肾小球肾炎。病理类型需行肾活组织检查确诊。

【治疗要点】

本病治疗原则以休息及对症治疗为主,急性肾衰竭病人应予透析治疗。本病为自限性疾病,不宜应用糖皮质激素及细胞毒药物。

1. 一般治疗　急性期应卧床休息,待肉眼血尿消失、水肿消退及血压恢复正常后逐步增加活动量。根据病情予以特殊的饮食治疗。

2. 治疗感染灶　以往主张病初注射青霉素 10～14 d(过敏者可用大环内酯类抗生素),但其必要性现有争议。反复发作的慢性扁桃体炎,待病情稳定后(尿蛋白转阴,尿沉渣红细胞少于 10 个/HP)可考虑做扁桃体摘除,术前、术后两周需静脉注射青霉素。

3. 对症治疗　包括利尿消肿、降血压,预防心脑并发症的发生。休息、低盐和利尿后高血压控制仍不满意时,可加用降压药物。

4. 透析治疗　少数发生急性肾衰竭而有透析指征者,应及时给予透析治疗以帮助患者渡过急性期。由于本病具有自愈倾向,肾功能多可逐渐恢复,一般不需要长期维持透析。

5. 中医药治疗　急性肾小球肾炎属中医"风水",多由于感受风寒、风热及湿邪所致。病变发展期有外感表证及水肿、尿少、血尿等症状,此期中医治疗往往采用祛风利水、清热解毒、凉血止血等治疗法则,常用方剂有越婢加术汤,麻黄连翘赤小豆汤等。

【常用护理诊断/问题、措施及依据】

1. 体液过多　与肾小球滤过率下降、水钠潴留有关。

(1) 饮食护理　饮食应注意热量充足、易于消化和吸收。当患者有水肿、高血压或心力衰竭时,应严格限制盐的摄入,一般进盐应低于 3 g/d,对于特别严重患者应完全禁盐。在急性期,还应限制蛋白质的摄取量,并以优质蛋白为主。当血压下降,水肿消退,尿蛋白减少后可逐渐增加食盐和蛋白质的量。同时还应限制进水量。每日进水量应为不显性失水量加上 24 h 尿量,此进水量包括饮食、饮水、服药、输液等所含水分的总量。

(2) 休息与运动　急性期患者应绝对卧床休息,以增加肾血流量和减少肾脏负担。卧床休息 6 周～2 个月,尿液检查只有蛋白尿和镜下血尿时,方可离床活动。病情稳定后逐渐增加运动量,避免劳累和剧烈活动,坚持 1～2 年,待完全康复后才能恢复正常的体力劳动。

(3) 病情观察　注意观察水肿的范围、程度,有无胸腔积液、腹水,有无呼吸困难等急性左心衰的征象;监测高血压动态变化,监测有无头痛、呕吐、颈项强直等高血压脑病的表现;观察尿的变化及肾功能的变化,及早发现有无肾衰竭的可能。

(4) 用药护理　注意观察利尿剂的疗效和不良反应,在使用降压药的过程中,注意一定要定时、定量服用,随时监测血压的变化,还要嘱患者服药后在床边坐几分钟,然后缓慢站起,防止眩晕。

(5) 心理护理　限制的活动可使患者产生焦虑、烦躁、抑郁等心理反应,应使其充分理解急性期卧床休息及恢复期限制运动的重要性。

2. 有皮肤完整性受损的危险　与皮肤水肿、机体抵抗力降低有关。具体护理措施参见本章第二节"肾源性水肿"的护理。

【其他护理诊断/问题】

1. 活动无耐力　与疾病处于急性发作期、水肿、高血压等有关。
2. 潜在并发症　左心衰竭、高血压脑病、急性肾衰竭。

【健康指导】

1. 预防呼吸道感染　平时注意加强锻炼，增强体质，防止受冻、淋雨和过劳。注意个人卫生，防止化脓性皮肤感染。患感冒、咽炎、扁桃体炎、皮肤感染时，应及时治疗，注意休息和保暖，限制活动量。在幼儿园、小学等儿童集中的场所，特别要注意预防呼吸道感染，做好隔离工作。
2. 疾病知识的指导　指导病人及家属学会观察水肿、尿量及尿质变化、自我监测血压等。
3. 保健知识的宣传　急性肾炎的恢复可能需时1～2年，当临床症状消失后，蛋白尿、血尿等可能仍然存在，因此应加强定期随访。
4. 生活指导　指导病人合理饮食；注意休息，适当活动；保持良好的心态，注意劳逸结合。

【预后】

本病多数病例预后良好，可完全治愈，6%～18%病例遗留尿异常和（或）高血压而转为慢性，或于临床痊愈多年后又出现肾小球肾炎表现。一般认为，老年患者，有持续性高血压、大量蛋白尿或肾功能损害者预后可能较差，散发者较流行者预后可能差；肾组织增生病变重，伴有较多新月体形成者预后差。

三、慢性肾小球肾炎

慢性肾小球肾炎简称慢性肾炎，系指以蛋白尿、血尿、高血压、水肿为基本临床表现，起病方式各有不同，病情迁延，病变缓慢进展，可有不同程度的肾功能减退，最终将发展为慢性肾衰竭的一组肾小球病。由于本组疾病的病理类型及病程阶段不同，主要临床表现可各不相同，疾病表现呈多样化。

【病因和发病机制】

仅少数病人是由急性肾炎发展而来（直接迁延或临床痊愈若干年后再现），绝大多数病人的病因不明，起病即属慢性肾炎，与急性肾炎无关。临床上就诊的患者病程可长可短，有的病人过去没有任何肾炎病史，几天内突然出现蛋白尿、镜下血尿、水肿、高血压等症状。基层医院多数误诊为急性肾炎，实际上一发病就属于慢性肾炎。本病的病理类型不同，病因及发病机制也不尽相同。一般认为本病的起始因素为免疫介导性炎症，但随疾病的进展，也有非免疫非炎症性因素参与，如肾小球内高压、高灌注、高滤过等，这些因素可促进肾小球硬化。另外，疾病过程中出现的高脂血症、蛋白尿等也会加重肾脏的损伤。导致病程慢性化的机制除免疫因素外，非免疫非炎症因素占有重要作用。

【病理】

慢性肾炎可由多种病理类型引起，常见类型有系膜增生性肾小球肾炎（包括IgA

和非IgA系膜增生性肾小球肾炎)、系膜毛细血管性肾小球肾炎、膜性肾病及局灶性节段性肾小球硬化等,其中少数非IgA系膜增生性肾小球肾炎可由毛细血管内增生性肾小球肾炎(临床上急性肾炎)转化而来。

病变进展至后期,所有上述不同类型病理变化均可转化为程度不等的肾小球硬化,相应肾单位的肾小管萎缩、肾间质纤维化。疾病晚期肾体积缩小、肾皮质变薄,但所有类型到晚期均进展成硬化性肾小球肾炎,临床上进入尿毒症阶段。

【临床表现】

慢性肾炎可发生于任何年龄,但以青中年为主,男性多见。多数起病缓慢、隐袭。临床表现呈多样性,蛋白尿、血尿、高血压、水肿为其基本临床表现,可有不同程度肾功能减退,病情时轻时重、迁延,渐进性发展为慢性肾衰竭。有的患者可无明显临床症状。

1. 水肿 可有可无,一般不严重。可有眼睑、面部或下肢皮肤紧张或发胀感,重者可呈全身水肿甚至出现胸腔积液、腹水。

2. 高血压 多数患者有高血压,肾功能衰竭时90%患者有高血压。

3. 蛋白尿 尿蛋白定量为1~3 g/d,是慢性肾炎常见的表现。

4. 血尿 多为镜下血尿,偶有肉眼血尿。多见于病理改变为增生性或局灶硬化性者。

考点:临床表现。

5. 特殊表现 有的患者可表现为血压(特别是舒张压)持续性升高,出现眼底出血、渗出,甚至视神经乳头水肿;急性发作或用肾毒性药物病情急剧恶化者,可引起不可逆性慢性肾衰竭,蛋白尿和血尿出现较早。

6. 并发症

(1) 心功能不全 因长期高血压、水钠潴留、贫血等引起心脏扩大、心律失常,甚至心力衰竭。

(2) 高血压脑病 因血压骤然升高,引起严重头痛、呕吐、烦躁不安、抽搐,甚至昏迷。

(3) 感染 因免疫功能低下,易合并呼吸道和泌尿道感染。

(4) 慢性肾衰竭 慢性肾炎持续发展,肾功能进行性减退,终将出现慢性肾功能衰竭。

【实验室及其他检查】

1. 尿常规 多为轻度尿异常,尿蛋白(+)~(+++),尿蛋白定量为1~3 g/24 h;尿沉渣镜检可见多形性红细胞及红细胞管型;也可有肉眼血尿。

2. 血常规 早期多正常或轻度贫血。晚期可有红细胞计数和血红蛋白浓度明显下降。

3. 肾功能检查 早期内生肌酐清除率、血肌酐和血尿素氮均在正常范围。当内生肌酐清除率下降至正常值的50%以下时,即出现氮质血症,内生肌酐清除率降低,血肌酐、血尿素氮升高。

4. B超检查 晚期可见双肾缩小,皮质变薄。

5. 肾组织活检 肾穿刺活检,可确定慢性肾炎的病理类型,为制订治疗方案提供依据。

【诊断要点】

凡蛋白尿持续1年以上,伴血尿、水肿、高血压和肾功能不全,排除继发性肾炎、遗传性肾炎和慢性肾盂肾炎后,可诊断为慢性肾炎。

【治疗要点】

慢性肾炎的治疗应以防止或延缓肾功能进行性恶化、改善或缓解临床症状及防治严重并发症为主要目的,而不以消除尿红细胞或轻微尿蛋白为目标。可采用下列综合治疗措施。

1. 积极控制血压和减少尿蛋白　高血压和尿蛋白是加速肾小球硬化、促进肾功能恶化的重要因素,积极控制血压和减少尿蛋白是两个重要的环节。高血压的治疗目标:力争把血压控制在理想水平。尿蛋白≥1 g/d,血压应控制在125/75 mmHg以下;尿蛋白<1 g/d,血压控制可放宽到130/80 mmHg以下。尿蛋白的治疗目标则为争取减少至<1 g/d。选择能延缓肾功能恶化、具有肾保护作用的降血压药物。

慢性肾炎常因钠水潴留引起容量依赖性高血压,故高血压患者应限盐(NaCl<6 g/d)。有钠水潴留容量依赖性高血压患者可选用噻嗪类利尿药,如氢氯噻嗪12.5～50.0 mg/d,1次或分次口服。对肾素依赖性高血压则首选血管紧张素转换酶抑制剂(ACEI),如贝那普利(benazepril)10～20 mg,每日1次;或血管紧张素Ⅱ受体拮抗剂,如氯沙坦(losartan)50～100 mg,每日1次。此外,常用钙拮抗药,如氨氯地平5～10 mg,每日1次。也可选用β受体阻断药,如阿替洛尔(atenolol)12.5～25.0 mg,每日2次;一般不单独应用,常与其他药物联合应用。高血压难以控制时可选用不同类型降压药联合应用。

近年研究证实,ACEI除具有降低血压作用外,还有减少尿蛋白和延缓肾功能恶化的肾保护作用。后两种作用除通过对肾小球血流动力学的特殊调节作用(扩张入球和出球小动脉,但对出球小动脉扩张作用强于入球小动脉),降低肾小球内高压力、高灌注和高滤过外,并能通过非血流动力学作用(抑制细胞因子、减少尿蛋白和细胞外基质的蓄积)起到减缓肾小球硬化的发展和肾保护作用,故ACEI可作为慢性肾炎患者控制高血压的首选药物。肾功能不全患者应用ACEI要防止高血钾,血肌酐大于350 μmol/L的非透析治疗患者不宜再使用,少数患者应用ACEI有持续性干咳的不良反应。血管紧张素Ⅱ受体拮抗剂的实验研究和已有的临床观察结果显示它具有与ACEI相似的肾保护作用和减少尿蛋白作用,但不引起持续性干咳。

2. 控制饮食　肾功能不全氮质血症患者应限制蛋白及磷的入量,采用优质低蛋白饮食或加用必需氨基酸。有明显水肿和高血压时,需低盐饮食。

3. 应用抗血小板药　大剂量双嘧达莫(300～400 mg/d)、小剂量阿司匹林(40～300 mg/d)有抗血小板聚集作用,以往有报道服用此类药物能延缓肾功能衰退,但近年来有对照、长期观察的研究结果并未证实该疗效。目前研究结果仅显示对系膜毛细血管性肾小球肾炎有一定的降尿蛋白的作用。

4. 糖皮质激素和细胞毒药物　鉴于慢性肾炎为一临床综合征,其病因、病理类型及其程度、临床表现和肾功能等变异较大,故此类药物是否应用应区别对待。一般不主张积极应用,但患者肾功能正常或仅轻度受损,肾体积正常,病理类型较轻(如轻度系膜增生性肾炎、早期膜性肾病等),尿蛋白较多,如无禁忌者可试用,无效者逐步撤去。

5. 避免加重肾损害的因素　感染、劳累、妊娠及应用肾毒性药物(如氨基糖苷类抗生素),均可能损伤肾,导致肾功能恶化,应予以避免。

【常用护理诊断/问题、措施及依据】

1. 体液过多　与肾小球滤过率降低,水钠潴留增多,低蛋白血症有关。具体护理措施参见本章第二节"肾源性水肿"的护理。

2. 营养失调:低于机体需要量　与摄入量减少、蛋白丢失、代谢紊乱等有关。

(1) 饮食护理　一般情况下不必限制饮食,若肾功能减退应给优质低蛋白低磷饮食,$0.6 \sim 0.8$ g/(kg·d),其中 50% 以上为优质蛋白。低蛋白饮食时,适当增加碳水化合物和脂肪饮食热量中的比例,以满足机体生理代谢所需要的热量,避免发生负氮平衡。限盐 $3 \sim 4$ g/d,控制磷的摄入。同时注意补充多种维生素及锌,因锌有刺激食欲的作用。

(2) 静脉补充营养素　遵医嘱静脉补充必需氨基酸。

(3) 营养监测　观察并记录进食情况,评估膳食中营养成分结构是否合理,热量是否足够。定期监测体重,监测血红蛋白浓度和血清白蛋白浓度是否降低。观察患者口唇、指甲和皮肤色泽状况。注意体重指标不适合水肿病人的营养评估。

【其他护理诊断/问题】

1. 活动无耐力　与贫血有关。
2. 营养失调:低于机体需要量　与摄入量减少、蛋白丢失、代谢紊乱等有关。
3. 焦虑　与病情迁延、预后不良有关。
4. 潜在并发症　慢性肾衰竭。

【健康指导】

慢性肾炎患者除积极配合医生治疗外,应学会自我保健,具体应注意以下几点:

1. 预防感染　避免受凉、受湿,注意劳逸结合,预防呼吸道感染。慢性肾炎患者机体抵抗力低,很容易感染,故应认真预防。任何感染都会加重肾炎病情。应养成良好的生活习惯,劳逸有度,在病情稳定时,也不可大意,切忌长途旅游和过度工作,应当适量运动,增强自己的抗病能力。注意个人卫生,预防泌尿道感染。

2. 疾病知识的指导　指导病人和家属学会观察水肿、尿量、排尿时引起泡沫增多且不易消失的蛋白尿、尿色等,勿使用对肾功能有害的药物,如氨基糖苷类抗生素、抗真菌药等。

3. 保健知识的宣传　注意合理膳食,有氮质血症时,给予优质低蛋白饮食。

4. 生活指导　不用损肾药物,育龄期女病人应避孕。定期门诊随访,复查尿常规及肾功能,有异常及时就诊。

四、肾病综合征

肾病综合征(nephrotic syndrome,NS)是由各种肾脏疾病引起的具有以下共同临床表现的一组综合征:①尿蛋白大于 3.5 g/d;②血浆白蛋白低于 30 g/L;③水肿;④血脂升高。其中①②两项为诊断所必需。

【病因与发病机制】

NS 可分为原发性及继发性两大类,可由多种不同病理类型的肾小球病所引起。原发性肾病综合征是指原发于肾小球本身的病变。继发性肾病综合征是指继发于全身系统性疾病或先天遗传性疾病,如系统性红斑狼疮、糖尿病、过敏性紫癜等(表5-1)。

表5-1 肾病综合征分类

分类	儿童	青少年	中老年
原发性	微小病变型肾病	系膜增生性肾小球肾炎	膜性肾病
		系膜毛细血管性肾小球肾炎	
		局灶性节段性肾小球硬化	
继发性	过敏性紫癜肾炎	系统性红斑狼疮肾炎	糖尿病肾病
	乙型肝炎病毒相关性肾病	过敏性紫癜肾性小球肾炎	肾淀粉样变性
		乙型肝炎病毒相关性肾小球肾炎	骨髓瘤、淋巴瘤
		系统性红斑狼疮肾炎	实体肿瘤性肾病

【临床表现】

原发性肾病综合征的起病缓急与病理类型有关。典型原发性肾病综合征的临床表现如下:

1. 大量蛋白尿 表现为大量选择性蛋白尿(尿蛋白>3.5 g/d)。由于肾小球滤过膜的屏障作用受损,导致对血浆蛋白尤其是白蛋白的通透性增高,当超过肾小管的重吸收量时,形成大量蛋白尿。

考点:临床表现。

2. 低蛋白血症 大量蛋白尿从尿中丢失,如果肝失代偿性合成血浆蛋白不足、胃肠黏膜水肿导致蛋白摄入不足、吸收不良等,加重低蛋白血症。此外,免疫球蛋白和补体、抗凝及纤溶因子、金属结合蛋白及内分泌素蛋白也可减少。

3. 水肿 是突出的体征,其发生与低蛋白血症所致血浆胶体渗透压下降有关。

4. 高脂血症 以高胆固醇血症最为常见,其发生与肝脏合成脂蛋白增加及脂蛋白分解减少有关。

5. 并发症

(1)感染 与蛋白质营养不良、免疫功能紊乱及应用糖皮质激素治疗有关。常见感染部位的顺序为呼吸道、泌尿道、皮肤。感染是 NS 的常见并发症,由于应用糖皮质激素,其感染的临床征象常不明显,尽管目前已有多种抗生素可供选择,但若治疗不及时或不彻底,感染仍是导致 NS 复发和疗效不佳的主要原因之一,甚至造成死亡,应予以高度重视。

(2)血栓、栓塞并发症 由于血液浓缩(有效血容量减少)及高脂血症造成血液黏稠度增加,此外,因某些蛋白质从尿中丢失及肝代偿性合成蛋白增加,引起机体凝血、抗凝和纤溶系统失衡;加之 NS 时血小板功能亢进、应用利尿药和糖皮质激素等均进一步加重高凝状态。因此容易发生血栓、栓塞并发症,其中以肾静脉血栓最为常见(发生率为10%~50%,其中3/4病例因慢性形成,临床并无症状);此外,肺血管血栓、栓塞,下肢静脉、下腔静脉、冠状血管血栓和脑血管血栓也不少见。血栓、栓塞并发症是直接影响NS治疗效果和预后的重要原因。

(3)急性肾功能衰竭　NS患者可因有效血容量不足而致肾血流量下降,诱发肾前性氮质血症,经扩容、利尿后可得到恢复。少数病例可出现急性肾功能衰竭,尤以微小病变型肾病者居多,发生多无明显诱因,表现为少尿甚或无尿,扩容、利尿无效。肾活检病理检查显示肾小球病变轻微,肾间质弥漫重度水肿,肾小管可为正常或部分细胞变性、坏死,肾小管腔内有大量蛋白管型。该急性肾功能衰竭的机制不明,推测与肾间质高度水肿压迫肾小管和大量管型堵塞肾小管有关,即上述变化形成肾小管腔内高压,引起肾小球滤过率骤然减少,又可诱发肾小管上皮细胞损伤、坏死,从而导致急性肾功能衰竭。

(4)蛋白质及脂肪代谢紊乱　长期低蛋白血症可导致营养不良、小儿生长发育迟缓;免疫球蛋白减少造成机体免疫力低下,易致感染;金属结合蛋白丢失可使微量元素(铁、铜、锌等)缺乏;内分泌素结合蛋白不足可诱发内分泌紊乱(如低T_3综合征等);药物结合蛋白减少可能影响某些药物的药代动力学(使血浆游离药物浓度增加、排泄加速),影响药物疗效。高脂血症增加血液黏稠度,促进血栓形成、栓塞并发症的发生,还将增加心血管系统并发症,并可促进肾小球硬化和肾小管-间质病变的发生,促进肾病变的慢性进展。

【实验室及其他检查】

1. 尿液检查　尿蛋白(+++)~(++++),24 h尿蛋白定量超过3.5 g。尿中可有红细胞、颗粒管型等。

2. 血液检查　血浆清蛋白低于30 g/L,血中胆固醇、三酰甘油、低密度脂蛋白及极低密度脂蛋白均可增高,血IgG可降低。

3. 肾功能检查　内生肌酐清除率正常或降低,血肌酐、尿素氮可正常或升高。

4. 肾活组织病理检查　可明确肾小球病变的病理类型,指导治疗及判断预后。

5. 肾脏B超检查　双侧肾脏可正常或缩小。

【诊断要点】

根据大量蛋白尿、低蛋白血症、高脂血症、水肿等临床表现,排除继发性肾病综合征即可确立诊断,其中尿蛋白>3.5 g/d、血浆清蛋白<30 g/L为诊断的必要条件。肾病综合征的病理类型有赖于肾活组织病理检查。

考点:治疗要点。

【治疗要点】

1. 休息与饮食　凡有严重水肿、低白蛋白血症者需卧床休息。水肿消失、一般情况好转后,可起床活动。水肿时应低盐(<3 g/d),为减轻高脂血症,应少进富含饱和脂肪酸(动物油脂)的饮食,而多吃富含多聚不饱和脂肪酸(如植物油、鱼油)及富含可溶性纤维(如燕麦、米糠及豆类)的饮食。给予正常量0.8~1.0 g/(kg·d)的优质蛋白(富含必需氨基酸的动物蛋白)饮食。热量要保证充分,每日每公斤体重不应少于126~147 kJ(30~35 kcal)。尽管患者丢失大量尿蛋白,但由于高蛋白饮食增加肾小球高滤过,可加重蛋白尿并促进肾病变进展,故目前一般不再主张应用。

2. 利尿消肿　对 NS 患者利尿治疗的原则是不宜过快、过猛，以免造成有效血容量不足、加重血液高黏倾向，诱发血栓、栓塞并发症。

（1）噻嗪类利尿药　主要作用于髓袢升支厚壁段和远曲小管前段，通过抑制钠和氯的重吸收，增加钾的排泄而利尿。常用氢氯噻嗪 25 mg，每日 3 次口服。长期服用应防止低钾、低钠血症。

（2）潴钾利尿药　主要作用于远曲小管后段，排钠、排氯，但潴钾，适用于低钾血症的患者，单独使用时利尿作用不显著，可与噻嗪类利尿药合用。常用氨苯蝶啶 50 mg，每日 3 次，或醛固酮拮抗剂螺内酯 20 mg，每日 3 次。长期服用需防止高钾血症，对肾功能不全患者应慎用。

（3）袢利尿药　主要作用于髓袢升支，对钠、氯和钾的重吸收具有强力的抑制作用。常用呋塞米（速尿）20～120 mg/d，或布美他尼（丁脲胺）1～5 mg/d（同等剂量时作用较呋塞米强 40 倍），分次口服或静脉注射。在渗透性利尿药应用后随即给药效果更好。应用袢利尿药时需谨防低钠血症及低钾、低氯血症性碱中毒的发生。

（4）渗透性利尿药　通过一过性提高血浆胶体渗透压，可使组织中水分回吸收入血。此外，它们又经过肾小球滤过，造成肾小管内液的高渗状态，减少水、钠的重吸收而利尿。常用不含钠的右旋糖酐 40（低分子右旋糖酐）或羟乙基淀粉（706 代血浆），250～500 mL 静脉滴注，隔日 1 次。随后加用袢利尿药可增强利尿效果。但对少尿（尿量<400 mL/d）的患者应慎用此类药物，因其易与肾小管分泌的 Tamm-Horsfall 蛋白和肾小球滤过的白蛋白一起形成管型，阻塞肾小管，并由于其高渗作用导致肾小管上皮细胞变性、坏死，诱发"渗透性肾病"，导致急性肾功能衰竭。

（5）提高血浆胶体渗透压　血浆或血浆白蛋白等静脉输注均可提高血浆胶体渗透压，促进组织中水分回吸收并利尿，如扩容后用呋塞米 120 mg 加于葡萄糖溶液中缓慢静脉滴注，有时能获得良好的利尿效果。但由于输入的蛋白均将于 24～48 h 由尿中排出，可引起肾小球高滤过及肾小管高代谢造成肾小球脏层上皮细胞及肾小管上皮细胞损伤、促进肾间质纤维化，轻者影响糖皮质激素疗效，延迟疾病缓解，重者可损害肾功能。故应严格掌握适应证，对严重低白蛋白血症、高度浮肿而又少尿（尿量<400 mL/d）的 NS 患者，在必须利尿的情况下方可考虑使用，但也要避免过频过多。对伴有心脏病的患者应慎用此法利尿，以免因血容量急性扩张而诱发心力衰竭。

3. 减少尿蛋白　持续性大量蛋白尿本身可导致肾小球高滤过、加重肾小管-间质损伤、促进肾小球硬化，是影响肾小球病预后的重要因素。已证实减少尿蛋白可以有效延缓肾功能的恶化。应用 ACEI 及其他降血压药物，如 ACEI（如贝那普利 10～20 mg，每日 1 次；或卡托普利每次 12.5～50.0 mg，每日 3 次）、血管紧张素Ⅱ受体拮抗剂（如氯沙坦 50～100 mg，每日 1 次）、长效二氢吡啶类钙拮抗药（如氨氯地平 5 mg，每日 1 次）等，均可通过其有效的控制高血压作用而显示出能不同程度地减少尿蛋白。此外，ACEI 通过降低肾小球内压和直接影响肾小球基底膜对大分子的通透性，可有不依赖于降低全身血压的减少尿蛋白作用。血管紧张素Ⅱ受体拮抗剂也具有相似的作用。

4. 抑制免疫与炎症反应

（1）糖皮质激素（简称激素）　可能是通过抑制炎症反应、抑制免疫反应、抑制醛固酮和抗利尿激素分泌，影响肾小球基底膜通透性等综合作用而发挥其利尿、消除尿蛋白的疗效。使用原则和方案：①起始足量，常用药物为泼尼松 1 mg/(kg·d)，口服 8 周，必要时可延长至 12 周。②缓慢减药，足量治疗后每 1~2 周减原用量的 10%，当减至 20 mg/d 左右时症状易反复，应更加缓慢减量。③长期维持，最后以最小有效剂量(10 mg/d)再维持半年左右。激素可采取全日量顿服或在维持用药期间两日量隔日一次顿服，以减轻激素的不良反应。水肿严重、有肝功能损害或泼尼松疗效不佳时，可更换为泼尼松龙(等剂量)口服或静脉滴注。长期应用激素的患者可出现感染、药物性糖尿病、骨质疏松等不良反应，少数病例还可能发生股骨头无菌性缺血性坏死，需加强监测，及时处理。

(2)细胞毒药物 这类药物可用于"激素依赖型"或"激素抵抗型"的患者，协同激素治疗。若无激素禁忌，一般不作为首选或单独治疗用药。①环磷酰胺：是国内外最常用的细胞毒药物，在体内被肝细胞微粒体羟化，产生有烷化作用的代谢产物而具有较强的免疫抑制作用。应用剂量为每日每公斤体重 2 mg，分 1~2 次口服；或 200 mg，隔日静脉注射。累积量达 6~8 g 后停药。主要不良反应为骨髓抑制及中毒性肝损害，并可出现性腺抑制(尤其男性)、脱发、胃肠道反应及出血性膀胱炎。②氮芥：为最早用于治疗 NS 的药物，治疗效果较佳。但因较强的局部组织刺激作用，严重的胃肠道反应和甚强的骨髓抑制作用，目前临床上应用较少。在其他细胞毒药物无效时，仍应推荐使用。此药多在睡前从静脉滴注的三通管中静脉注射，给药前可先用镇静止吐药，如氯丙嗪；注毕续滴 5% 葡萄糖注射液 100~200 mL 冲洗血管以防静脉炎。一般常由 1 mg 开始，隔日注射 1 次，每次加量 1 mg，至 5 mg 后每周注射 2 次，累积量达 1.5~2.0 mg/kg(80~100 mg)后停药。③其他：苯丁酸氮芥 2 mg，每日 3 次口服，共服用 3 个月，毒性较氮芥小，疗效亦较差，此外，硫唑嘌呤亦有使用报道，但疗效也较弱。

(3)环孢素 能选择性抑制 T 辅助细胞及 T 细胞毒效应细胞，已作为二线药用于治疗激素及细胞毒药物无效的难治性 NS。常用量为每日每公斤体重 5 mg，分 2 次口服，服药期间需监测并维持其血浓度谷值为 100~200 μg/L。服药 2~3 个月后缓慢减量，共服半年左右。不良反应有肝、肾毒性，并可到高血压、高尿酸血症、多毛及牙龈增生等。该药价格较昂贵，有上述不良反应及停药后易复发，使其广泛应用受到限制。

(4)麦考酚吗乙酯(mycophenolate mofetil, MMF) 在体内代谢为霉酚酸；后者为次黄嘌呤单核苷酸脱氢酶抑制剂，抑制鸟嘌呤核苷酸的经典合成途径，故而选择性抑制 T、B 淋巴细胞增殖及抗体形成达到治疗目的。常用量为 1.5~2.0 g/d，分 1~2 次口服，共用 3~6 个月，减量维持半年。已广泛用于肾移植后排异反应，不良反应相对小。近年一些报道表明，该药对部分难治性 NS 有效，尽管尚缺乏大宗病例的前瞻对照研究结果，但已受到重视。

5. 中医药治疗 雷公藤总苷每次 20 mg，每日 3 次口服，有降尿蛋白作用，可配合激素应用。国内研究显示该药具有抑制免疫、抑制肾小球系膜细胞增生的作用，并能改善肾小球滤过膜通透性。主要不良反应为性腺抑制、肝功能损害及外周血白细胞减少等，及时停药后可恢复。本药不良反应较大，甚至可引起急性肾衰竭，用时要小心监护。

6. 防治并发症 NS 的并发症是影响患者长期预后的重要因素，应积极防治。

(1)感染 通常在激素治疗时无须应用抗生素预防感染，不但达不到预防的目的,反而可能诱发真菌二重感染。免疫增强剂(如胸腺素、转移因子及左旋咪唑等)能否预防感染尚不完全肯定。一旦发现感染,应及时选用对致病菌敏感、强效且无肾毒性的抗生素积极治疗,有明确感染灶者应尽快去除。严重感染难控制时应考虑减少或停用激素,但需视患者的具体情况决定。

(2)血栓及栓塞并发症　一般认为,血浆白蛋白浓度低于 20 g/L,提示存在高凝状态,即应开始预防性抗凝治疗。可给予肝素 1 875～3 750 U 皮下注射,每 6 h 1 次(或选用低分子肝素),维持凝血时间于正常一倍;也可服用华法林或其他香豆素类药物,维持凝血酶原时间于正常水平的一倍。抗凝的同时可辅以抗血小板药,如双嘧达莫 300～400 mg/d 或分 3～4 次服,或阿司匹林 40～300 mg/d 口服。对已发生血栓、栓塞者应尽早(6 h 内效果最佳,但 3 d 内仍可望有效)给予尿激酶或链激酶全身或局部溶栓,同时配合抗凝治疗,抗凝药一般应持续应用半年以上。抗凝及溶栓治疗时均应避免药物过量导致出血。

(3)急性肾衰竭　NS 并发急性肾衰竭如处理不当可危及生命,若及时给予正确处理,大多数患者可望恢复。可采取以下措施:①袢利尿药,对袢利尿药仍有效者应予以较大剂量,以冲刷阻塞的肾小管管型。②血液透析,利尿无效,并已达到透析指征者,应予血液透析以维持生命,并在补充血浆制品后适当脱水,以减轻肾间质水肿。③原发病治疗,因其病理类型多为微小病变型肾病,应予以积极治疗。④碱化尿液,可口服碳酸氢钠碱化尿液,以减少管型形成。

(4)蛋白质及脂肪代谢紊乱　在 NS 缓解前常难以完全纠正代谢紊乱,但应调整饮食中蛋白和脂肪的量和结构(如前所述),力争将代谢紊乱的影响减少到最低限度。目前,不少药物可用于治疗蛋白质及脂肪代谢紊乱。如 ACEI 及血管紧张素Ⅱ受体拮抗剂均可减少尿蛋白;有研究提示,中药黄芪(30～60 g/d 煎服)可促进肝白蛋白合成,并可能兼有减轻高脂血症的作用。降脂药物可选择降胆固醇为主的羟甲基戊二酸单酰辅酶 A(HMG-CoA)还原酶抑制剂,如洛伐他汀(lovastatin)等;或降三酰甘油为主的氯贝丁酯类,如非诺贝特(fenofibrate)等。NS 缓解后高脂血症可自然缓解,则无须再继续药物治疗。

7. 针对不同的病理类型,循证医学目前提出了相应治疗方案

(1)微小病变型肾病　常对激素治疗敏感,初治者可单用激素治疗。因感染、劳累而短期复发者去除诱因后不缓解可再使用激素,疗效差或反复发作者应合用细胞毒药物,力争达到完全缓解。

(2)膜性肾病　对于本病的治疗目前有较大的争议,根据循证医学已有以下共识:①单用激素无效,必需激素联合烷化剂(常用环磷酰胺、苯丁酸氮芥)。效果不佳的患者可试用小剂量环孢素,一般用药应在半年以上;也可与激素联合应用。②早期膜性肾病疗效相对较好;若肾功能严重恶化,血肌酐>354 μmol/L 或肾活检示有严重间质纤维化则不应给予上述治疗。③激素联合烷化剂治疗的对象主要为有病变进展高危因素的患者,如严重、持续性 NS,肾功能恶化和肾小管间质较重的可逆性病变等,应给予治疗。反之,则提议可先密切观察 6 个月,控制血压和用 ACEI 降尿蛋白,病情无好转再接受激素联合烷化剂治疗。另外,膜性肾病易发生血栓、栓塞等并发症,应予以积极防治。

(3)局灶性节段性肾小球硬化　既往认为本病治疗效果不好,循证医学表明部分

患者(30%~50%)激素治疗有效,但显效较慢,建议足量激素治疗[1 mg/(kg·d)]应延长至3~4个月,上述足量激素用至6个月后无效才能称之为激素抵抗。激素效果不佳者可试用环孢素。

(4)系膜毛细血管性肾小球肾炎　本病疗效差,长期足量激素治疗可延缓部分儿童患者的肾功能恶化。对于成年患者,目前没有激素和细胞药物治疗有效的证据。临床研究仅发现口服6~12个月的阿司匹林(325 mg/d)和(或)双嘧达莫(50~100 mg,每日3次)可以减少尿蛋白,但对延缓肾功能恶化无作用。

【常用护理诊断/问题、措施及依据】

1. 体液过多　与低蛋白血症致血浆胶体渗透压下降等有关。具体护理措施参见本章第二节"肾源性水肿"的护理。

2. 营养失调:低于机体需要量　与大量蛋白质的丢失、胃肠黏膜水肿致蛋白质吸收障碍等因素有关。

(1)饮食护理　①蛋白质,给予正常量的优质蛋白饮食,肾衰竭时,应根据内生肌酐清除率调整蛋白质的摄入量。②供给足够的热量。③脂肪,少进富含饱和脂肪酸食物,多吃富含多聚不饱和脂肪酸的食物,以及富含可溶性纤维的食物。④限制水、钠摄入,低盐饮食;高度水肿且少尿时严格控制进水量;仅有下肢水肿,尿量在1 000 mL/d左右,可不限制水摄入。⑤补充各种维生素及微量元素。为减轻高脂血症,应少进富含饱和脂肪酸的食物如动物油脂,而多食植物油及鱼油,以及富含可溶性纤维的食物如燕麦、豆类等。水肿时低盐饮食,勿食腌制食品。

(2)营养监测　记录进食情况,评估饮食结构是否合理,定期监测体重,监测血红蛋白浓度等指标。

3. 有感染的危险　与皮肤水肿,大量蛋白尿致机体营养不良,激素、细胞毒药物的应用致机体免疫功能低下有关。

(1)保持环境的整洁　定时开窗通风,定期进行空气消毒,并用消毒水擦拭桌椅、地板,减少人员探视。

(2)指导患者预防感染　告知患者及家属积极预防感染的重要性,让患者认识到加强营养、注意休息、保持个人卫生、防止外界环境中病原微生物的侵入等是预防感染的根本措施。减少感染可避免加重病情,减少疾病复发,有利于促进疾病的康复。

(3)观察感染征象　皮肤感染、咳嗽、咳痰、肺部湿啰音、尿路刺激征、腹膜刺激征等。

【其他护理诊断/问题】

1. 焦虑　与本病的病程长、易反复发作有关。
2. 潜在并发症　血栓形成、急性肾衰竭、心脑血管并发症。

【健康指导】

1. 预防呼吸道感染　指导患者注意个人卫生,保持室内空气清新,预防感染,注意休息避免受凉感冒,尽量不去公共场所,必要时戴口罩。

2. 疾病知识的指导　坚持遵医嘱服药,尤其使用激素时,勿自行减量或停药,以免引起反跳。了解激素及细胞毒药物的常见副作用。适度活动,避免产生肢体血栓等并发症。

3. 保健知识的宣传 向患者讲解疾病发生的原因和诱因。有水肿时注意限盐。同时注意勿摄入过多蛋白。教会病人自我监测水肿、尿蛋白和肾功能变化,定期随访。

4. 生活指导 指导患者注意休息,并适度活动,以免发生肢体血栓等并发症。指导病人合理安排饮食。应乐观开朗,保持对疾病治疗的信心。定期门诊随访,密切监测肾功能的变化。

【预后】

NS 预后的个体差异很大。决定预后的主要因素包括:①病理类型,一般说来,微小病变型肾病和轻度系膜增生性肾小球肾炎的预后好。微小病变型肾病部分患者可自发缓解,治疗缓解率高,但缓解后易复发。早期膜性肾病仍有较高的治疗缓解率,晚期虽难以达到治疗缓解,但病情多数进展缓慢,发生肾衰竭较晚。系膜毛细血管性肾小球肾炎及重度系膜增生性肾小球肾炎疗效不佳,预后差,较快进入慢性肾衰竭。影响局灶性节段性肾小球硬化预后的最主要因素是尿蛋白程度和对治疗的反应,自然病程中非 NS 患者 10 年肾存活率为 90%,NS 患者为 50%;而 NS 对激素治疗缓解者 10 年肾存活率达 90% 以上,无效者仅为 40%。②临床因素,大量蛋白尿、高血压和高血脂均可促进肾小球硬化,上述因素如长期得不到控制,则成为预后不良的重要因素。③存在反复感染、血栓栓塞并发症者常影响预后。

第四节 尿路感染

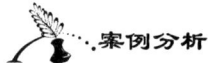

患者,李某,女性,28 岁,已婚。3 d 前开始畏寒发热,全身乏力,肌肉酸痛。伴尿频、尿痛,恶心呕吐,右侧腰痛明显。查体:T 39.1 ℃,P 108 次/min。右肾区叩痛,右肋脊角有压痛,上中输尿管点压痛。辅助检查:血常规,白细胞 10.8×10^9/L,尿常规示白细胞(+++)。以"尿路感染"收入院。医嘱:尿细菌学检查,左氧氟沙星静脉滴注。

请思考:①如何指导患者做好尿细菌学检查?②目前患者主要的护理诊断及医护合作性问题有哪些?③如何做好患者的健康指导?

尿路感染(urinary tract infection,UTI),简称尿感,是指各种病原微生物在尿路中生长、繁殖而引起的尿路感染性疾病。多见于育龄期妇女、老年人、免疫力低下及尿路畸形者。女性尿路感染发病率明显高于男性,比例约 8∶1。未婚女性发病率为 1%~3%;已婚女性发病率增高,约 5%,与性生活、月经、妊娠、应用杀精子避孕药物等因素有关。60 岁以上女性尿感发生率高达 10%~12%,多为无症状性细菌尿。除非存在易感因素,成年男性极少发生尿路感染。50 岁以后男性因前列腺增生的发生率增高,尿感发生率也相应增高,约为 7%。根据感染发生部位可分为上尿路感染和下尿路感染,前者指肾盂肾炎(pyelonephritis),后者主要指膀胱炎。肾盂肾炎、膀胱炎又有急性和慢性之分。根据有无尿路功能或结构的异常,又可分为复杂性、非复杂性尿感。复杂性尿感是指伴有尿路引流不畅、结石、畸形、膀胱输尿管反流等结构或功能的异常,或在慢性肾实质性疾病基础上发生的尿路感染。不伴有上述情况者称为非复杂性尿感。本节主要叙述由细菌感染所引起的尿路感染。

【病因与发病机制】

(一)病因

革兰阴性杆菌为尿路感染最常见致病菌,其中又以大肠埃希菌最为常见,占全部尿路感染的80%～90%,其次为变形杆菌、克雷伯菌。大肠埃希菌最常见于无症状性细菌尿、非复杂性尿路感染,或首次发生的尿路感染。医院内感染、复杂性或复发性尿感、尿路器械检查后发生的尿感,则多为粪链球菌、变形杆菌、克雷伯菌和铜绿假单胞菌所致。其中变形杆菌常见于伴有尿路结石者,铜绿假单胞菌多见于尿路器械检查后,金黄色葡萄球菌则常见于血源性尿感。腺病毒可以在儿童和一些年轻人中引起急性出血性膀胱炎,甚至引起流行。此外,结核分枝杆菌、衣原体、真菌等也可导致尿路感染。

(二)发病机制

1. 感染途径　①上行感染:病原菌经由尿道上行至膀胱,甚至输尿管、肾盂引起的感染称为上行感染,约占尿路感染的95%。正常情况下前尿道和尿道口周围定居着少量细菌,如链球菌、乳酸菌、葡萄球菌和类白喉杆菌等,但不致病。当机体抵抗力下降或尿道黏膜有轻微损伤(如月经期、尿液过度浓缩、性生活后等)时;或入侵细菌的毒力大、黏附于尿路黏膜并上行传播的能力强时,细菌经尿路上行经膀胱达肾盂及肾实质引起感染。②血行感染:指病原菌通过血运到达肾脏和尿路其他部位引起的感染。此种感染途径少见,不足3%。多发生于患有慢性疾病或接受免疫抑制剂治疗的患者,患者体内慢性感染病灶(如慢性扁桃体炎、皮肤感染等)的细菌侵入血液循环到达肾脏,引起肾盂肾炎。常见的病原菌有金黄色葡萄球菌、沙门菌属、假单胞菌属和白念珠菌属等。③直接感染:外伤或泌尿系统周围器官、组织发生感染时,病原菌偶可直接侵入到泌尿系统导致感染。④淋巴道感染:少见,多因盆腔、肠道炎症时,细菌经该处淋巴管与肾周围淋巴管交通支进入肾脏,引起炎症。

2. 机体抗病能力　机体防御功能正常情况下,进入膀胱的细菌很快被清除,是否发生尿路感染除与细菌的数量、毒力有关外,还取决于机体的防御功能。

3. 易感因素　在以下各种易感因素影响下,尿路抵抗力会被削弱,容易发生尿感。

(1)尿路梗阻　任何妨碍尿液自由流出的因素,如结石、前列腺增生、狭窄、肿瘤等均可导致尿液积聚,细菌不易被冲洗清除,而在局部大量繁殖引起感染。尿路梗阻合并感染可使肾组织结构快速被破坏,因此及时解除梗阻非常重要。

(2)膀胱输尿管反流　输尿管壁内段及膀胱开口处的黏膜形成阻止尿液从膀胱输尿管口反流至输尿管的屏障,当其功能或结构异常时可使尿液从膀胱逆流到输尿管,甚至肾盂,导致细菌在局部定植,发生感染。

(3)机体免疫力低下　如长期使用免疫抑制剂、糖尿病、长期卧床、严重的慢性病和艾滋病等。

(4)神经源性膀胱　支配膀胱的神经功能障碍,如脊髓损伤、糖尿病、多发性硬化等疾病,因长时间的尿液潴留和(或)应用导尿管引流尿液导致感染。

(5)尿道内或尿道口周围有炎症病灶　如妇科炎症、细菌性前列腺炎等均易引起尿感。细菌性前列腺炎是青年男性尿感患者最常见的易感因素。

(6)性别和性活动 女性尿道较短(约4cm)而宽,距离肛门较近,开口于阴唇下方,是女性容易发生尿路感染的重要因素。性生活可将尿道口周围的细菌挤压入膀胱引起尿路感染。局部使用杀精化合物避孕,使阴道菌群改变,大肠埃希菌显著增加,易发生尿感。妊娠时2%~8%的妇女可发生尿路感染,与孕期输尿管蠕动功能减弱、暂时性膀胱输尿管活瓣关闭不全及妊娠后期子宫增大致尿液引流不畅有关。前列腺增生导致的尿路梗阻是中老年男性尿路感染的一个重要原因。包茎、包皮过长是男性尿路感染的诱发因素。

(7)医源性因素 导尿或留置导尿管、膀胱镜和输尿管镜检查、逆行性尿路造影等可致尿路黏膜损伤、将细菌带入尿路,易引发尿路感染。据文献报道,严格消毒,单次导尿后,尿路感染的发生率为1%~2%;留置导尿管1d感染率约50%;超过3d者,感染发生率可达90%以上。

(8)泌尿系统结构异常 如肾发育不良、肾盂及输尿管畸形、移植肾、多囊肾等,也是尿路感染的易感因素。

(9)遗传因素 越来越多的证据表明宿主的基因影响尿路感染的易感性。反复发作尿感的妇女,其尿感的家族史显著多于对照组。由于遗传而致尿路黏膜局部防御尿感的能力降低,例如尿路上皮细胞P菌毛受体的数目增多,可使尿路感染发生的危险性增加。

4. 细菌的致病力 细菌进入膀胱后,能否引起尿路感染,和它的致病力有很大关系。以大肠杆菌为例,并不是它的所有菌株均能引起症状性尿感,能引起者仅为其中的少数菌株,如O、K和H血清型菌株,它们具有特殊的致病力。细菌对尿路上皮细胞的吸附能力,是引起尿路感染的重要致病力。细菌表面的菌毛是由蛋白质组成的头发样物,能与尿路上皮细胞的特殊受体吸附。例如能引起非复杂性尿感的大肠埃希菌的某些菌株,都具有特殊的菌毛(P菌毛),它可吸附于尿路上皮细胞的含糖基团脂类的受体上。此外,这些菌株能产生溶血素等毒素,对尿路黏膜的杀菌能力有抵抗性。只有少数致病能力强的细菌才能引起非复杂性急性肾盂肾炎,相反,复杂性急性肾盂肾炎,则不一定都由致病力强的细菌引起。

【临床表现】

1. 膀胱炎(cyslitus) 占尿路感染的60%以上,主要表现为尿急、尿频、尿痛,伴有耻骨弓上不适。尿频:每日排尿可达数十次。尿痛:排尿时烧灼感显著,排尿终末时下腹疼痛严重。尿液常混浊,并有异味,约30%可出现血尿。一般无全身感染的表现。

2. 急性肾盂肾炎(acute pyelonephritis) 可发生于各年龄段,育龄女性最多见。临床表现与感染程度有关,通常起病较急。

(1)全身表现 起病急骤,常有寒战、高热、全身不适、疲乏无力、食欲减退、恶心呕吐,甚至腹痛、腹胀或腹泻等。如高热持续不退提示并存尿路梗阻、肾周脓肿或败血症等。

(2)泌尿系统症状 多有尿急、尿频、尿痛等尿路刺激症状,多数伴腰痛或肾区不适肾区有压痛和叩击痛,上、中输尿管点和耻骨上膀胱区有压痛。

(3)尿液变化 尿液外观混浊,可出现脓尿或血尿。

3. 无症状细菌尿(asymptomatic bacteriuria) 临床表现无膀胱刺激症状,尿液检查有病原体存在,全身症状不明显。发病率随年龄增长而增加,不影响寿命,致病菌多为大肠埃希菌。

4. 并发症　常见的并发症有肾乳头坏死和肾周围脓肿。

（1）肾乳头坏死　指肾乳头及其邻近肾髓质缺血性坏死，常发生于伴有糖尿病或尿路梗阻的肾盂肾炎，为其严重并发症。主要表现为寒战、高热、剧烈腰痛或腹痛和血尿等，可同时伴发革兰氏阴性杆菌败血症和（或）急性肾衰竭。

（2）肾周围脓肿　为严重肾盂肾炎直接扩展而致，多有糖尿病、尿路结石等易感因素。致病菌常为革兰氏阴性杆菌，尤其是大肠埃希菌。除原有症状加剧外，常出现明显的单侧腰痛，且在向健侧弯腰时疼痛加剧。

【实验室及其他检查】

1. 尿液检查

（1）常规检查　尿液外观混浊，有异味。可有白细胞尿、血尿、蛋白尿。尿沉渣镜检白细胞>5个/HP称为白细胞尿，对尿路感染诊断意义较大；部分尿感患者有镜下血尿，尿沉渣镜检红细胞数多为3~10个/HP，呈均一性红细胞尿，极少数急性膀胱炎患者可出现肉眼血尿；蛋白尿多为（－）或微量。部分肾盂肾炎患者尿中可见白细胞管型。

（2）细菌学检查　临床常用的检查方法有两种。①涂片细菌检查：清洁中段尿沉渣涂片，革兰染色用油镜或不染色用高倍镜检查，计算10个视野细菌数，取其平均值，若每个视野下可见1个或更多细菌，提示尿路感染。本法设备简单、操作方便，检出率达80%~90%，可初步确定是杆菌或球菌、是革兰氏阴性还是革兰氏阳性细菌，对及时选择有效抗生素有重要参考价值。②细菌培养：可采用清洁中段尿、导尿及膀胱穿刺尿做细菌培养，其中膀胱穿刺尿培养结果最可靠，是诊断尿感的金指标。中段尿细菌定量培养≥10^5/mL，称为真性菌尿，可确诊尿路感染；尿细菌定量培养10^4~10^5/mL，为可疑阳性，需复查；如尿细菌定量培养<10^4/mL，可能为污染。耻骨上膀胱穿刺尿细菌定性培养有细菌生长，即为真性菌尿。

采集尿标本的注意事项

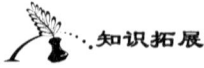

应注意以下几点：①在应用抗生素之前或停用抗生素5d后留取尿标本。②取清晨第一次尿液（保证尿液在膀胱内停留6h以上），弃掉前段尿，取清洁、新鲜的中段尿送检。③留取尿标本时严格无菌操作，充分清洗会阴部，消毒尿道口，再留取中段尿。④尿液应在1h内做细菌培养或冷藏保存，否则容易造成污染。尿标本中勿混入消毒药液，女性病人留尿时注意不要混入白带。

2. 血液检查　①血常规：急性肾盂肾炎时血白细胞常升高，中性粒细胞增多，核左移，血沉可增快。②肾功能：慢性肾盂肾炎肾功能受损时可出现肾小球滤过率下降，血肌酐升高等。

3. 影像学检查　影像学检查如B超、X射线腹平片、静脉肾盂造影（intravenous pyelography，IVP）、排尿期膀胱输尿管反流造影、逆行性肾盂造影等，目的是了解尿路情况，及时发现有无尿路结石、梗阻、反流、畸形等导致尿路感染反复发作的因素。尿路感染急性期不宜做静脉肾盂造影,可做 B 超检查。对于反复发作的尿路感染或急性尿路感染治疗 7~10 d 无效的女性应行 IVP。男性患者无论首发还是复发,在排除前列腺炎和前列腺肥大之后均应行尿路 X 射线检查以排除尿路解剖和功能上的异常。

【诊断要点】

典型的尿路感染有尿路刺激征、感染中毒症状、腰部不适等,结合尿液改变和尿液细菌学检查,诊断不难。凡是有真性细菌尿者,均可诊断为尿路感染。无症状性细菌尿的诊断主要依靠尿细菌学检查,要求两次细菌培养均为同一菌种的真性菌尿。当女性有明显尿频、尿急、尿痛,尿白细胞增多,尿细菌定量培养≥10^2/mL,并为常见致病菌时,可诊断为尿路感染。

【治疗要点】

1. 一般治疗　急性期注意休息,多饮水,勤排尿。发热者给予易消化、高热量、富含维生素饮食。膀胱刺激征和血尿明显者,可口服碳酸氢钠片 1 g,每日 3 次,以碱化尿液、缓解症状、抑制细菌生长、避免形成血凝块,对应用磺胺类抗生素者还可以增强药物的抗菌活性并避免尿路结晶形成。尿路感染反复发作者应积极寻找病因,及时去除诱发因素。

2. 抗感染治疗　用药原则:①选用致病菌敏感的抗生素。无病原学结果前,一般首选对革兰阴性杆菌有效的抗生素,尤其是首发尿感。治疗 3 d 症状无改善,应按药敏结果调整用药。②抗生素在尿和肾内的浓度要高。③选用肾毒性小、不良反应少的抗生素。④单一药物治疗失败、严重感染、混合感染、耐药菌株出现时应联合用药。⑤对不同类型的尿路感染给予不同治疗时间。

考点:治疗要点。

(1)急性膀胱炎　应及时给予抗菌药治疗,如复方磺胺甲噁唑 2 片,每日 2 次,共 3 d;或氧氟沙星 0.2 g,每日 2 次,共 3 d。复方磺胺甲噁唑 6 片(每片含 SMZ 0.4 g、TMP 0.08 g)顿服;甲氧苄啶(TMP)0.4 g 顿服,或氧氟沙星 0.6 g 顿服。

(2)急性肾盂肾炎　根据病情和临床表现,采用抗生素治疗,可口服、肌内注射或静脉给药。应用抗生素前,应做药敏试验。抗生素使用多采用一种,必要时联合用药。给予足够的疗程,一般 3 周左右。停药标准以尿液检查病原体连续 3 次阴性后 3~5 d 为宜。常用的抗菌药和应用方法,复方磺胺甲噁唑(SMZ-TMP)2 片,每日 2 次口服;氧氟沙星 0.2 g,每日 2 次口服。环丙沙星 0.25 g,每日 2 次口服;庆大霉素 0.08~0.12 g,每日 2 次,肌内注射或静脉滴注;氨苄西林,每日 4~6 g,肌内注射。羧苄西林 1~2 g,每日 4 次,肌内注射;头孢唑啉 0.5 g,每 8 h 肌内注射 1 次。碱化尿液,口服碳酸氢钠片,每次 1.0 g,每日 3 次,可增强磺胺类抗菌药的疗效,且可减轻尿路刺激症状。

(3)慢性肾盂肾炎　治疗的关键是积极寻找并去除易感因素。急性发作时治疗同急性肾盂肾炎。

(4)再发性尿路感染　再发性尿路感染指尿路感染经治疗,细菌尿转阴后,再次发生真性细菌尿,包括重新感染和复发。①重新感染:治疗后症状消失,尿菌阴性,但在停药 6 周后再次出现真性细菌尿,菌株与上次不同,称为重新感染。多数病例有尿路感染症状,治疗方法与首次发作相同。对半年内发生 2 次以上者,可用长疗程低剂量抑菌治疗,即每晚临睡前排尿后服用小剂量抗生素1次,如复方磺胺甲噁唑1~2片,或呋喃妥因50~100 mg,或氧氟沙星200 mg,每7~10 d更换药物一次,连用半年。②复发:治疗后症状消失,尿菌阴转后在6周内再出现菌尿,菌种与上次相同,称为复发。复发为肾盂肾炎者,特别是复杂性肾盂肾炎,在去除诱发因素(如结石、梗阻、尿路异常等)的基础上,应按药敏选择强有力的杀菌性抗生素,疗程不少于6周。反复发作者,给予长程低剂量抑菌疗法。

(5)无症状性菌尿 是否治疗目前有争议,一般认为有下述情况者应予治疗:①妊娠期无症状性菌尿;②学龄前儿童;③曾出现有症状感染者;④肾移植、尿路梗阻及其他尿路有复杂情况者。根据药敏结果选择有效抗生素,主张短疗程用药,如治疗后复发,可选长程低剂量抑菌疗法。

(6)妊娠期尿路感染 宜选用毒性小的抗菌药物,如阿莫西林、呋喃妥因或头孢菌素类等。孕妇的急性膀胱炎治疗时间一般为3~7 d。孕妇急性肾盂肾炎应静脉滴注抗生素治疗,可用半合成广谱青霉素或第三代头孢菌素,疗程为两周。反复发生尿感者,可用呋喃妥因行长程低剂量抑菌治疗。

【常用护理诊断/问题、措施及依据】

1.体温过高 与急性肾盂肾炎发作有关。

(1)合理休息 增加休息与睡眠,为病人提供安静、舒适环境。

(2)饮食护理 给予高蛋白、高维生素和易消化的清淡饮食。发热明显者应给予流质或半流质饮食,指导患者尽量多摄入水分,每日摄入量应在2 000 mL以上,增加尿量,以冲洗膀胱、尿道、促进细菌和炎性分泌物排出,减轻尿路刺激症状。

(3)病情观察 密切观察患者的体温变化。如出现高热持续不退或体温升高,伴腰疼加剧等,常提示肾周脓肿、肾乳头坏死等并发症,应及时报告医师协助处理。

(4)对症处理 体温超过39 ℃时可采用冰敷、酒精擦浴等措施进行物理降温,加强生活护理,及时更换汗湿的衣服。

(5)用药护理 遵医嘱合理选用抗生素,注意观察疗效及药物不良反应。口服复方磺胺甲噁唑期间要注意多饮水和同时服用碳酸氢钠,以增强疗效、减少磺胺结晶的形成。

(6)心理护理 应向患者解释本病的特点及规律,指导患者放松心态、转移注意力,消除紧张情绪及恐惧心理,积极配合治疗。

2.排尿异常:尿频、尿急、尿痛 与泌尿道感染有关。

具体措施参见本章第二节"尿路刺激征"的护理。

【其他护理诊断/问题】

1.潜在并发症 肾乳头坏死、肾周脓肿等。

2.焦虑 与疾病反复发作、久治不愈等因素有关。

3.知识缺乏 缺乏预防尿路感染方面的知识。

【健康指导】

1.预防感染 多饮水、勤排尿(2~3 h排尿1次),是最实用和有效的预防方法。有膀胱-尿管反流者,要养成"二次排尿"习惯,即每一次排尿后数分钟再排尿1次。女性患者要注意局部卫生,尤其要注意经期、婚后及孕期卫生,保持会阴部清洁。与性生活有关的尿感,于性交后即排尿,并按常用量服一次抗菌药物作预防,能有较好效果。尽量避免使用尿路器械,如必须留置导尿管,必须严格执行有关规范。

2. 疾病知识的指导 指导患者按医嘱正确服药,学会观察药效和不良反应,不随意停药或减量,避免复发;定期门诊随访,定期监测尿常规检查和细菌培养。

3. 保健知识的宣传 向患者及家属讲解引起和加重尿路感染的相关因素。积极治疗并消除尿感的易感因素。

4. 生活指导 指导患者保持良好的生活习惯,学会正确清洁外阴的方法,注意劳逸结合,饮食营养均衡,增强机体抵抗力。

【预后】

急性非复杂性尿感治愈率90%,急性复杂性尿感治愈率低,复杂性尿感可迁延为慢性肾盂肾炎。

第五节　急性肾功能衰竭

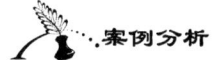

患者,刘某,男,36岁。4年前检查时发现蛋白尿,被诊断为慢性肾小球肾炎,近2年时有腹胀,食欲下降,体力逐渐下降,有时双下肢抽搐和疼痛,常有头昏,眼花和视物模糊,刷牙时牙龈出血,碰撞后皮肤青紫,夜尿明显增多,腰酸腿软。体格检查:R 28次/min,BP 170/100 mmHg。肾病面容,强迫端坐位,呼出气体有尿臭味,双肺闻及湿啰音,心浊音界向左侧增大,心率112次/min,心尖区可闻及吹风样收缩期杂音,肝右肋下2 cm。辅助检查:血常规提示重度贫血;尿常规蛋白(++),红细胞(+);24 h尿量280 mL,BUN、Scr升高;B超示双肾体积缩小。初步诊断:急性肾衰竭。

请思考:①该患者目前主要的医疗诊断是什么?②目前主要的护理诊断和诊断依据是什么?③从哪些方面对患者进行病情观察?④如何做好患者的饮食指导?

急性肾功能衰竭(acute renal failure,ARF)是由于各种原因引起的肾功能在短时间(几小时至几天)内突然下降而出现的临床综合征,主要表现为 Cr 和 BUN 升高,水电解质紊乱和酸碱平衡失调及全身各系统并发症。

ARF 有广义和狭义之分,广义的 ARF 分为肾前性、肾性和肾后性三类。狭义的 ARF 是指急性肾小管坏死(acute tubular necrosis,ATN)。肾前性 ARF 的常见病因包括血容量减少(如各种原因的液体丢失和出血)、有效动脉血容量减少和肾内血流动力学改变等。肾后性 ARF 的特征是急性尿路梗阻,梗阻可发生在尿路从肾盂到尿道的任一水平。肾性 ARF 有肾实质损伤,常见的是肾缺血或肾毒性物质(包括外源性毒素,如生物毒素、化学毒素、抗菌药物、造影剂等,和内源性毒素,如血红蛋白、肌红蛋白等)损伤肾小管上皮细胞(如 ATN)。本章主要以急性肾小管坏死(ATN)为代表进行叙述。

1. 肾血流动力学改变　神经体液因素可影响肾血流量。肾血液循环径路改变,血液经弓形动脉或小叶间动脉直接流入近髓肾单位的直血管再回到小叶间静脉,使皮质外2/3的肾单位严重缺血。肾缺血时皮质线粒体功能明显降低,腺苷三磷酸(adenosine triphosphate,ATP)合成减少,使细胞膜上依赖ATP能量的离子转运功能降低,细胞内钙聚积,后者又刺激线粒体对钙的摄取,使线粒体内钙含量过高而致细胞死亡。

2. 肾脏缺血损伤　多由于败血症、流行性出血热、休克、产后出血、出血坏死性胰腺炎等引起。

3. 肾小管阻塞　毒物、毒素等可直接损害肾小管上皮细胞,坏死的上皮细胞及脱落的微绒毛碎屑或血红蛋白堵塞肾小管,使阻塞部位以上的肾小管和肾小囊内压增高,当后者压力与肾小球毛细血管内胶体渗透压之和等于毛细血管静水压时,导致肾小球滤过停止。

4. 反漏学说　肾小管上皮细胞受损后坏死脱落,肾小管壁出现缺损和剥脱区,小管管腔可与肾间质直接相通,致使小管腔内原尿液反流扩散到肾间质,引起间质水肿,压迫肾单位,加重肾缺血,使肾小球滤过率(glomerular fitration rate,GFR)更降低。

【临床表现】

急性肾小管坏死(acute tubular necrosis,ATN)是肾性ARF最常见的类型,占75%~80%。临床表现可分为原发病、急性肾功能引起的代谢紊乱和并发症三方面。

1. 症状　临床病程典型可分为三期。

(1)起始期　此期ATN的病因明确,如低血压、缺血、脓毒血症和肾毒素等,但尚未发生明显的肾实质损伤,在此阶段ARF是可预防的。但随着肾小管上皮细胞发生明显损伤,GFR突然下降,临床上ARF综合征的表现变得明显,则进入维持期。

(2)维持期　又称少尿期。典型的为7~14 d,但也可短至几天,长至4~6周。肾小球滤过率保持在低水平。很多患者可出现少尿(<400 mL/d)。但也有患者可没有少尿,尿量在400 mL/d以上,称为非少尿型ARF,其病情大多较轻,预后较好。然而,不论尿量是否减少,随着肾功能减退,临床上均可出现尿毒症的系列表现。

全身并发症:①消化系统症状,食欲减退、恶心、呕吐、腹胀、腹泻等,严重者可发生消化道出血。②呼吸系统症状,除感染的并发症外,因过度容量负荷,尚可出现呼吸困难、咳嗽、憋气、胸痛等症状。③循环系统症状,多因尿少和未控制饮水,以致体液过多,出现高血压及心力衰竭、肺水肿表现;因毒素潴留、电解质紊乱、贫血及酸中毒引起各种心律失常及心肌病变。④神经系统症状,出现意识障碍、躁动、谵妄、抽搐、昏迷等尿毒症脑病症状。⑤血液系统症状,可有出血倾向及轻度贫血现象。⑥其他,感染是ARF另一常见而严重的并发症。在急性肾衰竭同时或在疾病发展过程中还可合并多个脏器衰竭,此类患者病死率可高达70%。

水电解质紊乱和酸碱平衡紊乱表现:①代谢性酸中毒,主要因为肾排酸能力减低,同时又因ARF常合并高分解代谢状态,使酸性产物明显增多。②高钾血症,除肾排泄钾减少外,酸中毒、组织分解过快也是主要原因。是少尿期的首位死因。严重创伤、烧伤等所致横纹肌溶解引起的ARF,有时每日血钾可上升2.0 mmol/L以上。高钾血症可无特征性表现,或出现恶心、呕吐、四肢麻木等感觉异常,对心肌细胞有毒性作用,可诱发各种心律失常,严重者心室颤动、心搏骤停。③低钠血症,主要由水潴留引起的稀释性低钠。此外,还可有低钙、高磷血症,但远不如慢性肾衰竭时明显。

(3) 恢复期　肾小球滤过率逐渐回复正常或接近正常范围。少尿型患者开始出现利尿,可有多尿表现,在不使用利尿剂的情况下,每日尿量可达 3 000～5 000 mL,或更多。通常持续 1～3 周,继而逐渐恢复。与肾小球滤过率相比,肾小管上皮细胞功能的恢复相对延迟,常需数月后才能恢复。若肾功能持久不恢复,可能提示肾遗留有永久性损害。

2. 体征　多数病人血压可升高,双肺可闻及湿啰音,心浊音界向一侧或两侧增大,心率增快,部分病人可闻及病理性杂音。

【实验室及其他检查】

1. 血液检查　有轻、中度贫血;血肌酐和尿素氮进行性上升,血肌酐每日平均增加≥44.2 μmol/L,高分解代谢者上升速度更快,每日平均增加≥176.8 μmol/L。血清钾浓度升高,常大于 5.5 mmol/L。血 pH 值常低于 7.35。碳酸氢根离子浓度多低于 20 mmol/L。血清钠浓度正常或偏低。血钙降低,血磷升高。

2. 尿液检查　尿常规检查尿蛋白多为(+)～(++),常以中、小分子蛋白为主。尿沉渣检查可见肾小管上皮细胞、上皮细胞管型和颗粒管型及少许红、白细胞等;尿比重降低且较固定,多在 1.015 以下,因肾小管重吸收功能损害,尿液不能浓缩所致;尿渗透浓度低于 350 mmol/L,尿与血渗透浓度之比低于 1.1,尿钠含量增高,多在 20～60 mmol/L;肾衰指数和滤过钠分数常大于 1。应注意尿液指标检查须在输液、使用利尿药、高渗药物前进行,否则会影响结果。

3. 影像学检查　尿路超声显像对排除尿路梗阻和慢性肾功能不全很有帮助。必要时 CT 等检查显示是否存在着与压力相关的扩张,如有足够的理由怀疑由梗阻所致,可做逆行性或下行性肾盂造影。X 射线或放射性核素检查对检查血管有无阻塞有帮助,但要明确诊断仍需行肾血管造影。

4. 肾活检　是重要的诊断手段。在排除肾前性及肾后性原因后,没有明确致病原因(肾缺血或肾毒素)的肾性急性肾衰竭都有肾活检指征。活检结果可确定包括急性肾小球肾炎、系统性血管炎、急进性肾炎及急性过敏性间质性肾炎等肾脏疾病。

【诊断要点】

急性肾衰竭一般是基于肾功能急剧恶化,如血肌酐绝对值每日平均增加 44.2 μmol/L 或 88.4 μmol/L;或在 24～72 h 内血肌酐值相对增加 25%～100%。根据原发病因,肾功能急速进行性减退,结合相应临床表现和实验室检查,一般不难做出诊断。

【治疗要点】

治疗原则是纠正可逆的病因,预防额外的损伤;调节水电解质紊乱和酸碱平衡失调,控制氮质潴留,供给足够营养和治疗原发病;防治各种并发症。

1. 纠正可逆的病因　早期干预治疗 ARF 首先要纠正可逆的病因。对于各种严重外伤、心力衰竭、急性失血等都应进行相关治疗,包括输血,等渗盐水扩容,处理血容量不足、休克和感染等。停用影响肾灌注或肾毒性的药物。

2. 维持体液平衡　每日补液量应为显性失液量加上非显性失液量减去内生水量。应按照"量出为入"的原则补充入液量,因此每日大致的进液量,可按前一日尿量加 500 mL 计算。发热患者只要体重不增加可增加进液量。

3. 营养支持 补充营养以维持机体的营养状况和正常代谢,这有助于损伤细胞的修复和再生,提高存活率。ARF患者每日所需能量应为每公斤体重147 kJ(35 kcal),主要由碳水化合物和脂肪供应;蛋白质的摄入量应限制为0.8 g/(kg·d),对于有高分解代谢或营养不良以及接受透析的患者蛋白质摄入量可放宽。

4. 高钾血症 血钾超过6.5 mmol/L,心电图表现为QRS波增宽等明显的变化时,应予以紧急处理。①钙剂(10%葡萄糖酸钙10~20 mL)稀释后缓慢静脉注射(5 min)。②11.2%乳酸钠或5%碳酸氢钠100~200 mL静脉滴注,以纠正酸中毒并同时促进钾离子向细胞内流动。③50%葡萄糖注射液50~100 mL加普通胰岛素6~12 U缓慢地静脉注射,可促进糖原合成,使钾离子向细胞内移动。④口服离子交换(降钾)树脂(15~30 g,每日3次)。以上措施无效或为高分解代谢型ATN的高钾血症患者,最有效的治疗方法是透析治疗。

5. 代谢性酸中毒 应及时治疗,如HCO_3^-低于15 mmol/L,可选用5%碳酸氢钠100~250 mL静脉滴注。对于严重酸中毒患者,应立即开始透析。

6. 感染 是常见并发症,也是死亡主要原因之一。应尽早使用抗生素。根据细菌培养和药物敏感试验选用对肾无毒性或毒性低的药物,并按肌酐清除率调整用药剂量。

7. 心力衰竭 以扩血管药物应用为主,尤以扩张静脉、减轻前负荷的药物为佳。对于容量负荷过重的,应尽早进行透析治疗。

8. 透析疗法 明显的尿毒症综合征,包括心包炎和严重脑病、高钾血症、严重代谢性酸中毒、容量负荷过重对利尿药治疗无效者都是透析治疗指征。对非高分解型、尿量不少的患者,可试行内科综合治疗。重症患者倾向于早期进行透析,其优点是:①对容量负荷过重者可清除体内过多的水分;②清除尿毒症毒素;③纠正高钾血症和代谢性酸中毒以稳定机体的内环境;④有助于液体、热量、蛋白质及其他营养物质的摄入;⑤有利于肾损伤细胞的修复和再生。

9. 多尿的治疗 治疗重点应维持水、电解质和酸碱平衡,控制氮质血症和防止各种并发症。已施行透析的患者,仍应继续透析。多尿期1周左右后可见血肌酐和尿素氮水平逐渐降至正常范围,饮食中蛋白质摄入量可逐渐增加,并逐渐减少透析频率直至停止透析。

10. 恢复期的治疗 一般无须特殊处理,定期随访肾功能,避免使用对肾有损害的药物。

【常用护理诊断/问题、措施及依据】

1. 营养失调:低于机体需要量 与患者食欲减退、低蛋白质饮食及透析等因素有关。

(1) 饮食护理 早期补充热量以糖为主,蛋白质给予高生物效价的优质蛋白质,早期限制在0.5 g/(kg·d),并适量补充必需氨基酸,保持机体的正氮平衡。同时尽可能地减少钠、钾、氯的摄入量。不能口服的患者可用鼻饲或静脉营养补充必需氨基酸及葡萄糖。

考点:饮食护理及用药指导。

(2) 营养监测 定期监测血浆清蛋白,是反映机体营养状况改善指标。

2. 潜在并发症:水电解质紊乱、酸碱平衡失调

(1) 休息与活动 维持期患者应绝对卧床休息,保持安静,以减轻肾脏的负担,下

肢水肿患者抬高下肢,对意识障碍患者加床护栏,昏迷患者按昏迷的常规进行护理。当尿量增加、病情好转时,可逐渐增加活动量,以患者不感觉劳累为度。

(2)病情观察 密切观察患者有无恶心、呕吐、四肢麻木、烦躁、胸闷、心率减慢及心律不齐等高钾血症表现;有无深长呼吸、恶心、呕吐、疲乏及嗜睡等酸中毒表现;有无水肿、体重增加、高血压及乏力、疲倦、意识障碍及抽搐等水潴留和低钠血症表现。监测患者生命体征、尿量、血尿素氮、血肌酐及血电解质的变化,发现异常,及时报告医师。

(3)饮食护理 尽可能减少钾、钠、氯的摄入量。血钾高者,应避免摄入如紫菜、香菇、香蕉、薯类、山药、坚果等含钾丰富的食物,忌用含钾药物,不输库存血。少尿期患者严格坚持"量出为入"的原则补充液体入量。恢复期患者应多饮水或遵医嘱及时补液。

(4)心理护理 加强与病人的沟通,在精神上给予病人真诚的安慰和支持,通过介绍治疗进展信息,解除病人恐惧心理,增加病人康复的信心,争取病人能积极配合治疗。

【其他护理诊断/问题】

1. 有皮肤完整性受损的危险 与体液过多、抵抗力下降有关。
2. 有感染的危险 与机体抵抗力下降和透析等有关。
3. 恐惧 与肾功能急剧恶化、病情危重有关。
4. 潜在并发症 高血压脑病、心力衰竭、心律失常、心包炎、多脏器功能衰竭等。

【健康指导】

1. 预防措施 慎用氨基糖苷类抗生素;尽量避免需用大剂量造影剂的X射线检查,尤其是老年人及肾血流灌注不良者(如脱水、失血、休克)。加强劳动防护,避免接触重金属、工业毒物等。误服或误食毒物,应立即进行洗胃或导泻,并采用有效解毒剂。重大手术前应充分补充血容量,术中应保护肾功能。严重挤压创伤和误输异型血,治疗时应碱化尿液。

2. 疾病知识的指导 积极治疗引起肾小管坏死的原发病。禁用库存血。避免妊娠、手术和外伤。避免接触重金属和工业毒物等。学会自测尿量、体重。教会病人识别高血压脑病、左心衰竭、高钾血症及代谢性酸中毒的表现。定期随访,监测肾功能、电解质等。

3. 保健知识的宣传 恢复期患者应加强营养,增强体质,适当锻炼;注意个人清洁卫生,注意保暖防止受凉;避免妊娠、手术、外伤等。定期门诊随访,监测肾功能、尿量等。

4. 生活指导 指导患者合理安排活动和休息,劳逸结合,防止劳累;严格遵守饮食计划,加强营养,避免发生负氮平衡;注意个人清洁卫生,避免感冒。

第六节 慢性肾功能衰竭

患者,男,35岁。近2年有乏力、头痛、食欲减退及夜间尿量增多现象。近2个月全身皮肤瘙痒并厌食、恶心。近3d心悸、气急,不能平卧。病人情绪低落、悲观。

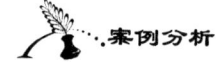

查体：T 36.5℃，P 100次/min，R 32次/min，BP 160/95 mmHg，神志清楚，呼吸深大，面色苍白晦暗、面部轻度水肿，口腔有尿臭味、口腔黏膜有溃疡，皮肤有尿霜沉着。双肺底闻及湿啰音。血常规检查示血红蛋白80 g/L；血钙1.95 mmol/L，血磷2.14 mmol/L；血尿素氮（BUN）16 mmol/L，血清肌酐（Scr）800 μmol/L，肾小球滤过率（GFR）8 mL/min；血pH值7.28；尿化验检查示，尿比重1.009，尿蛋白（++），有颗粒管型；B超示双肾缩小。初步诊断：慢性肾小球肾炎、慢性肾衰竭（尿毒症期）。

请思考：该患者的目前主要护理诊断和诊断依据诊断是什么？从哪些方面对病人进行病情观察？如何做好病人的心理护理？

慢性肾功能衰竭（chronic renal failure，CRF）指慢性肾脏病引起的肾小球滤过率下降及与此相关的代谢紊乱和临床症状组成的综合征，简称慢性肾衰。慢性肾衰竭是常见的临床综合征，它发生在各种慢性肾脏病的基础上，缓慢出现肾功能减退而至衰竭。根据1992年黄山会议座谈会纪要，慢性肾衰竭可分为以下四个阶段：①肾功能代偿期；②肾功能失代偿期；③肾功能衰竭期（尿毒症前期）；④尿毒症期（表5-2）。

表5-2 慢性肾衰竭分期

项 目	第1期（肾功能代偿期）	第2期（肾功能失代偿期）	第3期（肾功能衰竭期）	第4期（尿毒症期或肾衰终末期）
GFR(mL/min)	80~50	50~25	25~10	<10
Scr(μmol/L)	133~177	186~442	451~707	>707
Ccr(mL/min)	>50	25~50	10~25	<10
临床表现	无症状	症状轻	症状明显	症状严重

【病因】

任何能破坏肾脏正常结构和功能的泌尿系统疾病，均可引起肾衰。如原发和继发性肾小球病、梗阻性肾病、慢性间质性肾炎、肾血管疾病、先天性和遗传性肾病等，都可发展至肾衰。国外常见的病因依顺序是：糖尿病肾病、高血压肾病、肾小球肾炎、多囊肾等；我国常见的病因则为：原发性肾小球肾炎、糖尿病肾病、高血压肾小动脉硬化、狼疮性肾炎、多囊肾、梗阻性肾病等。有些患者由于起病隐匿，到肾衰晚期才来就诊，此时双侧肾已固缩，往往不能确定其病因。

【临床表现】

考点：临床表现。

肾衰的早期，除血肌酐升高外，往往无临床症状，而仅表现为基础疾病的症状，到了病情发展到残余肾单位不能调节适应机体最低要求时，肾衰症状才会逐渐表现出来。尿毒症时每个器官系统的功能均失调而出现尿毒症的各种症状。

1. 水、电解质和酸碱平衡失调

(1) 水钠平衡失调　主要表现为水钠潴留,可表现为不同程度的皮下水肿或(和)体腔积液,此时易出现血压升高、左心功能不全和脑水肿。有时也可表现为低血容量和低钠血症。低血容量主要表现为低血压和脱水。

(2) 钾平衡失调　肾衰时残余的每个肾单位远端小管排钾都增加,肠道也增加钾的排泄,因调节机制较强,故患者的血钾多正常。当GFR降至20~25 mL/min或更低时,肾脏排钾能力逐渐下降,此时易于出现高钾血症。高钾血症可导致严重心律失常,有些患者可无症状而突然出现心脏骤停,部分患者有肌无力或麻痹;心电图是监测高钾血症的快速而准确的方法。有时由于钾摄入不足、胃肠道丢失过多、应用排钾利尿剂等因素,也可出现低钾血症。

(3) 酸中毒　部分轻中度慢性肾衰患者,由于肾小管分泌氢离子障碍或肾小管HCO_3^-的重吸收能力下降,因而发生正常阴离子间隙的高氯血症性代谢性酸中毒,即肾小管性酸中毒。当代谢产物如磷酸、硫酸等酸性物质因肾的排泄障碍而潴留,可发生高氯血症性高阴离子间隙性代谢性酸中毒,即"尿毒症性酸中毒"。当患者不能耐受酸中毒时可有较明显症状,如食欲不振、呕吐、虚弱无力、呼吸深长等。上述症状可能是因酸中毒时,体内多种酶的活性受抑制有关。

(4) 磷和钙平衡失调　在肾衰的早期,血钙、磷仍能维持在正常范围,且通常不引起临床症状,只在肾衰的中、晚期才会出现高磷血症、低钙血症。

(5) 高镁血症　当GFR<20 mL/min时,由于肾排镁减少,常有轻度高镁血症。患者常无任何症状。然而仍不宜使用含镁的药物,如含镁的抗酸药、泻药等。

2. 蛋白质、糖类、脂肪和维生素的代谢紊乱　慢性肾衰患者可出现糖耐量减低和低血糖症、高三酰甘油血症、高胆固醇血症、血清白蛋白水平下降、血浆和组织必需氨基酸水平下降等。

3. 各系统症状

(1) 消化系统表现　肾衰患者常有胃肠道症状,食欲不振是最常见和最早期表现。尿毒症时常口气有尿味和恶心、呕吐,限制蛋白饮食能减少胃肠道症状。患者常因厌食而致热量摄入不足,体重下降。透析能很快缓解上述症状。消化道出血在尿毒症患者中也很常见,多是由于胃黏膜糜烂或消化性溃疡,尤以前者为最常见。肾衰患者的消化性溃疡的发生率比正常人高。透析患者的病毒性肝炎抗原血症(乙型、丙型)的发病率较高,在肾移植后,这些患者发生慢性肝炎和肝硬化较常见。

(2) 心血管系统表现　是CRF患者的主要并发症之一和最常见的死因。①高血压和左心室肥大:大部分患者有不同程度的高血压,个别可为恶性高血压,多是由于钠水潴留、肾素-血管紧张素增高和(或)某些舒张血管的因子不足所致。高血压可引起动脉硬化、左心室肥厚和心力衰竭。②心力衰竭:是常见死亡原因之一。其原因大多与钠、水潴留及高血压有关,但也有部分病例可能与尿毒症心肌病有关。心力衰竭的临床表现与一般心力衰竭相同。但也有部分病例的症状很不典型,仅表现为尿量突然减少或水肿加重,故对确定其是否有心力衰竭有难度。③尿毒症心肌病:各种心律失常的出现,与心肌损伤、缺氧、电解质紊乱、尿毒症毒素蓄积等因素有关。部分患者可伴有冠状动脉粥样硬化性心脏病。④心包炎:可分为尿毒症性或透析相关性心包炎。前者已少见,后者可见于透析不充分者。临床表现与一般心包炎相同,唯心包积液多为血性。当有可疑的心包压塞征时,应急做超声心动图,它能准确反映心包积液量及心脏舒缩功能。⑤动脉粥样硬化:本病动脉粥样硬化进展迅速,主要是由高脂血症和高血压所致,除冠状动脉外,脑动脉和全身周围动脉亦同样发生动脉粥样硬化和钙化。

(3) 呼吸系统表现　酸中毒时呼吸深而长,体液过多可引起肺水肿。尿毒症毒素可引起"尿毒症肺炎",是一种肺充血,由于肺泡毛细血管渗透性增加,肺部 X 射线检查出现"蝴蝶翼"征,透析可迅速改善上述症状。

(4) 血液系统表现　①贫血:肾衰常有不同程度贫血,正细胞正常色素性贫血。导致贫血的原因有肾产生红细胞生成素(erythropoietin,EPO)减少;铁的摄入减少;血液透析过程失血或频繁的抽血化验;肾衰时红细胞生存时间缩短;叶酸缺乏;体内缺乏蛋白质;尿毒症毒素对骨髓的抑制等。②出血倾向:患者常有出血倾向,可表现为皮肤瘀斑、鼻出血、月经过多、外伤后严重出血、消化道出血等。出血倾向是由于出血时间延长,血小板第 3 因子的活力下降,血小板聚集和黏附能力异常,凝血酶消耗过程的障碍等引起凝血障碍所致。③白细胞异常:部分病例可减少。白细胞趋化、吞噬和杀菌的能力减弱,容易发生感染,透析后可改善。

(5) 神经、肌肉系统表现　疲乏、失眠、注意力不集中是肾衰竭的早期症状之一。其后会出现性格改变、抑郁、记忆力减退、判断错误,并可有神经肌肉兴奋性增加,如肌肉颤动、痉挛和呃逆等。尿毒症时常有精神异常,对外界反应淡漠、谵妄、惊厥、幻觉、昏迷等。本病常有周围神经病变,感觉神经较运动神经显著,尤以下肢远端为甚,患者可诉肢体麻木,有时为烧灼感或疼痛感、不宁腿综合征、深反射迟钝或消失、肌肉无力、感觉障碍,但最常见的是肢端袜套样分布的感觉丧失。患者常有肌无力,以近端肌受累较常见。有些神经肌肉系统症状在透析后可消失或改善。长期血透患者有些会发生透析性痴呆,与透析用水铝含量过多而致铝中毒有关。

(6) 皮肤症状　皮肤瘙痒是常见症状,有时难以忍受,可能与继发性甲旁亢有关,透析常不能改善。尿毒症患者面部肤色常较深且萎黄,有轻度浮肿感,称为尿毒症面容,是由于贫血、尿色素沉着于皮肤、再加上面部有些浮肿而形成。

(7) 肾性骨营养不良症(肾性骨病)　是指尿毒症时骨骼改变的总称。依常见顺序排列包括:纤维囊性骨炎、肾性骨软化症、骨质疏松症和肾性骨硬化症。肾性骨病可引起骨痛、行走不便和自发性骨折。其发生与活性维生素 D_3 不足、继发性甲状旁腺功能亢进等有关。

(8) 内分泌失调　感染时有些患者可发生肾上腺皮质功能不全。血浆肾素可正常或升高、骨化三醇降低、红细胞生成素降低。性功能常障碍,小儿性成熟延迟;女性可出现雌激素水平降低,性欲差,肾衰晚期可闭经、不孕,个别早期肾衰患者即使怀孕,胎儿多发育不良,流产率高;男性可出现性欲缺乏和阳痿,精液减少,精子数减少,其活动力较差。

(9) 感染　尿毒症患者易并发感染,是慢性肾衰竭主要死因之一,其发生与机体免疫功能低下、白细胞功能异常有关。常见于肺部感染、尿路感染、皮肤感染等。

【实验室及其他检查】

1. 血液检查　红细胞计数下降,血红蛋白浓度降低,白细胞计数升高或降低,血小板正常或减少,红细胞沉降率多增快。内生肌酐清除率降低,血肌酐及血尿素氮增高。血浆清蛋白降低、血钙降低、血磷增高及 pH 值降低等。

2.尿液检查　夜尿增多,尿比重降低。尿沉渣中有红细胞、白细胞、颗粒管型及蜡样管型等。

3.影像学检查　超声或X射线检查可见双肾缩小。

【诊断要点】

根据慢性肾衰竭的临床表现,GFR下降,血肌酐、血尿素氮升高,影像学检查双肾缩小,即可诊断,应进一步查明原发病。

【治疗要点】

对轻、中度CRF及时进行治疗,延缓、停止或逆转CRF的进展,防止尿毒症的发生,这是CRF防治中的一项基础工作。其基本原则:①坚持病因治疗,如对高血压病、糖尿病肾病、肾小球肾炎等,坚持长期合理治疗。②避免或消除CRF急剧恶化的危险因素。③阻断或抑制肾单位损害渐进性发展的各种途径,保护健存肾单位。

1.治疗基础疾病和纠正使慢性肾衰竭恶化的因素　有些引起肾衰的基础疾病在治疗后有可逆性,哪怕是肾病变有轻微改善,也可望肾功能有不同程度的改善。另外延缓慢性肾衰竭的发展应在肾衰的早期就进行。

2.一般治疗　注意休息和饮食。应用低蛋白、低磷饮食。

3.必需氨基酸的应用　如果GFR≤10 mL/min,而患者由于种种原因不能施行透析,由于食欲差、摄入蛋白质太少(每日为20 g左右),如超过3周,则会发生蛋白质营养不良症,必须加用必需氨基酸,才可使尿毒症患者维持较好的营养状态。

4.对症治疗

考点:对症治疗的内容。

(1)高血压　24 h持续、有效地控制高血压,对保护靶器官具有重要作用,也是延缓、停止或逆转CRF进展的主要因素之一。透析前CRF(GFR≤10 mL/min)患者的血压,一般应当控制在(120~130)/(75~80)mmHg以下。容量依赖型高血压可通过限水钠、配合利尿药及降压药等综合治疗达到降压目的。上述疗效不佳时,可用透析来脱水,使血压降低。对肾素依赖型高血压应首选血管紧张素转换酶抑制剂,其他降压药有钙通道阻滞剂、β受体阻滞剂、血管扩张剂等,用药过程中注意药物不良反应。

(2)感染　慢性肾衰竭出现感染时,应积极控制感染。治疗与一般感染相同,但要注意在疗效相近时,尽量选择对肾毒性小的药物。

(3)代谢性酸中毒　酸中毒不严重时可用碳酸氢钠1~2 g口服,3次/d。若二氧化碳结合力小于13.5 mmoL,酸中毒明显,应静脉补碱,在纠酸过程中同时补钙,防止低钙引起的手足抽搐。

(4)贫血　用重组人类红细胞生成素是治疗肾性贫血的特效药。同时应补充造血原料(如铁剂、叶酸),严重贫血者可适当输新鲜血。

(5)肾性骨病　活性维生素D_3(骨化三醇)主要用于长期透析的肾性骨病患者,使用过程中要注意监测血钙、血磷浓度,防止异常钙化的发生。

(6)水钠代谢紊乱　为防止出现水钠潴留需适当限制钠摄入量,一般NaCl摄入量应不超过8 g/d。有明显水肿、高血压者,钠摄入量一般为2~3 g/d(NaCl摄入量5~7 g/d),个别严重病例可限制为1~2 g/d(NaCl 2.5~5.0 g)。也可根据需要应用袢利尿剂(呋塞米等)。对严重肺水肿急性左心衰竭者,常需及时给予血液透析或持续性血液滤过,以免延误治疗时机。

饮食护理和健育。

(7)低钙血症、高磷血症 当 GFR<30 mL/min 时,除限制磷摄入外,可应用磷结合剂口服,以碳酸钙较好。$CaCO_3$ 口服一般每次 0.5~2.0 g,每日 3 次,餐中服用。对明显高磷血症[血磷>2.26 mmol/L(7 mg/dL)]或血清 Ca、P 乘积>65(mg/dL)者,则应暂停应用钙剂,以防转移性钙化的加重。此时可短期服用氢氧化铝制剂(10~30 mL/次,每日 3 次),待 Ca、P 乘积<65(mg/dL)时,再服用钙剂。对明显低钙血症患者,可口服 1,25-$(OH)_2$ 维生素 D_3(骨化三醇),治疗中均需要监测血 Ca、P、PTH 浓度,了解治疗效果。

(8)高脂血症 与一般高血脂者治疗原则相同,应积极治疗。但对维持透析患者,高脂血症的标准宜放宽,血胆固醇水平保持在 6.5~7.8 mmol/L(250~300 mg/dL),血三酰甘油水平保持在 1.7~2.3 mmol/L(150~200 mg/dL)为好。

5.替代治疗 透析(血液透析、腹膜透析)和肾移植是替代肾功能的治疗方法。尿毒症病人经药物治疗无效时,便应透析治疗。血液透析和腹膜透析的疗效相近,各有优缺点,应结合考虑病人的情况来选用。透析一个时期后,可考虑是否做肾移植。

【常用护理诊断/问题、措施及依据】

1.营养失调:低于机体需要量 与长期限制蛋白质摄入、消化功能紊乱、水电解质紊乱及贫血等因素有关。

(1)饮食护理 饮食原则是给予优质蛋白质、高热量、高维生素、低磷、高钙及易消化饮食。

蛋白质:应根据患者的 GFR 来调整蛋白质的摄入量,一般为 0.4~0.8 g/kg。血液透析的患者蛋白质摄入量为 1.0~1.2 g/kg。因腹膜透析会造成大量蛋白质丢失,故蛋白质摄入量为 1.2~1.3 g/kg。饮食中 50% 以上的蛋白质为优质蛋白,如鸡蛋、瘦肉等,由于植物蛋白中含有非必需氨基酸多,因此尽量减少摄入。

热量:供给患者足够的热量,以减少体内蛋白的分解,主要由碳水化合物和脂肪供给。要降低饱和脂肪酸和胆固醇的摄入,注意不饱和脂肪酸(P)与饱和脂肪酸(S)的比值,尽量选择植物油。但由于慢性肾衰患者存在糖代谢紊乱,为稳定血糖,应鼓励其摄入复合碳水化合物,减少简单糖类的摄入。

低盐:患者若无明显的水肿和高血压,则不必严格限制食盐,以防止低钠血症的发生;若出现水肿和高血压,应采用低盐饮食(3~6 g/d);若有严重的水肿和高血压,则采用无盐或少钠膳食。

低磷:慢性肾衰竭时高磷血症很常见,而高磷血症可加重肾功能恶化,并使血清钙降低,应采用低磷饮食(如粉皮、粉条、水发海参、芋头、西瓜、淀粉、冰糖、植物油、苹果、水萝卜、白兰瓜、藕粉等),禁食高磷食物(如松子、虾皮、西瓜子、南瓜子、海鱼、虾、腰果、黄豆、黑豆、奶粉、奶片等)。

充足的维生素:慢性肾衰患者由于进食减少,很容易出现水溶性维生素缺乏,应予以适当补充富合维生素 C、B 族维生素和叶酸的食物。

(2)用药护理 对长期低蛋白饮食的患者,应使用必需氨基酸(essential amino acid,EAA)疗法或必需氨基酸及其 α-酮酸的混合制剂疗法。

(3)营养监测 定期监测患者的体重变化及肾功能,以了解其营养状况。

2.活动无耐力 与心脏病变、贫血、水、电解质和酸碱平衡失调有关。

(1)评估患者的活动耐力 评估患者活动时有无疲乏、头晕、胸痛、呼吸困难等,以指导患者控制适当的活动量。

(2)休息与活动　以休息为主,避免过度劳累。休息与活动的量视病情而定:①症状不明显、病情稳定者,可在护理人员或亲属陪伴下活动,以不出现疲乏、心慌、气喘及头晕为度。②症状明显、病情加重者,应绝对卧床休息,并提供安静的休息环境,协助患者做好各项生活护理。③对长期卧床者,应指导或帮助其进行适当的床上活动,定时为患者翻身和做被动肢体活动,防止褥疮或肌肉萎缩。提供安静的休息环境,协助患者做好各项生活护理。

3.有感染的危险　与机体免疫功能低下、白细胞功能异常及透析有关。

(1)监测感染征象　注意体温的变化,注意有无寒战、疲乏无力、咳嗽咳痰、尿路刺激征、白细胞数目增多等,准确留取各种标本如痰液、尿液、血液等送检查。

(2)预防感染　积极采取措施预防感染的发生,如病室定期通风并做空气消毒,改善病人的营养状况,严格无菌操作,加强生活护理,尤其是口腔及会阴部皮肤的卫生。告知病人尽量避免去公共场所。皮肤瘙痒时可遵医嘱用止痒剂,避免用力搔抓。卧床病人应定期翻身,指导有效的咳痰技巧。接受血液透析的患者,乙型肝炎和丙型肝炎的发生率要明显高于正常人,故要进行乙型肝炎疫苗的接种,尽量减少血液制品的输入等。

(3)心理护理　与患者及家属建立有效的沟通,耐心解答患者的疑问,使其保持乐观情绪,树立战胜疾病的信心,提高生活质量,积极配合治疗和护理。

【其他护理诊断/问题】

1.体液过多　与肾小球滤过功能降低导致水钠潴留,多饮水或补液不当等因素有关。

2.有皮肤完整性受损的危险　与水肿、皮肤瘙痒、凝血障碍及机体抵抗力低下有关。

3.潜在并发症　心力衰竭、上消化道出血、水电解质和酸碱平衡失调。

【健康指导】

1.预防感染　注意个人卫生,保持口腔、皮肤的清洁。皮肤瘙痒时切勿用力搔抓,以免破损引起感染;注意会阴部的清洁,观察有无尿路刺激征的出现;注意保暖,避免受凉,以免引起上呼吸道感染。

2.疾病知识的指导　遵医嘱用药,避免使用肾毒性较大的药物,如氨基糖苷类抗生素等;定期复查肾功能、血清电解质等,准确记录每日的尿量、血压及体重;血液透析者,注意保护好动静脉瘘管,腹膜透析者,保护好腹膜透析管道。

3.保健知识的宣传　积极治疗原发病,去除加重肾衰竭的诱因。强调合理饮食对本病的重要性,严格遵从饮食治疗的原则,尤其是蛋白质的合理摄入和水钠限制。

4.生活指导　强调合理饮食对本病的重要性,严格遵从饮食治疗的原则,尤其是蛋白质的合理摄入和水钠限制;根据病情和活动耐力,进行适当的活动,增强机体的抵抗力,避免劳累和重体力活动。

第七节　泌尿系统疾病患者常用诊疗技术及护理

一、血液透析

血液透析(hemodialysis,HD)简称血透,主要利用弥散对流作用来清除血液中的毒性物质。即溶质在半透膜两侧溶液中浓度不同而从浓度高的一侧通过半透膜向浓度低的一侧运动,最后达到两侧溶质的平衡。同时,还可通过半透膜两侧压力差产生的超滤作用来去除肾衰时体内过多的水分。

【透析基础知识】

1.血液透析装置

(1)透析器　又被称为"人工肾",是血液透析溶质交换的场所,由半透膜和支撑材料组成。透析膜是透析器的关键部分,膜的面积、厚度、孔径大小及血流量和透析液流量等均会影响透析的疗效。

(2)透析液　透析液渗透压与细胞外液相似。根据所含碱基的不同,透析液分为醋酸盐透析液和碳酸氢盐透析液。

(3)透析机与透析用水　即透析液配制供应装置及透析监测系统。

2.血液透析过程　血液透析时,血液中的尿素氮、肌酐、钾离子、氢离子、磷酸盐等弥散到透析液中,病人所需的物质如碳酸氢根、醋酸根等从透析液弥散到血液中而得到补充。因而,透析能快速纠正肾衰竭时产生的高尿素氮血症、高肌酐血症、高血钾、低血钙、高血磷、酸中毒等代谢紊乱;同时,通过半透膜两侧的跨膜压力达到超滤脱水的目的,纠正肾衰竭时的水过多,从而达到"人工肾"的效果。

3.血管通路　是指将病人的血液从体内引出进入管道及透析器,再回到体内的通路。一般有三种:①临时性血管通路,用内瘘针直接穿刺动、静脉或各种血管留置导管。主要用于抢救急重危病人。②动静脉外瘘,主要用于急性肾衰病人。③动静脉内瘘,主要用于慢性肾衰病人。

4.肝素的应用　血液透析时,血液在体外管道内循环,需用抗凝剂,避免血液凝固。常用肝素,其剂量因人而异,若试管法凝血时间正常,无出血倾向者,首剂肝素可按0.3~0.5 mg/kg,以后每小时持续追加肝素5~8 mg,有出血倾向者,剂量要减少,甚至不用抗凝剂。目前临床上常使用的是低分子肝素,透析开始时给予60~80 U/kg静脉注射,透析过程中无须追加剂量,效果同肝素相仿,可替代肝素。

【适应证和禁忌证】

1.适应证

(1)急性肾衰　主张早期频繁透析,其指征为:①血 BUN>28.6 mmol/L、血 Scr>442 μmol/L。②高血钾,血钾>6.0 mmol/L。③高血容量,血压增高超过基础血压30 mmHg、体重进行性增长超过平时2~3 kg、有急性左心衰竭和肺水肿的先兆。④严重酸中毒,二氧化碳结合力<15 mmol/L。⑤少尿超过4 d或无尿超过2 d。

(2)慢性肾衰　慢性肾衰到尿毒症晚期,需要长期接受透析治疗。一般认为开始透析的时间为内生肌酐清除率下降到 5~10 mL/min，血肌酐>709 μmol/L，且开始出现尿毒症症状。当病人有重度高血钾、严重代谢性酸中毒、左心衰等，应立即进行透析治疗。

(3) 急性药物或毒物中毒　一些药物、毒物进入血液后，若不与蛋白质结合或亲和力很小时，在血中呈小分子状态，可用透析快速清除，透析距服毒时间愈近，疗效愈好，超过36 h后再透析意义较小。服毒量愈大愈需要透析。昏迷伴呼吸、循环抑制者，需紧急透析。现已知可透析的药物或毒物有巴比妥、苯巴比妥、司可巴比妥、异戊巴比妥、氯氮、安眠宁、甲喹酮、苯海拉明、水合氯醛、异烟肼、阿司匹林、对乙酰氨基酚、帕吉林、环磷酰胺、胆红素、氨、砷、汞、锂、铅、铁、铜等。

2. 禁忌证　血液透析无绝对禁忌证，相对禁忌证有低血压、休克、严重出血、心力衰竭、严重心律失常、脑出血等。

【护理】

1. 血液透析前的护理

(1) 解释，向患者介绍有关透析的相关知识，使其了解透析的目的、原理、过程、效果及可能出现的问题，以取得患者配合。

(2) 评估患者的情况，包括体重、生命体征、出凝血时间、肾功能、电解质等。

(3) 患者签署知情同意书。

(4) 术前指导，透析前取血标本送检，监测指标及频率。告知透析取仰卧位，置管之处肢体不能随意活动，以免穿刺针脱落。

(5) 术前用药，肝素首次剂量可按0.3~0.5 mg/kg，于透析前10 min从瘘管的静脉端注入；低分子肝素于透析开始时按60~80 U/kg 一次性静脉注射。

(6) 用物准备，设备如血液透析机、透析器、透析管路、穿刺针、体重秤、注射器、穿刺包、供氧装置等；药物如透析液、肝素、生理盐水、急救药品、10%葡萄糖酸钙、地塞米松等。

2. 血液透析过程中的护理

(1) 血管通路的护理　各种管道连接要紧密，不能有空气进入。

(2) 血透中机器的监护　主要包括透析液供给系统、血循环控制系统及超滤控制系统的监护。如漏血检测器功能，一旦透析破膜，有血液渗入到透析液侧时，机器会自动报警。其中血循环系统的监测内容包括动脉压、静脉压、空气报警三个方面。

(3) 透析过程的观察　观察患者的生命体征的变化；观察血流量，血路压力，透析液流量、温度、浓度各项指标；准确记录透析时间、脱水量、肝素用量等，注意机器的报警及排除障碍。

(4) 透析中急性并发症的观察和防治

1) 低血压：少部分患者可出现无症状性低血压，大部分患者可出现面色苍白，胸闷，出冷汗，恶心呕吐，甚至一过性意识丧失，有冠心病者可诱发心绞痛或心律失常，一旦发生，立即平卧，头低足高位，减慢血流量，减慢或暂停超滤，吸氧，必要时输入生理盐水。症状重者加大补液直至血压升高，症状缓解，并结合病因，对症处理。

2) 失衡综合征：是指在透析中或透析结束后不久出现的以神经、精神系统为主要症状的症候群，常持续数小时到24 h后逐渐缓解。轻者头痛、恶性呕吐、嗜睡、烦躁不安、肌肉痉挛、视物模糊、血压升高。重者为癫痫样发作、惊厥、木僵，甚至昏迷。轻者不必处理,重者给予50%葡萄糖或氯化钠40 mL,也可输入白蛋白,必要时给予镇静药及对症处理。

3)肌肉痉挛:主要部位为腓肠肌、足部、上肢或腹部肌肉。轻者暂停超滤即可缓解,重者输入高渗葡萄糖等。

4)其他:如心律失常、心力衰竭、空气栓塞、过敏反应、失血、溶血、发热等。

3. 血液透析后护理

(1)透析后的监测 透析结束时要检查透析时间是否符合规定。穿刺部位压迫止血。询问患者有无不适。称体重,了解是否达到脱水要求。留取血标本进行生化检查,了解透析疗效。测血压、脉搏等,注意有无并发症。

(2)血管通路的护理 ①保持各种导管、瘘管的清洁、无菌。②密切观察导管有无滑脱、出血。③观察瘘管有无栓塞、感染。避免在瘘管侧肢体测血压及静脉穿刺。④每1~2 h听瘘管杂音1次。

(3)饮食护理 血液透析病人的营养问题极为重要,营养状况直接影响病人的长期存活及生活质量的改善。蛋白质的摄入量为1.1~1.2 g/(kg·d),其中50%以上为优质蛋白。能量的供给为≥125.5 kJ(kg·d)。脂肪供能占30%~40%,其余由碳水化合物供给。钠的摄入为0.75~2.00 g/d。注意补充锌及多种维生素等。指导病人透析期间的生活及饮食,特别要限制入水量,透析间期病人体重增长不宜超过2.5 kg。

(4)安排好下次透析时间。

二、腹膜透析

腹膜透析(peritoneal dialysis,PD)简称腹透,是利用人体内腹膜作为自然半透膜,输入透析液,使体内潴留的水、电解质与代谢废物或毒物扩散到腹腔,而透析液中的某些物质经毛细血管进入血液循环,以补充机体的需要,如此反复,达到清除体内代谢产物或多余水分的目的。腹膜透析方法有紧急腹透、间歇性腹透、持续性非卧床腹透、持续循环腹透等。

【适应证和禁忌证】

1. 适应证 同血液透析,但腹膜透析更适用于低血压、有出血倾向、老年人、糖尿病、感染、大手术后等。

2. 禁忌证 无绝对禁忌证,相对禁忌证主要是腹膜炎、腹膜广泛粘连、腹部大手术后。

【护理】

1. 腹膜透析管安置术的护理

(1)术前准备 同一般腹部外科手术。

(2)器材准备 腹膜透析管12根,用前煮沸消毒15 min,腹膜透析液4~6 L,输血皮条2根,肝素100 mg等。

2. 腹膜透析过程中的护理

(1)准确做好各管道连接 打开透析管的包扎,消毒后与透析袋相连,抬高透析袋,使透析液在10 min内流入腹腔,然后夹紧管口,4~6 h后将透析袋放置低于腹腔的位置,将腹腔内交换后的透析液引流入透析袋,更换透析袋。

(2)透析过程的监护　严格无菌操作,注意有无伤口渗漏。测血压、脉搏、呼吸,1~3次/d,记录全身一般情况的变化。准确填写透析记录,记录透析液进出量。观察流出液的色泽及澄清度,并做常规检查,细菌培养及蛋白定量。定期监测肾功能、电解质及血糖等,若出现异常,及时报告医生处理。

3. 腹膜透析后的护理

(1)一般护理　透析完毕,封闭透析管,伤口处以无菌敷料覆盖,定期换药,观察伤口有无渗液。鼓励病人变动体位,术后1~2周即可下床活动。告诉病人不能牵拉腹膜透析管,以免滑脱。一旦向外滑脱不能再送入腹腔。

(2)饮食护理　由于腹透会丢失体内大量的蛋白质及其他营养,应通过饮食及时补充,要求患者蛋白质摄入量为1.2~1.5 g/(kg·d),50%以上为优质蛋白,并补充锌、铁、多种维生素等。水的摄入应根据每天的出量而定,如果出量在1 500 mL/d以上,无明显高血压、水肿等,可以正常饮水。如果出量减少,要限制入水量。

(3)常见并发症观察及护理

1)腹膜炎:腹膜炎是腹膜透析的主要并发症,大部分由细菌感染所致。细菌以革兰氏阳性球菌为主,其次为革兰氏阴性杆菌。护理:①用透析液1 000 mL连续冲洗3~5次;②暂时改做IPD;③腹膜透析液内加抗生素;④全身应用抗生素;⑤若抗感染2~4周后仍不能控制,或为真菌感染者宜拔除腹膜透析管。

2)引流不畅或腹膜透析管堵塞:为常见并发症。护理:①改变体位;②排空膀胱;③应用加强肠蠕动的方法,可服导泻剂或灌肠;④肝素5 mg和(或)尿激酶1 000 U加透析液或生理盐水30~60 mL腹膜透析管内快速注射后保留,促使纤维块溶解。

3)腹痛护理:腹膜透析液加温要适当,变换病人体位,降低腹膜透析液渗透压,减慢透析液进出速度,治疗腹膜炎等。

4)水、电解质紊乱:腹膜透析超滤过多可致脱水、血压下降。引流不畅可致体内水过多。还可致高渗血症、低血钾、高血糖等。

三、经皮穿刺肾活组织检查

经皮肾穿刺活体组织检查是应用肾活检针经过皮肤刺入肾下极取出少量肾脏活组织进行病理学检查的一种方法。该检查是目前肾脏疾病诊治中一种重要的辅助诊断方法,对确定肾脏病的病理类型、疾病的诊断、治疗、判断疗效及估计预后有重要价值。

【适应证和禁忌证】

1. 适应证　凡肾脏有弥漫性损害而其病因、诊断、治疗或预后等问题尚未解决,且无禁忌证者皆为肾组织活检的指征。其中对诊断最有帮助的适应证包括肾病综合征、无症状性蛋白尿、肾小球性血尿、弥漫性结缔组织病、急性肾小管间质疾病、判断移植肾是否排异、全身性疾病引起肾脏改变,如系统性红斑狼疮、过敏性紫癜、结节性动脉炎等。

2. 禁忌证

(1)绝对禁忌证　包括明显出血倾向未能纠正或中重度高血压未能控制者、精神病或不配合操作者、孤立肾、马蹄肾、固缩肾、小肾(肾脏长径<7 cm)。

(2)相对禁忌证　包括活动性肾脏感染、肾肿瘤、肾动脉瘤、多囊肾或肾脏大囊肿、肾脏位置过高(深吸气时肾下极也不达第12肋下)、游走肾、肾内血管畸形、慢性肾衰竭尿毒症、肾钙化、高度腹水、过度肥胖合并心力衰竭、严重贫血、低血容量、妊娠、剧烈咳嗽、全身衰竭或高龄等。

【护理】

1. 肾穿刺前的护理

(1)解释,向患者介绍经皮穿刺肾活组织检查的相关知识,使其了解穿刺检查的目的、过程及注意事项,以消除恐惧心理,取得患者配合。

(2)评估患者的情况,详细询问有无出血性疾病及抗凝药物应用史;全面体检注意有无腹部肿物、腹水、肝脾肿大,穿刺局部有无感染等;术前检查出凝血时间、血小板计数、凝血酶原时原时间、血型及腹部 B 超等;血压控制在(130~140)/(80~85) mmHg;女性患者避开经期肾穿刺。

(3)患者签署知情同意书。

(4)术前指导,训练俯卧位时控制呼吸(吸气、憋住呼吸)的能力,练习床上卧位排尿,为术后卧床排尿做准备。

(5)用物准备,穿刺包及各种急救药物等。

2. 肾穿刺过程中的护理　①患者取俯卧位。腹部垫以小枕(约10 cm厚),充分暴露腰背部穿刺部位。②患者术中配合医生,注意屏气呼吸。③患者在术中尽量放松,避免紧张情绪。④穿刺后过床时,患者注意避免用力,尽量放松全身。

3. 肾穿刺后的护理

(1)一般护理　①肾活检后,局部伤口按压数分钟后,平车推入病房。②半小时测血压、脉搏一次,4 h 后血压平稳可停止测量。若病人血压波动大或偏低应测至平稳,并给予对症处理。③平卧24 h 后,若病情平稳、无肉眼血尿,可下地活动。若病人出现肉眼血尿,应延长卧床时间至肉眼血尿消失或明显减轻。必要时给静脉输入止血药或输血。④术后嘱患者多饮水,以尽快排出少量凝血块。同时留取尿标本3次常规送检。术后无特殊情况可正常进食。⑤卧床期间,嘱病人安静休息,减少躯体的移动,避免引起伤口出血,同时应仔细观察病人伤口有无渗血并加强生活护理。⑥密切观察患者生命体征的变化,询问有无不适主诉,发现异常及时处理。

(2)常见并发症观察及护理

1)血尿:有60%~80%的病人出现不同程度的镜下血尿,部分患者可出现肉眼血尿,应嘱患者绝对卧床,并大量饮水,观察每次尿颜色的变化以判断血尿是逐渐加重还是减轻。血尿明显者,应延长卧床时间,并及时静脉输入止血药,必要时输血。

2)肾周围血肿:肾活检后24 h 内应绝对卧床,若患者不能耐受,应及时向患者讲解清楚绝对卧床的重要性及剧烈活动可能出现的并发症,以取得患者的配合。在无肉眼血尿且卧床24 h 后,开始逐渐活动,切不可突然增加活动量,以避免没有完全愈合的伤口再出血,生活上给予适当的照顾。术后 B 超检查发现肾周围血肿的病人应延长卧床时间。

3)腰痛及腰部不适:多数病人有轻微的同侧腰痛或腰部不适,一般持续1周左右。多数病人服用一般止痛药可减轻疼痛,但合并有肾周围血肿的病人腰痛剧烈,可给予麻醉性止痛药止痛。

4）腹痛、腹胀：由于生活习惯的改变加之腹带的压迫，使患者大量饮水或可出现腹胀，一般无须特殊处理。少数患者肾活检后出现腹痛，持续1~7 d，并可有压痛及反跳痛，对腹胀、腹痛明显者可给予乳酶生及解痉药等以缓解症状。

5）发热：伴有肾周围血肿的患者，由于血肿的吸收，可有中等度发热，可采取物理降温并结合患者的情况给予适当的药物处理。

（叶　红）

本章小结

泌尿系统疾病病人护理的概述介绍了泌尿系统的解剖和组织学结构、生理功能及护理评估等，其中能运用护理程序对泌尿系统疾病病人进行护理评估是本节的重点和难点。

泌尿系统疾病病人常见症状肾源性水肿、尿路刺激征、肾性高血压、尿异常、肾区痛的护理，其中体液过多、排尿障碍的护理措施及尿异常的评估是重点和难点。

肾小球肾炎患者的护理介绍了急性肾小球肾炎、慢性肾小球肾炎、肾病综合征的病因、临床表现、护理诊断及护理措施等，其中治疗、护理主要是预防、控制感染；卧床休息，控制食盐、蛋白、水的摄入量；延缓、控制肾功能恶化等是本节的重点和难点。

尿路感染患者的护理介绍了尿路感染的病因、感染途径、临床表现、治疗要点、护理诊断及护理措施等，其中感染途径、尿细菌学检查、抗感染治疗、预防保健是本节的重点和难点。

急性肾功能衰竭患者的护理介绍了急性肾衰的病因、临床表现、实验检查、治疗要点、护理诊断及护理措施等。其中临床三期病程表现，治疗与护理要点即维持营养和热量的供给，积极预防和治疗高血钾，纠正酸中毒，严重病情者可采用血液净化抢救生命等为本节的重点和难点。

慢性肾功能衰竭患者的护理介绍了慢性肾衰的病因、临床表现、实验检查、治疗要点、护理诊断及护理措施等。其中胃肠道表现是尿毒症最早、最突出、最常出现的症状。贫血是尿毒症病人必有症状。感染是病情恶化最常见的诱因，也是主要死因之一。心力衰竭是死亡的又一主要原因。慢性肾衰竭是各种肾脏疾病晚期的共同转归。护理重点是休息、饮食护理。

泌尿系统疾病病人常见诊疗技术及护理介绍了血透、腹透和肾穿刺的原理、适应证和禁忌证、操作前中后的护理等。其中血透、腹透和肾穿刺的概念、操作前后的护理是本节的重点和难点。

思考题

1. 王某,35岁。半年前患"感冒",症状缓解后2周左右出现轻微水肿,以晨起颜面部为主,随后出现尿中泡沫增多。半年来,症状时有时无,未予重视。近半个月来,由于工作繁忙,常感乏力无力,食欲减退,腰部酸痛,晨起水肿明显加重,双下肢也出现水肿。患者紧张不安,来院就诊。查体:T 36.3 ℃,P 70 次/min,R 18 次/min,BP 146/100 mmHg,精神欠佳,面色晦暗,双肾区有压痛、叩击痛,眼睑、双下肢轻度水肿,双肺呼吸音清,未闻及干、湿啰音,腹平软,肝脾未及。实验室及相关检查:尿蛋白(+++),尿红细胞(++),内生肌酐清除率58.2 mL/min,血尿素氮15 mmol/L,血肌酐400 μmol/L,24 h尿蛋白定量为4.0 g,红细胞2.8×10^{12}/L,B超显示双肾区皮质回声增强。

问题:

(1)患者初步的医疗诊断及诊断依据是什么?

(2)目前患者存在的主要护理诊断/问题及依据是什么?请列出相应的护理措施。

2. 杨女士,32岁,已婚。因"尿频、尿急、尿痛4天"入院。患者于4 d前感冒外加过度劳累后出现明显的尿频、尿急、尿痛、发热,并伴有左侧腰背部酸痛,遂来院就诊。查体:T 38.6 ℃,P 92 次/min,R 24 次/min,BP 120/80 mmHg,精神欠佳,左肾区有叩击痛,双肺呼吸音清,未闻及干、湿啰音。血常规检查:白细胞16.4×10^{9}/L,中性粒细胞87%。尿常规检查:尿蛋白(+),白细胞(++++)。入院初步诊断为"急性肾盂肾炎"。

问题:

(1)为明确诊断患者需要做的进一步检查项目有哪些?

(2)患者目前存在的主要护理诊断/问题及依据是什么?请列出相应的护理措施。

(3)如何做好患者的健康指导?

3. 李某,男性,50岁。因"头痛、头晕、腰部疼痛反复发作2个月余"入院就诊。患者主诉近2个月来,自感头晕、头痛、乏力、精神不振、睡眠差、食欲不振、饭后胃中不适,有时恶心呕吐、腰酸胀、疼痛,尿少,眼部及双下肢水肿,大小便基本正常。既往体健。否认肝炎等传染病史,无外伤、手术史。无药物、食物过敏史。查体:T 36.7 ℃,P 105 次/min,R 16 次/min,BP 178/99 mmHg,慢性病面容。律齐,肺叩清,腹平软,肝脾未及。实验室及相关检查:血红蛋白82 g/L,白细胞5.4×10^{9}/L;肾功能检查结果提示肌酐清除率25 mL/min,血尿素氮24 mmol/L,血肌酐300 μmol/L;24 h尿蛋白定量为2.0 g。

问题:

(1)患者初步的医疗诊断及诊断依据是什么?

(2)指导患者需要做的进一步检查项目有哪些?

(3)目前患者存在的主要护理诊断/问题及依据是什么?请列出相应的护理措施。

第六章 血液及造血系统疾病患者的护理

第一节 血液及造血系统结构功能与疾病护理基础

血液系统疾病是指原发或主要累及血液和造血器官的疾病,主要包括各类红细胞疾病、白细胞疾病、造血干细胞疾病以及出血性疾病。其共同特点多表现为外周血中的细胞和血浆成分的病理性改变、机体免疫功能障碍、出凝血功能紊乱以及骨髓、脾、淋巴结等造血器官的结构和功能异常。血液系统疾病诊断的明确有赖于实验室检查。近年来血液病的治疗手段发展迅速,如造血干细胞移植、免疫治疗、靶向治疗和细胞因子的临床应用等。在配合新技术、新疗法的开展过程中,血液病的专科护理也得到发展,包括症状护理(尤其是感染的预防和控制、出血的护理)、饮食指导、心理护理、特殊治疗导管(如PICC、输液港)的置入与维护、化疗药物的配制与应用以及成分输血的护理等。

(一)血液系统的结构与功能

1. 造血组织与造血功能　造血组织是指生成血细胞的组织,包括骨髓、胸腺、淋巴结、肝脏、脾脏、胚胎以及胎儿的造血组织。不同时期的造血部位不同。卵黄囊是胚胎期最早出现的造血场所,退化后,肝、脾代替其造血功能;胚胎发育到第5个月以后,肝、脾造血功能逐渐减退,骨髓、胸腺及淋巴结开始造血;出生后,骨髓成为造血的主要器官。当骨髓无储备力量,机体需要额外造血时,即由骨髓以外的器官(如肝、脾)来参与造血,即髓外造血。

各种血细胞与免疫细胞均起源于骨髓造血干细胞(hematopoietic stem cell,HSC),自我更新和多向分化是HSC的两大特征。造血干细胞分化为各系定向祖细胞,进一步发育成为各系幼稚细胞,这些细胞进一步分化成熟为各类终末血细胞,释放进入血液循环。

血细胞生成除需要造血干细胞外,尚需正常的造血微环境。造血组织中的非造血细胞成分,包括网状细胞、细胞外基质、微血管系统、神经及其他结缔组织,统称为造血微环境。造血微环境可通过与造血细胞直接接触或释放某些因子,调控或诱导造血细胞的生成。

2. 血液组成及血细胞的生理功能　血液由血细胞和血浆组成,血细胞约占血液容积的45%,包括红细胞、白细胞和血小板,血浆约占血液容积的55%。成熟红细胞具

有运输 O_2 和 CO_2 的功能。白细胞种类多,形态、功能各异,包括中性粒细胞、嗜酸性粒细胞、嗜碱性粒细胞、单核细胞和淋巴细胞,是机体防御系统的重要组成部分。其中,中性粒细胞的功能为吞噬异物尤其细菌;单核细胞的功能为清除死亡或不健康的细胞、微生物及其产物等;嗜酸性粒细胞具有抗过敏和抗寄生虫作用;嗜碱性粒细胞可释放组胺及肝素;淋巴细胞参与细胞免疫和体液免疫。血小板主要参与机体的止血与凝血过程。血浆成分复杂,含有多种蛋白质、凝血及抗凝血因子、抗体、补体、酶、电解质、各种激素及营养物质等。

(二)血液系统疾病的分类

血液系统疾病分为以下几类:

1. 红细胞疾病　如各类贫血、红细胞增多症等。
2. 粒细胞疾病　如白细胞减少、粒细胞缺乏症、类白血病反应等。
3. 单核细胞和巨噬细胞疾病　如单核细胞增多症、恶性组织细胞病等。
4. 淋巴细胞和浆细胞疾病　如淋巴瘤、急慢性淋巴细胞白血病、多发性骨髓瘤等。
5. 造血干细胞疾病　如再生障碍性贫血、阵发性睡眠性血红蛋白尿(paroxysmal nocturnal hemoglobinuria,PNH)、骨髓增生异常综合征(myelodysplastic syndrome, MDS)、急性非淋巴细胞白血病以及骨髓增殖性疾病等。
6. 脾功能亢进　包括原发性和继发性。
7. 出血性及血栓性疾病　如血小板减少性紫癜、血友病、弥散性血管内凝血以及血栓性疾病等。

(三)血液系统疾病患者的护理评估

1. 病史

(1)患病情况及治疗经过　首先要详细询问起病缓急、发病时间,有无明确的病因与诱因,主要症状、体征及其特点。如急性白血病多为急性起病,主要表现为发热、出血、贫血与骨关节痛等。消化性溃疡、长期月经量过多常与缺铁性贫血发病有关。某些药物(如氯霉素、抗肿瘤药等物)的应用或化学物质(如苯及其衍生物)的接触史,与再生障碍性贫血、白血病的发病密切相关。其次要了解相关辅助检查的结果,尤其是血象和骨髓象的检查。此外,还需了解治疗的主要方法、所用药物的种类、剂量、疗效以及患者对治疗与护理的依从性,患病后患者的体重、饮食习惯及食欲、睡眠、大小便有无改变等。

(2)既往史、个人史和家族史　主要了解与血液系统疾病相关的疾病史,如肝脏疾病、胃肠道疾病、慢性肾脏疾病等。个人史方面,需了解患者工作居住环境及从事的职业有无放射线或化学毒物等的接触史,这与白血病、再生障碍性贫血发病有关;了解患者有无挑食、偏食、素食、过度烹煮食物的习惯,不良的饮食习惯是导致各类营养性贫血的主要原因之一。女性患者的月经史和妊娠分娩史对于贫血原因的诊断也有帮助。此外,还需了解患者家族中有无类似疾病或相关疾病史,如血友病等有明显的家族遗传倾向。

2. 身体评估

(1)一般状态

生命体征及意识状态:观察患者有无发热、发热的程度和热型等。再生障碍性贫血、白血病等患者,常因继发感染或肿瘤细胞本身所产生的内源性致热因子的作用,可出现反复或持续性发热。中度以上贫血者,脉搏、呼吸可增快。大量出血者可出现脉搏、血压的变化。颅内出血者,会出现程度不等的意识障碍。

营养状况:观察患者体重、皮下脂肪厚度、毛发、指甲等。贫血患者可出现皮肤干燥、弹性差,毛发干枯易脱落,指甲薄脆易裂或反甲等。恶性血液病患者可出现恶病质。

体位:重症贫血者,可因并发贫血性心脏病、心力衰竭而采取半坐卧位;慢性粒细胞白血病患者因脾肿大或出现脾栓塞而被迫采取半坐卧位、左侧卧位或屈膝仰卧位。

(2)皮肤黏膜 观察睑结膜、甲床、口唇及皮肤有无苍白;巩膜、皮肤有无黄染;全身皮肤有无瘀点、瘀斑,牙龈、鼻腔有无渗血;有无口腔黏膜溃烂等。

(3)浅表淋巴结 浅表淋巴结肿大是多数恶性血液病的常见体征,应注意检查其出现的部位、大小、数目、质地、表面情况、活动度以及有无压痛等。

(4)头面部检查 观察睑结膜有无苍白、球结膜有无出血、双侧瞳孔是否等大等圆及对光反射情况;鼻腔有无出血;口唇有无苍白、牙龈有无渗血、扁桃体有无肿大及表面有无脓性分泌物等。

(5)胸部检查 胸骨中下段压痛是白血病的重要体征之一。肺部局限性湿性啰音常提示并发感染。观察心率快慢、心律是否规整、有无心脏杂音、心界大小等有助于贫血性心脏病的临床判断。

(6)腹部检查 观察腹部外形的变化,肝脾有无肿大、有无压痛。脾大是慢性粒细胞白血病的特征。

(7)其他 如关节有无压痛及活动障碍;有无感觉异常、生理反射是否正常、有无病理反射等。

3. 心理-社会状况 多数血液病治疗周期长、病情易复发,需反复多次住院治疗,少数患者治疗效果欠佳,以及化疗药物带来的不良反应,患者及其家属易产生各种负性情绪。评估患者有无焦虑、恐惧、抑郁、悲观等心理反应;对所患疾病的认识程度;家庭经济状况及家庭支持程度等。此外,还需了解有无医疗保障、出院后的继续就医条件、居住地的初级卫生保健设施等。

4. 实验室及其他检查

(1)血常规检查 是血液病诊断和病情观察最基本的实验室检查方法。

红细胞计数和血红蛋白(Hb)浓度测定:用于评估患者有无贫血及其程度。正常成年人红细胞数男性为$(4.0 \sim 5.5) \times 10^{12}/L$,女性为$(3.5 \sim 5.0) \times 10^{12}/L$;血红蛋白浓度男性为$120 \sim 160 \ g/L$,女性为$110 \sim 150 \ g/L$。

白细胞计数及分类:主要用于有无感染及其原因的判断,也有助于某些血液病的诊断。正常成人白细胞数为$(4 \sim 10) \times 10^9/L$,白细胞总数$>10 \times 10^9/L$称白细胞增多,白细胞总数$<4 \times 10^9/L$称白细胞减少。中性粒细胞绝对值$<1.5 \times 10^9/L$称粒细胞减少症,中性粒细胞绝对值$<0.5 \times 10^9/L$称粒细胞缺乏症。正常白细胞分类中不应见到大量幼稚细胞。

网织红细胞计数:正常成人的网织红细胞在外周血中占$0.5\% \sim 1.5\%$,绝对值为$(24 \sim 84) \times 10^9/L$,其增减反映骨髓的造血功能。

血小板计数:正常成人血小板数为$(100 \sim 300) \times 10^9/L$,血小板数$>400 \times 10^9/L$为

血小板增多,血小板数<100×10⁹/L 称血小板减少,通常在血小板数<50×10⁹/L 时即有出血症状。

(2) 骨髓细胞学检查 用于了解骨髓造血细胞生成的质与量的变化,是多数血液病确诊的主要依据。

骨髓涂片(骨髓象):①骨髓增生程度,按骨髓中有核细胞数量,分为增生极度活跃、明显活跃、活跃、减低和明显减低五个等级。②各系列细胞及其各发育阶段细胞的比例:判断各系列细胞的增生程度,其中粒红细胞比例是最常用的评价指标。

细胞化学染色:过氧化物酶染色、非特异性酯酶和中性粒细胞碱性磷酸酶(NAP)染色,均用于白血病类型的鉴别诊断。铁染色用于缺铁性贫血的诊断和指导铁剂治疗。

(3) 其他血液病相关检查 通过止、凝血功能检查,了解凝血、纤溶及抗凝系统功能状况。通过血清铁蛋白及血清铁检测,了解体内贮存铁和铁代谢情况等。必要时做影像学检查,有助于血液病的临床诊断和病情判断。

第二节 常见症状体征的评估与护理

一、出血或出血倾向

毛细血管脆性或通透性增加、血小板数量及其功能异常、血浆中凝血因子缺乏以及循环血液中抗凝物质的增加,均可导致出血(haemorrhage)或出血倾向。常见于:①血液系统疾病,如特发性血小板减少性紫癜、过敏性紫癜、再生障碍性贫血、急性白血病与血友病等。②非血液系统疾病或某些急性传染病,如重症肝病、尿毒症、流行性脑脊髓膜炎、肾综合征出血热、登革热及钩端螺旋体病等。③其他,蛇咬伤、水蛭咬伤、溶栓药物过量等。患者多表现为自发性出血或轻度受伤后出血不止。出血部位可遍及全身,以皮肤、牙龈及鼻腔出血最为多见。此外,还可发生关节腔、眼底和肌肉出血。内脏出血多为重症,可表现为消化道、泌尿道及女性生殖道出血等,重者可因颅内出血而导致死亡。血管脆性增加及血小板异常所致的出血多表现为皮肤黏膜瘀点、瘀斑;凝血因子缺乏引起的出血常出现关节腔出血或软组织血肿。

【护理评估】

1. 病史 询问和观察患者出血发生的急缓、部位与范围;有无明确的原因或诱因;有无内脏出血及其严重程度;女性患者有无月经量过多或淋漓不尽;有无颅内出血的诱因及早期表现;有无伴随症状与体征;家族中有无相关或类似疾病史;出血后患者的心理反应等。

2. 身体评估 重点评估出血的体征及特点。包括有无皮肤黏膜瘀点、瘀斑,其数目、大小及分布情况;有无鼻腔黏膜与牙龈出血;有无伤口渗血;关节有无肿胀、压痛、畸形及功能障碍等。对于主诉头痛的患者,注意其意识状态、瞳孔、病理反射等检查,此外还需监测生命体征。

3. 实验室及其他检查 有无出血时间延长、血小板计数减少、束臂试验阳性、凝时间延长、凝血因子缺乏等改变。

【常用护理诊断/问题、措施及依据】

1. 有损伤的危险:出血 与血管壁异常、血小板减少、凝血因子缺乏有关。

(1) 病情观察 注意观察出血的部位、出血量、发展或消退情况;及时发现内脏尤其是颅内出血的征象;结合患者的基础疾病及相关实验室检查结果,做出正确的临床判断,以利于救治与护理工作的开展和配合。当血小板低于 $20×10^9/L$ 时,可发生自发性出血。此外,高热、情绪波动等可增加出血的危险。

(2) 一般护理 为了避免增加出血的危险或加重出血,应做好患者休息与饮食指导。出血仅局限于皮肤黏膜且较轻微者,原则上无须太多限制;若血小板计数<$50×10^9/L$,应减少活动,增加卧床休息时间;严重出血或血小板计数<$20×10^9/L$ 者,必须绝对卧床休息,协助做好各种生活护理。鼓励患者进食高蛋白、富含维生素、易消化的软食或半流质,禁食过硬、过热及过于粗糙的食物。保持排便通畅,以免排便时过于用力致腹压骤增而诱发内脏出血,尤其颅内出血。便秘者可使用开塞露或缓泻剂促进排便。

(3) 皮肤出血的预防与护理 重点在于避免人为的损伤导致或加重出血。保持床单平整,被褥衣裤轻软;沐浴时避免水温过高和过于用力擦洗皮肤;勤剪指甲,以免抓伤皮肤。避免肢体的碰撞或外伤。高热患者禁用酒精擦浴降温。各项护理操作动作应轻柔;尽可能减少注射次数;静脉穿刺时,避免用力拍打及揉擦,扎压脉带不宜过紧和时间过长;注射或穿刺部位拔针后需适当延长按压时间,必要时局部加压包扎;注射或穿刺部位应交替使用,防止局部血肿形成。

(4) 鼻出血的预防与护理 ①防止鼻黏膜干燥,保持室内相对湿度在 50%~60%,秋冬季节可局部使用液状石蜡或抗生素软膏。②避免人为诱发出血,指导患者勿用力擤鼻;避免用手抠鼻痂。③少量出血时,可用棉球或明胶海绵填塞,无效时可用 0.1%肾上腺素棉球或凝血酶棉球填塞,并局部冷敷。出血严重尤其后鼻腔出血时,可用凡士林油纱条行后鼻腔填塞术,术后用无菌液状石蜡定时滴入,以保持黏膜湿润,3 d后可轻轻取出油纱条,若仍出血,需更换油纱条再重复填塞。由于行后鼻腔填塞术后,患者常被迫张口呼吸,应加强口腔护理。

(5) 口腔、牙龈出血的预防与护理 指导患者用软毛牙刷刷牙,忌用牙签剔牙;进食时要细嚼慢咽;避免食用带壳的坚果类食物、质硬的水果(如甘蔗)以及煎炸、带刺的食物等。牙龈渗血时,可用 0.1%肾上腺素或凝血酶棉球、明胶海绵片贴敷牙龈或局部压迫止血,可用生理盐水或 1%过氧化氢清除口腔内陈旧血块,以免引起口腔异味和可能的继发感染。

(6) 关节腔出血或深部组织血肿的预防与护理 减少活动量,避免过度负重和易致创伤的运动。一旦发生出血,应立即停止活动,卧床休息;关节腔出血者宜抬高患肢并固定于功能位;深部组织出血者局部可用冰袋冷敷和压迫止血。当出血停止后改为热敷,以利于淤血消散。

(7) 内脏出血的预防与护理 消化道出血的护理可参照第四章第十节"上消化道大量出血"。月经量过多者,可遵医嘱给予三合激素治疗,并注意会阴局部清洁。

(8) 眼底及颅内出血的预防与护理 保证充足睡眠,避免情绪激动、过度用力排便和剧烈咳嗽等;伴有高血压者需监测血压变化。若突发视力下降或视野缺损,常提示眼底出血。应让患者卧床休息,避免揉擦眼睛。若患者突然出现头痛、视物模糊、喷射性呕吐、意识障碍,双侧瞳孔变形不等大、对光反射迟钝,提示颅内出血。颅内出血是血液系统疾病患者死亡的主要原因之一。一旦发生,应及时与医生联系,并做好相关急救工作的配合:①立即去枕平卧,头偏向一侧;②随时吸出呕吐物,保持呼吸道通畅;③吸氧;④迅速建立两条静脉通道,遵医嘱快速静脉滴注或静脉注射20%甘露醇、地塞米松、呋塞米等,以降低颅内压,同时进行成分输血;⑤保留尿管;⑥观察并记录生命体征、意识状态以及瞳孔、尿量的变化,做好重病患者交接班。

(9)成分输血或输注血浆制品的护理　出血明显者,遵医嘱给予血小板悬液、新鲜血浆或抗血友病球蛋白浓缩剂等。输血前认真核对;血小板取回后应尽快输入;新鲜血浆于采集后6 h内输完。观察有无输血反应,如发热、过敏反应、溶血反应等。

2.恐惧　与出血量大或反复出血有关。

(1)心理支持　加强与患者及家属的沟通,耐心倾听,了解其需求,给予必要的解释与疏导。如扼要解释出血的原因、如何减轻或避免出血加重、治疗与护理的主要措施等,尤其应强调紧张与恐惧不利于病情的控制。可通过介绍疗效较好的成功病例,增强患者战胜疾病的信心,减轻恐惧感。

(2)增加安全感　建立良好、互信的护患关系;营造良好的住院环境;尽可能避免不良刺激的影响。患者出血突然加重时,护士应保持镇静,迅速通知医生并配合做好各种救治工作,及时清除血迹,以免对患者的不良刺激。

二、发　热

发热是血液病患者的常见症状,具有持续时间长、热型不一、常规抗生素疗效不理想的特点。常见于再生障碍性贫血、白血病和淋巴瘤等。其主要原因是由于白细胞数量减少和(或)功能缺陷、免疫抑制剂的应用以及贫血等致机体抵抗力下降,继发感染所致。感染部位以呼吸道、泌尿道、口腔黏膜及肛周皮肤常见,重者可发生败血症。此外,肿瘤细胞所产生的内源性致热因子,如肿瘤坏死因子(tumor necrosis factor,TNF)、白细胞介素-1(IL-1)等也是血液系统恶性肿瘤患者持续发热的原因之一。

【护理评估】

1.病史　询问患者发热出现的急缓、热度及热型;有无感染的诱因,如受凉、过度疲劳、与感染性疾病患者的接触史、各种治疗与护理管道的放置(如导尿管、留置针)、皮肤黏膜损伤等;有无相关感染灶的临床表现,如咽痛、咳嗽、咳痰及痰液的性质、呼吸困难、膀胱刺激征、腹泻、肛周疼痛、女性患者外阴瘙痒及异常分泌物等。

2.身体评估　观察患者的生命体征,尤其是体温;口腔黏膜有无溃疡,牙龈有无溢脓;扁桃体有无肿大及脓性分泌物;肺部有无啰音;腹部有无压痛,肾区有无叩击痛;肛周皮肤有无红肿、触痛,局部有无波动感等。

3.实验室及其他检查　了解血常规、尿常规及X射线检查有无异常;血培养以及不同感染部位分泌物或排泄物培养加药物敏感试验的结果等。

【常用护理诊断/问题、措施及依据】

体温过高:与感染、恶性肿瘤细胞的分化与增生有关。

1.休息与环境　卧床休息,采取舒适的体位,必要时可吸氧。室温维持在20～

24 ℃、湿度55%~60%，经常通风换气。患者宜穿棉质衣服，发生寒战时应给予保暖。

2. 补充营养及水分　指导患者进食高热量、高维生素、营养丰富的半流质或软食，摄取足够的水分以防止脱水，每日至少2 000 mL以上，必要时可遵医嘱静脉补液。重症贫血和慢性心力衰竭患者，则需控制补液速度并严格限制液体摄入量。

3. 降温　高热患者可先给予物理降温，如冰敷前额及颈部、腋窝和腹股沟等大血管经过的部位；伴出血者禁用酒精擦浴，以免局部血管扩张而加重出血。必要时，遵医嘱给予药物降温。降温过程中，密切观察患者体温与脉搏的变化，及时更换衣物，防止受凉，并注意观察其降温后的反应，防止虚脱。

4. 病情观察与诊治配合　定期监测并记录体温；观察感染灶的症状、体征的变化情况；遵医嘱正确配制和输注抗生素等药物，并注意观察其疗效与不良反应；协助医生做好各种检验标本的采集及送检工作。

第三节　贫　血

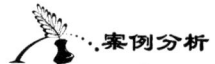

王某，女，28岁。头晕、乏力3个月余，加重伴心悸2周。近1年来月经量多，经期延长。曾口服硫酸亚铁数次，因胃部不适自行停药。

查体：T 36.5 ℃，P 98次/min，R 22次/min，BP 105/65 mmHg，贫血貌，皮肤黏膜无出血点，心率98次/min，律整，未闻及杂音，肝脾未触及。

血常规：白细胞$4.3×10^9$/L，红细胞$2.8×10^{12}$/L，血红蛋白63 g/L，血小板$259×10^9$/L，网织红细胞1.5%。

请思考：①该患者的临床诊断可能是什么？②导致其产生贫血的主要原因有哪些？③应如何对其进行饮食指导和用药指导？

贫血(anemia)是指单位容积外周血液中的血红蛋白浓度、红细胞计数(red blood cell，RBC)和(或)血细胞比容(hematocrit，HCT)低于正常范围下限而产生的综合征。临床上常以血红蛋白浓度来代替，我国成年男性血红蛋白<120 g/L，成年女性(非妊娠)血红蛋白<110 g/L，孕妇血红蛋白<100 g/L即认为存在贫血。贫血是许多疾病引起的综合征，而非独立的疾病。常见原因为红细胞生成减少、红细胞破坏过多和失血三类。

基于不同的临床特点，贫血有不同的分类。如按红细胞形态特点分为大细胞性贫血、正常细胞性贫血、小细胞低色素性贫血(表6-1)。按血红蛋白的浓度分为轻度、中度、重度、极重度贫血(表6-2)。临床上常依据贫血发病机制和病因分为红细胞生成减少性贫血、红细胞破坏过多性贫血和失血性贫血(表6-3)。

表6-1 贫血的细胞形态学分类

类型	MCV(fl)	MCHC(%)	常见疾病
大细胞性贫血	>100	32~35	巨幼细胞贫血、骨髓增生异常综合征
正常细胞性贫血	80~100	32~35	再生障碍性贫血、急性失血性贫血、溶血性贫血
小细胞低色素性贫血	<80	<32	缺铁性贫血、铁粒幼细胞性贫血、珠蛋白生成障碍性贫血

表6-2 贫血的严重程度划分标准

贫血严重程度	血红蛋白浓度(g/L)	临床特点
轻度	>90	无症状或症状轻微
中度	60~90	活动后感心悸气促
重度	30~59	静息状态下仍感心悸气促
极重度	<30	常并发贫血性心脏病

表6-3 贫血病因及发病机制分类

病因及发病机制	常见疾病
1.红细胞生成减少性贫血	
(1)造血干祖细胞异常	再生障碍性贫血、骨髓增生异常综合征、造血系统肿瘤性疾病
(2)造血调节异常	骨髓纤维化、骨髓转移瘤、骨髓炎、慢性病性贫血
(3)造血原料不足或利用障碍	巨幼细胞贫血、缺铁性贫血
2.红细胞破坏过多性贫血	
(1)红细胞自身异常	遗传性球形细胞增多症、阵发性睡眠性血红蛋白尿、葡萄糖-6-磷酸脱氢酶缺乏症、地中海贫血、红细胞生成性血卟啉病
(2)红细胞外部异常	免疫性溶血性贫血、血型不符的输血反应、人工心瓣膜术后、其他(理化、生物因素等)
3.失血性贫血	急、慢性失血性贫血

一、缺铁性贫血

缺铁性贫血(iron deficiency anemia, IDA)是体内贮存铁缺乏,导致血红蛋白合成减少而引起的一种小细胞低色素性贫血。缺铁性贫血是临床上最常见的贫血类型,其患病率在发展中国家、经济不发达地区、生长发育期的儿童和育龄妇女明显增高。虽然随着各国经济发展水平的提高和营养状况的改善,缺铁性贫血的患病率逐年下降,但仍普遍存在。

【铁代谢】

1. 铁的分布　铁在体内广泛分布于各组织,分为功能状态铁(包括血红蛋白、肌红蛋白、转铁蛋白、乳铁蛋白及酶和辅因子结合的铁)和储存铁(包括铁蛋白和含铁血黄素)。铁总量在正常成年男性50~55 mg/kg,女性35~40 mg/kg。其中血红蛋白铁约占67%。

2. 铁的来源和吸收　正常成人每天造血需20~25 mg铁,大部分来自体内衰老破坏的红细胞,每天需从食物中摄取1.0~1.5 mg的铁以维持体内铁平衡。动物食品中所含铁吸收率约为20%,植物食品铁吸收率为1%~7%。铁的主要吸收部位为十二指肠及空肠上段。食物中的三价铁需转化为二价铁才易被机体吸收,胃酸和维生素C可促进铁吸收。

3. 铁的转运和利用　经肠黏膜吸收入血的二价铁经铜蓝蛋白氧化成三价铁,与血浆中的转铁蛋白结合后转运到组织或骨髓中的幼红细胞,与转铁蛋白分离并还原成二价铁,在红细胞内与原卟啉、珠蛋白结合生成血红蛋白。

4. 铁的贮存及排泄　人体内的多余的铁以铁蛋白和含铁血黄素形式储存在肝、脾和骨髓等器官的单核巨噬细胞系统。正常情况下,人体每天排铁不超过1 mg,主要随粪便排泄,少量可通过尿、汗液排出,哺乳妇女还通过乳汁排出。

【病因和发病机制】

1. 病因

(1)需铁量增加而铁摄入不足　婴幼儿、青少年、妊娠和哺乳期的妇女需铁量增加,如果饮食中缺少铁则易引起缺铁性贫血。青少年的挑食、偏食,也是导致缺铁的主要原因。

考点:常见的病因。

(2)铁吸收障碍　因胃肠功能紊乱或某些药物作用导致胃酸缺乏或胃肠黏膜吸收功能障碍而影响铁的吸收。见于胃大部切除、胃空肠吻合术后、慢性肠炎、长期原因不明的腹泻、服用抗酸药等。

(3)铁丢失过多　慢性失血是成人缺铁性贫血最常见、最重要的原因。反复多次或持续少量失血可使体内贮存铁逐渐耗竭,如消化性溃疡出血、胃肠道肿瘤、月经过多、钩虫病、痔疮等。

2. 发病机制

(1)缺铁对铁代谢的影响　当体内贮存铁减少至不足以补偿功能状态的铁时,则可出现铁代谢指标的异常,如血清铁蛋白减低、血清铁和转铁蛋白饱和度减低以及总铁结合力升高等。

(2)缺铁对造血系统的影响　体内缺铁时,红细胞内大量原卟啉不能与铁结合成为血红素,血红蛋白生成减少,红细胞胞质少、体积小,发生小细胞低色素性贫血。

(3)缺铁对组织细胞代谢的影响　缺铁可导致黏膜组织病变和外胚叶组织营养障碍,从而引起缺铁性贫血的一些特殊临床表现。此外,组织缺铁可致细胞内含铁酶及铁依赖酶的活性降低,进而可影响患者的精神、行为、体力、免疫功能、患儿的生长发育和智力等。

【临床表现】

1. 缺铁原发病的表现　如消化性溃疡、消化道肿瘤、溃疡性结肠炎、克罗恩病、功能性子宫出血、黏膜下子宫肌瘤等疾病相应的临床表现。

2. 贫血表现　常见症状为乏力、易倦、头晕、头痛、心悸、气促、耳鸣、食欲缺乏等；出现面色苍白、心率增快。

3. 组织缺铁表现　表现为皮肤干燥、皱缩、毛发干枯易脱落；指（趾）甲无光泽、脆薄易裂，重者扁平甚至呈勺状（匙状甲）；黏膜损害多表现为口腔炎、舌炎、舌乳头萎缩、吞咽困难；精神行为异常，如易激动、烦躁、注意力不集中、体力下降等，少数患儿有异食癖，重者出现智力发育障碍。

【实验室及其他检查】

1. 血常规　呈小细胞低色素性贫血。平均红细胞体积低于80 fl，平均红细胞血红蛋白量小于27 pg，平均红细胞血红蛋白浓度小于32%，网织红细胞计数正常或略升高，白细胞和血小板计数正常或降低。血片中可见红细胞体积较正常小，中心淡染区扩大。

2. 骨髓象　红系增生活跃，以中、晚幼红细胞为主，体积小、染色质致密、胞质少，有血红蛋白形成不良的表现，即所谓的"核老浆幼"现象。粒系和巨核系无明显异常。

3. 生化检查　血清铁<8.95 μmol/L；总铁结合力>64.44 μmol/L；转铁蛋白饱和度<15%。血清铁蛋白<12 μg/L是早期诊断储存铁缺乏的一个常用指标。

4. 红细胞内卟啉代谢　游离原卟啉（FEP）>0.9 μmol/L，锌原卟啉（ZPP）>0.96 μmol/L，FEP/Hb>4.5 μg/L，提示血红蛋白合成障碍。

【诊断要点】

根据患者存在缺铁性贫血的病因，结合其组织缺铁等临床表现以及相关的实验室检查结果，可做出初步的临床诊断，必要时采用诊断性治疗，以明确诊断。

【治疗要点】

1. 病因治疗　尽可能去除导致缺铁的病因。如婴幼儿、青少年和妊娠妇女营养不足引起的IDA，应改善饮食；积极治疗原发病，如消化性溃疡、胃癌、功能性子宫出血、黏膜下子宫肌瘤等。

2. 补铁治疗　首选口服铁剂，如硫酸亚铁0.3 g，每日3次，或右旋糖酐铁50 mg，每日2~3次。餐后服用胃肠道反应小且易耐受。进食乳类、茶等会抑制铁剂的吸收，而维生素C、肉类可促进铁剂的吸收。口服铁剂后，先是外周血网织红细胞增多，高峰在开始服药后5~10 d，2周后血红蛋白浓度上升，一般2个月左右恢复正常。铁剂治疗在血红蛋白恢复正常后至少持续4~6个月，待铁蛋白正常后停药。若口服铁剂不能耐受或消化道疾病导致铁吸收障碍，可用铁剂肌内注射。注射用铁的总需量按公式计算：（需达到的Hb浓度-患者Hb浓度）×患者体重（kg）×0.33。右旋糖酐铁是最常用的注射铁剂，首次给药须用0.5 mL做过敏试验，1 h后无过敏反应可给足量治疗。

3. 中药治疗　不良反应少，可作为辅助性治疗。主要药物为山楂、陈皮、半夏、茯苓和甘草等。

【常用护理诊断/问题、措施及依据】

1. 营养失调：低于机体需要量　与铁摄入不足、吸收不良、需要量增加或丢失过多有关。

(1) 饮食护理

养成良好的饮食习惯：指导患者均衡饮食，不偏食；养成良好的进餐习惯，定时、定量、细嚼慢咽，必要时少量多餐；尽可能减少摄入刺激性过强的食物。食欲降低者可变换食物品种，提供色、香、味俱全的饮食。

增加含铁丰富食物的摄取：鼓励患者进食含铁丰富的食物，如动物肝脏、瘦肉、蛋黄、鱼、海带、紫菜、木耳等，动物食品中的铁比植物食品中的铁易于吸收。

促进食物铁的吸收：指导患者多食用含维生素C丰富的食物，也可加服维生素C，促进铁的吸收；尽可能避免同时进食或饮用妨碍食物铁吸收的食物或饮料，如浓茶、咖啡、牛奶等。

(2) 铁剂治疗的配合与护理

口服铁剂：向患者说明其注意事项。①避免与牛奶、茶、咖啡同时服用，因茶中鞣酸与铁结合成不易吸收物质，牛奶含磷较高且会改变胃内的酸性环境，影响铁的吸收。此外，应避免同时服用抗酸药及 H_2 受体拮抗剂等，以免抑制铁的吸收。②口服铁剂易引起胃肠道反应，如胃部不适、恶心、呕吐，餐后或餐中服用可减少反应，反应强烈者可从小剂量开始。③口服液体铁剂时须使用吸管，避免牙齿染黑。④服铁剂期间，由于铁与肠内硫化氢作用而生成黑色的硫化铁致大便变成黑色，应做好解释，以消除患者顾虑。⑤强调要按剂量、按疗程服药，定期复查相关实验室检查，以保证治疗有效及补足储存铁。

注射铁剂：注射铁剂可引起局部硬结、疼痛、皮肤发黑和过敏反应。注射铁剂应采用深部肌内注射；并经常更换注射部位。可采取以下措施避免药液溢出引起皮肤染色，如不在皮肤暴露部位注射；抽取药液后，更换注射针头；采用"Z"形注射法或留空气注射法。铁剂过敏反应可表现为面部潮红、头痛、恶心、发热、荨麻疹和肌肉关节疼痛等，严重者可发生过敏性休克，首次注射应严密观察用药后反应，同时备好肾上腺素并做好抢救准备。

考点：铁剂的治疗与护理。

(3) 病情观察　观察患者面色、皮肤和黏膜，以及自觉症状如心悸、头晕等有无改善。监测血红蛋白、网织红细胞计数、铁代谢的有关实验指标的变化等，以了解治疗效果和患者治疗的依从性。

2. 活动无耐力　与贫血引起组织缺氧有关。

(1) 休息与运动　根据贫血程度、发生的速度及基础疾病等，制订休息与活动计划，逐渐提高患者的活动耐力。轻度贫血者，无须太多限制，但要避免过度疲劳。中度贫血者，增加卧床休息时间，若病情允许，鼓励其生活自理，活动量以不加重症状为度，并指导患者活动中进行自我监控。若自测脉搏>100 次/min 或出现明显心悸、气促，应停止活动。重度贫血者多伴有贫血性心脏病，缺氧明显，应予舒适体位（如半坐卧位）卧床休息，以缓解其呼吸困难，待病情好转后可逐渐增加活动量。

(2) 给氧　严重贫血患者应予氧气吸入，以改善组织缺氧症状。

【其他护理诊断/问题】

1. 口腔黏膜受损　与贫血引起口腔炎、舌炎有关。
2. 有感染的危险　与严重贫血引起营养缺乏和衰弱有关。
3. 潜在并发症　贫血性心脏病。

【健康指导】

1. 疾病预防指导　指导患者均衡饮食,摄入足够热量、蛋白质、维生素及含铁丰富的食物。用铁锅炒菜、煮饭,可得到一定量的无机铁。可选用弱酸类食物,以增加食物铁的吸收。在易患人群中开展防止缺铁的卫生知识宣教,如婴幼儿提倡母乳喂养,及时添加含铁丰富且铁吸收率高的食品;青少年改变不良的饮食习惯,不挑食、不偏食,摄入足量动物食品、新鲜蔬菜和水果;妊娠哺乳期妇女可给小剂量铁剂预防缺铁。及时治疗各种慢性出血,如月经过多、消化性溃疡、痔疮出血等。

2. 疾病知识指导　介绍缺铁性贫血的常见原因、临床表现、治疗和护理等相关知识,鼓励病人及家属主动参与治疗与康复。

3. 用药指导　遵医嘱按量服用铁剂,避免同时食用影响铁剂吸收的物质。定期门诊检查血常规。

4. 病情监测指导　主要包括 IDA 相关症状、体征和药物不良反应的自我监测。若患者出现自觉症状加重、不能平卧、尿量减少、心率增快及下肢水肿等,多提示病情加重或并发贫血性心脏病,应及时就医。

二、再生障碍性贫血

再生障碍性贫血(aplastic anemia, AA)简称再障,是一种可能由不同病因和机制引起的骨髓造血功能衰竭症。主要表现为全血细胞减少和贫血、感染、出血。根据患者的病情、血常规、骨髓象及预后,将该病分为重型再障(severe aplastic anemia, SAA)和非重型再障(non severe aplastic anemia, NSAA)。流行病学调查资料显示,AA 的年发病率我国为 0.74/10 万,欧美为(0.47～1.37)/10 万,日本为(1.47～2.4.)/10 万;各年龄段均可发生,老年人发病率较高,男、女发病率无明显差异。

【病因及发病机制】

1. 病因　发病原因不明确,可能与以下因素有关。

(1) 病毒感染　各型肝炎病毒、微小病毒 B19、EB 病毒等,其中以病毒性肝炎与再障的关系较明确,主要与丙型肝炎有关,其次是乙型肝炎,可能与病毒抑制造血细胞或免疫因素有关。

(2) 化学因素　已知有危险性的药物如抗肿瘤化疗药、氯霉素、磺胺药、保泰松、苯巴比妥等。氯霉素类抗生素、磺胺类药物及杀虫剂引起的再障与剂量关系无关,与个人的敏感性有关。苯及其衍生物,如油漆、塑料、染料等,对骨髓的抑制作用与其剂量有关,长期接触者比一次大剂量接触的危险性更大。

(3) 物理因素　长期接触 X 射线、γ 射线及其他放射性物质等,阻碍 DNA 的复制,使造血干细胞数量减少,对骨髓微循环和基质也有损害。

2. 发病机制　再障的发病机制尚未完全阐明。传统学说认为,在一定遗传背景下,AA 可能通过三种机制发病:造血干祖细胞(种子)缺陷、造血微环境(土壤)及免疫(虫子)异常。目前认为 T 淋巴细胞异常活化、功能亢进导致骨髓损伤、骨髓细胞凋亡和造血功能衰竭在发病机制中占主要地位。

(1) 造血干祖细胞缺陷　包括质和量的异常。有学者报道,AA 患者造血干祖细胞集落形成能力显著降低,体外对造血生长因子反应差,免疫抑制治疗后恢复造血不完整,部分 AA 有单克隆造血证据且可向阵发性睡眠性血红蛋白尿(paroxysmal nocturnal hemoglobinuria,PNH)、骨髓增生异常综合征(myelodys plastic syndrome,MDS),甚至白血病转化。

(2)造血微环境异常　AA 患者骨髓活检发现除造血细胞减少外,还有骨髓"脂肪化"、静脉窦壁水肿、出血、毛细血管坏死等。部分 AA 骨髓基质细胞分泌的造血调控因子与正常人明显不同,且体外培养生长情况差;骨髓基质细胞受损的再障,造血干细胞移植不易成功。

(3)免疫异常　研究发现再障患者骨髓或外周血的淋巴细胞比例较高,T 细胞亚群失衡,T 细胞分泌的造血负调控因子明显增多,髓系细胞凋亡亢进。多数患者免疫抑制治疗有效。

【临床表现】

1. 重型再障(SAA)　起病急、进展快,病情重;少数可由非重型进展而来。

(1)贫血　苍白、乏力、头晕、心悸、气短等症状,多进行性加重。

(2)感染　多数患者有发热,体温在 39 ℃以上。以呼吸道感染最常见,其次是消化道、泌尿生殖道和皮肤黏膜感染等。感染菌种以革兰阴性杆菌、金黄色葡萄球菌和真菌为主,常合并败血症。

(3)出血　均出现不同程度的皮肤黏膜出血,如瘀点、瘀斑、口腔黏膜血泡,牙龈、鼻腔出血;脏器出血时可见呕血、便血、咯血、血尿、阴道出血或月经量明显增多、眼底出血等,甚至发生颅内出血,危及生命。

2. NSAA　起病和进展较缓慢,病情较轻,多以贫血为首要和主要表现;感染相对易控制,重症感染少见;出血较轻,以皮肤、黏膜为主,很少有内脏出血,出血较易控制。久治无效者可发生颅内出血。

【实验室及其他检查】

1. 血常规　呈正细胞正色素性贫血,全血细胞减少。SAA 网织红细胞百分数多在 0.005 以下,中性粒细胞绝对值 $<0.5\times10^9$/L,淋巴细胞比例明显增高,血小板 $<20\times10^9$/L。

2. 骨髓象　多部位骨髓增生减低或重度减低,粒、红系及巨核细胞明显减少且形态大致正常,淋巴细胞、网状细胞及浆细胞等非造血细胞比例明显增高。骨髓小粒空虚,可见较多脂滴。骨髓活检显示造血组织均匀减少,脂肪组织增加。

【诊断要点】

根据患者有进行性贫血、出血和感染,无肝、脾和淋巴结肿大;全血细胞减少,网织红细胞比例或绝对值减少,淋巴细胞比例增高;骨髓多部位增生减低,三系细胞减少,非造血细胞比例增高,骨髓小粒空虚;骨髓活检显示造血组织均匀减少;排除其他全血细胞减少的疾病,可作出初步的临床诊断。通过询问病史,详细了解患者有无特殊服药史、放射线或化学物品接触史等,以明确相关病因。

考点:再生障碍性贫血患者的治疗措施。

【治疗要点】

1. 支持疗法

(1)加强保护措施　预防感染;避免出血;避免接触可能导致骨髓损伤或抑制的因素,如放射性物质、苯及其衍生物,有骨髓抑制作用的药物等。

(2)对症治疗

纠正贫血:血红蛋白<60 g/L且患者对贫血耐受较差时,可考虑输注浓缩红细胞。但多次输血会影响其日后造血干细胞移植的效果,因此要严格掌握输血指征,防止输血过多。

控制出血:可用酚磺乙胺(止血敏)、氨基己酸(泌尿生殖系统出血患者禁用)。女性子宫出血可肌内注射丙酸睾酮。对血小板减少引起的严重出血可输注血小板悬液,效果不佳者可输HLA配型相配的血小板。凝血因子缺乏时应予以纠正。

控制感染:感染性发热应及时应用广谱抗生素治疗,同时取感染部位的分泌物或尿、粪便、血液等做细菌培养和药物敏感试验,并根据结果更换敏感的抗生素。长期应用广谱抗生素可继发真菌感染和肠道菌群失调。真菌感染可用两性霉素B等抗真菌药物。

2. 针对发病机制的治疗

(1)免疫抑制治疗 抗淋巴/胸腺细胞球蛋白(ALG/ATG)用于SAA的治疗,用药前需做过敏试验,用药过程中用糖皮质激素防治过敏反应和血清病。静脉滴注ATG不宜过快,每日剂量应维持12~16 h。联合应用ATG或ALG和环孢素效果明显优于单一用药。环孢素适用于各种类型AA的治疗,常用剂量为6 mg/(kg·d)左右,疗程1年以上。糖皮质激素因其疗效有限且不良反应重,不主张单独应用,但可与ATG或ALG联合应用,以减轻其不良反应。

(2)促进骨髓造血

雄激素:适用于各种类型AA的治疗,作用机制是提高体内红细胞生成素的水平和直接促进红系造血。常用司坦唑醇(康力龙)2 mg,每日3次;十一酸睾酮(安雄)40~80 mg,每日3次;达那唑0.2 g,每日3次;丙酸睾酮100 mg,肌内注射,每日1次。一般需用药6个月才能判断疗效。雄激素治疗的主要不良反应是男性化和肝功能损害。

造血细胞因子:特别适用于SAA,一般在免疫抑制治疗后使用。常用粒系集落刺激因子(G-CSF)或粒-单系集落刺激因子(GM-CSF),剂量为5 μg/(kg·d);重组人红细胞生成素(EPO),常用剂量50~100 U/(kg·d),疗程以3个月以上为宜。

(3)造血干细胞移植 包括骨髓移植、外周血干细胞移植及脐血移植。对年龄在40岁以下、无感染及其他并发症、有合适供体的SAA患者,可考虑造血干细胞移植。

【常用护理诊断/问题、措施及依据】

1. 有感染的危险 与粒细胞减少致机体抵抗力降低有关。

(1)病情观察 密切观察患者体温,一旦出现发热、提示有感染存在时,应寻找常见感染灶相关的症状或体征,如咽痛、咳嗽、咳痰、尿路刺激征、肛周疼痛等,并配合医生做好相关实验室检查的标本采集工作,尤其是血液、痰液、尿液与粪便的细菌培养及药敏试验。

(2)预防感染

呼吸道感染的预防:保持病室内空气清新,定期使用紫外线或臭氧照射消毒,每周2~3次,每次20~30 min。并用消毒液擦拭室内家具、地面。秋冬季节要注意保暖。限制探视人数及次数,避免到人群聚集的地方或与上呼吸道感染的患者接触。严格执行各项无菌操作。粒细胞绝对值≤$0.5×10^9$/L者,应给予保护性隔离。

口腔感染的预防:进餐前后、睡前、晨起用生理盐水、氯己定或朵贝液交替漱口。口腔黏膜有溃疡时,可增加漱口次数,局部用维生素E或溃疡膜涂敷。疼痛剧烈影响进食者,可给予2%利多卡因含漱以减轻疼痛。真菌感染用2.5%制霉菌素或3%碳酸氢钠液含漱。

皮肤感染的预防:保持皮肤清洁,便后洗手,每周沐浴不少于1~2次,穿柔软宽松的清洁衣裤。勤剪指甲,蚊虫蜇咬时应正确处理,避免抓伤皮肤。女患者尤其应注意会阴部清洁,会阴部清洗每日2次,经期应增加清洗次数。

肛周感染的预防:睡前、便后用1:5 000高锰酸钾溶液坐浴,每次15~20 min。保持大便通畅,防止肛裂,便后清洗肛门,发现肛周脓肿应及时通知医生,必要时切开引流,局部、全身加大抗生素用量。

(3)加强营养支持　鼓励患者进食高蛋白、高热量、高维生素、易消化饮食,必要时遵医嘱静脉补充营养。血小板减少者应进半流质或软食,避免过硬、粗糙、带刺食物,有消化道出血者应给予冷流质饮食或禁食,待出血停止再逐渐恢复普通饮食。有感染发热时,要保证充足的热量和水分供应。

(4)治疗配合与护理　遵医嘱正确应用抗生素、免疫抑制剂、雄激素等药物,给药时间和剂量要准确,注意观察药物疗效及其不良反应。丙酸睾酮为油剂,不易吸收,故应深部、缓慢、分层肌内注射,经常更换注射部位,发现硬结及时理疗。其副作用有肝脏损害及男性化,如皮肤痤疮、体毛增多、声音粗哑等。用药期间须定期复查肝功能。ATG和ALG治疗过程中可出现过敏反应、血清病(如猩红热样皮疹、发热、关节痛)、出血加重以及继发感染等,应加强病情观察,预防出血和感染。

2. 活动无耐力　与贫血所致机体组织的缺氧有关。护理措施参见本节"缺铁性贫血"。

3. 有受伤的危险:出血　与血小板减少有关。护理措施参见本章第二节"出血或出血倾向"的护理。

4. 身体意象紊乱　与雄激素的不良反应有关。

5. 心理护理　首先与患者及其家属建立相互信任的良好关系,鼓励患者讲出自己所关注的问题,注意观察其情绪及行为表现,及时给予心理疏导。帮助患者认识不良心理状态对疾病康复的不利影响。向患者及家属解释雄激素类药物应用的目的、主要不良反应,说明待病情缓解后,随着药物剂量的减少,不良反应会逐渐消失。适当进行户外活动,鼓励患者与亲人、病友多交流,争取社会支持系统的帮助,增强康复的信心,积极配合治疗。

【其他护理诊断/问题】

1. 知识缺乏　缺乏有关再障治疗及预防感染和出血的知识。

2. 悲伤　与治疗效果差、反复住院有关。

【健康指导】

1. 疾病预防指导　因职业关系长期接触毒物,如放射性物质、苯及其衍生物及农药的人员,应严格遵守操作规程,做好自我防护,加强锻炼。

2. 疾病知识指导　介绍本病的常见原因、主要诊疗方法,避免服用损害骨髓造血的药物,如氯霉素、磺胺、保泰松、阿司匹林等。避免感染和加重出血。

3. 休息与活动指导　指导患者根据病情做好休息与活动的自我调节。保证充足的睡眠与休息,适当参加户外活动,调节身心状况。

4. 用药指导　向患者及其家属说明该病治疗周期长,应在医生指导下按时、按量、按疗程用药,不可自行更改或停用药物。定期门诊复查。

5. 病情监测指导　主要是贫血、出血、感染的症状体征和药物不良反应的自我监测。上述症状或体征加重,提示病情恶化的可能,应及时就医。

6. 心理指导　使患者及其家属认识负性情绪的危害,指导患者学会自我调整;家属要学会倾听,理解和支持患者;必要时应寻求有关专业人士的帮助。

第四节　特发性血小板减少性紫癜

张某,女,30岁。反复双下肢瘀点伴月经量增多1年余。

查体:T 36.6 ℃,全身皮肤散在大小不等的出血点,以双下肢为著,心肺无明显异常,肝脾未触及肿大。

血常规:白细胞 $4.7\times10^9/L$,红细胞 $3.0\times10^{12}/L$,血红蛋白 90 g/L,血小板 $47\times10^9/L$。

请思考:①该患者目前主要的护理问题有哪些?②应采取哪些相应的护理措施?③如何对其进行针对性的健康指导?

特发性血小板减少性紫癜(idiopathic thrombocytopenia purpura,ITP)是一种复杂的多种机制共同参与的获得性自身免疫性疾病。由于患者对自身血小板抗原的免疫失耐受,产生免疫介导的血小板过度破坏和生成受抑,出现血小板减少,伴或不伴皮肤黏膜出血的临床表现。ITP 的发病率为(5~10)/10万,临床可分为急性型和慢性型,前者好发于儿童,后者多见于成人。育龄期女性发病率高于同年龄段男性,60岁以上发病率有升高趋势。

【病因及发病机制】

病因迄今未明,可能与下列因素有关:

1. 感染　约80% 急性 ITP 患者,在发病前2周左右常有上呼吸道感染史;慢性 ITP 患者常因感染而使病情加重。此外,病毒感染后发生的 ITP 患者血中可发现抗病毒抗体或免疫复合物,且抗体滴度及免疫复合物水平与血小板计数和寿命呈负相关。

2. 免疫因素　将 ITP 患者血浆输给健康受试者可造成后者一过性血小板减少。50%~70% 的 ITP 患者血浆和血小板表面可检测到血小板膜糖蛋白特异性自身抗体。自身抗体致敏的血小板被单核巨噬细胞系统过度吞噬破坏。

3. 脾　脾是 ITP 患者自身抗体产生的主要部位,同时抗体结合的血小板也在通过脾时被单核巨噬细胞系统破坏。

4. 其他因素　慢性型多见于女性,且多发于40岁以前,可能与雌激素抑制血小板生成或促进单核巨噬细胞系统对抗体结合血小板的破坏有关。

【临床表现】

1. 急性型　半数以上发生于儿童,80% 以上患者起病前1~2周有呼吸道感染史,尤其是病毒感染史。起病急,常有畏寒、发热。皮肤、鼻、牙龈及口腔黏膜出血较重,皮肤可有大片瘀斑、血肿,常先出现于四肢,尤以下肢为多。当血小板低于20×10^9/L时可出现内脏出血,如呕血、便血、咯血、血尿、阴道出血等。出血量过大或范围过广者可出现不同程度的贫血、血压降低甚至失血性休克。颅内出血是致死的主要原因。急性型病程多为自限性,常在数周内恢复,少数病程超过半年转为慢性。

2. 慢性型 以40岁以下女性多见。起病缓慢,出血症状相对较轻,常反复发生皮肤黏膜瘀点、瘀斑。女性患者月经过多较常见,部分患者可为唯一的症状,长期月经过多可出现贫血。部分患者可因感染等原因致病情突然加重,出现广泛严重的内脏出血。

【实验室及其他检查】

考点:临床表现。

1. 血常规 血小板计数减少;血小板平均体积偏大,血小板功能多正常。红细胞计数一般正常,如有贫血,可为正常细胞性或小细胞低色素性贫血。白细胞计数与分类通常正常。

2. 骨髓象 巨核细胞增加或正常。急性型幼稚巨核细胞比例增多,胞体变小;慢性型颗粒型巨核细胞增多。有血小板形成的巨核细胞显著减少<30%。红系及粒、单核系正常。

3. 其他 可有出血时间延长、血块收缩不良,90%以上患者血小板生存时间明显缩短。

【诊断要点】

根据反复出现或首次出现程度不等的出血症状;多次检查血小板计数减少;脾无肿大或轻度肿大;骨髓巨核细胞增多或正常,有成熟障碍;泼尼松或脾切除治疗有效;排除其他继发性血小板减少症即可做出诊断。

【治疗要点】

考点:药物治疗。

1. 一般治疗 血小板明显减少(<20×10^9/L)、出血严重者应卧床休息,防止创伤。避免应用降低血小板数量及抑制血小板功能的药物。

2. 糖皮质激素 为首选药物,近期有效率约为80%。常用泼尼松,剂量为1 mg/(kg·d),分次或顿服,症状重者可静脉滴注地塞米松或甲泼尼龙,好转后改口服。待血小板升至正常或接近正常后,4~6周内快速减至最小维持量15 mg/d。

3. 脾切除 适用于糖皮质激素治疗无效、维持量需大于30 mg/d或不宜用糖皮质激素者。脾切除治疗的近期有效率为70%~90%,长期有效率40%~50%,无效者糖皮质激素的用量亦可减少。

4. 免疫抑制剂 一般不作为首选。适用于糖皮质激素或脾切除疗效不佳、有使用糖皮质激素或脾切除禁忌证、可与糖皮质激素合用提高疗效及减少糖皮质激素的用量。常用免疫抑制剂有长春新碱、环磷酰胺、硫唑嘌呤等。环孢素A主要用于难治性ITP。抗CD20单克隆抗体可减少自身抗体生成。

5. 其他 达那唑为合成的雄激素,与糖皮质激素有协同作用。重组人血小板生成素(rhTPO)一般用于糖皮质激素治疗无效或难治性ITP患者。

6. 急症的处理 适用于血小板<20×10^9/L、出血严重广泛、疑有或已发生颅内出血、近期将实施手术或分娩者。

(1)血小板输注 成人用量为10~20 U,根据病情可重复使用。有条件的地方尽量使用单采血小板。

(2) 静脉输注丙种球蛋白　常用剂量为 400 mg/(kg·d),5 d 为一疗程。作用机制与单核巨噬细胞 Fc 受体封闭、抗体中和及免疫调节等有关。

(3) 大剂量甲泼尼龙　剂量为 1 g/d,静脉注射 3 d,随后逐渐减量。可通过抑制单核巨噬细胞系统而发挥作用。

【常用护理诊断/问题、措施及依据】

有受伤的危险:出血,与血小板减少有关。

1. 出血情况的监测　观察生命体征及神志变化,注意出血部位及出血量,有无内脏及颅内出血的症状和体征。一旦发现血小板计数<20×10⁹/L、出血严重而广泛、疑有或已发生颅内出血者,要及时通知医生,配合救治。

2. 预防或避免加重出血　避免使用可能引起血小板减少或抑制其功能的药物,如阿司匹林、双嘧达莫、吲哚美辛、磺胺类和氯霉素等。其余护理措施可参见本章第二节"出血或出血倾向"的护理。

3. 用药护理　长期大剂量应用糖皮质激素者时,患者可出现身体外形的变化、感染、高血压、糖尿病、胃肠道出血、骨关节缺血性坏死和精神异常等;环孢素 A 有肝肾损害。应做好解释工作,使患者了解药物的作用及不良反应,注意监测血压、血糖及肝肾功能等,如有异常及时报告医生。

4. 成分输血的护理　护理措施可参见本章第二节"出血或出血倾向"的护理。

【其他护理诊断/问题】

1. 有感染的危险　与应用糖皮质激素、免疫抑制剂治疗有关。
2. 恐惧　与血小板减少,随时有出血危险有关。
3. 潜在并发症　颅内出血。

【健康指导】

1. 疾病知识指导　给患者讲述本病的病因、主要治疗方法等相关知识,使其能正确认识疾病,避免情绪紧张,积极配合治疗和护理。保持充足的睡眠、情绪稳定和大小便通畅,是避免颅内出血的有效措施。避免应用降低血小板数量及抑制血小板功能的药物。慢性患者适当活动,预防各种外伤。

2. 用药指导　长期服用糖皮质激素者应告知须按医嘱、按时、按剂量、按疗程服药,不可自行减量或突然停药。应饭后服药,必要时可加用胃黏膜保护剂或制酸剂。服药期间,注意个人卫生,防止感染;并注意观察其他不良反应。

3. 病情监测指导　定期门诊复查血小板,出现皮肤黏膜出血如瘀点、瘀斑、牙龈出血、鼻出血或内脏出血如月经量明显增多、呕血或便血、咯血等征象,应及时就医。

第五节　白血病

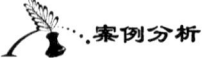

李某,男,30 岁。头晕、乏力 3 周,发热伴咽痛 5 d。3 周前患者无明显诱因出现乏力、头晕、心悸。5 d 前出现发热,体温高达 39.0 ℃,伴咽痛,偶牙龈渗血。

查体：T 38.7 ℃，贫血貌，全身皮肤散在瘀点、瘀斑，胸骨下段有压痛，肝未触及，脾肋下约4 cm，质韧，无压痛。

请思考：①该患者的临床诊断可能是什么？②为明确诊断需进行哪些实验室检查？③目前该患者主要的护理问题有哪些？④如何对其进行护理和健康指导？

白血病(leukemia)是一类造血干祖细胞的恶性克隆性疾病，因白血病细胞自我更新增强、增殖失控、分化障碍、凋亡受阻，而停滞在细胞发育的不同阶段，在骨髓和其他造血组织中广泛而无控制地增生，使正常造血受抑制并浸润其他组织和器官。我国白血病发病率为(3～4)/10万。急性白血病比慢性白血病多见(约5.5:1)，其中急性粒细胞白血病(acute myeloblastic leukemia, AML)最多(1.62/10万)，其次为急性淋巴细胞白血病(acute lymphocytic leukemia, ALL)(0.69/10万)、慢性粒细胞白血病(chronic myeloblastic leukemia, CML)(0.39/10万)，慢性淋巴细胞白血病(chronic lymphocytic leukemia, CLL)少见(0.05/10万)，男性发病率略高于女性。成人急性白血病中以AML最多见，儿童以ALL多见。在恶性肿瘤所致的死亡率中，白血病居第6位(男性)和第8位(女性)，儿童及35岁以下的成人中则居第1位。

【分类】

1. 按自然病程和白血病细胞分化成熟程度分类

(1) 急性白血病(acute leukemia, AL) 起病急、病情重、自然病程仅数月，细胞分化停滞在较早阶段，骨髓及外周血中主要为异常的原始细胞和早期幼稚细胞。

(2) 慢性白血病(chronic leukemia, CL) 起病缓、发展慢，自然病程可为数年，细胞分化停滞在较晚阶段，骨髓和外周血以较成熟幼稚细胞和成熟细胞占多数。

2. 按主要受累的细胞系列分类 急性白血病分为急性淋巴细胞白血病(ALL)和急性髓系白血病(acute myeloid leukemia, AML)。慢性白血病分为慢性髓系白血病(chronic myeloid leukemia, CML)和慢性淋巴细胞白血病(CLL)，极少见的毛细胞白血病、幼淋巴细胞白血病等。

【病因】

人类白血病的病因尚不完全清楚。

1. 生物因素 成人T淋巴细胞白血病/淋巴瘤(ATL)是由人类T淋巴细胞病毒Ⅰ型(human T lymphocytotrophic virus-Ⅰ, HTLV-Ⅰ)所引起。病毒感染机体后，作为内源性病毒整合并潜伏在宿主细胞内，在某些理化因素作用下，即被激活表达诱发白血病；或作为外源性病毒由外界以横向方式传播感染，直接致病。

2. 物理因素 包括X射线、γ射线等电离辐射。白血病的发生取决于人体接受辐射的剂量，躯体受到中等或大剂量辐射后可诱发白血病，但小剂量的辐射能否引起白血病，仍不确定。日本广岛及长崎受原子弹袭击后，幸存者中白血病发病率比未受照射的人群高17倍和30倍，多为急性白血病或慢性粒细胞白血病。

3. 化学因素 苯的致白血病作用已经得到证实。抗肿瘤药物中的烷化剂可引起继发性白血病。乙双吗啉具有极强的致染色体畸变和致白血病的作用。化学物质所致的白血病多为急性髓系白血病。

4. 遗传因素 家族性白血病约占白血病的0.7%。单卵孪生子中一个发病,另一人的发病率比双卵孪生者高12倍。某些遗传性疾病有较高的白血病发病率,如唐氏综合征(Down综合征)中白血病的发病率较正常儿童高20倍,先天性血管扩张红斑病(Bloom综合征)、先天性再生障碍性贫血(Fanconi综合征)等白血病的发病率均较高。

5. 其他血液病 某些血液病如骨髓增生异常综合征、淋巴瘤、阵发性睡眠性血红蛋白尿症及多发性骨髓瘤等,最终可能发展为急性白血病。

一、急性白血病

急性白血病是造血干祖细胞的恶性克隆性疾病,发病时骨髓中异常的原始细胞及幼稚细胞(白血病细胞)大量增殖使正常造血受抑制,并浸润肝、脾和淋巴结等脏器。主要表现为贫血、出血、感染和浸润等。

【分类】

目前临床并行使用法英美(FAB)分型和世界卫生组织分型。FAB分型根据细胞形态学和细胞化学特点,将AL进行分类。急性淋巴细胞白血病分为:L_1型,原始和幼淋巴细胞以小细胞为主;L_2型,原始和幼淋巴细胞以大细胞为主;L_3型,原始和幼淋巴细胞以大细胞为主,大小较一致,细胞内有明显空泡,胞质嗜碱性。急性髓系白血病分为:M_0型(急性髓细胞白血病微分化型)、M_1型(急性粒细胞白血病未分化型)、M_2型(急性粒细胞白血病部分分化型)、M_3型(急性早幼粒细胞白血病)、M_4型(急性粒单核细胞白血病)、M_5型(急性单核细胞白血病)、M_6型(红白血病)、M_7型(急性巨核细胞白血病)。

【临床表现】

急性白血病起病急缓不一,急者多为高热或严重出血,慢者常为面色苍白、疲乏或轻度出血。部分患者因月经过多或拔牙后出血不止就医被发现。

考点:临床表现。

1. 正常骨髓造血功能受抑制表现

(1)贫血 常为首发症状,呈进行性加重,半数患者就诊时已有重度贫血。贫血原因与正常红细胞生成减少,以及无效性红细胞生成、溶血、出血等因素有关。

(2)发热 半数患者以发热为早期表现,可低热,亦可高达39.0℃以上,伴畏寒、出汗。虽然白血病本身可致发热,但较高的发热往往提示有继发感染。常见有口腔炎、牙龈炎、咽峡炎以及肺部感染、肛周炎、肛旁脓肿,严重时可致菌血症或败血症。

(3)出血 约40%的白血病患者以出血为早期表现,主要与血小板减少和凝血功能异常有关。出血可发生在全身各部位,以皮肤瘀点、瘀斑、鼻出血、牙龈出血、女患者月经过多常见。急性早幼粒白血病易并发DIC而出现全身广泛出血。眼底出血可致视力障碍,严重时发生颅内出血,为导致死亡的主要原因之一。

2. 器官和组织浸润的表现

(1)淋巴结和肝、脾大 淋巴结轻到中度肿大,无压痛,尤以ALL多见,纵隔淋巴结肿大常见于T-ALL。肝脾表现为轻到中度肿大,表面光滑,偶伴轻度触痛。

(2)骨骼和关节 胸骨下端局部压痛较为常见,提示骨髓腔内白血病细胞过度增生,具有一定特异性。白血病细胞浸润至骨膜、骨和关节会造成骨痛和四肢关节疼痛,尤以儿童多见。

（3）皮肤及黏膜浸润　白血病细胞浸润可使牙龈增生、肿胀；皮肤出现蓝灰色斑丘疹，局部皮肤隆起、变硬，呈紫蓝色结节，多见于 M_4 型和 M_5 型。

（4）中枢神经系统白血病（central nervous system leukemia,CNSL）　多见于儿童、ALL 和 M_5 型患者。多数患者常发生在缓解期，是由于化疗药物难以通过血脑脊液屏障，隐藏在中枢神经系统的白血病细胞不能有效地被杀灭而引起。主要表现为头痛、头晕，重者有呕吐、颈项强直，甚至抽搐、昏迷。

（5）其他部位　眼部常见白血病细胞浸润眼眶骨膜（称粒细胞肉瘤或绿色瘤），可引起眼球突出、复视或失明。睾丸受浸润时多表现为一侧无痛性肿大，常见于 ALL 化疗缓解后的幼儿和青年。

【实验室及其他检查】

1. 血常规　多数患者白细胞计数增高，$>10\times10^9/L$ 者称为白细胞增多性白血病；部分患者白细胞计数在正常水平或减少，称为白细胞不增多性白血病。血涂片分类检查可见数量不等的原始和幼稚细胞，白细胞不增多型则很难找到原始细胞。可有不同程度的正常细胞性贫血，少数患者血涂片检查红细胞大小不等，可找到幼红细胞。半数患者血小板低于 $60\times10^9/L$，晚期血小板常极度减少。

2. 骨髓象　骨髓检查是诊断白血病的重要依据。骨髓有核细胞显著增生，多为明显活跃或极度活跃，主要为白血病性原始细胞，缺少较成熟的中间阶段细胞，而残留少量的成熟细胞，形成所谓"裂孔"现象。原始细胞占全部骨髓有核细胞的30%以上，则可诊断急性白血病。约有少数急性白血病骨髓增生低下，称为低增生性急性白血病。奥尔小体（Auer 小体），仅见于 AML。

3. 细胞化学　常见白血病的原始细胞形态相似，因此用组织化学染色帮助鉴别各类白血病。常用方法有髓过氧化物酶、非特异性酯酶和糖原染色等。

4. 免疫学检查　根据白血病细胞表达的系列相关抗原，确定其系列来源，以区别 ALL 与 AML 及其亚型。

5. 染色体和分子生物学　白血病常伴有特异的染色体和基因改变。例如 M_3 型有 $t(15;17)(q22;q12)$，该易位使 15 号染色体上的早幼粒白血病基因（PML）与 17 号染色体上维 A 酸受体基因（RARα）形成 PML-RARα 融合基因，这是 M_3 发病及用全反式维 A 酸和砷剂治疗有效的分子基础。

6. 其他　各型白血病血液中尿酸浓度及尿液中尿酸排泄均增加，特别是在化疗期。中枢神经系统白血病时，脑脊液压力增高，白细胞计数增多，蛋白质增多，葡萄糖定量减少，涂片可找到白血病细胞。

【诊断要点】

根据患者有持续性发热或反复感染、进行性贫血、出血、骨骼关节疼痛、淋巴结和肝、脾大等临床表现；外周血常规中白细胞计数增加并出现原始或幼稚细胞；骨髓象中骨髓增生活跃，原始细胞占全部骨髓有核细胞30%以上，一般可做出诊断，但还需依据形态学、细胞化学、免疫学、染色体及分子生物学检查，以确定急性白血病的类型。

【治疗要点】

1. 一般治疗

(1) 紧急处理高白细胞血症 当循环血液中白细胞数>200×10^9/L时可产生白细胞淤滞症,表现为呼吸窘迫、低氧血症、反应迟钝、言语不清、颅内出血及阴茎异常勃起等,患者的早期死亡率升高。因此当血中白细胞数>100×10^9/L时就应紧急使用血细胞分离机,单采清除过多的白细胞,同时给以水化和化疗,并预防白血病细胞溶解诱发的高尿酸血症、酸中毒、电解质紊乱和凝血异常等并发症。

(2) 防治感染 白血病患者常伴有粒细胞减少,特别在化疗、放疗后粒细胞缺乏持续,此时患者宜住层流病房或消毒隔离病房,可给予G-CSF缩短粒细胞缺乏期。如有发热,应查找感染部位及病原菌,并迅速进行抗生素治疗。

(3) 成分输血支持 严重贫血可吸氧、输浓缩红细胞维持Hb>80 g/L,但白细胞淤滞时,不宜立即输红细胞以免进一步增加血黏度。血小板计数过低会引起出血,需输注单采血小板悬液。

(4) 防治高尿酸血症肾病 由于白血病细胞被大量破坏,尤其在化疗时更甚,血清和尿中尿酸浓度增高,积聚在肾小管引起阻塞而发生高尿酸血症肾病。因此应鼓励患者多饮水并碱化尿液,给予别嘌醇抑制尿酸合成,每次100 mg,每日3次口服。对少尿或无尿的患者,按急性肾衰竭处理。

(5) 维持营养 白血病系严重消耗性疾病,特别是化疗、放疗的不良反应可引起患者消化道黏膜炎及功能紊乱,故应予以高蛋白、高热量、易消化食物,补充营养,维持水、电解质平衡,必要时经静脉补充营养。

2. 化学药物治疗 治疗急性白血病的化疗分为诱导缓解和缓解后治疗两个阶段。

(1) 诱导缓解 抗白血病治疗的第一阶段,主要是通过联合化疗迅速大量地杀灭白血病细胞,恢复机体正常造血,使患者迅速获得完全缓解(complete remission,CR)。完全缓解是指患者的症状和体征消失,外周血中性粒细胞绝对值≥1.5×10^9/L,血小板≥100×10^9/L,白细胞分类中无白血病细胞,骨髓象中相关系列的原始细胞与幼稚细胞之和≤5%,红细胞及巨核细胞系列正常,无髓外白血病。

(2) 缓解后治疗 是CR后患者治疗的第二阶段。患者获CR后体内的白血病细胞由发病时的10^{10}~10^{12}降至10^8~10^9,这些残留的白血病细胞称为微小残留病(minimal residual disease,MRD),所以必须进行缓解后治疗,防止复发,争取患者的长期无病生存(DFS)和痊愈。包括巩固强化治疗和维持治疗。

(3) 化疗药物及治疗方案 根据白血病患者血常规、骨髓象、全身状况、年龄、对药物的反应和毒性反应,选择作用于细胞增殖不同阶段的药物,制订联合化疗方案,可提高疗效及延缓抗药性的发生。治疗白血病常用的化疗药物和常用的急性白血病联合化疗方案分别见表6-4和表6-5。

3. 中枢神经系统白血病的防治 防治CNSL是急性白血病治疗必不可少的环节,尤其是急性淋巴细胞白血病。CNSL的防治措施有颅脊椎照射、鞘内注射化疗药(甲氨蝶呤、阿糖胞苷)和(或)高剂量的全身化疗。目前多采用早期强化全身治疗和鞘注预防CNSL发生。为减轻药物引起的蛛网膜炎,可同时加用地塞米松。

表6-4 治疗白血病常用化疗药物

种类	药名	药理作用	主要不良反应
烷化剂	环磷酰胺(CTX)	破坏DNA	骨髓抑制、消化道反应、脱发、出血性膀胱炎
	苯丁酸氮芥(CLB)	破坏DNA	骨髓抑制、消化道反应
	白消安	破坏DNA	皮肤色素沉着、停经、精液减少、肺纤维化
抗嘌呤代谢药	巯嘌呤(6-MP)	阻碍DNA合成	骨髓抑制、消化道反应、肝损害
	氟达拉滨(FLU)	阻碍DNA合成	神经毒性、自身免疫现象
抗叶酸代谢药	甲氨蝶呤(MTX)	阻碍DNA合成	肝损害、骨髓抑制、口腔及胃肠道黏膜溃疡
抗嘧啶代谢药	阿糖胞苷(Ara-C)	阻碍DNA合成	消化道反应、肝损害、骨髓抑制、巨幼变
抗嘧啶、嘌呤代谢药	羟基脲	阻碍DNA合成	消化道反应、骨髓抑制
生物碱类	长春新碱(VCR)	抑制有丝分裂	末梢神经炎、消化道反应、脱发
	高三尖杉酯碱(HHT)	抑制有丝分裂	骨髓抑制、消化道反应、心脏毒性
	依托泊苷(VP-16)	干扰DNA合成	骨髓抑制、消化道反应、脱发
抗生素类	柔红霉素(DNR)	抑制DNA、RNA合成	骨髓抑制、心肌损害、消化道反应
	去甲氧柔红霉素(IDR)	抑制DNA、RNA合成	骨髓抑制、心肌损害、消化道反应
酶类	门冬酰胺酶(L-ASP)	影响蛋白质合成	过敏反应、肝损害、高尿酸血症、高血糖、氮质血症
激素类	泼尼松(P)	破坏淋巴细胞	类库欣综合征、高血压、糖尿病
肿瘤细胞诱导分化剂	维A酸(ATRA)	使白血病细胞分化为具有正常表型功能的血细胞	皮肤黏膜干燥、口角破裂、消化道反应、肝损害、关节痛

表6-5 急性白血病常用联合化疗方案

治疗阶段	方案
ALL诱导缓解治疗	VDLP方案:VCR DNR+L-ASP+P
ALL缓解后治疗	HD Ara-C 或 HD MTX
AML诱导缓解治疗	DA方案:DNR+Ara-C
	HA方案:HHT+Ara-C
M_3诱导缓解治疗	ATRA+DNR
AML缓解后治疗	HD Ara-C,可单用或与DNR、IDR等联合使用

注:HD为高剂量

4.造血干细胞移植 详见本章第六节"造血干细胞移植"。

5.细胞因子治疗 具有促进造血细胞增殖的作用。粒系集落刺激因子(G-CSF)和粒-单系集落刺激因子(GM-CSF)与化疗同时应用或化疗后应用,可减轻化疗所致的粒细胞缺乏,缩短粒细胞的恢复时间,提高患者对化疗的耐受性。

【常用护理诊断/问题、措施及依据】

1.有感染的危险 与正常粒细胞减少,机体抵抗力下降有关。

(1)保护性隔离 对于中性粒细胞绝对值≤$0.5×10^9$/L者,应予保护性隔离,条件允许时住无菌层流病房或消毒隔离病房。尽量减少探视以避免交叉感染。若出现感染征象,应协助医生做咽部、血液、尿液、粪便或伤口分泌物的培养,并遵医嘱应用抗生素。

(2)其他护理措施 见本章第三节"再生障碍性贫血"的护理。

2.有受伤的危险:出血 与血小板减少、白血病细胞浸润等有关。护理措施见本章第二节"出血或出血倾向"的护理。

3.潜在并发症:化疗药物的不良反应

(1)静脉炎及组织坏死的防护 合理使用静脉,防治静脉炎:某些化疗药物如柔红霉素、长春新碱等具有较强的局部刺激性,如药液外渗可引起局部组织坏死。故化疗时应注意:①合理选用静脉,首选中心静脉置管,若使用外周浅表静脉尽量选择粗直的静脉,轮换使用。②用药前后静脉保护,先用生理盐水输注或抽回血,确保针头在血管内再注入药物,推注速度要慢,输注完毕后应用10~20 mL生理盐水冲洗后拔针。联合化疗时,先输注对血管刺激小的药物,再输注刺激性大的药物。③静脉炎的处理,局部禁止静脉注射,患处勿受压,尽量避免患侧卧位。使用多磺酸黏多糖软膏(喜疗妥)等药物外敷,鼓励患者多做肢体活动,以促进血液循环。

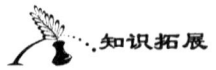

考点:化疗的护理。

化疗药物分类

根据化疗药物外渗对皮下组织损伤的程度,将化疗药物分为三类:①发疱性化疗药物,一旦渗到血管外,短时间内可发生红、肿、热、痛,甚至皮肤及组织坏死,也可导致局部溃烂,如柔红霉素、多柔比星、表柔比星、丝裂霉素、氮芥、长春新碱、长春地辛、诺维本等。②刺激性化疗药物,可引起轻度组织炎症和疼痛,一般不会导致皮下及组织坏死,如足叶乙甙和达卡巴嗪等。③非刺激性化疗药物,对皮肤及组织无明显的刺激,如5-氟尿嘧啶、顺铂、甲氨蝶呤等。

紧急处理药物外渗,防治组织坏死:一旦发生化疗药物外渗,处理措施包括:立即停止注射并回抽,尽量去除渗入皮下的药液;评估外渗的部位、面积、外渗药量、皮肤颜色、温度及疼痛程度;局部注入生理盐水以稀释药液;用利多卡因局部封闭,由疼痛或肿胀区域多点注射,封闭范围要大于渗漏区,环形封闭;局部24 h冰袋间断冷敷、50%硫酸镁湿敷等;抬高受累肢体,促进局部外渗药液的吸收。

发疱性化疗药物外渗的紧急处理

发疱性化疗药物外渗的紧急处理包括：①停止，立即停止药物注入。②回抽，不拔针，尽量回抽皮下的药液。③评估，评估并记录外渗的穿刺部位、面积、外渗药液的量、皮肤的颜色、温度、疼痛的性质。④解毒，局部滴入生理盐水以稀释药液或用解毒剂，如硫代硫酸钠、8.4%碳酸氢钠等。⑤封闭，用利多卡因在疼痛或肿胀区域多点注射，环形封闭。⑥涂抹，可用50%硫酸镁、多磺酸黏多糖乳膏（喜疗妥）或赛肤润液体辅料等直接涂在患处，范围大于肿胀部位。⑦冷敷，局部24 h冰袋间断冷敷。⑧抬高，药液外渗48 h内，抬高受累部位，以促进局部外渗药液的吸收。

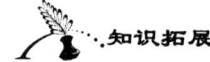

(2) 消化道反应的防护　恶心、呕吐、腹泻等消化道反应出现的时间及严重程度除与化疗药物的种类有关外，还有较明显的个体差异。一般首次用药时反应较重，以后逐渐减轻；体弱者症状出现较早且较重。故化疗期间应注意：①为患者提供一个安静、舒适的休息与进餐环境。②给予高热量、富含蛋白质与维生素、适量纤维素、清淡、易消化饮食，以半流质为主，少量多餐。避免进食高糖、高脂、产气过多和辛辣的食物，尽可能满足患者的饮食习惯，以增加食欲。③选择消化道症状最轻的时间进食，避免在治疗前后2 h内进食；出现恶心、呕吐时应暂缓或停止进食。必要时遵医嘱在治疗前给予止吐药物，可根据病情，重复给药，以达到减轻恶心、呕吐的最佳效果。若消化道症状严重，无法正常进食，应尽早给予静脉补充营养。

(3) 骨髓抑制的防护　骨髓抑制是多种化疗药物共有的不良反应，严重的骨髓抑制可明显增加患者感染、出血和重症贫血的风险，甚至危及生命。多数化疗药物骨髓抑制作用最强的时间为化疗后的7~14 d，恢复时间多为之后的5~10 d。化疗期间要定期检查血常规，每次疗程结束后要复查骨髓象，了解化疗效果和骨髓抑制程度。一旦出现骨髓抑制，需加强感染、出血和贫血的防治和护理。应避免应用其他抑制骨髓的药物。

(4) 口腔溃疡的护理　目的是要减少溃疡面感染的概率，促进溃疡的愈合。对已发生口腔溃疡者，应加强口腔护理，每天2次，并教会患者漱口液及局部溃疡用药的方法。

漱口液的选择与含漱方法：一般情况下可选用生理盐水、复方硼砂含漱液（朵贝液）等交替漱口；若疑为真菌感染可选用1%~4%碳酸氢钠溶液、5%制霉菌素溶液或1:2 000氯己定溶液。每次含漱15~20 min，每日3次，溃疡疼痛严重者可在漱口液内加入2%利多卡因。

促进溃疡面愈合的用药：碘甘油10 mL加蒙脱石散剂1包与地塞米松5 mg，调配成糊状；尚可选用溃疡贴膜、外用重组人表皮生长因子衍生物、锡类散、新霉素等；真菌感染者可选用制霉菌素甘油。用药方法：三餐后及睡前用漱口液含漱后，将药涂于溃疡处，涂药2~3 h后方可进水。此外，四氢叶酸钙口服或含漱对大剂量甲氨蝶呤引起的口腔溃疡效果显著。

(5) 心脏毒性的防护　多柔比星、柔红霉素、高三尖杉酯碱类药物可引起心肌及心脏传导损害,用药前、后应监测患者的心率、心律及血压;药物须缓慢静脉滴注,<40滴/min;注意观察心电图改变。一旦出现毒性反应,应立即报告医生并做好相应的配合处理。

(6)肝功能损害的防护 6-巯基嘌呤、甲氨蝶呤、门冬酰胺酶等药物对肝功能有损害作用,用药期间应观察患者有无黄疸,并定期复查肝功能。

(7)高尿酸血症肾病的防护 见本节中的"慢性髓系白血病"的护理。

(8)鞘内注射化疗药物的护理 协助患者采取头低抱膝侧卧位,协助医生做好穿刺点的定位和局部消毒与麻醉;药物浓度不宜过大,药液量不宜过多,推注速度宜慢;拔针后需去枕平卧4~6 h,注意观察有无头痛、呕吐及发热等反应。

(9)脱发的护理 化疗前需向患者说明化疗可能导致脱发,但绝大多数患者化疗结束后头发会再生,使其有充分的心理准备。出现脱发后应鼓励患者表达出内心的感受,并指导患者使用假发或戴帽子,鼓励其参与正常的社交活动。

(10)其他不良反应的防护 长春新碱可引起末梢神经炎、手足麻木感,停药后可逐渐消失。门冬酰胺酶可引起过敏反应,用药前需做皮试。

4. 悲伤 白血病患者的心理反应过程与其他类型恶性肿瘤患者大致相同,常经历震惊否认期、震怒期、磋商期、抑郁期和接受期,护士应了解患者不同时期的心理反应,进行针对性的心理护理。护士应耐心倾听患者的诉说,鼓励其表达出内心的悲伤情感;向患者说明长期情绪低落、焦虑、抑郁等可加重病情,帮助患者认识不良的心理状态对康复不利;向患者介绍已缓解的典型病例,组织病友之间进行养病经验的交流。化疗间歇期鼓励者适当活动,饮食起居规律,做些力所能及的事情,提高患者生存的信心。此外,尽力帮助患者获得家庭社会支持,增强其战胜疾病的信心。

5. 活动无耐力 与贫血、化疗、白血病引起代谢增高有关。护理措施参见本章第三节"缺铁性贫血"的护理。

【其他护理诊断/问题】

1. 体温过高 与感染、白血病细胞代谢亢进有关。

2. 口腔黏膜受损 与白血病细胞浸润、化疗反应及继发真菌感染等有关。

3. 营养失调:低于机体需要量 与白血病代谢增加、高热、化疗致消化道反应及口腔炎无法进食等有关。

4. 疼痛:骨骼关节疼痛 与白血病细胞浸润骨骼和关节有关。

5. 知识缺乏 缺乏白血病治疗以及预防感染、出血等方面的知识。

【健康指导】

1. 疾病预防指导 对于长期接触放射线或苯及其衍生物者,应加强劳动防护。对应用氯霉素、某些抗肿瘤药物如氮芥、环磷酰胺、依托泊苷等,应定期检查血常规及骨髓象。

2. 疾病知识指导 保证充足的睡眠,缓解期可适当活动,以提高机体抗病能力。饮食宜高热量、高蛋白、清淡易消化,避免辛辣刺激,防止口腔黏膜损伤。多食蔬菜、水果,以保持排便通畅。剪短指甲,避免搔抓而损伤皮肤。

3. 用药指导 按医嘱用药,不使用对骨髓有抑制作用的药物,坚持巩固强化治疗,以延长缓解期和生存期。

4. **预防感染指导** 注意个人及环境卫生,勤洗澡、勤更衣,保持口腔清洁,房间每天通风换气,温湿度适宜,不去人群拥挤的公共场所,以防交叉感染。定期复查血常规,如有发热、出血、骨关节疼痛等不适,及时就医。

5. **心理指导** 向患者及其家属说明白血病虽然难治,但目前治疗进展快、效果好,帮助患者树立信心。家属应为患者创造一个安静、舒适的环境,使其保持良好的情绪状态。化疗间歇期患者可做力所能及的家务,以增强自信心。

二、慢性髓系白血病

慢性髓系白血病(chronic myelogenous leukemia,CML)简称慢粒,是一种起源于多能造血干细胞的恶性骨髓增生性肿瘤。多表现为外周血粒细胞显著增多伴成熟障碍,在受累的细胞系中可找到 Ph 染色体和(或)BCR-ABL 融合基因。病程进展缓慢,临床特征为明显脾肿大。各年龄组均可发病,以中年最多见,男性多于女性。

【临床表现】

慢性髓系白血病自然病程可分为慢性期、加速期和急变期。

1. **慢性期** 起病缓慢,早期常无自觉症状,随着病情发展,可出现乏力、低热、多汗或盗汗、体重减轻等代谢亢进的表现。脾大为最突出的体征,可达脐平面,甚至可伸入盆腔,质地坚实、平滑,无压痛。如发生脾梗死,则压痛明显。半数患者肝脏中度肿大,浅表淋巴结多无肿大。部分患者可有胸骨中下段压痛。当白细胞极度增高时可发生"白细胞淤滞症"。慢性期可持续 1~4 年。

2. **加速期和急变期** 主要表现为原因不明的发热、虚弱、体重下降、骨关节痛、脾脏进行性肿大、其他髓外器官浸润表现、贫血加重或出血。白血病细胞对原来有效的药物发生耐药。加速期从几个月到数年即进入急变期(慢粒白血病的终末期),临床表现与急性白血病类似。多数为急粒变,其次为急淋变,预后极差,往往数月内死亡。

【实验室及其他检查】

1. **血常规** 白细胞数早期即增高,常超过 $20\times10^9/L$,晚期可达 $100\times10^9/L$,中性粒细胞显著增多,以中性中幼、晚幼和杆状核细胞为主,原始细胞<10%,嗜酸、嗜碱性粒细胞增多;晚期血小板和红细胞均可减少。

2. **骨髓象** 骨髓增生明显或极度活跃,以粒细胞为主,粒红比例明显增高,其中,中性中幼、晚幼和杆状核细胞明显增多,原始粒细胞<10%。嗜酸、嗜碱性粒细胞增多,红细胞相对减少。巨核细胞正常或增多,晚期减少。

3. **细胞遗传学及分子生物学改变** 95%以上患者血细胞中出现 Ph 染色体。9 号染色体长臂上 C-ABL 原癌基因易位至 22 号染色体长臂的断裂点簇集区(BCR),形成 BCR-ABL 融合基因,其编码的蛋白主要为 P_{210},后者具有酪氨酸激酶活性,导致 CML 的发生。

4. **血液生化** 血清及尿中尿酸浓度增高,血清乳酸脱氢酶(LDH)增高。

5. **中性粒细胞碱性磷酸酶(NAP)** 活性降低或呈阴性反应。治疗有效时 NAP 活性可恢复,复发时又下降。

【诊断要点】

凡有不明原因的持续性白细胞数增高,根据典型的血常规和骨髓象改变、脾大、

Ph染色体阳性、BCR-ABL融合基因阳性即可做出诊断。

【治疗要点】

1. 白细胞淤滞症紧急处理　参见本节"急性白血病",需并用羟基脲和别嘌醇。

2. 分子靶向治疗　第一代酪氨酸激酶抑制剂甲磺酸伊马替尼(格列卫)通过特异性阻断ATP在ABL激酶上的结合位点,选择性抑制BCR-ABL蛋白的酪氨酸激酶活性,抑制细胞增殖并诱导其凋亡。对甲磺酸伊马替尼不能耐受或无效的患者,可选择第二代酪氨酸激酶抑制剂达沙替尼、尼洛替尼或进行异基因造血干细胞移植。

3. 化学药物治疗　①羟基脲:为周期特异性抑制DNA合成的药物,起效快,但持续时间短。用药后2~3 d白细胞数下降,停药后很快回升。常用剂量为3 g/d,分2次口服,待白细胞降至20×10^9/L时剂量减半,降至10×10^9/L时改用小剂量(0.5~1.0 g/d)维持治疗。需定期检查血常规,以调节剂量。该药不良反应较少,耐受性好。②其他药物:阿糖胞苷、高三尖杉酯碱、白消安、砷剂等。

4. α-干扰素　该药具有抗肿瘤细胞增殖、抗血管新生及细胞毒等作用,与小剂量阿糖胞苷联用可提高疗效。常用剂量300万~500万$U/(m^2 \cdot d)$,皮下或肌内注射,每周3~7次,持续数月至数年不等。

5. 异基因造血干细胞移植　是目前唯一有望治愈CML的方法,在CML慢性期体征和血常规控制后进行。

【常用护理诊断/问题、措施及依据】

1. 疼痛:脾胀痛　与脾大、脾梗死有关。每天需测量患者脾的大小、质地并做好记录。注意脾区有无压痛,观察有无脾栓塞或脾破裂的表现,如突感脾区疼痛、发热、多汗以至休克,脾可进行性肿大、脾区有明显触痛、可闻及摩擦音、甚至出现血性腹水。患者应减少活动,尽量卧床休息,并取左侧卧位。宜少量多餐,以减轻腹胀。尽量避免弯腰和碰撞腹部,以避免引起脾破裂。

2. 潜在并发症:高尿酸血症肾病　化疗期间鼓励患者多饮水,每日饮水量3 000 mL以上,遵医嘱静脉补液,以利于尿酸及化疗药物降解产物的稀释和排泄。预防性服用别嘌醇和碳酸氢钠,以抑制尿酸的生成和碱化尿液,减少尿酸结晶的析出。化疗前后给予利尿剂,以促进尿酸的稀释与排泄。密切观察患者尿量的变化、记录24 h出水量;定期检查白细胞计数、血尿酸含量、尿常规和肾功能等。一旦出现少尿或无尿时应报告医生,协助做好急性肾衰竭的救治。

【其他护理诊断/问题】

1. 营养失调:低于机体需要量　与机体代谢亢进有关。

2. 活动无耐力　与贫血有关。

【健康指导】

1. 疾病知识指导　应向慢性期病情稳定的患者及家属讲解疾病的知识,如病情的演变过程、主要治疗方法等。病情缓解后可工作和学习,适当锻炼,但不可过劳。指导患者摄入高热量、高蛋白、高维生素、易消化吸收的饮食。

2. 用药指导　慢性期患者应主动配合治疗,以减少急性变的发生。长期用药的患者,应注意药物不良反应,严重者需减量或暂时停药。α干扰素常见不良反应为畏寒、发热、疲乏、恶心、头痛、骨骼及肌肉疼痛、肝肾功能损害、骨髓抑制等,应定期复查血常规和肝肾功能。甲磺酸伊马替尼常见的不良反应有恶心、呕吐、腹泻、肌肉痉挛、水肿、皮疹、骨髓抑制等,需定期复查血常规。

3. 病情监测指导　定期门诊复查。如出现贫血加重、发热、脾大和腹部剧烈疼痛,要及时到医院检查。

三、慢性淋巴细胞白血病

慢性淋巴细胞白血病(chronic lymphocytic leukemia,CLL),简称慢淋,是一种进展缓慢的 B 淋巴细胞增殖性肿瘤,以外周血、骨髓、淋巴结和脾脏中出现大量克隆性 B 淋巴细胞为特征。这类细胞形态学上类似成熟淋巴细胞,但在免疫学上是不成熟的、功能异常的细胞,CLL 均起源于 B 细胞。本病多见于 50 岁以上患者,男性多于女性,在欧美较常见,我国少见。

【临床表现】

本病起病缓慢,多无自觉症状。60%～80%患者淋巴结肿大,多见于颈部、锁骨上、腋窝、腹股沟淋巴结,肿大的淋巴结一般无压痛、中等硬度、可移动,疾病进展时可融合。偶有纵隔、腹膜后、肠系膜淋巴结肿大而引起相应的症状。半数以上患者有肝、脾轻至中度肿大。早期可出现疲倦、乏力,随病情进展出现食欲减退、消瘦、低热和盗汗等,晚期易发生贫血、出血、感染,尤其是呼吸道感染,与免疫功能减退有关。部分患者可并发自身免疫性疾病,如自身免疫性溶血性贫血、特发性血小板减少性紫癜等。

【实验室及其他检查】

1. 血常规　淋巴细胞持续性增多为主要特征。白细胞计数$>10\times10^9/L$,以小淋巴细胞增多为主,淋巴细胞比例$\geq50\%$,淋巴细胞绝对值$\geq5\times10^9/L$。中性粒细胞比值降低。随病情进展,血小板和红细胞均可见减少。

2. 骨髓象　有核细胞增生明显或极度活跃,淋巴细胞比例$\geq40\%$,以成熟淋巴细胞为主,红系、粒系及巨核细胞均减少。伴有溶血时幼红细胞增多。

3. 细胞遗传学和分子生物学检查　50%～80%患者染色体出现异常,单纯 13q14 缺失提示预后较好,12 号染色体三体和正常核型预后中等,11q22-23 和 17p13 缺失预后差。50%～60%的 CLL 发生免疫球蛋白重链可变区(IgVH)基因体细胞突变,此类病例生存期长;无 IgVH 基因突变者预后较差。

4. 免疫学检查　CLL 淋巴细胞具有单克隆性,呈 B 细胞免疫表型特征。

【诊断要点】

依据患者有全身淋巴结肿大而无压痛等临床表现,结合外周血中持续性单克隆性淋巴细胞$\geq5\times10^9/L$,骨髓中成熟小淋巴细胞$\geq40\%$,以及根据免疫学表型特征,即可做出诊断。

【治疗要点】

1. 化学药物治疗　常用药物是苯丁酸氮芥,有连续和间断两种用法。连续用药剂量 4～8 mg/(m²·d),连用 4～8 周,每周监测血常规以调整剂量,防止骨髓过度抑制。间断用药总量为(0.4～0.8)mg/kg,1 d 或分 4 d 口服,每 2～4 周重复 1 次。苯丁酸氮芥耐药时可选用氟达拉滨,常用剂量为 25～30 mg/(m²·d),连续静脉滴注 3 d 或 5 d,

每4周重复1次。

2. 免疫治疗　利妥昔单抗(rituximab)是人鼠嵌合型抗CD20单克隆抗体,因CLL细胞表面CD20表达较少、血浆中存在可溶性CD20分子,利妥昔单抗在CLL患者体内清除过快,需加大剂量或密度才能有效。

3. 造血干细胞移植　异基因造血干细胞移植可使部分患者长期存活甚至治愈,但相关并发症多,采用减低强度预处理可降低移植相关死亡率。

4. 其他治疗　积极抗感染治疗,反复感染者可输注丙种球蛋白;并发自身免疫性溶血性贫血或血小板减少者可应用糖皮质激素。对淋巴结肿大伴有局部压迫症状者或化疗后淋巴结、脾脏缩小不佳者可采取局部放射治疗。

【常用护理诊断/问题、措施及依据】

1. 有感染的危险　与低免疫球蛋白血症、正常粒细胞缺乏有关。护理措施见本章第三节"再生障碍性贫血"的护理。

2. 活动无耐力　与贫血有关。护理措施见本章第三节"缺铁性贫血"的护理。

【其他护理诊断/问题】

1. 营养失调:低于机体需要量　与食欲不振、发热及代谢亢进有关。
2. 有受伤的危险:出血　与本病晚期血小板减少有关。
3. 知识缺乏　缺乏预防感染的知识。

【健康指导】

疾病知识、用药及病情监测指导详见本节"慢性髓系白血病"的护理。

第六节　血液及造血系统疾病患者常用诊疗技术及护理

一、外周穿刺中心静脉导管技术

外周穿刺中心静脉导管(peripherally inserted central catheter,PICC)是一种从外周静脉导入且末端位于中心静脉的深静脉置管技术,适用于长期静脉输液治疗、肿瘤化疗、肠外营养等,也可用于血液样本采集。PICC留置时间可长达1年,不仅可减少患者多次静脉穿刺的痛苦,且可避免化疗药物对外周静脉的损伤以及药液外渗对局部组织的刺激,亦可解决外周血管条件差的患者输液的难题。

【适应证】

(1)需长期输液治疗或反复输注刺激性药物,如肿瘤化疗。
(2)需长期输注高渗性或高黏稠性液体,如长期胃肠外营养。
(3)需反复输血、血制品或采血。
(4)需要使用输液泵或压力输液治疗。
(5)缺乏外周静脉通路。

【禁忌证】

(1)预定插管途径或穿刺局部有感染。

(2)不能确认穿刺的外周静脉。

(3)在预定插管途径既往有外伤史、血管外科手术史、静脉血栓形成史或放射治疗史。

(4)有严重的出血倾向。

(5)血管顺应性差。

【留置 PICC 的维护及护理】

1. 定期更换导管接头　一般每周更换 1~2 次,输注血制品或胃肠外营养液,需 24 h 更换 1 次。

2. 正确冲管与封管

(1)冲管方法及注意事项

冲管注射器的选择:一般选择 20 mL 注射器。禁止使用小于 10 mL 注射器,如遇导管阻塞可致导管破裂。

冲管液:采用生理盐水冲管。

冲管方法:采用脉冲式方法,即冲—停—冲—停,有节律地推动注射器活塞,使盐水形成小旋涡以冲净管壁。

冲管时机及要求:输入化疗药物、氨基酸及脂肪乳等强刺激性、高渗药物或输血前后,应及时冲管。治疗间歇期每 7 d 冲管 1 次。

(2)封管方法及注意事项　封管液为 10~100 U/mL 肝素盐水,封管液量为导管容积的 2 倍加上辅助延长管的容积,以正压式方法封管。

(3)冲管与封管均应遵循 SASH 原则　生理盐水(S)、药物注射(A)、生理盐水(S)、肝素盐水(H)。

3. 敷料的更换　保持穿刺部位的清洁干燥,穿刺后第 1 个 24 h 更换无菌透明敷料,以后每 3~7 d 更换 1 次。当患者出汗多,出现敷料污染、脱落及破损时应随时更换。

4. 常见并发症的观察及护理

(1)穿刺部位渗血　多发生在穿刺后 24 h 内。常因肘关节伸屈活动、上肢支撑用力所致。置管后应限制肘关节伸屈活动和上肢用力,患者可行前臂旋内和旋外活动。

(2)导管堵塞　主要表现为输液速度变慢、冲管时阻力增大。①血栓性堵塞最常见,主要由于封管方法不正确、冲管不及时或不彻底、患者血液黏滞性高、冲管压力过大或置管侧肢体活动过度,造成局部血管内膜损伤,引起管腔内形成血凝块。因此化疗间歇期应定期、规范冲洗导管,以防导管内血栓形成。一旦血栓形成,及时使用尿激酶等溶栓,可取得较好的复通效果。②非血栓性堵塞:主要由于导管打折、扭曲,药物结晶或异物颗粒堵塞所致。

(3)静脉炎　包括机械损伤性静脉炎和感染性静脉炎两种。前者主要与穿刺插管时的损伤有关;后者与各种原因导致穿刺点感染向上蔓延有关,有导致败血症的危险。按静脉炎常规处理 2~3 d 后若症状不缓解或加重,尤其疑为感染性静脉炎者,应立即拔管。

(4)静脉血栓形成　在静脉炎基础上易形成静脉血栓。患者若出现置管侧上肢、颈部肿胀及疼痛,应警惕。一旦确诊,应在溶栓治疗后拔除导管,以防血栓脱落引起栓塞。

(5)导管异位或脱出 导管异位主要与经头静脉穿刺、患者体位不当及血管变异等有关,以导管位于颈内静脉最常见。因此头静脉穿刺置管时,当导管到达肩部时,应嘱患者头转向穿刺侧手臂,下颌靠近肩部,以便导管顺利进入上腔静脉。导管脱出可因以下因素引起:导管固定不良;输液管道太短,以致患者体位改变时牵拉脱出;患者穿脱衣物时将导管拉出;更换贴膜敷料时操作失误带出导管等。若导管不慎脱出,严禁将脱出体外部分再行插入。脱出部分超过5 cm时,该导管使用不能超过2周,应考虑拔管。

(6)导管相关血流感染 患者出现全身感染症状,而无其他明显感染灶,外周血培养及对导管培养分离出相同的病原体,应及时拔除导管,并应用抗生素。

5.指导患者保护导管 穿刺部位保持干燥,尤其是淋浴时;适度抬高置管侧肢体;避免置管侧肢体提重物、过度外展、屈伸、旋转运动等以减轻对血管内壁的机械性刺激;避免压迫置管侧肢体以免引起血流缓慢;当置管侧肢体出现酸胀、疼痛等不适时,应立即到医院就诊。

二、骨髓穿刺术

骨髓穿刺术(bone marrow puncture)是采集骨髓液的一种常用诊断技术。常用于血细胞形态学检查、细胞遗传学分析、病原生物学检查及造血干细胞培养等,以协助临床诊断、疗效观察和预后判断等。

【适应证】

诊断血液系统疾病,如各种贫血、血液系统肿瘤、血小板或粒细胞减少症等;诊断某些感染性疾病,如疟疾、黑热病及败血症等。

【禁忌证】

血友病等有明显的出血倾向者;穿刺部位有感染者;对局麻药过敏者。

【方法】

1.选择穿刺部位 可选取髂后上棘、髂前上棘、胸骨及腰椎棘突穿刺点进行穿刺。

2.消毒麻醉 常规消毒皮肤、铺巾,2%利多卡因局部逐层麻醉皮肤、皮下组织及骨膜。

3.穿刺抽吸 穿刺针进入髓腔后拔出针芯,接上干燥的10 mL或20 mL注射器,用适当力量抽吸骨髓液0.1~0.2 mL,立即注于清洁玻片做骨髓涂片。如做骨髓液细菌培养、染色体检查、分子生物学检测等,需再抽取1~2 mL送检。

4.拔针 抽吸完毕,重新插入针芯拔出穿刺针,无菌纱布外敷,按压1~2 min后,覆盖纱布固定。

【护理】

1.术前准备

(1)解释 耐心解释本检查的目的、意义及操作过程,取得患者的配合。

(2)患者准备 评估病情,了解穿刺部位皮肤的完整性;出、凝血时间检查及血小板计数;若用普鲁卡因局部麻醉,需做过敏试验。

(3)用品准备 治疗盘、骨髓穿刺包、2 mL和10 mL或20 mL注射器、2%利多卡因、棉签、载玻片、培养基、胶布等。

2. 术后护理

(1) 解释　向患者解释术后穿刺处疼痛是暂时的,不会对身体有影响。

(2) 观察　嘱患者平卧休息4 h,术后观察穿刺部位有无渗血、感染情况。如有渗血,立即换无菌纱块,压迫伤口直至无渗血为止。

(3) 保护穿刺处　嘱患者术后3 d内保持局部干燥,避免剧烈活动,防止伤口感染。

三、造血干细胞移植

造血干细胞移植(hematopoietic stem cell transplantation,HSCT)是指对患者进行全身照射、化疗和免疫抑制剂预处理后,将正常供体或自体的造血细胞(hematopoietic cell,HC)经血管输注给患者,使之重建正常的造血和免疫功能。

根据造血细胞取自健康供体还是患者本身,HSCT分为异体HSCT和自体HSCT,异体HSCT又分为异基因移植和同基因移植,后者供、受者之间不存在移植物被排斥和移植物抗宿主病(graft-versus-host disease,GVHD)等问题。根据HSC来源,又分为骨髓移植(bone marrow transplantation,BMT)、外周血干细胞移植(peripheral blood stem cell transplantation,PBSCT)和脐血移植(cord blood transplantation,CBT)。按供、受者有无血缘关系可分为血缘移植(related donor transplantation, RDT)和无血缘移植(unrelated donor transplantation,UDT)。根据供、受者之间的人类白细胞抗原(human leukocyte antigen,HLA)匹配的程度又可分为HLA相合、部分相合和单倍型相合移植。

【适应证】

1. 恶性疾病

(1) 急性白血病　成人(14~60岁)中高危组急性髓系白血病、所有急性淋巴细胞白血病和儿童高危组ALL争取在第1次完全缓解期接受移植;低危组AML和儿童标危组ALL可在首次复发后第2次完全缓解期进行。未缓解的患者移植效果差。ALL移植后效果差于其他类型的白血病,尤其是自体造血干细胞移植后复发率较高。60岁以上符合上述条件且身体状况允许者可在有经验的单位尝试进行移植治疗。

(2) 慢性白血病　慢性髓系白血病高危组如有合适供体可选择异基因造血干细胞移植。移植前建议至少完全血液学缓解。慢性淋巴细胞白血病高危组一般状态良好的较年轻患者(<65岁)可考虑异基因造血干细胞移植,但相关并发症多见。

(3) 恶性淋巴瘤　对某些治疗困难、易复发的淋巴瘤患者,可行异基因造血干细胞移植。对化疗敏感的淋巴瘤患者,缓解期可进行自体造血干细胞移植。

(4) 多发性骨髓瘤　一般年龄<65岁的多发性骨髓瘤患者应进行造血干细胞移植。

2. 非恶性疾病　重型再生障碍性贫血患者年龄不超过50岁,有合适的供髓者,最好在未输血、未发生感染前早期进行。此外,重型珠蛋白生成障碍性贫血、重型联合免疫缺陷病、部分重症先天性代谢病等可考虑造血干细胞移植。

【方法】

1. 供体选择

(1) 自体 HSCT 供体是患者本人,患者能承受大剂量放化疗,能动员采集到未被肿瘤细胞污染的足量的造血干细胞。

(2) 异体 HSCT 供体选择的原则是以健康供体与受者的 HLA 配型相合为前提,首选 HLA 相合同胞,次选 HLA 相合无血缘供体、HLA 部分相合的血缘供体。如存在多个 HLA 相合供体,则优先选择年轻、健康、男性、巨细胞病毒阴性及红细胞血型相合者。

2. 供体准备 根据造血干细胞采集的方法及需要量的不同,可安排供者短期留观或住院。一般抽髓日前 14 d 预先保存供者自身血,在手术中回输。如需采集外周血造血干细胞,常需于采集前给予供体皮下注射造血生长因子,如粒系集落刺激因子等。

3. 造血干细胞的采集

(1) 骨髓的采集 多采用连续硬膜外麻醉或全身麻醉。以双侧髂后上棘区域为抽吸点,换点、换方向在不同深度每针筒抽 5~10 mL 骨髓血,放入肝素化溶液内,通过过滤去除凝块、脂滴和骨质颗粒等再装入血袋。按患者体重,$(4~6)×10^8/kg$ 单个核细胞数为一般采集目标值。供受者红细胞血型不合时,为防范急性溶血反应,需先去除骨髓血中的红细胞和(或)血浆。一般采集后仅静置后即通过中心静脉通路输注给患者。对自体骨髓抑制,采集的骨髓血需程控降温、深低温保存,移植时复苏细胞后回输。

(2) 外周血造血干细胞的采集 外周血 HSC 含量少,仅为骨髓的 1%。一般在干细胞采集前 4~5 d 开始应用粒细胞集落刺激因子进行动员,再用血细胞分离机经 1~2 次采集而获得。采集量为有核细胞数达到 $5×10^8/kg$。外周血干细胞采集物中红细胞量少,无须去除红细胞而直接回输,或深低温保存,移植时复苏后回输。

(3) 脐带血造血干细胞的采集 脐血应于无菌条件下直接从脐静脉采集。采集后一般进行单个核细胞分离、程控降温、液氮保存。脐带血移植需要脐带血中至少含有单个核细胞 $(2~4)×10^7/kg$ 以上。脐血中 HSC 和免疫细胞相对不成熟,故对 HLA 配型要求较低,移植后 GVHD 发生率和严重程度也较低,但因细胞总数有限,造血重建速度较慢,不植活者相对多。

4. 患者预处理 目的为尽可能的清除基础疾病,抑制受者的免疫功能以免移植物被排斥。预处理方案一般包括全身照射、细胞毒药物和免疫抑制剂。根据预处理的强度分为传统的清髓性预处理和减低强度预处理。对大多数患者,尤其是相对年轻的恶性肿瘤患者常采用清髓性预处理。

5. 造血干细胞输注 经静脉将所需造血干细胞输注入患者体内,具体操作及注意事项详见下述护理部分内容。

【护理】

1. 无菌层流室的准备 100 级空气层流洁净室的应用,是有效预防造血干细胞移植术后患者继发感染的重要保障。室内一切用物需经清洁、消毒、灭菌处理。室内不同空间采样行空气细菌学监测,完全达标后方可允许患者入住。

2. 患者入无菌层流室前的护理

(1) 心理护理 详细介绍无菌层流室的基本环境和规章制度;讲解造血干细胞移植的有关知识及可能出现的并发症。对自体造血干细胞移植的患者,应详细介绍骨髓或外周血干细胞采集的方法及对身体的影响等,消除患者的恐惧感。

(2) 相关检查 检查心、肺、肝、肾功能及巨细胞病毒检查,异体移植还需做 HLA 配型和 ABO 血型配型。做咽部、体表和肛周细菌培养。如有感染灶,彻底治疗。

(3) 肠道及皮肤准备 入室前 3 d 开始服用肠道不易吸收的抗生素;入室前 1 d 剪指(趾)甲、剃毛发(头发、腋毛、阴毛);入室当天沐浴后用 0.05% 氯己定药浴 30~40 min,清洁眼、外耳道、口腔和脐部,即刻做患者皮肤多个部位的细菌培养,更换无菌衣裤送入无菌室。

3. 造血干细胞输注的护理

(1) 骨髓输注的护理 异体骨髓输注前悬挂 15~30 min;给予抗过敏药物,如异丙嗪 25 mg 肌内注射、地塞米松 3~5 mg 静脉注射、予呋塞米 20 mg 静脉注射,以利尿预防肺水肿。输注时用无滤网的输液器由中心静脉导管输入,速度要慢,15~20 min 无反应再调整滴速,约 100 滴/min,一般要求在 30 min 内将 300 mL 骨髓输完,最后的少量(约 5 mL)骨髓弃去,以防发生脂肪栓塞。经另一静脉通道同步输入适量鱼精蛋白(根据骨髓输注所用肝素总量计算所需鱼精蛋白的用量),输注速度不宜过快。输注骨髓过程中,密切观察患者的生命体征和各种反应,如有酱油色尿、腰背痛等溶血现象立即停止输入。自体骨髓一般在采集后 72 h 内,患者预处理结束后,在室温下复苏细胞后回输。

(2) 外周血造血干细胞输注的护理 自体外周血造血干细胞回输前 15~20 min 予以抗过敏药;床旁 38.5~40.0 ℃ 恒温水复苏后立即用无滤网输液器回输,另一静脉通路输入鱼精蛋白以中和肝素。回输过程中同时静脉滴注 5% 碳酸氢钠和 0.9% 生理盐水、呋塞米和甘露醇,维持足够的尿量,直至血红蛋白尿消失。在患者能耐受的情况下,15 min 内回输 1 袋外周血干细胞,2 袋之间需用生理盐水冲管。异体外周血造血干细胞输注前需将造血干细胞 50~100 mL 加生理盐水稀释到 200 mL,余同自体外周血造血干细胞回输。

(3) 脐带血造血干细胞输注的护理 脐带血量少,一般为 100 mL 左右,输注过程中为防止漏液,可采用微量泵推注。

4. 并发症的预防及护理

(1) 感染 感染是最常见的并发症之一,也是移植成败的关键。移植早期(移植后 1 个月内)是感染的危险期,以细菌感染多见,可致败血症。移植后中晚期感染与移植物抗宿主病有关,以病毒感染为主,其中巨细胞病毒感染是最严重的移植后病毒性感染。因此,对造血干细胞移植患者常采取以下措施预防感染。

保持无菌环境:患者必须居住在洁净度为 100 级的空气层流洁净病房,其环境的保持包括:①对工作人员入室要求:医护人员入室前应淋浴,穿无菌衣裤,戴无菌帽子、口罩,消毒双手,穿无菌袜套、拖鞋、无菌隔离衣,戴无菌手套。每进入 1 间室更换 1 次拖鞋。入室一般 1 次不超过 2 人。②对病室及物品要求:地板、门窗、墙壁、室内物品每天用消毒液擦拭 2 次;患者的床单、被褥、衣裤、毛巾应高压蒸汽消毒;进入层流室的所有物品、药品、器材等均需进行消毒灭菌,无菌包双层包布,需要时打开外层包布,按无菌方法递入;消毒液、泡手液需每天更换;口罩、帽子、隔离衣用后即更换。定期进行物体表面细菌监测、空气采样培养。

患者的无菌护理:①皮肤护理,每晚用0.05%氯己定液全身擦浴1次。颈外静脉或锁骨下静脉置管处隔天换药1次。②口腔护理,进餐前后用0.05%氯己定、3%碳酸氢钠交替漱口。③庆大霉素或卡那霉素、利福平、阿昔洛韦眼药水交替滴眼,0.05%氯己定或0.05%碘伏擦拭外耳道、鼻前庭,每天2次。④便后用1%氯己定液擦拭肛周或坐浴,女性患者每天冲洗外阴1次。⑤饮食须经微波炉或高压蒸汽消毒。⑥继续服用肠道不易吸收的抗生素。

病情观察及护理:每天询问患者有无不适,监测体温及精神状态。注意观察有无局部感染灶,必要时做血、尿、粪以及分泌物的细菌学培养和药敏试验,以利于有效抗生素的选择。

(2) 出血 观察有无出血倾向,每天监测血小板计数,必要时遵医嘱输注经25 Gy辐照后或白细胞过滤器过滤后的单采血小板。

(3) 移植物抗宿主病(GVHD) 异体造血干细胞输注后,由供体T细胞攻击受者同种异型抗原所致,是移植治疗相关死亡的主要原因之一。GVHD可分为急性和慢性两类。急性GVHD在骨髓移植后100 d内发生,在2周内发生的又称为超急性GVHD,主要累及皮肤、消化道和肝脏,表现为皮肤红斑和斑丘疹、持续性厌食和(或)腹泻、肝功能异常等。慢性GVHD发生在100 d以后,可累及全身所有器官和组织,临床表现类似自身免疫病。急性GVHD的治疗效果不理想,因此预防就显得尤为重要,主要方法有免疫抑制剂和T细胞去除。护理配合时需注意:遵医嘱正确使用各种治疗药物,如环孢素、甲氨蝶呤、糖皮质激素等,注意观察各种药物的不良反应;全血及血制品需经常规照射后才能输注,以免带入免疫活性细胞;密切观察病情变化,如全身皮肤有无斑丘疹、每天大便次数及性状、巩膜有无黄染等;严格执行无菌操作。

(4) 窦阻塞综合征 原称为肝静脉闭塞病。发病率约10%,主要因肝血管和窦状隙内皮的细胞毒损伤,并在局部呈现高凝状态所致。高峰发病时间在移植后2周。肝静脉阻塞后血液在血管内淤积并漏入腹腔形成腹水,患者可出现体重增加、黄疸、右上腹痛、肝大和腹水等。因此,移植后2周内应注意观察患者有无上述改变,并协助医生进行有关检查,如肝功能和凝血功能的检查等。

(申 莉)

本章小结

血液系统疾病患者的护理概述介绍了血液系统疾病的分类和患者的护理评估等。其中,血液系统疾病患者护理评估的内容和方法是本节的重点,包括病史、身体评估、心理-社会状况、实验室及其他检查的评估。

血液系统疾病常见症状体征的评估与护理介绍了出血或出血倾向、发热的护理评估和常用护理诊断及措施。出血或出血倾向的主要护理问题是有损伤的危险,其中皮肤、口腔、鼻腔及颅内出血的预防与护理、输血或输注血浆制品的护理是本节的重点。发热的护理问题是体温过高,可采取的主要护理措施包括降温、补充营养及水分等。

贫血患者的护理介绍了缺铁性贫血和再生障碍性贫血的病因、临床表现、主要的护理诊断及措施等,其中缺铁性贫血的组织缺铁表现、血象的特点、铁剂治疗的护理;再生障碍性贫血的临床表现、血象的特点及免疫抑制剂、雄激素等的用药护理是本节的重点。缺铁性贫血呈小细胞低色素性贫血,存在的主要护理问题有营养失调、活动无耐力,可采取的主要护理措施包括饮食指导、铁剂治疗的护理及休息与运动的指导等。再生障碍性贫血主要表现为全血细胞减少和贫血、感染、出血,存在的主要护理问题是有感染的危险,主要护理措施包括呼吸道、口腔、肛周感染等的预防。

特发性血小板减少性紫癜患者的护理介绍了ITP的病因、临床表现、主要的护理诊断及措施等,其中ITP的临床特点、出血的预防是本节的重点。ITP的主要临床表现有反复或首次出现程度不等的出血,存在的主要护理问题是有受伤的危险,可采取的主要护理措施包括预防或避免加重出血、糖皮质激素及免疫抑制剂的用药护理等。

白血病患者的护理介绍了急性和慢性白血病的病因、临床表现、主要的护理诊断及措施,其中白血病的临床表现、血象、骨髓象特点、化疗药物的用药护理是本节的重点。急性白血病的主要临床表现有贫血、出血、感染和浸润,存在的主要护理问题除化疗药物的不良反应外,余同再生障碍性贫血,可采取的主要护理措施包括静脉炎及组织坏死预防和护理、口腔溃疡的护理等。慢性髓系白血病的临床特征为脾大,潜在并发症是尿酸性肾病,主要护理措施包括多饮水、预防性服用别嘌醇和碳酸氢钠等。

血液系统疾病常用诊疗技术及护理介绍了外周穿刺中心静脉导管技术、骨髓穿刺术及造血干细胞移植的方法和护理,其中留置PICC的维护及护理、造血干细胞移植的护理是本节的重点。留置PICC的维护及护理包括正确冲管与封管、指导患者保护导管等。造血干细胞移植的护理包括无菌层流室的准备、造血干细胞输注以及移植后感染、GVHD的预防和护理等。

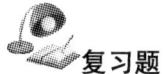

复习题

1. 韩某,女,27岁。发热4 d,伴牙龈渗血1 d。患者4 d前出现发热伴咽痛、咳嗽、乏力,给予"青霉素"静脉滴注,疗效差。1 d前间断牙龈渗血。查体:T 39.2 ℃,面色苍白,咽部充血,扁桃体Ⅱ°肿大,双肺未闻及啰音,心率118次/min,肝脾未触及。血常规:白细胞1.8×10⁹/L,红细胞2.96×10¹²/L,血小板28×10⁹/L,血红蛋白82 g/L。

问题:

(1) 对该患者进行评估的重点内容包括哪些?

(2) 目前主要的护理问题是什么?

(3) 应注意加强哪些方面的病情观察?

(4) 主要的护理措施包括哪些方面?

2. 赵某,女,31岁。月经过多、皮肤瘀斑2个月。2个月前患者无明显诱因出现双下肢皮肤散在瘀点、瘀斑,月经量过多,经期延长,牙龈轻微渗血。查体:T 36.8 ℃,全身皮肤散在瘀点、瘀斑,浅表淋巴结未触及肿大,睑结膜略苍白,胸骨无压痛,双肺未闻及啰音,心率82次/min,律齐。腹部无压痛,肝脾未触及。血常规:血红蛋白90 g/L,白细胞10.5×10⁹/L,血小板22×10⁹/L。

问题:

(1) 该患者的临床诊断可能是什么?

(2) 首选何种药物治疗?

(3)如何对其进行针对性的健康指导?

3.张某,男,27岁。发热伴全身酸痛半个月,加重伴鼻出血5 d。半月前无明显诱因出现发热,体温达38.7 ℃,伴全身酸痛,轻咳,无痰,抗感冒药治疗无效,5 d前间断出现鼻出血。查体:T 38.1 ℃,双下肢皮肤可见散在出血点,浅表淋巴结未触及肿大,咽部充血,扁桃体不大,胸骨下段轻压痛,右下肺散在干啰音,心率92次/min,律齐,肝脾未触及。实验室检查:白细胞$9.1×10^9$/L,幼稚细胞20%,血红蛋白83 g/L,血小板$29×10^9$/L,网织红细胞0.5%。

问题:
(1)为明确诊断应采取哪些实验室检查?
(2)该患者目前主要的护理问题是什么?
(3)若为该患者进行化疗,主要的护理措施包括哪些内容?

第七章 内分泌与代谢性疾病患者的护理

内分泌与代谢性疾病主要包括内分泌系统疾病、代谢疾病以及营养疾病。内分泌系统疾病是由于各种内分泌腺体、组织和细胞分泌激素紊乱导致的疾病,主要表现在激素分泌过多或激素分泌不足,如甲状腺功能亢进症,其他系统疾病或激素药物的使用等也可能引起内分泌疾病。代谢疾病指机体新陈代谢过程中某一环节障碍引起的相关疾病,如糖尿病。营养疾病则是营养物质不足、过剩或比例失调引起的,如肥胖症。内分泌疾病、代谢性疾病和营养疾病可互为因果,相互联系,如肥胖症是营养性疾病,但可引起胰岛素抵抗,影响物质代谢和胰岛素分泌。

第一节 内分泌系统的结构功能与疾病护理基础

一、内分泌系统的结构功能与疾病关系

(一)内分泌结构与功能

内分泌系统是人体内分泌腺和分布在胃肠、心血管、肾、脂肪组织、脑等部位的内分泌组织和细胞所形成的一个体液调节系统,在神经系统和物质代谢调节的基础上释放激素,调节人体代谢过程、器官和组织功能、生长发育、生殖、衰老等许多生理活动和生命现象,维持人体内环境稳定(图7-1)。

1. 内分泌腺

(1)下丘脑 内分泌腺直接由下丘脑所调控,下丘脑具有神经-内分泌细胞的功能,可以合成、释放促激素和抑制激素,通过垂体-门静脉系统进入腺垂体,调节各种分泌细胞激素的合成和分泌。

下丘脑分泌的促激素:促甲状腺激素释放激素(thyrotropin-releasing hormone,TRH)、促性腺激素释放激素(gonadotropin-releasing hormone,GnRH)、促肾上腺皮质激素释放激素(corticotropin releasing hormone,CRH)、生长激素释放激素(growth hormone releasing hormone,GHRH)、催乳素释放因子(prolactin releasing factor,PRF)、促黑(素细胞)激素释放因子(melanophore stimulating hormone releasing factor,MSHRF 或 MRF)等。

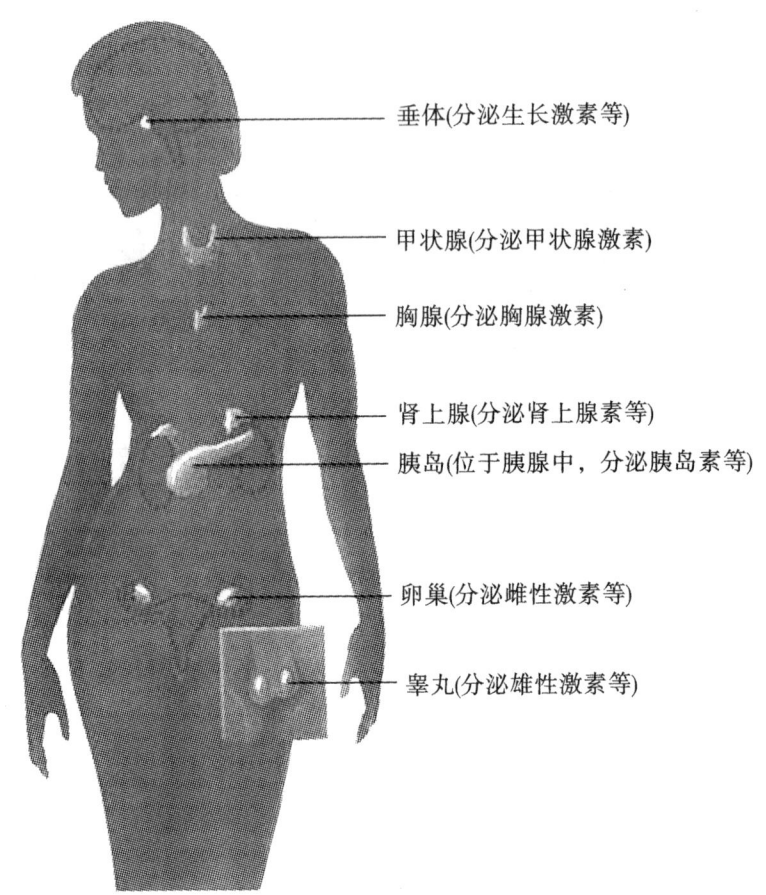

图7-1 内分泌腺体结构与功能

下丘脑释放的抑制激素:生长激素释放抑制激素(growth hormone releasing inhibiting hormone,GHRIH),又称生长抑素(somatostatin,SS)、催乳素释放抑制因子(prolactin inhibiting factor,PIF)、促黑(素细胞)激素释放抑制因子(melanolyte-stimulating hormone release inhibiting factor,MSHRIF,MIF)。

(2)垂体 分为腺垂体和神经垂体两部分。腺垂体在下丘脑神经激素及其相应靶腺激素等调节支配下分泌下列激素:促甲状腺激素(tryroid stimulating hormone,TSH)、促肾上腺皮质激素(adrenocorticotropic hormone,ACTH)、黄体生成素(luteinizing hormone,LH)、卵泡刺激素(促卵泡素)(follicle-stimulating hormone,FSH)、生长激素(growth hormone,GH)、催乳素(prolactin,PRL)、促黑(素细胞)激素(melanocyte-stimulating hormone,MSH)。而神经垂体主要贮藏下丘脑分泌的抗利尿激素(antidiuretic hormone,ADH,又称血管加压素)及催产素(表7-1)。

(3)甲状腺 是人体最大的内分泌腺体,主要作用是合成与分泌甲状腺素(thyroxine,TH),包括四碘甲状腺原氨酸(thyroxine,T_4)和三碘甲状腺原氨酸(triiodothyronine,T_3),促进机体能量代谢、物质代谢和生长发育。甲状腺滤泡旁C细胞分泌降钙素(calcitonin,CT),抑制骨钙的再吸收,降低血钙水平。

(4) 甲状旁腺 分泌甲状旁腺激素(parathyroid hormone,PTH),主要作用是促进破骨细胞活动,促进肾小管对钙的再吸收,并与 CT 及 1,25-二羟维生素 D_3[1,25-$(OH)_2$维生素 D_3],共同调节体内钙磷代谢,维持血钙平衡。

表7-1 垂体分泌激素种类及作用机制

垂体分泌激素	腺垂体（垂体前叶）	神经垂体（垂体后叶）	作用机制
促甲状腺激素(TSH)	分泌		作用于甲状腺,促进甲状腺素的合成和释放
促肾上腺皮质激素(ACTH)	分泌		作用于肾上腺,促进肾上腺皮质激素的合成和分泌
黄体生成激素(LH)	分泌		作用于性腺,促进产生雌激素和孕激素,调节月经周期
卵泡刺激素(FSH)	分泌		作用与性腺,促进卵泡的产生和排卵
生长激素(GH)	分泌		直接入血,促进物质的代谢和生长发育
催乳素(PRL)	分泌		直接入血,促进乳腺生长与发育,还能刺激卵巢黄体分泌黄体酮,因而与妊娠有关
促黑激素(MSH)	分泌		直接入血,黑色素细胞中色素微粒的弥散分布,从而加深皮肤的色泽
抗利尿激素(ADH)		分泌	直接入血,作用于肾脏,调节水与盐分平衡和体液的渗透压,具有抗利尿作用,在较高的浓度时还能引起血压升高
催产素		分泌	直接入血,刺激子宫平滑肌强烈收缩及乳腺肌上皮细胞收缩而引起乳汁的分泌

(5) 胰岛 是散布在胰腺各处的大小不等、形状不定的细胞团,主要分泌胰岛素和胰高血糖素。胰岛素的作用:促进葡萄糖的利用及肝糖原合成,抑制糖异生,促进葡萄糖转变为脂肪酸储存于脂肪组织而使血糖下降;促进蛋白质、DNA 和 RNA 等的合成,抑制脂肪、糖原及蛋白质分解,从而调节血糖以维持其稳定。胰高血糖素与胰岛素作用相反,促进肝糖原分解和糖异生,促进脂肪、蛋白质分解使血糖升高,对胰岛素起拮抗作用。

(6) 肾上腺 分肾上腺皮质和髓质两部分,两者在发生、结构与功能上均不相同,实际上是两种内分泌腺。

肾上腺皮质分泌糖皮质激素(主要为皮质醇)、盐皮质激素(主要为醛固酮)和性激素(小量雄激素及微量雌激素)。皮质醇能抑制蛋白质合成、促进其分解,使脂肪重新分布,并具有抑制免疫功能、抗炎、抗过敏、抗病毒和抗休克等作用。醛固酮促进肾远曲小管和集合管重吸收钠、水和排出钾。性激素具有促进蛋白质合成及骨髓愈合的作用。

肾上腺髓质分泌肾上腺素和去甲肾上腺素。肾上腺素化学本质为儿茶酚胺,主要作用于α和β受体，使皮肤、黏膜、肾血管收缩（因α受体占优势）；骨骼肌动脉和冠状动脉扩张（因β受体占优势），改善心肌供血，提高心肌兴奋性；扩张支气管平滑肌。去甲肾上腺素主要作用于α受体，有强烈收缩血管及正性肌力的作用，使血压升高。

(7) 性腺　男性性腺为睾丸，主要分泌雄激素；女性性腺为卵巢，主要分泌雌激素和孕激素。雄激素的作用是刺激男性性器官发育和男性第二性征的出现，并维持其成熟状态，同时促进蛋白质的合成、骨骼生长、红细胞生成，以及促进精细管上皮生成精子等；雌激素的主要作用是刺激女性性器官发育和女性第二性征的出现，并维持其正常状态；孕激素主要为黄体酮，在水钠代谢方面有抗醛固酮作用。

2. 弥散性神经-内分泌细胞系统　指除神经组织以外各组织的神经内分泌细胞，主要分布于胃、肠、胰和肾上腺髓质，合成和旁分泌肽类与胺类激素。

3. 组织的激素分泌细胞　绝大多数组织均含有能自身合成和分泌激素的细胞。

(二) 激素及激素的作用机制

激素（hormone）是内分泌细胞合成并直接分泌入血的微量活性物质，通过与远处组织器官上靶细胞受体结合而传递信息。分子结构清楚者称为激素（hormone），结构尚不明确者称为因子（factor）。根据其化学结构分为四类，即胺类激素、多肽和蛋白质类激素、类固醇类激素、氨基酸类激素。

1. 激素分泌方式

(1) 内分泌（endocrine）　又叫远距分泌，指内分泌腺体分泌的激素首先进入毛细血管，再经腺体静脉进入体循环，随血液分布于机体的各种组织器官中，在靶细胞与受体结合后发挥生理作用。

(2) 旁分泌（paracrine）　胃肠激素、生长因子、免疫因子等一般不进入血液，仅（或主要）通过细胞外液局部或邻近传递，在局部发挥作用，这种激素分泌方式称为旁分泌。

(3) 自分泌（autocrine）　自分泌激素直接反馈作用于自身细胞，这是细胞自我调节的重要方式之一。

(4) 胞内分泌（intracrine）　也叫腔内分泌，指在细胞质合成的激素不出细胞，直接运送至细胞核而影响靶基因的表达。

(5) 神经分泌（neurocrine）　神经激素（neurhormone）由神经细胞分泌，沿神经轴突运送至所支配的组织，调节靶细胞激素的合成和分泌。

2. 激素降解与转换　激素通过血液、淋巴液和细胞外液转运到靶细胞部位发挥作用，并经肝肾和靶细胞代谢降解而灭活。肽类激素的半衰期短，类固醇类激素的半衰期随激素的类型和分子结构而异，但一般均较肽类激素长。激素在改变分子结构后，或在体内代谢后可缩短或延长半衰期。激素水平是否能够保持动态平衡，决定于激素的分泌、在血中与蛋白结合及最终降解，其中最主要的决定因素是激素的生成和分泌率。

3. 激素的作用机制　激素要发挥作用，首先必须转变为具有活性的激素，如T_4转变为T_3，以便与其特异性受体结合。受体有两个主要的功能，一是识别微量的激素，二是与激素结合后可将信息在细胞内转变为生物活性作用。根据激素受体所在部位不同，可将激素作用机制分为两类。

(1) 作用于核转录因子的激素　主要为类固醇类激素、甲状腺激素、$1,25-(OH)_2$ 维生素 D_3、维生素 A 等。其生物作用是通过基因组方式调节靶基因的转录来实现的。

(2) 与靶细胞表面细胞膜受体结合的激素　主要为肽类激素、胺类激素、细胞因子、前列腺素等。激素与受体结合后,受体的变构效应使钙通道开放,钙离子内流,细胞质内 Ca^{2+} 浓度升高,激活蛋白激酶,并使蛋白磷酸化。钙离子可通过钙调节蛋白改变蛋白的空间结构,增强酶的催化作用。在激素-受体相互作用过程中,作为第二信使(效应体)的 cAMP、cGMP、Ca^{2+}、IP3、DAG 和蛋白激酶 C 等使细胞质内的活性蛋白磷酸化并引起细胞的一系列生物反应。受体合成或降解速率的改变引起膜受体数目的变化,调节激素的活性。

(三)内分泌系统调节

1. 神经系统与内分泌系统的相互调节　下丘脑是联系神经系统和内分泌系统的枢纽,内分泌系统直接由下丘脑所调控,下丘脑含有重要的神经核,具有神经分泌细胞的功能,可以合成、释放激素和抑制激素,通过垂体门静脉系统进入腺垂体,调节腺垂体各种分泌细胞合成和分泌激素。下丘脑视上核及脑室旁核分泌的血管加压素(抗利尿激素)和催产素,经过神经轴突进入神经垂体,贮存和释放。腺垂体分泌的激素对靶腺(如肾上腺、甲状腺和性腺)、靶器官和靶细胞进行调节。下丘脑与垂体之间构成神经内分泌轴,调控周围内分泌腺及靶组织。

2. 内分泌系统的反馈调节　下丘脑、垂体与靶腺(甲状腺、肾上腺皮质和性腺)存在反馈调节。反馈调节是内分泌系统的主要调节机制,使体内腺体之间相互联系,彼此配合,保持机体内环境的稳定性,应对各种病理状态。反馈调节现象亦存在于内分泌腺和体液代谢物质之间。全身性疾病时,可抑制下丘脑-垂体-甲状腺系统,减少甲状腺激素的分泌,产生低 T_3、低 T_4 综合征,降低机体能量代谢。

3. 免疫系统和内分泌功能　内分泌、免疫和神经三个系统之间可通过相同的肽类激素和共有的受体相互作用,形成一个完整的调节环路。神经内分泌系统对机体免疫有调节作用,淋巴细胞膜表面有多种神经递质及激素的受体,表明神经内分泌系统通过其递质或激素与淋巴细胞膜表面受体结合介导免疫系统的调节。下丘脑分泌的促肾上腺皮质激素释放激素(corticotropin releasing hormone, CRF)不仅作用于脑垂体细胞,调节 ACTH 及内啡肽的分泌,也作用于免疫细胞,影响肾上腺皮质功能和免疫功能。

免疫系统在接受神经内分泌系统调节的同时,亦有反向调节作用。内分泌系统不但调控正常的免疫反应,在自身免疫反应中也起作用。内分泌系统常见的自身免疫病有桥本(Hashimoto)甲状腺炎、Graves 病、1 型糖尿病、Addison 病等。

(四)内分泌系统疾病

根据病理生理可分为功能亢进、功能减退和功能正常;根据其病变发生部位,可分为原发性(发生在周围靶腺)和继发性(发生在下丘脑或垂体)。内分泌腺或靶组织对激素的敏感性或应答反应降低,非内分泌组织恶性肿瘤异常地产生过多激素,或治疗过程应用激素和某些药物,均可导致内分泌疾病。

1. 功能减退的原因

(1) 内分泌腺的破坏　可由自身疫病(如 1 型糖尿病、桥本甲状腺炎、Addison 病、多内分泌腺衰竭综合征)、肿瘤、出血、梗死、炎症、坏死、放射损伤、手术切除等引起。

(2)内分泌腺激素合成缺陷 如生长激素基因缺失或突变、激素合成过程中的酶基因缺陷等。

(3)内分泌腺以外的疾病 如肾实质破坏性疾病。

(4)激素缺乏 发生在激素、激素受体、转录因子、酶及离子通路的基因突变。

2.功能亢进的原因

(1)内分泌腺肿瘤 如垂体各种肿瘤、甲状腺瘤、甲状旁腺瘤、胰岛素瘤、胰高血糖素瘤、嗜铬细胞瘤、多囊卵巢综合征等。

(2)多内分泌腺瘤 1型、2A型、2B型。

(3)异位内分泌综合征 由非内分泌组织肿瘤分泌过多激素或类激素所致。

(4)激素代谢异常 如严重肝病患者血中雌激素水平增加,雄烯二酮在周围组织转变为雌二醇增多。

(5)医源性内分泌紊乱 如长期应用糖皮质激素引起的库欣综合征。

(6)激素受体突变而有获取功能 如腺苷酸环化酶自动活化并产生过多cAMP并发挥生物活性作用。

(7)自身免疫 如TSH受体抗体刺激甲状腺功能增强(Graves病)。

3.激素敏感性缺陷 表现为对激素发生抵抗,主要有膜或核受体和(或)受体后信号转导缺陷,使激素不能发挥正常作用。临床上大多表现为功能减退或正常,但血中激素水平异常升高。

(五)内分泌系统疾病的防治原则

随着医疗技术的发展,研究的不断深入,部分内分泌疾病是可防可治的,如缺碘性甲状腺肿可通过碘化食盐防治;席汉综合征(Sheehan's syndrome)可通过围产期保健防治;一些内分泌疾病的危象通过健康教育、早期诊断、遵医嘱治疗、消除诱因可避免其发生发展。

一般功能亢进者采用手术治疗、放射治疗、药物治疗。功能减退主要采取激素替代或补充治疗、内分泌腺组织移植。

二、营养、代谢与疾病

(一)营养和代谢的生理

人体所需营养物质主要来自食物,少数可在体内合成。这些来自外界以食物形式摄入的物质就是营养素。营养素主要包括碳水化合物、蛋白质、脂肪、维生素、矿物质、膳食纤维、水。食物的营养价值指食物中所含营养素和热能是否满足人体需要。而摄取这些营养物质的行为受神经、内分泌等控制,其中下丘脑起重要作用;此外,还受文化、家庭、个人经历、宗教信仰、经济以及市场供应等因素和条件的影响。为维持人体营养物质的稳定,能量的供给和消耗必须平衡。食物在胃肠道消化转变为氨基酸、单糖、短链和中链脂肪酸、甘油,与水、盐、维生素等一起被吸收入血。物质代谢过程是一系列复杂的生化反应,受基因控制,从酶、激素和神经内分泌三个方面进行调节,同时也受反应环境、中间产物和终产物等因素调节,除被机体储存或重新利用的中间代谢产物外,其他最终以水、二氧化碳、含氮物质或其他形式经肺、肾、肠、皮肤、黏膜等排出体外。

(二)营养病和代谢病

1. **营养病** 机体对各种营养物质有一定的需要量、允许量和耐受量。营养病可因一种或多种营养物质不足、过多或比例不当而引起。一般按某一营养物质的不足或过多分类,再根据发病的原因分为原发性和继发性两大类。

(1)原发性营养失调 是由于摄取营养物质不足、过多或比例不当引起。如摄取蛋白质不足可引起蛋白质缺乏症;摄取能量超过机体消耗可引起单纯性肥胖症。

(2)继发性营养失调 是由于器质性或功能性疾病所致的营养失调。常见原因有进食障碍、消化吸收障碍、物质合成障碍、机体对营养需求的改变、排泄失常等。

2. **代谢病** 是指由于中间代谢某个环节障碍所致的疾病,由于原发器官疾病为主所致的代谢障碍则归入该器官疾病的范围。一般按发病机制可分为遗传性代谢病(先天性代谢缺陷)和获得性代谢病两大类。

(1)遗传性代谢病 基因突变引起蛋白质结构紊乱,特异酶催化反应消失、降低或升高,导致细胞和器官功能异常。

(2)获得性代谢病 可因环境因素引起,或为遗传因素与环境因素相互作用所致。不合适的食物、药物、理化因素、创伤、感染、器官疾病、精神疾病等,是造成代谢障碍的常见原因。而肥胖和糖尿病是遗传因素与环境因素共同作用的结果。

(三)营养病和代谢病的防治原则

1. **病因和诱因的防治** 营养病和由环境因素所致的代谢病,多数能进行病因防治。以先天性代谢缺陷为主的代谢病,只能针对诱因和发病机制进行治疗。近年来已有应用基因纠正疗法将外源性基因导入患者的DNA中,以代替或修复突变的基因;用肝、脾、骨髓等移植治疗肝豆状核变性、丙种球蛋白缺乏症和其他免疫缺陷病。

2. **临床前期和早期防治** 早期诊断,及早采取防治措施,可避免不可逆的形态和功能改变,阻止病情恶化,甚或终身不出现症状,如苯丙酮尿症、半乳糖血症。糖尿病如早期病情控制良好,可延缓或避免并发症的出现。

3. **针对发病机制的对症治疗** ①避开和限制环境因素:如苯丙酮尿症患者限制进食含苯丙氨酸食物;葡萄糖-6-磷酸脱氢酶缺乏症患者不进食蚕豆,禁止服用对乙酰氨基酚、阿司匹林、磺胺、伯氨喹等药物。②补充或替代治疗:例如蛋白质缺乏症补充蛋白质、血友病患者给予抗血友病球蛋白等。③调整治疗:例如用别嘌醇抑制尿酸生成治疗痛风;用皮质醇治疗先天性肾上腺皮质增生症;用青霉胺促进肝豆状核病变患者铜的排出。

4. **遗传咨询和生育指导** 在力求优生的基础上做好遗传咨询和生育指导,对存在某些遗传性代谢病的家族和高发区的孕妇进行产前羊水检查,对防治遗传性代谢病有重要价值。

三、护理评估

(一)病史

1. 患病及治疗经过

(1)患病经过 详细了解患者患病的起始时间、有无诱因、发病的缓急、主要症状及其特点。评估患者有无进食或营养异常,有无排泄功能异常和体力减退等。如糖尿病患者多有烦渴多饮、多尿、善饥多食、便秘或腹泻、体力减退;甲状腺功能亢进症患者可出现食欲亢进、体重减轻、怕热多汗、排便次数增多等;腰背部疼痛多见于骨质疏松症患者;全身受累关节红肿热痛见于痛风急性期患者等;肌无力可见于库欣综合征患者。此外,还要评估患者有无失眠、嗜睡、记忆力下降、注意力不集中,有无畏寒、手足搐搦、四肢感觉异常或麻痹等。

(2)既往检查、治疗经过及效果 评估患者既往检查情况,是否遵从医嘱治疗,用药及治疗效果。目前使用药物的种类、剂量、用法、疗程。有无冠心病、高血压等相关疾病。

2.生活史及家族史

(1)生活史 了解患者的出生地及生活环境,如单纯性甲状腺肿常与居住地缺碘有关。评估婚姻状况及生育情况,了解患者是否有性功能异常等问题。日常生活是否规律,有无烟酒嗜好、特殊的饮食喜好或禁忌,每天进食情况。

(2)家族史 许多内分泌与代谢性疾病有家族倾向性,如甲状腺疾病、糖尿病、肥胖症等,应询问患者家族中有无类似疾病的发生。

3.心理-社会状况 心理、社会因素可影响内分泌代谢性疾病的发生和发展,如环境改变、焦虑可导致女性闭经;急性心理应激可明显增加促肾上腺激素和皮质醇的分泌。糖尿病和甲状腺功能亢进症本身常伴有精神兴奋、情绪不稳定、易激怒或情绪淡漠、抑郁、失眠等,而慢性病程和长期治疗又常可引起焦虑、性格改变、应对能力下降、社交障碍、自我概念紊乱等心理社会功能失调。护士应注意评估患者患病后的精神、心理变化,患病对日常生活、学习或工作、家庭的影响,是否适应患者角色转变;患者对疾病的性质、发展过程、预后及防治知识的认知程度;社会支持系统,如家庭成员组成、家庭经济状况、文化和教育情况,对疾病的认识和对患者的照顾情况,患者的医疗费用来源和支付方式等,社区卫生保健系统是否健全,能否满足患者出院后的医疗护理需求等;以便有针对性地给予心理疏导和支持。

(二)身体评估

1.一般状况 患者的意识、精神和情绪状态、生命体征、身高、体重、面容、体型、步态、营养状态等有无异常。甲状腺功能亢进症患者常有烦躁、易激动、脉搏增快,而甲状腺功能减退的患者常有精神淡漠、脉搏减慢;血压增高见于库欣综合征、糖尿病患者,血压降低见于肾上腺功能减退患者;糖尿病酮症酸中毒、高渗性昏迷时常有意识改变;库欣综合征患者可出现向心性肥胖;呆小症患者不能随年龄而正常长高。

2.皮肤、黏膜 重点检查患者有无皮肤黏膜色素沉着、干燥、粗糙、潮热、多汗、水肿、感染、溃疡、痤疮;有无毛发稀疏、脱落、多发及其毛发分布异常。肾上腺皮质疾病患者可表现为皮肤、黏膜色素沉着,尤其以摩擦处掌纹、乳晕、瘢痕处明显;腺垂体功能减退症患者可出现皮肤干燥、粗糙、毛发脱落,重者出现黏液性水肿;库欣综合征患者可出现皮肤菲薄、紫纹、痤疮、多毛;睾丸、肾上腺皮质、卵巢以及甲状腺等功能减退可引起毛发脱落。

3.头颈部检查 检查患者有无头颅及面容改变、突眼、眼球运动障碍、视力或视野异常、甲状腺肿大等改变。肢端肥大症表现为头颅耳鼻增大、眉弓隆起;甲状腺功能亢进症可有突眼、眼球运动障碍、甲状腺肿大;库欣综合征患者可见满月脸;垂体瘤可出现头痛伴视力减退或视野缺损等。

4. 胸腹部检查 垂体瘤患者常有闭经溢乳;库欣综合征患者可有腹部皮肤紫纹。

5. 四肢、脊柱、骨关节检查 检查患者骨关节有无疼痛、畸形、肌力、腱反射有无异常。骨质疏松症可导致脊柱、骨关节变形,甚至驼背;肢端肥大症患者可见手足增宽、增大;痛风患者可见关节肿胀、变形。

6. 外生殖器检查 外生殖器发育有无异常,有无男性女性化或女性男性化表现。腺垂体疾病可导致外生殖器发育异常。

(三)实验室及其他检查

1. 实验室检查 主要用于内分泌腺的功能诊断和定位诊断。

(1)血液和尿生化测定 某些激素与血清某些电解质和其他物质之间有相互调节作用(如血清钠、钾与醛固酮和糖皮质激素;钙、磷、镁与甲状旁腺激素;血糖与胰岛素和胰高糖素等),测定血清电解质可间接判断相关激素的分泌功能。

(2)激素及其代谢产物测定 测定尿中的激素代谢产物可推断激素在血中的水平。如测定24 h尿17-羟、17-酮皮质类固醇以判断皮质醇和肾上腺雄激素分泌量;测定24 h尿中的香草基杏仁酸(vanillyl mandelic acid,VMA)、甲氧肾上腺素和去甲肾上腺素总量可判断体内肾上腺素和去甲肾上腺素的生成量;测定尿碘排出量能了解体内是否缺碘。

同时测定垂体前叶促激素和其靶腺激素,对某些内分泌疾病的定位诊断有帮助。如血浆ACTH和皮质醇均升高则提示病变在垂体;如ACTH降低,皮质醇升高则病变在肾上腺皮质。同样,如血TSH和T_3、T_4均升高,则可能为垂体TSH瘤或不敏感综合征;如TSH明显降低,而T_3、T_4升高则为甲状腺病变所致的甲状腺功能亢进症。如血清FSH和LH均升高,提示病变在性腺;减低则提示病变在垂体或下丘脑。

(3)激素分泌动态试验 此类试验可进一步探讨内分泌功能状态及病变的性质。在临床上,当某一内分泌功能减退时,可选用兴奋试验,相反则选用抑制试验来明确诊断。基础TSH升高,注射TRH后有过分反应,提示病变在甲状腺;基础TSH低,注射TRH后无升高反应,提示病变在垂体;如果注射TRH后有TSH升高反应,但高峰延迟,则病变在下丘脑。

(4)静脉插管分段采血测定激素水平 当症状提示有某种激素分泌增多,而上述定位检查又不能精确定位时可考虑用此方法鉴别。

判断激素水平时,应考虑年龄、性别、营养、有无用药或是否处于应激状态以及取血时间等,并应结合临床状况,力求准确。

常用内分泌代谢性疾病实验室检查方法及注意事项详见本章第六节"内分泌代谢性疾病患者常见诊疗技术及护理"。

2. 影像学检查

(1)X射线检查、CT和MRI 以上检查可定位下丘脑、垂体等内分泌疾病。

(2)同位素检查 甲状腺摄^{131}I率可用于评价甲状腺功能。

(3)选择性动脉造影 对直径较小、不能用CT和MRI等方法做出定位的病灶可采用此方法

(4)B超检查 B超检查可用于定位甲状腺、肾上腺、胰腺、性腺和甲状旁腺的肿瘤。

3. 病因检查 自身抗体检测,组织病理学检查及细胞染色体测定,如血清TSH受

体抗体、抗甲状腺球蛋白抗体及抗微粒体抗体测定,也可做 HLA 鉴定、白细胞染色体鉴定等检查。

第二节　常见症状体征的评估与护理

一、身体外形的改变

身体外形改变多与脑垂体、甲状腺、甲状旁腺、肾上腺疾病或部分代谢性疾病有关。常见身体外形改变如下:

1. 身材过高与矮小　身材矮小见于侏儒症、呆小症患者;身材过高见于肢端肥大症、巨人症患者。

2. 肥胖与消瘦

(1)肥胖　指实际体重超过标准体重的20%或体重指数(body mass index,BMI)≥25 kg/m²。分为单纯性肥胖和继发性肥胖。继发性肥胖多见于下丘脑疾病、库欣综合征、胰岛素瘤、2型糖尿病(肥胖型)、性腺功能减退症、甲状腺功能减退症、代谢综合征等。

(2)消瘦　指实际体重低于标准体重的20%或体重指数<18.5 kg/m²。常见于甲状腺功能亢进症、1型与2型糖尿病(非肥胖型)、肾上腺皮质功能减退症、席汗综合征、嗜铬细胞瘤、神经性厌食症等。

3. 毛发改变　全身性多毛见于先天性肾上腺皮质增生、库欣综合征等。而睾丸功能减退、肾上腺皮质和卵巢功能减退、甲状腺功能减退等均可引起毛发脱落。

4. 面容的变化　甲状腺功能亢进症患者可表现为眼球突出、颈部增粗;库欣综合征患者常有满月脸、痤疮;呆小症患者常表现为面色苍白或蜡黄,鼻短上翘,鼻梁塌陷等。

5. 皮肤的变化

(1)皮肤黏膜色素沉着　由于表皮基底层的黑色素增多,以致皮肤色泽加深称为色素沉着。多见于肾上腺皮质疾病患者,尤以摩擦处、掌纹、乳晕、瘢痕处明显。伴全身性色素沉着的内分泌疾病有原发性肾上腺皮质功能减退症、先天性肾上腺皮质增生症、异位 ACTH 综合征和 ACTH 依赖性库欣综合征。

(2)皮肤紫纹和痤疮　紫纹是库欣综合征的特征之一。病理性痤疮见于库欣综合征、先天性肾上腺皮质增生症等。

【护理评估】

1. 病史　评估患者引起身体外形改变的原因,发生改变的时间,有无焦虑、自卑、抑郁等心理变化,是否影响人际交往,是否用药治疗等。

2. 身体评估　包括体型、毛发,有无满月脸、皮肤紫纹、痤疮和色素沉着,有无突眼、甲状腺是否肿大等。

3. 实验室及其他检查　包括垂体功能、甲状腺功能、甲状旁腺功能和肾上腺皮质功能有无异常,胰岛素水平是否有变化等。

【常用护理诊断/问题】

身体意象紊乱:与疾病引起身体外形改变有关。

【护理措施及依据】

1. 提供心理支持　患者亲属的态度及护士的言行举止对患者的自我概念变化有着重要作用。护士应在患者亲属的理解和协助下,多与患者接触和交流,鼓励患者表达其感受,交谈时语言要温和,耐心倾听。讲解疾病的有关知识,给患者提供有关疾病的资料,向患者说明身体外形的改变是疾病发生、发展过程的表现,只要积极配合检查和治疗,部分改变可恢复正常,消除紧张情绪,树立自信心。也可安排患有相同疾病并已治疗成功的病友进行交流。注意患者的心理状态和行为,预防自杀行为的发生。必要时还可安排心理医生给予心理疏导。

2. 恰当修饰　指导患者改善自身形象,如甲状腺肿大患者可选择宽度合适的立领服装或系戴丝巾,以掩饰肿大的甲状腺;甲亢突眼的患者外出可戴深色眼镜;肥胖、侏儒和巨人症患者可指导其选择合身的衣服;毛发稀疏的患者外出可戴帽子等。恰当的修饰可以增加心理舒适和美感。

3. 建立良好的家庭互动关系　鼓励家属主动与患者沟通,促进患者与家人之间的互动关系,主动参与对患者的护理,以减轻患者内心的抑郁感。

4. 促进患者社会交往　鼓励病人加入各种社交活动;教育周围人群勿歧视病人,避免伤害其自尊。

二、生殖发育及性功能异常

生殖发育及性功能异常包括生殖器官发育迟缓或过早,性欲减退或丧失,女性月经紊乱、溢乳、闭经或不孕,男性勃起功能障碍(erectile dysfunction, ED)或乳房发育。如下丘脑综合征患者可出现性欲减退或亢进,女性月经失调,男性阳痿不育;自儿童期起的腺垂体 GH 缺乏或性激素分泌不足可导致患者青春期性器官仍不发育,第二性征缺如;青春期前开始的性激素或促性腺激素分泌过早、过多则为性早熟。

【护理评估】

提供一个隐蔽舒适的环境和恰当的时间,鼓励患者描述目前的性功能、性活动与性生活型态,使患者以开放的态度讨论问题。

1. 病史　评估患者性功能异常的发生原因,主要症状,性欲改变情况,女患者的月经、生育史,男患者有无勃起功能障碍。有无焦虑、抑郁、自卑等。

2. 身体评估　有无皮肤、毛发改变;有无女性闭经溢乳,男性有无乳房发育、肌肉松软;外生殖器的发育是否正常,有无畸形。

3. 实验室及其他检查　测定性激素水平及垂体、甲状腺、甲状旁腺和肾上腺皮质功能,有助于性功能异常病因诊断。

【常用护理诊断/问题】

性功能障碍:与内分泌功能紊乱有关。

【护理措施及依据】

1. 评估性功能障碍的型态　提供一个隐蔽舒适的环境和恰当的时间,鼓励患者描述目前的性功能、性活动与性生活型态,使患者以开放的态度讨论问题。

2. 提供专业指导

(1)护士应接受患者讨论性问题时所呈现的焦虑,对患者表示尊重、支持。询问患者使其烦恼的有关性爱或性功能方面的问题,给患者讲解所患疾病及用药治疗对性功能的影响,使患者积极配合治疗。

(2)提供可能的信息咨询服务,如专业医师、心理咨询师、性咨询门诊等。

(3)鼓励患者与配偶交流彼此的感受,并一起参加性健康教育及阅读有关性教育的材料。

(4)女性患者若有性交疼痛,可使用润滑剂。

三、肥胖

肥胖是指体内脂肪堆积过多和(或)分布异常。世界卫生组织已将肥胖定为一种疾病,肥胖的主要原因有遗传因素,高热量、高脂饮食,体力活动减少等。肥胖常与血脂异常、高血压病、2型糖尿病、痛风等病症相伴出现,是某些内分泌代谢性疾病(如下丘脑、垂体的炎症、肿瘤创伤,库欣综合征,甲状腺功能减退症及性腺功能减退症等)的临床表现。

【护理评估】

1. 病史评估

(1)询问肥胖发生的年龄,有无摄食过多或运动过少,有无某些内分泌疾病,诊疗、护理经过及效果。

(2)询问饮食生活习惯及工作性质、体力劳动强度等,有无经常进食高热量、高脂肪食品。家族中有无其他肥胖者。

(3)患者有无焦虑、自卑、抑郁等心理变化,学习、工作和社交状况是否受到影响等。

2. 身体评估 观察全身皮肤的完整性,脂肪的分布情况,单纯性肥胖者脂肪分布较均匀;继发性肥胖者脂肪分布可有显著特征性,如库欣综合征患者的向心性肥胖。有无因长期负重所致的腰背痛、关节痛等。检测肥胖的指标,如 BMI、腰围(waist circumference,WC)、腰臀比(waist-to-hip ratio,WHR)等。

3. 辅助检查 内分泌功能检查有助于继发性肥胖的病因诊断。

【常见护理诊断/问题】

营养失调:高于机体需要量,与遗传、体内激素调节紊乱、不良饮食习惯、活动量少、代谢需要量降低等因素有关。

【护理措施】

1. 饮食、运动健康管理

(1)合理膳食 注意改变膳食结构和食量,以低能量、低脂肪、适量优质蛋白、复杂的碳水化合物、足量的新鲜蔬菜(400~500 g/d)和水果(100~200 g/d)为宜。适量减少每日摄入的总热量,使热量摄入低于机体能量消耗。一个较为简单的方法是在习惯饮食的基础上减少 15%~30% 的能量摄入,这对于稳定的患者是合适的,或是每天减少能量摄入 600 kcal,这样有可能达到每周减轻体重 0.5 kg。

(2)注意饮食的能量密度 选择体积较大而能量相对低的食物,如蔬菜、水果富含维生素和矿物质,摄入有饱腹感但能量低。

(3)平衡膳食 碳水化合物、蛋白质、脂肪提供能量的比例,分别占总热量的60%~65%、15%~20%、20%~25%。

(4)避免油煎食品、方便食品、快餐、零食、巧克力等食物 注意观察有无因热量过低引起的衰弱、抑郁、脱发甚至心律失常的发生,发现后及时处理。

(5)建立良好的进食习惯 教导患者改变不良饮食行为的技巧,如增加咀嚼次数、减慢进食速度;进餐时集中注意力,避免边看电视、边听广播或边读书边吃饭。避免在社交场合因为非饥饿原因进食。

(6)运动指导 在饮食治疗的基础上,鼓励患者积极参加体力活动,增加热量的消耗。选择适合患者的有氧运动方式,运动量要逐渐增加,避免用力过猛,并注意循序渐进、长期坚持。

(7)健康管理 减肥药是饮食、运动治疗的辅助手段,必须严格遵医嘱短期应用。对单纯性肥胖患者应加强健康教育,宣传肥胖的危害性,树立现代健康观,坚持体力劳动和运动锻炼并持之以恒、不求速效、因人而异、量力而行。对继发性肥胖者,主要应针对病因治疗,辅以饮食及运动疗法。告知患者有关疾病过程及治疗方法,指导患者正确用药并学会观察药物疗效和不良反应。

2. 行为疗法 护士应与临床医师、心理学家、营养医师组成行为治疗指导小组,了解患者的生活习惯及肥胖史,指导患者制订具体可行的计划,包括建立节食意识,每餐八饱,减少暴饮暴食的频度和程度,书写饮食日记等。行为护理包括对患者选购、贮存、烹饪食物的行为指导,及进食时间、地点、环境、用具、菜单等摄食行为的指导。

3. 心理支持 根据不同年龄、性别、肥胖程度和情绪状态与患者进行个别交谈,给予恰当的分析、解释和指导,使患者正确对待存在的问题,积极配合检查和治疗。鼓励患者进行自身修饰,加强自身修养,提高自身的内在气质,注意维护患者的自尊,使其能心情愉悦地接受治疗。建立良好的家庭互动关系,鼓励家属主动和患者沟通,互相表达内心的感受,促进家人之间的联系,改善互动关系。

四、其他常见症状体征

1. 高血压 高血压为内分泌疾病常见伴随症状,常见于原发性醛固酮增多症、嗜铬细胞瘤、库欣综合征及部分糖尿病患者等。可通过询问患者有无出现高血压相关症状,并结合患者心血管系统检查来评估患者的病情。

2. 疲乏 是一种无法抵御的持续的精力衰竭感,以及体力和脑力的下降,也是内分泌与代谢性疾病的常见伴随症状。常见于甲状腺功能亢进症和减退症、库欣综合征、肥胖症等。可通过询问患者从事日常活动的能力有无改变、是否感觉疲乏无力或睡眠时间延长等评估患者的体力水平。

3. 排泄功能异常 内分泌系统功能改变常可影响排泄型态,如多尿是糖尿病的典型症状之一,多汗、排便次数增多、排稀软便可见于甲状腺功能亢进症,便秘则多见于甲状腺功能减退症患者。

4. 骨痛与自发性骨折 骨痛为代谢性骨病的常见症状,严重者常发生自发性骨折,或轻微外伤即引起骨折。除绝经后骨质疏松外,糖尿病、甲状腺功能亢进症、性腺功能减退症、库欣综合征、甲状旁腺功能亢进症和催乳素瘤常伴有骨质疏松症。

第三节 甲状腺功能亢进症

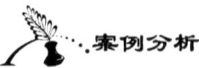

患者,女,42岁。自去年4月感觉疲乏无力,失眠,怕热多汗,食欲亢进。2周后出现低热,眼球突出,诊断为"甲状腺功能亢进症",予以硫脲类药物治疗,症状逐渐好转。同年8月因与同事争吵情绪激动,彻夜未眠,次日出现恶心、呕吐、烦躁不安、心悸、发热、严重出汗,即来院就诊。

体检:T 39.3 ℃,P 126 次/min,R 12 次/min,BP 190/100 mmHg。神志清楚,急性病容。巩膜无黄染,皮肤黏膜无出血点,浅表淋巴结未触及。眼球突出,颈软,甲状腺肿大。两肺无异常。心律齐,无病理性杂音。腹软,肝、脾未扪及,下肢无水肿,神经系统检查无异常发现。

问题:①该患者目前的医疗诊断可能是什么?诱因是什么?②该如何对患者进行护理?

甲状腺毒症(thyrotoxicosis)指血循环中甲状腺激素(thyroid hormone,TH)过多,引起以神经、循环、消化等系统兴奋性增高和代谢亢进为主要表现的一组临床综合征。根据甲状腺的功能状态,甲状腺毒症可分为甲状腺功能亢进型和非甲状腺功能亢进型,常见原因见表7-2。甲状腺功能亢进症(hyperthyroidism)简称甲亢,指甲状腺腺体本身产生TH过多而引起的甲状腺毒症;非甲状腺功能亢进症指服用外源性TH或炎症破坏甲状腺滤泡,滤泡内储存的TH过量释放入血,致使血液中TH过多而引起的甲状腺毒症。各种病因所致的甲亢中,以Graves病最多见,为本节重点阐述的内容。

表7-2 甲状腺毒症的常见原因

甲状腺功能亢进症原因	非甲状腺功能亢进原因
1. 弥漫性毒性甲状腺肿(Graves病)	1. 亚急性甲状腺炎
2. 多结节性毒性甲状腺肿	2. 无症状性甲状腺炎(silent thyroiditis)
3. 甲状腺自主高功能腺瘤(Plummer病)	3. 桥本甲状腺炎(包括萎缩性甲状腺炎)
4. 碘致甲状腺功能亢进症(IIH)	4. 产后甲状腺炎(PPT)
5. 桥本甲状腺毒症(Hashitoxicosis)	5. 外源甲状腺激素替代
6. 新生儿甲状腺功能亢进症	6. 异位甲状腺激素产生(卵巢甲状腺肿等)
7. 滤泡状甲状腺癌	
8. 妊娠—过性甲状腺毒症(GTT)	
9. 垂体TSH腺瘤	

Graves病(Graves disease,GD)又称弥漫性毒性甲状腺肿或Parry病、Basedow病。本病于1825年由Parry首次报道,1835年和1840年分别由Robert Grave和von Basedow详细报道而命名。Graves病占全部甲亢的80%~85%,西方国家报道的患病率为1.1%~1.6%,我国报道的患病率1.2%,女性高发(女:男为4:1~6:1),高发年龄为20~50岁。临床主要表现为甲状腺毒症、弥漫性甲状腺肿、眼征及胫前黏液性水肿。

目前本病的病因虽尚未完全阐明,但公认其发生与自身免疫有关,是自身免疫性甲状腺疾病的一种特殊类型,属器官特异性自身免疫病。

【临床表现】

本病多数起病缓慢,少数在感染或精神创伤等应激后急性起病,临床表现为包括甲状腺在内的多系统的综合症候群。典型表现有:由TH分泌过多所致的高代谢症群、甲状腺肿及眼征,老年和小儿患者表现多不典型。

1. 甲状腺毒症表现

(1)高代谢综合征 TH分泌增多导致交感神经兴奋性增高和新陈代谢加速,患者常有疲乏无力、怕热多汗、皮肤潮湿、多食善饥、体重显著下降等。可有低热,发生危象时可有高热。

(2)精神神经系统 易激动、多猜疑、多言好动、紧张焦虑、焦躁易怒、失眠不安、注意力不集中、记忆力减退,手、眼睑震颤,腱反射亢进。

(3)心血管系统 心悸、胸闷、气短、心动过速,第一心音亢进。合并甲状腺毒症心脏病时,出现心动过速、心律失常、心脏增大和心力衰竭,常以心房颤动等房性心律失常多见,偶见房室传导阻滞。心搏出量增加可致收缩压增高;外周血管扩张,血管阻力下降,可致舒张压下降,出现脉压增大可出现周围血管征。

(4)消化系统 食欲亢进、多食消瘦、胃肠蠕动增快、消化吸收不良出现排便次数增多。重者可有肝大、肝功能异常,偶有黄疸。

考点:临床表现。

(5)肌肉与骨骼系统 主要表现为甲状腺毒症性周期性瘫痪(thyrotoxi periodic paralysis,TPP),多见于青年男性,常在剧烈运动、高碳水化合物饮食、注射胰岛素等情况下诱发,主要累及下肢,伴有低钾血症。TPP病程为自限性,甲亢控制后可自愈。少数患者发生甲亢性肌病,肌无力多累及近心端的肩胛和骨盆带肌群,也可伴发重症肌无力。甲亢可影响骨骼脱钙而发生骨质疏松,还可发生指端粗厚,外形似杵状指。

(6)生殖系统 女性常有月经减少或闭经。男性有勃起功能障碍,偶有乳腺发育。

(7)造血系统 外周血淋巴细胞比例增加,单核细胞增加,但白细胞总数降低。血小板寿命缩短,可伴发血小板减少性紫癜。

2. 甲状腺肿 多数患者有不同程度的甲状腺肿大,常为弥漫性、对称性肿大,质地不等、无压痛,随吞咽动作上下移动。肿大程度与甲亢病情轻重无明显关系。甲状腺上下极可触及震颤,闻及血管杂音,为本病重要的体征。

3. 眼征 按病变程度分为两类:一类为单纯性突眼,病因与甲状腺毒症所致的交感神经兴奋性增高以及TH的β肾上腺能样作用致眼外肌、提上睑肌张力增高有关;另一类为浸润性突眼,病因与眶后组织的自身免疫炎症反应有关。

(1)单纯性突眼 ①轻度突眼,突眼度19~20 mm;②Stellwag征,瞬目减少,眼神炯炯发亮;③上眼睑挛缩,睑裂增宽;④von Grafe征,双眼向下看时,由于上眼睑不能随眼球下落,显现白色巩膜;⑤Joffroy 征,眼球向上看时,前额皮肤不能皱起;⑥Mobius 征,两眼看近物时,眼球辐辏不良。

(2)浸润性突眼 也称为 Graves 眼病(Graves ophthalmopathy,GO)。除上述眼征外,常有眼睑肿胀、肥厚,结膜充血、水肿;眼球突出明显,突眼度超过眼球突度参考值上限 3 mm,且左右突眼度可不相等(相差>3 mm);眼球活动受限。患者诉有视力下降、异物感、畏光、复视、斜视、眼部胀痛或刺痛、流泪。严重者眼球固定,眼睑闭合不全,角膜外露可形成溃疡、全眼球炎甚至失明。

【特殊的临床表现和类型】

1. 甲状腺危象(thyroid crisis) 是甲状腺毒症急性加重的一个综合征,发生原因可能与短时间内大量 T_3、T_4 释放入血有关。本病多发生于较重甲亢未治疗或治疗不充分的患者。甲亢危象的诊断主要靠临床表现综合判断。临床高度怀疑本症及有危象前兆者应按甲亢危象处理。

(1)主要诱因 ①应激状态,如感染、手术、放射性碘治疗等;②严重躯体疾病,如心力衰竭、低血糖症、败血症、脑卒中、急腹症或严重创伤等;③口服过量 TH 制剂;④严重精神创伤;⑤手术中过度挤压甲状腺。

(2)临床表现 早期表现为原有的甲亢症状加重,并出现高热(>39 ℃)、大汗、心动过速(140 次/min 以上)、烦躁不安、谵妄、呼吸急促、恶心、呕吐、腹泻,严重者可有心力衰竭、休克及昏迷等。

2. 甲状腺毒症性心脏病(thyrotoxic heart disease) 主要表现为心房颤动和心力衰竭。有 10%~15% 的甲亢患者发生心房颤动。甲亢患者发生心力衰竭时,30%~50% 同时存在心房颤动。心力衰竭分为两种类型:一类是由心动过速和心脏排出量增加导致的心力衰竭,又称为"高排出量型心力衰竭",多见于年轻患者,常随甲亢控制而好转;另一类是诱发和加重已有的或潜在的缺血性心脏病而发生的心力衰竭,属心脏泵衰竭,多见于老年患者。

3. T_3 型甲状腺毒症(T_3 toxicosis) 多见于碘缺乏地区和老年人。由于甲状腺功能亢进时,T_3 和 T_4 比例产生失调,T_3 产生量显著多于 T_4,从而导致本病。GD、毒性结节性甲状腺肿和自主高功能性腺瘤都可以发生 T_3 型甲亢。实验室检查 TT_4、FT_4 正常,TT_3、FT_3 增高,TSH 水平降低,甲状腺 ^{131}I 摄取率增加。

4. 淡漠型甲状腺功能亢进症(apathetic hperthyroidism) 多见于老年人,起病隐袭,高代谢综合征、眼征和甲状腺肿均不明显。主要表现为明显消瘦、心悸、乏力、头晕、昏厥、神经质或神志淡漠、腹泻、厌食,可伴有心房颤动、震颤和肌病等体征。常被误诊或漏诊,导致甲状腺危象,故应提高认识。

5. 亚临床型甲状腺功能亢进症(subclinical hperthyroidism) 简称亚临床甲亢。其特点是血清 T_3、T_4 正常,TSH 降低,不伴或伴有轻微的甲亢症状,主要依赖实验室检查结果才能诊断。病因包括外源性甲状腺激素替代治疗、GD、结节性甲状腺肿、甲状腺自主高功能腺瘤等。本症不良结果有:①发展为临床甲亢;②对心血管系统的影响,导致全身血管张力下降、心率加快、心输出量增加、心房纤颤等;③对绝经期女性的影响,加重骨质疏松和促进骨折发生。

6. 妊娠期甲状腺功能亢进症 简称妊娠甲亢,主要有以下几种特殊情况:①甲状腺激素结合球蛋白增高,从而导致血清 TT_4 和 TT_3 增高,所以妊娠甲亢的诊断应依赖血清 FT_3、FT_4、TSH。②妊娠一过性甲状腺毒症,绒毛膜促性腺激素(HCG)与 TSH 具有相同的亚单位,过量的 HCG 能够刺激 TSH 受体产生妊娠一过性甲状腺毒症。③新生儿甲状腺功能亢进症,母体的 TSAb 可以透过胎盘刺激胎儿的甲状腺引起新生儿甲亢。④产后 GD,产后由于免疫抑制的解除,容易发生 GD。

7. 胫前黏液性水肿　与浸润性突眼同属自身免疫性病变,约见于 5% 的患者,多见于白种人。水肿常见于胫骨前下 1/3 部位,也见于足背、踝关节、肩部、手背或手术瘢痕处,偶见于面部。皮损为对称性,早期皮肤增厚、变粗,有广泛大小不等的棕红色或红褐色或暗紫红色突起不平的斑块或结节,边界清楚,直径 5～30 mm 大小不等。皮损周围的表皮可有感觉过敏或减退,或伴痒感,后期皮肤粗厚如橘皮或树皮样。

8. Graves 眼病(GO)　男性多见,单眼受累的患者占 10%～20%,2006 年 GO 欧洲研究组提出了 GO 病情的分级标准,该标准采用突眼度、复视和视神经损伤三个指标评估 GO 病情的严重程度(表 7-3)。

表 7-3　Graves 眼病病情严重度评估标准(EUGOGO,2006)

级别	突眼度(mm)	复视	视神经受累
轻度	19～20	间歇性发生	视神经诱发电位异常,视力>9/10
中度	21～23	非持续性存在	视力 5/10～8/10
重度	>23	持续性存在	视力<5/10

注:间歇性复视,在劳累或行走时发生;非持续性存在复视,眨眼时发生复视;持续性存在复视:阅读时发生复视

【实验室及其他检查】

1. 血清甲状腺激素测定

(1) 血清游离甲状腺素(FT_4)与游离三碘甲状腺原氨酸(FT_3)　FT_3、FT_4 不受血甲状腺结合球蛋白(thyroxine binding globulin,TBG)影响,直接反映甲状腺功能状态,是临床诊断甲亢的首选指标。

(2) 血清总甲状腺素(FT_4)　是甲状腺功能的基本筛选指标,受 TBG 等结合蛋白量和结合力变化的影响。

(3) 血清总三碘甲状腺原氨酸(TT_3)　受 TBG 的影响,为早期 GD、治疗中疗效观察及停药后复发的敏感指标,也是诊断 T_3 型甲亢的特异性指标。老年淡漠型甲亢或久病者 TT_3 可正常。

2. 促甲状腺激素(thyroid stimulating hormone,TSH)　测定血清 TSH 浓度的变化是反映下丘脑-垂体-甲状腺轴最敏感的指标。目前采用免疫化学发光法,使 TSH 成为筛查甲亢的第一线指标,尤其对亚临床型甲亢和亚临床型甲减的诊断具有重要意义。

3. 促甲状腺激素释放激素(TRH)兴奋试验　GD 时血 T_3、T_4 增高,反馈抑制 TSH,故 TSH 细胞不被 TRH 兴奋。当静脉注射 TRH 后 TSH 升高者可排除本病;如 TSH 不增高则支持甲亢的诊断。

4. 甲状腺^{131}I摄取率 为诊断甲亢的传统方法,但不能反映病情严重程度与治疗中的病情变化,目前已被激素测定技术所替代。甲亢时^{131}I摄取率表现为总摄取量增高,摄取高峰前移。本方法现主要用于甲状腺毒症病因的鉴别:甲状腺功能亢进类型的甲状腺毒症^{131}I摄取率增高;非甲状腺功能亢进类型的甲状腺毒症^{131}I摄取率减低。

5. 三碘甲状腺原氨酸(T_3)抑制试验 用于鉴别单纯性甲状腺肿和甲亢,甲亢患者在试验中甲状腺^{131}I摄取率不能被抑制。也有学者提出本试验可作为抗甲状腺药物治疗甲亢的停药指标。

6. TSH受体抗体(TRAb) 是鉴别甲亢病因、诊断GD的重要指标之一。未经治疗的GD患者血中TRAb阳性检出率可达75%~96%,TSAb阳性检出率可达85%~100%,有早期诊断意义,可判断病情活动、复发,还可作为治疗停药的重要指标。

7. 影像学检查 B超、放射性核素扫描、CT、MRI等有助于甲状腺、异位甲状腺肿和球后病变性质的诊断,可根据需要选用。

【诊断要点】

根据高代谢综合征、甲状腺肿大的表现,结合血清TT_4、FT_4增高、TSH减低,即可诊断为甲亢。而甲亢诊断的成立以及弥漫性甲状腺肿大则是诊断GD的必备条件。早期轻症、小儿及老年人表现为不典型甲亢,则有赖于甲状腺功能检查和其他必要的特殊检查方可确诊,还要排除其他原因所致的甲亢。

【治疗要点】

目前尚不能对GD进行病因治疗。甲状腺功能亢进症的治疗主要包括抗甲状腺药物(antithyroid drugs,ATD)、^{131}I及手术治疗三种。

1. 抗甲状腺药物治疗

(1) 适应证 ①病情轻、中度患者;②甲状腺轻、中度肿大者;③年龄在20岁以下,孕妇、高龄或由于其他严重疾病不宜手术者;④手术前或^{131}I治疗前的准备;⑤手术后复发而不宜进行^{131}I治疗者。

考点:抗甲状腺药物治疗和^{131}I治疗。

(2) 常用药物 包括硫脲类和咪唑类两类。硫脲类有甲硫氧嘧啶(methythiouracil,MTU)及丙硫氧嘧啶(propylthiouracil,PTU)等;咪唑类有甲巯咪唑(methimazole,MMI;又称他巴唑、赛治)和卡比马唑(carbimazole,CMZ;又称甲亢平)等。临床普遍使用PTU和MMI。其抗甲状腺的作用机制相同,通过抑制甲状腺内过氧化物酶系及碘离子转化为新生态碘或活性碘,从而抑制TH的合成。PTU还具有在外周组织阻滞T_4转变为T_3以及改善免疫监护功能的作用,故严重病例或甲状腺危象时作为首选用药。长期治疗分初治期(6~8周)、减量期(3~4个月)及维持期(1.5~2.0年)。按病情轻重决定剂量。除非有较严重反应,一般不宜中断疗程,并定期随访疗效。

(3) 其他药物治疗 复方碘口服溶液仅用于术前准备和甲状腺危象。β受体阻滞剂主要在ATD初治期使用,可较快控制甲亢的临床症状,近期疗效好。可用于^{131}I治疗前后及甲状腺危象时,也可与碘剂合用于术前准备。小剂量碳酸锂多用于甲亢合并粒细胞减少时或硫脲类药物、咪唑类药物使白细胞下降时。

2. ^{131}I治疗 利用甲状腺摄取^{131}I后释放β射线,破坏甲状腺滤泡上皮而减少TH的分泌。因β射线在组织内的射程仅有2 mm,所以电离辐射仅局限于甲状腺局部不会累及邻近组织。此法安全简便,费用低廉,效益高,治疗有效率达95%,临床治愈率达85%以上,复发率小于1%,现已是欧美国家治疗成人甲亢的首选疗法。但可引起下列并发症:①甲状腺功能减退是^{131}I治疗甲亢后的主要并发症,同时也是难以避免的结果。甲减发生原因与电离辐射损伤和继发自身免疫损伤有关,需用TH替代治疗。②放射性甲状腺炎发生在^{131}I治疗后7~10 d,严重者可给予阿司匹林或糖皮质激素治疗。③个别患者可诱发甲状腺危象。④有时可加重浸润性突眼。

3. 手术治疗　治愈率为95%左右,复发率为0.6%~9.8%,但可引起多种并发症。主要为甲状旁腺功能减退和喉返神经损伤,发生率为2%~10%。

4. 甲状腺危象的防治　避免和去除诱因,积极治疗甲亢是预防甲状腺危象的关键,尤其是防治感染和做好充分的术前准备工作。一旦发生需积极抢救。

(1)抑制TH合成　首选PTU,首次剂量600 mg,口服或胃管注入,以后每6 h给予PTU 250 mg口服,待症状缓解后减至一般治疗剂量。

(2)抑制TH释放　服PTU后1 h再加用复方碘口服溶液5滴,以后每6 h 1次,以后视病情逐渐减量,一般使用3~7 d停药。

(3)β受体阻滞剂　普萘洛尔每天60~80 mg,每4 h 1次。普萘洛尔有抑制外周组织T_4转换为T_3的作用。

(4)糖皮质激素　首次静脉滴注氢化可的松300 mg,后每6~8 h滴注100 mg。

(5)降低和清除血浆TH　上述治疗效果不满意时,可选用血液透析、腹膜透析或血浆置换等措施,迅速降低血浆TH浓度。

(6)针对诱因和对症支持治疗　监护心、脑、肾功能;纠正水、电解质失调和酸碱平衡失调;降温、给氧、防治感染;积极治疗各种并发症。

5. Graves眼病的治疗　关键在有效控制甲亢。①轻度GO:病程一般呈自限性,无须强化治疗,以控制甲亢和局部治疗为主。控制甲亢是基础性治疗;局部治疗包括:戴有色眼镜,使用人工泪液,夜间结膜遮盖,抬高床头,强制性戒烟等。②中度和重度GO:在上述治疗基础上进行强化治疗,糖皮质激素、眶放射治疗、眶减压手术等治疗。

6. 妊娠期甲状腺功能亢进症的治疗　首选PTU,因该药不易通过胎盘,必要时妊娠4~6个月做甲状腺次全切除术。

7. 甲状腺毒症心脏病的治疗　在给予足量ATD,控制甲状腺功能至正常下,尽早给予大剂量的^{131}I治疗,使用β受体阻滞剂如普萘洛尔治疗心房颤动和心动过速导致的心力衰竭,为克服普萘洛尔引起降低心肌收缩力的不良反应,需同时使用洋地黄制剂。

【常用护理诊断/问题、措施及依据】

1. 营养失调:低于机体需要量　与代谢率增高导致代谢需求大于摄入有关。

考点:一般护理,突眼护理及抗甲状腺药物用药护理。

(1)体重监测　经常测量体重,根据患者体重变化情况调整饮食计划。

(2)饮食护理　因患者机体处于高代谢状况,能量消耗大,应给予高热量、高蛋白、高维生素及矿物质丰富的饮食。主食应足量,可以增加奶类、蛋类、瘦肉类等优质蛋白以纠正体内的负氮平衡,多摄取新鲜蔬菜和水果。鼓励患者多饮水,每天饮水2 000~3 000 mL以补充出汗、腹泻、呼吸加快等所丢失的水分,但对并发心脏疾病者应避免大量饮水,以防因血容量增加而加重水肿和心力衰竭。禁止摄入刺激性的食物及饮料,如浓茶、咖啡等,以免引起患者精神兴奋。减少食物中粗纤维的摄入,以减少排便次数。避免进食含碘丰富的食物,应食用无碘盐,忌食海带、紫菜等海产品,慎食卷心菜,甘蓝等易致甲状腺肿食物。

(3)用药护理　护士应指导患者正确用药,不可自行减量或停药,并密切观察药物的不良反应,及时处理。抗甲状腺药物的常见不良反应及处理措施有:①粒细胞减少,多发生在用药后2～3个月内,严重者可致粒细胞缺乏症,因此必须指导患者定期复查血常规。如外周血白细胞低于$3×10^9/L$或中性粒细胞低于$1.5×10^9/L$应停药,患者多有头昏、食欲缺乏、乏力,部分伴有感染症状,并遵医嘱给予促进白细胞增生药。②药疹,较常见,可用抗组胺药控制,不必停药。如出现皮肤瘙痒、团块状等严重皮疹则应立即停药,以免发生剥脱性皮炎。③其他,若发生中毒性肝炎、肝坏死、精神病、胆汁淤滞综合征、狼疮样综合征、味觉丧失等,应立即停止治疗。

(4)皮肤护理　皮肤潮湿多汗者,勤换内衣,勤洗澡,保持皮肤清洁、干爽;腹泻者注意保护肛周皮肤,避免肛周皮损。

2.活动无耐力　与蛋白质分解增加、甲状腺毒症性心脏病、肌无力等有关。

(1)休息与活动　根据患者目前的活动量及日常生活习惯,与患者及家属共同制订个体化活动计划。活动时以不感觉疲劳为度,适当增加休息时间,保证充足睡眠,防止病情加重。病情重、有心力衰竭或严重感染者应严格卧床休息。

(2)环境　保持环境安静,避免嘈杂,限制探视时间,相对集中时间进行治疗、护理。甲亢患者因怕热多汗,应安排通风良好的环境,夏天可使用空调。

(3)生活护理　协助患者完成日常的生活自理,如洗漱、进餐、如厕等。对大量出汗的患者应加强皮肤护理,及时更换浸湿的衣服及床单。

3.应对无效　与性格及情绪改变有关。

(1)心理护理　护士应向患者家属及朋友耐心细致地解释患者病情,提高他们对疾病的认知水平,让患者及其亲属了解其情绪、性格改变是暂时的,可因治疗而得到改善。鼓励患者表达内心感受,理解和同情患者,建立互信关系。与患者及家属共同探讨控制情绪和减轻压力的方法,指导和帮助患者正确处理生活中的突发事件。

(2)家庭和社会支持　为患者提供有利于改善情绪的环境。如保持居室安静,通风良好,保持适当的温度和适度,避免强光照射,产生轻松的气氛;避免提供兴奋、刺激的消息,以减少患者激动、易怒的精神症状。鼓励患者参加团体活动,以免因社交障碍产生焦虑。患者病情稳定转入社区后,应提醒社区护士继续给予心理指导,以保证患者情绪护理的延续性,促进康复。

(3)病情观察　观察患者精神状态和手指震颤情况,注意有无焦虑、烦躁、心悸等甲亢加重的表现,必要时使用镇静剂。

4.有组织完整性受损的危险　与浸润性突眼有关。

(1)眼部护理　采取各种保护措施,预防眼睛受到刺激和伤害。外出戴深色眼镜,减少光线、灰尘和异物的侵害。经常用眼药水湿润眼睛,避免过度干燥;睡前涂抗生素眼膏,眼睑不能闭合者用无菌纱布或眼罩覆盖双眼,眼睛勿向上凝视,以免加剧眼球突出和诱发斜视。指导患者当眼睛有异物感、刺痛或流泪时,勿用手直接揉眼睛,可用0.5%甲基纤维素或0.5%氢化可的松溶液滴眼,以减轻症状。每日做眼球运动以锻炼眼肌,改善眼肌功能。睡觉或休息时抬高头部,使眶内液回流减少,减轻球后水肿。

(2)用药护理　限制钠盐摄入,遵医嘱适量使用利尿剂,以减轻组织充血水肿。

(3)病情观察 定期眼科角膜检查以防角膜溃疡造成失明,如有畏光、流泪、疼痛,视力改变等角膜炎、角膜溃疡先兆,应立即复诊。

5. 潜在并发症:甲状腺危象

(1)避免诱因 指导患者自我心理调整,避免感染、严重精神刺激、创伤等诱发因素。

(2)病情监测 若原有甲亢症状加重,并出现发热(体温>39 ℃)、严重乏力、烦躁、多汗、心悸、心率>140次/min、食欲减退、恶心、呕吐、腹泻、脱水等应警惕甲状腺危象发生。密切观察生命体征和神志变化并记录,如发现谵妄、昏迷、躁动者,立即报告医师,及时抢救。

(3)紧急处理配合 ①立即吸氧:绝对卧床休息,呼吸困难时取半卧位,立即给予吸氧。②及时准确给药:迅速建立静脉通路。按医嘱使用PTU、复方碘溶液、β受体阻滞剂、氢化可的松等药物。使用丙硫氧嘧啶及碘剂时注意观察病情变化,严格掌握碘剂的剂量,并观察中毒或过敏反应。准备好抢救药物,如镇静剂、血管活性药物、强心剂等。③密切观察病情变化:监测生命体征,准确记录24 h出入量,观察神志的变化。

(4)对症护理 体温过高者给予冰敷或酒精擦浴降温。躁动不安者使用床档;昏迷者应加强皮肤、口腔护理,定时翻身,防止褥疮、肺炎的发生。腹泻严重者应注意肛周护理,预防肛周感染。

【其他护理诊断/问题】

1. 知识缺乏 缺乏药物治疗知识及自我护理知识。
2. 体液不足 与多汗、呕吐、腹泻有关。
3. 身体意象紊乱 与突眼、甲状腺肿大有关。

【健康指导】

1. 疾病知识指导 指导有关甲亢的知识和保护眼睛的方法和技巧,教会患者自我护理。指导患者注意加强自我保护,上衣领宜宽松,避免压迫甲状腺,严禁用手挤压甲状腺以免TH分泌过多,加重病情。鼓励患者保持身心愉快,避免精神刺激或过度劳累,建立和谐的人际关系和良好的社会支持系统。

2. 用药指导与病情监测 指导患者坚持遵医嘱按剂量、按疗程服药,不可随意减量和停药。服用抗甲状腺药物的开始3个月,每周查血常规1次,每隔1~2个月做甲状腺功能测定,当患者临床症状改善、甲状腺功能恢复正常后,逐渐药物减量维持1年至1年半后,如果患者血TSH一直维持在正常水平,可考虑停药。每天清晨起床前自测脉搏,定期测量体重。脉搏减慢、体重增加是治疗有效的标志。若出现高热、恶心、呕吐、不明原因腹泻、突眼加重等,警惕甲状腺危象可能,应及时就诊。

3. 生育指导 对有生育需要的女性患者,应告知其妊娠可加重甲亢,宜治愈后再妊娠。对妊娠期甲亢患者,应指导其避免各种对母亲及胎儿造成影响的因素,宜选用抗甲状腺药物治疗,禁用^{131}I治疗,慎用普萘洛尔,加强对胎儿的监测。产后如需继续服药,则不宜哺乳。

4. 社区-家庭支持 指导患者出院后到所属社区卫生服务中心建档,充分利用社区卫生资源,接受社区延续性护理服务。社区护士应对甲亢患者定期家访,给予相应的健康指导。评估内容包括患者的日常生活方式、病情、服药依从性、情绪状态、人际关系等,鼓励家属主动关心患者并理解患者的情绪状态,促进患者与家属之间的良性

考点:健康教育。

互动,以促进患者的康复。

第四节 甲状腺功能减退症

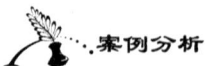

张某,女,36岁,以"怕冷、乏力、体重增加9年,加重伴下肢水肿"入院。

查体:神志清,动作言语迟缓,皮肤粗糙,手掌姜黄,少汗,面部浮肿,颌下可触及4 cm×3 cm大小软组织包块,质韧。颈部甲状腺未触及,颈部无压痛,听诊无杂音。

请思考:①该患者最可能的医疗诊断是什么?②该患者存在的主要护理问题有哪些?相应的护理措施包括哪些?

甲状腺功能减退症(hypothroidism)简称甲减,是由各种原因导致的低甲状腺激素血症或甲状腺激素抵抗而引起的全身性低代谢综合征,其病理特征是黏多糖在组织和皮肤堆积,表现为黏液性水肿(myxedema)。起病于胎儿或新生儿的甲减称为呆小病(cretinism),又称克汀病,常伴智力障碍和发育迟缓。起病于成人者称成年型甲减。国外报道临床甲减患病率为0.8%~1.0%,发病率为3.5/1 000;我国学者报道的临床甲减患病率为1.0%,发病率为2.9/1 000。本节主要介绍成年型甲减。

【分类】

①根据病变部位分类:由甲状腺腺体本身病变引起的甲减称为原发性甲减。②由垂体和下丘脑病变引起的甲减称为中枢性甲减,其中由下丘脑病变引起的TRH分泌减少造成的甲减称为三发性甲减(tertiary hypothroidism)。③由TH在外周组织实现生物效应障碍引起的综合征称为TH抵抗综合征。

【病因与发病机制】

1. 自身免疫损伤 最常见的是自身免疫性甲状腺炎引起TH合成和分泌减少,包括桥本甲状腺炎、萎缩性甲状腺炎、亚急性淋巴细胞性甲状腺炎和产后甲状腺炎等。

2. 甲状腺破坏 包括甲状腺次全切除、^{131}I治疗等导致甲状腺功能减退。

3. 下丘脑和垂体病变 垂体外照射、垂体大腺瘤、颅咽管瘤及产后大出血引起的THR和TSH产生和分泌减少所致。

4. 碘过量 碘过量可引起具有潜在性甲状腺疾病者发生甲减,也可诱发和加重自身免疫性甲状腺炎。

5. 抗甲状腺药物使用 如锂盐、硫脲类等可抑制TH合成。

【临床表现】

多见于中年女性,男女之比为1∶5,大多数起病隐袭,发展缓慢。功能减退始于成人期,主要表现低代谢症候群和黏液性水肿,严重者发生黏液性昏迷。

1. 一般表现 易疲劳、怕冷、体重增加、记忆力减退、智力低下、反应迟钝、嗜睡、精神抑郁、便秘、月经不调等。典型者可见黏液性水肿面容:表情淡漠,面色苍白,皮肤干燥发凉、粗糙脱屑,颜面、眼睑和手部皮肤水肿,声音嘶哑,毛发稀疏、眉毛外 1/3 脱落。由于高胡萝卜素血症,手足皮肤呈姜黄色。

2. 肌肉与关节　肌肉乏力,暂时性肌强直、痉挛、疼痛,咀嚼肌、胸锁乳突肌、股四头肌及手部肌肉可有进行性肌萎缩。部分患者可伴有关节病变,偶有关节腔积液。

3. 心血管系统　心肌黏液性水肿导致心肌收缩力减弱、心动过缓、心排血量下降。由于心肌间质水肿、非特异性心肌纤维肿胀、左心室扩张和心包积液导致心脏增大,称为甲减性心脏病。久病者由于血胆固醇增高,可并发冠心病,10% 的患者伴发高血压。

4. 血液系统　主要表现为贫血。导致贫血的原因主要包括:①TH 缺乏引起血红蛋白合成障碍;②肠道吸收铁障碍引起铁缺乏;③肠道吸收叶酸障碍引起叶酸缺乏;④恶性贫血是与自身免疫性甲状腺炎伴发的器官特异性自身免疫病。

5. 消化系统　常有畏食、腹胀、便秘等,严重者可出现麻痹性肠梗阻或黏液水肿性巨结肠。

6. 内分泌生殖系统　表现为性欲减退,女性患者常有月经过多或闭经。部分患者由于血清催乳素(PRL)水平增高,发生溢乳。男性患者可出现勃起功能障碍。

7. 黏液性水肿昏迷　冬季易发,老人多见,死亡率高。常见诱因包括寒冷、感染、手术、严重躯体疾病、中断 TH 替代治疗和使用麻醉剂、镇静剂等。临床表现为嗜睡,低体温(体温<35 ℃),呼吸减慢,心动过缓,血压下降,四肢肌肉松弛,反射减弱或消失,甚至昏迷、休克,心肾功能不全而危及患者生命。

【实验室及其他检查】

1. 血常规及生化检查　多为轻、中度正细胞正色素性贫血。血胆固醇、三酰甘油、低密度脂蛋白常增高,高密度脂蛋白降低。

2. 甲状腺功能检查　血清 TSH 增高、TT_4、FT_4 降低是诊断本病的必备指标。血清 TT_3 和 FT_3 可以在正常范围内,但严重病例中降低。亚临床甲减仅有血清 TSH 升高,血清 T_4 或 T_3 正常。甲状腺摄^{131}I率降低。

3. 病变定位　TRH 兴奋试验主要用于原发性甲减与中枢性甲减的鉴别。静脉推注 TRH 后,血清 TSH 不增高者提示垂体性甲减;延迟升高者为下丘脑性甲减;血清 TSH 在增高的基值上进一步增高,提示原发性甲减。影像学检查有助于异位甲状腺、下丘脑-垂体病变的确定。

4. 甲状腺过氧化物酶抗体(TPOAb)和甲状腺球蛋白抗体(TgAb)　是确定原发性甲状腺功能减退病因的重要指标和诊断自身免疫性甲状腺炎(包括桥本甲状腺炎、萎缩性甲状腺炎)的主要指标。一般认为 TPOAb 的意义较为肯定。

【诊断要点】

根据临床表现、实验室检查如血清 TSH 增高、FT_4 减低,原发性甲减即可成立。如果血清 TSH 正常,FT_4 减低考虑为垂体性或下丘脑性甲减,需做 TRH 兴奋试验来区别。早期轻型甲减多不典型,需与贫血、垂体瘤、特发性水肿、肾病综合征、肾炎及冠心病等鉴别。

【治疗要点】

1. 替代治疗　各种类型的甲减,均需用 TH 替代,永久性甲减者需终身服用。首选左甲状腺素($L-T_4$)口服。替代治疗的原则强调"早期用药,正常维持,适量起始,注意调整",治疗的目标是用最小剂量纠正甲减而不产生明显不良反应,使血 TSH 和 TH 水平恒定在正常范围内。因患者病情轻重不一,对甲状腺激素的需求量及敏感性不一,故替代治疗应个体化。

2. 对症治疗 有贫血者补充铁剂、维生素 B_{12}、叶酸等。胃酸低者补充稀盐酸,与 TH 合用疗效好。

3. 亚临床甲减的处理 亚临床甲减引起的血脂异常可促使动脉粥样硬化,部分亚临床甲减可发展为临床甲减。目前认为只要患者有高胆固醇血症、血清 TSH>10 mU/L,就需要给予 $L-T_4$ 治疗。

4. 黏液性水肿昏迷的治疗 ①立即静脉补充 TH($L-T_3$ 或 $L-T_4$),清醒后改口服维持治疗。②保温,给氧,保持呼吸道通畅,必要时行气管切开、机械通气等。③氢化可的松 200~300 mg/d 持续静脉滴注,待患者清醒后逐渐减量。根据需要补液,但补液量不宜过多。④控制感染,治疗原发病。

【常用护理诊断/问题、措施及依据】

1. 便秘 与代谢率降低及体力活动减少引起的肠蠕动减慢有关。

(1) 饮食护理 给予高蛋白、高维生素、低钠、低脂肪饮食,细嚼慢咽,少量多餐。进食粗纤维食物,如蔬菜、水果或全麦制品,促进胃肠蠕动。桥本甲状腺炎所致甲状腺功能减退症者应避免摄取含碘食物和药物,以免诱发严重黏液性水肿。

(2) 建立正常的排便型态 指导患者每天定时排便,养成规律排便的习惯,并为卧床患者创造良好的排便环境。教会患者促进便意的技巧,如适当按摩腹部,或用手指进行肛周按摩。鼓励患者每天进行适度的运动,如散步、慢跑等。

(3) 用药护理 必要时根据医嘱给予轻泻剂,并观察大便的次数、性质和量,观察有无腹胀、腹痛等麻痹性肠梗阻的表现。

2. 体温过低 与机体基础代谢率降低有关。

(1) 加强保暖 调节室温在 22~23 ℃ 之间,注意患者保暖,如添加衣服、包裹毛毯、睡眠时加盖棉被或用热水袋保暖等。冬天外出时,戴手套、穿棉鞋,避免受凉。

(2) 病情观察 监测生命体征变化,观察患者有无寒战、皮肤苍白等体温过低表现及心律不齐、心动过缓等现象,并及时处理。

3. 潜在并发症:黏液性水肿昏迷

(1) 避免诱因 避免寒冷、感染、手术、使用麻醉剂、镇静剂、严重躯体疾病、TH 治疗中断等诱发因素。

(2) 病情监测 观察神志、生命体征的变化及全身黏液性水肿情况,每天记录患者体重。患者若出现体温低于 35 ℃、呼吸浅慢、心动过缓、血压降低、嗜睡等表现,或出现口唇发绀、呼吸深长、喉头水肿等症状,立即通知医师并配合抢救处理。

(3) 黏液性水肿昏迷的护理 ①建立静脉通道,按医嘱给予急救药物。②保持呼吸道通畅,吸氧,必要时配合医生行气管插管或气管切开。③监测生命体征和动脉血气分析的变化,记录 24 h 出入量。④注意保暖,避免局部热敷,以免烫伤和加重循环不良。

【其他护理诊断/问题】

1. 营养失调:高于机体需要量 与代谢率降低致摄入大于需求有关。

2. 活动无耐力 与甲状腺激素不足所致肌肉乏力、心功能减退、贫血有关。

3. **性功能障碍** 与甲状腺激素不足所致内分泌生殖系统功能低下有关。

【健康指导】

1. **疾病知识指导** 告知患者发病原因及注意事项,如地方性缺碘者可采用碘化盐,药物引起者应调整剂量或停药。注意个人卫生,冬季注意保暖,减少出入公共场所,以预防感染和创伤。慎用催眠、镇静、止痛、麻醉等药物。

2. **用药指导** 对需终身替代治疗者,向其解释终身坚持服药的必要性。不可随意停药或变更剂量,否则可能导致心血管疾病,如心肌缺血、心肌梗死或充血性心力衰竭。指导患者自我监测,用药前后分别测脉搏,观察有无甲状腺激素服用过量的症状,如出现多食消瘦、脉搏>100 次/min、心律失常、体重减轻、发热、大汗、情绪激动等情况时,及时报告医师。替代治疗效果最佳的指标为血 TSH 恒定在正常范围内,长期替代者宜每 6~12 个月检测 1 次。对有心脏病、高血压、肾炎的患者,应特别注意剂量的调整。服用利尿剂时,指导患者记录 24 h 出入量。

3. **病情监测** 给患者讲解黏液性水肿昏迷发生的原因及表现,学会自我观察。若出现低血压、心动过缓、体温<35 ℃等,应及时就医。指导患者定期复查肝肾功能、甲状腺功能、血常规等。

第五节 糖尿病

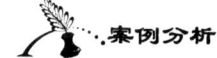

患者,男性,60 岁,退休工人,文盲,性格倔强,与老伴同住。10 年前因感冒后发热、意识不清住院治疗时,发现血糖升高,确诊"糖尿病",经输液治疗(用药不详)后好转出院,出院后间断口服药物降糖,未监测血糖。5 年前出现视力下降。3 年前不明原因出现足部水疱,自行挑破水疱后出现感染,经久不愈,后经住院降糖、抗炎治疗后出院。出院后注射胰岛素治疗,期间发生过多次低血糖反应。15 d 前,家属发现患者右脚拇趾破溃,遂给予包扎处理,但破溃处未见好转,且范围逐渐扩大,变黑、流脓。患者和家属担心足部破溃不能治好。

查体:T 36 ℃,P 90 次/min,R 18 次/min,BP 145/90 mmHg,营养中等,慢性病容,右脚拇趾有一 3 cm×4 cm 皮肤坏死,有脓液,发臭。右脚肿胀,皮肤温度高,足背动脉不能扪及。

实验室检查:空腹血糖为 8.7 mmol/L;白细胞为 21.3×10^9/L;餐后 2 h 血糖为 13.4 mmol/L;GHbA$_1$ 为 7.5%。

问题:①该患者目前存在哪些护理诊断/问题?②如何对该患者足部进行护理?③请帮助制订患者健康教育的策略(提出 3~4 个主要的问题)。

糖尿病(diabetes mellitus,DM)是由遗传和环境因素相互作用而引起的一组以慢性高血糖为特征的代谢异常综合征。因胰岛素分泌或作用缺陷,或者两者同时存在而引起碳水化合物、蛋白质、脂肪、水和电解质等代谢紊乱。随着病程延长可出现眼、肾、神经、心脏、血管等多系统损害,引起功能缺陷及衰竭。重症或应激时可发生酮症酸中毒、高血糖高渗状态等急性代谢紊乱。

随着人口老龄化、人们生活方式和生活水平的改变,糖尿病的患病人数正逐年增加,其中 2 型糖尿病发病率的增长远高于 1 型糖尿病。根据国际糖尿病联盟(International Diabetes Federation,IDF)统计,2015 年全球有糖尿病患者 4.15 亿,按目前增长速度估计到 2040 年全球将有近 6.42 亿人患糖尿病。而在我国,糖尿病患病率从 20 世纪 80 年代至今增加了 5~6 倍,估计现有糖尿病患者约 9 840 万,居世界第 1 位。因此,糖尿病已成为严重威胁人类健康的世界性公共卫生问题。

【糖尿病分型】

糖尿病根据病因学证据分四大类,即 1 型糖尿病、2 型糖尿病、妊娠糖尿病和特殊类型糖尿病(表 7-4)。

表 7-4　WHO(1999 年)的糖尿病病因学分型体系

分型	内容
1 型糖尿病	①免疫介导性;②特发性
2 型糖尿病	从以胰岛素抵抗为主伴胰岛素进行性分泌不足到胰岛素进行性分泌不足为主伴胰岛素抵抗
其他特殊类型糖尿病	1. 胰岛 β 细胞功能遗传性缺陷:12 号染色体,肝细胞核因子-1α(HNF-1α)基因突变 MODY3;第 7 号染色体葡萄糖激酶(GCK)基因突变(MODY2)因子;20 号染色体,肝细胞核因子-4α(HNF-4α)基因突变(MODY1)线粒体 DVA;其他 2. 胰岛素作用遗传性缺陷:A 型胰岛素抵抗;矮妖精貌综合征(leprechaunism);Rabson-Mendenhall 综合征;脂肪萎缩性糖尿病;其他 3. 胰腺外分泌疾病:胰腺炎、创伤/胰腺切除术后、胰腺肿瘤、胰腺囊性纤维化、血色病、纤维钙化性胰腺病及其他 4. 内分泌疾病:肢端肥大症、库欣综合征、胰高糖素瘤嗜铬细胞瘤、甲状腺功能亢进症、生长抑素瘤、醛固酮瘤及其他 5. 药物或化学品所致的糖尿病:V acor(N-3 吡啶甲基 N-P′硝基苯尿素)、喷他脒、烟酸、糖皮质激素、甲状腺激素、二氮嗪、β 肾上腺素能受体激动剂、噻嗪类利尿剂、苯妥英钠、干扰素及其他 6. 感染:先天性风疹、巨细胞病毒感染及其他 7. 不常见的免疫介导性糖尿病:僵人(stiff-man)综合征、胰岛素自身免疫综合征、胰岛素受体抗体及其他 8. 其他与糖尿病相关的遗传综合征:Down 综合征、Klinefelter 综合征、Turner 综合征、Wolfram 综合征、Friedreich 共济失调 Huntington 舞蹈病、Laurence-Moon-Beidel 综合征、强直性肌营养不良、卟啉病、Prader-Willi 综合征及其他
妊娠糖尿病	是指在妊娠期间首次发生或发现的糖耐量减低或糖尿病,不包括在糖尿病诊断之后妊娠者

【病因与发病机制】

糖尿病的病因和发病机制极为复杂,至今未完全阐明。不同类型的糖尿病其病因不同,即使在同一类型中也存在差异性。概括而言,引起糖尿病的病因可归纳为遗传因素及环境因素两大类。发病机制可归纳为不同病因导致胰岛 β 细胞分泌胰岛素缺陷和(或)外周组织胰岛素利用不足,而引起糖、脂肪及蛋白质等物质代谢紊乱。

1.1 型糖尿病 绝大多数 1 型糖尿病是自身免疫性疾病,遗传因素和环境因素共同参与其发病过程。发病机制是某些外界因素作用于有遗传易感性的个体,激活一系列自身免疫反应,引起胰岛 β 细胞破坏和衰竭,体内胰岛素分泌不足进行性加重,导致糖尿病。

1 型糖尿病发病多年后,多数患者胰岛 β 细胞完全破坏,胰岛素水平很低,失去对刺激物的反应,糖尿病的临床表现明显,需依赖胰岛素维持生命。

2.2 型糖尿病 目前对 2 型糖尿病病因仍然认识不足,可能是一种特异性情况。其发生、发展分为 4 个阶段:

(1)遗传易感 2 型糖尿病发病有更明显的家族遗传基础,有研究表明其与人类"节约基因"有关。"节约基因"学说认为,人在食物不足的环境中,为节省能量适应恶劣环境,体内逐渐产生了节约基因,使体内的代谢机制能够充分有效地利用有限的食物,尽量积攒能量。但当食物充足时,"节约基因"不断积攒能量,可使人肥胖,导致胰岛素分泌缺陷和胰岛素抵抗,成为诱发糖尿病的潜在因素之一。

(2)胰岛素抵抗和 β 细胞功能缺陷 胰岛素抵抗(insulin resistance,IR)是指胰岛素作用的靶器官(主要是肝脏、肌肉和脂肪组织)对胰岛素作用的敏感性降低。IR 和胰岛素分泌缺陷(包括两者的相互作用)是 2 型糖尿病发病机制的两个要素,并与动脉粥样硬化性心血管疾病、高血压、血脂异常、中心型肥胖等有关,是代谢综合征(metabolic syndrome,MS)的重要表现之一。当病情发展,机体出现 IR 时胰岛素介导下的骨骼肌、脂肪组织对葡萄糖的摄取、利用或储存的效力减弱,同时肝脏葡萄糖输出增加,导致 β 细胞分泌更多胰岛素以维持代谢正常。但当病情进一步发展,β 细胞功能缺陷,对 IR 无法代偿时,就不能使血糖恢复至正常水平,最终导致 2 型糖尿病。β 细胞功能缺陷主要表现为胰岛素分泌异常。

(3)糖耐量减低和空腹血糖调节受损 糖耐量减低(impaired glucose tolerance,IGT)是葡萄糖不耐受的一种类型。空腹血糖调节受损(impaired fasting glycaemia,IFG)指一类非糖尿病性空腹血糖异常,其血糖浓度高于正常,但低于糖尿病的诊断值。IGT 和 IFG 均代表正常葡萄糖稳态和糖尿病高血糖之间的中间代谢状态,表明其调节(或稳态)受损。目前认为 IGT 和 IFG 均为糖尿病的危险因素,是发生心血管病的危险标志。

(4)临床糖尿病 此期血糖增高,并达到糖尿病的诊断标准。但可无任何症状,或逐渐出现代谢紊乱症状或糖尿病症状。

【病理生理】

糖尿病时,葡萄糖在肝、肌肉和脂肪组织的利用减少以及肝糖输出增多是发生高血糖的主要原因。而在糖尿病发生发展过程中出现的高血糖和脂代谢紊乱可进一步降低胰岛素敏感性和损伤胰岛 β 细胞功能,分别称为葡萄糖毒性(glucotoxicity)和脂毒性(lipotoxicity)。

由于胰岛素不足,脂肪组织摄取葡萄糖及从血浆移除三酰甘油减少,脂肪合成减少。脂蛋白脂酶活性降低,血游离脂肪酸(free fatty acids,FFA)和三酰甘油浓度升高。

近来的研究认为,"脂毒性"有可能是糖尿病及其并发症的原发性病理生理变化。因脂代谢紊乱,血循环中 FFA 浓度过高及非脂肪细胞(主要是肌细胞、肝细胞、胰岛 β 细胞)内脂质含量过多,导致胰岛素抵抗的发生以及引起胰岛 β 细胞的脂性凋亡和分泌胰岛素功能缺陷。此外,在胰岛素极度缺乏时,脂肪组织动员分解增加,产生大量酮体,若超过机体对酮体的氧化利用能力,酮体就会堆积形成酮症或发展为酮症酸中毒。

【临床表现】

1. 1 型糖尿病　多在 30 岁以前的青少年期起病,起病急,症状明显,有自发酮症倾向。某些成年 1 型糖尿病患者早期临床表现不明显,甚至可能无须胰岛素治疗,称为成人隐匿性自身免疫性糖尿病(latent autoimunun diabetes in adults,LADA)。1 型糖尿病患者一般很少肥胖,但肥胖也不能排除本病可能,同时胰岛 β 细胞抗体一般呈阳性。

2. 2 型糖尿病　多发生在 40 岁以上成年人和老年人,但近年来发病趋向低龄化,尤其在发展中国家,儿童发病率上升。患者多肥胖,体重指数常高于正常。起病缓慢,部分患者可长期无代谢紊乱症状,常在体检发现高血糖。随着病程进展可出现各种急慢性并发症。通常此型患者还有代谢综合征表现及家族史。

(一) 代谢紊乱症候群

1. 多尿、多饮、多食和体重减轻　由于血糖升高引起渗透性利尿导致尿量增多;而多尿导致失水,使患者口渴而多饮水。由于机体不能利用葡萄糖,且蛋白质和脂肪消耗增加,引起消瘦、疲乏、体重减轻。为补充糖分,维持机体活动,患者常易饥多食。故糖尿病的临床表现常被描述为"三多一少",即多饮、多食、多尿、体重减轻。

2. 皮肤瘙痒　由于高血糖及末梢神经病变导致皮肤干燥和感觉异常,患者常有皮肤瘙痒。女性患者可因尿糖刺激局部皮肤,出现外阴瘙痒。

3. 其他症状　四肢酸痛、麻木、腰痛、性欲减退、阳痿不育、月经失调、便秘、视力模糊等。

考点:临床表现及并发症。

(二) 并发症

1. 糖尿病急性并发症

(1) 糖尿病酮症酸中毒(diabetic ketoacidosis,DKA)　糖尿病代谢紊乱加重时,脂肪动员和分解加速,大量脂肪酸在肝脏经 β 氧化产生大量乙酰乙酸、β-羟丁酸和丙酮,三者统称为酮体。血清酮体积聚超过肝外组织的氧化能力时,血酮体升高,称酮血症,尿酮体排出增多称为酮尿,临床上统称为酮症。而乙酰乙酸和 β-羟丁酸均为较强的有机酸,大量消耗体内储备碱,若代谢紊乱进一步加剧,血酮继续升高,超过机体的处理能力时,便发生代谢性酸中毒,称为糖尿病酮症酸中毒。出现意识障碍时则称为糖尿病酮症酸中毒昏迷,为内科急症之一。

诱因:1 型糖尿病患者有自发 DKA 倾向。2 型糖尿病患者在一定诱因作用下也可发生 DKA,常见诱因有感染、胰岛素治疗不适当减量或治疗中断、饮食不当、妊娠、分娩、创伤、麻醉、手术、严重刺激引起应激状态等,有时可无明显诱因。另有 20%~30% 的患者发病时无糖尿病病史。

临床表现:多数患者在发生意识障碍前感到疲乏、四肢无力、"三多一少"症状加重;随后出现食欲减退、恶心、呕吐,常伴头痛、嗜睡、烦躁、呼吸深快有烂苹果味(丙酮味)。随着病情进一步发展,出现严重失水、尿量减少、皮肤弹性差、眼球下陷、脉细速、血压下降、四肢厥冷。晚期各种反射迟钝甚至消失,患者出现昏迷。部分患者以DKA为首发表现,感染等诱因的表现可被DKA的表现所掩盖。少数表现为腹痛等急腹症表现。

(2)高血糖高渗状态(hyperglycemic hyperosmolar status,HHS) 以严重高血糖、高血浆渗透压、脱水为特点,无明显酮症酸中毒,常有不同程度的意识障碍和昏迷。多见于50~70岁的老人,男女发病率相似,约2/3患者发病前无糖尿病病史或仅为轻症。常见诱因有感染、急性胃肠炎、胰腺炎、脑卒中、严重肾疾患、血液或腹膜透析、静脉内高营养、不合理限制水分,以及某些药物如糖皮质激素、免疫抑制剂、噻嗪类利尿药物的应用等;少数因病程早期未确诊糖尿病而输入葡萄糖液,或因口渴而大量饮用含糖饮料等诱发。起病缓慢,常先有多尿、多饮,但多食不明显,或反而食欲减退;失水随病程进展逐渐加重,晚期尿少甚至尿闭,就诊时常严重脱水、休克,但无酸中毒样深大呼吸。与DKA相比,失水更严重,神经精神症状更突出,表现为嗜睡、幻觉、定向力障碍、偏盲、偏瘫等,最后陷入昏迷。

(3)感染 疖、痈等皮肤化脓性感染多见,可致败血症或脓毒血症。足癣、甲癣、体癣等皮肤真菌感染也较常见,女性患者常并发真菌性阴道炎。肺结核发病率高,进展快,易形成空洞。肾盂肾炎和膀胱炎常见,尤其多见于女性,常反复发作,可转为慢性肾盂肾炎。

(4)低血糖 一般将血糖≤2.8 mmol/L作为低血糖的诊断标准,而糖尿病患者血糖值≤3.9 mmol/L就属于低血糖范畴,但因个体差异,有的患者血糖不低于此值也可出现低血糖症状。低血糖有2种临床类型,即空腹低血糖和餐后(反应性)低血糖。前者主要见于胰岛素过多或胰岛素拮抗激素缺乏等,如口服磺脲类药物、使用外源性胰岛素、高胰岛素血症、胰岛素瘤等。后者多见于2型糖尿病初期餐后胰岛素分泌高峰延迟,大多数发生在餐后4~5 h,尤以单纯进食碳水化合物时为著,以及见于功能性疾病如倾倒综合征、胃肠外营养治疗等。因此,低血糖可作为糖尿病的并发症或伴发症。

低血糖临床表现呈发作性,发作时间、频率随病因不同而异,具体可分为两类:①自主(交感)神经过度兴奋表现,多有肌肉颤抖、心悸、出汗、饥饿感、软弱无力、紧张、焦虑、流涎、面色苍白、心率加快、四肢冰冷等。老年糖尿病患者由于常有自主神经功能紊乱而掩盖交感神经兴奋表现,导致症状不明显,特别应注意观察夜间低血糖症状的发生。②脑功能障碍表现,初期为精神不集中、思维和语言迟钝、头晕、嗜睡、视物不清、步态不稳,后可有幻觉、躁动、易怒、性格改变、认知障碍,严重时发生抽搐、昏迷。

2. 糖尿病慢性并发症 各种并发症可单独出现或以不同组合同时或先后出现,也可在诊断糖尿病前就已存在,是糖尿病主要并发症。与非糖尿病人群相比,由于并发症的存在,糖尿病人群所有原因的死亡率增加1.5~2.7倍。

(1)糖尿病大血管病变(diabetic macroangiopathy) 是糖尿病最严重而突出的并发症,患病率比非糖尿病人群高,发病年龄较轻,病情进展快,这与糖尿病的糖代谢和脂质代谢异常有关,主要表现为动脉粥样硬化。大、中动脉粥样硬化主要侵犯主动脉、冠状动脉、大脑动脉、肾动脉和肢体外周动脉等,引起冠心病、缺血性或出血性脑血管病、肾动脉硬化、肢体外周动脉硬化等。肢体外周动脉粥样硬化常以下肢动脉病变为主,表现为下肢疼痛、感觉异常和间歇性跛行,严重供血不足可致肢体坏疽。

(2)糖尿病微血管病变(diabetic microangiopathy) 微血管病变是糖尿病的特异性并发症。发病机制复杂,微循环障碍、微血管瘤形成和微血管基底膜增厚是其典型改变。病变主要发生在视网膜、肾、神经、心肌组织,尤以肾脏和视网膜病变最为重要。

糖尿病肾病(diabetic nephropathy):多见于糖尿病病史超过10年者,也是1型糖尿病患者的主要死亡原因。其病理改变有3种类型,结节性肾小球硬化型病变、弥漫性肾小球硬化型病变(最常见,对肾功能影响最大)、渗出性病变。其发生发展分为5期,常与肾小球硬化和间质纤维化并存。Ⅰ、Ⅱ期仅有肾本身的病理改变;Ⅲ期开始出现微量清蛋白尿;Ⅳ期尿蛋白逐渐增多,可伴有水肿和高血压,肾功能减退;Ⅴ期出现明显的尿毒症症状。

糖尿病视网膜病变(diabetic retinopathy):多见于糖尿病病程超过10年者,是糖尿病患者失明的主要原因之一。按眼底改变分为6期2类,Ⅰ、Ⅱ、Ⅲ期为背景性视网膜期,出现微血管瘤、出血、硬性渗出物,之后出现棉絮状软性渗出物;Ⅳ、Ⅴ、Ⅵ期为增殖性视网膜病变,出现新生毛细血管和玻璃体积血,机化物形成,最后视网膜剥离而失明。除视网膜病变外,糖尿病还可引起黄斑病、白内障、青光眼、屈光改变、虹膜睫状体病变等。

其他:糖尿病心脏微血管病变和心肌代谢紊乱可引起心肌广泛灶性坏死等,称糖尿病心肌病,可诱发心力衰竭、心律失常、心源性休克和猝死。

(3)糖尿病神经病变(diabetic neuropathy) 发生机制涉及大血管、微血管病变,免疫机制以及生长因子不足等。以周围神经病变最常见,通常为对称性,下肢较上肢严重,病情进展缓慢。患者常先出现肢端感觉异常,如袜子或手套状分布,伴麻木、烧灼、针刺感或如踏棉垫感,有时伴痛觉过敏;随后有肢体疼痛,呈隐痛、刺痛、夜间及寒冷季节加重;后期累及运动神经,可有肌力减弱以至肌萎缩和瘫痪;糖尿病患者自主神经损害也较常见,并可较早出现。临床表现为瞳孔改变、排汗异常、排空延迟、腹泻或便秘等胃肠功能紊乱。以及尿潴留、尿失禁、阳痿等。

(4)糖尿病足(diabetic foot,DF) 指与下肢远端神经异常和不同程度的周围血管病变相关的足部(踝关节或踝关节以下)感染、溃疡和(或)深层组织破坏。根据病因,可分为神经性、缺血性和混合性三类。其主要临床表现为足部溃疡与坏疽(图7-2),是糖尿病患者截肢、致残的主要原因之一。部分DF还可能出现Charcot关节病(图7-3)。

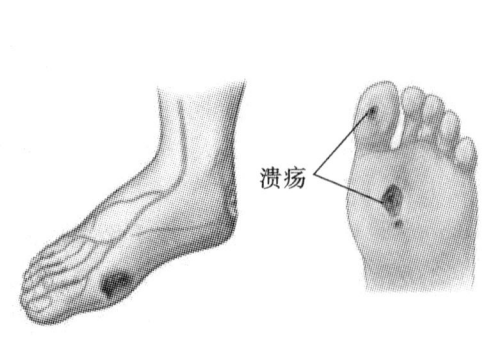

图7-2 糖尿病足示意

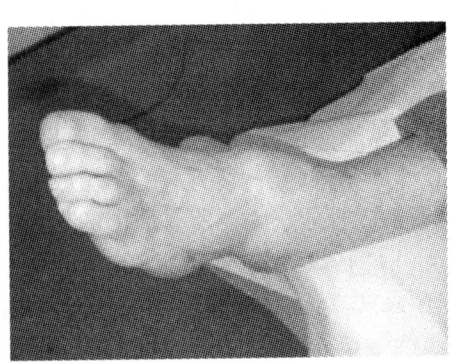

图7-3 Charcot关节病

DF常见的诱因有趾间或足部皮肤瘙痒而搔抓致皮肤溃破、水疱破裂、烫伤、碰撞伤、修脚损伤及新鞋磨破伤等；自觉症状有冷感、酸麻、疼痛、间歇性跛行(intermittent claudication)、临床通常采用Wagner分级法对DF的严重程度进行分级：0级为有发生足溃疡的危险因素，目前无溃疡；1级为表面溃疡，临床上无感染；2级为较深的溃疡，常有软组织炎，无脓肿或骨的感染；3级为深度感染，伴有骨组织病变或脓肿；4级为局限性坏疽；5级为全足坏疽。

【实验室及其他检查】

糖尿病的临床诊断应依据静脉血浆血糖而不是毛细血管血的血糖检测结果。若无特殊提示，文中所提到的血糖均为静脉血浆葡萄糖水平值。

血糖的正常值和糖代谢异常的诊断切点主要依据血糖值与糖尿病特有的慢性并发症(糖尿病视网膜病变)和糖尿病发生风险的关系来确定。

1. 尿糖测定　尿糖受肾糖阈的影响。尿糖阳性只提示血糖值超过肾糖阈(大约10 mmol/L)，尿糖阴性不能排除糖尿病可能。如并发肾脏疾病时，肾糖阈升高，虽然血糖升高，但尿糖阴性；而妊娠期肾糖阈降低时，虽然血糖正常，尿糖可阳性。

2. 血糖测定　血糖是诊断糖尿病的主要依据，也是监测糖尿病病情变化和治疗效果的主要指标。血糖测定的方法有：静脉血葡萄糖测定、毛细血管血葡萄糖测定和24 h动态血糖测定三种。前者用于诊断糖尿病，后两种仅用于糖尿病的监测。24 h动态血糖测定是指通过葡萄糖感应器监测皮下组织间液的葡萄糖浓度而反映血糖水平的监测技术，可以提供全面、连续、可靠的全天血糖信息，了解血糖波动的趋势。发现不易被传统监测方法所测得的高血糖和低血糖。空腹血糖值正常范围为3.9~6.0 mmol/L(70~108 mg/dL)；≥7.0 mmol/L(126 mg/dL)为糖尿病；DKA时血糖多为16.7~33.3 mmol/L(300~600 mg/dL)，有时可达55.5 mmol/L(1 000 mg/dL)以上；糖尿病高渗状态血糖常高至33.3 mmol/L(600 mg/dL)以上，一般为33.3~66.6 mmol/L(600~1 200 mg/dL)。

3. 葡萄糖耐量试验　当血糖值高于正常范围而又未达到诊断糖尿病标准或疑有糖尿病倾向者，需进行葡萄糖耐量试验。有口服葡萄糖耐量试验(oral glucose tolerance test, OGTT)和静脉葡萄糖耐量试验(intravenous glucose toleranct test, IVGTT)两种。①OGTT：见本章第六节"内分泌与代谢性疾病患者常用诊疗技术及护理"。②IVGTT：目前多用于临床研究。

4. 糖化血红蛋白A1(hemoglobin A1; glycosylated hemoglobin, GHbA1)测定　GHbA1为血红蛋白中2条β链N端的缬氨酸与葡萄糖非酶化结合而成，为不可逆反应，其量与血糖浓度呈正相关，可反映取血前8~12周血糖的总水平，以补充空腹血糖只反映瞬时血糖值的不足，成为糖尿病病情控制的监测指标之一。

5. 血浆胰岛素和C-肽测定　主要用于胰岛β细胞功能的评价。C-肽和胰岛素以等分子数从胰岛细胞生成与释放。

6. 其他　①病情未控制的糖尿病患者，可有高三酰甘油、高胆固醇、高密度脂蛋白胆固醇(high density lipoprotein-cholesterol, HDL-C)降低。②DKA时血酮体升高，出现尿酮；CO_2结合力降低，CO_2分压降低，血pH值<7.35；血钾正常或偏低，血钠、血氯降低；血尿素氮和肌酐常偏高；血清淀粉酶和白细胞数也可升高。③糖尿病高渗状态时，血钠可在155 mmol/L；血浆渗透压显著升高达330~460 mmol/L；无或有轻度酮

症;血尿素氮及肌酐升高;白细胞明显升高。④糖尿病足的X射线检查可见足的畸形,下肢多普勒超声检查可见足背动脉搏动减弱或缺失。

【诊断要点】

大多数糖尿病患者,尤其是早期2型糖尿病患者并无明显症状,临床工作中要尽可能早诊断早治疗。典型病例根据"三多一少"症状,结合实验室检查结果可诊断。轻症及无症状者主要依据静脉血葡萄糖检测结果追溯到本病。应注意单纯空腹血糖正常并不能排除糖尿病的可能性,应加测餐后血糖或进行OGTT。目前国际上通用的是1999年由世界卫生组织提出的糖尿病诊断标准。

1. 空腹血浆葡萄糖(fasting plasma glucose,FPG)　FPG 3.9~6.0 mmol/L(70~108 mg/dL)为正常,6.1~6.9 mmol/L(110~125 mg/dL)为空腹血糖受损(IFG),≥7.0 mmol/L(126 mg/dL)考虑为糖尿病。

2. OGTT中2 h血浆葡萄糖(2 hour plasma glucose,2hPG)　2hPG≤7.7 mmol/L(139 mg/dL)为正常,7.8~11.0 mmol/L(140~199 mg/dL)为糖耐量减低(IGT),≥11.1 mmol/L(200 mg/dL)考虑为糖尿病。

3. 糖尿病的诊断标准　见表7-5。

表7-5　糖尿病诊断标准(WHO,1999年)

诊断标准	静脉血葡萄糖水平(mmol/L)
(1)典型糖尿病症状(多饮、多尿、多食、体重下降)+随机血糖	≥11.1
或加上(2)空腹血糖检测或加上	≥7.0
或加上(3)葡萄糖负荷后2 h血糖(2hPG)无糖尿病症状者,需改日重复检查	≥11.1

(摘自2013年《中国2型糖尿病防治指南》)

注:空腹状态指至少8 h没有进食热量;随机血糖指不考虑上次用餐时间,一天中任意时间的血糖,不能用来诊断空腹血糖受损或糖耐量异常。

各种应激情况下可出现血糖暂时升高,不能以此诊断糖尿病,应追踪随访。同时,注意鉴别肾性尿糖,非葡萄糖尿糖,甲亢、胃空肠吻合术后、弥漫性肝病出现的餐后30 min~1 h血糖升高,以及使用激素后出现的一过性高糖等。

考点:治疗要点。

【治疗要点】

糖尿病治疗强调早期、长期、综合治疗及治疗方法个体化的原则。综合治疗包括两个含义:糖尿病教育、饮食治疗、运动锻炼、药物治疗和自我监测五个方面,以及降糖、降压、调脂和改变不良生活习惯四项措施。治疗目标是通过纠正患者不良的生活方式和代谢紊乱,防止急性并发症的发生和降低慢性并发症的风险,提高患者生活质量和保持良好的心理状态。

(一)健康教育

健康教育是重要的基本治疗措施之一,包括糖尿病防治专业人员的培训,医务人员的继续医学教育,患者及其家属和民众的卫生保健教育等,后者尤为重要。应在各级政府和卫生部门领导下,共同参与糖尿病的预防、治疗、教育、保健计划,以自身保健和社区支持为主要内容。良好的健康教育能充分调动患者的主观能动性,使其积极配合治疗,有利于疾病控制达标,防止各种并发症的发生和发展,提高患者的生活质量。

(二)饮食治疗

饮食治疗,即医学营养治疗(medical nutrition therapy, MNT),是所有糖尿病治疗的基础,是糖尿病自然病程中任何阶段预防和控制糖尿病必不可少的措施,也是年长者、肥胖型、少症状轻型患者的主要治疗措施,对重症和1型糖尿病病人更应严格执行饮食计划并长期坚持。饮食治疗的目的是维持理想体重,保证未成年人的正常生长发育,纠正已发生的代谢紊乱,使血糖、血脂达到或接近正常水平。调整饮食并不意味要求患者完全放弃所有饮食习惯及喜好,而是在患者原有的饮食习惯及喜好的基础上帮助其制订合理的、个性化的饮食计划,并鼓励和督促患者坚持执行。详见本节"饮食护理"。

(三)运动疗法

运动在2型糖尿病的管理中占有重要的地位和意义,适当的运动有利于减轻体重,提高胰岛素敏感性,改善血糖和脂代谢紊乱,还可减轻患者的压力和紧张情绪。因此坚持有规律的运动是控制糖尿病的基本措施。运动治疗的原则是因人而异,量力而为,循序渐进,持之以恒。详见本节"运动锻炼"。

(四)药物治疗

1. 口服药物治疗　口服降糖药分类较多,按照其作用机制不同可分为促胰岛素分泌剂(磺脲类、非磺脲类药物和DPP-4抑制剂)、增加胰岛素敏感性药物(双胍类和胰岛素增敏剂)和延缓葡萄糖肠道吸收速度的药物(α葡萄糖苷酶抑制剂)。

(1)促胰岛素分泌剂

磺脲类(sulfonylureas,SUs):作用于胰岛素β细胞表面的受体促进胰岛素释放。降血糖作用有赖于尚存在30%以上有功能的胰岛β细胞。常用的有格列苯脲(优降糖)、格列吡嗪(美吡达、灭糖脲、灭特尼)、格列齐特(达美康)、格列喹酮(糖适平)、格列吡嗪控释片(瑞易宁)、格列美脲(亚莫利)等。治疗应从小剂量开始,根据尿糖和(或)血糖测定结果,按治疗需要每数天增加剂量1次,或改为早、晚餐前2次服药。年老者宜尽量用短、中效药物,以减少低血糖的发生。磺脲类作为单药治疗主要应用于新诊断的2型非肥胖糖尿病,用饮食和运动控制血糖不理想时。年龄>40岁、病程<5年、空腹血糖<10 mmol/L时效果较好。1型糖尿病、单纯饮食运动治疗血糖已能控制的轻型糖尿病患者、高胰岛素血症、有急性并发症的患者或有严重慢性并发症或急性感染拟行大手术的患者、儿童糖尿病、孕妇、对该类药物中任何成分过敏者、肝肾功能障碍、白细胞减少者等不宜选择。

非磺脲类:如瑞格列奈(诺和龙)和那格列奈,作用机制是直接刺激胰岛β细胞分泌胰岛素,可改善早相胰岛素分泌,降糖作用快而短,主要用于控制餐后高血糖。当血糖水平在3~10 mmol/L时才有刺激作用。较适合于2型糖尿病早期餐后高血糖阶段或以餐后高血糖为主的老年患者。禁忌证同磺脲类。于餐前或进餐时口服,不进餐不服药。

DPP-4抑制剂:通过抑制DPP-4而减少GLP-1在体内的失活增加GLP-1在体

内的水平。GLP-1以葡萄糖浓度依赖的方式增强胰岛素分泌,抑制胰高血糖素分泌。目前在国内上市的DPP-4抑制剂为西格列汀、沙格列汀和维格列汀。包括我国2型糖尿病患者在内的临床试验显示西格列汀可使HbA1c降低1.0%。单独使用DPP-4抑制剂不增加低血糖发生的风险,也不增加体重。

(2)增加胰岛素敏感性药物

双胍类:此类药物可增加肌肉等外周组织对葡萄糖的摄取和利用,加速无氧糖酵解,抑制糖原异生及糖原分解,降低过高的肝糖输出,并改善胰岛素敏感性,减轻胰岛素抵抗,是肥胖或超重的2型糖尿病患者的一线药物,并可能有助于延缓或改善糖尿病血管并发症,可单用或联合其他药物。肝肾功能减退、高热、慢性胃肠病、合并严重感染等不宜使用该药,1型糖尿病也不宜单独使用本药。80岁以上患者应禁用,以防止发生乳酸酸中毒;准备做静脉注射碘造影剂检查的患者应暂停服用。常用药物有二甲双胍和格华止。二甲双胍通常每天剂量为500~1 500 mg,分2~3次口服,最大剂量不超过每天2 g。

噻唑烷二酮(thiazolinedione,TZD):也称格列酮类,主要作用是增强靶组织对胰岛素的敏感性,减轻胰岛素抵抗。近年发现它还可改善胰岛β细胞功能。可单独或与其他降糖药物合用治疗2型糖尿病患者,尤其是肥胖、胰岛素抵抗明显者。目前临床不作为2型糖尿病的一线用药,有心力衰竭倾向和肝病者慎用,65岁以上老人禁用;1型糖尿病、孕妇和儿童慎用。有罗格列酮和吡格列酮两种制剂。罗格列酮用量为4~8 mg/d,每天1次或分2次口服;吡格列酮15~30 mg,每天1次口服。

α葡萄糖苷酶抑制剂:通过抑制小肠黏膜上皮细胞表面的α葡萄糖苷酶而延缓碳水化合物的吸收,降低餐后高血糖。但饮食成分中应有一定量糖类该药才能发挥作用。可作为2型糖尿病一线药物,尤其适用于空腹血糖正常(或偏高)而餐后血糖明显升高者。可单独用或与SUs、双胍类合用。对肝肾功能不全者慎用,不宜用于胃肠功能紊乱者,孕妇和儿童。有阿卡波糖(拜糖平)、伏格列波糖(倍欣)2种制剂。阿卡波糖每次50 mg,3次/d;伏格列波糖每次0.2 mg,3次/d。

2. 胰岛素治疗

(1)适应证 ①1型糖尿病。②糖尿病伴急、慢性并发症者或处于应激状态,如急性感染、创伤、手术前后,妊娠合并糖尿病和消耗性疾病者。③2型糖尿病患者经饮食、运动、口服降糖药物治疗血糖控制不满意者,β细胞功能明显减退者。

(2)制剂类型 胰岛素制剂一般为皮下或静脉注射液体,按作用快慢和维持作用时间长短,可分为速效、短效、中效、长效、预混胰岛素五类。几类制剂的特点见表7-6。速效和短效主要控制一餐后高血糖;中效胰岛素主要控制两餐后高血糖,以第二餐为主;长效胰岛素主要提供基础水平胰岛素;预混胰岛素为速效或短效与中效胰岛素的混合制剂。

另外,根据胰岛素的来源不同还可将其分为:动物胰岛素(猪、牛)、基因重组人胰岛素和胰岛素类似物3种。人胰岛素(如低精蛋白胰岛素、精蛋白锌胰岛素)比动物来源的胰岛素(如普通胰岛素)更少引起免疫反应。胰岛素类似物(如门冬胰岛素、赖脯胰岛素、甘精胰岛素)比人胰岛素更符合生理胰岛素分泌及作用模式。

目前市场上还出现了胰岛素吸入剂,有经肺、口腔黏膜和鼻腔黏膜吸收3种方式,但其作用效果有待观察。

(3) 使用原则和方法

使用原则：胰岛素剂量取决于血糖水平、β细胞功能缺陷程度、胰岛素抵抗程度、饮食和运动状况等。一般从小剂量开始，根据血糖水平逐渐调整。应力求模拟生理性胰岛素分泌模式，包括持续基础分泌和进餐后胰岛素追加分泌两种。

使用方法：①联合用药，胰岛素+磺脲类或双胍类或α葡萄糖苷酶抑制剂。②常规胰岛素治疗，早餐和晚餐前各注射1次混合胰岛素或早餐前用混合胰岛素，睡前用中效胰岛素。常用于2型糖尿病患者。③强化治疗，1型糖尿病或新诊断的2型糖尿病或2型糖尿病后期患者提倡早期使用胰岛素强化治疗，在短时间内把血糖控制在正常范围，这样可以改善高糖毒性，保护胰岛B细胞功能，但应注意低血糖反应。2岁以下幼儿、老年患者、已有晚期严重并发症者不宜采用。常用的强化治疗方案有2种，一种是每天多次注射胰岛素，胰岛素皮下注射，3~4次/d；另一种是持续皮下胰岛素输注(continuous subcutaneous insulin infusion,CSII)也称胰岛素泵，是一种更为完善的强化胰岛素治疗方式，以基础量和餐前追加量的形式，模拟生理胰岛素的持续基础分泌和餐时释放，保持体内胰岛素维持在一个基本水平，保证患者正常的生理需要。

表7-6 胰岛素制剂类型及作用时间

作用类别	制剂类别	皮下注射作用时间(h)		
		开始	高峰	持续
速效	门冬胰岛素 赖脯胰岛素	15 min	0.5~1	2~5
短效	普通胰岛素	0.5	2~4	6~8
中效	低精蛋白胰岛素(NPH) 慢胰岛素锌混悬液	1.5	4~12	16~24
长效	精蛋白锌胰岛素 特慢胰岛素锌混悬液 甘精胰岛素 地特胰岛素	3~4	14~24	24~36
预混	优泌林30R,诺和灵30,50R	0.5	2~12	16~24
	优泌乐25,50	15 min	0.5~1.5	15
	诺和锐30	15 min	1~4	24

(4) 注意事项 ①一部分1型糖尿病患者在胰岛素治疗后一段时间内病情部分或完全缓解，胰岛素剂量可减少或完全停用，称为"糖尿病蜜月期"，通常持续数周或数月，此期应密切关注血糖。②当从动物胰岛素改为人胰岛素或胰岛素类似物时，发生低血糖的危险性增加，应密切观察。③胰岛素制剂类型、种类、注射技术和部位、患者反应差异性、胰岛素抗体形成等均可影响胰岛素起效时间、作用强度和维持时间。④采用强化治疗方案后，可能出现空腹血糖高，其原因是夜间胰岛素作用不足，导致"黎明现象"或"Somogyi效应"。"黎明现象"是指夜间血糖控制良好，仅黎明短时间

内出现高血糖,可能由于清晨皮质醇、生长激素等胰岛素拮抗激素增多所致。出现黎明现象的患者应该增加睡前胰岛素的用量。"Somogyi 效应"是指夜间低血糖未发现,导致体内胰岛素拮抗激素分泌增加,进而发生低血糖后反跳性高血糖。出现 Somogyi 效应的患者应该减少睡前胰岛素的用量或改变剂型,睡前适量加餐。夜间多次(0、3、6 时)血糖测定有助于鉴别晨起高血糖的原因。

3. 胰升糖素样多肽 1 类似物　胰升糖素样多肽 1(glucagon-like peptide 1, GLP-1)由肠道 L 细胞分泌,主要作用是通过刺激胰岛 β 细胞分泌胰岛素、抑制胰高血糖素分泌、改善外周组织对胰岛素的敏感性、延缓胃内容物排空和抑制食欲,使 2 型糖尿病患者血糖降低。此外,GLP-1 还可以促使胰岛 β 细胞增殖,减少凋亡,增加胰岛 β 细胞的数量。但 GLP-1 在体内迅速被二肽基肽酶 Ⅳ(DPP-Ⅳ)降解而失去活性。临床多采用长效 GLP-1 类似物或 DPP-Ⅳ 抑制剂来延长其作用时间,给药方式为注射给药。

(五)人工胰

人工胰由血糖感受器、微型电子计算机和胰岛素泵组成。葡萄糖感受器能敏感地感知血糖浓度的变化,将信息传给电子计算机,指令胰岛素泵输出胰岛素,模拟胰岛 β 细胞分泌胰岛素模式。

(六)胰腺和胰岛细胞移植

治疗对象主要为 1 型糖尿病患者,目前尚局限于伴终末期肾病的患者。但胰腺移植因其复杂的外分泌处理和严重并发症而受到限制,尚处在临床实验阶段。

(七)手术治疗

2009 年美国糖尿病学会在 2 型糖尿病治疗指南中正式将代谢手术列为治疗肥胖症伴 2 型糖尿病患者的措施之一。

(八)糖尿病急性并发症的治疗

1. 糖尿病酮症酸中毒的治疗　对于早期酮症患者,仅需给予足量短效胰岛素及口服液体,严密观察病情,定期复查血糖血酮,调节胰岛素剂量。对于出现昏迷的患者应立即抢救,具体措施如下:

(1)补液　输液是抢救 DKA 的首要和关键措施。只有在组织灌注得到改善后,胰岛素的生物效应才能充分发挥。补液通常使用生理盐水,补液量和速度视失水程度而定。如患者无心力衰竭,开始时补液速度应快,在 2 h 内输入 1 000 ~ 2 000 mL,以便迅速补充血容量,改善周围循环和肾功能。以后根据血压、心率、尿量、末梢循环、中心静脉压等决定输液量和速度。第 2 ~ 6 h 输 1 000 ~ 2 000 mL,第 1 个 24 h 输液总量 4 000 ~ 6 000 mL,严重失水者可达 6 000 ~ 8 000 mL。如治疗前已有低血压或休克,应输入胶体溶液并进行抗休克处理。

(2)小剂量胰岛素治疗　即每小时每千克体重 0.1 U 的短效胰岛素加入生理盐水中持续静脉滴注或静脉泵入,以达到血糖快速、稳定下降而又不易发生低血糖反应的效果,同时还能抑制脂肪分解和酮体产生。血糖下降速度一般以每小时 3.9 ~ 6.1 mmol/L(70 ~ 110 mg/dL)为宜,每 1 ~ 2 h 复查血糖,如在补液量充足的情况下血糖下降幅度小于治疗前血糖水平的 30% 或反而升高,胰岛素剂量可加倍。当血糖降至 13.9 mmol/L(200 mg/dL)时,改输 5% 葡萄糖注射液并加入短效胰岛素(按每 2 ~

4 g 葡萄糖加 1 U 胰岛素计算),此时仍需 4~6 h 复查血糖,调节液体中胰岛素比例。尿酮体消失后,根据患者尿糖、血糖及进食情况调节胰岛素剂量或改为每 4~6 h 皮下注射胰岛素 1 次,待病情稳定后再恢复平时的治疗。

(3)纠正电解质及酸碱平衡失调　根据治疗前血钾水平及尿量决定补钾时间、补钾量及速度。①治疗前血钾水平高于正常(≥6.0 mmol/L)或无尿时则暂缓补钾。如治疗前血钾正常,每小时尿量在 40 mL 以上,可在输液和胰岛素治疗的同时即开始补钾;如患者有肾功能不全,治疗前血钾水平高于正常(≥6.0 mmol/L)或无尿时则暂缓补钾。在整个治疗过程中需定时监测血钾水平,并结合心电图、尿量,调整补钾量和速度。病情恢复后,仍需继续口服补钾数天。②轻、中度酸中毒经充分静脉补液及胰岛素治疗后可纠正,无须补碱。pH 值≤7.0 的严重酸中毒者应小剂量的等渗碳酸氢钠(1.25%~1.40%)静脉输入,但补碱不宜过多过快,以避免诱发或加重脑水肿。同时,补碱后需监测动脉血气分析。

(4)防治诱因和处理并发症　包括休克、严重感染、心力衰竭、心律失常、肾衰竭、脑水肿、急性胃扩张等。

2.高血糖高渗状态的治疗　治疗基本同 DA 严重失水时,24 h 补液量可达到 600~1 000 mL。病情许可时,建议配合管喂或口服温开水,每 2 h 1 次,每次 200 mL,当血糖降至 16.7 mmol/L(300 mg/dL)时,即可改用 5% 葡萄糖注射液并加入普通胰岛素控制血糖。一般不补碱,并积极消除诱因和治疗并发症。病情稳定后根据患者血糖、尿糖及进食情况给予皮下注射胰岛素,然后转为常规治疗。

3.低血糖的治疗　反复发生低血糖或较长时间的低血糖昏迷可引起脑部损伤,一旦确定患者发生低血糖,应尽快补充糖分,解除脑细胞缺糖症状。神志清醒者,可给予含 15~20 g 糖的糖水、含糖饮料或饼干、面包等,葡萄糖为佳;15 min 后测血糖如仍低于 3.9 mmol/L,再给予含 15 g 糖的食物一份。如病情重,神志不清者,应立即给予静脉注射 50% 葡萄糖注射液 20 mL,15 min 后测血糖如仍低于 3.9 mmol/L,,继续给予 50% 葡萄糖注射液 60 mL 葡萄糖液静脉注射,或静脉滴注 10% 葡萄糖注射液。昏迷患者清醒后,或血糖升至 3.9 mmol/L 以上但距下次就餐时间在 1 h 以上者,应进食含淀粉或蛋白质食物,以防再度昏迷。并且应继续监测血糖 24~48 h,同时注意低血糖诱发的心脑血管疾病等。

(九)糖尿病慢性并发症的治疗

1.糖尿病足的治疗

(1)全身治疗　严格控制血糖、血压、血脂。改善全身营养状况和纠正水肿等。

(2)神经性足溃疡的治疗　处理的关键是彻底清创、引流、保湿、减轻压力、促进肉芽组织生长、促进上皮生长和创面愈合。适当的治疗可以使 90% 的神经性溃疡愈合。

(3)缺血性病变的处理　对轻度缺血或没有手术指征者,可以采取内科保守治疗,静脉输入扩血管和改善血液循环的药物。如患者有严重的周围血管病变,应尽可能行血管重建手术,如血管置换、血管成形或血管旁路术、血管腔内介入治疗。只有当患者出现足部坏疽且在休息时有疼痛,或病变广泛不能通过血管重建手术改善者,才考虑截肢。

(4)感染的治疗　有骨髓炎和深部脓肿者,必须早期切开排脓减压,彻底引流,切除坏死组织、不良肉芽、死骨等。

2. 其他糖尿病慢性并发症的治疗　定期进行各种慢性并发症的筛查,以便早期诊断处理。防治策略是全面控制危险因素,包括积极控制血糖、血压、血脂,抗血小板治疗,控制体重,戒烟和改善胰岛素敏感性等。

（1）糖尿病高血压、血脂紊乱和大血管病变　治疗原则与非糖尿病患者相似,但要求更为严格。血压应控制在130/80 mmHg以下;如24 h尿蛋白大于1 g,血压控制应低于125/75 mmHg,低密度脂蛋白的目标值为<2.6 mmol/L(100 mg/dL)。

（2）糖尿病肾病　早期筛查微量蛋白尿及评估GFR。尽早应用ACEI或血管紧张素Ⅱ受体阻滞剂(ARB)减少蛋白质摄入量,对早期肾病及肾功能不全的防治均有利。临床肾病期(Ⅳ期)即要开始低蛋白饮食,GFR下降后加用复方α-酮酸。同时应尽早给予促红细胞生成素(EPO)纠正贫血,并尽早透析治疗,注意残余肾功能的保存。

（3）糖尿病视网膜病变　应定期检查,必要时尽早使用激光光凝治疗。

（4）糖尿病周围神经病变　尚缺乏有效治疗方法,通常在综合治疗的基础上,采用多种维生素及对症治疗可改善症状。

(十)妊娠糖尿病的治疗

妊娠对糖尿病及糖尿病对孕妇和胎儿均有复杂的相互影响。如妊娠早期呕吐易导致低血糖;妊娠中晚期胰岛素拮抗激素如催乳素分泌增多易导致DKA;分娩后多种胰岛素拮抗因素消失易导致低血糖。胎儿则容易出现畸形、流产、巨大儿、生长迟缓、新生儿低血糖等。因此,妊娠期糖尿病病情控制至关重要。

一般妊娠糖尿病患者血糖波动较糖尿病合并妊娠患者轻,多数患者经严格的饮食及运动治疗,可使血糖得到满意控制。仅单纯饮食运动控制不佳者可采用短效和中效胰岛素治疗,忌用口服降糖药物。饮食治疗原则同非妊娠者,尽可能选择低血糖指数(glycemic index,GI)碳水化合物,少量多餐。整个妊娠期间均应监测血糖、血压、肾功能情况、胎儿的生长发育及成熟情况。由于孕36周前早产婴死亡率较高,3周后胎儿宫内死亡率增高,因此妊娠32~36周时宜住院治疗直至分娩,必要时进行引产或剖宫产。产后要注意新生儿低血糖症的预防和处理,以及产妇胰岛素用量的调整。

【常用护理诊断/问题、措施及依据】

(一)营养失调:低于或高于机体需要量

与胰岛素分泌或作用缺陷有关。

1. 饮食护理

（1）计算总热量　患者应注意控制总热量,即患者每天应摄取的食物的总量。计算应根据患者年龄、性别、标准体重、实际体重、有无并发症及体力活动情况而定。每天总热量的计算方法如下:

计算自己的标准(理想)体重:①简易法,标准体重=身高(cm)-105。②体重指数(BMI)法,目前国际多用此法来评估患者,BMI (kg/m^2)=体重(kg)÷[身高(m^2)]。

确定体重是否为标准体重有2种方法:①肥胖度(或消瘦度)=（实际体重-标准体重)/标准体重×100%;实际体重超过标准体重的10%为超重,超过20%为肥胖,超过40%为重度肥胖。实际体重低于标准体重10%为体重不足,低于20%为消瘦。②中国成年人BMI 18.5~24.0为正常;<18.5为体重过轻,>28.0为肥胖。根据自己的活动量选择热量级别(表7-7)。

表7-7 不同体力劳动的热量需求表[单位:kcal/(kg·d)]

体型	卧床	轻体力	中体力	重体力
肥胖/超重	15	20~25	30	35
正常	15~20	25~30	35	40
消瘦	20~25	35	40	45~50

注:1 cal=4.2 J

成人热量计算:每天需要的热量=标准体重×热量级别(注意按标准体重,而不是实际体重计算)。

(2)食物的组成和分配

食物组成:总的原则是高碳水化合物、低脂肪、适量蛋白质和高纤维的膳食。碳水化合物占饮食总热量的50%~60%,提倡用粗制米、面和一定量杂粮。蛋白质含量一般不超过总热量的15%,且至少有1/3来自动物蛋白;成人每天每千克理想体重摄入蛋白质0.8~1.2 g,儿童、孕妇、乳母、营养不良或伴有消耗性疾病者宜增至1.5~2.0 g,伴有糖尿病肾病而肾功能正常者应限制至0.8 g,血尿素氮升高者应限制在0.6 g。脂肪约占总热量30%,饱和脂肪、多不饱和脂肪与单不饱和脂肪的比例应为1:1:1,每天胆固醇摄入量应在340 mg以下。多食含可溶性纤维素高的食物:每天饮食中食用纤维含量40~60 g为宜。

主食的分配:应定时定量,根据患者生活习惯、病情和配合药物治疗的需要进行安排。对病情稳定的2型糖尿病患者可按每天3餐1/5、2/5、2/5,或各按1/3分配;对注射胰岛素或口服降糖药且病情有波动的患者,可每天进食5~6餐,从3次正餐中匀出25~50 g主食作为加餐用。

(3)其他注意事项 ①超重者,忌吃油炸、油煎食物,炒菜宜用植物油,少食动物内脏、蟹黄、虾子、鱼子等含胆固醇高的食物。限制饮酒,每天食盐<6 g。②严格限制各种甜食:包括各种食糖、糖果、甜点心、饼干、水果及各种含糖饮料等。为满足患者甜味的口感,可使用甜味剂,如蛋白糖、木糖醇、甜菊片等。对于血糖控制较好者,可在两餐间或睡前加食含果糖或蔗糖的水果,如苹果、橙子、梨等。③监测体重变化:每周定期测量体重1次。如果体重增加>2 kg,进一步减少饮食总热量;如消瘦患者体重有所恢复,也应适当调整饮食方案,避免体重继续增加。

2.运动锻炼

(1)运动前的准备

全面检查:患者在开始运动治疗前都应彻底筛查潜在的并发症,以确保运动的安全。其内容包括:多点血糖、糖化血红蛋白、血脂、血压、血酮、心电图、眼底、尿常规、下肢血管彩超、足部和关节外形及感觉、神经系统等。

运动前的代谢指标:若空腹血糖≥14 mmol/L,且出现酮体,应避免运动;如血糖>16.7 mmol/L,虽未出现酮体,也应谨慎;如运动前血糖<5.6 mmol/L,应摄入额外的碳水化合物后运动;如收缩压>180 mmHg,也应避免运动。

根据患者实际情况制订运动处方：应考虑患者的年龄、体重、病程、有无并发症，以及患者工作生活特点、文化背景、喜好、以往运动量、社会支持系统等。

健康教育：运动前教会患者如何选择运动方式与强度、运动时间、运动的注意事项等。

(2) 运动锻炼的方式　有氧运动为主，指大肌肉群的运动，是一种节奏型、连续性较强的运动，如散步、快走、慢跑、骑自行车、做广播操、太极拳、球类活动等。最佳运动时间是餐后 1 h（以进食开始计时）。

(3) 运动的方法　合适的运动强度为活动时患者的心率达到个体 60% 的最大耗氧量，简易计算法为：心率 = 170 - 年龄（岁）。活动时间为 30～40 min，包括运动前作准备活动和运动结束时的整理运动时间（达到应有的运动强度后坚持 20～30 min 的运动才能起到降血糖的作用），运动的频率每周至少 150 min（3～4 次/周），可根据患者具体情况逐渐延长，每天 1 次，肥胖患者可适当增加活动次数。用胰岛素或口服降糖药者最好每天定时活动。若有心、脑血管疾患或严重微血管病变者，应按具体情况选择运动方式。

(4) 注意事项　①运动前评估糖尿病的控制情况，根据患者具体情况决定运动方式、时间以及所采用的运动量。②运动不宜在空腹时进行，防止低血糖发生。运动中需注意补充水分，随身携带糖果，当出现低血糖症状时及时食用并暂停运动。在运动中若出现胸闷、胸痛、视力模糊等应立即停止运动，并及时处理。当血糖 >14 mmol/L 时，应减少活动，增加休息。③运动时随身携带糖尿病卡以备急需。④运动后应做好运动日记，以便观察疗效和不良反应。

3. 口服用药的护理　护士应了解各类降糖、降压、降脂药物的作用、剂量、用法、不良反应和注意事项，指导患者正确服用。

(1) 磺脲类药物的护理　协助患者于早餐前半小时服用，严密观察药物的不良反应。最主要的不良反应是低血糖，常发生于老年患者，肝肾功能不全或营养不良者，作用时间长的药物（如格列苯脲和格列苯脲）较易发生，而且持续时间长，停药后可反复发生。少见有肠道反应、皮肤瘙痒、胆汁淤滞性黄疸、肝功能损害、再生障碍性贫血、溶血性贫血、血小板减少等。此外，还应注意水杨酸类、磺胺类、保泰松、利血平、β受体阻滞剂等药物，可增强磺脲类降糖药的作用。而噻嗪类利尿药、呋塞米、依他尼酸（依他尼酸）、糖皮质激素等药物可降低磺胺类降血糖的作用。

(2) 双胍类药物的护理　不良反应有腹部不适、口中金属味、恶心、畏食、腹泻等，严重时发生乳酸血症（服用苯乙双胍常见）。餐中或餐后服药或从小剂量开始可减轻不适症状。

(3) α 葡萄糖苷酶抑制剂类药物的护理　应与第一口饭同时服用，服后常有腹部胀气、排气增多或腹泻等症状。如与胰岛素促泌剂或胰岛素合用可能出现低血糖，其处理应直接给予葡萄糖口服或静脉注射，进食淀粉类食物无效。本品不易与抗酸药、考来烯胺、肠道吸附剂、消化酶制剂合用，因其有可能降低本品作用。

(4) 噻唑烷二酮类药物的护理　此类药物每天服用一次，可在餐前、餐中、餐后任何时间服用，但服药的时间尽可能固定，如果发现食欲不振等情况，立即抽血查 ALP，警惕肝功能损害。密切观察有无水肿、体重增加等不良反应发生，缺血性心血管疾病的风险增高，一旦出现应立即停药。

(5) 选择降糖药物的注意事项 ①肥胖、不良反应、过敏反应、年龄及其他的健康状况,如肾病、肝病可影响药物选择。②联合用药宜采用不同作用机制的降糖药物。③口服降糖药物联合治疗后仍不能有效地控制高血糖,应采用胰岛素与降糖药的联合治疗或单独胰岛素治疗。④三种降糖药物之间的联合应用的安全性和花费-效益比尚有待评估。⑤严重高血糖的患者应首先采用胰岛素降低血糖,减少发生糖尿病急性并发症的危险性。待血糖得到控制后,可根据病情重新制订治疗方案。

4. 使用胰岛素的护理

(1) 胰岛素的注射途径 包括静脉注射和皮下注射两种。注射工具有胰岛素专用注射器(图7-4)、胰岛素笔(图7-5)和胰岛素泵(图7-6)3种。

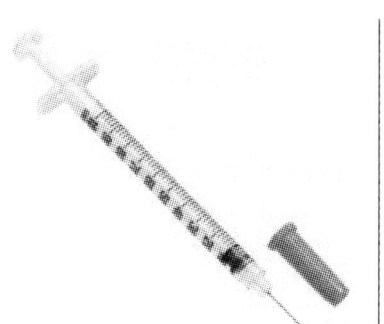

图7-4 胰岛素专用注射器

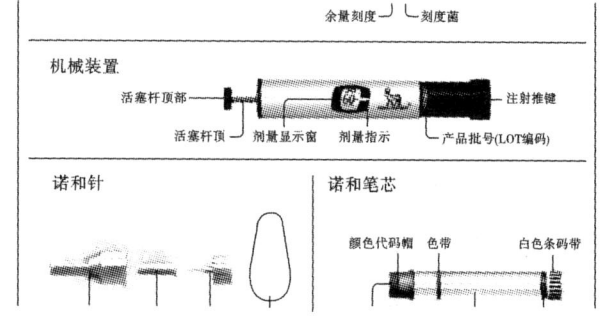

图7-5 胰岛素笔

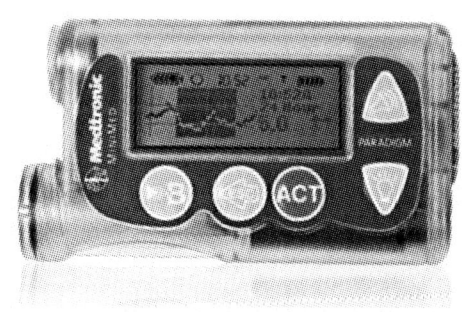

图7-6 胰岛素泵

(2) 使用胰岛素的注意事项

1) 准确用药:熟悉各种胰岛素的名称、剂型及作用特点;准确执行医嘱,按时注射。对于每毫升40 U和100 U两种规格的胰岛素。使用时应注意注射器与胰岛素浓度的匹配。

2) 吸药顺序:长、短效或中、短效胰岛素混合使用时,应先抽吸短效胰岛素,再抽吸长效胰岛素,然后混匀。切不可反向操作,以免将长效胰岛素混入短效内,影响其速效性。

3) 胰岛素的保存:未开封的胰岛素放于冰箱4~8 ℃冷藏保存,正在使用的胰岛素在常温下(不超过28 ℃)可使用28 d,无须放入冰箱,应避免过冷、过热、太阳直晒、剧烈晃动等,否则可因蛋白质凝固变性而失效。

4) 注射部位的选择与更换:胰岛素采用皮下注射时,宜选择皮肤疏松部位。如上臂三角肌、臀大肌、大腿前侧、腹部等。腹部吸收最快,其次分别为上臂、大腿和臀部。如参加运动锻炼,不要选择在大腿、臂部等活动的部位。注射部位要经常更换,长期注射同一部位可能导致局部皮下脂肪萎缩或增生、局部硬结。如在同一区域注射,必须与上1次注射部位相距1 cm以上,选择无硬结的部位,如产生硬结,可用热敷,但要避免烫伤。注射胰岛素时应严格无菌操作,防止发生感染。

5) 注意监测血糖:注射胰岛素患者一般常规监测血糖2~4次/d,如发现血糖波动过大或持续高血糖,应及时通知医生。

6)胰岛素泵的使用:应定期更换导管和注射部位以避免感染及针头堵塞。使用胰岛素笔时要注意笔与笔芯相互匹配,每次注射前确认笔内是否有足够剂量,药液是否变质;另外,每次使用前均应更换针头,注射后将针头丢弃。

(3)胰岛素不良反应的观察及处理 ①低血糖反应:参见本节低血糖的治疗和护理。②过敏反应:表现为注射部位瘙痒,继而出现荨麻疹样皮疹,全身性荨麻疹少见。自人胰岛素广泛在临床应用后,过敏反应发生减少。③注射部位皮下脂肪萎缩或增生:采用多点、多部位皮下注射和及时更换针头可预防其发生。若发生则停止该部位注射后可缓慢自然恢复。④水肿:胰岛素治疗初期可因水钠潴留而发生轻度水肿,可自行缓解。⑤视力模糊:部分患者出现,多为晶状体屈光改变,常于数周内自然恢复。

5.控制血糖、血脂、血压及体重在理想范围 将血糖、血脂、血压、体重控制在理想范围,能显著减少糖尿病大血管病变和微血管病变发生的风险。具体控制标准参见本节糖尿病的控制目标。

(1)血糖自我监测 自我血糖监测(self-monitoring of blood glucose, SMBG)的方案取决于病情、治疗的目标和治疗方案。

1)血糖控制非常差或病情危重而住院治疗者:应每天监测4~7次血糖或根据治疗需要监测血糖,直到血糖得到控制。

2)使用口服降糖药者:可每周监测2~4次空腹或餐后血糖或在就诊前一周内连续监测3 d,每天监测7点血糖(早餐前后、午餐前后、晚餐前后和睡前)。

3)使用胰岛素治疗者:可根据胰岛素治疗方案进行相应的血糖监测:①使用基础胰岛素的患者应监测空腹血糖,根据空腹血糖调整睡前胰岛素的剂量。②使用预混胰岛素者应监测空腹和晚餐前血糖,根据空腹血糖调整晚餐前胰岛素剂量,根据晚餐前血糖调整早餐前胰岛素剂量。③使用餐时胰岛素者应监测餐后血糖或餐前血糖,并根据餐后血糖和下一餐前血糖调整上一餐前的胰岛素剂量。

4)儿童、老人或妊娠期妇女:应该特别加强SMBG。而在某些特殊情况下也应该特别加强监测,如调整药物期间、改变饮食和运动的习惯时、外出旅行时、情绪严重波动时、合并严重感染时、生病期间或处于围手术期时等。

(2)血脂监测 糖尿病患者多数会存在血脂异常,其后果可以增加冠心病和中风的危险,甚至影响其他脏器的功能。糖尿病患者血脂异常常表现为三酰甘油血症、低密度脂蛋白增高,而高密度脂蛋白降低。

(3)血压监测 高血压、高血糖、高血脂三者关系十分密切,护士应指导患者全方位了解自身健康情况。1型糖尿病多在并发肾脏病变后出现高血压,2型糖尿病往往合并原发性高血压。高血压和糖尿病并存时,患心血管疾病的概率估计达50%,心血管病死亡的风险也显著升高。因此,糖尿病患者的血压控制更加严格。

(二)有感染的危险

有感染的危险:与血糖增高、脂代谢紊乱、营养不良、微循环障碍等因素有关。

1.病情监测 注意观察患者体温、脉搏等变化。

2.预防上呼吸道感染 注意保暖,避免与肺炎、上呼吸道感染、肺结核等呼吸道感染者接触。

3.泌尿道的护理 勤用温水清洗外阴部,并擦干。防止和减少瘙痒和湿疹发生。

因自主神经功能紊乱造成的尿潴留,可采用膀胱区热敷、按摩和人工诱导排尿等方法排尿。若需导尿时,应严格执行无菌技术。

4. 皮肤护理　保持皮肤的清洁,勤洗澡、勤换衣,洗澡时水温不可过热,香皂选用中性为宜,内衣以棉质、宽松、透气为好。皮肤瘙痒的患者嘱其不要搔抓皮肤。

5. 口腔护理　每日至少早晚各刷牙1次,使用软毛牙刷,每3个月更换牙刷1次;饭后要漱口,注意防治口腔疾病;每日仔细检查牙龈,观察有无发炎组织;指导龋齿患者及时治疗,充填龋坏的牙齿;重症患者给予特殊口腔护理。

(三)潜在并发症:糖尿病足

1. 评估患者有无糖尿病足的危险因素　①既往有足溃疡史。②有神经病变的症状或体征(如足部麻木,触觉、痛觉减退或消失,足发热,皮肤不出汗,肌肉萎缩、鹰爪样趾,压力点的皮肤增厚或胼胝形成)和(或)缺血性血管病变的体征(如运动引起的腓肠肌疼痛或足发凉、皮肤发亮变薄、足背动脉搏动减弱或消失和皮下组织萎缩)。③严重的足畸形。④其他危险因素,如视力下降、膝、髋或脊柱关节炎,鞋袜不合适等。⑤个人因素,如社会经济条件差、老年人或独居生活、拒绝治疗和护理等。

2. 足部观察与检查　每天检查双足1次,了解足部有无感觉减退、麻木、刺痛感;观察足部皮肤有无颜色、温度改变及足背动脉搏动情况;注意检查趾甲、趾间、足底部皮肤有无胼胝、鸡眼、甲沟炎、甲癣,是否发生红肿、青紫、水疱、溃疡、坏死等损伤。定期做足部保护性感觉的测试,常用尼龙单丝(Semmes-Weinstein Monofilament,SWM)测试,及时了解足部感觉功能,主要测试关节位置觉、振动觉、痛觉、温度觉、触觉和压力觉。

3. 保持足部清洁,避免感染　指导患者勤换鞋袜,每天清洗足部1次,10 min左右;水温适宜,不能烫脚,可用手肘或请家人代试水温;洗完后用柔软的浅色毛巾(以便于观察)擦干,尤其是脚趾间。皮肤干燥者必要时可涂羊毛脂,但不可常用,以免皮肤过度浸软。

4. 预防外伤　指导患者不要赤脚走路,以防刺伤;外出时不可穿拖鞋,以免踢伤;应选择轻巧柔软、透气性好、前端宽大、圆头、有带或鞋袢的鞋子,鞋底要平、厚。最好是下午买鞋,需穿袜子试穿,新鞋第一次穿20~30 min,之后再逐渐增加穿鞋时间。穿鞋前应检查鞋子,清除异物和保持里衬的平整。袜子选择以浅色、弹性好、吸汗、透气及散热性好的棉毛质地为佳,大小适中、不粗糙、无破洞。应帮助视力不好的患者修剪指甲,指甲修剪与脚趾平齐,并挫圆边缘尖锐部分。冬天不要使用热水袋、电热毯或烤灯保暖,谨防烫伤,同时应注意预防冻伤。夏天注意避免蚊虫叮咬。

5. 促进肢体血液循环　指导和协助患者采用多种方法促进肢体血液循环,如步行和腿部运动。应避免盘腿坐或跷二郎腿。

6. 积极控制血糖,说服患者戒烟　发生足溃疡的危险性及足溃疡的发展均与血糖密切相关。足溃疡的预防教育应从早期指导患者控制和监测血糖开始。同时要说服患者戒烟,防止因吸烟导致局部血管收缩而进一步促进足溃疡的发生。

糖尿病足预防五大关键点:美国糖尿病学会(ADA)推荐"5P"原则

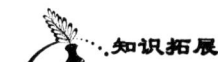

Podiatric care——专科医护人员定期随访和检查。

Protective shoes——具有保护功能的舒适鞋,须有特定足够的深度。

Presure reduction——有压力缓解作用的鞋垫,甚至个性制作鞋垫。

Prophylactic surgery——预防性外科矫形手术。
Preventive education——患者和医务人员的预防知识教育。

(四)潜在并发症:低血糖

1. 加强预防 护士应充分了解患者使用的降糖药物,并告知患者和家属不能随意更改降糖药物及其剂量;活动量增加时,要减少胰岛素的用量并及时加餐。容易在后半夜及清晨发生低血糖的患者,晚餐适当增加主食或含蛋白质较高的食物。速效或短效胰岛素注射后应及时进餐;病情较重,可先进餐再注射胰岛素。初用各种降糖药时要从小剂量开始,然后根据血糖水平逐步调整药物剂量。强化治疗应在患者进餐前后测血糖,并做好记录,以便及时调整胰岛素或降糖药用量。

2. 症状观察和血糖监测 观察患者有无低血糖的临床表现,尤其是服用胰岛素促泌剂和注射胰岛素的患者。老年患者常有自主神经功能紊乱而导致低血糖症状不明显,除应加强血糖监测外,对患者血糖不宜控制过严,一般空腹血糖不超过 7.8 mmol/L (140 mg/dL),餐后血糖不超过 11.1 mmol/L(200 mg/dL)即可。强化治疗的患者,空腹血糖控制在 4.4~6.7 mmol/L,餐后血糖<10 mmol/L,其中晚餐后血糖 5.6~7.8 mmol/L,凌晨 3 时血糖不低于 4 mmol/L 为宜。

3. 急救护理 一旦确定患者发生低血糖,应尽快给予糖分补充,解除脑细胞缺糖症状。同时了解低血糖发生的诱因,给予健康指导,以避免再次发生。

(五)潜在并发症:酮症酸中毒、高血糖高渗状态

1. 预防措施 定期监测血糖,应激状况时每天监测血糖。合理用药,不要随意减量或停用药物。保证充足的水分摄入,特别是发生呕吐、腹泻、严重感染时。

2. 病情监测 严密观察和记录患者的生命体征、神志、24 h 出入量等。遵医嘱定时监测血糖、血钠和渗透压的变化。

3. 急救配合与护理 ①立即开放两条静脉通路,准确执行医嘱,确保液体和胰岛素的输入。②绝对卧床休息,注意保暖,给予持续低流量吸氧。③加强生活护理,特别注意皮肤、口腔护理。④昏迷者按昏迷常规护理。

【其他护理诊断/问题】

1. **活动无耐力** 与严重代谢紊乱、蛋白质分解增加有关。
2. **自理缺陷** 与视力障碍有关。
3. **知识缺乏** 缺乏糖尿病的预防和自我护理知识。

考点:健康教育。

【健康指导】

1. **疾病预防指导** 开展糖尿病社区预防,关键在于筛查出 IGT 人群,并进行干预性健康指导。

2. **疾病知识指导** 采取多种方法,如讲解、放录像、发放宣传资料等,让患者和家属了解糖尿病的病因、临床表现、诊断与治疗方法,提高患者对治疗的依从性。教导患者外出时随身携带识别卡,以便发生紧急情况时及时处理。

3. **病情监测指导** 指导患者每 3~6 个月复检 $GHbA_1$。血脂异常者每 1~2 个月监测 1 次,如无异常每 6~12 个月监测 1 次。体重每 1~3 个月测 1 次。每年全面体

检1～2次,以尽早防治慢性并发症。指导患者学习和掌握监测血糖、血压、体重指数的方法,了解糖尿病的控制目标,见表7-8。

4. 用药与自我护理指导　①指导患者口服降糖药及胰岛素的名称、剂量、给药时间和方法,教会其观察药物疗效和不良反应。使用胰岛素的患者,应教会患者或其家属掌握正确的注射方法。②指导患者掌握饮食、运动治疗具体实施及调整的原则和方法;教会患者生活规律,戒烟酒,注意个人卫生。③指导患者正确处理疾病所致的生活压力,树立起与糖尿病做长期斗争及战胜疾病的信心。④指导患者及家属掌握糖尿病常见急性并发症的主要临床表现、观察方法及处理措施。⑤指导患者掌握糖尿病足的预防和护理知识。

表7-8　糖尿病的控制目标

项目	备注	评价		
		理想	尚可	差
血浆葡萄糖(mmol/L)	空腹	3.9～7.2		>7.2
	非空腹	≤10.0		>10.0
GHbA1(%)		<8.0	≤9.5	>9.5
GHbA1c(%)		<7.0	≤7.5	>7.5
血压(mmHg)	<130/80	≤160/95		>160/95
体重指数(kg/m^2)	<24	<26		≥26
总胆固醇(mmol/L)	<4.5	<6.0		≥6.0
HDL-C(mmol/L)	男	>1.0	0.9～1.0	<0.9
	女	>1.3		
三酰甘油(mmol/L)		<1.7	<2.2	≥2.2
LDL-C(mmol/L)	合并冠心病	<2.07		
	未合并冠心病	<2.6	2.6～4.4	≥4.5

第六节　内分泌与代谢性疾病患者常用诊疗技术及护理

一、快速血糖测试

【适应证】

1型糖尿病患者均应进行血糖监测,特别是每日数次注射胰岛素、应用胰岛素泵、妊娠的妇女、对低血糖不出现警告症状者或血糖波动特别大者。

【血糖监测的频率】

血糖监测因人而异,须遵循个体化的原则。

(1)对口服降糖药且要减轻体重的患者,可每周在不同时间多测几次,以期了解口服降糖药的剂量与饮食是否恰当。

(2)如患者对低血糖反应没有感觉,则至少每天测4次,以了解每天血糖范围。在使用胰岛素泵或强化胰岛素治疗的初始阶段,或对控制困难的不稳定型患者,应测早晨空腹血糖,餐前及餐后2 h血糖以及睡前血糖,必要时尚需检测午夜血糖。

(3)对糖尿病血糖波动者,除每日测空腹及餐后2 h血糖外,还应加测睡前、午夜及晨间血糖,了解引起血糖波动的原因。

(4)一般在监测的初始阶段,可增加测定次数,了解日内血糖的变化规律,探寻血糖波动的原因和制订相应的治疗方案。病情控制和稳定后,可减少血糖测定的次数。

【检测方法】

1. 操作前准备　先用温水清洁双手,准备好血糖仪、试纸、一次性采血针头、75%乙醇及棉签等物品。

2. 调校仪器　代码插入试纸条,检查仪器代码是否与所采用试纸代码相同。

3. 插入试纸　将试纸取出,迅速将瓶盖盖回,将试纸插入仪器,有条孔之正面朝上。

4. 采血　75%乙醇棉签消毒取血部位待干,取出一次性采血针头,拔掉针头套,将采血针放在手指侧面,按下针柄后,轻轻压出一滴圆弧形指血。将血滴在测试孔处。

5. 读取结果　血糖仪显示结果。

6. 整理用物　按压穿刺部位1~2 min,取出试纸,关闭并清洁血糖仪。

7. 记录　记录血糖结果,通知医师。

【注意事项】

(1)对血糖仪进行质量控制,根据每批试纸编码数不同,以及各种血糖仪的不同操作方法,在换用不同批号试纸时予以调整;每天应用标准试纸条或质量控制溶液讲行测试,以确定仪器是否正常运行及结果是否在表明的范围内。

(2)采集足够的血液,涂布时尽量覆盖测孔或条形测试孔。

(3)血细胞比容亦可影响测试的准确性。有的血糖仪只能用于血细胞比容在35%~55%者,有的血糖仪对此无要求,使用时需加注意。

(4)试纸或传感电极过期或贮藏不当亦可造成变质,不应使用。避免潮湿,应随时盖紧瓶塞,防止试纸失效。

(5)定期清洁和保养仪器,每天用清水棉棒或软布清洁测试区,避免使用乙醇、含氨的清洁剂、玻璃清洁剂、腐蚀性清洁剂等。清除血渍、布屑、灰尘等。

二、口服葡萄糖耐量试验

【原理】

口服葡萄糖耐量试验(简称 OGTT)是检查人体血糖调节功能的一种方法。正常人一次食入大量葡萄糖后其血糖浓度略有升高,一般不会超过8.88 mmol/L,于2 h内恢复正常,这种现象称为耐糖现象;若内分泌失调(如应激与某些内分泌疾病)或神经系统功能紊乱而引起糖代谢失调时,当食入大量葡萄糖后血糖浓度会急剧升高,2 h内不能恢复到正常水平,称为糖耐量减低。

【方法】

1. 试验当天先空腹抽取静脉血一管。
2. 将 75 g 无水葡萄糖溶解于 200~300 mL 温开水中,3~10 min 将糖水饮完。
3. 从喝开水的第一口开始计时,于 30 min、60 min、120 min、180 min 分别抽取静脉血。

【注意事项】

（1）OGTT 应在空腹状态下进行,空腹时间不能少于 10 h,也不能超过 16 h,但可以饮水,因血糖也有昼夜节律变化,试验应在早上 7:00~9:00 进行。

（2）注意休息,避免剧烈体力活动、精神刺激和其他应激性刺激。

（3）有其他急性疾病或手术外伤等应激条件下不应行此试验。

（4）试验前 3 d 停止一切对血糖测定和糖代谢有影响的药物。

（5）试验前 3 d 保证摄入足够热量的糖类,一般应大于 250 g/d。

（6）如试验中发生面色苍白、恶心、呕吐或食用其他食品、饮料,将影响试验结果,应终止试验。

【结果分析】

见表 7-9。

表 7-9　OGTT 结果分析（糖代谢状态分类）（WHO,1999）

糖代谢分类	静脉血浆葡萄糖（mmol/L）	
	空腹血糖	糖负荷后 2 h 血糖
正常血糖	<6.1	<7.8
空腹血糖受损（IFG）	6.1~<7.0	<7.8
糖耐量减低（IGT）	<7.0	7.8~<11.1
糖尿病	≥7.0	≥11.1

注:IFG 和 ITG 统称为糖调节受损,也称糖尿病前期

三、胰岛素、C 肽释放试验

试验原理、方法、注意事项同 OGTT。

【目的】

了解受试者胰岛储备功能,为糖尿病分型、治疗提供依据。

【结果分析】

见表 7-10。

表7-10 胰岛素、C肽释放试验结果分析

分类	空腹胰岛素	2 h 胰岛素
正常	5~15 mU/L(胰岛素)	30~60 min 达峰(空腹5~8倍),180 min 正常或稍高于空腹
DM1	低于正常或不能测得	呈低平反应
DM2	正常或稍高、稍低	峰值多在120~180 min 呈高反应延迟型或正常反应延迟型
肥胖者	比正常体重者高	呈高反应延迟(胰岛素抵抗)

注:C肽结果曲线类似胰岛素变化曲线

四、TRH兴奋试验

【目的】

下丘脑分泌的TRH,可促使垂体TSH的分泌。注射TRH后动态观察TSH浓度变化,可了解垂体和甲状腺的功能状态,以鉴别甲状腺疾病的部位。

【方法】

(1)试验前先抽血2 mL置于血清管中,测TSH为基值。

(2)将TRH500 μg溶于生理盐水2~4 mL中快速静脉注射。

(3)于注射后15 min、30 min、60 min、90 min各抽血2 mL置于血清管中送检。

【注意事项】

(1)试验前停用甲状腺激素、抗甲状腺激素、雌激素、糖皮质激素、左旋多巴等药物。

(2)注射TRH可引起暂时性心悸、头昏、恶心、面部潮红及尿意感,一般无须处理,10~15 min 后可缓解。

(赵培培)

本章小结

内分泌代谢性疾病的概述介绍了内分泌系统结构功能与疾病的关系、营养代谢生理与疾病、内分泌代谢性疾病患者护理评估,其中内分泌代谢性疾病患者的防治原则是本节的重点和难点。内分泌系统疾病患者功能亢进者采用手术治疗、放射治疗、药物治疗;功能减退主要采取激素替代或补充治疗、内分泌腺组织移植。营养病和代谢病的防治原则注重病因、诱因、早期防治,针对发病机制的对症治疗,开展遗传咨询和生育指导。

内分泌代谢性疾病患者常见症状体征的评估与护理介绍了内分泌代谢性疾病患者的常见症状,包括身体外形改变、生殖发育及性功能异常、肥胖、高血压、疲乏、排泄功能异常、骨痛与自发性骨折等,其中身体外形改变的临床表现、主要的护理问题、相应的护理措施是本节的重点和难点。身体外形改变主要表现在身材过高与矮小、肥胖与消瘦、毛发、面容、皮肤等方面,主要的护理问题身体意向紊乱,可采取的主要护理措

施包括提供心理支持、恰当修饰、建立良好家庭互动关系、促进患者社会交往等。

甲状腺功能亢进患者的护理介绍了甲状腺功能亢进患者病因、临床表现、护理诊断及护理措施等,其中甲状腺功能亢进患者的临床表现、甲状腺危象的抢救、眼征护理是本节的重点和难点。甲状腺功能亢进患者的主要临床表现有甲状腺毒症、甲状腺肿、眼征,存在的主要护理问题有营养失调:低于机体需要量、活动无耐力、应对无效、潜在并发症甲状腺危象。可采取的主要护理措施包括体重监测、饮食活动指导、皮肤眼部护理、密切观察病情变化、甲状腺危象的抢救等。

糖尿病患者的护理介绍了糖尿病患者分型、病因、临床表现、护理诊断及护理措施等,其中糖尿病患者的临床表现、糖尿病急性并发症的抢救、饮食运动疗法、用药护理、自我监测、健康教育是本节的重点和难点。糖尿病患者的主要临床表现有多饮、多食、多尿、消瘦,常见的急性并发症糖尿病酮症酸中毒、高血糖高渗状态、感染、低血糖;慢性并发症大血管病变、微血管病变、神经病变、糖尿病足。存在的主要护理问题有营养失调:高于机体需要量、潜在并发症糖尿病酮症酸中毒昏迷、低血糖、糖尿病足。可采取的主要护理措施包括饮食控制、运动锻炼、用药护理、控制血糖、血脂、血压、体重在理想范围、急性并发症的抢救、健康教育等。

内分泌代谢性疾病患者常用的诊疗技术及护理介绍了快速血糖测试、口服葡萄糖耐量测验、胰岛素C肽释放试验、TRH兴奋试验等,其中常用诊疗技术的方法、注意事项是本节的重点和难点。

复习题

1. 李某,男,37岁,因"乏力、消瘦、多汗、易饥多食4个月"就诊,诊断为"甲状腺功能亢进症",予以硫脲类药物治疗1个月后,症状渐趋好转。2 d前与家人争吵后情绪激动,出现恶心、呕吐、烦躁不安、心慌、大汗,即来医院急诊。身体评估:T 39.3 ℃,R 30 次/min,P 140 次/min,BP 180/100 mmHg。急性面容,眼球突出,颈软,双侧甲状腺呈弥漫性肿大,可触及震颤,闻及血管杂音。

问题:

(1) 该患者目前可能的医疗诊断是什么?

(2) 该患者目前的治疗原则是什么?

(3) 该患者存在哪些护理诊断/问题?

(4) 如何进行抢救配合?

2. 患者,女性,48岁。一年前无明显诱因出现乏力,烦渴多饮,食欲增加,逐渐出现体重下降,入外院诊断为"糖尿病",给予控制饮食,并服用二甲双呱、格列喹酮治疗,血糖控制不佳,后加大药物剂量。查空腹血糖9.5 mmol/L,患者视力明显下降,时有活动后胸闷,心悸,为进一步诊治入我院。既往因"白喉"行气管切开术、扁桃体切除术;因"胆囊结石"行取石术。体格检查:T 36.4 ℃,P 80 次/min,R 16 次/min,BP 115/75 mmHg,睡眠欠佳,长期便秘,小便正常,近期体重减轻7.5 kg。

问题:

(1) 该患者的初步诊断为什么?

(2) 为明确诊断,应做哪些辅助检查?

提示:入院第3天,患者多尿、烦渴多饮加重,乏力,嗜睡,烦躁,呼吸深快,呼气中有烂苹果味,后又出现尿量减少,皮肤弹性差,眼球下陷,脉细速,血压下降。

(3) 该患者出现了什么并发症?应如何处理?

第八章 风湿性疾病患者的护理

风湿性疾病简称风湿病,泛指病变累及骨、关节及其周围软组织,如肌肉、肌腱、滑膜、筋膜、韧带等的一组疾病。其主要临床表现为关节疼痛、肿胀、活动功能障碍,部分患者可发生脏器功能损害,呈发作与缓解交替出现的慢性过程。属于自身免疫性疾病,病因复杂,主要与感染、自身免疫、代谢、内分泌、环境、遗传、肿瘤、退行性变等因素有关,但机制未明。近年来随着链球菌感染的有效控制,与之相关的风湿热已明显减少,但由于人口老龄化和环境变化等原因,其他风湿病患病率呈逐年上升趋势。据统计,在我国16岁以上的人群中系统性红斑狼疮的患病率约为0.07%、类风湿关节炎为0.32%~0.36%、强直性脊柱炎约为0.25%、原发性干燥综合征约为0.3%、骨性关节炎在50岁以上者达50%,痛风性关节炎也日渐增多。据有关研究推测,风湿病很有可能成为除心脑血管病、肿瘤外危害人类健康的第三大类疾病。本组疾病多为慢性病程,逐渐累及多个器官和系统,只有早期发现、尽早明确诊断、合理系统治疗才能改善患者的预后。随着细胞生物学及免疫学研究的进展,尤其是相关易感基因及高特异性自身抗体的发现,使某些风湿病的早期诊断和鉴别诊断有了新的突破。

第一节 风湿病的临床特点与护理评估

根据发病机制、病理及临床特点,可以将风湿性疾病分为弥漫性结缔组织病、脊柱关节病、退行性变等十大类。其中弥漫性结缔组织病简称结缔组织病,是风湿病的重要组成部分,属于非器官特异性自身免疫性疾病,特点是以血管和结缔组织的慢性炎症为病理基础,可引起多器官、多系统损害(表8-1)。

【临床特点】

常见的风湿病有以下临床特点:

1. 呈发作与缓解相交替的慢性病程 如系统性红斑狼疮(systemic lupus erythematosus,SLE)、类风湿关节炎(rheumatoid arthritis,RA)、痛风等病程漫长、病情反复,多次发作可造成相应脏器和局部组织的严重损害。

2. 个体差异性 同一种疾病临床表现个体差异很大,以SLE为例,有的患者以皮肤损害为主,出现典型的面部蝶形红斑;有的患者无皮肤损害,却有明显狼疮肾炎的表现,甚至发生肾衰竭。在抗风湿药物应用过程中,其药物的耐受量、疗效及不良反应等方面差异亦较大。

3. 免疫学异常或生化改变　如 RA 多有类风湿因子(rheumatoid factor, RF) 阳性；SLE 可有抗双链 DNA 抗体阳性；痛风患者常有血尿酸水平增高，是临床诊断、病情判断、估计预后的重要依据。

表 8-1　风湿病的分类和疾病命名

分类	疾病命名
1. 弥漫性结缔组织病	如类风湿关节炎、系统性红斑狼疮、多发性肌炎和皮肌炎、原发性干燥综合征、系统性硬化病和血管炎等
2. 脊柱关节炎	如强直性脊柱炎、银屑病关节炎、雷特综合征、未分化脊柱关节病等
3. 退行性变	骨性关节炎，包括原发性和继发性
4. 与代谢、内分泌相关的风湿病	痛风、假性痛风、马方综合征、免疫缺陷病等
5. 与感染因子相关的风湿病	如反应性关节炎、风湿热等
6. 骨及软骨病变	骨软化、骨质疏松、肥大性骨关节病、弥漫性原发性骨肥厚、骨炎等
7. 神经血管疾病	神经性关节病、压迫性神经病变、雷诺病等
8. 非关节性风湿病	椎间盘病变、关节周围病变、特发性腰痛等
9. 与肿瘤相关的风湿病	分为原发性：滑膜瘤、滑膜肉瘤；继发性：多发性骨髓瘤、转移瘤等
10. 其他	周期性风湿病、间歇性关节积液、纤维肌痛等

【护理评估】

在全面收集患者主、客观资料的基础上，对风湿病患者进行护理评估应着重注意以下内容。

1. 病史

(1) 患病及治疗经过　①应详细询问患者的发病时间、有无明显诱因，主要的症状及特点。如关节疼痛的应询问关节疼痛的初发时间、起病方式、疼痛的性质及程度，疼痛的持续时间以及与活动的关系，是否伴随全身其他症状。②既往就医情况，是否经过正规治疗，效果如何；做过哪些检查，结果如何；目前服用何种药物，包括药物的种类、剂量、用法、有无不良反应等，是否有特殊药物摄入史。③目前主要有哪些不适及病情变化，如关节疼痛、活动障碍，是否呈进行性加重，一般情况如体重、食欲、营养状况、睡眠及大小便有无异常等。

(2) 心理社会资料　①评估患者日常生活、工作是否因患病而受到影响。如系统性红斑狼疮患者常因疾病反复发作，长期不愈，关节疼痛、活动受限或有脏器功能受损，其生活、学习、工作均受到影响。②患者对疾病的认识程度，对疾病的性质、过程、预后及防治知识了解多少。③患者的心理状态，有无易激动、多疑、偏执、性格幼稚化、焦虑、抑郁、悲观,角色强化或减弱等心理反应。④评估社会支持系统,患者家庭成员组成、家庭经济状况、文化教育背景,亲人对患者所患疾病的认识程度、关心程度及支持程度,患者单位的支持能力,出院后的继续治疗条件及所在社区能够提供的医疗服务等。

(3)生活史与家族史　询问患者的出生地、年龄、职业及工作环境,这些因素与本类疾病的发生有密切的关系。如长期生活在寒冷、潮湿、阴冷的环境中,类风湿关节炎患病率较高,询问患者亲属中有无类似疾病的发生。

2．身体评估

(1)全身状况　生命体征、精神状态、营养状况,有无发热、乏力、消瘦等。

(2)皮肤和黏膜　皮肤有无红斑、皮疹或破损,其颜色、性状及面积大小,分布如何,有无皮下结节,口腔黏膜溃疡等。

(3)肌肉、关节及脊柱　肌肉有无萎缩及肌力减退,关节有无红、肿、热、压痛,关节或脊柱有无活动受限或畸形等。

(4)其他　心率及心律是否正常,有无发音困难、眼部疾患及肝大、脾大等。

3．实验室及其他检查

(1)一般性检查　包括血常规、尿常规、肝肾功能及红细胞沉降率等。既有助于诊断、病情判断,也有助于药物的选择,疗效和不良反应的观察与监测。

(2)自身抗体检测　自身抗体检测对风湿病的诊断和鉴别诊断尤其是结缔组织病的早期诊断至关重要。常用的风湿病自身抗体检测项目:①抗核抗体(anti-nuclear anti-body,ANA)及ANA谱,对诊断SLE有较高的特异性,阳性率约为95%,在混合型结缔组织病中阳性率为99%;抗双链DNA抗体及抗Sm抗体对SLE患者有高度的特异性;核小体抗体(ANCS)在结缔组织病中阳性率为99.8%。②类风湿因子(RF),其阳性主要见于RA,但也可以出现在其他结缔组织病中,特异性较差,对RA的诊断有局限性,但其滴度与RA的活动性和严重性呈正比。抗环瓜氨酸肽抗体(CCP)在RA中阳性率为78.9%,但特异性较高。③抗中性粒细胞胞浆抗体(ANCA),对血管炎病尤其是Wegener肉芽肿的诊断及其活动性的判定有帮助。④抗磷脂抗体,本抗体与血小板减少、动静脉血栓、习惯性自发性流产有关;也可出现在SLE中。⑤补体,测定血清总补体(CH50)、C_3和C_4有助于对SLE和血管炎的诊断、活动性和治疗后疗效的判定。

(3)关节镜及关节液检查　用于对关节病的诊治,关节镜下可以直视或鉴别关节病的性质,活检的组织标本进行病理检查对疾病的诊断有重要意义。抽取关节液对区分关节炎的性质有重要参考价值,其理化性质及细菌培养对于鉴别炎症性、非炎症性及化脓性关节炎有一定意义。在滑液中查到尿酸盐结晶或焦磷酸钙结晶对痛风或假性痛风有确诊意义,培养出病原菌对化脓性关节炎亦有确诊意义。

(4)影像学检查　影像学作为风湿病中是一个重要的辅助检测手段,有助于各种关节炎的诊断、鉴别诊断、疾病严重性分期、药物疗效的判定等。以X射线平片最为常见,当X射线平片不能确诊时,应选择性应用电子计算机体层显像(CT)、磁共振显像(MRI)及血管造影等检查。

(5)其他　肌电图、活组织检查对不同病因所致的风湿病具有不同的诊断价值,病理检查如结节活检、肾活检、肌肉活检所见病理改变,不仅对诊断有决定性意义,同时可以指导治疗。

第二节　常见症状体征的评估与护理

一、关节疼痛与肿胀

关节疼痛常是关节受累的首发症状,也是风湿病患者就诊的主要原因。不同疾病关节疼痛的部位和性质有所区别,RA 多影响腕、掌指、近端指间关节等小关节,呈多个对称分布,持续性疼痛;强直性脊柱炎以髋、膝、踝关节受累最常见,多为不对称性,呈持续性疼痛;风湿热关节疼痛多为游走性;痛风多累及单侧第一跖趾关节,疼痛剧烈。疼痛的关节均可有肿胀和压痛,多由关节腔积液滑膜增生肥厚所致,是滑膜炎或周围组织炎的重要体征。

考点:关节疼痛和肿胀的特征。

【护理评估】

1. 病史　询问关节疼痛与肿胀时应注意:①疼痛的起始时间、起病特点,是缓慢发生还是急骤发作,是青少年发病还是成年发病,是游走性疼痛还是有固定的疼痛部位。②疼痛是发作性还是持续性,是否可逆,有无明确的诱发因素或缓解方法。③疼痛的严重程度,疼痛与活动的关系。④疼痛的部位是大关节还是小关节,是多关节还是单关节,有无脊柱受累。⑤疼痛是否影响关节的附属结构,如肌腱、韧带、滑囊等。⑥有无关节畸形和功能障碍。⑦有无晨僵,晨僵持续时间及缓解方法。⑧是否伴随其他症状,如长期低热、乏力、食欲不振、皮肤日光过敏、皮疹、血尿、蛋白尿、少尿、口眼干燥或有心血管及呼吸道症状。评估疼痛对患者的影响,患者对控制疼痛的期望和信心。评估患者的精神状态,有无焦虑、抑郁、失望及其程度如何。

2. 身体评估　患者的生命体征、营养状况、关节肿胀程度,受累关节有无压痛、触痛,局部有无发热或活动受限情况。

3. 实验室及其他检查　了解患者自身抗体测定结果、滑液检查、关节 X 射线检查及其他影像学检查结果,以明确导致关节疼痛的原因、病变的程度、是否处于活动期、预后如何等。

【常用护理诊断/问题】

考点:疼痛的护理。

1. 疼痛:慢性关节疼痛　与炎性反应有关。
2. 焦虑　与疼痛反复发作、病情迁延不愈有关。
3. 躯体活动障碍　与关节疼痛肿胀有关。

【护理措施及依据】

1. 疼痛　慢性关节疼痛。

(1) 休息与体位　在炎症的急性期,关节肿胀伴体温升高时,应卧床休息;协助患者采取舒适的体位,尽可能保持关节的功能位置,必要时给予石膏托、小夹板固定;为避免疼痛部位受压,可用支架支起床上盖被。应根据患者的病情调整休息时间,长期卧床可致患者肌力减退、关节挛缩、褥疮、心肺耐力减退,故必要时应适当给予运动治疗。卧床期间协助患者完成进食、排便、洗漱、翻身等日常生活活动。

(2)协助患者减轻疼痛 ①为患者创造适宜的休养环境,避免过于嘈杂或过于安静,以免患者感觉超负荷或感觉剥夺而加重疼痛;②非药物性止痛措施应用,如松弛术、皮肤刺激疗法(冷敷、热敷、加压、震动等),分散患者注意力;③根据病情使用蜡疗、水疗、磁疗、超短波、红外线等物理治疗方法,也可按摩肌肉、活动关节、防治关节挛缩和关节活动障碍;④遵医嘱用药:常用的非甾体类抗炎药有布洛芬、萘普生、阿司匹林、吲哚美辛等,告知患者按医嘱服药的重要性及有关药物的不良反应。

2. 焦虑

(1)心理支持 评估患者焦虑的程度,与患者一起分析原因,鼓励患者说出自身的感受,建立良好的护患关系,向患者婉言说明焦虑对身体状况可能产生的不良影响,给予心理疏导,提高患者解决问题的能力,重点强调出现焦虑时应积极采取主动的应对措施。劝导患者家属多给予关心、理解,使患者获得良好的心理支持。与患者一起制订护理计划,介绍成功病例,让患者明确目标,树立战胜疾病的信心,积极配合治疗。

(2)采用缓解焦虑的技术 教会患者及家属使用减轻焦虑的措施,如音乐疗法、香味疗法、放松训练、指导式想象、按摩等。

(3)病情观察及安全管理 观察患者的生命体征、精神状态是否正常,如发现情绪不稳、精神障碍、意识不清时,应加强护理,做好急救准备和安全防护工作,防止发生坠床、跌倒、自伤等意外。

3. 躯体活动障碍

(1)日常生活活动能力锻炼 鼓励患者进行力所能及的活动,进行日常生活活动锻炼,努力达到生活自理。

(2)功能锻炼 向患者及家属讲解正确的活动锻炼对恢复和维持关节功能的作用,鼓励缓解期的患者参与各种活动;根据受累关节的不同部位及病变特点,指导患者有规律地进行具有针对性的功能锻炼,要特别注意配合日常家居生活活动的需要进行锻炼。运动的方式和强度要循序渐进,先使用适当的方法减轻关节的疼痛,再慢慢地增加关节活动度,然后再做肌力训练,最后再加强耐力训练。活动中患者可感受到短时间的疼痛,但活动后疼痛持续数小时不缓解,说明活动过量,应适当减轻活动量与活动强度,活动量与活动强度应根据患者具体身体状况,控制在能忍受的程度。

二、关节僵硬与活动受限

关节僵硬常在晨起时表现最为明显,又称为晨僵,指晨起时或静止一段时间后自觉病变关节局部不适,不灵便,活动受限,难以达到日常关节活动的范围,轻度的关节僵硬在活动后可减轻或消失,重者需要1 h或数小时才能缓解。晨僵以RA最为典型,是判断滑膜关节炎症活动性的客观指标,其持续时间与炎症的严重程度相一致。

早期关节活动受限主要由肿胀、疼痛引起,晚期则主要由于关节骨质破坏或关节半脱位引起,此时关节活动严重障碍,最终导致功能丧失。

【护理评估】

1. 病史 评估关节僵硬与活动受限发生的时间、部位、持续时间、缓解方式,活动受限是渐进的还是突发的。评估患者生活自理能力、进行活动的能力和安全性,患者及家属对活动受限以及引起的并发症的知识的了解程度,同时应注意评估者的心理反应,是否有焦虑、恐惧、紧张、悲观等。

2. 身体评估　评估患者的全身状况,僵硬关节的分布、活动受限的程度,有无畸形和功能障碍。评估患者的肌力情况,是否有肌萎缩。评估皮肤的完整性,骨骼隆突处是否有皮肤发红或褥疮形成。有无血栓性静脉炎,腓肠肌痛、肢体发红、局部肿胀、皮温升高等。

3. 实验室检查及其他检查　关节影像学检查及关节镜检查,自身抗体检测等结果。

【常用护理诊断/问题】

躯体活动障碍:与关节肿胀、疼痛、僵硬以及关节肌肉功能障碍有关。

【护理措施及依据】

患者主要的护理问题:躯体活动障碍。

1. 生活护理　根据患者活动受限的程度,提供必要的帮助。协助患者进食、洗漱、个人卫生及大小便等,将常用的物品放置于健侧手触手可及的地方,鼓励患者从事自我照顾的活动,尽快帮助患者恢复生活自理能力。

2. 休息与活动锻炼　急性期关节肿痛时限制活动,急性期过后,鼓励患者坚持每天定时进行被动或主动功能锻炼,以恢复关节功能。活动以患者能够耐受为限度,循序渐进,如活动后出现疼痛或不适持续 2 h 以上不缓解,则应减少活动量。活动前进行理疗(热敷、红外线照射、推拿、按摩等)可以改善局部血液循环,使肌肉松弛,并有止痛效果,有利于锻炼。必要时提供适当的辅助工具,如拐杖、助行器、轮椅等,并教给患者及家属正确使用辅助器材的方法,活动锻炼时注意安全,避免损伤。另外告知患者夜间注意对病变关节的保暖,预防晨僵。

3. 心理护理　鼓励患者表达自己的感受,理解、支持、关心患者,做好心理疏导。引导患者树立信心,接受现实,在活动锻炼时给予鼓励,强调正面效应,增加患者自我照顾能力。

4. 病情观察及预防并发症　①估评患者的营养状况,是否有热量摄入不足,做好出入量记录;②严密观察患病肢体及关节的情况,并进行肢体按摩,防止肌肉萎缩;③卧床患者鼓励有效咳嗽和深呼吸,必要时给予正确叩背,防止肺部感染;④保持肢体功能位置,如用功能垫、枕头、沙袋或夹板保持足背屈曲,防止足下垂;⑤协助患者定时翻身,必要时应用气垫床,功能垫,预防褥疮;⑥预防便秘,保证充分的液体入量,摄入富含纤维素的食物,多活动,必要时给予缓泻剂。⑦加强保护措施,活动初期应有专人陪伴,防止受伤。

三、皮肤损害

风湿病常见的皮损有皮疹、红斑、水肿、溃疡及皮下结节等,多由于血管炎性反应引起。RA 患者可有皮下结节,多位于肘鹰嘴附近、枕、跟腱等关节隆突处及受压部位的皮下;结节呈对称分布,大小不一,直径数毫米至数厘米不等,质硬无压痛。SLE 患者最具特征性的皮肤损害是面部蝶形红斑。皮肌炎皮损是对称性的眼睑、眼眶周围紫红色斑疹及实质性水肿。部分患者可因寒冷、情绪激动等刺激,导致肢端和暴露部位的皮肤突然发生苍白继而青紫再发红,并伴有局部发冷、疼痛的表现,称雷诺现象。

【护理评估】

1. 病史　了解皮肤受损的起始时间、演变特点,有无日光过敏,口眼干燥、胸痛等症状。

2. 身体评估　评估生命体征,皮损的部位、面积大小、形态如何,有无口腔、鼻、指尖和肢体的溃疡,肢体末梢的颜色和温度,皮肤有无苍白、发绀等。

3. 实验室及其他检查　免疫学检测、原发疾病的相关检查、皮肤狼疮带试验、肌肉活检及肾活检等。

【常用护理诊断/问题】

1. 皮肤完整性受损　与血管炎性反应及应用免疫抑制剂有关。

2. 组织灌注无效　与肢端血管痉挛、血管舒缩功能调节障碍有关。

【护理措施及依据】

1. 皮肤完整性受损

(1) 饮食护理　鼓励患者摄入足够的营养和水分,给予足量的蛋白质、维生素等,维持正氮平衡,满足组织修复的需要。

(2) 皮肤护理　做好常规的皮肤护理,预防褥疮形成,尤其应注意:①有皮疹、红斑或对光敏感者,指导患者外出时采取遮阳措施,如戴宽边遮阳帽或用遮阳伞等,避免阳光直射裸露的皮肤,忌日光浴。皮疹和红斑处避免涂用任何化妆品或护肤品,可遵医嘱涂抹药物性软(眼)膏,如局部溃疡合并感染者,遵医嘱使用抗生素治疗。并做好局部清创换药处理。②避免接触刺激性物品,如农药、染发烫发剂、发胶等。③避免服用可诱发本类疾病的药物,如普鲁卡因胺、肼屈嗪等。

(3) 用药护理　①非甾体类抗炎药:常用的有布洛芬、萘普生、阿司匹林等,本类药物具有抗炎、解热、镇痛作用,能迅速减轻炎症引起的症状。但可出现胃肠道不良反应,如消化不良、恶心、呕吐、上腹不适、胃黏膜损伤或消化道出血等,因此,应指导患者饭后服用或同时服用胃黏膜保护剂(如硫糖铝)、H_2受体拮抗剂(如雷尼替丁、法莫替丁)或米索前列醇,可减轻胃黏膜损伤;亦可出现神经系统不良反应如头痛、头晕、精神错乱等,久用此类药物尚可出现肝肾毒性、凝血功能障碍及皮疹等,故用药期间应严密观察药物的不良反应,监测肝肾功能。②糖皮质激素:有较强的抗炎、抗过敏及免疫抑制作用,能迅速缓解症状。但可出现机会性感染、无菌性骨坏死,常见的不良反应有满月脸、水牛背、血压升高、血糖升高、电解质紊乱、骨质疏松,也可诱发精神失常。在服药期间应给予低盐、高蛋白、富含钾、钙的食物,并补充钙剂和维生素D。定期测量血压、监测血糖变化,做好皮肤和口腔护理,注意患者情绪变化。强调按医嘱服药的重要性,不能自行停药或减量过快,以免引起病情"反跳"现象。③免疫抑制剂:通过不同途径产生免疫抑制作用。主要的不良反应有白细胞减少,亦可引起胃肠道反应、黏膜溃疡、皮疹、肝肾功能损害、脱发、出血性膀胱炎、畸胎等。应鼓励患者多饮水,注意观察尿液颜色,育龄妇女服药期间应避孕。有脱发者,鼓励戴假发,以增强自信、自尊,并做好心理护理。

2. 组织灌注无效(外周组织)

(1) 避免引起血管收缩的因素　①天气寒冷时尽量减少户外活动或工作,外出时穿保暖服、戴帽子、口罩、手套及保暖袜子;②平时注意肢体末梢的保暖,勿用冷水洗手洗脚,需要洗涤时要用温水;③避免吸烟、饮咖啡,以免引起交感神经兴奋,病变小血管痉挛,导致组织缺血缺氧;④避免情绪激动,保持良好的心态,同时注意休息,勿劳累。

(2)病情观察　观察肢体末梢有无发冷、感觉异常,皮肤有无苍白、发绀,观察雷诺现象发生的频率、持续时间及诱发因素。

(3)用药护理　遵医嘱应用血管扩张剂和抑制血小板聚集的药物,如硝苯地平、地巴唑、山莨菪碱或低分子右旋糖酐等。肢端血管痉挛引起的皮肤苍白、疼痛,可局部涂抹硝酸甘油膏,以扩张血管、改善微循环、缓解症状。

第三节　系统性红斑狼疮

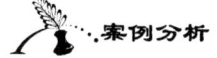

患者,女性,25岁。胸痛4 d,疼痛与劳累无关,深呼吸、转体或身体前倾时加重。近一年来反复发热,多关节肿痛,无畸形,近1个月晨起眼睑水肿,夜尿增多。患者易脱发,夏天受阳光照射后出现面部皮疹。既往无特殊病史。

体格检查:可见面部及鼻根部隆起红斑。T 37.8 ℃,P 126 次/min,BP 110/90 mmHg,心音弱、遥远,双下肺呼吸音减低。

实验室检查:红细胞沉降率123 mm/h,血红蛋白计数$2.5×10^9$/L,血小板计数$75×10^9$/L,尿蛋白(+++),红细胞8~10个/HP。自身抗体:抗核抗体阳性,抗双链DNA抗体、抗Sm抗体阳性。

请思考:①该患者的临床诊断及依据是什么?②该患者最主要的护理问题有哪些?③如何进行病情观察?④如何进行护理干预?

系统性红斑狼疮(systemic lupus erythematosus,SLE)是一种自身免疫性结缔组织病。患者的血清内存在有多种致病性自身抗体(特别是抗核抗体),通过免疫复合物等途径,损害各个系统、组织和脏器。本病病程迁延,病情反复发作。SLE以女性多见,患病年龄以20~40岁最多。SLE好发于黑人及亚洲人,在同一家族中可有多人患病,我国患病率为(0.7~1.0)/1 000。

【病因与发病机制】

1.病因　本病病因未明,可能与遗传、性激素、环境等有关。

(1)遗传因素　流行病学及家系调查表明:①有色人种SLE患病率高于白人,提示与种族有关;②SLE的发病有家族聚集倾向,近亲的患病率可高达13%;③同卵孪生的患病率约为40%,是异卵孪生5~10倍;④具有SLE的易感基因,如HLA-DR_2、HLA-DR_3阳性,C4a、C1q、C1r/s和C2先天缺陷的人群SLE患病率明显高于正常人群。

(2)环境　日光、食物、药物、感染等环境因素与SLE有关。①日光:40%的SLE患者对日光过敏,紫外线照射可使DNA转化为胸腺嘧啶二聚体,后者抗原性增强,成为诱发因素。②食物:有些食物如芹菜、无花果、蘑菇及烟熏食物可诱发SLE。③药物:普鲁卡因胺、异烟肼、氯丙嗪、甲基多巴等在用药过程中,可出现狼疮样症状,停药后多消失。

(3) 雌激素　SLE好发于育龄妇女,育龄女性与同龄男性之比为9∶1,睾丸发育不全的男性常发生SLE,妊娠可诱发本病或加重病情,SLE患者不论男女均有雌酮羟基化产物增高。

2. 发病机制　其主要发病机制可能是在各种致病因子(遗传、感染、药物、紫外线等)作用下激发机体免疫功能紊乱或免疫调节障碍而出现的一种自身免疫性疾病。

(1) 致病性自身抗体的形成　其特性为:①以IgG型为主,与自身抗原有很高的亲和力,如DNA抗体可与肾组织直接结合导致损伤;②抗血小板抗体及抗红细胞抗体导致血小板和红细胞破坏,出现血小板减少和溶血性贫血;③抗SSA抗体经胎盘进入胎儿心脏引起新生儿心脏传导阻滞;④抗磷脂抗体引起抗磷脂抗体综合征;⑤抗核糖体抗体与神经精神性狼疮相关。

(2) 致病性免疫复合物的形成　免疫复合物的形成及沉积是SLE发病的主要机制。由自身抗体和自身抗原相结合形成的免疫复合物(IC),IC能够沉积于组织,造成组织的损伤。70%的SLE患者皮肤损害中有免疫复合物沉积。肾组织中可见免疫球蛋白、补体及抗dsDNA抗体成分。血管炎、关节炎等病变也多是由于免疫复合物沉积于血管壁,造成血管壁的炎症、继发的血栓使血管壁狭窄,导致局部组织缺血坏死、功能障碍。

(3) T细胞和NK细胞功能失调　T细胞和NK细胞功能异常导致致病性细胞因子不断产生,并刺激B细胞持续活化而产生自身抗体,使自身免疫反应持续存在。

【临床表现】

临床症状多样,早期症状往往不典型,多数患者呈发作与缓解交替病程。

1. 全身症状　活动期患者大多数有全身症状,约90%的患者在病程中出现各种热型的发热,尤以低、中度热为常见,发热应除外感染因素,尤其是在免疫抑制剂治疗中出现的发热,此外尚可有乏力、疲倦、体重下降等。

2. 皮肤与黏膜　80%的患者在病程中出现皮肤损害,蝶形红斑是SLE最具特征性的皮肤改变。表现为鼻梁和双颧颊部呈蝶形分布的红斑。也可见其他皮疹,如盘状红斑、指掌部和甲周红斑、肢端缺血、面部及躯干皮疹。40%患者在日晒后出现光过敏,有的甚至诱发SLE的急性发作。浅表皮肤血管炎可表现为网状青斑,30%患者在急性期出现口腔溃疡,40%患者有脱发,30%患者有雷诺现象。SLE皮疹多无明显瘙痒。若出现明显瘙痒者提示过敏,免疫抑制剂治疗后的瘙痒性皮疹应注意真菌感染。接受激素和免疫抑制剂治疗的SLE患者,若不明原因出现局部皮肤灼痛,有可能是带状疱疹的前兆。

3. 浆膜炎　半数以上患者在急性发作期出现多发性浆膜炎,包括中小量胸腔积液、中小量心包积液。

4. 肌肉骨骼　关节痛是最常见的症状之一,出现在指、腕、膝关节,伴红肿者少见。常出现对称性多关节疼痛、肿胀。10%的患者因关节周围肌腱受损而出现可恢复的非侵蚀性关节半脱位,可以维持正常的关节功能,关节X射线片多无关节骨破坏。可以出现肌痛和肌无力,5%~10%出现肌炎。有小部分患者在病程中出现股骨头坏死,目前尚不能确定是否由本病所致,或为糖皮质激素的不良反应之一。

5. 肾　狼疮性肾炎是SLE最常见和严重的临床表现,SLE患者肾活检受累几乎

100%。急性肾衰竭是 SLE 死亡的常见原因。狼疮肾炎可表现为急性肾炎、急进型肾炎、隐匿性肾炎、慢性肾炎和肾病综合征,以慢性肾炎和肾病综合征较常见。个别患者首诊即为慢性肾衰竭。

6. 心血管 患者常出现心包炎,10% 患者有心肌损害,出现心前区不适、心律失常、严重者可发生心衰导致死亡。SLE 可出现疣状心内膜炎,多无相应的临床症状或体征,但疣状赘生物可脱落引起栓塞,或并发感染性心内膜炎。

7. 肺 ①狼疮肺炎:表现为发热、干咳、气促,胸部 X 射线可见片状浸润阴影,多见于双下肺,与肺部继发感染较难鉴别。②肺间质病变:主要是急性和亚急性期的磨玻璃样改变和慢性期的纤维化,表现为活动后气促、干咳、低氧血症,肺功能检查显示弥散功能下降,可有少数患者合并弥散性肺泡出血。

8. 神经系统 又称神经精神狼疮(neuropsychiatric lupus,NP-SLE)。轻者仅有偏头痛、性格改变、记忆力减退或轻度认知障碍,重者可表现为脑血管意外、昏迷、癫痫持续状态等。少数患者出现脊髓损伤,表现为截瘫、大小便失禁等,虽经治疗往往留有后遗症,脊髓磁共振检查可明确诊断。有 NP-SLE 表现者均为病情活动期。引起 NP-SLE 的病理基础为脑局部血管炎的微血栓,来自心脏瓣膜的赘生物脱落的小栓子,或有针对神经细胞的自身抗体,或并存抗磷脂抗体综合征。中枢神经受累者腰椎穿刺检查部分病例颅内压升高,脑脊液蛋白量增加,白细胞数增高,少数病例葡萄糖量减少。

9. 消化系统 约 30% 的患者有食欲减退、呕吐、腹痛、腹泻或腹水,其中部分患者以上述症状为首发,易于误诊。约 40% 的患者血清转氨酶升高,肝脏不一定肿大,一般不出现黄疸,少数可并发急腹症,如胰腺炎、肠坏死、肠梗阻,这些均与 SLE 活动性相关。消化系统症状与肠壁和肠系膜的血管炎有关,有消化道症状者需首先除外继发的各种常见感染、药物不良反应等病因。

10. 血液系统 活动性的 SLE 中血红蛋白下降、白细胞和血小板减少,血小板减少与血清中存在抗血小板抗体、抗磷脂抗体以及骨髓巨核细胞成熟障碍有关。约 20% 患者有无痛性轻度或中度淋巴结肿大,以颈部或腋下多见,淋巴结病理表现为淋巴结组织反应性增生,少数为坏死性淋巴结炎。约 15% 患者有脾大。

11. 眼 约 15% 患者有眼底病变,如眼底出血、视神经乳头水肿、视网膜渗出等,其原因是视网膜血管炎。另外血管炎可累及视神经,两者均影响视力,重者可数日内致盲。早期及时治疗,多数可逆转。

12. 其他 SLE 活动期患者可伴有抗磷脂抗体综合征,主要表现为动脉和(或)静脉血栓形成,习惯性自发性流产、血小板减少,血清抗磷脂抗体检查多数呈阳性。约有 30% 患者伴有继发性干燥综合征,有唾液腺和泪腺功能不全,可表现为口干、眼干等。

【实验室及其他检查】

1. 一般检查 血常规检查可表现为全血细胞减少、单纯性白细胞减少或血小板减少;蛋白尿、血尿及各种管型尿;血沉增快;肝肾功能异常等。

2. 自身抗体 患者血清中可以查到多种自身抗体,是诊断 SLE 的标记、疾病活动性的指标及可能出现的临床亚型。常见的且有价值的自身抗体依次有抗核抗体谱、抗磷脂抗体、抗组织细胞抗体。

3. 补体 目前常用的有总补体(CH50)、C_3、C_4 的检测。补体低下,尤其是 C_3 低下提示有 SLE 活动。C_4 低下除表示有 SLE 活动外,可能是 SLE 易感性的表现。

4. 狼疮带试验　用免疫荧光法检测皮肤的真皮和表皮交界处有否免疫球蛋白(Ig)沉积带。SLE 的阳性率约为 50%,狼疮带试验阳性代表 SLE 的活动性。必须采取腕上方的正常皮肤作检查,可提高本试验的特异性。

5. 肾活检病理　对狼疮肾炎的诊断、治疗和预后均有价值。尤其对狼疮肾炎的治疗有重要指导意义。

【诊断要点】

目前采用美国风湿病学会 1997 年推荐的 SLE 分类标准(表 8-2)。该分类标准的 11 项中,符合 4 项或 4 项以上者,在除外感染、肿瘤和其他结缔组织病后,可诊断 SLE。其敏感性和特异性分别为 95% 和 85%。值得注意的是,患病之初或许不具备标准中的 4 条,随着病情的进展方出现其他项目的表现。11 条分类标准中,免疫学异常和高滴度抗核抗体更具有诊断意义。一旦免疫学异常,即是临床诊断不够条件,也应密切随访,以便尽早明确诊断和及时治疗。

表 8-2　美国风湿病学会(ACR)1997 年推荐的 SLE 分类标准

分类	标准
1. 颊部红斑	固定红斑,变平或高起,在两颧突出部位
2. 盘状红斑	片状高起于皮肤的红斑,黏附有角质脱屑和毛囊栓;陈旧病变可发生萎缩性瘢痕
3. 光过敏	对日光有明显的反应,引起皮疹,从病史中得知或医生观察到
4. 口腔溃疡	经医生观察到的口腔或鼻咽部溃疡,一般为无痛性
5. 关节炎	非侵蚀性关节炎,累及 2 个或更多的外周关节,有压痛、肿或积液
6. 浆膜炎	胸膜炎或心包炎
7. 肾脏病变	尿蛋白>0.5 g/24 h 或(+++),或发现管型(红细胞、血红蛋白、颗粒或混合管型)
8. 神经病变	癫痫发作或精神病,除外药物或已知的代谢紊乱
9. 血液学疾病	溶血性贫血,或白细胞减少,或淋巴细胞减少,或血小板减少
10. 免疫学异常	抗 dsDNAk 抗体阳性,或抗 Sm 抗体阳性,或抗磷脂抗体阳性(包括抗心磷脂抗体,或狼疮抗凝物,或在至少 6 个月的梅毒血清试验假阳性三者中具备 1 项阳性)
11. 抗核抗体	在任何时候和未用药物诱发"药物性狼疮"的情况下,抗核抗体滴度异常

【治疗要点】

SLE 目前虽无根治方法,但合理的治疗可以控制病情活动,维持临床缓解。故宜早期诊断、早期治疗。治疗原则是活动期且病情重者,给予强有力的药物控制,病情缓解后,给予维持性治疗,应在防治病因及一般治疗的基础上,根据病情的复杂性及严重程度而选择不同的治疗方案。

1. 糖皮质激素　是目前治疗 SLE 的首选药物,可明显抑制炎症反应、抗原抗体反应,适用于急性暴发性危重狼疮,如狼疮肾炎的急进性肾损害、中枢神经系统、心、肺等损害,急性溶血性贫血等,常采用大剂量泼尼松,1 mg/(kg·d),晨起顿服。病情较轻者 0.5 mg/(kg·d),一般治疗 4~6 周,病情明显好转后开始减量,以每 1~2 周减 10% 的速度缓慢减量,减至小于 0.5 mg/(kg·d)后,再根据病情适当调慢减量速度。多数患者需长期服用小剂量(10~15 mg/d),以维持病情稳定。对于病情突然恶化的狼疮肾炎或严重的中枢神经系统病变者,可采用大剂量激素冲击疗法,如甲泼尼龙 500~1 000 mg 加入 5% 葡萄糖注射液 250 mL 中缓慢静脉滴注,连用 3 d,继而改用泼尼松大剂量口服。由于用药量较大,应密切观察药物的不良反应。

2. 免疫抑制剂　病情反复、重症患者宜加用免疫抑制剂,可以更好地控制 SLE 的活动,减少 SLE 的暴发以及减少激素的用量。常用的免疫抑制剂有环磷酰胺,常采用冲击疗法,每次 0.5~1.0 g/m²,加入生理盐水 250 mL 中缓慢静脉滴注,3~4 周重复一次,治疗 8 次后,如病情明显好转,可改为每 3 个月冲击治疗一次。SLE 活动静止后一年,停止冲击疗法。冲击疗法比口服疗效好。口服剂量为 1~2 mg/(kg·d),分 2 次服用;硫唑嘌呤适用于中等度严重病例,剂量为 1~2 mg/(kg·d)口服;长春新碱 1~2 mg,用生理盐水稀释后静脉滴注,每周一次。如果大剂量激素联合细胞毒药物使用 4~12 周,病情仍未改善,应加用环孢素。免疫抑制剂均有较大副作用,主要有胃肠道反应、肝脏损害、白细胞减少、骨髓抑制等,应密切观察,及时调整药物,定期检测白细胞。

3. 非甾体类抗炎药　主要用于发热、关节肌肉疼痛、关节炎、浆膜炎等,而无明显内脏或血液病变的轻症患者。有肾炎者需慎用,因能使肾功能恶化。常用的药物有阿司匹林、吲哚美辛、布洛芬、萘普生等。

4. 抗疟药　此类药物口服后主要积聚于皮肤,能抑制 DNA 和抗 DNA 抗体相结合,对皮疹、关节痛及轻症患者有效,常用羟氯喹或氯喹口服,久服可能对视力有一定影响,还可造成心肌损害。

5. 生物制剂　目前用于临床和临床试验治疗 SLE 的药物有抗 CD20 单抗(利妥昔单抗)和细胞毒 T 淋巴细胞相关抗原 4(CTLA-4)。

6. 雷公藤总苷　每次 20 mg,每日 3 次,对本病有一定疗效。不良反应主要是对性腺的毒性,可发生停经、精子减少,也可有胃肠道反应、肝损害、白细胞减少等。

7. 其他　静脉注射大剂量免疫球蛋白用于病情严重、并发全身性感染者;血浆置换对病情危重或多种治疗无效的患者有迅速缓解病情的疗效;人造血干细胞移植可以使传统免疫抑制剂治疗无效的患者病情得以缓解。

【常用护理诊断/问题、措施及依据】

1. 皮肤完整性受损　与疾病所致的血管炎性反应等因素有关。具体护理措施及依据参见本章第二节"皮肤损害"的护理。

2. 疼痛:慢性关节疼痛　与自身免疫反应有关。具体护理措施及依据参见本章第二节"关节疼痛与肿胀"的护理。

3. 焦虑　与病情反复发作、迁延不愈、面容损毁及多脏器功能损害等有关。具体护理措施及依据参见本章第二节"关节疼痛与肿胀"的护理。

4. 口腔黏膜改变　与自身免疫反应、长期使用激素等因素有关。

(1)饮食护理　在营养师的指导下,维持患者良好的饮食平衡。鼓励进食高糖、高蛋白、高维生素饮食,少食多餐,宜进软食。忌食芹菜、无花果、蘑菇、烟熏食物及辛辣等刺激性食物,以促进组织愈合和减少口腔黏膜的损伤和疼痛。

(2)口腔护理　保持口腔清洁,口腔黏膜有破损时,每日进食前后,晨起、睡前用漱口液漱口,有口腔溃疡者在漱口后用口腔溃疡糊、中药冰硼散或锡类散涂敷溃疡处,可促进愈合。对合并有口腔感染者,遵医嘱局部使用抗生素。危重患者不能自行漱口时,每日给予2~3次口腔护理,操作时注意动作轻柔。

5.潜在并发症:慢性肾衰竭

(1)休息　疾病急性期应卧床休息,以减少消耗,保护脏器功能,预防并发症发生。

(2)营养支持　肾功能不全者,应给予低盐、优质低蛋白饮食,限制水钠摄入。意识障碍患者,给予鼻饲流质饮食。必要时遵医嘱给予静脉补充足够的营养。

(3)病情监测　定时监测生命体征、体重,观察水肿的程度,观察尿液的量、颜色以及尿液检查结果的变化,必要时准确记录24 h出入量,监测血清电解质、血肌酐、血尿素氮的改变。

(4)用药护理　使用糖皮质激素、免疫抑制剂、非甾体类抗炎药、雷公藤总苷及氯喹副作用均较大,应注意观察用药后反应,做到早发现、及时对症处理。

【其他护理诊断/问题】

1.有感染的危险　与免疫功能缺陷引起机体抵抗力低下有关。

2.疲乏　与营养不良及贫血有关。

3.潜在并发症　狼疮脑病、多系统器官功能衰竭。

【健康指导】

考点:健康教育。

1.疾病知识指导　护士应向患者及家属讲解本病的相关知识和自我护理方法,使患者及家属了解 SLE 并非"不治之症",若能及时正确规范的进行治疗,病情可以长期缓解,过正常生活。避免一切诱发因素,如日晒、寒冷刺激、妊娠、分娩、手术等。外出时要戴宽边帽子,穿长袖衣裤。在疾病的缓解期,患者可以逐步增加活动,参加日常活动和工作,但应注意劳逸结合,避免过度劳累。同时做好患者的心理护理,护士与家属共同给予精神上的支持和生活上的照顾,使患者树立战胜疾病的信心,保持心情舒畅,为患者创造一个有利于身体恢复健康的环境。

2.皮肤护理指导　注意个人卫生,学会皮肤护理,切忌挤压皮肤斑丘疹,不滥用化妆品,预防皮损和感染。

3.用药指导　指导患者严格按照医嘱规范治疗,不可擅自改变药物剂量或突然停药,保证治疗计划得到落实。向患者详细介绍药物的名称、剂量、用法、给药时间等,并教会其观察药物疗效及不良反应。

4.生育指导　无中枢神经系统、肾脏或其他脏器严重损害,病情处于缓解期半年以上者,一般可以安全地妊娠,并分娩出正常的婴儿。病情处于活动期或伴有心、肺、肾功能不全者属妊娠禁忌。

5.定期复诊　如出现水肿、高血压及血尿等可能是肾损害的相应表现,应及时就诊。定期门诊复查,争取病情稳定,长期缓解,减少复发。

第四节　类风湿关节炎

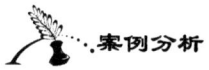

王某,女,59岁。5年前患上"呼吸道感染",后反复出现双手指关节肿胀,屈伸不利,尤以晨起最为明显,活动后可以缓解。身体评估:患者双手近端指间关节呈梭形样肿胀,活动受限,局部皮肤有红肿,有压痛。实验室检查:血沉60 mm/h,RF(+)。

请思考:①患者最可能的医疗诊断是什么?②需要进一步进行哪些护理评估?③患者初步的护理诊断有哪些?如何进行护理?④如果该患者治疗后病情稳定,即将出院,如何进行健康指导?

类风湿关节炎(rheumatoid arthritis,RA)是一种主要侵犯关节,以慢性、对称性、周围性多关节炎性病变为主要特征的全身性自身免疫性疾病。临床表现为受累关节疼痛、肿胀、功能下降。当炎症破坏软骨和骨质时,出现关节畸形和功能障碍。RA在我国的患病率为0.32%～0.36%,较欧美国家(0.5%～1.0%)略低,任何年龄均可发病,以35～50岁为发病高峰,女性高于男性2～3倍。

【病因与发病机制】

1.病因　病因未明,可能与以下多种因素有关:

(1)感染　虽然目前尚未证实有导致本病的直接感染因子,但临床及实验研究资料表明一些细菌、支原体、病毒、原虫等的感染与RA关系密切。一般认为微生物感染是RA的诱发或启动因素,可致易感者或有遗传背景者发病。

(2)遗传因素　临床观察及研究证实,本病的发病有家族聚集趋向。RA是一个多基因疾病,家系调查发现RA患者一级亲属发生RA的概率为11%。对孪生子的调查结果显示,单卵双生子同时患RA的概率为12%～30%,而双卵双生子同患RA的概率只有4%,研究发现HLA-DR4单倍型与RA的发病有关。

2.发病机制　免疫紊乱被认为是RA的主要发病机制,不仅体液免疫紊乱,细胞免疫紊乱也有参与。变性的IgG和类风湿因子(RF)组成的免疫复合物沉积在关节滑膜上,激活了机体的补体系统,使大量的中性粒细胞向滑膜和关节腔内渗入引起炎症,并促使中性粒细胞和巨噬细胞吞噬免疫复合物,在清除复合物的过程中,溶酶体释放出大量的蛋白降解酶、胶原酶等,对关节的一些组织起到破坏作用,造成滑膜与软骨组织成分分解,并产生致炎因子,而发生关节软骨、骨端、肌腱、韧带及滑膜组织的炎性损伤。

滑膜炎是RA的基本病理改变,类风湿结节和类风湿血管炎是RA重要的病变。疾病早期,滑膜下层血管充血,内皮细胞肿胀,间质水肿和中性粒细胞浸润。晚期滑膜增厚,并形成许多绒毛样突起,伸入关节腔内,亦可侵入到软骨和软骨下骨质。这些绒毛大部分是具有免疫活性的A型滑膜细胞。增生的滑膜细胞具有很强的破坏性,是造成关节破坏、畸形和功能障碍的病理基础。在滑膜下层有大量的淋巴细胞浸润,其

中大部分为 CD_4^+ T 淋巴细胞,其次为 B 淋巴细胞和浆细胞。血管炎可发生于患者关节外的任何组织,可有多种形式。类风湿结节是血管炎的一种表现形式,结节中心部是纤维素样坏死组织,周围有上皮细胞浸润,排列成环状,外被以肉芽组织。常见于关节伸侧的皮下组织,但也可见于肺、胸膜、心包、心肌等部位。

【临床表现】

大部分患者起病缓慢,在出现明显的关节症状前可有发热、乏力、食欲缺乏及全身不适等症状,少数患者起病较急剧,在数日内出现多个关节的症状。

1. 关节表现　典型的患者表现为对称性多关节炎。主要侵犯小关节,尤其是手关节,如腕、掌指和近端指间关节,其次是趾、膝、踝、肘、肩等关节。此外,颞颌关节和颈椎也可累及。可分为滑膜炎症状和关节结构破坏的表现,前者经治疗后有一定可逆性,后者却很难逆转。其表现有:

(1) 晨僵　95% 以上的 RA 患者可出现晨僵,晨僵持续时间与关节炎症程度呈正比,是观察本病活动的指标之一。受累关节因炎症侵入而致充血、水肿和渗液,使关节肿胀、疼痛、僵硬,不能持重物或握紧拳头。晨僵是 RA 突出的临床表现,持续时间大多超过 1 h,活动后可减轻。

(2) 痛与压痛　最早出现的症状往往是关节痛,初期可能是单一关节或呈游走性多关节肿痛,多呈对称性、持续性疼痛,时轻时重,并伴有压痛。

(3) 肿胀　凡是受累的关节均可肿胀,多因关节腔内积液或关节周围软组织炎症引起,多呈对称性,关节炎性肿大而附近肌肉萎缩,关节呈梭形如梭状指。常见部位为腕、掌指关节、近端指间关节、膝关节等,其中指间呈梭形样肿胀是 RA 的特征。

(4) 畸形　晚期由于滑膜炎的绒毛破坏了软骨和软骨下的骨质结构,造成关节纤维性或骨性强直,加之关节周围的肌腱、韧带损害使关节不能保持在正常位置,出现手指关节半脱位如手指的尺侧偏斜、天鹅颈畸形等。关节周围肌肉的萎缩、痉挛使畸形更严重,致患者生活多不能自理。

(5) 功能障碍　关节肿痛、结构破坏和畸形都会引起关节的活动障碍。

2. 关节外表现

(1) 类风湿结节　是本病较特异的皮肤表现,20%~30% 的患者有类风湿结节,常提示本病处于活动期。结节常出现在关节隆突部位以及经常受压部位的皮下,如肘鹰嘴附近、枕、跟腱等处。结节呈对称分布,质硬无压痛,大小不一,直径数毫米至数厘米不等。深部结节可出现在肺部,结节可发生液化,咳出后形成空洞。

(2) 类风湿血管炎　是关节外损害的病理基础,其典型的病理改变为坏死性血管炎,主要累及病变组织的动脉,可出现在患者的任何脏器,如皮肤、肌肉、眼、肺、心、肾、神经等器官组织。血管炎的病理基础是免疫复合物及补体在血管壁的沉积以及淋巴细胞浸润。表现为甲床或肢端小血管炎,少数发生局部缺血性坏死。侵犯肺部可出现胸膜炎、肺间质性病变。心脏受累常见的是心包炎。神经系统受损可出现脊髓受压、周围神经炎的表现。

(3) 其他　30%~40% 的患者出现干燥综合征,表现为口干、眼干,部分患者出现小细胞低色素性贫血,长期 RA 偶见肾淀粉样变性。

【实验室及其他检查】

1. 血液检查　有轻至中度贫血,活动期患者血小板增多,白细胞及分类多正常,病情活动期可有血沉增快、C反应蛋白增高。

2.免疫学检查

（1）RF　RF是一种自身抗体，可分为IgM型、IgG型、IgA型及IgE型，其中IgM型RF阳性可见于70%的患者，其滴度与本病的活动性和严重性呈正比。但RF也可出现在其他多种疾病中，甚至5%的正常人也可出现低滴度的RF，因此其对RA的诊断不具特异性。

（2）抗角蛋白抗体谱　是一组对RA有较高特异性的自身抗体，包括抗核周因子抗体（APF）、抗聚角蛋白微丝蛋白（AFA）抗体、抗角蛋白抗体（antikeratin antibody，AKA）、抗环瓜氨酸肽（cyclic citrullinated peptide，CCP）抗体。CCP抗体在此抗体谱中对RA有较高的敏感性和特异性，在临床普遍应用，这些抗体均有助于RA的早期诊断，尤其是血清RF阴性、临床症状不典型的患者。

（3）免疫复合物　70%的患者血清中可出现各种不同类型的免疫复合物，尤其是活动期和RF阳性患者，血清补体在急性期和活动期常增高，合并血管炎者补体降低。

3.关节滑液检查　患者关节腔内滑液量可超过3.5 mL，滑液中白细胞明显增多，可达到$(2\sim7.5)\times10^9$/L，且中性粒细胞占多数。

4.关节X射线检查　以手指和腕关节的X射线摄片最有价值，片中可见关节周围软组织的肿胀阴影，关节端的骨质疏松（Ⅰ期）；关节间隙因软骨的破坏变得狭窄（Ⅱ期）；关节面出现虫凿样破坏性改变（Ⅲ~Ⅳ期）；晚期可见关节半脱位和关节破坏后的纤维性和骨性强直。

5.类风湿结节活检　典型的病理改变有助于诊断。

【诊断要点】

美国风湿病学会1987年对本病的分类标准如下：①晨僵每天持续最少1 h；②有3个或以上关节区软组织肿胀或积液；③腕、掌指、近端指关节中，至少1个关节区肿胀；④对称性关节炎；⑤有皮下结节；⑥手X射线摄片改变（至少有骨质疏松和关节间隙的狭窄）；⑦类风湿因子阳性。符合其中4项或4项以上可诊断为RA（第①~④项病程至少持续6周）。该标准容易遗漏一些早期或不典型的病例，应根据本病的特点，结合辅助检查进行全面的综合考虑。

【治疗要点】

考点：药物治疗。

RA的治疗至今尚无特效方法，治疗原则为控制炎症、缓解症状、保护关节功能、降低关节畸形率。治疗措施是在重视一般治疗的同时，选择有效的药物进行治疗，也可采取外科手术治疗。其中以药物治疗最为重要。

1.一般治疗　包括休息、关节制动（急性期）、关节功能锻炼（恢复期）、物理疗法等。卧床休息只适用于急性期、发热以及内脏受累的患者。

2.药物治疗　根据药物性能不同，治疗RA的药物分为四大类，包括非甾体类抗炎药、缓解病情抗风湿药、糖皮质激素和植物药等。

（1）非甾体类抗炎药　该药物主要通过抑制环氧酶以减少花生四烯酸代谢为前列腺素，抑制前列腺素的合成，达到控制关节肿痛、晨僵和发热的目的。该类药物是本病不可缺少的、非特异性的对症治疗的药物，需与缓解病情的抗风湿药物同服。常用药物：①塞来昔布，每天200~400 mg，分1~2次口服，对磺胺过敏者禁用。②美洛昔康,每天7.5~15.0 mg,分1~2次口服。③双氯芬酸,每天75~150 mg,分2次服用。④吲哚美辛,每天75~150 mg,分3次服用。⑤萘普生,每天0.5~1.0 g,分2次口服。⑥布洛芬,每天1.2~3.2 g,分3~4次口服。该类药物会引起胃肠道不良反应,使用时应加强观察,剂量注意个体化。

(2) 缓解病情抗风湿药 起效时间长,发挥作用慢,可作用于病程中的不同免疫成分,并有控制病情进展和抗炎作用。多采用与非甾体类抗炎药联合应用的方案。常用的药物有:甲氨蝶呤、雷公藤、金制剂、青霉胺、环磷酰胺、环孢素等,一般首选甲氨蝶呤。

(3) 糖皮质激素 抗炎作用强,能快速缓解症状,但不能根本控制疾病,停药后症状易复发,长期用药可造成停药困难,出现不良反应,所以仅限于活动期有关节外症状者,或者关节炎明显而又不能为非甾体类药所控制的患者。可给予泼尼松30~40 mg/d,症状控制后递减为10 mg/d维持。

(4) 植物药制剂 包括雷公藤总苷、青藤碱等。

3. 手术治疗 对于晚期有关节畸形失去关节功能的患者,可做关节置换或滑膜切除手术,以改善关节功能。

【常用护理诊断/问题、措施及依据】

1. 有失用综合征的危险 与关节疼痛、骨质破坏畸形引起的功能障碍有关。

(1) 饮食护理 宜给予足量的蛋白质、高维生素营养丰富的饮食,有贫血者增加含铁食物,饮食宜清淡、易消化,忌辛辣、刺激性食物。

(2) 休息与体位 在急性活动期,除关节疼痛外,常伴有发热、乏力等全身症状,应卧床休息,以减少体力消耗,保护关节功能,避免脏器受损。限制受累关节活动,保持关节功能位置。如双手可握小卷轴,维持指关节伸展;肩关节不要处于外旋位,肩两侧可顶枕头;双臂间置枕头以维持肩关节外展位;髋关节两侧放置靠垫,预防髋关节外旋;平卧者膝下放一平枕,使膝关节保持伸直位,足下放置足板,防止足下垂。但不宜绝对卧床休息。

(3) 病情观察 观察患者的疼痛部位、疼痛性质、疼痛持续时间,关节肿胀和活动受限的程度,有无畸形,晨僵的程度,以判断病情及疗效;注意关节外症状,如胸闷、心前区疼痛、腹痛、消化道出血、发热、头痛、咳嗽、呼吸困难等,如有以上症状提示病情严重,应尽早给予适当的处理。

(4) 晨僵护理 鼓励患者早晨起床后行温水浴,或用热水浸泡僵硬的关节,浸泡后活动关节。夜间睡眠时戴弹力手套保暖,可减轻晨僵程度。

(5) 预防关节失用 为保持关节功能,防止关节畸形和肌肉萎缩,护士应指导患者加强适当的功能锻炼,做到勤指导、勤协助和勤督促。在症状控制后,鼓励患者及早下床活动,必要时提供辅助工具,避免长时间不活动。肢体锻炼由被动向主动渐进,活动强度以患者能忍受为限。消除依赖心理,活动循序渐进,不断强化,提高技巧性和熟练程度。可做肢体屈伸、散步、手部抓握、提举等活动,也可配合理疗、按摩,以增加局部血液循环,松弛肌肉,活络关节,防止关节失用。

2. 预感性悲哀 与疾病久治不愈、关节可能致残、影响生活质量有关。

(1) 心理护理 患者因病情反复发作、顽固的关节疼痛、疗效不佳等原因,常表现出情绪低落、忧虑、孤独、对生活失去信心。护士应在护理过程中,用和蔼的态度和适宜婉转的语言,做好安慰、疏导、解释、鼓励等工作,消除患者心理障碍,树立信心。

1)认识不良心态,疏导负面情绪:重视患者的每一个反应,如否认、抑郁、孤独、愤怒、恐惧等,提供合适的环境和机会使患者表达悲哀,尽量减少外界刺激,帮助患者认识负面情绪不利于疾病的康复,长期的情绪低落会造成体内环境失衡,从而引起食欲不振、失眠等症状,反过来又会加重病情。

2)鼓励患者自我护理:与患者一起制定康复的计划和目标,激发患者对家庭、社会的责任感,正确认识、对待疾病,积极配合医护人员进行治疗与护理,争取得到最好的治疗效果。对已经发生关节功能残障的患者,鼓励发挥健康肢体的作用,尽量做到生活自理或参加力所能及的工作,体现生存价值。

3)参与集体活动:组织患者集体学习疾病的相关知识,召开座谈会,让患者之间相互学习、相互启发、相互鼓励,也可让患者参加一些集体活动或娱乐活动,充实生活,得到乐趣。

(2)建立社会支持体系　住院治疗时每天给予探视时间,视患者病情留用陪护。嘱咐患者家属积极给予经济和精神上的支持、鼓励,亲人的关心会使患者情绪稳定,增强战胜疾病的信心。

【其他护理诊断】

1.疼痛　与关节炎性反应有关。

2.躯体活动障碍　与关节疼痛、僵硬、功能障碍有关。

3.知识缺乏　缺乏晨僵自我预防护理方面知识。

【健康指导】

1.疾病知识指导　帮助患者及家属了解疾病的性质、病程和治疗方案,避免感染、寒冷、潮湿、过劳等各种诱因,注意保暖。强调休息和治疗性锻炼的重要性,养成良好的生活方式和习惯,在疾病的缓解期,每天有计划地进行锻炼,增强机体抵抗力,保护关节功能,防止或延缓关节失用的进程。

2.病情监测和用药指导　指导患者用药,告知用药的方法、注意事项及自我观察用药后的反应。严格遵医嘱用药,不要自行停药、换药、增减药量,坚持治疗,减少复发。定期监测血、尿常规及肝肾功能等,一旦发现病情复发或有严重的不良反应,应立即就医,以免重要脏器受损。

(武孟霞)

本章小结

系统性红斑狼疮是一种累及多个系统、多个器官并产生自身抗体的自身免疫性疾病。该病起病缓慢,病情反复发作,临床表现常因受累器官或系统的不同而不同。通过早期诊断及规范综合性治疗,本病的预后较前已有明显改善。因此,应密切观察病情变化,避免诱发因素,告知休息、活动、饮食等的注意事项,做好并发症的护理,并注意观察用药后的疗效。

类风湿性关节炎是以侵蚀性、对称性多关节为主要临床表现的慢性、全身性自身免疫性疾病。当病情发展累及软骨和骨质时可造成关节畸形。在70%患者的血液检查中出现类风湿因子。本病不仅严重影响患者的生活质量,还可能致残,进而使患者丧失劳动能力。因此,相关疾病知识的健康教育和指导患者功能锻炼显得尤为重要。

复习题

1. 张某,男,26岁。颜面部红斑、皮疹10余年,时轻时重。1个月前日晒后明显加重,伴乏力、腰困1个月余就诊。身体评估:面部红斑呈蝶形,患者T 37.6 ℃,疲乏无力,腰困不适,食欲较差,有口腔溃疡。实验室检查:风湿免疫检查项目中多个自身抗体阳性,免疫球蛋白升高,补体偏低,尿蛋白(++)。

问题:
(1)患者最可能的医疗诊断是什么?主要用药有哪些?
(2)存在哪些护理诊断?如何进行护理?
(3)出院后应注意哪些事项?

2. 巨某,女,55岁。30年前因生育后出现双足趾关节疼痛,时轻时重,伴有压痛、肿胀;20年前逐渐出现掌指关节、指间关节及膝关节肿胀、疼痛;现多关节出现功能障碍:腕关节强直,手掌呈"天鹅颈"样,膝关节增大强直,走路跛行。实验室检查:血沉55 mm/h,RF(+)。

问题:
(1)该患者的诊断是什么?
(2)该患者现阶段的护理诊断有哪些?应采取哪些护理措施?
(3)怎样进行康复护理?

第九章 神经系统疾病患者的护理

第一节 神经系统的结构功能与疾病护理基础

神经病学是一门临床二级学科,涉及疾病有神经系统疾病和肌肉疾病两大类。神经系统疾病包括脑血管疾病、发作性疾病以及周围神经病等,主要症状为运动、感觉、反射和自主神经功能障碍,常见病因包括感染、中毒、外伤、肿瘤、变性、遗传因素、血管改变、代谢障碍、免疫异常、先天畸形等。肌肉疾病包括神经肌肉接头疾病如重症肌无力、多发性肌炎和皮肌炎等,主要症状为进行性肌无力,严重者可累及呼吸肌引起呼吸肌麻痹等。神经系统疾病的临床表现和神经系统的解剖、生理特点紧密相关,同一病因引起损害不同部位时,症状表现可迥然不同;相反,不同的病因损害同一部位时,神经定位症状表现又可基本或完全相同。

一、神经系统结构功能和疾病的关系

(一)中枢神经系统

中枢神经系统由脑和脊髓组成,脑分为大脑、间脑、小脑和脑干。

1. 大脑 包括左右两侧人脑半球、基底核以及半球内的腔隙侧脑室。半球表面凹凸不平,布满深浅不同的沟和裂,沟裂之间的隆起称为脑回,主要有中央沟、外侧沟、顶枕沟等,这些沟裂将大脑半球分为额叶、顶叶、颞叶、枕叶、脑岛及边缘系统。两侧大脑半球功能不完全对称,按功能分为优势半球和非优势半球,优势半球主司语言、逻辑思维、分析能力和计算能力等,非优势半球多在右脑,主司音乐、美术、空间和形状识别、综合能力、短时视觉记忆等。故而损伤部位不同引起不同的临床症状。

(1)额叶 位于中央沟前,外侧沟上。额叶受损时主要引起言语、精神活动方面和随意运动障碍。额叶前部损伤以精神症状为主,表现为记忆力减退、注意力下降、反应迟钝、情感淡漠等精神障碍;额中回后部受损时会引起两侧眼球向病灶侧同向斜视,刺激性病变时向对侧斜视。额中央前回为运动中枢,刺激性病变产生对侧上下肢或面部抽搐,如癫痫发作,而破坏性病灶多表现为单瘫或病灶对侧瘫。一侧额叶底部占位性病变可引起同侧嗅觉丧失和原发性视神经萎缩;左侧大脑半球(优势半球)外侧沟

上方和额下回交界区损伤时会出现运动性失语,又称为Broca失语。

(2)顶叶 位于中央沟之后,顶枕沟上,分为前、中、后区。前区受损主要引起感觉功能障碍,如刺激性改变引起对侧肢体局限性感觉性癫痫发作,针刺感、电击感或局部抽搐发作等;破坏性改变引起复合感觉障碍,如实体觉、两点辨别觉和皮肤定位觉丧失。中区为顶颞联合区,主司感觉性语言的认知处理,受损时可能会出现感觉性失语。后区又称角回,负责空间感觉(右脑)和数理逻辑(左脑),损害时表现为格斯特曼(Gerstmann)综合征,表现为计算不能、手指识别不能、书写不能、左右侧区别不能四种症状。

(3)颞叶 位于大脑外侧沟下方,顶枕沟前。颞叶内侧面主司精神、行为和内脏功能。前部病变累及内侧面嗅觉中枢可出现幻嗅、幻味等特殊症状,称为钩回发作。优势半球上回后部主司听觉功能,破坏后会出现感觉性失语,即听不懂别人说话;中回后部损害可出现命名性失语。双侧颞叶损伤时会出现严重的记忆力障碍。

(4)枕叶 位于顶枕沟和枕前切迹连线后方。枕叶内侧面有一深沟,称为矩状沟。围绕矩状沟的皮质为视觉中枢,故枕叶损害主要引起视觉障碍,一侧损伤引起偏盲,但不影响黄斑区视觉(黄斑回避),对光反射存在。

(5)脑岛 呈三角岛状,位于外侧沟深面,完全隐藏于脑组织中,被额叶、颞叶和顶叶覆盖,岛叶功能与内脏感觉和运动有关,刺激可产生内脏运动改变如唾液分泌增加、恶心、呃逆和胃蠕动增加等。

(6)边缘系统 边缘叶指位于大脑半球内侧面位于胼胝体周围和侧脑室下角底壁的一圆弧形结构,包括胼胝体、海马、海马旁回等,和杏仁核、丘脑前核、乳头体核以及下丘脑等一起组成边缘系统。与大脑皮质、网状结构等有着广泛联系,参与高级神经、精神和内脏活动。损伤时会出现情绪变化、记忆丧失、意识障碍、幻觉、行为异常和智能改变。

2.内囊 为白质层,外侧为豆状核、内侧为丘脑、前内侧为尾状核,内囊由大量上下行传导束组成,尤其是锥体束,如完全损伤,病灶对侧可出现偏瘫、偏盲和偏身感觉障碍,即三偏综合征,多见于脑出血或脑梗死。

3.基底神经节 又称基底核,是位于两侧大脑半球深部的灰质团块,包括尾状核、豆状核、屏状核和杏仁核组成,此外与锥体外系功能有关的丘脑底核、黑质和红核,也可以被认为是基底核的组成部分。是锥体外系的中继站,与大脑皮质及小脑血统调节随意运动、肌张力和姿势反射,也参与复杂行为的调节,又被称为皮层下的运动中枢,病变主要引起运动异常(动作增多或减少)和肌张力改变(增高或降低)。

4.间脑 位于大脑半球与中脑之间,是大脑半球和脑干的连接站,分为丘脑和下丘脑。丘脑是除嗅觉以外的感觉纤维上升至大脑的三级神经元聚集地,均经由该区域投射至大脑半球相应的部位。刺激性病灶引起偏身疼痛,又称为丘脑性疼痛,破坏性病灶引起对侧各种感觉消失或减退。下丘脑位于间脑腹侧,丘脑下沟下方,与垂体相连接。下丘脑对体重、体温、代谢、饮食、内分泌生殖、睡眠和觉醒的生理调节起重要作用,同时也与人的行为和情绪有关。损伤后会表现为中枢性尿崩症、体温调节障碍、摄食异常、睡眠觉醒障碍、自主神经功能障碍、生殖与性功能障碍、间脑癫痫等。

5.小脑 位于颅后窝,由小脑半球和小脑蚓部组成,主司平衡、协调和随意运动。病变可引起共济失调、平衡障碍和构音障碍,可见于小脑出血、梗死,肿瘤压迫以及遗传变形性病变。

6. **脑干** 由中脑、脑桥和延髓组成,中脑向上连接间脑,延髓向下连接脊髓,脑桥介于中间。脑干是生命中枢,脑干网状结构能保持正常的睡眠和觉醒,且第Ⅲ对至Ⅻ对脑神经核均位于脑干内,故脑干病变多涉及某些脑神经和传导束,引发相应的功能障碍,此外,脑干病变具有意识障碍、去大脑强直、交叉性瘫痪以及定位体征明显的特点。多见于脑血管疾病、肿瘤和多发性硬化等。

7. **脊髓** 脊髓属于低级神经中枢,为四肢和躯干的初级反射中枢,呈椭圆条索状,位于椎管内,共发出31对脊神经,分布在躯干和四肢。脊髓的正常活动受大脑控制,主要功能有传导功能和反射功能,一方面把大脑兴奋传至效应器官,同时将肌肉关节感觉、温度觉等传至大脑半球,另一方面当脊髓失去大脑控制时,仍能自主完成较为简单的骨骼肌反射和躯体内脏反射,如牵张反射、屈曲反射、浅反射等。病变可表现为运动障碍、感觉障碍和自主神经功能障碍,而不同节段损伤,特征性表现也不一样。

(二)周围神经系统

周围神经系统包括10对脑神经(嗅、视神经除外)和31对脊神经。

1. **脑神经** 脑神经为与脑相连的周围神经,除第Ⅰ、Ⅱ对脑神经入大脑外,其余10对脑神经均与脑干相连。脑神经有运动纤维和感觉纤维,主要支配头面部,其中第Ⅲ、Ⅳ、Ⅵ、Ⅺ、Ⅻ对脑神经为运动神经,第Ⅰ、Ⅱ、Ⅷ对脑神经为感觉神经,第Ⅴ、Ⅶ、Ⅸ、Ⅹ对脑神经为混合神经。所有的脑神经运动核仅有第Ⅶ对和Ⅻ对脑神经核的下部为对侧大脑半球支配,其余均受双侧大脑半球支配。

(1)嗅神经(olfactory nerve,Ⅰ) 分布在鼻黏膜上,穿过筛板与硬脑膜,终止于嗅球,主要功能为传导嗅觉。一侧或双侧嗅觉丧失,多因为局部病变引起,因双侧有较多的联络纤维,故一侧中枢病变不出现嗅觉丧失,但常有嗅幻觉发作。

(2)视神经(optic nerve,Ⅱ) 视觉感受器分布在视网膜上,主要传导视觉。发自视网膜鼻侧的纤维,经视交叉后与对侧眼球视网膜颞侧的纤维融合,形成视束,终止于外侧膝状体,在膝状体交换神经元后发出纤维经内囊后肢后部形成视辐射,终止到枕叶矩状裂两侧楔回和舌回视觉中枢皮质(纹状区),黄斑的纤维投射到纹状区后部,视网膜周围神经纤维投射至纹状区前部。光反射径路不经过外侧膝状体,由视束经上丘臂而入中脑上丘,与动眼神经核发生联系。视觉通路不同部位受损,表现为不同的视觉障碍。

(3)动眼神经(oculomotor nerve,Ⅲ) 起自中脑动眼神经核,经眶上裂进入眶内,分布于上睑提肌、上直肌、下直肌、内直肌、下斜肌、瞳孔括约肌和睫状肌。动眼神经的主要功能为上提眼睑,控制眼球的上、下和内运动,收缩瞳孔括约肌。故而动眼神经损伤,会出现上眼睑下垂、眼球外斜视、瞳孔对光反射消失及瞳孔散大等。

(4)滑车神经(abducent nerve,Ⅳ) 起于中脑动眼神经核下面的滑车神经核,经眶上裂入眶内,支配上斜肌。滑车神经主要功能是调节眼球运动,损伤时会出现眼睛不能向外下斜视。

(5)三叉神经(trigeminal nerve,Ⅴ) 为混合神经,支配脸部、口腔、鼻腔的感觉和咀嚼肌的运动,将头部的感觉讯息传至大脑。三叉神经由眼支(第一支)、上颌支(第二支)和下颌支(第三支)汇合而成,分别支配眼裂以上、眼裂和口裂之间、口裂以下的感觉和咀嚼肌收缩。运动纤维从脑桥与脑桥臂交界处出脑,再并入下颌神经,一同经卵圆孔穿出颅部;感觉纤维的胞体组成位于颞骨岩部尖端的三叉神经节。三叉神经半月节以上损伤可出现患侧头面部皮肤及舌、口、鼻腔黏膜的一般感觉丧失,角膜反射消失,患侧咀嚼肌瘫痪,张口时下颌偏向患侧。三叉神经半月节以下损伤可出现各单支损伤表现,眼神经受损出现患侧睑裂以上皮肤感觉障碍,角膜反射消失;上颌神经损伤可导致患侧下睑及上唇皮肤、上颌牙齿、牙龈及硬腭黏膜的感觉障碍;下颌神经受损时可致患侧下颌牙齿、牙龈及舌前2/3和下颌皮肤的一般感觉障碍,并有患侧咀嚼肌的运动障碍。

(6)展神经(abducent nerve,Ⅵ) 由脑桥中部背面两侧展神经核发出,经由脑桥腹侧与延髓交界处穿出,经眶上裂入眶内,支配外直肌,即眼球向外运动,损伤时可引起外直肌瘫痪,导致眼内斜视。

(7)面神经(facial nerve,Ⅶ) 由感觉、运动和副交感神经纤维组成,主司味觉、面部表情肌运动及舌下腺、下颌下腺和泪腺的分泌。面神经核位于脑桥,分为上下两部分,上部分受双侧大脑皮质运动区的支配,并发出运动纤维支配同侧颜面上半部的肌肉,核的下半部分仅受对侧大脑皮质的支配,并发出运动纤维支配同侧颜面下半部的肌肉。因此,面神经受损时可分为中枢性和周围性,下运动神经元损伤导致周围性面神经麻痹,临床表现为患侧面肌瘫痪,上运动神经元损伤时导致中枢性面神经麻痹,表现为病灶对侧下部面部表情肌瘫痪。

(8)前庭蜗神经(vestibulocochlear nerve,Ⅷ) 分为蜗神经和前庭神经。蜗神经的感觉神经元胞体位于内耳蜗轴内的螺旋神经节,止于脑干的蜗神经前、后核,传入听觉冲动。前庭神经的感觉神经元胞体位于内耳道底的前庭神经节,止于脑干的前庭核群及小脑,传入平衡觉冲动。两根神经都出内耳门,同行入颅腔,称为位听神经,其功能是把与听觉和平衡觉有关的神经冲动传入脑。当位听神经完全损伤时,则表现为伤侧耳聋及前庭功能的丧失;部分损伤时,可出现眩晕、眼球震颤和听力障碍。

(9)舌咽神经(glossopharyngeal nerve,Ⅸ) 为混合性神经,含有躯体运动、内脏运动、内脏感觉和躯体感觉4种纤维成分。特殊内脏感觉神经纤维周围支配舌后1/3味蕾,传导味觉;中枢支终止于延髓的孤束核;一般内脏感觉纤维的胞体中枢支终于孤束核,周围支分布于咽、舌后1/3、咽鼓管、鼓室等处的黏膜以及颈动脉窦和颈动脉小球,参与调控血压、脉搏和呼吸;一般躯体感觉纤维,胞体位于上神经节内,止于耳后皮肤。特殊内脏运动纤维,起于疑核,支配茎突咽肌。副交感纤维,在耳神经节交换神经元后分布于腮腺,司腺体分泌。舌咽神经损伤时可引起腮腺分泌障碍,咽后及舌后1/3感觉障碍和味觉消失以及咽反射消失。

如何鉴别真假球性麻痹

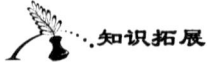

舌咽神经和迷走神经起自同样的神经核,常同时受累,表现为声音嘶哑、吞咽困难、饮水呛咳以及咽反射消失等,称为延髓麻痹或真性球麻痹,临床又称为球麻痹。

但临床中舌咽神经和迷走神经的运动核受到双侧皮质脑干束支配,当一侧损伤时不出现球麻痹症状,双侧皮质延髓束损伤时才出现构音障碍和吞咽困难,但是咽反射存在,称为假性球麻痹,常见于双侧大脑半球的血管疾病。

(10)迷走神经(vagus nerve, Ⅹ) 迷走神经为混合神经,为行程最长、分布最广泛的脑神经,主要功能为咽部感觉和运动,调节内脏活动和呕吐反射。其中一般躯体感觉神经纤维起自上神经节,周围支分布于外耳道、耳郭凹面的皮肤和硬脑膜,中枢支分布于三叉神经脊束核;内脏感觉神经纤维起自下神经节,分布于颈部、胸部以及腹部脏器,中枢支止于孤束核。迷走神经的特殊内脏运动纤维起自疑核,分布于软腭、咽喉部肌肉,副交感神经纤维起自迷走神经背运动核,分布于腹腔脏器、支配平滑肌、心肌、腺体的活动。迷走神经损伤时可引起发音困难、声音嘶哑、呛咳、吞咽障碍、心动过速以及内脏活动障碍等。

(11)副神经(accessory nerve, Ⅺ) 副神经为运动神经,分为延髓支和脊髓支。脊髓支起于颈髓1~5节,经枕骨大孔入颅,与起自疑核的延髓支结合,穿过颈静脉孔离开颅腔。脊髓支止于胸锁乳突肌和斜方肌上部,支配肌肉运动;延髓支返回至迷走神经,构成喉返神经,支配声带运动。故一侧副神经损伤时可表现为患侧胸锁乳突肌瘫痪(平静时头转向患侧,用力时头转向健侧)和斜方肌瘫痪(肩下垂和耸肩无力)。

(12)舌下神经(hypoglossal, Ⅻ) 舌下神经起自延髓背侧部近中线的舌下神经核,其神经纤维从延髓锥体外侧的前外侧沟穿出,经舌下神经管到颅外,支配舌肌运动,舌下神经核是唯一完整的接受对侧皮质延髓束支配的脑神经运动核,舌下神经的主要功能是支配舌肌运动,故其损伤后可出现舌肌萎缩、瘫痪,伸舌时舌尖偏向患侧。

2. 脊神经(spinal nerves) 脊神经是与脊髓连接的周围神经,共31对,包括颈神经8对、胸神经12对、腰神经5对、骶神经5对、尾神经1对,每对脊神经分为前支(运动根)和后支(感觉根),其中前支支配相应的肌肉,如颈4~胸1前根合结合后为臂丛神经,支配上臂、前臂和手部肌肉;腰2~骶2组合为骶丛,支配下肢肌肉;其余脊神经分别支配相应水平位置的组织器官。临床上常根据不同部位的感觉障碍水平,判断脊髓病变的平面,这对定位诊断具有重要意义。

3. 自主神经(autonomic nerve) 周围神经分布于体表、骨骼、肌肉等又称为躯体神经,分布于内脏、平滑肌和腺体等称为内脏神经。其中内脏神经的传出部分专门支配不直接受人意志控制的平滑肌、腺体、心肌等,故而又称为自主神经。根据形态和功能分为交感神经和副交感神经。除支配内脏器官及内分泌腺体分泌外,还参与调节葡萄糖、脂肪、水和电解质代谢,以及体温、睡眠和血压等。人体自主神经系统组成见图9-1。

总之,神经系统疾病的临床表现和神经系统的解剖、生理特点紧密相关。因此,在学习神经系统疾病时,非常有必要回顾学习神经解剖生理基础知识。对神经系统疾病的诊断,通常是通过病史询问和详细的神经系统功能检查,以推断病变的解剖部位,即"定位诊断";然后根据起病方式、疾病发展过程及相关全身情况,辅以各项实验室检查资料等,以确定病变的原因,亦即"病因诊断"或"定性诊断"。

二、护理评估

全面收集主客观资料,明确患者存在护理问题/护理诊断,以便针对性实施护理措施。

(一)病史采集

对于神经系统疾病,病史采集最重要,超过任何检查手段。一般包括主诉、现病史、既往史、个人史和家族史。

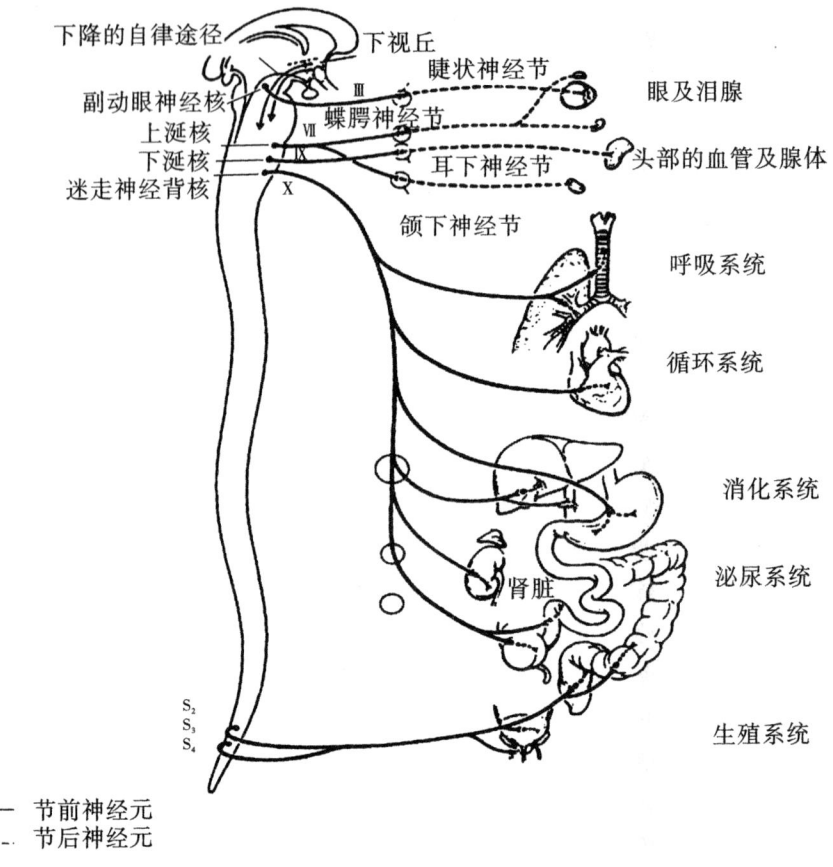

图9-1 人体自主神经分布和支配

1. 患病情况及治疗经过 包括起病形式,如轻、重、缓、急等;发作是否有规律,如周期性、持续性还是进展性等;起病时主要症状和体征、累及范围、起始时间、持续时间、严重程度、病变特点等;有无诱因或明确病因,有无明显导致疾病发作或加重、缓解的可能原因;伴随症状,即有无其他非神经系统直接损伤引起的症状如发热、呕吐、恶心、大汗等;有无并发症等;治疗经过,即紧急用药情况以及发病以来就诊治疗情况等。

2. 目前病情及一般状况 目前主诉不适和病情变化,即有无意识障碍、言语障碍、肢体功能障碍、吞咽障碍、认知障碍、睡眠障碍、营养失调等,评估症状和体征并结合身体评估结果。

3. 个人史 患者生长发育史和主要经历,如出生地、居住地、文化程度、性格特点、职业及工作环境,是否到过疫区,有无化学物质接触史,女性应该询问月经史和生育史,某些神经系统感染性疾病如脑血吸虫病等应注意询问有无疫水接触史。以及患者日常生活方式,包括工作、学习、生活和睡眠是否顾虑,日常生活能力及其依赖程度;是否规律锻炼,锻炼内容和频次等;能否控制情绪,是否为情绪暴躁、易怒或者寡言少语等;饮食是否健康,食物组成和数量、饮食习惯、有无特殊饮食爱好等;是否饮酒、是否吸烟,吸烟和饮酒的年数和量等,重点评估患者的生活方式是否健康,尤其是与疾病发作有关的不良生活方式。

4. 既往史和家族史　应特别注意询问与神经系统疾病有关的病史,如心脑血管病史、感染病史、颈椎病和腰椎管狭窄病史、颅脑外伤病史等。是否有家族遗传病,家族生活习惯如摄盐量、睡眠习惯等。

5. 心理社会状况

(1) 疾病相关知识水平　对疾病的掌握情况,包括疾病、发病危险因素、发病特点、常见诱因、主要症状和体征、发作先兆、预防措施等。

(2) 心理状况　了解患者生活、工作和学习状况,判断疾病对患者产生的影响以及患者是否可以积极应对,能否接受自我改变和适应角色转变等。因为神经系统疾病致残率较高,尤其是脑血管疾病,且脑血管疾病发病愈来愈年轻化,卒中后抑郁的发生率很高,容易产生失落感和无用感,重症肌无力患者因渐进性的肢体肌肉无力最终导致自理能力严重下降、呼吸肌麻痹而出现濒死感等导致恐惧和焦虑等心理问题。

(3) 社会支持系统　了解患者的家庭组成情况、经济状况、工作状况、文化教育背景;家属疾病认知情况、照顾者对患者关心程度;患者享有医保政策;出院后继续就医条件,居家社区保健资源和康复资源情况。

(二) 身体评估

身体评估可为疾病诊断提供最重要的临床依据,病史采集结束后开始详细的神经系统检查和全身体格检查。

1. 一般状态检查　包括患者一般情况如年龄、性别、营养与发育状况、面容表情等;生命体征(体温、脉搏、呼吸、血压);意识状态;体位、姿势、步态、胸腹部等。如体温升高常见于中枢性高热,体温不升多见于呼吸、循环衰竭等,呼吸深慢可见于颅内压增高患者;多数神经系统疾病会合并精神神经障碍,如情感淡漠、思维迟缓、精神运动性兴奋或抑郁等。

2. 皮肤黏膜检查　主要检查全身皮肤黏膜的完整性,有无褥疮、发红、水肿等,尤其是注意评估意识障碍、运动功能障碍、感觉功能障碍患者皮肤完整性以及褥疮发生的危险因素。

3. 头面颈部

(1) 瞳孔　神经系统疾病瞳孔检查非常重要。主要检查瞳孔直径、大小,双侧是否等大、等圆,对光反射是否灵敏。瞳孔散大常见于动眼神经麻痹、阿托品类药物中毒等,缩小见于颈上交感神经径路损伤,如脑桥出血压迫、脑室出血压迫脑干等引起。对光反射分为直接对光反射和间接对光反射,传导通路上任何部位损伤,均可引起瞳孔对光反射消失和瞳孔散大。

(2) 头颅　注意检查头颅大小、外形等,主要用于婴幼儿,注意检查囟门大小和闭合情况,是否有囟门隆起、颅骨缝分离、颅骨空瓮音等脑积水症状。成年人出现较多的是外伤引起的颅骨骨折、变形凹陷等。

(3) 颜面部　观察面部器官是否畸形、运动是否正常、感觉功能有无减退,眼睑有无水肿,眼球有无突出等。主要包括额纹和鼻唇沟是否对称或变浅,伸舌是否居中,舌肌有无萎缩,有无吞咽困难、饮水呛咳,咽反射是否存在,有无声音嘶哑或其他言语障碍。头颅外伤多引起眶周瘀斑、脑脊液鼻漏或耳漏。

(4) 颈部　检查头部活动情况,是否有抬头无力、颈部抵抗、不自主活动。

4. 四肢躯干　重点评估脊柱有无变形、压痛和叩击痛,有无活动受限,如脊髓型共济失调可引起脊柱侧凸;四肢有无震颤、抽搐和肌阵挛等不自主运动或瘫痪,以及四肢肌力和肌张力状况;站立和行走时平衡性以及步态是否异常。一般肌束震颤多由运动神经元损伤或有机磷农药中毒引起,双手扑翼样震颤多见于中毒性或代谢性疾病,如肝性脑病等。

5. 神经系统检查　包括意识状态评估、感觉功能、运动功能、神经反射。意识状态和运动功能评估见本章第二节"意识障碍和运动障碍",感觉功能检查包括浅感觉、深感觉和复合感觉,神经反射包括浅反射、深反射、病理反射,以及脑膜刺激征检查和自主神经功能检查,其中脑膜刺激征见于脑膜炎、蛛网膜下腔出血、颅内压增高、脑水肿、脑炎、脑疝等,表现为颈项强直、克氏征和布氏征阳性。

(三) 实验室检查及其他检查

1. 化学检验

(1) 血液检查　血常规检查对诊断神经系统疾病如颅内感染、脑血管疾病、脑寄生虫疾病等病因诊断有一定价值,尤其是血糖、血脂监测可协助脑血管疾病的病因诊断;乙酰胆碱受体抗体测定可帮助重症肌无力的诊断;血钾检查对周围性瘫痪有诊断价值。

(2) 腰椎穿刺和脑脊液检查　通过脑脊液压力检查,可以了解颅内压情况;如格林巴利综合征患者可出现脑脊液蛋白细胞分离现象。此外,脑脊液检查对中枢感染性疾病、蛛网膜下腔出血、脑膜癌等具有重要意义。

2. 活组织检查

(1) 肌肉活组织检查　主要用于鉴别神经源性肌萎缩和肌源性损害,适合重症肌无力、进行性肌营养不良症、多发性肌炎的定性诊断。

(2) 神经活组织检查　主要用于周围神经系统疾病的定性诊断,判断病变性质和病变程度,常用的活组织检查部位为腓肠神经。

(3) 脑活组织检查　主要用于脑部感染性疾病抗感染治疗无效后进行病因诊断;神经影像学显示占位性病变但不明确组织病变性质者;以及临床可疑遗传代谢性疾病者,如脑白质营养不良、神经节苷脂沉积病等。

需要注意的是,活组织检查一定要严格把握适应证和禁忌证,注意无菌操作,检查后要注意休息、加强病情观察,防止并发症。

3. 神经电生理检查

(1) 脑电图检查(electroencephalography, EEG)　包括普通脑电图、动态脑电图和视频脑电图,对诊断癫痫、颅内占位性病变、中枢神经系统感染性疾病具有重要价值。

(2) 肌电图检查(electromyography, EMG)　肌电图记录的是神经肌肉的生物电活动,常和神经传导速度联合应用,以判定神经肌肉所处的功能状态。

(3) 诱发电位检查(evoked potential, EP)　是指神经系统在外来或内在刺激时产生的生物电活动,可选择性地观察特异性传入神经通路的功能状态,常用包括脑干诱发电位、视觉诱发电位和体感诱发电位,用于视神经炎、多发性硬化、脑干和脊髓病变的诊断。

4. 影像学检查

(1) X 射线检查　头颅平片和脊椎平片,可检查头颅大小、颅骨完整性、颅缝有无裂开等;脊柱生理弯曲是否存在,椎体发育有无异常,骨质破坏程度等。

(2) 计算机断层扫描(computed tomography, CT)　可在图像上不同层面显示脑室、脑池、脑实质形态和位置。临床上主要用于颅内肿瘤、脑血管疾病和脊柱脊髓病变等。

(3) 磁共振显像(magnetic resonance imaging, MRI) 能清晰地显示CT不易检出的脑干和颅脑后窝病变,用于诊断脱髓鞘病变、脑变性病变,颅脑外伤和颅内感染等。

(4) 数字减影血管造影(digital subtraction angiography, DSA) 特点是图像清晰,分辨率高,对观察血管病变,血管狭窄的定位测量,诊断及介入治疗提供了真实的立体图像,为各种介入治疗提供了必备条件。

(5) 放射核素检查 包括单光子发射计算机断层(single photon emission computed tomography, SPECT)和正电子发射计算机断层(position emission tomography, PET),主要用于某些脑结构未发生改变但是功能发生改变的神经系统疾病,如短暂性脑缺血发作、癫痫、痴呆、帕金森病等。

5. 头颈部血管超声检查 常用的包括颈动脉彩色多普勒超声检查,可客观监测和评估颈动脉内部结构、功能状态和血流动力学改变,对缺血性脑血管疾病的诊断具有重要价值;经颅多普勒超声检查,是应用多普勒效应研究脑底动脉主干血流动力学改变的一种检测技术。主要用于探测脑血管有无狭窄、闭塞、畸形、痉挛等。

6. 基因诊断技术 基因诊断是近20年发展起来并应用于神经系统疾病的病因检查技术,又称分子诊断。可以弥补神经系统遗传性疾病临床诊断的不足,利于诊断,又可为遗传病的分类提供新的方法和依据。应用主要包括:单基因遗传病的诊断,如亨廷顿病、脊髓性肌萎缩、家族性淀粉样变性、强直性肌营养不良等;脊髓性小脑共济失调的基因分型;阿尔兹海默病的早期诊断和干预;神经系统疾病的产前诊断及咨询等。

(林蓓蕾)

第二节 常见症状体征的评估与护理

神经系统疾病常见症状包括意识障碍、认知障碍、运动障碍、感觉障碍以及平衡障碍等多种表现。通过准确评估患者的主要症状,发现主要护理问题,给予针对性护理措施和健康指导,可有效提高护理质量,改善患者健康结局。

一、意识障碍

意识是个体对周围环境及自身状态的感知能力。意识障碍(disorders of consciousness)是指人对外界刺激缺乏反应的一种精神状态。任何病因引起的大脑皮质、皮质下结构、脑干网状上行激活系统等部位损伤和抑制,均可导致意识障碍。意识障碍可分为觉醒度下降和意识内容变化两种类型。

1. 以觉醒度下降为主

(1) 嗜睡 意识障碍的早期表现,患者睡眠时间延长,但可被唤醒,醒后可勉强配合检查及回答问题,刺激消失后继续入睡。

(2) 昏睡 指患者沉睡但大声呼唤或强烈刺激后可觉醒,醒后回答问题含糊、简单不完全,停止刺激很快入睡。

(3) 昏迷 一种最为严重的意识障碍,意识完全丧失,各种刺激均不能使患者觉醒,无有目的的自主活动,不能自发睁眼,按严重程度分为三级。

浅昏迷:意识完全丧失,声光刺激无反应,强烈疼痛刺激有回避反应,吞咽、咳嗽、瞳孔对光反射存在。生命体征无明显改变。

中昏迷:对外界刺激均无反应,强刺激防御反射、角膜反射、瞳孔对光反射减弱、大小便潴留或失禁。生命体征发生改变。

深昏迷:对外界刺激全无反应,各种反射消失,大小便失禁,生命体征发生明显改变,如呼吸不规律、血压下降等。

考点:昏迷的表现和程度判定。

2. 以意识内容变化为主的意识障碍　包括意识模糊和谵妄,其中意识模糊是指情感反应淡漠,各种刺激反应均低于正常水平;谵妄是一种急性高级脑功能障碍,患者对周围环境的认识和反应能力下降,表现为认知、注意力、定向力等受损,觉醒周期紊乱,表现为紧张、恐惧和兴奋不安,甚至有冲动和攻击行为,呈波动性,昼轻夜重。常见病因有脑炎、蛛网膜下腔出血、癫痫、肝性脑病等。

3. 特殊类型的意识障碍　主要指植物状态,植物状态是指大脑半球严重受损而脑干功能相对保留的一种状态,患者对自身和外界的认知功能完全丧失,呼之不应,有自发或反射性睁眼,存在吸吮、吞咽等原始反射,大小便失禁。颅脑外伤后植物状态12个月以上,或其他原因导致3个月以上称为持续植物状态。此外,还有去皮质综合征和无动性缄默症。

【护理评估】

1. 病史　详细了解患者的发病方式和过程;注意评估有无高血压、心脏病及内分泌疾病等病史。

2. 身体评估

(1)评估意识障碍的类型和严重程度　通过言语、针刺及压迫眶上神经等刺激,检查患者是否可以回答问题,有无睁眼动作和肢体反应情况。国际上通用的是Glasgow昏迷评分量表(表9-1),最高得分15分,最低得分3分,得分越低说明病情越严重,7分以下预后较差。常用谵妄评估的方法和工具有ICU意识紊乱评估法(CAM-ICU)和重症谵妄筛查表(ICDSD)。

表9-1　Glasgow昏迷评分

检查项目	临床表现	评分	检查项目	临床表现	评分
A.睁眼反应	自动睁眼	4	C.运动反应	能按指令动作	6
	呼之睁眼	3		对针痛能定位	5
	疼痛引起睁眼	2		对针痛能躲避	4
	不睁眼	1		刺痛肢体屈曲反应	3
B.言语反应	定向正常	5		刺痛肢体过伸反应	2
	应答错误	4		无动作	1
	言语错乱	3			
	言语难辨	2			
	不语	1			

(2)全身状态检查 主要评估瞳孔是否等大等圆,光反射是否灵敏;观察生命体征变化,尤其注意有无呼吸节律与频率的改变;脑膜刺激征是否阳性等。

3. 实验室及其他检查 EEG是否提示脑功能受损,血液生化检查血糖、血脂、电解质及血常规是否正常,头部CT、MRI检查有无异常发现。

【护理诊断/问题、措施及依据】

有受伤的危险:与脑组织受损导致的意识障碍有关。

1. 生活护理 根据患者自理情况,给予定时翻身、拍背,预防褥疮和肺部感染;做好大小便护理,预防尿路感染;注意口腔卫生,定期口腔护理,防止口腔感染。

2. 安全护理 昏迷患者以及谵妄躁动者加床栏,必要时作适当的约束,防止坠床、自伤或伤人;慎用热水袋,防止烫伤;同时平卧头侧位或侧卧位,开放气道,取下活动性假牙,及时清除口鼻分泌物和吸痰,防止舌根后坠、窒息。

3. 饮食护理 给予高维生素、高热量饮食,补充足够的水分;遵医嘱鼻饲流质者喂食前后抬高床头防止食物反流。

4. 病情监测 严密监测并记录生命体征及意识、瞳孔变化,观察有无恶心、呕吐及呕吐物的性状与量,准确记录出入水量,预防脑疝发生。

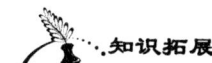

认知障碍(cognitive disorder)

认知是指人脑接受外界信息,经过加工处理,转换为内在的心理活动,从而获取知识或应用知识的过程,包括记忆、语言、视空间、执行、计算和理解判断等方面。认知障碍是指一项或多项上述功能受损,当有两项及以上时,考虑为痴呆。常见认知障碍类型有:记忆障碍、执行功能障碍、计算力障碍、失语、失认、失用、轻度认知障碍和痴呆。常用的评估工具有蒙特利尔认知评估量表。

二、头痛

各种原因刺激颅内外的疼痛敏感结构都会引起头痛(headache)。颅内的血管、神经、脑膜以及颅外的骨膜、血管、头皮、颈肌、韧带等均属于头痛的敏感结构,当受到挤压、牵拉、移位、炎症、血管的扩张与痉挛、肌肉的紧张性收缩等均会引起头痛。可分为以下几种。

1. 偏头痛 偏头痛是临床常见的原发性头痛,主要是因颅内外血管收缩舒张功能障碍引起,特征是发作性、多为偏侧、中重度、搏动样头痛。可伴有恶心、呕吐,声光刺激及日常活动均可加重头痛,休息后可缓解,常反复发作。

2. 高颅压性头痛 由于颅内肿瘤、颅内血肿、囊肿等占位性病变引起颅内压力增高,刺激、挤压颅内血管、神经及脑膜引起的头痛。此类头痛多数较为剧烈且持续,并伴有喷射样呕吐及视力障碍。

3. 紧张性头痛 亦称为神经性或精神性头痛,无固定部位,多表现为持续性闷痛、胀痛、常伴有心悸、失眠、多梦、紧张等症状。

4. 其他 指颅外局部因素引起的头痛,如眼源性头痛、耳源性头痛、鼻源性头痛等。

【护理评估】

1. 病史 询问患者疼痛的部位、性质、程度、发作规律、有无先兆或伴发症状等,如全头痛、局部头痛还是部位变换不定的头痛;是搏动性头痛、胀痛、还是钝痛、触痛、撕裂痛等;发作是急性还是慢性、持续性还是发作性等;有无诱因以及和体位是否有关等;有无头晕、恶心、耳鸣、复视、晕厥等先兆。此外,还需评估患者既往有无与头痛发作相关的因素,了解头痛给患者日生生活带来的影响、是否伴有失眠、焦虑或抑郁症状等。

2. 身体评估 检查意识状态、瞳孔反应、生命体征、精神状态等。

3. 实验室及其他检查 必要时进行脑脊液穿刺检查可能为诊断提供客观依据。

【护理诊断/问题、措施及依据】

疼痛:头痛,与颅内外血管舒张收缩功能障碍或脑部器质性病变等因素有关。

1. 避免诱因 告知患者可能诱发或加重头痛的因素,如情绪进展、压力大、睡眠不规律、吸烟、饮酒等,注意保持环境安静、光线柔和等。

2. 指导缓解疼痛的方法 如音乐疗法、生物反馈治疗等,也可给予冷敷、理疗、按摩等方法缓解疼痛。

3. 心理疏导 长期反复发作的患者,应注意加强心理疏导,全面了解头痛对患者生活、工作带来的影响,训练身心放松技巧,理解患者、具有同理心、并指导患者家属配合安慰和理解患者,提高治疗的配合度,树立治疗信心。

4. 用药护理 头痛剧烈必须使用止痛药,告知用药方法、不良反应尤其是药物依赖性问题,指导和监督患者用药。

三、言语障碍

言语障碍(language disorders)分为失语症和构音障碍。失语症是由于脑损害所致的语言交流能力障碍,构音障碍则是因为神经肌肉的器质性病变,造成发音器官的肌无力及运动不协调所致。

1. 失语症 失语症是指在意识清楚,发音和构音没有障碍的情况下,大脑皮质与语言功能有关的区域受损导致的语言交流能力障碍,是优势大脑半球损害的重要症状之一。常见类型及临床特点、伴随症状、病变部位见表9-2。

2. 构音障碍 是指患者具有语言交流必备的语言形成和接受能力,仅表现为口语的声音形成困难、发音困难、发音不清或者发声、音调和语速等异常,严重者完全不能发音。不同病变部位可产生不同的构音障碍,如基底核病变引起说话慢而含糊、言语断节及口吃样重复等;小脑蚓部受损时会出现构音含糊、声音强弱不等甚至呈爆发样。

【护理评估】

1. 病史 评估患者的职业、文化水平与语言背景;以往和目前语言能力;意识水平、精神状态及行为表现;心理状态,观察有无孤独、抑郁、烦躁及自卑情绪;家庭及社会支持情况。

表9-2　常见失语症的临床特点、伴随症状及病变部位

类型	临床特点	伴随症状	病变部位
Broca失语	典型非流利型口语、言语缺乏、语法缺失、电报样言语	轻偏瘫	Broca区损害（颞下回后部）
Wernicke失语	流利型口语，口语理解严重障碍，语法完好；有新语、错语和词语堆砌	视野缺损	Wernicke区病变（颞上回后部）
传导性失语	复述不能、理解和表达完好	—	缘上回皮质或深部白质内的弓状纤维束受损
命名性失语	命名不能	—	颞中回后部或颞枕交界区
完全性失语	所有语言功能明显障碍	偏瘫、偏身感觉障碍	大脑半球大范围病变
失写	能抄写，不能自发书写或写出的句子有遗漏错误	运动或感觉性失语	优势半球额中回后部
失读	不认识文字、词句、图画	不能书写，也不能抄写	优势半球顶叶角回

2. 身体评估　通过交谈，让其阅读、书写及采用标准化量表评估言语障碍的程度、类型。注意检查患者有无听觉和视觉缺损；是右利手还是左利手，能否自动书写或听写、抄写；能否按照检查者指令执行有目的的动作；能否对话、看图说话、跟读、物体命名、唱歌、解释单词或成语的意义等。评估口、咽、喉等发音器官有无肌肉瘫痪及共济运动障碍，有无面部表情改变、流涎或口腔滞留食物。

3. 实验室及其他检查　头部CT、MRI检查及肌电图检查有无异常，新斯的明试验是否为阳性反应（阳性反应多见于重症肌无力患者）。

【护理诊断/问题、措施及依据】

语言沟通障碍：与大脑语言中枢病变或发音器官的神经肌肉受损有关。

1. 心理护理　患者常因无法表达自己需要和感情而烦躁、自卑，护士应耐心解释原因，关心、体贴、尊重患者，避免挫伤其自尊心；多给予肯定和表扬；鼓励家属、朋友多与患者交谈，营造一种和谐的亲情氛围和轻松的语言交流环境。

2. 沟通方法指导　借助符号、描画、图片、表情、手势、交流板或交际效果技术（promoting aphasic's communicative effectiveness, PACE）等简单而有效方式和患者沟通。如与运动性失语患者交谈时尽量提一些简单问题，让患者回答"是""否"或点头、摇头示意；对于听力障碍的患者可利用实物图片法进行交流，文字书写法适应于有一定文化素质、无书写障碍的患者。

3. 语言康复训练　由语言治疗师（speech therapist, SP）制订个体化的全面语言康复计划，构音障碍的康复以发音训练为主，遵循由易到难的原则，护士可在专业语言治疗师指导下，协助患者进行床旁训练。具体方法：肌群运动训练如缩唇、叩齿、伸舌、卷舌、鼓腮、吹气、咳嗽等；发音训练，从训练单音节发音开始，逐步到复诵简单句；复述训练，复述单词和词汇；命名训练以及刺激法训练。注意训练过程中应根据病情轻重及

患者情绪状态,避免产生疲劳感、注意力不集中或失望感,使其能体会到成功的乐趣,循序渐进坚持训练。

四、感觉障碍

感觉障碍(sense disorders)指机体对各种形式刺激(如痛、温度、触、压、位置、振动等)无感知、感知减退或异常的一组综合征。临床上将感觉障碍分为抑制性症状和刺激性症状两大类。

1. 抑制性症状　感觉传导通路受到破坏或功能受到抑制时,出现感觉缺失或感觉减退。在同一部位各种感觉都缺失,为完全性感觉缺失。意识清醒状态下,某部位仅有某种感觉障碍而其他感觉保存者,称分离性感觉障碍。

2. 刺激性症状　感觉传导通路受刺激或兴奋性增高时出现刺激性症状。可分为以下几种:

(1)感觉过敏　指轻微刺激引起强烈的感觉,如用针轻刺皮肤引起强烈的疼痛感受,常见于浅感觉障碍。

(2)感觉过度　多发生在感觉障碍的基础上,具有潜伏期长、感觉性刺激阈增高、不愉快感觉、扩散性和延时性特点。常见于烧灼性神经痛、带状疱疹疼痛等。

(3)感觉异常　没有外界任何刺激而出现的感觉,常见的感觉异常有麻木感、痒感、针刺感、蚁行感、电击感、紧束感、冷热感、肿胀感等。感觉异常的范围有定位价值。

(4)感觉倒错　指热觉刺激引起冷觉感,非疼痛刺激而出现疼痛感觉。常见于顶叶病变或癔症。

(5)疼痛　为感觉纤维受刺激时的躯体感受,为机体的防御机制。包括局限性疼痛、放射性疼痛、扩散性疼痛、牵涉性疼痛。如放射痛常见于神经干、神经根或中枢神经受病变刺激时,疼痛不仅发生于刺激局部,而且可扩展到受累感觉神经的支配区,如周围神经损害、脊髓后根受肿瘤或椎间盘脱出压迫引起的痛性麻木;牵涉痛多见于心绞痛时引起左胸及左上肢内侧疼痛;肝胆病变可引起右肩痛等。

【护理评估】

1. 病史　评估患者意识状态与精神状况,注意有无认知、情感或意识行为方面的异常;有无智能障碍,是否疲劳或注意力不集中;了解感觉障碍出现的时间、发展的过程、传播的方式、加重或缓解的因素;还应注意患者是否因感觉异常而烦闷、忧虑或失眠。

2. 身体评估　宜在环境安静、患者意识清醒及情绪稳定的情况下评估,注意感觉障碍的性质、部位、范围和双侧是否对称等。

(1)浅感觉评估　评估内容包括痛觉、触觉和温度觉。

(2)深感觉评估　评估内容包括运动觉、振动觉和位置觉。

(3)复合感觉评估　包括定位觉、图形觉、两点辨别觉和实体觉。

(4)感觉功能障碍的定位评估　不同部位的损害产生不同类型的感觉障碍,典型的感觉障碍的类型具有特殊的定位诊断价值。

(5)全身状态检查　观察患者的全身情况及伴随症状,注意相应区域的皮肤颜色、毛发分布,有无烫伤或外伤瘢痕、皮疹、出汗等;感觉功能障碍出现的位置等。感觉系统检查主观性较强,应注意患者情绪、心态,确保客观真实,切忌暗示性提问。

【护理诊断/问题、措施及依据】

感知紊乱:与脑、脊髓病变及周围神经受损有关。

1. 生活护理　防止感觉障碍的身体部位受压或机械性刺激。避免高温或过冷刺激,慎用热水袋或冰袋,防止烫伤、冻伤。

2. 心理护理　感觉障碍常常使患者缺乏正确的判断而产生紧张、恐惧心理或烦躁情绪,严重影响其运动能力和兴趣,应关心、体贴患者,主动协助日常生活活动;多沟通,取得信任,鼓励其积极配合治疗和训练。

3. 感觉训练　建立感觉—运动反馈训练一体化概念,可进行肢体拍打、按摩、理疗、针灸、被动运动和各种冷、热、电的刺激。如每天用温水擦洗感觉障碍的身体部位,以促进血液循环;被动活动关节时反复适度地挤压关节、牵拉肌肉、韧带。上肢运动感觉机能训练可使用木钉盘,如使用砂纸、棉布、毛织物、铁皮等缠绕在木钉外侧,当患者抓木钉时,通过各种材料对患者肢体末梢的感觉刺激,提高中枢神经的感知能力。

五、运动障碍

运动障碍(movement disorders)是指运动系统任何部位受损导致的骨骼肌活动异常,包括瘫痪、不随意运动及共济失调等。

1. 瘫痪(paralysis)　瘫痪是指肌力下降或丧失而导致的运动障碍,系运动神经元损害所引起。按病变部位和瘫痪的性质可分为上运动神经元性瘫痪和下运动神经元性瘫痪;按瘫痪的程度分为完全性瘫痪(肌力完全丧失)和不完全性瘫痪(肌力减弱);按瘫痪的形式可分为偏瘫、交叉性瘫、四肢瘫、截瘫、单瘫等(图9-2)。

2. 不随意运动　指患者在意识清醒情况下,出现不受主观控制的无目的的异常运动。临床上可分为震颤、舞蹈、手足徐动、扭转痉挛、投掷动作等。所有不随意运动的症状都会随睡眠而消失。

考点:临床表现。

3. 共济失调　指由本体感觉、前庭迷路、小脑系统损害所引起的机体维持平衡和协调不良所产生的临床综合征。根据病变部位可分为三种类型。

(1)小脑性共济失调　由小脑病变引起,小脑蚓部病变出现躯干性共济失调,小脑半球病变表现为肢体性共济失调,多伴有眼球震颤,肌张力低下,言语不清等小脑症状,但闭目或黑暗环境中不加重共济失调的症状。

(2)大脑性共济失调　由大脑半球额叶病变引起,经脑桥、小脑通路的影响而产生共济失调的症状。临床表现与小脑性共济失调十分类似,但症状较轻,其区别除共济失调外,主要为分别伴有额叶、顶叶和颞叶损害的其他临床症状。

(3)脊髓性共济失调　脊髓后索病变可引起共济失调,主要临床特点为双下肢位置觉、压觉、振动觉等消失,以致走路时呈"醉汉"步态,闭目和在黑暗中站立不稳。

【护理评估】

1. 病史　了解运动障碍的性质、分布、程度及伴发症状;注意有无发热、抽搐或疼痛,是否继发损伤;过去有无类似发作病史;是否因肢体运动障碍而产生急躁、焦虑情绪或悲观、抑郁心理。

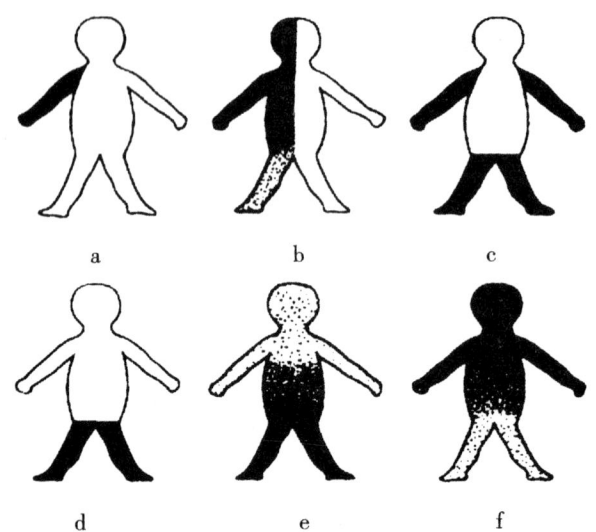

图9-2 按瘫痪的形式分类
a.单瘫 b.偏瘫 c.四肢瘫 d.截瘫 e.双瘫 f.重复瘫

2.身体评估

(1)肌肉容积 检查肌肉的外形、体积,有无萎缩、肥大及其部位、范围和分布,确定是全身性、偏侧性、对称性还是局限性。

(2)肌张力 肌张力是指肌肉在静止松弛状态下的紧张度。检查主要触摸肌肉的硬度和被动活动时有无阻力。

(3)肌力 肌力的评估采用0~5级6级肌力记录法(表9-3)。评估肌力的同时应检查腱反射是否亢进、减退或消失,有无病理反射。

表9-3 6级肌力记录法

分级	临床表现	简单记忆法
0级	肌肉无任何收缩(完全瘫痪)	不动
1级	肌肉可轻微收缩,但不能产生动作(不能活动关节)	微动
2级	肌肉收缩可引起关节活动,但不能抵抗地心引力,即不能抬起	平动
3级	肢体能抵抗重力离开床面,但不能抵抗阻力	抬动
4级	肢体能作抗阻力动作,但未达到正常	抗动
5级	正常肌力	正常

(4)协调与平衡功能 观察患者在站立、坐位和行走时是否能静态维持、动态维持和抵抗轻外力作用维持平衡;判断有无协调障碍、平衡障碍,发现影响因素,预测可能发生跌倒的危险性。

(5)姿势和步态 观察患者卧、坐、立和行走的姿势,注意起步、抬足、落足、步幅、步基、方向、节律、停步和协调动作的情况。如痉挛性偏瘫步态常见于脑血管意外或脑外伤的恢复期;慌张步态是帕金森病的典型症状之一。

(6)日常生活活动能力(activities of daily living,ADL)　包括运动、自理、交流及家务活动。常用Barthel指数评定(表9-4)。Barthel指数总分100分,60分以上者有轻度功能障碍,生活基本自理;40~60分有中度功能障碍,生活需要很大帮助;40分以下有重度功能障碍,大部分日常生活需要他人照护;20分以下生活完全需要帮助。一般40分以上康复治疗意义大。

表9-4　Barthel指数评定内容及计分法

评估项目	自理	稍依赖	较大依赖	完全依赖
进食	10	5	0	0
洗澡	5	0	0	0
修饰(洗脸、洗头、刷牙、刮脸)	5	0	0	0
穿衣	10	5	0	0
控制大便	10	5	0	0
控制小便	10	5	0	0
如厕	10	5	0	0
床椅转移	15	10	5	0
行走(平地45 m)	15	10	5	0
上下楼梯	10	5	0	0

(7)全身状态评估　评估营养和皮肤情况,注意皮肤有无发红、皮疹、破损、水肿等。

3.实验室及其他检查　CT、MRI可了解中枢神经系统有无病灶;肌电图检查可了解脊髓前角细胞、神经传导速度及肌肉有无异常;血液生化检查可检测血清铜蓝蛋白、抗"O"抗体、血沉、肌酶谱、血清钾有无异常;神经肌肉活检可鉴别各种肌病和周围神经病。

【护理诊断/问题、措施及依据】

1.躯体活动障碍　与神经肌肉受损、肢体瘫痪或协调能力异常有关。

(1)生活护理　评估患者日常生活活动能力和自理程度,给予针对性的生活护理。如卧床及瘫痪患者应保持床单位整洁、干燥,预防褥疮和下肢静脉血栓形成;帮助患者建立舒适卧位,协助定时翻身、拍背;每天全身温水擦拭,定期活动肢体,促进血液循环;注意口腔卫生;提供特殊餐具、牙刷、衣服等,方便和协助患者洗漱、进食、如厕、沐浴和穿脱衣服等,增进舒适感和满足患者基本生活需求。

(2)功能锻炼　考虑患者年龄、性别、体能、疾病性质及程度,选择合适的运动方式、持续时间和运动频度。如瘫痪患者肌力小于2级,一般选择助力活动,当肌力达到3级时,训练患肢独立完成全范围关节活动,肌力达到4级时应给予渐进抗阻训练。

(3)安全护理　运动障碍患者护理重点之一是防止坠床和跌倒,确保安全,可通过安置保护性床栏、建立无障碍通道、穿着防滑鞋、使用辅助工具如三角杖等。同时进

考点:日常生活护理和安全护理。

行健康指导,提高患者及家属安全意识。

(4)心理护理 因自理能力下降、康复过程漫长等患者容易出现焦虑、抑郁、失望等问题,应定期评估其心理状态并观察康复训练过程中出现的缺乏主动性、悲观或急于求成等心理现象。鼓励患者克服困难,正确认识疾病特点及康复进程,增强自我照顾能力与自信心,营造和谐的亲情氛围和舒适的休养环境,通过多学科合作建立医院、家庭、社区协助支持系统。

2.有失用/误用综合征的危险 与肢体瘫痪、长期卧床/体位不当以及不正确的运动模式有关。

(1)早期康复干预 早期康复有助于抑制和减轻肢体痉挛姿势的出现与发展,预防并发症、促进康复、减轻致残程度和提高生活质量。一般认为,缺血性脑卒中患者意识清楚、生命体征平稳,病情不再发展后48 h即可进行;多数脑出血患者康复可在病后10～14 d开始;其他疾病所致运动障碍的康复也应尽早进行,在不影响治疗的情况下,康复训练开展得越早,功能康复的可能性就越大,预后也就越好。早期康复护理的内容包括以下几方面。

加强患侧刺激:加强患侧刺激可对抗其感觉丧失,避免忽略患侧身体和患侧空间。如房间的布置应尽可能地使患侧自然地接受更多的刺激,床头柜、电视机应置于患侧;护理工作如帮助病人洗漱、进食、测血压、脉搏等也都应在患侧进行;进食、阅读等也应在患侧进行。

保持良肢位:正确的体位姿势可减轻患肢痉挛、水肿、增加舒适感,不同的体位均应准备数个不同大小和形状的软枕以支持,保持肢体关节处于功能位。

定期体位变换(翻身):翻身主要是躯干的旋转,它能刺激全身的反应与活动,是抑制痉挛和减少患侧受压最具治疗意义的活动。偏瘫、截瘫病人每2～3 h翻身1次。

床上运动训练:正确的运动训练有助于缓解痉挛和改善已形成的异常运动模式。常用的床上康复项目包括:Bobath握手、桥式运动、关节被动运动、起坐训练等。

(2)恢复期功能锻炼 应在康复师指导下由易到难,循序渐进,持之以恒,包括转移动作训练、坐位训练、站立训练、步行和实用步行训练、平衡共济训练、日常生活活动训练等。其中上肢功能训练一般采用运动疗法和作业疗法相结合;下肢功能训练主要以改善步态为主。

(3)综合康复治疗 根据病情,指导患者合理选用针灸、理疗、按摩等辅助治疗,以促进运动功能的恢复。

(林蓓蕾)

第三节 急性炎症性脱髓鞘性多发性神经病

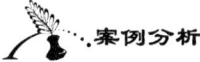

张某,男,28岁。1周前出现咽痛、低热和流鼻涕,2 d前出现双侧手指、足趾麻木异样感和刺痛、前臂和小腿刺痛,1 d前出现双下肢无力,需扶持才能站立,行走拖曳,双眼闭合无力,双口角流涎,食物易滞留于双面颊部,吞咽困难。

请思考: ①该患者最可能的诊断是什么？②为确诊该患者还需进行哪些辅助检查？③该患者首优的护理诊断/问题是什么？

急性炎症性脱髓鞘性多发性神经病(acute inflammatory demyelinating polyradiculoneuropathies, AIDP)是吉兰-巴雷综合征(Guillain-Barré syndrome, GBS)的一种常见类型，为急性或亚急性起病的大多可恢复的多发性脊神经根(可伴脑神经)受累的一组疾病。主要病理改变为周围神经广泛炎症性节段性脱髓鞘和小血管周围淋巴细胞及巨噬细胞的炎性反应。GBS的年发病率为(0.6~1.9)/10万，男性略高于女性，各年龄组均可发病，任何季节均可发病。

【临床表现】

1. **前驱感染与起病形式** 多数患者病前1~4周有上呼吸道或消化道感染症状或疫苗接种史；多为急性或亚急性起病，症状常于数日至2周达高峰。

2. **弛缓性瘫痪** 首发症状常为四肢对称性弛缓性肌无力，可自远端向近端发展或相反，亦可远、近端同时受累，并可累及躯干，严重病例可因累及肋间肌及膈肌而致呼吸麻痹。腱反射减低或消失，病理反射阴性。

3. **感觉障碍** 较运动障碍轻，发病时多有肢体感觉异常，如麻木、刺痛和不适感，感觉缺失或减退呈手套袜子样分布，少数患者可有肌肉压痛，以腓肠肌压痛较为常见。

4. **脑神经损害** 以双侧面神经麻痹最为常见，其次为舌咽神经和迷走神经，其余脑神经受损少见，部分患者以脑神经受害为首发症状就诊。

5. **自主神经症状** 有多汗、皮肤潮红、手足肿胀及营养障碍。严重病例可有心动过速、直立性低血压等。

6. **病程** 多为单项病程，病程中可有短暂波动。

考点: 临床表现和脑脊液检查。

【实验室及其他检查】

本病的实验室检查主要为腰椎穿刺脑脊液检查和肌电图检查。典型的脑脊液改变为细胞数正常，而蛋白质明显增高(为神经根的广泛炎症反应)，称蛋白-细胞分离现象，为本病的重要特点，通常在病后第2~4周内较为明显，蛋白含量升高但多数不超过1.0 g/L，白细胞计数一般<10×10^6/L。神经电生理主要根据运动神经传导测定，提示周围神经存在脱髓鞘改变；肌电图早期可见F波或H反射延迟(提示神经近端或神经根损害)。

【诊断要点】

急性起病的、对称性的四肢弛缓性瘫痪，可伴有双侧第Ⅶ或Ⅸ、Ⅹ颅神经麻痹，CSF有蛋白-细胞分离现象，神经电生理检查有神经传导速度的减慢即可诊断本病。

【治疗要点】

1. **呼吸道管理** 呼吸麻痹是GBS的主要危险，重症者应置于监护室，密切观察呼吸情况，定时进行血气分析。当肺活量下降至正常的25%~30%，血氧饱和度、血氧分压明显降低时应该尽早进行气管插管或气管切开，机械辅助通气。加强气道护理，定时翻身、拍背，及时抽吸出呼吸道分泌物，保持呼吸道通畅，预防感染。

2. **营养支持** 延髓支配的肌肉麻痹者会有吞咽困难和饮水呛咳，需要给予鼻饲营养,以确保每日足够的热量、维生素,防止电解质紊乱。

3.免疫治疗

(1)血浆置换(plasma exchange,PE)　周围神经脱髓鞘时,由于体液免疫系统的作用,患者血液中存在与发病有关的抗体、补体及细胞因子等,采用血浆置换疗法可直接去除血浆中的致病因子,减轻临床症状,缩短呼吸机使用时间,减少并发症。一般每次交换以30～50 mL/kg或1.0～1.5倍血浆容量计算,每周做2～4次。严重感染、心律失常、心功能不全以及凝血功能障碍者禁用。

(2)免疫球蛋白　推荐有条件者尽早使用。应用大剂量的免疫球蛋白静脉滴注治疗急性病例,可获得与血浆置换治疗相接近的效果,而且安全。成人剂量0.4 g/(kg·d),连用5 d。免疫球蛋白过敏或者先天性IgA缺乏者禁用。

(3)糖皮质激素　近年来的临床研究发现其效果不佳,目前已不主张应用,但慢性GBS对激素仍有良好的反应,为首选药物。对于没有条件行PE或免疫球蛋白治疗的患者,可试用甲泼尼龙500 mg/d静脉滴注,连续5 d后逐渐减量;或地塞米松10 mg/d静脉滴注,7～10 d为一个疗程。

4.抗生素　考虑有胃肠道空肠弯曲菌感染者,可用大环内酯类抗生素治疗。

【常用护理诊断/问题、措施及依据】

1.低效性呼吸型态　与周围神经损害、呼吸肌麻痹有关。

(1)给氧　持续低流量给氧,并保持输氧管道的通畅,当患者动脉血氧饱和度下降时应加大氧流量。

(2)保持呼吸道通畅　指导半坐卧位,鼓励病人深呼吸和有效咳嗽,协助翻身、拍背或体位引流,及时清除口、鼻腔和呼吸道分泌物,必要时吸痰。

(3)准备抢救用物　床头常规备吸引器、气管切开包及机械通气设备,以便随时抢救。

(4)病情监测　给予心电监测,动态观察血压、脉搏、呼吸、动脉血氧饱和度及情绪变化。询问病人有无胸闷、气短、呼吸费力等症状,注意呼吸困难的程度和血气分析的指标改变。当患者出现烦躁不安时,应区分是否为早期缺氧的表现;当出现呼吸费力、出汗、口唇发绀等缺氧症状时应立即报告医生。

(5)呼吸机的管理　详见急危重症护理学相关章节。

(6)心理支持　本病起病急,进展快,患者常因呼吸费力而紧张、恐惧,担心呼吸停止、气管切开及恐惧死亡,常表现为躁动不安及依赖心理。护士应及时了解患者的心理状况,主动关心患者,耐心倾听患者感受,告知医护人员会认真观察其病情的细微变化,使其情绪稳定、安心和放心休息。讲解病情经过、使其认识到气管切开和机械通气的重要性,告知本病经过积极治疗和康复锻炼大多预后很好,以增强他们治疗的信心,取得充分信任和合作。

2.躯体活动障碍　与四肢肌肉进行性瘫痪有关。

(1)饮食护理　指导进食高蛋白、高维生素、高热量且易消化的软食。吞咽困难和气管切开、呼吸机辅助呼吸者应及时插胃管,给予鼻饲流质,以保证机体足够的营养供给,维持水、电解质平衡。留置胃管的病人强调在进食时和进食后30 min应抬高床头,防止食物反流引起窒息和坠积性肺炎。

(2)预防并发症　重症GBS因为瘫痪、气管切开和机械通气,往往卧床时间较长,机体抵抗力低下,除容易发生肺部感染、褥疮、营养失调外,还可导致下肢静脉血栓形成、肢体挛缩和肌肉失用性萎缩、便秘、尿潴留等并发症。护士应指导和协助病人翻身、拍背、活动肢体、按摩腹部,必要时穿弹力长袜、灌肠、导尿等。

(3)用药护理　护士应教会病人遵医嘱正确服药,告知药物的作用、不良反应、使用时间、方法及注意事项。如使用糖皮质激素治疗时可能出现应激性溃疡所致消化道出血,应观察有无胃部疼痛不适和柏油样大便等;留置鼻胃管的病人应定时回抽胃液,注意胃液的颜色、性质;使用免疫球蛋白治疗时常出现发热、面红,减慢输液速度可减轻症状;某些镇静安眠类药物可产生呼吸抑制,不能轻易使用,以免掩盖或加重病情。

(4)生活护理、安全护理及康复护理　措施见本章第二节"运动障碍护理"。

【其他护理诊断/问题】

1. 恐惧　与呼吸困难、濒死感或害怕气管切开有关。
2. 吞咽障碍　与颅神经受损所致延髓麻痹,咀嚼肌无力及气管切开等有关。
3. 清理呼吸道无效　与肌麻痹致咳嗽无力、肺部感染所致分泌物增多等有关。
4. 潜在并发症　深静脉血栓形成、营养失调。

【健康指导】

1. 疾病知识指导　指导患者及家属了解本病的病因、进展、常见并发症及预后;保持情绪稳定和健康心态;加强营养,增强体质和机体抵抗力,避免淋雨、受凉、疲劳和创伤,防止复发。

2. 康复指导　加强肢体功能锻炼和日常生活活动训练,减少并发症,促进康复。肢体被动和主动运动均应保持关节的最大活动度;运动锻炼过程中应有家人陪同,防止跌倒、受伤。GBS恢复过程长,需要数周或数月,家属应理解和关心患者,督促患者坚持运动锻炼。

3. 预防并发症　告知消化道出血、营养失调、褥疮、下肢静脉血栓形成的表现以及预防窒息的方法,当患者出现胃部不适、腹痛、柏油样大便,肢体肿胀疼痛,以及咳嗽、咳痰、发热、外伤等情况时立即就诊。

(林蓓蕾)

第四节　癫　痫

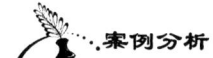

李某,男,45岁。2 h前无明显诱因突发四肢抽搐,呼吸急促、面色发绀、两眼上翻、口吐白沫、呼之不应,症状持续约3 min后,抽搐停止但仍然昏迷。家属紧急送其入院诊治,医生查体时再次出现类似发作。

请思考:①该患者发作时的主要护理措施是什么?②为进一步明确诊断,应该评估哪些资料以及评估时的注意事项是什么?

癫痫(epilepsy)是由多种病因导致脑部神经元高度同步化异常放电所致的临床综

合征。因异常放电神经元的位置和异常放电波及的范围不同,导致患者的发作形式不一,可表现为感觉、运动、意识、精神、行为、自主神经功能障碍。每次发作或每种发作的过程称为痫性发作(seizure),一个患者可有一种或多种形式的痫性发作。

癫痫是神经系统常见疾病或临床综合征。流行病学资料显示,癫痫的患病率为0.5%,年发病率为(50~70)/10万,死亡率为(1.3~3.6)/10万,为一般人群的2倍。我国约有900万以上癫痫病人,难治性癫痫病人至少200万(占25%),每年新发病人65万~70万。癫痫可见于各年龄组,青少年和老年是发病的两个高峰阶段。

【病因与发病机制】

1. 病因 癫痫可以是一种独立的疾病,更多的是一组疾病或综合征。按病因不同分为:

(1)特发性癫痫(idiopathic epilepsy) 又称原发性癫痫。病因不明,未发现脑部存在足以引起癫痫发作的结构性损伤或功能异常,与遗传因素密切相关。多在儿童或青年期首次发病,具有特征性临床及脑电图表现。

(2)症状性癫痫(symptomatic epilepsy) 又称继发性癫痫。由各种明确的中枢神经系统结构损伤或功能异常引起,如颅脑产伤、脑炎和脑膜炎、脑血管病、脑外伤、脑肿瘤、脑寄生虫病、蛛网膜下腔出血等脑部损害或尿毒症、肝性脑病、大出血、阿-斯综合征、一氧化碳中毒等全身性疾病。

(3)隐源性癫痫(cryptogenic epilepsy) 病因不明。临床表现提示为症状性癫痫,但目前的检查手段未能发现明确的病因,占全部癫痫的60%~70%。

2. 发病机制 迄今为止未完全阐明。神经系统具有复杂的调节兴奋和抑制的机制,自发的产生有节律的电活动,且通过反馈活动,使任何一组神经元的放电频率不会过高,也不会无限制地影响其他部位,以维持神经细胞膜电位的稳定。

不论是何种原因引起的癫痫,其电生理改变均是发作时大脑神经元出现异常的、过度的同步性放电。其原因为兴奋过程的过盛、抑制过程的衰减和(或)神经膜本身的变化。脑内最重要的兴奋性递质为谷氨酸和天门冬氨酸,其作用是使钠离子和钙离子进入神经元,发作前病灶中这两种递质显著增加。异常高频放电反复通过突触联系和强直后的易化作用诱发周边及远处的神经元同步放电,从而引起异常电位的连续传播。其中异常放电被局限于某一脑区,表现为局灶性发作;异常放电波及双侧脑部,则出现全面性癫痫;异常放电在边缘系统扩散,引起复杂部分性发作;异常放电传至丘脑神经元被抑制,则出现失神发作。

对于癫痫放电的终止,目前机制也尚未完全明了,可能机制为脑内各层结构的主动抑制作用,即癫痫发作时,癫痫灶内产生巨大的突触后电位,后者激活负反馈机制,使细胞膜长时间处于去极化状态,从而抑制异常放电扩散,同时减少癫痫灶的传入性冲动,促使放电终止。

3. 影响癫痫发作的因素

考点:影响癫痫发作的因素。

(1)年龄 特发性癫痫与年龄密切相关。婴儿痉挛症在1岁内起病,6~7岁为儿童失神发作的发病高峰,肌阵挛发作在青春期前后起病。各年龄段癫痫的病因也不同。

(2)遗传因素 影响癫痫的易患性:如儿童失神发作病人的兄弟姐妹在5~16岁间有40%以上出现3 Hz棘-慢波的异常脑电图,但仅1/4出现失神发作;单卵双胎儿童失神和全面强直阵挛发作一致率为100%。

(3)睡眠 癫痫发作与睡眠觉醒周期关系密切。全面强直阵挛发作常发生于晨醒后;婴儿痉挛症多于醒后和睡前发作。

(4)环境因素 睡眠不足、疲劳、饥饿、便秘、饮酒、情绪激动等均可诱发癫痫发作,内分泌失调、电解质紊乱和代谢异常均可影响神经元放电阈值而导致癫痫发作。少数病人仅在月经期或妊娠早期发作,称为月经期癫痫和妊娠性癫痫;部分病人仅在闪光、音乐、下棋、阅读、沐浴、刷牙等特定条件下发作,称为反射性癫痫。

【临床表现】

癫痫的临床表现形式多样,但均具有以下共同特征:①发作性,症状突然发生,持续一段时间后迅速恢复,间歇期正常;②短暂性,每次发作持续时间为数秒钟或数分钟,很少超过30 min(癫痫持续状态除外);③刻板性,每次发作的临床表现几乎一样;④重复性,第一次发作后,经过不同间隔时间会有第二次或更多次的发作。依据发作时的临床表现和脑电图特征可将癫痫发作分为不同临床类型。

(一)癫痫发作

1.部分性发作(partial seizures) 是指源于大脑半球局部神经元的异常放电,分为单纯部分性发作、复杂部分性发作以及部分性继发全面发作三类。

(1)单纯部分性发作(simple partial seizures) 发作持续时间短,一般不超过1 min,起病和结束均较为突然,无意识障碍。可分为四型。

1)部分运动性发作:表现为身体的某一局部发生不自主抽动,多见于一侧眼睑、口角、手指或足趾,也可波及一侧面部肢体。若发作从局部开始,沿大脑皮质运动区移动,临床表现抽搐自手指—腕部—前臂—肘—肩—口角—面部逐渐扩展,称为Jackson发作;严重部分运动性发作病人发作后可遗留短暂性(30 min~36 h)肢体瘫痪,称为Todd麻痹。

考点:临床表现。

2)部分感觉性发作:躯体感觉性发作表现为一侧肢体麻木感和针刺感,多发生于口角、手指、足趾等部位;特殊感觉性发作可表现为视觉性(闪光和黑矇)、听觉性、嗅觉性和味觉性发作;眩晕性发作表现为坠落感或飘动感。

3)自主神经性发作:出现全身潮红、多汗、呕吐、腹痛、面色苍白、瞳孔散大等,易扩散出现意识障碍,成为复杂部分性发作的一部分。

4)精神性发作:表现为各种类型的记忆障碍(似曾相识、强迫思维等)、情感障碍(无名恐惧、忧郁、愤怒等)、错觉(视物变形、声音变强或变弱)、复杂幻觉等。精神性发作虽可单独出现,但常为复杂部分性发作的先兆,也可继发全面性强直阵挛发作。

(2)复杂部分性发作(complex partial seizures,CPS) 占成人癫痫发作的50%以上,也称为精神运动性发作,有意识障碍。病灶多在颞叶,故又称颞叶癫痫。

1)仅有意识障碍:多为意识模糊,意识丧失少见,由于发作中常有精神性或精神感觉性成分存在,意识障碍常被掩盖,表现为类似失神。

2)意识障碍和自动症:自动症是指在癫痫发作过程中或发作后意识模糊状态下出现的具有一定协调性和适应性的无意识活动。自动症均在意识障碍的基础上发生,表现为反复咀嚼、舔唇、流涎或反复搓手、不断穿衣、解衣扣,也可表现为游走、奔跑、乘车上船,还可出现自言自语、唱歌或机械重复原来的动作。

3)意识障碍和运动症状:表现为发作开始即出现意识障碍和各种运动症状,特别是在睡眠中发生。运动障碍可为局灶性或不对称强直、阵挛、各种特殊姿势如击剑样动作等。

(3)部分性发作继发全面性发作 先出现上述部分性发作,泛化为全身性强直阵挛发作。

2.全面性发作(generalized seizures) 最初的症状学和脑电图提示发作起源于双侧脑部,多在发作初期就有意识丧失。

(1)全面强直-阵挛发作(generalized tonic-clonic seizure,GTCS) 意识丧失、双侧强直后出现阵挛为此类型的主要临床特征,过去称为大发作(grand mal)。早期出现意识丧失、跌倒在地,随后发作分为三期。

1)强直期:全身骨骼肌持续收缩:眼肌收缩致上眼睑上牵,眼球上翻或凝视;咀嚼肌收缩致口强张,随后突然闭合,可咬伤舌尖;喉部肌肉和呼吸肌收缩致病人尖叫一声,呼吸停止;颈部和躯干肌肉收缩使颈和躯干先屈曲,后反张,上肢由上举后旋转为内收前旋,下肢先屈曲后猛烈伸直。常持续10~20 s后转入阵挛期。

2)阵挛期:不同肌群收缩和松弛交替出现,由肢端延及全身。阵挛频率逐渐减慢,松弛期逐渐延长,在一次剧烈阵挛后发作停止,进入发作后期。此期持续30~60 s或更长。

以上两期均可发生舌咬伤,并伴心率增快、血压升高、唾液和支气管分泌物增多、瞳孔扩大及对光反射消失等自主神经征象。

3)发作后期:此期尚有短暂阵挛,造成牙关紧闭和大小便失禁。呼吸首先恢复,心率、血压和瞳孔渐至正常;肌张力松弛,意识逐渐清醒。

从发作开始至意识恢复历时5~15 min。醒后病人常感头痛、头晕和疲乏无力,对抽搐过程不能回忆。部分病人有意识模糊,如强行约束病人可能发生自伤或伤人。

(2)失神发作(absence seizure) 分为典型失神和不典型失神,其中典型失神分作为儿童期起病,青春期前停止发作。发作时病人意识短暂丧失,停止正在进行的活动,呼之不应,两眼凝视不动,可伴咀嚼、吞咽等简单的不自主动作,或伴失张力如手中持物坠落等。发作过程持续5~10 s,清醒后无明显不适,继续原来的活动,对发作无记忆。每日发作数次至数百次不等。不典型失神多见于弥漫性脑损伤患儿,预后较差。

(3)强直性发作(tonic seizure) 多见于弥漫性脑损害的儿童,睡眠中发作较多。表现为与强直阵挛性发作中强直期相似的全身骨骼肌强直性收缩,常伴有面色苍白或潮红、瞳孔散大等自主神经症状,发作时处于站立位者可突然倒地。发作持续数秒至数十秒。

(4)阵挛性发作(clonic seizure) 几乎都发生于婴幼儿。特征为重复阵挛性抽动伴意识丧失,之前无强直期,持续1 min至数分钟。

(5)肌阵挛发作(myoclonic seizure) 可见于任何年龄,常见于预后较好的特发性癫痫病人。表现为快速、短暂、触电样肌肉收缩,可遍及全身或限于某个肌群、某个肢体,声、光刺激可诱发。

(6)失张力发作(atonic seizure):部分或全身肌肉张力突然降低导致垂颈、张口、肢体下垂和跌倒。持续数秒至1 min。

3.癫痫持续状态(status epilepticus) 指一次癫痫发作持续30 min以上,或连续多次发作致发作间期意识或神经功能未恢复至通常水平。可见于任何类型的癫痫,但通常是指大发作持续状态。可因不适当地停用抗癫痫药物或治疗不规范、感染、精神刺激、过度劳累、饮酒等诱发。

(二)癫痫综合征

癫痫发作是指一次发作的全过程,而癫痫综合征则是一组疾病或综合征的总称。

1. 与部位有关的癫痫

(1)特发性 发病与年龄有关,多为儿童期癫痫。有部分性发作和局灶性脑电图异常,无神经系统体征和智能缺陷,常有家族史,脑电图背景活动正常。痫性表现不尽相同,但每个患儿的症状相当固定。

1)伴中央-颞部棘波的良性儿童癫痫:好发于3~13岁,可不经治疗于16岁前自愈。通常为局灶性发作,表现为一侧面部和口角的阵挛性抽搐,常伴舌部僵硬、言语和吞咽困难。多在夜间发作,使患儿易惊醒。数月至数年发作1次。

2)伴有枕区放电的良性儿童癫痫:好发于3~14岁。发作开始表现为视物模糊和幻视等视觉症状,继之出现眼肌阵挛、偏侧阵挛,也可合并全面强直阵挛性发作及自动症。

3)原发性阅读性癫痫:由阅读诱发,无自发性发作。表现为阅读时出现下颌阵挛,常伴手臂痉挛,继续阅读会出现全面强直阵挛性发作。

(2)症状性 病灶部位不同可致不同类型的发作。

1)颞叶癫痫:可表现为单纯或复杂部分性发作及继发全身性发作。

2)枕叶癫痫:表现为伴有视觉症状的单纯部分性发作,可有或无继发性全身性发作。

3)顶叶癫痫:为单纯部分性发作,主要表现为感觉刺激症状,偶有烧灼样疼痛。

4)持续性部分性癫痫:表现为持续数小时、数日甚至数年,仅影响躯体某部分的节律性阵挛。

2. 全身性癫痫和癫痫综合征

(1)特发性 与发病年龄有关,临床症状和脑电图变化开始即为双侧对称,无神经系统阳性体征。

1)良性婴儿肌阵挛癫痫:1~2岁发病,有癫痫家族史。表现为发作性、短暂性、全身性肌阵挛。

2)儿童期失神癫痫:6~7岁发病,女性多见,与遗传因素关系密切。表现为频繁的典型失神发作,每日达数十次。

3)青少年期失神癫痫:青春早期发病,男女间无明显差异。80%以上的病人出现全身强直阵挛发作。

4)青少年肌阵挛性癫痫:好发于8~18岁,表现为肢体阵挛性抽动,多合并全身强直阵挛发作和失神发作。

(2)症状性 根据有无特异性病因分为以下两种。

无特异性病因:如早期肌阵挛脑病,在出生后3个月内发病,表现为肌阵挛和肌强直发作,伴智能障碍,病情严重,第1年即可死亡。

有特异性病因:脑发育畸形如脑回发育不全和先天性代谢障碍如苯丙酮尿症。

(3)隐源性或症状性 推测其是症状性,但病史及现有检测手段未能发现病因。

West 综合征:又称婴儿痉挛症,出生后 1 年内发病,男孩多见。波及头、颈、躯干或全身的频繁肌痉挛、智力低下和脑电图高度节律失调构成了本病特征性的三联征。发作表现为快速点头状痉挛、双上肢外展、下肢和躯干屈曲。60%~70% 在 5 岁前停止发作,40% 转为其他类型。

Lennox-Gastaut 综合征:好发于 1~8 岁,少数出现在青春期。多种发作类型并存、精神发育迟缓、脑电图显示棘-慢波和睡眠中 10 Hz 的快节律是本病的三大特征,易出现癫痫持续状态。

【实验室及其他检查】

1. EEG 诊断癫痫最重要的辅助检查方法,对发作性症状的诊断有很大价值,有助于明确癫痫的诊断及分型。但常规头皮脑电图仅能记录到 49.5% 病人的痫性放电,重复 3 次可将阳性率提高至 52%,采用过度换气、闪光等刺激诱导可进一步提高阳性率。

2. CT 或 MRI 可发现脑部器质性改变、占位性病变、脑萎缩等,对癫痫及癫痫综合征的诊断和分类颇有帮助。

【诊断要点】

癫痫诊断需遵循三步原则:①明确发作性症状是否为癫痫发作;②明确癫痫或癫痫综合征的类型;③明确发病的病因。完整和详尽的病史和发作时目击者的描述,结合异常脑电图检查可诊断,通过神经系统检查、生化检查、脑血管造影、CT 和 MRI 等,可进一步明确病因。

【治疗要点】

目前仍以药物治疗为主。癫痫药物治疗三大目的:控制发作或最大限度地减少发作次数;长期治疗无明显不良反应;尽可能恢复患者原有生理、心理及社会功能状态。

1. 病因治疗 有明确病因者首先进行病因治疗,如手术切除颅内肿瘤、药物治疗寄生虫感染、纠正低血糖、低血钙等。

2. 发作时治疗 立即让患者就地平卧;保持呼吸道通畅,吸氧;防止外伤及其他并发症;应用地西泮或苯妥英钠预防再次发作。

3. 发作间歇期治疗 服用抗癫痫药物。

(1) 药物治疗原则 ①确定是否用药:半年内发作 2 次以上者,一经诊断即应用药。首次发作或半年以上发作 1 次者,告知药物的不良反应和不治疗可能发生的后果,根据病人和家属的意愿,酌情选择用药或不用药。②尽可能单药治疗:70%~80% 癫痫患者单药治疗可控制发作。③小剂量开始:剂量由小到大,逐渐增加至最低有效量(最大限度地控制癫痫发作而无明显不良反应)。④正确选择药物:根据癫痫发作的类型、药物不良反应的大小等选择药物。⑤合理的联合治疗:必要时在控制不良反应基础上联合用药。⑥长期规律服药:控制发作后必须坚持长期服用药物,不可随意减量或停药。一般说来,全面强直阵挛发作、强直性发作、阵挛性发作完全控制 4~5 年后,失神发作停止半年后可考虑停药,且停药前应有缓慢的减量过程,1.0~1.5 年以上无发作者方可停药。

(2) 常用抗癫痫药物 传统抗癫痫药物包括卡马西平、苯妥英钠、丙戊酸、苯巴比妥等;新型抗癫痫药包括拉莫三嗪、奥卡西平等。部分性发作首选卡马西平;全面强直阵挛发作首选丙戊酸。

4.癫痫持续状态的治疗 治疗目标为保持稳定的生命体征和进行心肺功能支持；终止持续状态的癫痫发作；减少发作对脑部的损害；寻找并尽可能去除病因和诱因；处理并发症、迅速控制发作是治疗的关键，否则可危及生命。

(1)一般措施 包括对症处理,保持呼吸道通畅、保障患者安全等；建立静脉通道；加强监测,定时进行血液生化、动脉血气分析等项目的检查；积极防治并发症，预防脑水肿,必要时给予营养支持。

(2)控制发作

1)首选地西泮 10～20 mg,以不超过 2 mg/min 的速度静脉注射,复发者可在 30 min 内重复应用；或予地西泮 100～200 mg 溶于 5% 葡萄糖盐水中 500 mL 中,于 12 h 内缓慢静脉滴注。儿童首次静脉注射量为 0.25～0.50 mg/kg,一般不超过 10 mg。如出现呼吸抑制,则需停止注射,必要时加用呼吸兴奋剂。

2)地西泮加苯妥英钠：首先用地西泮 10～20 mg 静脉注射,取得疗效后,再用苯妥英钠 0.3～0.6 g 加入生理盐水 500 mL 中静脉滴注,速度不超过 50 mg/min。用药中如果出现心律不齐或血压下降,应该减缓输注速度或停药。

3)苯妥英钠 10～20 mg/kg,溶于生理盐水 20～40 mL 静脉注射,速度不超过 50 mg/min。

4)10% 水合氯醛成人 25～30 mL/d,儿童 0.5～0.8 mL/kg,加等体积植物油保留灌肠。

5)苯巴比妥：上述治疗有效后,可每日肌内注射苯巴比妥 0.1～0.2 g,每日 2 次,巩固疗效。

【常用护理诊断/问题、措施及依据】

1.有窒息的危险 与癫痫发作时意识丧失、喉痉挛、口腔和气道分泌物增多有关。

(1)保持呼吸道通畅 置患者于头低侧卧位或平卧位头偏向一侧；松开领带和衣扣,解开腰带；取下活动性义齿,及时清除口腔和鼻腔分泌物；立即放置压舌板,必要时用舌钳将舌拖出,防止舌后坠阻塞呼吸道；癫痫持续状态者插胃管鼻饲,防止误吸；必要时备好床旁吸引器和气管切开包。

(2)加强病情观察 密切观察生命体征及意识、瞳孔变化,注意发作过程中有无心率增快、血压升高、呼吸减慢或暂停、瞳孔散大、牙关紧闭、大小便失禁等；观察并记录发作的类型、发作频率与发作持续时间；观察发作停止后患者意识完全恢复的时间,有无头痛、疲乏及行为异常。

2.有受伤的危险 与癫痫发作时意识突然丧失、判断力失常有关。

(1)发作期安全护理 发作时平卧位,防止外伤,切忌用力按压患者抽搐肢体,以防骨折和脱臼；将压舌板或筷子、纱布等置于患者口腔一侧上下白齿之间,防止舌、口唇和颊部咬伤；癫痫持续状态、极度躁动或发作停止后意识恢复过程中有短时躁动的病人,应由专人守护,加保护性床档,必要时用约束带适当约束。遵医嘱立即缓慢静脉注射地西泮,快速静脉滴注甘露醇,注意观察用药效果和有无出现呼吸抑制、肾脏损害等不良反应。

(2)发作间歇期安全护理 给患者创造安全、安静的休养环境,保持室内光线柔和、无刺激；床两侧均安装带床档套的床档；床旁桌上不放置热水瓶、玻璃杯等危险物

考点:癫痫持续状态的治疗。

品。对于有癫痫发作史并有外伤史的病人,在病室内显著位置放置"谨防跌倒、小心舌咬伤"的警示牌,随时提醒患者、家属及医护人员做好防止发生意外的准备。

3. 知识缺乏　缺乏长期、正确服药的知识。向患者和家属强调遵医嘱长期甚至终身用药的重要性,以及少服或漏服药物可能导致癫痫发作、成为难治性癫痫或发生癫痫持续状态的危险性。介绍用药的原则、所用药物的常见不良反应和应注意问题,在医护人员指导下增减剂量和停药。例如可在餐后服用,以减少胃肠道反应。用药前进行血、尿常规和肝、肾功能检查,用药期间监测血药浓度并定期复查相关项目,及时发现肝损伤、神经系统损害、智能和行为改变等严重不良反应。

4. 焦虑、抑郁　与疾病突发发作,长期服药等有关。癫痫需要坚持数年不间断的正确服药,部分患者需终身服药,一次少服或漏服可能导致癫痫发作,甚至成为难治性癫痫或发生癫痫持续状态。抗癫痫药物均有不同程度的不良反应,长期用药加之疾病的反复发作,为患者带来沉重的精神负担,易产生紧张、焦虑、抑郁、淡漠、易怒等不良心理问题。护士应仔细观察患者的心理反应,关心、理解、尊重病人,鼓励患者表达自己的心理感受,采取积极的应对方式,配合长期药物治疗。

【其他护理诊断/问题】

1. 气体交换受损　与癫痫持续状态、喉头痉挛所致呼吸困难或肺部感染有关。
2. 潜在并发症　脑水肿,酸中毒,水、电解质紊乱。

【健康指导】

1. 疾病预防指导　告知患者避免劳累、睡眠不足、饥饿、饮酒、便秘、情绪激动、妊娠与分娩、强烈的声光刺激、惊吓、心算、阅读、书写、下棋、外耳道刺激等诱发因素。给予清淡饮食,少量多餐,避免辛辣刺激性食物,戒烟酒。勿从事攀高、驾驶等在发作时有可能危及生命的工作;特发性癫痫且有家族史的女性病人,婚后不宜生育,双方均有癫痫,或一方有癫痫,另一方有家族史者不宜结婚。

2. 疾病知识指导　向患者和家属介绍疾病及其治疗的相关知识和自我护理的方法,告知患者坚持定期复查,一般于首次服药后 5~7 d 复查抗癫痫药物的血药浓度,每 3 个月至半年抽血检查 1 次,每月检查血常规和每 3 个月检查肝、肾功能 1 次,以动态了解抗癫痫药物的血药浓度、EEG 变化和药物不良反应。告知患者如药物减量后病情有反复或加重的迹象,应尽快就诊。当病人癫痫发作频繁或症状控制不理想,或出现发热、皮疹时应及时就诊。平时随身携带写有姓名、住址、联系电话及疾病诊断的个人信息卡,以备发作时及时联系与急救。

(林蓓蕾)

第五节　脑血管疾病

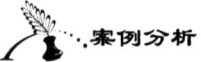

赵某,男,37 岁。因"饮酒后突发神志不清 1 小时余并逐渐加重、呕吐咖啡样胃内容物"入院。入院时测 T 38.9 ℃,BP 172/108 mmHg,P 90 次/min,呼吸不规则;双侧瞳孔缩小,对光反射迟钝,摇动及呼叫无反应,压迫眶上神经有反抗动作和痛苦表情。头颅 CT 和 MRI 显示脑桥部位高密度影像,出血量约 4 mL。

请思考:①该患者最可能的诊断及依据?②针对该患者目前最主要的处理措施是什么?③该患者最主要的护理问题有哪些?④为了防止并发症出现,如何进行病情观察?

脑血管疾病(cerebral vascular diseases, CVD)是由各种原因导致的脑血管性疾病的总称。脑卒中(stroke)是脑血管疾病的主要临床类型,以突然发病、迅速出现局限性或弥散性脑功能缺损为主要特征的一组器质性脑损伤导致的脑血管疾病,包括缺血性脑卒中和出血性脑卒中。

脑血管疾病是神经系统的常见病和多发病,与缺血性心脏病、恶性肿瘤构成了多数国家的三大致死疾病,2008 年卫生部公布的第三次全国死因调查结果显示,脑卒中已经成为中国病死原因的首位(136.64/10 万)。我国脑卒中的发病率为 120~180/10 万,患病率为 400~700/10 万,每年新发病例>200 万,每年死亡病例>150 万,存活者 600 万~700 万,约 3/4 存活伴有不同程度的残疾,重度致残者约占 40%。我国脑卒中的发病率有北方高于南方、西部高于东部的特征,且寒冷季节发病率高,尤其是出血性卒中的季节性更为明显。据国内流行病学资料显示,男性脑卒中的发病率和死亡率明显高于女性,男女之比为(1.3~1.7):1。脑卒中的发病率、死亡率和患病率与年龄成正相关,75 岁以上者发病率是 45~54 岁人群的 5~8 倍。研究表明,社会经济状况、职业、种族以及生活习惯、地区环境温度等,均与脑血管疾病的发病有关。

脑部血液供应来自颈内动脉系统和椎-基底动脉系统,两者之间由脑底动脉环(Willis 环)相通,其中颈内动脉系统(又称前循环)供应眼部和大脑半球前 3/5 部分的血液,椎-基底动脉系统(又称后循环)供应小脑、脑干和大脑半球后 2/5 部分的血液。Willis 环对两侧大脑半球的血液供应具有重要的调节和代偿作用。脑动脉在脑实质中反复分支直至毛细血管,然后逐渐汇集成静脉。

正常人脑占体重的 2%~3%,流经脑组织的血流占心搏出量的 20%。因脑组织几乎无葡萄糖和氧的储备,所以对缺血缺氧性损害十分敏感。如脑组织血供完全中断,2 min 内脑电活动停止,5 min 后脑组织出现不可逆性损伤。

一、脑血管病的病因与分类

(一)脑血管疾病的病因

1. **血管壁病变** 高血压性动脉硬化和动脉粥样硬化(最常见)、动脉炎(风湿、结核、梅毒等所致)、先天性血管病(动脉瘤、动静脉畸形)、血管损伤(外伤、颅脑手术、穿刺)等。

2. **血液流变学及血液成分异常** 高脂血症、高糖血症、高蛋白血症、白血病、红细胞增多症等所致血液黏滞度增高;血小板减少性紫癜、血友病、DIC 等所致凝血机制异常。

3. **心脏病和血流动力学异常** 高血压、低血压或血压的急骤波动、心脏功能障碍、传导阻滞、风湿性心脏瓣膜病、心律失常(特别是房颤)等。

4.其他病因　颈椎疾病(颈椎病、肿瘤)压迫邻近的大血管、颅外栓子(空气、脂肪、癌细胞、细菌栓子等)进入颅内。

(二)脑血管疾病的分类

脑血管疾病有不同的分类方法:①依据症状持续时间分为短暂性脑缺血发作和脑卒中;②依据病理性质分为缺血性卒中和出血性卒中,前者包括脑血栓形成和脑栓塞,统称为脑梗死;后者包括脑出血和蛛网膜下隙出血;③依据发病急缓,分为急性脑血管疾病和慢性脑血管疾病,前者包括短暂性脑缺血发作、脑梗死、脑栓塞、脑出血、蛛网膜下隙出血,后者包括脑动脉硬化症和血管性痴呆。

(三)脑血管疾病的危险因素及预防

脑血管疾病的危险因素分为可干预和不可干预两类,针对可干预因素采取措施,可减少脑血管疾病的发生。

1.危险因素

(1)不可干预因素　年龄、性别、性格、种族、遗传等。55岁以后发病率明显增加,年龄每增加10岁,发生率约增加1倍;男性脑卒中发病率高于女性;父母双方的脑卒中史增加子女的脑卒中风险。

(2)可干预因素　高血压、高血脂、心脏病、糖尿病、高同型半胱氨酸血症、吸烟、酗酒、体力活动少、高盐饮食、超重、感染、脑卒中史等。其中高血压是各类型脑卒中最重要的独立危险因素。

2.脑血管疾病的预防　证据表明,对脑卒中的危险因素进行早期干预,可显著降低脑卒中的发病风险。

(1)一级预防　指对疾病发生的预防,是通过对高危致病因素进行干预,以降低疾病的发病率为最终目的。其方法是定期健康体检,早期发现卒中的内在危险因素,并对典型危险因素进行控制,同时戒烟、改变不健康饮食习惯、坚持体育锻炼、减肥等。

(2)二级预防　指疾病发生后开展的临床治疗,以及早期和恢复期康复,以防止病情加重,预防残疾和功能障碍。干预内容包括对患者高危因素的控制,康复治疗和康复训练指导,卫生宣教和心理疏导等。已发生过卒中的患者面临着更高的再发血栓性疾病的风险,发生卒中后需要终生接受二级预防,以防卒中再发。

(3)三级预防　指对疾病造成的残疾积极开展功能康复锻炼,同时避免原发病的复发。内容主要包括康复医疗、训练指导、心理疏导、知识普及等方面,以尽可能恢复或补偿患者缺损的功能,增强其参与社会生活的能力。

二、短暂性脑缺血发作

短暂性脑缺血发作(transient ischemic attack,TIA)是由局部脑或视网膜缺血引起的短暂性神经功能缺损,症状一般不超过1 h,最长不超过24 h,且影像学检查(CT、MRI)无责任病灶,但可反复发作。TIA是缺血性卒中最重要的危险因素,患病率为180/10万,男女之比约为3:1,发病率随年龄的增长而增高,但近年来年轻化趋势也越来越明显。

【病因与发病机制】

关于TIA的病因和发病机制的学说众多,主要有以下两种类型。

1. 血流动力学改变　是在各种原因所致的颈内动脉系统或椎基底动脉系统的动脉严重狭窄基础上,血压的急剧波动导致原来靠侧支循环支持的脑区发生的一过性缺血。血流动力型TIA的临床表现比较刻板,发作频次较多,每次发作时间较短,一般不超过10 min。

2. 微栓塞　来源于颈部和颅内大动脉,尤其是动脉分叉处的粥样硬化斑块和其他来源的微栓子,如脱落的心脏附壁血栓等,随血流进入颅内,引起相应动脉闭塞而产生临床症状。当微栓子崩解或移向远端血管时,血流恢复,症状缓解。微栓塞型TIA的临床症状多变,发作频率通常稀疏,每次发作持续时间一般较长。

【临床表现】

1. 一般特点　中老年多见,男性多于女性;多伴有高血压、动脉粥样硬化、糖尿病、高血脂和心脏病等脑血管疾病的高危因素;突发局灶性脑或视网膜功能障碍,持续时间短暂,多在1 h内恢复,最多不超过24 h,不遗留后遗症;可反复发作,且每次发作表现相似。

2. 颈内动脉系统TIA　临床表现与受累血管分布有关,大脑中动脉供血区TIA可出现缺血对侧肢体的单瘫、轻瘫、面瘫和舌瘫,可伴有偏身感觉障碍和对侧同向性偏盲,优势半球损伤出现失语和失用,非优势半球受损可出现空间定向障碍。大脑前动脉供血区缺血可出现人格和情感障碍、对侧下肢无力。颈内动脉主干TIA主要表现为眼动脉交叉瘫(患侧单眼一过性黑矇、失明和或对侧偏瘫及感觉障碍),Horner交叉瘫(患侧Horner综合征,对侧偏瘫)。

3. 椎-基底动脉系统TIA　①常见症状:眩晕、恶心和呕吐、平衡失调。②特征性症状:跌倒发作(drop attack)和短暂性全面遗忘症(transient global amnesia,TGA)。前者表现为转头或仰头时,双下肢无力而跌倒,常可很快自行站起,无意识丧失;后者表现为发作时出现短时间记忆丧失,对时间、地点定向障碍,但对话、书写和计算能力正常,无意识障碍,持续数分钟或数小时。③可能出现的症状:吞咽障碍、构音不清、共济失调(小脑缺血)、交叉性瘫痪(脑干缺血)。

考点:临床表现。

【实验室及其他检查】

1. 影像学　CT或MRI检查多正常,磁共振血管成像(MRA)和数字减影血管造影(DSA)可见血管狭窄、动脉粥样硬化改变;彩色经颅多普勒(TCD)可见动脉狭窄、粥样硬化斑等。

2. 其他　血常规、血流动力学、血脂、血糖和同型半胱氨酸等,有助于发现病因。

【诊断要点】

绝大多数TIA病人就诊时临床症状,故其诊断主要依靠病史。中老年患者突然出现局灶性脑损害症状或体征,符合TIA的临床表现,并在短时间内(多不超过1 h)完全恢复者,应考虑TIA。

【治疗要点】

TIA是急症,发病后2~7 d为卒中的高风险期,紧急评估和干预可减少卒中发生。

1. 卒中风险评估 常用的工具为 ABCD² 评分(表 9-5),症状发作在 72 h 内并存在以下情况之一者,建议入院治疗:①ABCD² 评分>3 分;②ABCD² 评分 0~2 分,但门诊不能在 2 d 之内完成系统检查;③ABCD² 评分 0~2 分,并有其他证据提示症状由局部缺血造成,如 DWI 显示为小片状出血灶。

表 9-5 TIA 的 ABCD² 评分

分类	临床特征	得分
年龄	>60 岁	1
血压	收缩压>140 mmHg 或舒张压>90 mmHg	1
临床症状	单侧无力	2
	不伴有无力的言语障碍	1
症状持续时间	>60 min	2
	10~59 min	1
糖尿病	有	1

2. 药物治疗

(1)抗血小板治疗 非心源性栓塞推荐抗血小板治疗。可减少微栓子的发生,预防复发。常用药物有阿司匹林(50~325 mg/d)、双嘧达莫、氯吡格雷(75 mg/d)等。

(2)抗凝治疗 心源性栓塞推荐抗凝治疗。常用药物有肝素、低分子肝素和华法林。首选肝素 100 mg 加入生理盐水 500 mL 中静脉滴注,20~30 滴/min;根据凝血活酶时间(APTT)调整肝素剂量,维持治疗前 APTT 值的 1.5~2.5 倍为完全抗凝标准,5 d 后可改口服华法林或低分子量肝素腹壁皮下注射。

(3)钙拮抗剂 能防止血管痉挛,增加血流量,改善循环。常用药物有尼莫地平和盐酸氟桂利嗪等。

(4)中药 常用药物有川芎、丹参、红花、三七等。

3. 外科治疗 常用方法包括动脉血管成形支架植入术(CAS)、颈动脉内膜切除术(CEA)。有或无症状、单侧重度颈动脉狭窄>70% 或药物治疗无效者可考虑行 CAS 或 CEA 治疗。

4. 控制危险因素 见本章第一部分脑血管疾病危险因素及预防。

【常用护理诊断/问题、措施及依据】

有受伤的危险 与突发眩晕、平衡失调和一过性失明有关。

1. 安全护理 指导患者发作时卧床休息,枕头不宜太高(以 15°~20° 为宜),以免影响头部血液供应。仰头或头部转动时应缓慢且转动幅度不宜太大,以防跌倒发作和外伤。频繁发作者避免重体力劳动,沐浴和外出应有家人陪伴。进行散步、慢跑、踩脚踏车等适当的体育运动,以改善心脏功能,增加脑部血流量,改善脑循环。

2. 用药护理 指导患者遵医嘱正确服药,不可自行调整、更换或停用药物。告知所用药物的机制和不良反应。阿司匹林、氯吡格雷或奥扎格雷等抗血小板药物主要不良反应有恶心、腹痛、腹泻等消化道症状和皮疹,偶可致严重但可逆的粒细胞减少症,用药期间定期检查凝血常规。肝素等抗凝药物可致出血,用药过程中应注意观察有无出血倾向、皮肤瘀点和瘀斑、牙龈出血、大便颜色等,有消化性溃疡和严重高血压者禁用。

3. 病情观察　对频繁发作的患者,应注意观察和记录每次发作的持续时间、间隔时间和伴随症状;观察患者肢体无力或麻木等症状有无减轻或加重,有无头痛、头晕或其他脑功能受损的表现,警惕完全性缺血性脑卒中的发生。

【其他护理诊断/问题】

1. 潜在并发症　脑卒中。
2. 知识缺乏　缺乏疾病的防治知识。

【健康指导】

1. 疾病预防指导　指导患者改变不良生活习惯,养成健康生活方式;并告知患者定期门诊复查,监测药物不良反应,且出现肢体麻木、无力、眩晕、复视等症状时及时就医;积极治疗高血压、高血脂、糖尿病、脑动脉硬化等。

2. 疾病知识指导　评估患者和家属对疾病的认知程度,介绍疾病发生的病因、主要危险因素、早期症状和体征、及时就诊和治疗与预后的关系、防治知识、遵医嘱用药和自我护理的方法。

三、脑梗死

脑梗死(cerebral infarction,CI)又称缺血性脑卒中(cerebral ischemic stroke),是指各种原因引起脑部血液供应障碍,导致脑组织缺血、缺氧性坏死而出现相应神经功能缺损的一类临床综合征。脑梗死是最常见的卒中类型,占全部脑卒中的70%~80%。根据局部脑组织发生缺血坏死的机制将脑梗死分为三种主要病理生理学类型:脑血栓形成、脑栓塞和腔隙性脑梗死,本节主要介绍前二者。

脑血栓形成

脑血栓形成(cerebral thrombosis,CT)即动脉粥样硬化性血栓性脑梗死(atherosclerotic thrombotic cerebral infarction),是在脑动脉粥样硬化等动脉壁病变的基础上,脑动脉主干或分支管腔狭窄、闭塞或形成血栓,造成该动脉供血区局部脑组织血流中断而发生缺血、缺氧性坏死,引起偏瘫、失语等相应的神经症状和体征。脑血栓形成是临床最常见的脑血管疾病,也是脑梗死最常见的临床类型,约占全部脑梗死的60%。

【病因与发病机制】

1. 脑动脉粥样硬化　是脑血栓形成最常见和基本的病因。首先脑动脉粥样硬化会致血管腔狭窄;其次动脉壁粥样斑块内新生血管破裂可形成血肿,使斑块进一步隆起甚至完全闭塞管腔,导致急性供血中断;或因斑块表面纤维帽破裂,粥样物自裂口逸入血流,遗留粥瘤样溃疡,排入血流的坏死物质和脂质形成胆固醇栓子,引起动脉管腔闭塞;动脉粥样硬化斑块脱落、各种病因所致动脉内膜炎等引起血管内皮损伤后,血小板黏附于局部,释放血栓素A_2、5-羟色胺、血小板活化因子等,使更多血小板黏附、聚集而形成血栓,致动脉管腔闭塞。且睡眠状态、心力衰竭、心律失常、失水、高血脂、高血糖引起血流速度减慢、血液黏稠度增加、有效循环血容量减少等均可导致血栓形成。

2.脑动脉炎 结缔组织疾病、细菌和钩端螺旋体等感染均可致脑动脉炎症,使管腔狭窄或闭塞。

3.其他 包括血液系统疾病如真性红细胞增多症、血小板增多症、弥散性血管内凝血;脑淀粉样血管病、颅内外夹层动脉瘤及烟雾病等。此外,尚有极少数病因不明者。

缺血性脑血管疾病的病理分期

(1)超早期(1～6 h),病变脑组织变化不明显,可见部分血管内皮细胞、神经细胞肿胀,线粒体肿胀。

(2)急性期(6～24 h),缺血区脑组织苍白伴有肿胀,神经细胞等呈明显缺血改变;坏死期(24～48 h),大量神经细胞、胶质细胞等坏死,脑组织肿胀明显。

(3)软化期(3 d～3周),病变脑组织液化变软。

(4)恢复期(3～4周),液化坏死脑组织逐渐被吸收清除,脑组织萎缩,形成瘢痕或中风囊,此期最长持续2年。

此外,急性脑梗死病灶由缺血中心区及其周围的缺血半暗带组成。缺血中心区脑组织已发生不可逆性损害;缺血半暗带是指梗死灶中心坏死区周围可恢复的部分血流灌注区,因此区内有侧支循环存在而可获得部分血液供给,尚有大量可存活的神经元,如血流迅速恢复,神经细胞可存活并恢复功能;反之,中心坏死区则逐渐扩大。有效挽救缺血半暗带脑组织的治疗时间,称为治疗时间窗。研究表明急性缺血性脑卒中溶栓治疗时间窗一般不超过6 h,机械性取栓时间窗一般不超过8 h。

【临床表现】

1.临床特点 ①50岁以上有动脉粥样硬化、高血压、高血脂、糖尿病者;②安静或休息状态发病,部分患者发病前有肢体麻木、无力等前驱症状或TIA发作;③起病缓慢,症状多在发病后10 h或1～2 d达高峰;④以偏瘫、失语、偏身感觉障碍和共济失调等局灶定位症状为主;⑤少部分患者可有头痛、呕吐、意识障碍等全脑症状。

2.不同脑血管闭塞的临床特点 因不同血管闭塞,侧支循环建立情况不同,脑组织缺血缺氧位置及严重程度不同,其临床表现差异性较大。大脑中动脉主干闭塞会引起三偏症状,即病灶对侧偏瘫、偏身感觉障碍和偏盲,伴有头、眼向病灶侧凝视,优势半球受累出现完全性失语症,非优势半球受累出现体象障碍,患者可出现意识障碍。大脑前动脉主干闭塞可能会出现双侧大脑半球前、内侧梗死,导致截瘫、大小便失禁、意志丧失、运动性失语综合征等。此外,颈内动脉、椎基底动脉以及大脑后动脉闭塞等均会出现不同的临床症状和体征。

3.临床类型 根据起病形式和病程可分为以下临床类型:

(1)完全型 起病后6 h内病情达高峰,病情重,表现为一侧肢体完全瘫痪甚至昏迷,临床需与脑出血进行鉴别。

(2)进展型 发病后症状在48 h内逐渐进展或呈阶梯式加重。

(3) 缓慢进展型 起病2周以后症状仍逐渐发展。多见于颈内动脉颅外段血栓形成,与全身或局部因素所致脑灌注减少有关,应注意与颅内肿瘤、硬膜下血肿进行鉴别。

(4) 可逆性缺血性神经功能缺失 症状和体征持续时间超过24 h,但在1~3周内完全恢复,不留任何后遗症。可能与缺血未导致不可逆的神经细胞损害,侧支循环迅速而充分地代偿,发生的血栓不牢固,伴发的血管痉挛及时解除等有关。

【实验室及其他检查】

1. 血液检查 血液检查包括血常规、血流变、血糖、血脂、肾功能、凝血功能等。这些检查有助于发现脑梗死的危险因素并对病因进行鉴别。

2. 神经影像学 可直观显示脑梗死的部位、范围、血管分布、有无出血、病灶新旧等,帮助临床判断组织缺血后是否可逆、血管状况,以及血流动力学改变。

(1) 头颅CT 发病后尽早进行CT检查,对排除脑出血至关重要。多数病例发病24 h后逐渐显示低密度梗死灶。发病后2~15 d可见均匀片状或楔形的明显低密度灶。大面积梗死伴有水肿和占位病变时,出血性梗死灶呈混杂密度。2~3周后梗死灶开始被吸收,CT上难以分辨,称为"模糊效应"。

(2) MRI 可清晰显示早期缺血性梗死灶,弥散加权成像(DWI)可显示发病2 h以内的缺血组织部位、范围,为早期治疗提供重要信息。

(3) 血管造影 DSA和MRA可以发现血管狭窄、闭塞和其他血管病变,如动脉炎、动脉瘤和动静脉畸形等,可为血管内治疗提供依据。

【诊断要点】

根据以下临床特点可明确诊断:①中、老年病人,存在动脉粥样硬化、高血压、高血糖等脑卒中的危险因素;②静息状态下或睡眠中起病,病前有反复的TIA发作史;③偏瘫、失语、感觉障碍等局灶性神经功能缺损的症状和体征在数小时或数日内达高峰,多无意识障碍;④结合CT或MRI可明确诊断。应注意与脑栓塞和脑出血等疾病鉴别。

【治疗要点】

卒中患者应尽量收治入卒中单元(stroke unit)。

卒中单元

卒中单元主要是以神经内科和NICU为依托,针对脑卒中患者制定规范和明确诊疗目标,由神经内科、急诊医学中心、神经介入治疗组、康复科、神经外科多学科专业人员讨论和护理的医疗综合体。卒中单元不是一种具体的疗法,而是针对卒中病人的科学管理系统,能充分体现以人为本的医疗服务理念,以及多学科密切配合的综合性治疗。

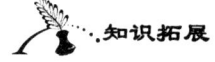

1. 治疗原则

(1) 超早期治疗 发病后力争于治疗时间窗内选用最佳治疗方案。

(2) 个体化治疗 根据病人年龄、病情严重程度、临床类型及基础疾病等采取最适当的治疗。

(3) 整体化治疗 采取病因治疗、对症治疗、支持治疗和康复治疗等综合措施,同时对高危因素进行预防性干预。

2. 急性期治疗

(1) 超早期溶栓 溶栓治疗是目前最重要的恢复血流措施,包括静脉溶栓(4.5 h内)和动脉溶栓(6 h内)。常用溶栓药有重组组织型纤溶酶原激活剂(recombinant tissue type plasminogen activator, rt-PA)和尿激酶(urokinase, UK)。①rt-PA:一次剂量为0.9 mg/kg(最大剂量90 mg)静脉滴注,其中10%在最初1 min内静脉推注,其余持续滴注1 h。②UK:常用剂量为100万~150万IU,溶于生理盐水100~200 mL中,持续静脉滴注30 min。动脉溶栓应减少药量,需要在DSA监测下进行。溶栓期间应严密监护、加强巡视和观察。

考点:急性期治疗要点。

(2) 调整血压 急性期应维持患者血压于较平时稍高水平,以保证脑部灌注,防止梗死面积扩大。除非血压过高,收缩压>220 mmHg或舒张压>120 mmHg及平均动脉压>130 mmHg,一般不应用降压药物。研究表明,急性缺血性脑卒中早期血压控制在收缩压≤185 mmHg或舒张压≤110 mmHg一般较为安全,而发病24 h内降压水平不得超过原有血压水平的15%。

(3) 防治脑水肿 多见于大面积脑梗死,常于发病后3~5 d达高峰。治疗目标是降低颅压、维持足够脑灌注且预防脑疝。常用20%甘露醇125~250 mL快速静脉滴注,1次/6~8 h;心、肾功能不全病人可改用呋塞米20~40 mg静脉注射,1次/6~8 h。亦可用10%复方甘油、白蛋白等。

(4) 控制血糖 急性期患者血糖升高较常见,可能为原有糖尿病的表现或应激反应。当血糖>11.1 mmol/L时,应立即予胰岛素治疗,控制血糖为8.3 mmol/L以下;当血糖<2.8 mmol/L时,给予10%~20%葡萄糖口服或静脉注射。

(5) 抗血小板聚集 常用药物包括阿司匹林和氯吡格雷。未行溶栓治疗的患者应在发病后48 h之内服用阿司匹林100~325 mg/d,但不主张在溶栓后24 h内应用,以免增加出血风险。

(6) 抗凝治疗 常用药物包括肝素、低分子肝素和华法林。一般不推荐发病后急性期应用抗凝药物预防卒中复发、阻止病情恶化或改善预后。合并高凝状态有深静脉血栓形成和肺栓塞趋势者,可预防性应用。

(7) 脑保护治疗 应用胞磷胆碱、钙通道阻滞剂尼莫地平、自由基清除剂依达拉奉、脑活素等药物和采用头部或全身亚低温治疗,可通过降低脑代谢,干预缺血引发细胞毒性机制而减轻缺血性脑损伤。但目前并未见一种脑保护药被临床多中心、随机、双盲的临床试验证实有疗效,动物实验证实有效。

(8) 吸氧和通气支持 大面积梗死或脑干卒中必须给予气道支持或辅助通气。

(9) 中医中药治疗 采用丹参、川芎嗪、三七、葛根素、银杏叶制剂等进行活血化瘀治疗。

(10) 外科或介入治疗 对大脑半球的大面积梗死,可行开颅降压术和(或)部分脑组织切除术;伴有脑积水者可行脑室引流;颈动脉狭窄>70%的病人可考虑颈动脉内膜切除术、血管成形术和血管内支架置入术。

(11) 康复治疗 早期、个体化开展,分阶段、因人而异地选择疗法,鼓励患者积极参与,降低致残率,促进神经功能恢复,早日重返社会。

3.恢复期治疗　一般2周后进入恢复期,尽早开启二级预防模式,控制危险因素、抗血小板治疗、抗凝治疗和康复治疗。

【常用护理诊断/问题、护理措施及依据】

1.躯体活动障碍　与运动中枢损害致肢体瘫痪有关。

(1)生活、安全、康复及心理护理　详见本章第二节"运动障碍"的护理。

(2)用药护理　护士应熟悉患者所用药物的药理作用、用药注意事项、不良反应和观察要点,遵医嘱正确用药。

溶栓和抗凝药物:应严格掌握药物剂量,监测出凝血时间和凝血酶原时间,观察有无黑便、牙龈出血、皮肤瘀点瘀斑等出血表现。密切观察症状和体征的变化,如患者原有症状和体征加重,或出现严重头痛、血压增高、脉搏减慢、恶心呕吐等,应考虑继发颅内出血,立即停用溶栓和抗凝药物,协助紧急头颅CT检查。

甘露醇:注意用药速度并观察用药后患者的尿量和尿液颜色,准确记录24 h出入量,定期检测电解质;观察有无药物结晶阻塞肾小管所致少尿、血尿、蛋白尿及尿素氮升高等急性肾衰竭的表现,定时复查尿常规、血生化和肾功能;观察有无脱水速度过快所致头痛、呕吐、意识障碍等低颅压综合征的表现,并注意与高颅压进行鉴别。

2.语言沟通障碍　与语言中枢损害有关。参见本章第二节"言语障碍"的护理。

3.吞咽障碍　与意识障碍或延髓麻痹有关。

(1)病情评估　评估患者能否经口进食及进食类型(固体、流质、半流质)、进食量和进食速度,饮水时有无呛咳;也可采用洼田饮水实验或床边饮水测试评估吞咽功能。

(2)饮食护理　采取坐位或床头摇起30°进食;选择食物种类或形状时,为防止误吸,便于食物在口腔内的移送和吞咽,食物应尽量柔软、密度与性状均一;不易松散有一定黏度;能够变形,利于顺利通过口腔和咽部;不易粘在黏膜上。可采取侧方吞咽法,即吞咽时头侧向健侧肩部,防止食物残留在患侧梨状隐窝内,尤其适合偏瘫的患者;点头样吞咽,即吞咽时,配合头前屈、下颌内收如点头样的动作,加强对气道的保护,利于食物进入食管。必须鼻饲饮食者应教会照顾者鼻饲的方法及注意事项,加强留置胃管的护理。

(3)防止窒息　进食前应注意休息;保持进餐环境的安静、舒适;减少进餐时环境中分散注意力的干扰因素;因用吸管饮水需要比较复杂的口腔肌肉功能,所以,患者不可用吸管饮水、饮茶,用杯子饮水时,保持水量在半杯以上,以防低头饮水的体位增加误吸的危险。床旁备吸引装置,如果患者呛咳、误吸或呕吐,应立即指导其取头侧位,及时清理口、鼻腔内分泌物和呕吐物,保持呼吸道通畅,预防窒息和吸入性肺炎。

【其他护理诊断/问题】

1.有失用/误用综合征的危险　与意识障碍、偏瘫所致长期卧床有关。

2.焦虑/抑郁　与瘫痪、失语、缺少社会支持及担心疾病预后有关。

3.知识缺乏　缺乏疾病治疗、护理、康复和预防复发的相关知识。

【健康指导】

1.疾病预防指导　指导患者均衡进食,保持能量供需平衡,戒烟、限酒;鼓励患者从事力所能及的家务劳动;改变不良生活方式,坚持每日进行30 min以上的慢跑、散步等运动,合理休息和娱乐;指导患者缓慢改变体位,避免突然转动颈部,洗澡时间不宜过长,水温不宜过高,外出时有人陪伴,气候变化时注意保暖,防止感冒。告知患者和家属疾病恢复需经历的过程,鼓励患者坚持锻炼,循序渐进。嘱家属在物质和精神上对患者提供帮助和支持,使患者树立战胜疾病的信心。

2. 疾病知识指导　告知脑血栓形成基本病因和主要危险因素、早期症状和及时就诊的指征;指导患者遵医嘱正确服用降压、降糖和降脂药物,并定期进行相关项目的检查;告知患者和家属康复治疗的知识和自我护理的方法。如吞咽障碍的康复方法包括:唇、舌、颜面肌和颈部屈肌的主动运动和肌力训练;先进食糊状或胶冻状食物,少量多餐,逐步过渡到普通食物;进食时取坐位,颈部稍前驱(易引起咽反射);软腭冰刺激;咽下食物练习呼气或咳嗽(预防误咽);构音器官的运动训练(有助于改善吞咽功能)。

脑栓塞

脑栓塞(cerebral embolism)是指血液中的各种栓子(如心脏内的附壁血栓、动脉粥样硬化斑块、脂肪、肿瘤细胞、空气等)随血流进入颅内动脉系统,导致血管腔急性闭塞,引起相应供血区脑组织缺血性坏死,出现局灶性神经功能缺损的症状和体征,占脑梗死的15%~20%。

【病因与发病机制】

根据栓子来源分为三类:

1. 心源性　为脑栓塞最常见病因,约75%的心源性栓子栓塞于脑部。主要见于以下疾病:①心房颤动,心源性脑栓塞中最常见的病因。心房颤动时左心房收缩性降低,血流缓慢淤滞,易导致附壁血栓,栓子脱落随血流到达颅内引起栓塞。②心脏瓣膜病,可影响血流动力学而导致附壁血栓形成。③感染性心内膜炎,心瓣膜上的炎性赘生物脱落导致栓塞,并可引起颅内感染。④心肌梗死,面积较大或合并慢性心力衰竭,可致血液循环淤滞形成附壁血栓。⑤二尖瓣脱垂,心脏收缩时脱垂的二尖瓣突入左心房,引起严重的血液反流,易导致附壁血栓形成。

2. 非心源性　心脏以外的栓子随血流进入颅内引起栓塞。常见原因:①动脉粥样硬化斑块脱落性栓塞,主动脉弓或颈动脉粥样硬化斑块脱落形成栓子,沿颈内动脉或椎-基底动脉进入颅内。②脂肪栓塞,长骨骨折或手术后。③空气栓塞,静脉穿刺、人工气腹等。④癌栓塞,恶性肿瘤可浸润、破坏血管,瘤细胞进入血液形成癌栓。⑤感染性栓塞,败血症的菌栓或脓栓、寄生虫虫卵栓子等。

3. 来源不明　部分病例无法查到栓子来源。脑栓塞的病理改变与脑血栓形成基本相同,但由于脑动脉突然阻塞,易引起脑血管痉挛而加重脑组织缺血;又因无充足的时间建立侧支循环,所以,栓塞较发生在同一动脉的血栓形成病变范围更大。脑栓塞引起的脑组织坏死分为缺血性、出血性和混合性,其中出血性梗死更为常见,占30%~50%,系栓子破裂移向远端,血流恢复后血液从最初栓塞造成血管壁损伤的动脉流出。

【临床表现】

1. 临床特点　任何年龄均可发病,风湿性心脏瓣膜病所致脑栓塞以青壮年为主,冠心病及大动脉粥样硬化所致脑栓塞以中老年多见。安静与活动时均可发病,但以活动中突然发病常见,发病前多无明显诱因和前驱症状。起病急,症状常在数秒钟至数分钟内达高峰(是所有急性脑血管病中发病速度最快者)。

2. 临床表现　以偏瘫、失语等局灶定位症状为主要表现,有无意识障碍及其程度取决于栓塞血管的大小和梗死的部位与面积,重者可表现为突发昏迷、全身抽搐、因脑水肿或颅内高压继发脑疝而死亡。不同部位栓塞,其临床表现同相应部位的脑血栓形成,但与脑血栓形成相比,脑栓塞易导致多发性梗死,并易复发和出血,病情波动较大,病初病情较为严重。因血管的再通,部分患者临床症状可迅速缓解;如并发出血,则临床症状亦可急剧恶化;如栓塞再发,稳定或一度好转的临床症状可再次加重。此外,如栓子来源未消除,脑栓塞可反复发作;感染性栓子栓塞并发颅内感染,病情较危重。

3. 脑栓塞外表现　多有导致栓塞的原发病和同时并发的脑外栓塞的表现,如房颤的第一心音强弱不等、心律不规则、脉搏短绌;心脏瓣膜病的心脏杂音;肺栓塞的气急、发绀、胸痛和咯血;肾栓塞的腰痛和血尿;皮肤栓塞的瘀点或瘀斑。

【实验室及其他检查】

1. CT　可显示脑栓塞的部位和范围。CT 检查在发病后 24~48 h 病变部位呈低密度改变。发生出血性梗死时,在低密度梗死区可见 1 个或多个高密度影像。

2. 脑脊液　大面积梗死脑脊液压力增高,如非必要,应尽量避免此检查。出血性梗死时脑脊液呈血性或镜检可见红细胞。

3. 其他　常规进行心电图、胸部 X 射线和超声心动图检查,确定栓子来源。

【诊断要点】

既往有风湿性心脏病、心房颤动及大动脉粥样硬化、严重骨折等病史,突发偏瘫、失语等局灶性神经功能缺损,症状在数秒钟至数分钟内达高峰,即可做出临床诊断。头颅 CT 和 MRI 检查可确定栓塞的部位、数目及是否伴发出血,有助于明确诊断。

【治疗要点】

1. 脑栓塞治疗　与脑血栓形成的治疗相同,主要是改善微循环、减轻脑水肿、防止出血、减小梗死范围,合并出血时,应暂停溶栓、抗凝等。

(1) 心源性栓塞　房颤或再栓塞风险较高的心源性疾病推荐抗凝治疗,用法同脑血栓形成;卧床休息为主,减少和避免栓子再次脱落。

(2) 感染性栓塞　应用足量有效的抗生素,禁行溶栓或抗凝治疗,以防感染在颅内扩散。

(3) 脂肪栓塞　应用肝素、低分子右旋糖酐、5% $NaHCO_3$ 及脂溶剂(如乙醇溶液)等静脉滴注溶解脂肪。

(4) 空气栓塞　指导病人采取头低左侧卧位,进行高压氧治疗。

2. 原发病治疗　心脏瓣膜病的介入和手术治疗、感染性心内膜炎的抗生素治疗和控制心律失常等,可消除栓子来源,防止复发。

3. 抗凝和抗血小板聚集治疗　应用肝素、华法林、阿司匹林,能防止被栓塞的血管发生逆行性血栓形成和预防复发。研究证据表明,脑栓塞患者抗凝治疗导致的梗死区出血很少对最终转归带来不利影响。

【常用护理诊断/问题、措施及依据】

见脑血栓形成。

【健康指导】

1. 疾病预防指导 告知患者和家属本病的常见病因和控制原发病的重要性,脑栓塞易复发,10%~20%的患者在10 d内发生第2次栓塞,复发者病死率更高。指导患者遵医嘱长期抗凝治疗,预防复发;在抗凝治疗中定期门诊复诊,监测凝血功能,及时在医护人员指导下调整药物剂量。其他详见脑血栓形成。

2. 疾病知识指导 评估患者及家属对疾病的了解情况、危险因素、不良生活方式、原发病等,针对性的给予健康教育。

腔隙性脑梗死

腔隙性梗死是指大脑半球或脑干深部的小穿通动脉,在长期高血压等危险因素的基础上,血管壁发生病变,最终管腔闭塞,导致供血动脉脑组织发生缺血性坏死(1.5 cm<梗死灶直径≤2.0 cm),从而出现相应神经功能缺损的一类临床综合征。因缺血、坏死和液化的脑组织由吞噬细胞移走形成小腔隙,故称为腔隙性脑梗死。占全部脑梗死的20%~30%。主要病因为高血压、糖尿病等因素导致的小血管壁脂质透明变性,从而导致管腔闭塞而产生腔隙性病变,多次发病后脑内可形成多个病灶。主要治疗措施为控制危险因素,预后一般良好,死亡率和致残率相对较低,但复发率较高。

四、脑出血

脑出血(intracerebral hemorrhage,ICH)是指非外伤性脑实质内出血,占急性脑血管病的20%~30%。年发病率为(60~80)/10万,急性期病死率为30%~40%,是病死率最高的脑卒中类型。80%为大脑半球出血,脑干和小脑出血约占20%。

【病因与发病机制】

1. 病因 最常见病因为高血压合并细、小动脉硬化,其他病因包括脑动脉粥样硬化、颅内动脉瘤和动静脉畸形、脑动脉炎、血液病(再生障碍性贫血、白血病、特发性血小板减少性紫癜、血友病等)、梗死后出血、脑淀粉样血管病(cerebral amyloid angiopathy,CAA)、脑底异常血管网病(moyamoya disease)、抗凝及溶栓治疗等。

2. 发病机制 长期高血压致脑细、小动脉发生玻璃样变性及纤维素性坏死,甚至形成微动脉瘤或夹层动脉瘤,当血压剧烈波动时,容易导致血管破裂出血。发病部位以基底节区多见,因为供应此处的豆纹动脉从大脑中动脉呈直角发出,承受压力较高的血流冲击,易导致血管破裂出血,又称为出血动脉。脑出血后,形成血肿和血肿周围脑组织水肿,引起颅内压升高,使脑组织受压移位,引发脑疝,脑疝是导致患者死亡的直接原因。

【临床表现】

考点:临床表现。

1. 临床特点 多见于50岁以上有高血压病史者,男性较女性多见,冬季发病率较高;体力活动或情绪激动时发病,多无前驱症状;起病较急,症状于数分钟至数小时达高峰;有肢体瘫痪、失语等局灶定位症状和剧烈头痛、喷射性呕吐、意识障碍等全脑症状;发病时血压明显升高。

2. 不同部位出血的表现 取决于出血量和出血部位。

(1) 基底节区出血

1) 壳核出血：最常见，占 ICH 50%~60%，系豆纹动脉尤其是外侧支破裂所致，分为局限型（血肿局限于壳核内）和扩延型。常出现病灶对侧偏瘫、偏身感觉障碍和同向性偏盲（"三偏征"），双眼球不能向病灶对侧同向凝视；优势半球损害可有失语。

2) 丘脑出血：约占 20%，系丘脑穿通动脉或丘脑膝状体动脉破裂所致，分为局限型（血肿局限于丘脑）和扩延型。常有"三偏征"，感觉障碍重于运动障碍。深浅感觉均有障碍，但深感觉障碍更明显，可伴有偏身自发性疼痛和感觉过敏。优势侧出血可出现丘脑性失语（言语缓慢而不清、重复语言、发音困难、复述差、朗读正常等）；也可出现丘脑性痴呆（记忆力减退、计算力下降、情感障碍、人格改变等）。

(2) 脑叶出血　占脑出血的 5%~10%。以顶叶最为常见，其次为颞叶、枕叶及额叶。临床可表现为头痛、呕吐等，肢体瘫痪较轻，昏迷少见。不同部位出血后临床表现见本章第一节概述部分。

(3) 脑干出血　约占 10%，绝大多数为脑桥出血，系基底动脉脑桥支破裂所致。脑桥大量出血（血肿>5 mL）者，血肿波及脑桥双侧基底和被盖部，病人立即昏迷、双侧瞳孔缩小如针尖样、呕吐咖啡色样胃内容物（应激性溃疡）、中枢性高热、中枢性呼吸障碍；出血量少者无意识障碍。中脑出血少见，轻者有呕吐、头痛和意识障碍，重者深昏迷甚至迅速死亡。延髓出血最少见，易影响生命体征而引发死亡。

(4) 小脑出血　约占 10%，多由小脑上动脉分支破裂所致。小量出血者主要表现为小脑症状，如眼球震颤、病变侧共济失调、站立和步态不稳等，无肢体瘫痪。出血量较大者，尤其是小脑蚓部出血，发病时或发病后 12~24 h 出现昏迷、双侧瞳孔缩小如针尖样、呼吸节律不规则、枕骨大孔疝形成而死亡（血肿压迫脑干之故）。暴发型则常突然昏迷，数小时内迅速死亡。

(5) 脑室出血　占脑出血的 3%~5%，分为原发性和继发性。原发性脑室出血多由脉络丛血管或室管膜下动脉破裂所致，继发性脑室出血是指脑实质出血破入脑室。常表现为头痛、呕吐、脑膜刺激征阳性、昏迷或昏迷逐渐加深、双侧瞳孔缩小如针尖样、四肢肌张力增高、早期出现去脑强直发作等，易误诊为蛛网膜下腔出血。

【实验室及其他检查】

1. CT　确诊脑出血的首选检查方法，可清晰、准确显示出血部位、出血量大小、血肿形态、脑水肿情况及是否破入脑室等，有助于指导治疗、护理和判定预后。发病后即刻出现边界清楚的高密度影像；血肿吸收后呈低密度或囊性变。动态 CT 有助于评价出血进展情况。

2. MRI　对检出小脑出血灶和监测脑出血演进过程优于 CT，还可发现脑血管畸形、肿瘤及血管瘤等病变。

3. 脑脊液　脑脊液压力增高，血液破入脑室者脑脊液呈血性。重症患者不宜进行此检查，以免诱发脑疝。

4. 其他检查　包括血常规、血生化、凝血功能、心电图等，有助于了解病人的全身状态。重症脑出血急性期白细胞、血糖和血尿素氮明显增高。

【诊断要点】

中老年人情绪激动或体力活动时突然发病，迅速出现头痛、呕吐等颅内压增高的表现和偏瘫、失语等局灶性神经功能缺损的症状,应高度怀疑脑出血。结合头颅 CT 检查,可快速明确诊断。注意鉴别诊断脑出血和脑梗死(表9-6)。

表9-6 脑出血与脑梗死鉴别

项目	脑梗死	脑出血
发病年龄	60岁以上多见	50~65岁多见
常见病因	动脉粥样硬化	高血压及动脉硬化
TIA史	多见	少见
发病状态	安静或睡眠中	活动中或情绪激动时
发病速度	缓慢,数小时或1~2 d症状达高峰	快,数分钟至数小时症状达高峰
全脑症状	无或轻	多见(剧烈头痛、喷射性呕吐)
意识障碍	无或较轻	多见(较重,持续)
脑膜刺激征	无	可有(高颅压)
头颅CT	脑实质内低密度灶	脑实质内高密度灶
脑脊液	多正常	压力增高,可为血性

【治疗要点】

基本治疗原则:卧床休息、脱水降颅压、调整血压、防止继续出血、加强护理防治并发症。

1. 一般治疗 卧床休息2~4周,密切观察生命体征,保持呼吸道通畅,吸氧,保持肢体的功能位,鼻饲,预防感染,维持水电解质平衡等。

2. 脱水降颅压 脑出血后48 h脑水肿达高峰,维持3~5 d后逐渐降低,可持续2~3周或更长。积极控制脑水肿、降低颅内压是脑出血急性期治疗的重要环节。可选择20%甘露醇125~250 mL快速静脉滴注,1次/(6~8 h),疗程7~10 d。呋塞米20~40 mg静脉注射,2~4次/d。

3. 调整血压 脑出血后血压升高,是机体对颅内压升高的自动调节反应,以保持相对稳定的脑血流量,当颅内压下降时血压也随之下降。因此,脑出血急性期一般不予应用降压药物,而以脱水降颅压治疗为基础。但血压过高时,可增加再出血的风险,应及时控制血压。当收缩压≥200 mmHg时,持续静脉给药控制血压。收缩压>180 mmHg时若有颅内压增高征象,可在保障脑灌注情况下持续或间断用药。

4. 止血治疗 仅用于有凝血障碍时,对高血压性脑出血无效。常用6-氨基己酸、对羧基苄氨、氨甲环酸等。

5. 外科治疗 壳核出血量>30 mL,小脑或丘脑出血>10 mL,或颅内压明显增高内科治疗无效者,可考虑行开颅血肿清除、脑室穿刺引流、经皮钻孔血肿穿刺抽吸等手术治疗。一般认为手术应在发病后早期(6~24 h)进行。

6. 亚低温疗法 局部亚低温治疗是脑出血的一种新的辅助治疗方法,可减轻脑水肿,减少自由基生成,促进神经功能缺损恢复,改善患者预后。

7. 康复治疗 早期将患肢置于功能位,待生命体征稳定、病情不再进展,应尽早进行肢体、语言功能和心理的康复治疗。

【护理评估】

1.病史

(1)病因和危险因素　询问患者既往有无高血压、动脉粥样硬化、血液病和家族脑卒中病史;是否遵医嘱进行降压、抗凝等治疗和治疗效果及目前用药情况;了解患者的性格特点、生活习惯与饮食结构。

(2)起病情况和临床表现　了解患者是在活动还是安静状态下发病;发病前有无情绪激动、活动过度、疲劳、用力排便等诱因和头晕、头痛、肢体麻木等前驱症状;发病时间及病情发展的速度;是否存在剧烈头痛、喷射性呕吐、意识障碍、烦躁不安等颅内压增高的表现及其严重程度。

(3)心理-社会状况　了解患者是否存在因突然发生肢体残疾或瘫痪卧床,生活需要依赖他人而产生的焦虑、恐惧、绝望等心理反应;病人及家属对疾病的病因和诱因、治疗护理经过、防治知识及预后的了解程度;家庭成员组成、家庭环境及经济状况和家属对患者的关心、支持程度等。

2.身体评估　血压升高程度;有无中枢性高热和呼吸节律(潮式、间停、抽泣样呼吸等)、频率和深度的异常;脉率和脉律;瞳孔大小及对光反射有无异常;有无意识障碍及其程度;有无失语及其类型;有无肢体瘫痪及其类型、性质和程度;有无吞咽困难和饮水呛咳;有无排便、排尿障碍;有无颈部抵抗等脑膜刺激征和病理反射;机体营养状况。

3.实验室及其他检查　①头颅CT,有无高密度影像及其出现时间。②头颅MRI和DSA,有无脑血管畸形、肿瘤及血管瘤等病变的相应表现。③脑脊液,颜色及压力有无增高。④血液检查,有无白细胞、血糖和血尿素氮增高及其程度等。

【常用护理诊断/问题、护理措施及依据】

1.意识障碍　与脑出血、脑水肿致脑功能损害有关。

(1)病情观察　脑出血患者发生意识障碍,常提示出血量大、继续出血或脑疝形成,应密切监测生命体征、意识、瞳孔、肢体功能等变化,发现异常及时告知医生;此外,脑出血后因血液刺激,部分患者可出现癫痫发作症状,应注意观察和预防。

(2)休息与安全　绝对卧床休息2~4周,抬高床头15°~30°,减轻脑水肿。余见本章第二节"运动障碍"的护理。

(3)生活、心理及康复护理　同脑血栓形成患者的护理。

2.潜在并发症

(1)脑疝

病情评估:密切观察瞳孔、意识、体温、脉搏、呼吸、血压等生命体征,如出现剧烈头痛、喷射性呕吐、烦躁不安、血压升高、脉搏减慢、意识障碍进行性加重、双侧瞳孔不等大、呼吸不规则等脑疝的先兆表现,应立即报告医生。

配合抢救:立即为患者吸氧并迅速建立静脉通道,遵医嘱快速静脉滴注甘露醇或静脉注射呋塞米,甘露醇应在15~30 min内滴完,避免药物外渗。注意观察尿量和尿液颜色,定期复查电解质。备好气管切开包、脑室穿刺引流包、呼吸机、监护仪和抢救药品等。

(2) 上消化道出血 加强观察,如果出现恶心、上腹部疼痛、饱胀、呕血、黑便、尿量减少或者鼻饲患者抽吸胃液发现咖啡色等症状和体征,应怀疑上消化道出血。遵医嘱禁食,出血停止后给予清淡、易消化、无刺激性、营养丰富的温凉流质饮食,少量多餐,防止胃黏膜损伤及加重出血。可选用奥美拉唑预防消化道出血。

3. 焦虑、抑郁 与脑出血突然发作、进展迅速等有关。卒中后抑郁(post stroke depression,PSD)发生率为45%~60%,而脑出血因其发病突然、无明显前兆、进展迅速导致患者段时间内出现各种功能障碍,甚至较为严重的躯体或言语功能障碍,不伴有意识障碍或清醒后患者一时很难接受疾病带来的结局,容易出现少言寡语、医嘱依从性差、被动治疗、甚至整日以泪洗面等,护士应该在和患者建立信任关系的基础上,了解患者既往生活、工作状况,鼓励患者诉说内心的痛苦与自卑心理,针对患者心理症结给予指导,如未退休人员可提供职业顾问等,且脑出血患者多数是因为情绪激动或血压突然增高引起,告知患者控制情绪的目的、意义和方法。提供康复资源获取途径,最大可能的帮助患者和家庭共同面对疾病带来的一系列改变。

【其他护理诊断/问题】

1. 生活自理缺陷 与脑出血所致偏瘫、共济失调或医源性限制(绝对卧床)有关。
2. 有失用/误用综合征的危险 与脑出血所致意识障碍、运动障碍或长期卧床有关。

【健康指导】

1. 疾病预防指导 指导患者尽量避免使血压骤然升高的各种因素,如保持情绪稳定和心态平衡,避免过分喜悦、愤怒、焦虑、恐惧、悲伤等不良心理和惊吓等刺激;建立健康的生活方式,保证充足睡眠,适当运动,避免体力或脑力过度劳累和突然用力;低盐、低脂、高蛋白、高维生素饮食;戒烟酒;养成定时排便的习惯,保持大便通畅。
2. 疾病知识指导 告知患者和家属疾病的基本病因、主要危险因素和防治原则,如遵医嘱正确服用降压药物,维持血压稳定;教会患者和家属自我护理的方法和康复训练技巧,如向健侧和患侧的翻身训练、桥式运动等肢体功能训练及语言和感觉功能训练的方法;使患者和家属认识到坚持主动或被动康复训练的意义。教会及早发现疾病征兆,发现血压异常波动或无诱因的剧烈头痛、头晕、晕厥、肢体麻木、乏力或语言交流困难等症状,应及时就医。

五、原发性蛛网膜下腔出血

原发性蛛网膜下腔出血(subarachnoid hemorrhage,SAH)是多种病因致脑底部或脑表面血管破裂,血液流入蛛网膜下腔引起的一种临床综合征。脑实质和脑室出血、硬膜外或硬膜下血管破裂血液流入蛛网膜下腔者,称为继发性蛛网膜下腔出血。SAH约占急性脑卒中的10%,年发病率为(6~20)/10万。

> 考点:常见的原因。

引起蛛网膜下腔出血的病因有多种,主要如下:

(1) 颅内动脉瘤 最常见病因(占50%~85%),包括先天性动脉瘤(占75%)、高血压和动脉粥样硬化所致动脉瘤。

(2) 脑血管畸形 约占SAH病因的10%,主要是动静脉畸形(arteriovenous malformation,AVM),青少年多见。

(3)其他 脑底异常血管网病(占儿童SAH的20%)、夹层动脉瘤、血管炎、颅内静脉系统血栓形成、血液病等。约10%患者病因不明。

【临床表现】

SAH临床表现差异较大,轻者可无明显症状和体征,重者可突然昏迷甚至死亡。

1. 临床特点 中青年发病多见;起病突然(数秒或数分钟);多有剧烈运动、极度情绪激动、用力咳嗽和排便等明显诱因。

2. 一般症状

(1)头痛 动脉瘤性SAH典型表现是突发异常剧烈全头痛,不能缓解或进行性加重;约1/3患者发病前数日或数周有轻微头痛,是小量前驱出血或动脉瘤受牵拉所致;可持续数日不变,2周后逐渐减轻。如头痛再次加重,常提示动脉瘤再次出血;局部头痛常可提示破裂动脉瘤的部位。动静脉畸形破裂所致SAH头痛程度较轻。

(2)脑膜刺激征 患者出现颈项强直、Kernig征、Brudzinski征等脑膜刺激征,常于发病后数小时出现,3~4周后消失。老年、衰弱或出血量小者可无明显脑膜刺激征。

考点:临床表现。

(3)眼部症状 约20%的患者会有眼底片状出血,是急性颅内压增高和眼静脉回流受阻所致,对诊断有价值。

(4)精神症状 25%患者可出现谵妄、欣快、幻觉等,常于发病后2~3周消失。

(5)其他 部分患者可伴有心脑综合征、消化道出血、急性肺水肿等症状。

3. 常见并发症

(1)再出血 是SAH严重的急性并发症,20%的动静脉瘤患者病后10~14d可发生再出血,病死率增加1倍。临床表现为在病情稳定后,再次出现剧烈头痛、恶心呕吐、意识障碍加深、抽搐或原有症状和体征加重,复查脑脊液为血性。

(2)脑血管痉挛 20%~30%的SAH患者出现脑血管痉挛,主要发生于由血凝块包绕的血管,严重程度与出血量有关,可引起迟发性缺血性损伤,继发脑梗死,出现局灶神经体征如轻偏瘫和失语等,是SAH病人死亡和伤残的重要原因。血管痉挛多于发生出血后3~5d开始,5~14d为高峰期,2~4周后逐渐减少。

(3)脑积水 因蛛网膜下腔和脑室内血凝块堵塞脑脊液循环通路,15%~20%的患者于出血后1周内发生急性梗阻性脑积水。轻者表现为嗜睡、思维缓慢和近记忆损害,重者出现头痛、呕吐、意识障碍等,多随出血被吸收而好转。亚急性脑积水发生于起病数周后,表现为隐匿出现的痴呆、步态异常和尿失禁。

(4)其他 5%~10%的患者可发生癫痫发作。

【实验室及其他检查】

1. 头颅CT 临床疑诊SAH首选CT,可见脑池、脑室、蛛网膜下腔高密度影像。早期敏感度高,可检出90%以上的SAH。CT还可初步判断颅内动脉瘤的位置。动态CT检查有助于了解出血吸收情况、有无再出血或继发脑梗、脑积水等。

2. DSA 是明确有无颅内动脉瘤的金标准。可清晰显示动脉瘤的位置、大小、与载瘤动脉的关系、有无血管痉挛等。宜在发病3d内或3周后进行,以避开脑血管痉挛和再出血的高峰期。

3. 脑脊液 因有诱发脑疝形成的危险,对CT检查隐性、疑似SAH且病情允许时,尽早行腰椎穿刺检查。均匀一致的血性脑脊液是SAH的特征性表现,但注意和穿刺误伤血管引起血性脑脊液鉴别。

【诊断要点】

突发发生的持续性剧烈头痛、呕吐、脑膜刺激征阳性，伴有或不伴有意识障碍，无局灶性神经体征，同时 CT 显示蛛网膜下腔和脑池高密度影像，或腰椎穿刺脑脊液呈均匀一致血性、压力增高，可临床确诊。

【治疗要点】

治疗目的是防治再出血、降低颅内压、预防并发症、治疗原发病和预防复发。

1. 一般治疗　脱水降颅压、控制脑水肿、调整血压、维持水电解质和酸碱平衡、预防感染。

2. 防治再出血

(1) 休息　绝对卧床 4～6 周，避免一切可引起颅内压增高的因素，烦躁不安者适当应用地西泮、苯巴比妥等止痛镇静剂。

(2) 调控血压　防止血压过高再出血同时保障脑灌注，如平均动脉压>120 mmHg 或收缩压>180 mmHg，可在密切监测血压下应用短效降压药物，使血压稳定于正常或起病前水平。可选用尼卡地平、拉贝洛尔等，慎用硝普钠，因其有升高颅内压的不良反应。

(3) 抗纤溶药物　因 SAH 出血与脑出血不同，无脑组织压迫止血，可适当应用抗纤溶药物，常用 6-氨基己酸(EACA)或氨甲苯酸(氨甲苯酸，PAMBA)等，但也可能会增加缺血性脑卒中发作风险。

3. 防治脑血管痉挛　可早期开始，防治脑血管痉挛，维持正常循环血容量，避免低血容量，建议口服尼莫地平。

4. 防治脑积水　轻度的急、慢性脑积水可予乙酰唑胺口服，减少脑脊液分泌，亦可用甘露醇、呋塞米等药物。SAH 急性期合并脑积水可进行脑脊液分流术或放脑脊液疗法。

5. 手术治疗　消除动脉瘤是防止动脉瘤性 SAH 再出血的最佳方法，可于发病后 96 h 内进行动脉瘤颈加闭术、动脉瘤切除术和栓塞术。

【常用护理诊断/问题、措施及依据】

1. 疼痛　头痛，与脑水肿、颅内高压、血液刺激脑膜或继发性脑血管痉挛有关。

放脑脊液疗法可促进血液吸收和缓解头痛，但每次释放 10～20 mL，一周不超过 2 次；指导缓解头痛的技巧，如缓慢深呼吸、听音乐、转移注意力等；必要时遵医嘱应用镇痛镇静剂(余见本章第二节"头痛"的护理)。

2. 潜在并发症：再出血

(1) 活动与休息　绝对卧床 4～6 周并抬高床头 15°～20°；保持病室安静、舒适，避免不良的声、光刺激，严格限制探视，治疗和护理活动集中进行；经治疗护理 1 个月左右，病人症状好转、头部 CT 检查证实血液基本吸收或 DSA 检查没有发现颅内血管病变者，可遵医嘱逐渐抬高床头、床上坐位、下床站立和适当活动。

(2) 避免诱因　告知患者和家属应避免导致血压和颅内压升高，进而诱发再出血的各种危险因素，如精神紧张、情绪激动、剧烈咳嗽、用力排便、屏气等，必要时遵医嘱应用镇静剂、缓泻剂等药物。

(3) 病情监测 SAH 再出血发生率较高。颅内动脉瘤发病后 24 h 内再出血的风险最大,累计再出血率于病后 14 d 为 20%~25%,1 个月时为 30%。应密切观察患者是否出现再出血征象,及时发现并告知医生。

3. 恐惧 与剧烈头痛、担心再出血和疾病预后有关。

选择性告知患者疾病过程与预后,耐心解释各种症状如头痛发生的原因及可能持续的时间,使患者了解随出血停止和血肿吸收,头痛会逐渐缓解。告知患者 DSA 是一项比较安全的检查方法,通过此检查,可明确病因,为彻底解除再出血的潜在隐患做准备,使患者消除紧张、恐惧和焦虑心理,主动配合。

此外,因本病总体预后较差,病死率高达 45%,存活者致残率也较高,尤其是动静脉瘤患者,应提前和家属做好沟通解释工作,详细告知疾病进展情况、并发症发生及治疗情况等,取得家属配合。

【健康指导】

1. 疾病预防指导 告知患者控制危险因素,包括高血压、吸烟、酗酒、情绪不稳定、吸毒等;具体指导内容见"脑出血"。

2. 疾病知识指导 向患者和家属介绍疾病的病因、诱因、临床表现、应进行的相关检查、病程和预后、防治原则和自我护理的方法。SAH 病人一般在首次出血后 3 d 内或 3~4 周后进行 DSA 检查,以避开脑血管痉挛和再出血的高峰期。应告知脑血管造影的相关知识,使患者和家属了解进行 DSA 检查以明确和去除病因的重要性,积极配合;耐心向需进行腰椎穿刺行脑脊液检查的病人解释检查的目的、方法、需配合问题和注意事项。告知病人和家属再出血的表现,发现异常,及时就诊。

(林蓓蕾)

第六节 帕金森病

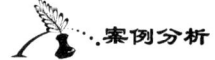

宋某,男,54 岁。因"走路慢、动作慢 2 年,加重 5 天"为主诉入院。2 年前无明显诱因逐渐出现走路慢、小步、向前冲,越走越快,停不下来,无跌倒;翻身、起床、起坐、转身、洗漱等动作均较为缓慢,同时伴有右手发抖,尤其是拿东西时出现不自主抖动。5 d 前自觉上述症状加重,并出现左右偶尔不自主抖动。既往高血压病史 2 年。专科检查:起身前倾前屈位,起步缓慢,慌张步态,记忆力和计算力减退,右手可见动作性震颤,双侧轮替动作欠灵活。

请思考:①该患者最可能的诊断及依据有哪些?②为进一步明确诊断,需要开展哪些检查项目?③该患者最主要的护理问题有哪些?如何实施护理干预?

帕金森病(Parkinson disease,PD)又称震颤麻痹(paralysis agitans),是中老年常见

的神经系统变性疾病,以静止性震颤、运动迟缓、肌强直和姿势平衡障碍为主要特征。我国65岁以上人群整体患病率为1 700/10万,患病率随年龄增加而升高,60岁后发病多见,隐匿性起病,进行性发展,男性略多于女性。

【病因与发病机制】

主要病理改变为黑质多巴胺能神经元变性死亡,但引起其死亡的原因不明。

1. 年龄因素 研究显示在30岁以后多巴胺能神经元在纹状体的含量随年龄增长而降低,且与黑质细胞的死亡数成正比。但是生理性多巴胺能神经元退变不足以引起本病,正常神经系统老化只是PD的促发因素。

2. 环境因素 流行病学调查显示,长期接触杀虫剂、除草剂或某些工业化学品等可能是PD发病的危险因素。20世纪80年代初,美国加州一些吸毒者误用一种吡啶类衍生物1-甲基-4-苯基-1,2,3,6-四氢吡啶(MPTP)以及给猴注射后,发生酷似人类PD的临床病征。MPTP本身并无毒性,但在脑内经B型单胺氧化酶(MAO-B)作用转变成有毒性的甲基-苯基-吡啶离子(MPP^+),后者被多巴胺转运载体选择性摄入黑质多巴胺能神经元内,抑制线粒体呼吸链复合物I型活性,抑制细胞的能量代谢,从而导致细胞死亡,故环境中与MPTP分子结构类似的工业和农业毒素可能是本病的病因之一。

3. 遗传因素 报道显示10%左右的PD患者有家族史,包括常染色体显性遗传或常染色体隐性遗传,其中细胞色素$P450_2D_6$型基因可能是PD的易感基因之一。

4. 多因素交互作用 目前认为PD并非单因素所致,而是多因素交互作用下发病。例如基因易感性可使发病概率增加,但不一定发病,只有在环境因素、神经系统老化因素共同作用下,才可能会激发氧化应激、细胞凋亡等机制导致黑质多巴胺能神经元大量变性、丢失而发病。

考点:临床表现。

【临床表现】

1. 运动症状

(1)静止性震颤 常为首发症状。多从一侧上肢远端开始,静止时明显,随意运动时停止,紧张时加剧,入睡后消失。典型表现为拇指和示指类似搓丸样动作,随病程进展,震颤可逐步涉及下颌、唇、面和四肢。少数患者无震颤。

(2)肌强直 被动运动关节时,阻力在开始时较明显,随后迅速减弱,呈所谓折刀现象,称折刀样肌强直,多伴有腱反射亢进和病理反射。此外,屈肌和伸肌肌张力均增高,被动运动关节时始终保持阻力增高,类似弯曲软铅管的感觉,故称铅管样肌强直。多数患者因伴有震颤、检查时可感到均匀的阻力中出现断续停顿,如同转动齿轮感,称为齿轮样肌强直,这是由于肌强直与静止性震颤叠加所致。

(3)运动迟缓 随意动作减少、减慢。早期以手指的精细动作如解和扣纽扣、系鞋带动作减慢,逐步发展为全面性随意运动减少、迟钝,晚期合并肌张力增高,导致起床、翻身困难。体检发现面肌强直使面部表情呆板,双眼凝视和瞬目动作减少,笑容出现和消失减慢,称为面具脸;书写时字越写越小的倾向,称为写字过小征。

(4)姿势步态异常 早期走路拖步,迈步时身体前倾,行走时步距缩短,颈肌、躯干肌强直而使病人站立时呈特殊屈曲体姿,行走时上肢协同摆动的联合动作减少或消失;晚期由坐位、卧位起立困难,有时行走中全身僵住,不能动弹,称为冻结现象;有时迈步后碎步、往前冲,越走越快,不能立刻停步,称为慌张步态。

2. 非运动症状 包括感觉障碍,睡眠障碍,自主神经功能障碍如便秘、出汗异常、流涎、性功能减退和脂溢性皮炎(脂颜)等。约半数患者伴有抑郁症或焦虑等精神障碍;15%~30%的病例在晚期可出现认知障碍乃至痴呆。

【实验室及其他检查】

1. 血液、脑脊液检查 常规检查无异常,脑脊液内高香草酸可能会降低。
2. 影像学检查 PET或SPECT检查有助于辅助诊断,以F-多巴作示踪剂进行多巴摄取PET呈像检查,可显示多巴胺递质合成减少。CT或MRI检查多无特征性改变。

【诊断要点】

中老年发病,进展缓慢,必备运动迟缓或至少具备静止性震颤、肌强直和姿势平衡障碍中的一种,偏侧起病,对多巴胺治疗敏感即可诊断。注意和继发性帕金森综合征鉴别。

【治疗要点】

1. 治疗原则 针对运动症状和非运动症状,采取综合治疗,包括药物、手术、康复、心理治疗及护理。无论哪种治疗方法,均只能改善症状,无法阻止病情发展,更无法治愈。
2. 药物治疗 首选且是主要治疗手段,坚持"剂量滴定""最小剂量"的原则,遵循个体化特点,尽量避免和减少药物的副作用。

(1)保护性治疗 原则上,一旦诊断应尽早开始保护性治疗。目前临床上主要应用的保护性治疗药物为单胺氧化酶B型抑制剂。

(2)症状性治疗 病情早期若未影响生活和工作,可暂缓给予症状性治疗用药,如若有影响,则予以症状性治疗。其中65岁以上伴有智力障碍者,首选复方多巴胺;65岁以下不伴有智能减退者可选择金刚烷胺和单胺氧化酶B型抑制剂等。常用药物如下。

考点:治疗原则和常用药物。

1)抗胆碱能药物:可协助维持纹状体的递质平衡,适应于震颤明显的年轻病人。常用药物有苯海索(安坦),每次1~2 mg口服,3次/d;或东莨菪碱、甲磺酸苯扎托品等。

2)金刚烷胺:能促进神经末梢释放多巴胺,并阻止其再吸收,对少动、强直、震颤均有改善作用。可与左旋多巴等药合用,100 mg口服,2次/d。

3)复方左旋多巴:复方多巴制剂可增强左旋多巴的疗效和减少其外周不良反应,是治疗PD最基本、最有效的药物。临床常用药物多巴丝肼为复方左旋多巴制剂的标准片,口服治疗自62.5 mg开始,2~3次/d,视症状控制情况,缓慢增加其剂量和服药次数,最大剂量不应超过250 mg,3~4次/d。

4)多巴胺受体(DR)激动剂:能直接激动纹状体,产生和多巴胺相同作用的药物,从而减少和推迟运动并发症的发生。常用药物有普拉克索和吡贝地尔。

5)儿茶酚-氧位-甲基转移酶(COMT)抑制剂:通过抑制左旋多巴在外周的代谢,使血浆左旋多巴浓度保持稳定,并能增加其入脑量。一般与复方左旋多巴制剂合用,可改善其疗效,改善症状波动。常用药物有恩他卡朋。

6) 单胺氧化酶 B(MAO-B)抑制剂：通过抑制多巴胺分解代谢，增加脑内多巴胺含量。与复方左旋多巴制剂合用可增加疗效，同时对多巴胺能神经元有保护作用。常用药物有司来吉兰。

3. 手术或干细胞治疗　对于长期药物治疗疗效明显减退，同时出现异动症的患者可以考虑手术治疗，但手术只是改善症状，不能根治，术后仍需药物治疗。此外，目前临床也正在探索采用干细胞移植结合基因治疗的新疗法。

4. 中医或康复治疗　中医针灸或康复治疗作为辅助治疗手段对改善症状有一定的作用。对患者进行肢体运动、语言、进食等训练和指导，可改善生活质量，减少并发症。心理疏导与疾病教育也是重要的辅助措施。

【常用护理诊断/问题、措施及依据】

1. 躯体活动障碍　与黑质病变、锥体外系功能障碍所致震颤、肌强直、体位不稳、随意运动异常有关。

(1) 生活护理　加强巡视，评估患者自理能力和需求，根据患者实际情况给予指导、辅助、替代帮助，如对于下肢行动不便、起坐困难者，应配备高位坐厕、坚固且带有扶手的高脚椅、手杖、床铺护栏、卫生间和走道扶手等必要的辅助设施；提供各种辅助工具，如将传呼器置于患者床边，提供无须穿鞋带的鞋子、便于穿脱的衣服、粗柄牙刷、吸水管、固定碗碟的防滑垫、大手柄的餐具等；鼓励患者自我护理；做好安全防护，防止跌倒；做好皮肤护理，预防褥疮；保持大小便通畅；增进患者舒适度，预防并发症。

(2) 合理锻炼　告知患者运动锻炼的目的是防止和推迟关节强直与肢体挛缩；有助于维持身体的灵活性，增加肺活量，防止便秘、保持并增强自我照顾能力。与患者和家属共同制订切实可行的锻炼计划。

疾病早期：指导患者维持和增加业余爱好，鼓励病人积极参与家居活动和参加社交活动，坚持适当运动锻炼，如养花、下棋、散步、太极拳、体操等，注意保持身体和各关节的活动强度与最大活动范围。

疾病中期：对于已出现某些功能障碍或起坐已感到困难的动作要有计划有目的、循序渐进的开展锻炼。如患者感到从椅子上起立或坐下有困难，应每天做完一般运动后，反复多次练习起坐动作；起步困难者可以在脚前放置一个小的障碍物作为视觉提示，帮助起步，也可使用有明显节拍的音乐进行适当的听觉提示，练习走路；步行时要目视前方、不要目视地面，应集中注意力，以保持步行的幅度与速度；鼓励患者步行时两腿尽量保持一定距离，双臂要摆动，以增加平衡；转身时要以弧形线形式前移，尽可能不要在原地转弯；协助患者行走时，不要强行拉着患者走，当行走中全身僵住，不能动弹，告知患者先后退一步，再往前走。

疾病晚期：出现显著的运动障碍而卧床不起，应帮助患者采取舒适体位，被动活动关节，按摩四肢肌肉，注意动作轻柔，勿造成疼痛和骨折。

(3) 安全护理　上肢震颤未能控制、日常生活动作笨拙的患者，避免拿热水、热汤，谨防烧伤、烫伤等。对有幻觉、错觉、欣快、抑郁、精神错乱、意识模糊或智能障碍的患者应特别强调专人陪护；认真查对患者是否按时服药，有无错服或误服，药物代为保管，每次送服到口；智能障碍的病人应安置在有严密监控的区域，避免自伤、坠床、坠楼、走失、伤人等意外发生。余见本章第二节"运动障碍"的护理。

2. 自尊低下　与震颤、流涎、面肌强直等身体形象改变和言语障碍、生活依赖他人有关。

(1) 心理护理　PD病人早期动作迟钝笨拙、表情淡漠、语言断续、流涎,患者往往产生自卑、脾气暴躁及忧郁心理,回避人际交往,拒绝社交活动,整日沉默寡言,闷闷不乐;随着病程延长,病情进行性加重,生活自理能力也逐渐下降,会产生焦虑、恐惧甚至绝望心理。护士应细心观察患者的心理反应,鼓励患者表达并注意倾听他们的心理感受,及时给予正确的信息和引导,使其能够接受和适应自己目前的状态并能设法改善。鼓励患者尽量维持过去的兴趣与爱好,多与他人交往,不要孤立自己。告知患者及家属本病病程长、进展缓慢、治疗周期长,而疗效的好坏常与患者精神情绪有关;指导家属关心体贴患者,创造良好的亲情氛围,促使患者保持良好心态。

(2) 自我修饰指导　指导患者进行如鼓腮、伸舌、噘嘴、龇牙、吹吸等面肌功能训练,可以改善面部表情和吞咽困难,协调发音;督促进食后及时清洁口腔,随身携带纸巾擦尽口角溢出的分泌物,注意保持个人卫生和着装整洁等,以尽量维护自我形象。

(3) 有效沟通　对由言语不清、构音障碍的患者,可指导病人采用手势、纸笔、画板等沟通方式与他人交流。

3. 知识缺乏　缺乏本病相关知识与药物治疗知识。

(1) 疾病知识指导　指导患者及家属了解本病的临床表现、病程进展和主要并发症,正确认识疾病缓慢进展且无法治愈的特点,帮助患者和照顾者适应角色转变,掌握自我护理知识,积极寻找和去除任何使病情加重的原因。

(2) 用药护理　告知患者及家属了解用药原则,从小剂量开始,逐步缓慢加量直至有效维持。因绝大多数治疗用药都会产生恶心、呕吐、眩晕、疲乏无力等不良反应,部分药物还可能会导致精神症状,如幻觉、不自主动作等,抗胆碱能药物会引起口干、便秘和小便困难等症状,一定要告知患者及其家属常用药物种类与名称、用法、服药注意事项、疗效及不良反应的观察与处理方法。具体介绍见表9-7。

表9-7　帕金森病常用药物的作用、不良反应及用药注意事项

药物	作用机制	不良反应	用药注意事项
多巴丝肼 卡左双多巴控释片(息宁)	补充黑质纹状体内多巴胺的不足	恶心、呕吐、便秘、眩晕、幻觉、异动症、开/关现象	需服药数天或数周才见效 避免嚼碎药片; 出现开/关现象时最佳服药时为饭前30 min或饭后1 h,避免与高蛋白食物一起服用;避免突然停药
普拉克索 吡贝地尔	直接激动纹状体,使之产生和多巴胺作用相同的药物,减少和延缓左旋多巴的副作用	恶心、呕吐、眩晕、疲倦、口干、直立性低血压、嗜睡、幻觉与精神障碍	首次服药后应卧床休息,如有口干舌燥可嚼口香糖或多喝水;避免开车或操作机械;为轻微兴奋剂,尽量在上午服药,以免影响睡眠
恩他卡朋	抑制左旋多巴和多巴胺的分解,增加脑内多巴胺的含量	恶心、呕吐、神智混乱、不自主动作、尿黄	与多巴丝肼或息宁一起服用

续表9-7

药物	作用机制	不良反应	用药注意事项
司来吉兰	阻止脑内多巴胺释放,增加多巴胺浓度	恶心、呕吐、眩晕、疲倦、做梦、不自主动作	为轻微兴奋剂,尽量在上午药,以免影响睡眠;溃疡病人慎用
苯海索	抗胆碱能药物,协助维持纹状体的递质平衡	恶心、呕吐、眩晕、疲倦、视力模糊、口干、便秘、小便困难	不可立即停药,需缓慢减量,以免症状恶化
盐酸金刚烷胺	促进神经末梢释放多巴胺并阻止其再吸收	恶心、呕吐、眩晕、失眠、水肿、惊厥、玫瑰斑	尽量在黄昏前服用,避免失眠。心脏病及肾功能衰竭病人禁用

4.营养失调:低于机体需要量　与吞咽困难、饮食减少和肌强直、震颤所致机体消耗量增加等有关。

(1)饮食原则　给予高热量、高维生素、高纤维素、低盐、低脂、适量优质蛋白的易消化饮食,并根据病情变化及时调整和补充各种营养素,戒烟、酒。由于高蛋白饮食会降低左旋多巴类药物的疗效,故不宜盲目给予过多的蛋白质。

(2)食物选择　主食以五谷类为主,多选粗粮,多食新鲜蔬菜、水果,多饮水,减轻腹胀,防止便秘;适当的奶制品(2杯脱脂奶)和肉类(全瘦)、家禽(去皮)、蛋、豆类;少吃油、盐、糖。钙质有利于预防骨质疏松,每天应补充1 000～1 500 mg钙。

(3)进食方法　对于静止性震颤患者可指导其选择防震颤勺子进食,其余进食指导见脑血栓形成吞咽障碍患者饮食指导。

(4)营养支持　根据病情需要给予鼻饲流质、经皮胃管(胃造瘘术)进食;遵医嘱给予静脉补充足够的营养,如葡萄糖、电解质、脂肪乳等。

【其他护理诊断/问题】

1.便秘　与消化功能障碍或活动量减少等有关。
2.语言沟通障碍　与咽喉部、面部肌肉强直,运动减少、减慢有关。
3.无能性家庭应对　与疾病进行性加重、患者长期需要照顾、经济或人力困难有关。

【健康指导】

PD为慢性进行性加重的疾病,后期常死于褥疮、感染、外伤等并发症,应帮助患者及家属掌握疾病相关知识和自我护理方法。

1.日常生活指导　勤洗换,保持皮肤卫生,尤其是中晚期患者因运动障碍,卧床时间增多,应注意防止局部皮肤受压和改善全身血液循环,预防褥疮。

2.活动与休息指导　鼓励患者维持和培养兴趣爱好,坚持适当的运动和体育锻炼,做力所能及的家务劳动等,可以延缓身体功能障碍的发生和发展,从而延长寿命,提高生活质量。树立信心,坚持主动运动,如散步、打太极拳等,保持关节活动的最大范围;加强日常生活动作训练,进食、洗漱、穿脱衣服等应尽量自理;卧床患者协助被动活动关节和按摩肢体,预防关节僵硬和肢体挛缩。

3.安全指导　精神智能障碍者其衣服口袋内要放置写有患者姓名、住址和联系电话的"安全卡片",或佩带手腕识别牌,以防走失;其余同本节"安全护理"。

4. 家庭指导　PD为慢性进展性疾病,无法治愈,给家庭及照顾者带来沉重负担。医护人员应关心照顾者及家属,尽力提供资源和指导,帮他们解决困难、走出困境,提高患者家庭支持程度。指导照顾者协助进食、服药、日常生活等照顾技巧;指导照顾者观察病情变化以及积极预防并发症的方法;告知患者出现意外的应对方法;提高照顾信心和自我效能,减轻照顾心理负担。

(林蓓蕾)

第七节　重症肌无力

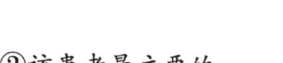

赵某,女,47岁。因"双眼睑下垂1年,加重1个月余"为主诉入院。患者1年前无明显诱因出现双眼睑下垂,晨轻暮重,活动后加重,休息后缓解,未给予特殊治疗。近1个月来症状明显加重,伴有咀嚼无力,胸闷憋气感,四肢乏力。就诊于当地市医院,新斯的明试验阳性,CT检查可见胸腺区条索状阴影,肌电图提示右侧副神经低频刺激波幅呈递减现象,给予口服"嗅吡斯的明"口服无效。

请思考:①该患者最可能的诊断及依据有哪些?②该患者最主要的护理问题是什么?如何实施护理干预?

重症肌无力(myasthenia gravis,MG)是一种神经肌肉接头传递功能障碍的获得性自身免疫性疾病。主要是因为神经肌肉接头突触后膜上乙酰胆碱受体(AchR)受损引起。临床表现为部分或全身骨骼肌无力和极易疲劳,活动后症状加重,休息和应用胆碱酯酶抑制剂治疗后明显减轻。我国MG的发病率为(8~20)/10万,患病率约为50/10万。

【病因与发病机制】

重症肌无力与自身抗体介导的突触后膜乙酰胆碱受体损害有关。①将电鳗放电器官提纯的AchR注入家兔,可致家兔出现重症肌无力样表现,且其血清中可测到AchR-Ab,突触后膜的AchR数目大量减少。②80%~90%的MG患者血清中可检测到AchR-Ab,进行血浆置换可改善肌无力症状。③输入MG患者血清的小鼠可产生类MG的症状和电生理改变,患MG的母亲所生新生儿也可患病。④80%的MG患者有胸腺肥大和淋巴滤泡增生,10%~22%的患者合并胸腺瘤,切除胸腺后70%的患者临床症状得到改善甚至痊愈。⑤常合并甲状腺功能亢进、系统性红斑狼疮、类风湿关节炎等其他自身免疫性疾病。

研究表明,MG为体液免疫介导的疾病,可因病毒或其他非特异性因子的感染,导致正常和增生胸腺中的"肌样细胞"上的AchR构型发生变化,成为新的抗原(其分子结构与神经肌肉接头处的AchR的结构相似),刺激胸腺B淋巴细胞产生AchR-Ab并进入体循环,到达神经肌肉接头突触后膜与AchR产生抗原抗体反应。AchR-Ab可直接或间接封闭 AchR,通过激活补体而使 AchR 降解和结构改变,使突触后膜上的 AchR 绝对数量减少,当神经冲动到来时,不足以产生可引起肌纤维收缩的动作电位。此外,细胞免疫在 MG 发病中也起一定作用,即患者周围血中辅助性 T 淋巴细胞增多,抑制性 T 淋巴细胞减少,致 B 淋巴细胞活性增强而产生过量抗体。

【临床表现】

重症肌无力可见于任何年龄,常见于 20~40 岁和 40~60 岁,40 岁以前女性多见,40 岁以后男性居多,且年龄大者多合并胸腺瘤,少数患者有家族史。常见诱因有感染、精神创伤、过度劳累、手术、妊娠和分娩等。

1.临床特征

(1)骨骼肌病态疲劳　全身骨骼肌均可受累,以脑神经支配的肌肉更易受累。首发症状多为眼外肌麻痹,如上睑下垂、斜视和复视,甚至眼球固定,但瞳孔括约肌不受累。面部和口咽肌肉受累时出现表情淡漠、苦笑面容、咀嚼无力、饮水呛咳、吞咽困难和发音障碍。四肢肌受累以近端无力为主,表现为抬臂、梳头、上楼梯困难,腱反射不受影响,感觉正常。累及胸锁乳突肌和斜方肌时表现为颈软、抬头困难和耸肩无力等。休息后症状减轻或缓解;肌无力现象晨起正常或较轻,下午或傍晚明显加重,称为"晨轻暮重"现象。

(2)重症肌无力危象　累及口咽肌和呼吸肌出现咳嗽无力和呼吸困难,需用呼吸机辅助通气,是主要致死原因,常见诱因为感染、手术、精神紧张、全身疾病等。心肌偶尔可受累,引起突然死亡。

2.临床分型

(1)成年型(Osserman 分型)

Ⅰ眼肌型(15%~20%):病变仅限于眼外肌,出现上睑下垂和复视。

Ⅱa 轻度全身型(30%):可累及眼、面和四肢肌肉,生活能自理,无明显咽喉肌受累。

Ⅱb 中度全身型(25%):四肢肌群受累明显,眼外肌和咽喉肌麻痹,出现咀嚼、吞咽及构音困难,呼吸肌受累不明显。

Ⅲ急性进展型(15%):发病急,数周内发展至延髓肌、肢带肌、躯干肌和呼吸肌,有 MG 危象,需行气管切开,死亡率高。

Ⅳ迟发重症型(10%):病程达 2 年以上,常由Ⅰ、Ⅱa、Ⅱb 型发展而来,症状同Ⅲ型。常合并胸腺瘤,死亡率高。

Ⅴ肌萎缩型:少数患者肌无力伴肌萎缩。

(2)儿童型　约占我国 MG 患者的 10%。多数病例仅限于眼外肌麻痹,交替出现双眼睑下垂。约 1/4 可自然缓解,少数累及全身骨骼肌。

(3)少年型　多在 10 岁后发病,多为单纯眼外肌麻痹,部分伴吞咽困难及四肢无力。

【实验室及其他检查】

1.疲劳试验(Jolly 试验)　嘱患者用力眨眼 30 次后眼裂明显变小或两臂持续平举后出现上臂下垂,休息后恢复者为阳性。适用于病情不严重且症状不明显者。

2.抗胆碱酯酶药物试验　常用新斯的明,新斯的明 0.5~1 mg 肌内注射,10~

20 min 后症状明显减轻为阳性。为防止新斯的明的毒蕈碱样作用,一般同时注射阿托品 0.5 mg。

3. 重复神经电刺激　是常用的具有确诊价值的检查方法。重复低频电刺激后动作电位波幅递减程度在 10%~15% 以上,高频电刺激递减 30% 以上为阳性,支持诊断。90% 的 MG 患者低频刺激为阳性,且与病情轻重相关。但此检查应在停用新斯的明 12~18 h 后进行,否则会出现假阳性。

4. AchR-Ab 测定　对 MG 的诊断有特征性意义。80% 以上患者 AchR-Ab 滴度增高。但眼肌型 AchR-Ab 升高不明显,且抗体滴度与临床症状的严重程度并不完全一致。

【诊断要点】

肌无力特点为活动后出现疲劳无力,休息后减轻和"晨轻暮重"波动性改变,休息或胆碱酯酶抑制剂治疗可以缓解;结合药物试验、肌电图、免疫学检查等可做出诊断。此外,应行胸腺 CT、MRI 检查确定有无胸腺增生或胸腺瘤。

【治疗要点】

1. 药物治疗

(1)胆碱酯酶抑制剂　抑制胆碱酯酶活性,使突触间隙 Ach 存活时间延长,改善神经-肌肉接头之间的传递,增加肌力。常用药物:溴吡斯的明 60~120 mg/次,3~4 次/d,餐前 30~40 min 服用,2 h 达到高峰,维持 6~8 h;溴新斯的明 15~30 mg/次,3~4 次/d,餐前服用,30~60 min 达到高峰,作用时间 3~4 h。不良反应为毒蕈碱样反应如呕吐、腹痛等,可用阿托品 0.5 mg 拮抗。

(2)肾上腺皮质激素　可抑制自身免疫反应,减少 AchR-Ab 的生成达,适用于各种类型的 MG。冲击疗法适合于危重症患则、已行气管插管或应用呼吸机者,常用甲泼尼松龙 1 000 mg 静脉滴注,1 次/d,连用 3~5 d,随后使用地塞米松 10~20 mg 维持,连用 7~10 d;症状改善后改为波尼松(60~100 mg/d)隔顿口服,症状明显减轻或消失,依个体差异可酌情减量,维持量一般在 5~20 mg。用药时间一般 1 年以上。此外,小剂量递增法适合于避免早期病情加重。长期应用注意不良反应。

(3)免疫抑制剂　适用于不能耐受大剂量激素或疗效不佳的 MG 患者。选硫唑嘌呤,50~100 mg,1 次/d,可长期应用。亦可选用环磷酰胺或环孢素 A。

2. 胸腺治疗　主要用丁胸腺肿瘤、胸腺增生和药物治疗困难者。包括胸腺切除和胸腺放射治疗。前者适用于大多数患者,后者主要用于少数不能进行手术或术后复发者。

3. 血浆置换　适用于肌无力危象和难治性 MG。应用正常人血浆或血浆代用品置换患者的血浆,以去除其血液中 AchR-Ab。该治疗起效快,近期疗效好,但不持久,疗效维持 1 周~2 个月。血浆置换量平均每次 2 000 mL,1~3 次/周,连用 3~8 次。

4. 大剂量应用免疫球蛋白　外源性 IgG 可保护 AchR,一般 0.4 g/(kg·d),5 d 为一疗程,作为辅助治疗缓解病情。

5. 危象处理　危象是指在某些因素作用下突然出现严重呼吸困难,甚至危及生命,须立即抢救。分为三种类型:

(1)肌无力危象　为疾病严重发展的表现,注射新斯的明后显著好转为其特点。

(2)胆碱能危象 系应用抗胆碱酯酶药物过量引起的呼吸困难,常伴瞳孔缩小、多汗、唾液分泌增多等。注射新斯的明无效,症状反而加重。

(3)反拗危象 系在服用抗胆碱酯酶药物期间,因感染、手术、分娩等致病人对药物治疗无效,而出现呼吸困难。注射新斯的明无效,也不加重症状。

危象是MG最危急状态,病死率15.4%~50.0%。一旦发生呼吸肌麻痹,立即行气管切开,应用人工呼吸器辅助呼吸,并依危象的不同类型采取相应处理方法:肌无力危象者加大新斯的明用量;胆碱能危象和反拗危象者暂停抗胆碱酯酶药物的应用并对症治疗。在上述处理同时,应保持呼吸道通畅、积极控制感染、应用糖皮质激素。

【常用护理诊断/问题、措施及依据】

1. 生活自理缺陷 与全身肌无力致运动、语言等障碍有关。

(1)生活护理 指导患者充分休息,活动宜选择清晨、休息后或肌无力症状较轻时进行,并应自我调节活动量,以不感到疲劳为原则。评估日常生活活动能力,鼓励患者自理。伴有咀嚼无力、吞咽困难,重者吞咽动作消失,要调整饮食计划,安排患者在用药后15~30 min药效强时进餐,重症者可鼻饲流质饮食。给予高维生素、高蛋白、高热量、富含营养的食物,必要时遵医嘱静脉营养。

(2)有效沟通 鼓励患者采取有效方式向医护人员和家属表达自己的需求,耐心倾听患者的表述。为存在构音障碍的病人提供纸、笔、画板等交流工具,指导患者采用文字形式和肢体语言表达自己的需求。

2. 潜在并发症:重症肌无力危象

(1)病情观察 密切观察病情,注意呼吸频率、节律与深度的改变,观察有无呼吸困难加重、发绀、咳嗽无力、腹痛、瞳孔变化、出汗、唾液或喉头分泌物增多等现象;避免感染、外伤、疲劳和过度紧张等诱发肌无力危象的因素。

(2)症状护理 鼓励患者咳嗽和深呼吸,抬高床头,及时吸痰,清除口腔和鼻腔分泌物,遵医嘱给予氧气吸入。备好新斯的明、人工呼吸机等抢救药品和器材,尽快解除危象,必要时配合行气管插管、气管切开和人工辅助呼吸。

(3)用药护理 告知患者常用药物的服用方法、不良反应与用药注意事项,避免因用药不当而诱发肌无力危象和胆碱能危象。

抗胆碱酯酶药物:从小剂量开始,以保证最佳效果和维持进食能力为度。应严格掌握用药剂量和时间,以防用药不足或用药过量导致的肌无力危象或胆碱能危象。如出现恶心、呕吐、腹痛、腹泻、出汗、流涎等不良反应时,可用阿托品拮抗。患者发生感染等应激情况时,需遵医嘱增加药物用量。

糖皮质激素:多从大剂量开始。用药早期(2周内)可能会出现病情加重,甚至发生危象,应严密观察呼吸变化,并作好气管切开和使用人工呼吸机的准备。长期服药者,要注意有无消化道出血、骨质疏松、股骨头坏死等并发症,可采取抗溃疡治疗、补充钙剂等,定期检测血压、血糖和电解质。

免疫抑制剂:定期检查血常规,并注意肝、肾功能的变化,若出现血白细胞减少、血小板减少、胃肠道反应、出血性膀胱炎等应停药。加强保护性隔离,减少医源性感染。

【其他护理诊断/问题】

1. 营养失调:低于机体需要量 与咀嚼无力、吞咽困难所致进食量减少有关。

2. 恐惧 与呼吸麻痹和气管切开有关。

3. 潜在并发症 呼吸衰竭、吸入性肺炎。

【健康指导】

1. 疾病预防指导 告知患者和家属避免进食干硬、粗糙食物;进餐时尽量取坐位;进餐前充分休息或在服药后15~30 min产生药效时进餐。安排充足的进餐时间,指导患者掌握正确的进食方法,当咽喉、软腭和舌部肌群受累出现吞咽困难、饮水呛咳时,不能强行服药和进食,以免导致窒息或吸入性肺炎。教会患者和家属自我观察营养状况的方法,出现食物摄入明显减少、体重减轻或消瘦、精神不振、皮肤弹性减退等营养低下表现时,及时就诊。指导患者建立健康的生活方式,规律生活,保证充分休息和睡眠,避免精神创伤、外伤,保持情绪稳定,勿受凉感冒。告知患者良好的心理状态和情绪对疾病治疗的重要性,保持乐观的生活态度。告知家属要理解和关心患者,给予精神支持和生活照顾,帮助患者树立战胜疾病的信心,减轻心理负担。

2. 疾病知识指导 告知患者和家属疾病发生的相关病因,尤其是诱发和加重疾病的相关因素。说明疾病的临床过程和治疗要求,介绍所用药物的名称、剂量、常见不良反应等,指导患者遵医嘱正确服用抗胆碱酯酶药物,避免漏服、自行停服和更改药量;避免使用影响神经-肌肉接头传递的药物如氯丙嗪、氨基糖苷类抗生素(新霉素、链霉素等)、奎宁及肌肉松弛剂如溴己氨胆碱等,以免加重病情;防止因用药不足或过量导致危象发生或加重病情。帮助分析和消除不利于病人和家庭应对的各种因素,教会患者和家属自我观察病情和护理的方法。育龄女性待病情好转后再计划妊娠。

(林蓓蕾)

第八节 神经系统疾病患者常用诊疗技术及护理

一、腰椎穿刺术

腰椎穿刺术:是经皮通过穿刺第3~4腰椎间隙或第4~5腰椎间隙进入蛛网膜下腔检测脑脊液的技术,主要用于中枢神经系统疾病的诊断和鉴别诊断。

【目的】

1. 诊断性穿刺

(1)检查脑脊液(cerebrospinal fluid,CSF)的成分,了解脑脊液常规、生化(糖、氯化物和蛋白质)、细胞学、免疫学变化及病原学证据。

(2)测定脑脊液的压力。

(3)注入造影剂、空气或示踪剂,分别进行椎管造影和脑脊液循环检测,以了解椎管有无梗阻或蛛网膜下腔脑脊液循环情况。

2. 治疗性穿刺 主要为注入药物或放出炎性、血性脑脊液,如蛛网膜下腔出血的脑脊液置换术等。

【适应证】

1. 诊断性穿刺

(1) 脑血管病 观察颅内压高低,脑脊液是否为血性,以鉴别为出血性或缺血性脑血管病,帮助确定治疗方案。

(2) 中枢神经系统炎症 各种脑膜炎、脑炎,如乙型脑炎、流行性脑脊髓膜炎、结核性脑膜炎、病毒性脑炎、真菌性脑膜炎等,可通过脑脊液检查加以确诊,并判定治疗效果。

(3) 脑肿瘤 脑脊液压力增高、细胞数增加、蛋白含量增多有助于诊断,脑和脊髓的转移性癌可能从中找到癌细胞。

(4) 脊髓病变 通过脑脊液动力学改变及常规、生化等检查,可了解脊髓病变的性质,鉴别出血、炎症或肿瘤。

(5) 脑脊液循环障碍 如吸收障碍、脑脊液鼻漏等,可通过穿刺注入示踪剂,再行核医学检查,以确定循环障碍的部位。

(6) 用于造影检查 如脊髓造影。

2. 治疗性穿刺

(1) 缓解症状和促进康复 对颅内出血性疾病、炎症性病变及颅脑手术后的患者,通过腰椎穿刺引流出炎性或血性脑脊液。

(2) 鞘内注入药物 如注入抗菌药物可以控制颅内感染,注入地塞米松和α-糜蛋白酶可以减轻蛛网膜粘连等。

【禁忌证】

(1) 穿刺部位皮肤和软组织有局灶性感染或有脊柱结核者,穿刺有可能将细菌带入蛛网膜下腔或脑内。

(2) 颅内病变伴有明显颅内压高者或已有脑疝先兆,特别是疑有后颅凹占位性病变者,腰椎穿刺能加重或促使脑疝形成,引起呼吸骤停或死亡。

(3) 脊髓压迫症特别明显未明确骨质有无破坏或高颈髓病变的患者,腰椎穿刺可能导致病情恶化,甚至死亡。

(4) 开放性颅脑损伤或有脑脊液漏者。

(5) 明显出血倾向或病情危重不宜搬动。

【方法】

1. 体位 患者去枕侧卧,背部对齐床沿,屈颈抱膝,使脊柱尽量前屈,以增加椎间隙宽度。

2. 选定穿刺点 腰椎穿刺一般选择第3～4腰椎棘突间隙,两侧髂嵴最高点连线与脊柱中线相交处为第4腰椎棘突,其上为第3～4腰椎间隙,其下为第4～5腰椎间隙。

3. 穿刺部位严格消毒 以穿刺点为中心,呈螺旋式消毒,范围10 cm×10 cm,术者戴无菌手套,铺巾,以1%的普鲁卡因(用前需做皮试)或0.5%～2.0%的利多卡因1～2 mL,在穿刺点做皮内、皮下至韧带的浸润麻醉。

4. 进针 将腰椎穿刺针(套上针芯)沿腰椎间隙垂直进针(针头斜面向上),推进4～5 cm(儿童2～3 cm)深度,当感到进针先后有两个落空感时,即先后通过了黄韧带和硬脊膜,提示针尖已进入蛛网膜下腔,可拔出针芯,让脑脊液自动滴出,并连接测压管先行测压。测压管连接严密后让患者放松身体,缓慢伸直头和下肢。脑脊液在测压管内随呼吸轻微波动,上升到一定高度而停止上升,此时的读数即为患者脑脊液压力的数值。正常为 80～180 mmH$_2$O,如超过 200 mmH$_2$O 为颅内压升高,低于 80 mmH$_2$O 为低颅压,如脑脊液压力显著高于正常(超过 300 mmH$_2$O),则一般不放脑脊液,以免发生脑疝。

5. 压颈试验 若需了解椎管内有无梗阻,可做压颈试验,但颅内压增高或疑有后颅窝肿瘤者,忌做此试验,防止发生脑疝。

(1)压颈试验前应做压腹试验。用手掌深压腹部,CSF 压力立即上升,解除压迫后压力迅速下降,说明穿刺针头确实在椎管内。

(2)压颈试验有指压法和压力计法。指压法是用手指压迫颈静脉,然后迅速放松,观察其压力变化;压力计法是将血压计袖带轻缚于患者的颈部,测定初压后,可迅速充气至 20 mmHg、40 mmHg、60 mmHg,记录 CSF 压力变化直至压力不再上升,然后迅速放气,记录 CSF 压力至不再下降为止。正常情况下压颈后 CSF 压力迅速上升 100～200 mmHg 以上,解除压颈后,压力迅速降至初压水平。若为穿刺部位以上椎管梗阻,压颈时压力不上升或上升下降缓慢(部分梗阻),称压颈试验阳性。如压迫一侧颈静脉,CSF 压力不上升,但压迫对侧上升正常,常提示该梗阻侧的颈静脉窦(横窦、乙状窦)闭塞。

6. 细菌培养 取所需数量的脑脊液于无菌试管中送检,若需做细菌培养,试管口及棉塞应用酒精灯火焰灭菌。

7. 固定 术毕拔出穿刺针,针孔用碘伏消毒后覆盖无菌纱布,并稍加压迫防止出血,再用胶布固定。

【护理】

1. 术前护理

(1)评估患者的全身情况,有无禁忌证,观察生命体征是否相对平稳,告知患者及家属腰椎穿刺的目的、方法、注意事项及需要配合的体位,征得患者及家属的同意并签字,解释安慰患者,消除紧张情绪及恐惧心理,取得配合。

(2)备好穿刺包、压力表包、无菌手套、所需药物、氧气等,用普鲁卡因做局麻时先做好过敏试验。

(3)指导患者排空大小便,床上静卧 15～30 min。

2. 术中护理

(1)指导和协助患者保持腰椎穿刺的正确体位。

(2)观察患者的呼吸、脉搏及面色变化,询问有无不适感。

(3)协助患者摆放术中测压体位,协助医生测压。

(4)协助医生留取所需的脑脊液标本,及时送检。

3. 术后护理

(1)指导患者去枕平卧 4～6 h,嘱卧床期间不可抬高头部,可适当转动身体。

(2)严密观察患者有无头痛、腰背痛、脑疝及感染等穿刺后并发症。穿刺后头痛最常见,多发生在穿刺后 1～7 d,可能为脑脊液放出较多或持续 CSF 外漏所致颅内压降低。应指导患者多饮水,并延长卧床时间,遵医嘱静脉滴注生理盐水等。

(3)观察穿刺部位有无渗液、渗血,24 h内不宜淋浴,保持穿刺部位纱布干燥。

二、全脑血管造影术

全脑血管造影术是将含碘造影剂注入动脉,使血管显影,快速连续摄片,根据血管显影的形态和部位来诊断脑动脉、静脉、静脉窦病变的方法。脑血管造影既可以显示血管本身的形态改变,如扩张、畸形、痉挛、狭窄、梗死、出血等,又可根据血管位置的变化,确定有无脑内占位性病变。

全脑血管造影术可以选用颈动脉、桡动脉穿刺进行。最常用的是通过股动脉穿刺置入动脉鞘,通过该动脉鞘选用不同导管,在导丝引导、透视监测下,选择所要显示的动脉进入,注入含碘造影剂。造影剂所经过的血管轨迹连续摄片,通过电子计算机辅助成像为脑血管数字减影造影。

【适应证】

(1)颅内外血管性病变。①出血性:蛛网膜下腔出血、颅内动脉瘤、颈动脉动脉瘤、椎动脉动脉瘤、动静脉畸形、硬脑膜动静脉瘘、颈动脉海绵窦瘘、Galen静脉瘤、海绵状血管瘤、颅内静脉血管畸形。②缺血性:颅内、颈内系统动脉狭窄(大脑前动脉、大脑中动脉、颈动脉、椎动脉、基底动脉狭窄),颅内静脉或静脉窦血栓形成,烟雾病。

(2)自发性脑内血肿或蛛网膜下腔出血病因检查。

(3)头面部富含血性的肿瘤,术前了解血供状况。

(4)观察颅内占位性病变的血供与邻近血管的关系及某些肿瘤的定性。

(5)头面部及颅内血管性疾病治疗后复查。

【禁忌证】

(1)对碘过敏者(需经过脱敏治疗后进行,或使用不含碘的造影剂)。

(2)有严重出血倾向或出血性疾病者。

(3)有严重心、肝或肾功能不全者。

(4)脑疝晚期,脑干功能衰竭者。

【方法】

经股动脉穿刺进行DSA操作步骤如下:

(1)选择穿刺点,在耻骨联合和髂前上棘连线的中点、腹股沟韧带下1~2 cm股动脉搏动最强点进行穿刺。

(2)用络合碘常规消毒双侧腹股沟及会阴区皮肤,利多卡因局部浸润麻醉。

(3)将穿刺针与皮肤呈30°~45°角刺入股动脉,穿刺成功后,将导丝送入血管20 cm左右,撤出穿刺针头,迅速沿导丝置入导管鞘或导管,撤出导丝。

(4)在透视下依次行全脑血管造影,包括双侧颈内、颈外动脉,双侧椎动脉。进入靶动脉后注入少量造影剂确认动脉,然后进行造影检查。对血管迂曲者,导管不能到位时,可使用导丝辅助。

(5)老年患者应自下而上分段行各主干动脉造影,必要时以猪尾巴导管行主动脉弓造影。

(6)造影过程中要遵医嘱静脉应用肝素,造影结束后用鱼精蛋白中和肝素(1.0~1.5 mg可对抗1 mg肝素)。

【护理】

1. 造影前准备

(1) 评估患者的文化程度和对造影检查的知晓程度,告知患者及家属脑血管造影的目的、方法、注意事项以及造影过程中可能发生的危险与并发症,做好患者心理疏导,缓解紧张情绪,配合检查;征得患者及家属的同意并签字。儿童或烦躁不安者应使用镇静剂或在麻醉下进行。

(2) 检测患者血、尿常规,出、凝血时间,血小板计数及肝肾功能,行心电图及胸部X射线片检查。

(3) 遵医嘱进行碘过敏试验。

(4) 皮肤准备:按外科术前要求在穿刺侧腹股沟及会阴区备皮,标记双侧足背动脉搏动最明显处。

(5) 用物准备:备好造影剂、麻醉剂、生理盐水、肝素、血管造影手术包、造影导管、导丝、高压注射器、穿刺针、Y形阀及三通接头、无菌手套、沙袋及抢救药物等。

(6) 术前4~6 h禁食、水,术前30 min排空大小便,必要时留置导尿管。

(7) 酌情术前24 h静脉持续给予钙离子拮抗剂。

2. 造影中及造影后护理

(1) 造影中密切观察患者生命体征、神志意识、瞳孔变化,有无头痛、呕吐、抽搐、失语以及肢体活动障碍,发现异常及时报告医生处理。

(2) 术后平卧,穿刺部位按压30 min,加压包扎穿刺点,沙袋压迫6~8 h,穿刺侧下肢伸直、不可屈曲,制动8~12 h,8 h左右可行侧卧位,24 h内卧床休息、限制活动,24 h后如无异常情况可下床活动。

(3) 密切观察标记处的足背动脉搏动情况,以及肢体远端的皮肤颜色、温度,观察有无动脉栓塞;观察穿刺部位有无出血、渗血及有无血肿,指导患者咳嗽或有呕吐时要按压穿刺部位,避免因腹压增高而引起穿刺部位出血。

(4) 指导患者术后多饮水,以促进造影剂排泄。卧床期间协助患者做好生活护理。

三、脑血管介入性治疗

脑血管介入性治疗指在X射线下,经血管途径借助导引器械(穿刺针、导管、导丝)引导递送特殊材料到达中枢神经系统的血管病变部位,治疗各种颅内动脉瘤、颅内动-静脉畸形、颈动脉狭窄、颈动脉海绵窦瘘及其他脑血管病。治疗技术分为血管成形术、血管栓塞术、血管内药物灌注术。脑血管介入性治疗较常规的开颅手术,具有创伤小、恢复快、疗效好的特点。

【适应证】

(1) 需要进行颅内血管栓塞的疾病,如颅内动脉瘤、颅内动静脉畸形、颅内动静脉瘘、颈内动脉海绵窦瘘等。

(2) 需要进行颅内血管成形的疾病,如颈动脉狭窄,椎动脉狭窄,颅内动脉狭窄。

(3) 需要进行颅内血管内用药的疾病,如急性颅内大动脉的血栓形成,需动脉溶栓或动脉取栓。

【禁忌证】

(1) 造影剂过敏者。

(2) 凝血障碍或有严重出血倾向者。

(3) 双侧颈动脉闭塞或双侧椎动脉闭塞、血管严重迂曲、狭窄部位伴有软血栓、严重神经功能障碍、3周内有严重的卒中发作或合并全身严重器质性疾病,临床状况极差者。

【方法】

1. 溶栓治疗　脑血管介入治疗所牵涉的溶栓为动脉内溶栓,具有一定优点:①局部用药,总量少,对全身影响小。②局部血药浓度高,有效再通率高。方法是通过全脑血管造影术,明确闭塞血管,透视监测下微导丝引导置入微导管至闭塞血管近端,应用尿激酶、重组组织型纤溶酶原激活剂(RT-PA)或替罗非班等药物注入,溶解血栓,使血管再通,适用于急性期脑血栓形成。

2. 血管内栓塞治疗　分为应用固态材料栓塞和液态材料栓塞。颅内动脉瘤大多数应用固态材料栓塞如弹簧圈,有时也和液态栓塞材料联合应用;颅内动静脉畸形大多数应用液态材料栓塞;颈内动脉海绵窦瘘有时应用球囊栓塞。透视监测下微导丝引导置入微导管至病变处,释放所需的栓塞材料。

3. 血管内支架植入术　分为颅内支架植入和颅外颈动脉、椎动脉支架植入。方法是在局麻或全麻下,在指引导丝的引导下,沿指引导丝将与病变血管相匹配的支架放置在血管狭窄部位,透视定位后,位置满意方可释放支架,再次造影评价治疗效果。

【护理】

1. 术前护理

(1) 了解患者的心理状态,对该项治疗的认识程度,告知患者及家属脑血管介入治疗的目的、过程、注意事项和可能出现的意外或并发症,征得患者及家属的同意并签字。同家属一起做好患者的心理护理,缓解心理压力,积极配合治疗。

(2) 遵医嘱完善各项化验检查,如血常规、血型、出凝血时间、肝肾功能、心电图及胸部X射线片等。

(3) 遵医嘱给予备皮、皮试、更衣,必要时沐浴。

(4) 建立静脉通路,最好使用留置针,减少穿刺,防止出血。

(5) 准备用物:药品(甘露醇、尿激酶、造影剂等)、栓塞物品(液态或固态栓塞材料)、各种型号的导管、导丝及支架,高压注射器、Y形阀及三通接头、监护仪及抢救用物等。

(6) 遵医嘱局麻患者禁食水4~6 h,全麻者禁食水9~12 h。必要时术前给予用药或留置尿管。

2. 术中护理

(1) 遵医嘱给药,记录给药及手术时间,根据病情调节药物的剂量、滴速与浓度;根据血管情况及时调配所需的导管、导丝型号。

(2) 密切观察患者的神志、脉搏、血压及瞳孔情况,若术中出血烦躁不安、意识障碍或意识障碍程度加重、一侧瞳孔散大等,常提示患者脑内功能区出现血管栓塞或病变血管破裂,需立即配合进行抢救。

(3)注意观察患者的全身状况,如有无肢体活动及感觉障碍、有无语言沟通障碍、有无寒战、发热情况,有无长时间皮肤受压情况。如发现异常及时报告医师处理。

(4)遵医嘱给予吸氧和心电监护,同时保持各种通道通畅。

3.术后护理

(1)术后按护理级别连续进行六联观察12 h(体温、脉搏、呼吸、血压、神志、瞳孔),观察有无恶心、呕吐,有无颅内高压情况;密切观察患者四肢活动、语言状况及足背动脉搏动情况,并与术前比较,发现异常及时报告、及时处理。

(2)观察内容同脑血管造影术后护理(2)。

(3)观察内容同脑血管造影术后护理(3)。

(4)使用肝素或华法林的患者注意监测凝血功能,观察有无皮肤、黏膜、消化道出血,有无发热、皮疹、恶心、腹泻等药物不良反应。

(5)术后休息2~3 d,避免情绪激动、精神紧张和剧烈运动,防止支架或弹簧圈移位,鼓励患者多饮水,促进造影剂排泄。

四、高压氧舱治疗

高压氧舱治疗是让患者在密闭的加压装置中吸入高压力(2~3个大气压)、高浓度的氧,使氧大量溶解于血液和组织,从而提高血氧张力、增加血氧含量、收缩血管和加速侧支循环形成。达到降低颅内压、减轻脑水肿的目的,纠正脑广泛缺血缺氧后所致的乳酸中毒或代谢产物积聚,改善脑缺氧,促进觉醒反应和神经功能恢复。

【适应证】

(1)一氧化碳中毒。

(2)缺血性脑血管病。

(3)脑炎、中毒性脑病。

(4)神经性耳聋。

(5)多发性硬化、脊髓及周围神经外伤、老年性痴呆等。

【禁忌证】

(1)恶性肿瘤,尤其是已经发生转移者。

(2)出血性疾病,如颅内血肿、椎管及其他部位有活动性出血者。

(3)颅内病变诊断不明者。

(4)严重高血压(>160/95 mmHg),心力衰竭者。

(5)原因不明的高热,急性上呼吸道感染,急慢性副鼻窦炎、中耳炎、咽鼓管通气不良。

(6)肺部感染、肺气肿、活动性肺结核。

(7)女性月经期或怀孕期。

(8)有氧中毒和不能耐受高压氧者。

【护理】

1.入舱前护理

(1)评估患者的病情、意识状态、配合程度,向清醒患者详细介绍高压氧治疗的目的、过程、注意事项和治疗环境,做好心理护理,消除紧张情绪,积极配合治疗。意识不清患者向陪护说明相关事项。

(2)协助医师及患者做好进舱前的准备工作,指导患者了解预防气压伤的基本知识,掌握调节中耳气压的具体方法,如捏鼻鼓气法、咀嚼法、吞咽法等,告知进舱前勿饱食、饥饿和酗酒,不进食易产气的食物和饮料,一般在餐后 1~2 h 进舱治疗。

(3)高压氧治疗是在密闭的舱内进行,舱内氧浓度较高,故应高度重视防火、防爆,确保安全。禁止携带易燃易爆物品(火柴、打火机、含酒精及挥发油制品、电动玩具等)进入舱内;不将钢笔、手表、保温杯带入舱内;进舱人员必须按要求更换纯棉服装入舱。

(4)首次进舱人员进舱前用 1% 麻黄碱滴鼻,发热、血压过高、严重疲劳者及女性月经期应暂停治疗。进舱前需要排空大小便。

(5)介绍舱内供氧装置及通信系统使用方法,教会正确使用吸氧面罩,掌握间歇吸氧方法。

(6)治疗前再次检查有关阀门、仪表、通讯、照明、供气、供氧等设备是否处于正常状态,告知患者及家属不要随意搬弄、调动。

(7)严格执行治疗方案,舱内备好抢救用物。

2. 加压过程的护理

(1)加压开始应通知舱内人员做好准备,舱内、舱外随时联系,密切配合。加压时关闭所有引流装置,防止液体倒流。同时调节好舱内温度,夏季为 24~28 ℃,冬季为 18~22 ℃,舱内湿度不超过 75%。

(2)控制加压速度,初期稍慢为宜,边加压边询问患者感受,如耳痛明显,经处理仍不缓解,应减压出舱。

(3)加压过程中要密切观察患者生命体征变化,如出现血压增高、心率呼吸减慢,系正常加压反应。若发现患者烦躁不安、肌肉抽搐、突然干咳、气急,或有四肢麻木、头昏、恶心等症状时可能是氧中毒,应立即报告医生,并摘除面罩,停止吸氧,改吸舱内空气。

3. 稳压过程的护理

(1)舱压上升到治疗压力保持不变时称为稳压,在稳压期间,舱内压力波动范围不应超过 0.005 MPa。

(2)稳压时指导患者戴好吸氧面罩,观察吸氧方法是否正确,指导患者安静吸氧,不做深呼吸。并随时观察患者有无氧中毒症状。

(3)加压舱内一般稳定压力为+0.4 MPa,供氧量一般为 10~15 L/min 即可,注意通风换气,使舱内氧浓度控制在 25% 以下,二氧化碳浓度低于 1.5%。

4. 减压过程的护理

(1)严格执行减压方案,不得随意缩短减压时间。

(2)指导患者自主呼吸,绝对不能屏气,防止肺组织撕裂造成严重的肺气压伤。减压过程中舱内温度急剧下减,注意患者保暖。

(3)提前告知患者减压时会出现耳胀不适、腹胀、便意等现象。

(4)减压出舱后,询问患者有无皮肤瘙痒、关节疼痛等不适,及早发现减压病症状,及时处理。

(武孟霞)

本章小结

　　GBS是一种以急性或亚急性起病为主要特征的自身免疫性疾病,发病机制为免疫介导的迟发性超敏反应,首发症状为四肢对称性无力,主要死因为急性呼吸衰竭,对患儿生命威胁最大的症状是呼吸肌麻痹,脑脊液检查的特征性结果为细胞数正常而蛋白质明显增高,即蛋白细胞分离现象。此外,告知患者正确的认识本病对提高治疗信心具有重要作用,本病为自限性疾病,预后大多良好,瘫痪多在3周后开始恢复,多数患者2个月至1年内恢复正常,约10%的患者有严重的后遗症。

　　癫痫是指一种发作性疾病,分为癫痫发作和癫痫综合征两大类,有癫痫全面性发作、失神发作和癫痫持续状态的临床特点,诊断癫痫最有价值的检查项目是脑电图检查,主要用药原则为尽量单一用药,癫痫发作的护理要点包括安全护理和病情监测,癫痫持续状态时应迅速建立静脉通道,立即遵医嘱给予静脉注射地西泮,避免各种刺激;发作间歇期加强健康教育,避免各种诱发因素。

　　TIA是脑卒中发作的高危人群,根据发病原因不同分为颈内动脉系统和椎基底动脉系统两大类型,其临床特点为突然发作、持续时间短暂、无遗留功能障碍、头颅影像学检查无明显病灶,临床特征与受累血管支配区域大脑功能有关,治疗的主要目的是控制和预防完全性脑卒中发作,主要护理措施包括安全护理、用药护理和定期复查。

　　脑血管疾病主要表现为意识障碍、运动障碍、语言障碍、头痛以及吞咽障碍等。主要实验室检查方法为头颅CT或MRI,必要时进行脑血管造影检查。其中意识障碍的护理、运动障碍的护理、语言障碍的护理、用药护理、病情观察是主要护理措施,尤其是75%以上的脑卒中患者会遗留有不同程度的功能障碍以及50%以上的复发率,给患者及家庭都带来了长期而沉重的负担,故而长期康复护理、功能锻炼及心理护理也是脑卒中的护理要点。

　　PD为慢性进展性疾病,目前尚无根治方法。多数病人发病数年内尚能继续工作,也有迅速发展至功能残障者,生存期为5~20年。本病晚期常因严重肌强直、全身僵硬而卧床不起,感染、外伤等各种并发症为常见死因。

　　重症肌无力为一种获得性自身免疫性疾病,表现为部分或全身骨骼肌无力和极易疲劳,活动后症状加重,休息和应用胆碱酯酶抑制剂治疗后明显减轻。严重时出现危象,累及口咽肌和呼吸肌出现咳嗽无力和呼吸困难,需要呼吸机辅助呼吸,甚至可能会累及心肌,引起突发死亡;因此突发危象患者的抢救和护理非常重要,密切观察病情进展、尽早建立静脉通路,备好抢救物品,预防并发症发生,保障患者安全。

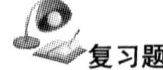

1. 患者,男,69岁。高血压病史10年。3 h前看电视突然起立出现跌倒,神志不清,急诊入院。查体:浅昏迷,BP 150/100 mmHg,P 64次/min。头颅CT显示左侧基底节区高密度影。请问该患者最可能的诊断是什么?诊断依据有哪些?

2. 患者,男,70岁。突发脑梗死住院治疗10 d,病情稳定后出院返回社区。患者伴有脑梗死后语言障碍,右侧肢体无力,走路步态不稳。请问社区护士在家庭访视时,重点需要干预的问题以及干预措施有哪些?

3. 患儿,男,9岁。做作业时突然中断,发呆,10余秒后又继续做作业,近年来连续发作,1周内发作3次,但每次发作均无回忆。请问该患儿最可能的诊断是什么?为明确诊断,还需要进行哪些检查?

第十章 传染病患者的护理

第一节 传染病的疾病概要与护理基础

传染病是指是由各种病原体引起的能在人与人、动物与动物或人与动物之间相互传播的一类疾病。

一、病因和基本特征

传染病是由某种特殊的病原体引起,具有传染性的常见病、多发病。病原体包括病毒、细菌、衣原体、支原体、立克次体、螺旋体、真菌、寄生虫(原虫和蠕虫)及近年来发现的朊毒体等。由原虫和蠕虫感染人体引起的疾病称为寄生虫病。传染源中的病原体可经不同的传播途径使易患者得病,因此传染病如不及时预防和治疗,就能迅速传播开来,可严重地威胁人民的生命和健康。传染病的基本特征如下。

1. 有免疫性　人体感染病原体后,均能产生针对病原体及其产物(如毒素)的特异性免疫,称为感染后免疫。感染后免疫属于主动免疫,通过抗体转移而获得的免疫属于被动免疫。由于病原体的种类不同,感染后免疫持续时间和强弱也有很大差异。

2. 有病原体　每种传染病都是由特异性病原体所引起,如肾病综合征出血热的病原体是汉坦病毒、伤寒的病原体是伤寒杆菌、疟疾的病原体的疟原虫。病原体中以病毒和细菌最常见。临床上检出病原体对明确诊断有重要意义。

3. 有流行病学特征　传染病的流行过程在自然和社会因素的影响下,表现出各种特征,称流行病特征(epidemiologic feature)。传染病的发病可分为散发性发病、流行、大流行和暴发流行。传染病发病率在时间上(季节分布)、空间上(地区分布)、不同人群(年龄、性别、职业)中的分布,也是流行病学特征。

4. 有传染性　这是传染病与其他感染性疾病的主要区别。病原体由宿主体内排出,经一定途径传染给另一个宿主,这种特性称为传染性。各种传染病都具有一定传染性,但不同传染病的传染性强弱不等,即使同一种传染病,处于不同病期,其传染性亦各不相同。传染病患者具有传染性的时期称为传染期,是决定患者隔离期限的重要依据。

二、传染病的流行过程及影响因素

1. 传染病流行过程的基本条件

(1)传染源 传染源(source of infection)是指病原体已在体内生长繁殖并能将其排出体外传染其他个体的人和动物。①患者:包括急性期及慢性期患者,是重要传染源。多数传染源为轻型患者数量多而不易被发现,意义更大。②隐性感染者:在某些传染病(如脊髓灰质炎)中是重要传染源。③病原携带者:慢性病原携带者没有明显症状而长期排出病原体。④受感染的动物:某些动物间的传染病,如狂犬病、鼠疫、血吸虫病等,也可传给人类,引起严重疾病。

(2)传播途径 病原体离开传染源后,到达另一个易感者的途径,称为传播途径(route of transmission)。传播途径一般可分为:①空气传播,主要有流感、麻疹、白喉、肺结核等;②经水传播,主要有伤寒、某些病毒性肝炎、血吸虫病、菌痢等;③饮食传播,有多种肠道传染病、多种肠道寄生虫病和个别呼吸道传染病如结核、白喉等;④接触传播,可分为直接(狂犬病、性病等)和间接(通过污染的手或日常用品等)两类;⑤虫媒传播,经节肢动物如蚊、蝇、虱、蚤等媒介的传染病,有疟疾、乙脑、登革热、立克次体病等;⑥土壤传播,土壤中的感染期蚴(如钩虫)或芽胞(如破伤风、炭疽)可钻入皮肤或污染皮肤伤口而引起感染;⑦其他还有血液与体液传播和母婴传播、医源性传播,有乙型肝炎、丙型肝炎、艾滋病等。

(3)人群易感性 易感者(susceptible person)是指对某种传染病缺乏特异性免疫力的人。儿童特别是婴幼儿由于缺乏特异性免疫,青壮年男子由于职业、工作时与病原微生物接触多而易获感染。免疫缺陷者对多种病原微生物易感。易感者在人群中达到一定数量时,则传染病的流行很容易发生。

2. 影响流行过程的因素

(1)自然因素 自然环境中的各种因素,包括地理、气候和生态等条件对流行过程的发生和发展有重要的影响。如我国北方有黑热地方性流行区,南方有血吸虫病地方性流行区。寒冷季节多发生呼吸道传染病,炎热夏季多发生消化道传染病。

(2)社会因素 人群营养水平、居住条件、防疫工作、卫生设施、劳动环境等对传染病的发生和流行起着比自然因素更为重要的作用。

三、传染病的预防

(一)管理传染源

1. 传染患者管理 对患者应尽量做到五早:早发现、早诊断、早报告、早隔离、早治疗。建立健全的医疗卫生防疫机构,开展传染病卫生宣传教育,提高人群对传染病识别能力,对早期发现、早期诊断传染病有重要意义。一旦发现传染病患者或疑似患者,应立即隔离治疗。隔离期限由传染病的传染期或化验结果而定,应在临床症状消失后做2~3次病原学检查(每次间隔2~3 d),结果均为阴性时方可解除隔离。

传染病的报告制度是早期发现传染病的重要措施。医疗防疫人员必须严格遵守《传染病信息报告管理规范》规定的传染病报告时限。最新修订的《中华人民共和国传染病防治法》将法定传染病分为三类:①甲类,共2种,鼠疫和霍乱;②乙类,共26

种,严重急性呼吸综合征(传染性非典型肺炎)、艾滋病、甲型 H_1N_1 流感、病毒性肝炎、脊髓灰质炎、人感染高致病性禽流感、麻疹、流行性出血热、狂犬病、流行性乙型脑炎、登革热、炭疽、细菌性和阿米巴性痢疾、肺结核、伤寒和副伤寒、流行性脑脊髓膜炎、百日咳、白喉、新生儿破伤风、猩红热、布鲁氏菌病、淋病、梅毒、钩端螺旋体病、血吸虫病、疟疾;③丙类,共11种,流行性感冒、流行性腮腺炎、风疹、急性出血性结膜炎、麻风病、流行性和地方性斑疹伤寒、黑热病、包虫病、丝虫病,除霍乱细菌性和阿米巴性痢疾、伤寒和副伤寒以外的感染性腹泻病、手足口病。

2. 传染病接触者管理　接触者是指与传染源发生过接触的人。接触者可能受到感染而处于疾病的潜伏期,有可能是传染源。对接触者应根据具体情况采取检疫措施、医学观察、预防接种或药物预防。检疫期限由最后接触之日算起,至该病最长潜伏期。

3. 病原携带者管理　在人群中发现病原携带者,应对其采取管理、治疗、随访观察、调整工作岗位等措施,特别是对于服务行业及托幼机构工作人员应定期检查,及时发现病原携带者。

4. 动物传染源管理　对动物传染源,如属有经济价值的家禽、家畜、应尽可能加以治疗,必要时宰杀后加以消毒处理,如无经济价值者则设法消灭。

(二)切断传播途径

根据各种传染病的传播途径采取措施,如消化道传染病,应着重加强饮食卫生、个人卫生及粪便管理,保护水源,消灭苍蝇、蟑螂、老鼠等。对呼吸道传染病,应着重进行空气消毒、提倡外出时戴口罩,流行期间少到公共场所。教育群众不随地吐痰,咳嗽和打喷嚏时要用手帕捂住口鼻。对虫媒传染病,应大力开展爱国卫生运动,采用药物等措施进行防虫、驱虫、杀虫。加强血源和血制品的管理、防止医源性传播、做好消毒工作是预防血源性传染病的有效手段。

(三)保护易感人群

1. 增强非特异性免疫力　非特异性免疫是机体对进入体内的异物的一种清除机制,不牵涉对抗原的识别和免疫应答的增强,包括改善营养、加强体育锻炼、规律的生活方式、养成良好的卫生习惯等方式来实现免疫力的增强。原理是通过天然屏障作用(如皮肤、黏膜、血脑脊液屏障和胎盘屏障等)、单核吞噬细胞系统的吞噬作用、体液因子作用(如补体、溶菌酶、各种细胞因子)而清除体内病原体。

2. 增强特异性免疫力　特异性免疫是指由于对抗原特异性识别而产生的免疫。增强特异性免疫力可采用人工免疫法,其中包括人工自动免疫和人工被动免疫两类。通常只针对一种传染病,感染后免疫都属于特异性免疫,而且是主动免疫。

(1) 人工自动免疫　是根据病原微生物及其产物可激发特异性免疫的原理,用病原微生物或其霉素制成生物制品给人预防接种,使人主动地产生免疫力。预防接种后,人体免疫力可在1~4周内出现,维持数月至数年。人工自动免疫用的生物制品有活菌(疫)苗、死菌(疫)苗、类毒素3种。活菌(疫)苗由毒力减弱的活病原体(如细菌、螺旋体、病毒、立克次体等)制成,亦称监督活菌(疫)苗,目前常用的有卡介苗、麻疹疫苗、脊髓灰质炎疫苗等。死菌(疫)苗亦称灭活菌(疫)苗,如目前常用的伤寒副伤寒联合菌苗、流脑多糖菌苗、流行性乙型脑炎疫苗等。细菌所产生的外毒素经甲醛处理后,去其毒性而保留其抗原性即为类毒素,如白喉类毒素、破伤风类毒素等。目前已从完整病原体疫苗发展到基因工程合成的蛋白质或肽链疫苗。

(2) 人工被动免疫　是用含特异性抗体的免疫血清给人注射，以提高人体免疫力。注入人体后免疫立即出现，但持续时间仅 2～3 周，主要用于治疗某些具外毒素致病原引起的疾病，或与某些传染病患者接触后的应急预防措施。人工被动免疫用的生物制品有抗毒素与丙种球蛋白、特异高价免疫球蛋白等。

3. 医护人员的职业防护方法

(1) 提高自我防范意识　加强洗手和手消毒。

(2) 正确使用各种防护用品　处理污染物、标本和废物时加强防护；针刺伤时，立即从近心端向远心端挤压受伤部位，挤出部分血液，在反复挤压的同时用流水冲洗伤口，用碘酒、酒精擦拭消毒，并立即执行相关病毒血清检查和采取有关的治疗措施。

(3) 增强医护人员的非特异性免疫力和进行疫苗接种　如乙型肝炎表面抗原阴性的医务人员均应接种乙肝疫苗预防。接种方法为上臂三角肌肌内注射，每次 5 μg（基因工程疫苗），共注射 3 次，时间为 0、1、6 个月，完成注射后半年抽血检测有无保护性抗体。

四、传染病的隔离与消毒

(一) 传染病的隔离

隔离是把传染病患者、病原携带者安置在指定地方进行集中治疗和护理，与健康人和非传染病患者分开，以防止病原体的扩散和传播的措施。

1. 传染病科设置要求

(1) 传染病科门诊的设置　①传染病科门诊应与普通门诊分开，并应附设挂号收费处、小药房、治疗室、化验室、观察室等，以便将传染病患者和普通门诊患者分开。②传染病科门诊分别设置消化道传染病、呼吸道传染病等诊室，每个诊室为 1 个隔离单位，分别接诊不同种类的传染病患者。

(2) 传染病科病房设置

病房的区域划分：①清洁区，指未与患者接触、未被病原微生物污染的区域，如更衣室、值班室、库房、配餐室、会议室等；②半污染区，指有可能被病原微生物污染的区域，如内走廊、医护办公室、治疗室、处置室等；③污染区，指常与患者接触、经常被病原微生物污染的区域，如病室、患者洗浴间、入院处置室、污衣污物间等。

病房的设施：①传染病病房有患者生活区与医护人员工作区两部分，由较宽的内走廊与之隔开。患者生活区面向开放式外走廊，其中包括病室、厕所、患者洗浴间所有污染衣物、送检标本和尸体等均经外走廊送出。医护人员工作区包括卫生通过间、医护办公室、治疗室、储藏室等，供工作人员使用。每个病室均应附设缓冲间，供工作人员穿脱隔离衣、洗手、进出病室之间。每个病室与内走廊之间设置供递送药品和器材用的传递柜，柜门有里外两层，使用后要随时将柜门关闭，以保持内走廊少受污染。每个病室通向外走廊的窗下分别设置传递窗和污衣、标本存放柜。②传染病房应有消毒设备，如消毒柜、紫外线灯、甲醛蒸汽箱等。并应有污物处理、污水净化装置，以及完善的防蚊、蝇和空调设备。

2.隔离原则与方法

(1)在标准预防的基础上,根据疾病的传播途径,制定相应的隔离与预防措施。一种疾病可能有多种传播途径时,应将多种防护措施结合使用。

(2)隔离病室应有隔离标志,并限制人员的出入。如黄色为严密隔离,橙色为接触隔离,蓝色为呼吸道隔离,棕色为肠道隔离,红色为体液-血液隔离等。

(3)传染病患者或可疑传染病患者应安置在单人隔离房间。受条件限制的医院,同种病原体感染者可安置于一室。

(4)隔离的传染病患者或疑似传染患者产生的医疗废物,应严格执行医疗废物管理条例,防止病原体扩散和传播。

(5)解除隔离原则:已满隔离期者、连续多次病原检测阴性者,确定被隔离者不再排出病原体,即可解除隔离。

3.隔离种类

(1)呼吸道隔离(蓝色标志) 适用于各种呼吸道传染病,如流行性脑脊髓膜炎、麻疹等。隔离方法:①接近患者应戴口罩,必要时穿隔离衣。②患者鼻咽分泌物、与分泌物接触过的物品,需进行消毒处理。③相同病种住同一房间,床与床之间距离为2 m。④限制患者外出,如要外出检查时需戴口罩。⑤病室用紫外线进行空气消毒,每天2次,地面擦洗每天2次,通风每天不少于3次,室内保持一定温度和湿度。

(2)消化道隔离(棕色标志) 适用于消化道传染病,如伤寒、细菌性痢疾等。隔离方法:①密切接触患者时要穿隔离衣,护理不同病种患者要更换隔离衣。护理完患者要严格消毒双手。②不同病种患者最好分房收治,如条件不允许隔离,床边挂上"床边隔离"标记。③患者的食具、便器要专用,用后要消毒。患者的呕吐物及排泄物也应进行消毒。④患者之间不能交换用物、书报等。⑤病房设窗纱、纱门,做好防蝇、灭蝇及灭蟑螂工作。

(3)严密隔离(黄色标志) 适用于霍乱、鼠疫、严重急性呼吸综合征和某些传染性强的传染病。①工作人员进入严密隔离病房需另戴帽子、口罩及穿隔离衣、围裙,换隔离胶鞋。②患者应住单人房间,门上表明"严密隔离"标记。门口设置用消毒液浇洒的脚垫,门把手包以消毒液浸湿的布套。③病房内设备固定、专用,室内物品须经严密消毒处理后方可拿出室外。④患者的食具、便器、排泄物、分泌物均按不同的处理方法严密消毒处理。⑤患者禁止出病室,禁止探视和陪住。⑥病室每天消毒。患者出院或死亡,其病室必须进行终末消毒。

(4)虫媒隔离 适用于以昆虫为媒介的传染病,如疟疾、流行性乙型脑炎等。隔离方法:①病室应有防蚊设备,经常检查纱门、纱窗是否完好,并应喷洒灭蚊药物。②由虱子、蚤类传播的疾病,患者入院时要做好灭虱蚤和卫生管理工作。

(5)接触隔离(橙色标识) 适用于病原体直接或间接地接触皮肤成黏膜而引起的传染病,如破伤风、狂犬病等。隔离方法:①接触患者应戴口罩、帽子、穿隔离衣,护理不同病种患者时须更换隔离衣并洗手。②不同病种应分室收住。③为患者换药及进行护理时应戴橡皮手套,已被污染的用具和敷料应严密消毒或焚烧。④患者出院或死亡,病室应进行终末消毒。

(6)血液和(或)体液隔离(红色标志) 适用于由血液、体液及血制品传播的传染病,如乙型肝炎、艾滋病等。隔离方法:①若患者的血液、体液有可能污染工作服,需

考点:掌握各种传播途径、隔离要求以及标识颜色。

穿隔离衣。接触患者的血液、体液时需戴手套,必要时戴护目镜。②同病种患者可同住一室。③医疗器械应进行严格消毒,有条件时可使用一次性用品。④被患者的血液或体液污染的物品,应销毁或装入污物袋中,并做好标记,进行消毒处理或焚烧。⑤当触摸患者或接触到患者的血液或体液时,要进行七步洗手法洗手后再接触其他患者。

(二)传染病的消毒

传染病的消毒是指消除或杀灭由传染源排出到外环境中的病原体,从而切断传播途径,控制传染病的传播。

1. 消毒种类

(1)疫源地消毒　指对有传染源存在或曾经有过传染源的地点所进行的消毒,包括:①随时消毒,随时对传染源的排泄物、分泌物和污染物品进行消毒,以便及时杀灭从传染源排出的病原体,防止传播。②终末消毒,指传染源已离开疫源地所进行的最后彻底的消毒措施,以便杀灭残留在疫源地内各种物体上的病原体。如患者出院、死亡、转科或所住病室和物品等的消毒即是终末消毒。

(2)预防性消毒　是指在未发现传染源的情况下,对可能受到病原体污染的场所、物品和人体所进行的消毒。如饮用水消毒、餐具消毒、空气消毒、手术室及医务人员手的消毒。

2. 消毒方法

(1)物理消毒法　分为热力灭菌法和辐射消毒法。

热力灭菌法:如煮沸消毒、高压蒸汽灭菌、预真空型压力蒸汽灭菌、焚烧消毒、巴氏消毒法等,可以通过高温使微生物的蛋白质及酶发生变性或凝固,新陈代谢发生障碍而死亡。

辐射消毒法:如日晒、紫外线、红外线、微波消毒、γ射线、高能电子束(β射线)等。紫外线穿透力差,对真菌孢子、细菌芽胞效果差,对 HBV 和 HIV 无效。γ射线和β射线杀菌谱广,剂量易控制,但设备昂贵。

(2)化学消毒法　是指用化学消毒药物使病原体蛋白质变性而致其死亡的方法。常用的化学消毒剂有以下几种。

含氯消毒剂:常用的有含氯石灰(漂白粉)、次氯酸钠、氯胺及二氯异氰尿酸钠等。这类消毒剂在水中产生次氯酸,有杀菌作用强、杀菌谱广、作用快、余氯毒性低及价廉等特点,但对金属制品有腐蚀作用。适用于餐(茶)具、环境、水、疫源地等消毒。

氧化消毒剂:如过氧乙酸、过氧化氢、臭氧、高锰酸钾等。主要靠其强大的氧化能力灭菌,其杀菌谱广、速效,但对金属、织物等有较强腐蚀性与刺激性。

醛类消毒剂:常用的有甲醛和戊二醛等,有广谱、高效、快速杀菌作用。戊醛对橡胶、塑料、金属器械等物品无腐蚀性,适用于精密仪器、内镜消毒,但对皮肤黏膜有刺激性。

杂环类气体消毒剂:主要有环氧乙烷、环氧丙烷等。为广谱高效消毒剂,杀灭芽胞能力强,对一般物品无损害。常用于电子设备、医疗器械、精密仪器及皮毛类等消毒。

碘类消毒剂:常用2%碘酊及0.5%碘伏,有广谱、快速杀菌作用。碘伏对有害细菌及繁殖体等具有较强的杀灭作用,并对创伤具有消毒、止血、加快黏膜再生的功能,对皮肤及黏膜无刺激性、易脱碘。适用于手术前手消毒、手术及注射部位的清洗,皮肤烧伤、烫伤、划伤等伤口的清洗消毒,还包括妇产科黏膜冲洗、感染部位消毒、器皿消毒等。

醇类消毒剂：主要有75%乙醇及异丙醇。乙醇可迅速杀灭细菌繁殖体，但对HBV及细菌芽胞作用较差。异丙醇杀菌作用大于乙醇，但毒性较大。

其他消毒剂：酚类，如甲酚皂、苯酚（石炭酸）等。季铵盐类，为阳离子表面活性剂，如苯扎溴铵（新洁尔灭）、消毒净等。氯已定，可用于手、皮肤、医疗器械等消毒。

五、临床表现

1. 传染病感染过程的临床表现　病原体通过各种途径进入人体后，就开始了感染过程。感染后的表现与病原体的致病力和机体的免疫功能有关，产生了感染过程的各种不同表现。

（1）显性感染（overt infection）　又称临床感染，是指病原体侵入人体后，不但引起机体发生免疫应答，而且通过病原体本身的作用或机体的变态反应，导致组织损伤，引起病理改变和临床表现。显性感染过程结束后，病原体可被清除，感染者获得特异性免疫力，不易再受感染。有些感染者病后免疫并不牢固，容易再受感染而发病。小部分感染者转变为病原携带者。

（2）病原体被清除　病原体进入人体后，人体通过非特异性免疫或特异性免疫将病原体消灭或排出体外，人体不产生病理变化，也不引起任何临床表现。

（3）病原携带状态　指病原体侵入人体后，在人体内生长繁殖并不断排出体外，而人体不出现任何疾病表现的状态，因而成为传染病流行的重要传染源。根据携带病原体种类的不同可分为带病毒者、带菌者与带虫者。按其发生在显性感染临床症状出现之前或之后，分别称为潜伏期病原携带者和恢复期病原携带者；若发生于隐性感染之后，则称为无症状病原携带者。携带病原体持续时间短于3个月的称为急性病原携带者；若长于3个月者称为慢性病原携带者。

（4）隐性感染（covert infection）　又称亚临床感染，是指病原体侵入人体后，仅引起机体产生特异性的免疫应答，不引起或只引起轻微的组织损伤，在临床上不出现任何症状、体征，甚至生化改变，只能通过免疫学检查才能发现。隐性感染过程结束以后，大多数人获得不同程度的特异性主动免疫，病原体可被清除。少数人转变为病原携带状态，病原体持续存在于体内，称为无症状病原携带者，如伤寒、乙型肝炎、菌痢等。

> 考点：感染的5种表现形式在不同感染性疾病中各有侧重。一般来说，隐性感染最常见，病原携带状态次之，显性感染所占比重最低，而且一旦出现，较容易识别。上述感染的5种表现形式不是一成不变的，在一定条件下可相互转变。

（5）潜伏性感染（latent infection）　病原体感染人体后，寄生在机体某个部位，机体的免疫功能使病原体局限而不引起发病，但又不能将病原体完全清除，病原潜伏于机体内。当机体免疫功能下降时，可导致机体发病，常见于水痘、结核病、疟疾等。潜伏期感染期间，病原体一般不排出体外，故不会成为传染源，这是与病原携带状态不同之处。

2. 传染病病程发展的临床表现　按其发生期分类。

（1）潜伏期　从病原体侵入人体起，在体内繁殖、转移、定位、引起组织损伤和功能改变，导致临床症状出现之前的整个过程称为潜伏期。对传染病诊断与检疫有重要意义。

（2）前驱期　从起病至症状明显开始为止的时期称为前驱期。在前驱期中的临床表现通常是非特异性的，如头痛、发热、疲乏、食欲下降、肌肉酸痛等，为许多传染病所共有,一般持续1~3 d。起病急骤者可无前驱期。

(3)症状明显期　急性传染病患者度过前驱期后,某些传染病(如麻疹、水痘)患者绝大多数转入症状明显期。在此期间该传染病所特有的症状和体征通常都获得充分表现,病情达顶峰。

(4)恢复期　机体免疫力增长至一定程度,体内病理生理过程基本终止,患者症状及体征基本消失,临床上称为恢复期。

有些传染病患者进入恢复期后,已稳定退热一段时间,由于潜伏于组织内的病原体再度繁殖至一定程度,使初发病的症状再度出现,称为复发。有些患者在恢复期,体温未稳定下降至正常,又再发热时,称为再燃。

3.常见症状与体征　各种传染病临床表现各异,但常表现出一些共同的症状、体征,如发热、发疹、黄疸等,以及除发热以外的毒血症症状,如头痛、全身不适、疲乏、厌食、肌肉骨骼疼痛等,严重者可出现意识障碍、呼吸衰竭及感染性休克。由于传染病的特殊性,患者还常常产生心理障碍,出现焦虑、抑郁等症状。由于病原体及其代谢产物的作用,也可出现单核吞噬细胞系统充血、增生性反应,临床上表现为肝、脾和淋巴结肿大。

六、实验室及其他检查

1.一般检查

(1)血常规检查　细菌感染时白细胞计数增多,如流行性脑脊髓膜炎、败血症等。病毒、原虫感染时白细胞计数常减少,如病毒性肝炎、疟疾等。嗜酸性粒细胞增多往往见于钩虫、血吸虫等蠕虫感染。嗜酸性粒细胞减少常见于伤寒、流行性脑脊髓膜炎等。

(2)尿常规检查　尿中见红细胞、白细胞、蛋白、管型等,有助于钩端螺旋体病和肾综合征出血热的诊断。

(3)粪便常规检查　粪便中见红细胞、白细胞、虫卵等,有利于细菌性痢疾、感染性腹泻、蠕虫感染等消化道感染病的诊断。

(4)血液检查　血清酶学检测、血清蛋白检测、血尿素氮检测等有助于病毒性肝炎、肾综合征出血热等疾病的诊断。

2.病原学检查

(1)直接检出病原体　许多传染病可通过显微镜或肉眼检出病原体而确诊。如从血液或骨髓涂片中检出疟原虫,从血液涂片中检出微丝蚴,从大便涂片中检出各种寄生虫卵及阿米巴原虫等。绦虫虫节在大便中肉眼即可检出。

(2)病原体分离培养　细菌、真菌和螺旋体可用人工培养基分离培养,如伤寒沙门菌、志贺菌属、霍乱弧菌等。病毒、立克次体等分离则需动物接种或组织培养才能分离出来。根据传染病的病种、病程,病原体的寄生部位、侵入及排出途径的不同,可分液、尿、大便、脑脊液、鼻咽分泌物、痰、骨髓、胆汁、皮疹及其他各种组织进行病原体分离标本力求在特效药物应用前采取,防止污染并及时送检。

(3)分子生物学检测　利用放射性核素 ^{32}P 或生物素标记的分子探针可以检出特异性病毒核酸,如检测血中乙型肝炎病毒 DNA,或检出特异性毒素如大肠埃希菌肠毒素。用聚合酶链反应(polymerasechainreaction,PCR)能把标本中的 DNA 分子扩增到100万倍以上,用于乙型肝炎病毒及其他 DNA 病原体核酸的检测,可显著提高灵敏度。反转录聚合酶链反应(RT-PCR)可检测标本中的RNA,如丙型肝炎病毒核酸的检测。

3. **分子生物学检测** 通过分子杂交方法或聚合酶链反应(PCP)可检出特异性的病原体核酸,如检测肝炎病毒的DNA和RNA。

4. **免疫学检查** 最常用的免疫学检查方法是应用已知抗原或抗体检测血清或体液中的相应抗体或抗原。免疫学检测可用于判断患者的免疫功能状态、调查该病的流行病学情况和人群免疫水平。

(1) **特异性抗体检测** 传染病发病初期特异性抗体在血清中一般尚未出现或效价很低,在恢复期或后期抗体效价则显著升高,因此通常在急性期及恢复期采双份血清检测其抗体,抗体由阴性转为阳性或抗体效价升高4倍以上时有重要意义。特异性IgM型抗体的检出有助于诊断现症或近期感染。凝集反应应用于检测伤寒、副伤寒抗体(肥达反应),补体结合反应常用于检测病毒感染,中和反应常用于流行病学调查,免疫荧光检查具有快速诊断的作用。

(2) **特异性抗原检测** 在病原体直接分离培养不成功的情况下,病原体特异性抗原检测可提供病原体存在的直接证据,其诊断意义比抗体检测更为可靠,且早期即可出现阳性,有助于早期诊断。

(3) **免疫标记技术** 包括酶标记技术、免疫荧光技术、放射免疫测定、非放射标记技术、免疫印迹,可特异性测定体液中微量抗原和抗体含量,并且进行定位。

(4) **其他** 皮肤试验常用于结核病和血吸虫病的流行病学调查。免疫球蛋白检测、T细胞亚群检测常用于艾滋病的诊断。

5. **其他检查**

(1) **影像学检查** X射线检查:常用于诊断肺结核和卫氏并殖吸虫病;超声检查常用于肝硬化、肝脓肿等;计算机断层扫描(computerized tomography,CT)和磁共振成像(magnet icresonance imaging,MRI)常用于诊断脑脓肿和脑猪囊尾蚴病等。

(2) **内镜检查** 如纤维结肠镜检查用来诊断慢性腹泻、细菌性痢疾和血吸虫病等。

(3) **活体组织检查** 对某些传染病的确定诊断(如各型慢性肝炎和肝硬化、各型肺结核、各种寄生虫病等),也有重要的意义。

七、诊断要点

早期明确传染病的诊断有利于患者的隔离和治疗。传染病的诊断除了要结合实验室及其他检查资料外,还要综合分析下列两方面的资料。

1. **临床资料** 全面而准确的临床资料来源于详尽的病史询问和细致的体格检查。病史询问应了解发病的诱因和起病的方式,体格检查时应注意有诊断价值的体征,如玫瑰疹、焦痂、腓肠肌压痛等。

2. **流行病学资料** 流行病学资料在传染病的诊断中占重要地位,包括发病年龄、职业、季节、地区及生活习惯、预防接种史及既往病史。

八、治疗要点

治疗传染病的目的,不仅在于促进患者的康复,还在于控制传染源,防止进一步传

播。具体有以下治疗方法

1. 对症治疗 对症治疗不但有减轻患者痛苦的作用,而且通过调整患者各系统的功能,可达到减少机体消耗、保护重要器官的作用,使损伤减低至最低限度。例如在高热时采取的各种降温措施,脑水肿时采取的各种脱水疗法,抽搐时采取的镇静措施,昏迷时采取的苏醒措施,心力衰竭时采取的强心措施,休克时采取的改善微循环措施,严重毒血症时采用的肾上腺糖皮质激素疗法等。

2. 一般治疗 根据不同的疾病过程给予各种合理饮食,足量维生素供给,应用各种血液和免疫制品增强患者体质和免疫功能,以及维持患者水和电解质平衡等各项必要的措施。

3. 特异性病原治疗 特异性病原治疗既能清除病原体,又能达到控制和消除传染源的作用,是治疗传染病的关键措施。常用的治疗:①抗生素,在传染病治疗中应用最广泛,主要是对细菌性传染病有显著疗效。临床应用时严格掌握适应证,最好根据细菌培养及药物敏感试验的结果选药。另外还应注意用量要适当、疗程要充足,并密切注意观察药物不良反应。②化学制剂,可用于治疗细菌性感染及寄生虫病。③抗毒素,注射后可中和患者血液和组织液内毒素,达到治疗目的。

4. 中医中药疗法 中医中药疗法对调整患者各系统功能起相当重要的作用,某些中药如黄连、鱼腥草、板蓝根等还有抗微生物作用。

5. 康复治疗 某些传染病和脊髓灰质炎和脑膜炎等可引起一定程度的后遗症,需要采用针灸、理疗等疗法促进康复。

九、常用护理诊断/问题、措施及依据

1. 体温过高 与感染、频繁抽搐、体温调节中枢受损有关。

(1)监测体温变化 每 4 h 测 1 次,必要时每 2 h 测 1 次,观察热型及伴随症状。

(2)休息 传染病患者在症状明显时多表现高热,故应严格卧床休息,保持舒适体位。病室应保持适宜的温度、湿度,一般室温维持在 16～18 ℃,湿度以 60% 左右为宜,应注意通风,避免噪声。

(3)病情观察 注意观察患者体温、脉搏、呼吸血压、神志等生命体征的变化,以及出、入水量和体重、发热引起的身心反应变化,治疗及护理效果等。

(4)口腔、皮肤护理 可用生理盐水擦拭口腔,口唇干燥时涂唇油,画者大量出汗后用温水擦身,更换内衣,保持皮肤清洁、干燥,预防感染。

(5)降温措施 可采用物理降温,如温水擦浴、乙醇(酒精)擦浴、冰袋、冰水灌肠等,有皮疹的患者禁用乙醇擦浴,并避免对皮肤的刺激。对持续高热而物理降温效果不明显者,需遵医嘱药物降温,并观察记录降温效果。

(6)病因治疗护理 病原体感染引起的发热需进行病原治疗。应用抗生素治疗时,要了解药物的用法、剂量、副作用等。

(7)健康教育 向患者及家属讲解发热的原因、诱因和物理降温的方法,鼓励患者提出问题,并给予耐心解答,使其解除焦虑,同时还应向患者、家属介绍发热时的休息、饮食、饮水的要求及物理降温方法。

2. 营养失调:低于机体需要量 与摄入不足,消耗增多有关。

(1)可给予易消化高热量、营养丰富的流质或半流质饮食。注意色香味,少食多

餐,以增进食欲。

(2)对危重患者应喂食,昏迷患者采用鼻饲,甚至静脉营养根据不同疾病的特点给予不同的饮食。

(3)遵医嘱给予止呕、止泻,促进消化,增进食欲的药物。

(4)肝肾损害时注意调整蛋白质、水盐的供给。

(5)应教给患者及家属营养知识,指导食物选择和制备方法。

3. 皮肤完整性受损:皮疹　与病原体、毒素引起皮肤血管受损有关。

(1)保持皮肤和手的清洁卫生,防止继发感染。在用温水擦洗时,应注意防止受凉。

(2)注意床铺的干燥、整洁,勤换内衣,被褥,忌穿绒布或化纤类织物,以免加重痒感。

(3)昏迷患者应定时翻身,防止局部受压。对大面积瘀斑、坏死的皮肤,局部用海绵垫、气垫圈加以保护。

(4)皮肤瘙痒时,局部涂炉甘洗剂。皮疹破溃时,可涂1%甲紫(龙胆紫)等,促使溃疡愈合;皮疹感染时,可局部外用抗生素软膏,必要时口服或静脉注射抗生素控制感染。

(5)皮疹结痂后不能强行撕脱,应让自行脱落或剪去翘起的痂皮。

(6)避免吃辛辣刺激食物。

4. 腹泻　与肠内病原菌感染、肠蠕动功能失调有关。

(1)严格执行消化道隔离措施。

(2)卧床休息,减少肠蠕动及能量的消耗。

(3)密切观察患者的体温、脉搏、呼吸、血压等生命体征。

(4)准确记录24 h出入水量,以免发生水、电解质平衡失调。

(5)大便次数、量及性状等均应详细记录。及时送检大便常规及细菌培养,标本需选取新鲜、脓血及黏液较多的部分,以提高大便检查的阳性率。

(6)肛周皮肤的护理,对排便频繁者,便后宜用软纸擦拭,注意勿损伤肛门周围皮肤。有脱肛者可用消毒纱布托起,轻揉局部以助纳回,每天用温水或1∶5 000高锰酸钾溶液坐浴,然后局部涂以消毒凡士林油膏,以保护局部皮肤。

(7)加强饮食护理,给予少渣、少纤维素、低脂、易消化流质、半流质饮食,脂肪不宜过多,忌生冷的刺激性食物。腹泻好转后应逐渐增加饮食量。

(8)药物治疗的护理,使用喹诺酮类药物及抗生素时,应注意药物的剂量、使用方法、给药途径及时间、疗效及不良反应。

5. 急性意识障碍:与脑组织受损有关

(1)密切观察患者的生命体征及神志的改变,注意瞳孔的大小、形状、对光反射、角膜反射等。

(2)保持呼吸道通畅,呕吐物及呼吸道分泌物要及时取出,采用定时翻身、拍背、雾化吸入等方法助痰排出,持续给予吸氧。

(3)注意安全,专人守护,防止惊厥时跌伤或舌咬伤。

(4)维持水、电解质及营养需要。昏迷早期,予以禁食,按医嘱静脉补液;昏迷时间长者,应给予鼻饲。

(5)准备好各种抢救药品及物品,如吸引器、氧气、人工呼吸机等,以便随时抢救。

(6)预防并发症的护理,包括皮肤黏膜护理、口腔护理、眼睛护理、泌尿系统护理及有肢体瘫痪者的护理。

6.组织灌注量改变　与内毒素致微循环障碍有关。

(1)绝对卧床休息,忌随意搬动。患者应取中凹卧位或半卧位交替。

(2)严密观察患者的生命体征变化及神志、面色、肢体的温度、湿度、颈静脉及周围静脉的充盈度、尿量及尿相对密度等,并做好记录。

(3)观察皮肤出血情况,如瘀点、瘀斑迅速增多提示DIC存在。

(4)保持呼吸道通畅,迅速输氧。

(5)尽快建立静脉通道,保证输液通畅,警示肺水肿及心力衰竭的发生。

(6)备齐各种抢救药品及物品。

(7)作好患者及家属的心理护理,在进行各种特殊检查及治疗时应给予耐心解释,以减轻患者及家属的紧张及担忧。

7.潜在并发症:呼吸衰竭

(1)密切观察血压、脉搏、瞳孔的改变,有无呼吸节律、速率、深度改变。

(2)保持呼吸道通畅,呼吸道分泌物多时及时给予吸痰;惊厥时用舌钳拉出舌头,以防舌根后坠。

(3)遵医嘱给予氧气吸入。

(4)准备好气管插管、气管切开包、人工呼吸机等急救器械及药物。

(5)遵医嘱使用脱水剂、呼吸兴奋药等。

(6)遵医嘱抽血测血气分析。

8.低效性呼吸型态　与中枢神经系统受损、呼吸肌痉挛有关。

(1)严密观察病情变化,做好各项护理记录。

(2)保持呼吸道通畅,及时吸痰。

(3)遵医嘱给予氧气吸入。

(4)备好急救药品及器械,如镇静药、呼吸兴奋药、气管切开及气管插管包、吸痰器、人工呼吸机等。

(5)保持病房安静,避免各种刺激而引起喉痉挛。

(6)遵医嘱抽血做血气分析。

9.有传播感染的可能　与病原体排出有关。

(1)根据不同病种,采取相应的隔离消毒措施。

(2)作好疫情报告。

(3)向患者及家属讲解有关疾病知识及隔离消毒的重要性与具体做法,使其自觉遵守,密切配合。

(4)按要求及时送检病原学检查标本。

(5)遵医嘱进行病原学治疗,密切观察药物的副作用及疗效。

10.焦虑　与医学知识缺乏,疾病对生命的威胁及经济状况难以承担治疗费用等有关。

(1)认识到患者的焦虑,承认患者的感受,对患者表示理解。

(2)耐心向患者解释病情,消除其心理紧张和顾虑,使其能积极配合治疗和得到充分的休息。

(3) 多陪伴患者, 主动与患者多交流, 了解患者的心理状况, 并设法解决患者的实际问题, 减轻其焦虑情绪。

(4) 指导患者应对焦虑的方法, 如转移注意力或采取放松技巧(作深而慢的呼吸运动)。

(5) 与患者家属、朋友及单位取得联系, 争取他们的资助, 以使患者顺利完成治疗。

(杨丽霞　张　琦)

第二节　病毒性肝炎

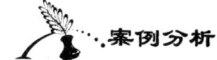

患者, 女性, 30岁。因"尿黄20天伴皮肤瘙痒、食欲下降、乏力10天"入院。患者20 d前出现尿色加深, 为茶水样。10 d前出现巩膜黄染, 皮肤瘙痒, 伴食欲减退。

护理体检: T 36.7 ℃, P 78次/min, R 20次/min, BP 120/80 mmHg。皮肤巩膜轻度黄染, 无蜘蛛痣及肝掌。

实验室检查: ALT 340 U/L, 总胆红素56 μmol/L, 结合胆红素33 μmol/L, 白蛋白33 g/L; 丙型肝炎抗体(+), HCV RNA(+)。

请思考: 根据本节内容, 请考虑该患者的初步医疗诊断及诊断依据、目前存在的主要护理诊断/问题及具体护理措施。

病毒性肝炎(viral hepatitis)是由多种不同肝炎病毒引起的一组以肝脏害为主的传染病, 根据病原学诊断, 肝炎病毒至少有5种, 即甲、乙、丙、丁、戊型肝炎病毒, 分别引起甲、乙、丙、丁、戊型病毒性肝炎, 即甲型肝炎、乙型肝炎、丙型肝炎、丁型肝炎及戊型肝炎。另外一种称为庚型病毒性肝炎, 较少见。

【病因和发病机制】

1. 甲型肝炎病毒(hepatitis A virus, HAV)　属嗜肝RNA病毒科, 无包膜, 呈球形, 直径为27~32 nm。HAV只有1对抗原抗体系统和1个血清型, 感染后早期出现IgM型抗体(抗HAV IgM), 一般持续8~12周, 8周后出现IgG型抗体(抗HAV IgG), 并长期存在。HAV抗力较强, 余氯1.5~2.5 mg/L 15 min、加热100 ℃ 1 min和紫外线照射1 h可灭活。

2. 乙型肝炎病毒(hepatitis B virus, HBV)　属嗜肝DNA病毒科, 直径为42nm。完整的HBV颗粒(丹氏颗粒)分为包膜及核心部分, 包膜蛋白质含有3种抗原成分, 即乙型肝炎病毒表面抗原(HBsAg)、前S1蛋白抗原、前S2蛋白抗原。HBsAg本身并无传染性, 但有抗原性, 为制备血源性乙型肝炎疫苗的成分。前S1蛋白和前S2蛋白与HBV整合于肝细胞内与HBV的嗜肝性有关。核心部分含有环状双股DNA、DNA聚合酶(DNA-P)核心抗原(HBcAg), 是病毒复制的主体。DNA基因组中有4个开放读码区,分别为 S 区、C 区、P 区、X 区,各区分别转录成 HBcAg、HBcAg 和 HBcAg、DNA-P、HBcAg。e 抗原(HBcAg)是在病毒复制的同时产生 N 一种可溶性蛋白,与病毒复制有关。HBcAg 与 HBV 复制及致癌作用有关。HBV 抵抗力很强,对低温、干燥、紫外线及一般化学消毒剂均能耐受,煮沸 10 min、高压蒸汽、0.5% 过氧乙酸、2% 戊二醛和含氯消毒剂均可使其灭活。HBV 的抗原抗体系统分为以下几部分:

(1)表面抗原(HBsAg)和抗体(抗 HBs) 人体感染 HBV 后 3 周便可在血中出现 HBsAg,在急性乙肝患者中持续 5 周至 5 个月,在慢性乙肝患者和无症状携带者血中可持续存在多年。HBsAg 消失后数周,血中出现保护性抗体即抗 HBs,可保持多年。除血液之外,HBsAg 还可存在于各种体液和分泌物中,如唾液、尿液、精液及阴道分泌物。

(2)核心抗原(HBcAg)和抗体(抗 HBc) HBcAg 主要存在于受感染的肝细胞核内,血液中不易检测到。HBcAg 具有抗原性,可使机体产生非保护性抗体即抗 HBc,血液中的抗 HBc 有 2 型,即抗 HBc IgM 和抗 HBc IgG。前者在 HBcAg 阳性后 2～4 周出现,可存在于乙肝的急性期和慢性乙肝的急性发作期。抗 HBc IgM 下降或消失后出现抗 HBc IgG,可持续多年,是 HBV 既往感染的标志。

(3)e 抗原(HBeAg)和 e 抗体(抗 HBe) HBeAg 稍后于(或同时)HBsAg 在血液中出现,是 HBV 活动性复制和传染性强的标志。抗 HBe 在 HBeAg 消失后出现,表示 HBV 复制减少和传染性减低,一般持续 1～2 年。

HBV DNA 聚合酶(HBV DNA-P)和 HBV DNA 两者都位于 HBV 核心部分,与 HBeAg 几乎同时出现在血液中,HBV DNA-P 是 HBV 复制的标志。

3. 丙型肝炎病毒(hepatitis C virus,HCV) 为单股正链 RNA 病毒,直径为 55 nm。人感染 HCV 后可在肝细胞和血液中检出 HCV RNA、HCVAg 和抗 HCV。用一般化学消毒剂和加热 100 ℃ 5 min 可使 HCV 灭活。

4. 丁型肝炎病毒(hepatitis D virus,HDV) 为单股环状闭合 RNA 病毒,是一种缺陷病毒,在血液中由 HBsAg 包被形成直径为 35～37 nm 球形颗粒。需 HBV 等嗜肝 DNA 病毒辅佐才能复制,位于肝细胞核内的 HDV-RNA 无须辅佐而能自行复制。HDV 只有 1 对抗原抗体系统,急性 HDV 感染时,丁型肝炎病毒抗原(HDVAg)在血中出现数天后,出现抗 HDV IgM;慢性感染时,抗 HDV IgG 可持续升高。

5. 戊型肝炎病毒(HEV) 为单股正链 RNA 病毒,直径为 32～34 nm。HEV 只有 1 对抗原抗体系统和 2 个亚型,可在戊肝患者潜伏期末和急性期之初的大便中检出 HEV、在 HEV 感染者血中可检出保护性抗体(抗 HEV)。抗 HFV IgM、抗 HEV IgG 于 HEV 感染后在血液中几乎同期出现。

最近发现的庚型肝炎病毒(HGV)和输血传播病毒(TTV)是否引起肝炎未有定论。

目前病毒性肝炎的发病机制尚未完全明确。HAV 经口感染后可能先在肠道中增殖,然后经病毒血症定位于肝脏。HAV 引起肝细胞损伤的机制可能与免疫反应有关。HBV 侵入人体后,迅速通过血流到达肝脏和其他器官,如胰腺、肾脏、脾脏、淋巴结等,并在部分组织细胞内复制。HBV 虽能在肝细胞内复制,但乙肝的组织损伤可能是机体一系列免疫反应所致;其慢性化机制可能与机体免疫耐受状态和针对 HBV 感染的特异性免疫功能低下有关。丙肝的发病机制和 HBV 感染相似。

各型肝炎的病理变化不同。急性肝炎常见肝大,镜下可见肝细胞变性(嗜酸性变性、气球样变性)、肝细胞灶样坏死与肝细胞再生,汇管区炎性细胞浸润等。慢性肝炎主要为肝细胞坏死、淤胆为特征。亚急性重型肝炎在急性重型肝炎基础上可见肝细胞灶样再生、胶原及纤维组织增生,形成再生结节。

【流行病学】

1. 传染源

(1)甲型、戊型肝炎　急性肝炎患者和隐性感染者为其传染源。患者在发病前2周和起病后1周,传染性最强,其中隐性感染者为重要的传染源。

(2)乙、丙、丁型肝炎　急、慢性患者和病毒携带者为其传染源。急性患者在潜伏期末及急性期有传染性。慢性患者和HBsAg携带者是乙型肝炎最主要的传染源。丙型肝炎的重要传染源之一为HCV携带者,但其主要传染源是慢性患者。丁型肝炎也以慢性患者和携带者为主要传染源。

2. 传播途径

(1)甲型、戊型肝炎　以粪-口传播为主。日常生活接触是常见的传播方式,水源或食物污染可引起暴发流行。

(2)乙型肝炎　①血液和体液传播,输血和血制品、手术、注射、针刺、共用剃刀和牙刷、血液透析、器官移植等均可传播;唾液、汗液、精液、阴道分泌物、乳汁等体液含有HBV,密切的生活接触、性接触等亦是获得HBV感染的可能途径。②母婴传播,主要经胎盘、产道及分娩、哺乳和喂养等方式传播。

(3)丙型肝炎　主要通过输血、注射途径、血液透析等方式传播,密切生活接触、性接触也是可能的传播途径。

(4)丁型肝炎　与乙型肝炎传播途径相似。输血和血制品是最重要的传播途径之一。生活密切接触也可传播,母婴传播少见。

3. 人群易感性　对各型肝炎普遍易感。甲型肝炎以幼儿、学龄前儿童发病最多。暴发流行时各年龄组均有发病。HBV感染多发生于婴儿及青少年。丙型肝炎多见于成年人。戊型肝炎以中老年发病居多。

4. 流行特征　甲型肝炎有明显的秋冬季发病高峰,戊型肝炎多发生于雨季或洪水后。乙型、丙型、丁型肝炎的发病无明显季节性。我国是病毒性肝炎高发区,以乙型、丙型肝炎为主。男性多于女性,农村高于城市,南方高于北方。我国HbsAg携带者约1.2亿,抗HCV阳性者达3.2%。

【临床表现】

潜伏期:甲型肝炎5~45 d,平均30 d;乙型肝炎30~180 d,平均70 d;丙型肝炎15~150 d,平均50 d;丁型肝炎28~140 d,平均40 d;甲型和戊型肝炎主要表现为急性肝炎。乙、丙、丁型肝炎除了表现为急性肝炎外,慢性肝炎更常见。5种肝炎病毒之间可出现重叠感染或混合感染,导致病情加重。

考点:临床表现。

1. 急性肝炎　急性肝炎分为两型,急性黄疸性肝炎和急性无黄疸性肝炎。

(1)急性黄疸型肝炎　典型的临床表现有阶段性,分3期,病程1~4个月。

黄疸前期:平均5~7 d。①病毒血症、畏寒、发热、疲乏及全身不适等。甲型及戊型肝炎起病较急,发热多在38 ℃以上。乙型肝炎起病较缓慢,多无发热或发热不明显。②消化系统症状,食欲减退、厌油、恶心、呕吐、腹胀、腹痛和腹泻等。③其他症状,部分乙型肝炎病例可出现荨麻疹、斑丘疹、血管神经性水肿和关节痛等。本病期末出现尿黄。本期持续5~7 d。

黄疸期:持续2~6周。前期症状好转,而黄疸逐渐加深,尿色深如浓茶,巩膜、皮肤黄染,约2周达到高峰。部分患者可有短暂粪便颜色变浅、皮肤瘙痒、心动过缓等肝内阻塞性黄疸的表现。体检常见肝大、质软,有轻压痛及叩击痛。部分患者有轻度脾肿大。血清胆红素和转氨酶升高、尿胆红素阳性。

恢复期:本期平均持续4周。上述症状消失,黄疸逐渐消退,肝脾回缩,肝功能逐渐恢复正常。

(2)急性无黄疸性肝炎 较黄疸型肝炎多见。主要表现为消化道症状,多较黄疸型肝炎轻。因不易被发现而成为重要的传染源。

2. 慢性肝炎 见于乙、丙、丁型肝炎。我国2010年12月发布的《慢性乙型肝炎防治指南》根据HBeAg状态分为:①HBeAg阳性慢性乙型肝炎,血清HBsAg、HBV DNA和HBeAg阳性,抗-HBe抗体阴性,ALT持续或反复异常,或肝组织学检查有炎症病变。②HBeAg阴性慢性乙型肝炎,血清HBsAg和HBV DNA阳性,HBeAg阴性,抗-HBe抗体阳性或阴性,ALT持续或反复异常,或肝组织学检查有炎症病变。根据实验室检查结果,将这两型慢性乙型肝炎进一步分为轻度、中度、重度(表10-1)。

表10-1 肝炎的程度分级

项目	轻度	中度	重度
ALT 和(或)AST(IU/L)	≤正常3倍	>正常3倍	>正常3倍
胆红素(μmol/L)	≤正常2倍	>正常2~5倍	>正常5倍
清蛋白(g/L)	≥35	>32~<35	≤32
A/G	≥1.4	>1.0~<1.4	≤1.0
r-球蛋白(%)	≤21	>21~<26	≥26
凝血酶原活动度(PTA)(%)	>70	60~70	>40~<60
胆碱酯酶(CHE)(U/L)	>5 400	>4 500~≤5 400	≤4 500

轻度慢性肝炎:反复出现疲乏、食欲缺乏、厌油、肝区不适、肝大伴轻压痛,也可有轻度脾大。部分患者无症状体征。肝功能1项或2项异常。病程迁延,只有少数发展为中度慢性肝炎。

中度慢性肝炎:症状、体征和实验室检查介于轻度和重度之间。

重度慢性肝炎:有明显或持续出现的肝炎症状、体征,包括疲乏、食欲缺乏、厌油、腹胀、腹泻;面色灰暗、蜘蛛痣、肝掌或肝脾大。肝功能持续异常。

3. 重型肝炎(肝功能衰竭) 是一种最严重的临床类型,占全部病例0.2%~0.5%,病死率高达50%~80%。随着治疗水平不断提高,病死率有所下降。各型肝炎均可引起肝衰竭。

(1)临床表现 ①黄疸迅速加深,血清胆红素高于171 μmol/L。②肝脏进行性缩小,出现肝臭。③出血倾向,凝血酶原活动度(PTA)低于40%。④迅速出现腹水、中毒性鼓肠。⑤精神-神经系统症状(肝性脑病)早期可出现计算能力下降、定向障碍、精神行为异常、烦躁不安、嗜睡和扑翼样震颤等,晚期可发生昏迷,深反射消失。⑥肝肾综合征,出现少尿甚至无尿,电解质、酸碱平衡紊乱以及血尿素氮升高等。

(2)分型 可分为四种类型。

1)急性肝衰竭:起病较急,早期即出现上述肝衰竭的临床表现。尤其是病后2周内出现Ⅱ度以上肝性脑病、肝脏明显缩小、肝臭等。

2)亚急性肝衰竭:急性黄疸型肝炎起病15 d至26周内出现上述肝衰竭临床表现。肝性脑病多出现在疾病的后期,腹水往往较明显。此型病程可长达数月,易发展成坏死后性肝硬化。

3)慢加急性肝衰竭:在慢性肝病基础上出现的急性肝功能失代偿。

4)慢性肝衰竭:在慢性肝炎或肝炎后肝硬化基础上发生的肝衰竭。此型主要以同时具有慢性肝病的症状、体征和实验室检查的改变及肝衰竭的临床表现为特点。

(3)肝衰竭发生的诱因 ①病后未适当休息;②并发各种感染,常见胆系感染、原发性腹膜炎等;③长期大量嗜酒或在病后嗜酒;④服用对肝脏有损害的药物。如异烟肼、利福平等;⑤合并妊娠。

4.淤胆型肝炎 以肝内胆汁淤积为主要表现的一种特殊临床类型,又称毛细胆管炎性肝炎。其病程较长,可达2~4个月或更长时间。临床表现类似急性黄疸型肝炎,但自觉症状较轻,黄疸较深且具有以下特点:①"三分离"特征,黄疸深,但消化道症状轻,ALT升高不明显,PTA下降不明显。②"梗阻性"特征,在黄疸加深的同时,伴全身皮肤瘙痒,粪便颜色变浅或灰白色;血清碱性磷酸酶(ALP)、谷氨酰转肽酶(γ-GT)和胆固醇显著升高,尿胆红素增加,尿胆原明显减少或消失。

5.肝炎后肝硬化 在肝炎基础上发展为肝硬化,表现为肝功能异常及门静脉高压。

考点:乙型肝炎、丙型肝炎、丁型肝炎易慢性化,长期慢性肝炎导致肝损伤,易引起肝硬化。

【实验室及其他检查】

1.一般检查

(1)血清酶测定 ALT是目前临床上肝功能检查最常用的指标。急性肝炎时明显升高,黄疸出现后开始下降。慢性肝炎和肝硬化时轻度至中度或反复异常。重型肝炎患者可出现ALT快速下降,胆红素不断升高的"胆酶分离"现象,提示肝细胞大量坏死。AST升高提示线粒体损伤,且与肝病严重程度呈正相关,急性肝炎时AST持续在高水平则可能转变为慢性肝炎。胆碱酯酶降低提示肝细胞损伤,其值愈低表明病情越严重。其他血清酶类,如乳酸脱氢酶(LDH)、γ-谷氨酰转移酶(GGT)、ALP在肝病时可升高。

(2)血清蛋白测定 中度以上的慢性肝炎、肝硬化、重型肝炎时白蛋白下降,球蛋白升高,A/G比值下降甚至倒置。

(3)胆红素测定 胆红素含量是反映肝细胞损伤严重程度的重要指标。黄疸型肝炎时,结合和非结合胆红素均升高。淤胆型肝炎以结合胆红素升高为主。

(4)凝血酶原活动度(PTA)测定 PTA高低与肝损程度成反比。PTA<40%是诊断重型肝炎的重要依据,PTA也是判断重型肝炎预后的最敏感的实验室指标。

(5)血氨浓度测定 重型肝炎、肝性脑病患者可有血氨升高。

2.尿胆红素及尿胆原检测　肝细胞性黄疸时尿胆红素和尿胆原均为阳性,溶血性黄疸以尿胆原为主,梗阻性黄疸以尿胆红素为主。深度黄疸或发热患者尿胆红素阳性,尿中还可出现少量蛋白质以及红、白细胞或管型。

3.病原学检查

(1)甲型肝炎　①抗 HAV IgM 阳性表明有近期感染,是早期诊断甲型肝炎最简便而可靠的血清学标志;②抗 HAV IgG 为保护性抗体,见于甲型肝炎疫苗接种后或曾感染过 HAV 的患者。

(2)乙型肝炎　①Hbs 与抗 HBs:HbsAg 阳性见于 HBV 感染者,阴性不能排除 HBV 感染。抗 HBs 为保护性抗体,阳性表明对 HBV 有免疫力。②HBeAg 与抗 HBe:HBeAg 阳性表明病毒复制活跃且有较强的传染性。抗 HBe 阳性提示病毒复制多处于静止状态,传染性降低或 HBV 复制活跃,有较强的传染性。③HbcAg 与抗 HBc:HBeAg 阳性表明 HBV 处于复制状态,有传染性。抗 HBc IgM 在 HBV 感染后出现。抗 HBc IgG 在血清中可长期存在,高滴度的抗 HBc IgG 表明现症感染,常与 HbsAg 并存;低滴度的抗 HBc IgG 表示过去感染,常与抗 HBs 并存。④HBV DNA 是病毒复制和传染性的直接标志。

(3)丙型肝炎　①抗 HCV IgM 阳性表明现症 HCV 感染,抗 HCV IgG 阳性提示现症感染或既往感染;②HCV RNA 阳性表明病毒感染和复制。

(4)丁型肝炎　血清或肝组织中 HDV RNA 和(或)HDVAg 阳性可以确诊为 HDV 感染。抗 HDV IgG 阳性是现症感染的标志,高滴度抗 HDV IgG 表明感染的持续存在,低滴度表明感染静止或终止。

(5)戊型肝炎　抗 HEV IgM 和抗 HEV IgG 阳性均可诊断为 HEV 感染。两者均阴性时不能完全排除戊型肝炎,因少数患者始终不产生抗 HEV IgM 和抗 HEV IgG。

【诊断要点】

根据有进食未煮熟的海产品,尤其是贝壳类食物等,或饮用受污染的水和食用其他不洁食物史,有助于甲、戊型肝炎的诊断。有不洁注射史、手术史及输血和血制品史、肝炎密切接触史等,有助于乙、丙、丁型肝炎的诊断。临床表现为食欲减退、恶心、呕吐等消化道症状,黄疸,肝脾大,肝功能损害者应考虑本病。确诊有赖于肝炎病原学的检查。

考点:治疗要点。

【治疗要点】

病毒性肝炎目前仍无特效治疗。治疗原则为综合性治疗,以休息、营养为主,辅以适当药物治疗,避免使用损害肝脏的药物。

1.急性肝炎

(1)一般及支持疗法　参阅本节相关护理措施。

(2)护肝药物　病情轻者口服维生素类、葡醛内酯(肝泰乐)等。进食少或胃肠症状明显者,如出现呕吐、腹泻,可静脉补充葡萄糖及维生素 C 等。

(3)抗病毒治疗　急性甲、戊型肝炎为自限性疾病,无须抗病毒治疗。成人急性乙型肝炎多数可以恢复,故不需抗病毒治疗。急性丙型肝炎应早期应用干扰素,其近期疗效可达 70%。用法:干扰素 300 万 U,皮下注射,隔天 1 次,疗程 3~6 个月。

(4)中医中药治疗　中医认为黄疸肝炎由湿热引起,可用清热利湿辨证施治。

2. 慢性肝炎 除了适当休息和营养外,还需要保肝、抗病毒和对症治疗等。根据慢性肝炎临床分度,有无黄疸,有无病毒复制及肝功能受损、肝纤维化的程度等进行治疗。

(1)一般保肝药物和支持疗法 ①补充B族维生素,如复合维生素B。②促进解毒功能的药物,如还原性谷胱甘肽(TAD)、葡醛内酯等。③促进能量代谢的药物,如肌苷、ATP、辅酶A等。④促进蛋白代谢的药物,如复方氨基酸注射液(15AA)(肝安)。⑤改善微循环的药物 可通过改善微循环起退黄作用,如山莨菪碱、低分子右旋糖酐。⑥输注白蛋白或血浆。

(2)降转氨酶的药物 具有非特异性的降转氨酶作用,可选用:五味子类药物,如北五味子核仁干粉、联苯双脂滴丸、垂盆草冲剂。

(3)免疫调控药物 特异性免疫增强剂可试用抗-HBV免疫RNA;非特异性免疫增强剂可选用胸腺素、猪苓多糖等。

(4)抗病毒药物

干扰素:能抑制HBV DNA及HCV RNA的复制。慢性乙型肝炎的使用指征如下。①HBV在活动性复制中,HBV DNA>10^5拷贝/mL。②肝炎处于活动期。用法,500万U皮下注射或肌内注射,隔天1次;或聚乙二醇干扰素180 μg,1次/周,疗程6~12个月。对于慢性丙型肝炎只要HCV RNA阳性者均应进行抗病毒治疗,用药方法同急性丙型肝炎,但疗程应延长至6~12个月。联合使用利巴韦林可提高疗效。干扰素一般用于10~65岁患者,有严重心肾功能不全、肝硬化失代偿期禁用。

核苷(酸)类似物:对HBV DNA复制有强力抑制作用,无明显不良反应,是目前乙型肝炎抗病毒治疗研究的热点之一。拉米夫定(lamivudine,LAM)最先用于临床,用法为100 mg,每天1次;缺点是易诱发HBV变异产生耐药,且使用不当,停药后病毒大量复制可诱发肝衰竭。其他核苷类药物如阿德福韦、替比夫定、恩替卡韦亦用于慢性乙型肝炎抗病毒治疗。核苷(酸)类似物总体安全性和耐受性良好,但在临床应用中却有少见、罕见严重不良反应的发生,如肾功能不全、肌炎、横纹肌溶解、乳酸酸中毒等,应引起关注。

(5)中医中药治疗 ①活血化瘀药物,丹参、赤芍、毛冬青等;②抗纤维化治疗,丹参等。

3. 肝衰竭

(1)一般治疗及支持疗法 强调卧床休息;减少饮食中的蛋白,以减少肠道内氨的来源;静脉输注白蛋白、血浆;保持水和电解质平衡,防止和纠正低血钾。静脉滴注葡萄糖,补充维生素B、C、K。

(2)促进肝细胞再生 可选用肝细胞生长因子或胰高血糖素-胰岛素(G-I)疗法等。

(3)并发症的防治

出血防治:①使用止血药物;②给予新鲜血浆或凝血因子复合物补充凝血因子;③H_2受体拮抗剂 如雷尼替丁、法莫替丁等防治消化道出血;④必要时,使用环状十四氨基酸或八肽合成类似物的生长抑素;⑤出现DIC时,根据情况补充凝血成分,慎用肝素。

肝性脑病的防治:①氨中毒的防治,低蛋白饮食,口服诺氟沙星抑制肠道细菌,口服乳果糖浆酸化肠道和保持排便通畅,静脉使用醋谷胺或门冬氨酸鸟氨酸降低血氨。②恢复正常神经递质,左旋多巴静脉滴注或保留灌肠,可进入大脑转化为多巴胺,取代假性神经递质如羟苯乙醇胺等,起到苏醒作用。③维持氨基酸比例平衡,使用肝安静脉滴注。④防治脑水肿,用甘露醇快速静脉滴注,必要时加用呋塞米,以提高脱水效果。

继发感染的防治:重症肝炎常伴多菌种多部位感染,以肝胆系感染、原发性腹膜炎、革兰氏阴性菌感染为多。当使用杀菌力强的广谱抗生素时间过长,易出现二重感染,以真菌感染最为常见。治疗可选用半合成青霉素如哌拉西林、二或三代头孢霉素如头孢西丁、头孢噻肟。有厌氧菌感染时可用甲硝唑。并发真菌感染,应加用氟康唑等抗真菌药物。有条件者可加用丙种球蛋白或胸腺素提高机体免疫力。

肝肾综合征的防治:避免引起血容量降低的各种因素。避免使用损害肾脏的药物。少尿时应扩张血容量,可选用低分子右旋糖酐、血浆或白蛋白。使用扩张肾血管药物,如小剂量多巴胺,以增加肾血流量。应用利尿剂如呋塞米等。

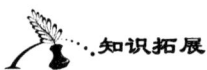

休息与饮食护理对肝炎的治疗至关重要,全身症状明显时应强调卧床休息。特别是急性肝炎早期和重型肝炎应绝对卧床休息。随着症状的减轻可逐步增加活动量,每日轻微活动1~2 h,以患者不感觉疲乏为度。肝功能正常1~3个月后可恢复日常活动及工作,但应避免过劳和重体力劳动。

(4)人工肝支持系统(artificial liver support systems,ALSS)和肝移植 目前国内外已应用ALSS治疗肝衰竭的患者,目的是替代已丧失的肝功能,清除患者的血中的毒性物质,延长患者生存时间,为肝移植赢得时机。肝移植已取得一定的进展,用于晚期肝硬化及肝衰竭患者,5年存活率已达70%以上。

(5)中医中药 可用茵栀黄注射液辅助治疗,其内含有茵陈、大黄、郁金、栀子、黄芩、毛冬青等。

【常用护理诊断/问题、措施及依据】

1. 活动无耐力 与肝功能受损、能量代谢障碍有关。

(1)休息与活动 急性肝炎、慢性肝炎活动期、肝衰竭应卧床休息,以降低机体代谢率,增加肝脏的血流量,有利于肝细胞修复。待症状好转、黄疸减轻、肝功能改善后,逐渐增加活动量,以不感疲劳为度。肝功能正常1~3个月后可恢复日常活动及工作,但仍应避免过度劳累和重体力劳动。

(2)生活护理 病情严重者需协调患者做好进餐、沐浴、如厕等生活护理。

2. 营养失调:低于机体需要量 与食欲下降、呕吐、腹泻、消化和吸收功能障碍有关。

(1)介绍合理饮食的重要性 向患者及家属解释肝脏是营养代谢的重要器官。肝功能受损时,糖原合成减少,蛋白质、脂肪代谢障碍。合理的饮食可以改善患者的营养状况,促进肝细胞再生和修复,有利于肝功能恢复。

(2)饮食原则

1)肝炎急性期:患者常有食欲不振、厌油、恶心、呕吐等症状,此时不宜强调"高营养"或强迫进食,宜进食清淡、易消化、富含维生素的流质。如进食量太少,不能满足生理需要,可遵医嘱静脉补充葡萄糖、脂肪乳和维生素。

2)黄疸消退期:食欲好转后,可逐渐增加饮食,少食多餐,应避免暴饮暴食。注意调节饮食的色、香、味,保证营养摄入。慢性期患者饮食原则为,卧床或休息者能量摄入以 84~105 kJ/(kg·d) 为宜,恢复期以 126~147 kJ/(kg·d) 为宜。蛋白质1.5~2.0 g/(kg·d),以优质蛋白为主,如牛奶、瘦猪肉、鱼等;碳水化合物 300~400 g/d,以保证足够热量;脂肪 50~60 g/d,多选用植物油;多食水果、蔬菜等含维生素丰富的食物。

3)肝炎后肝硬化、肝衰竭:对无腹水及食管静脉曲张的肝功能代偿期的患者,可采用高热量、高蛋白、高维生素、易消化的普通饮食或软饭避免刺激调味品及油腻食物。每日 4~5 餐有利于提高营养摄入量。对于食管静脉曲张的患者宜高热量、高蛋白、高维生素饮食或少渣软饭,避免粗糙坚硬、带刺带骨的食物,以蒸、煮、炖等烹调方式为好。腹水患者应用低盐饮食,一般 2~3 g/d,食用酱油 10~15 mL/d,严禁饮酒。对肝功能显著减退或者肝性脑病先兆者应严格限制蛋白质食物摄入。

4)各型肝炎患者的饮食禁忌:不宜长期摄入高糖高热量饮食,尤其有糖尿病倾向和肥胖者,以防诱发糖尿病和脂肪肝。腹胀者可减少产气食品(牛奶、豆制品)的摄入。各型肝炎患者均应禁饮酒。

(3)观察胃肠道症状 观察患者的食欲,有无恶心、呕吐、反酸等症状,观察消化道症状与饮食关系,及时对饮食进行调整。如果患者消化道症状较重,特别是伴有中毒性肠麻痹所致的进行性腹胀,则提示病情重。

(4)评估患者营养情况 每周测量体重,最好维持体重在病前水平或略有增加。评估每天进食量,监测有关指标如红细胞计数、血红蛋白水平等。随着病情好转,休息好,食欲改善,食量增加,应防止肥胖和脂肪肝。

3.潜在并发症:干扰素治疗的不良反应

(1)用药前宣教 使用干扰素进行抗病毒治疗时,应该在用药前向患者说明干扰素治疗的目的、意义和可能出现的不良反应,以及反应可能持续的时间,使患者有心理准备,便于坚持治疗。

(2)用药期间护理 干扰素的不良反应与干扰素剂量有密切的关系。嘱患者一定要在医生的指导下用药,不要自行决定停药或加量,用药不当易引起病毒变异或药物反应增加。治疗过程中应监测:①开始治疗后的第 1 个月,应每 1~2 周检查 1 次血常规,以后每月检查 1 次,直至治疗结束。②生化学指标,包括 ALT、AST 等,治疗开始后每月 1 次,连续 3 次,以后随病情改善可每 3 个月 1 次。③病毒学标志,治疗开始后每 3 个月检测 1 次 HBsAg、HBeAg、抗-HBe 抗体和 HBV DNA。④其他,每 3 个月检测 1 次甲状腺功能、血糖和尿常规等指标。⑤应定期评估精神状态。

常见的不良反应及处理措施:①发热反应,一般在注射干扰素的最初 3~5 次发生,以第 1 次注射后的 2~3 h 发热最明显,低热至高热不等,可伴有头痛、肌肉、骨骼酸痛、疲倦无力等。反应随治疗次数增加逐渐减轻。应嘱患者多饮水,卧床休息,可在睡前注射,或在注射干扰素同时服用解热镇痛药。②胃肠道反应,部分患者可出现恶心、呕吐、食欲减退、腹泻等胃肠道症状,一般对症处理,严重者应停药。③脱发,有 1/3~1/2 的患者在疗程中、后期出现脱发,但停药后可恢复。④肝功能损害,极少数患者发生肝功能损害,出现黄疸、ALT 增高等,酌情继续治疗或停药。⑤神经精神症状,极少数患者在疗程的后期可出现忧郁、焦虑等神经精神症状,严重者应减药量或在停药。⑥血常规改变,白细胞计数降低较常见,若白细胞在 $3.0\times10^9/L$ 以上应坚持治疗,可遵医嘱给予升白细胞药物。当白细胞显著减少(低于 $3.0\times10^9/L$),或中性粒细胞<$0.75\times10^9/L$,或血小板<$50\times10^9/L$ 时,可减少干扰素的剂量,甚至停药。干扰素对红细胞计数的影响一般不明显。

【其他护理诊断/问题】

1. 有皮肤完整性受损的危险　与胆盐沉着刺激皮肤神经末梢引起瘙痒;肝衰竭大量腹水形成、长期卧床有关。

2. 有感染的危险　与免疫功能低下有关。

3. 潜在并发症　肝性脑病、出血。

【健康指导】

1. 疾病预防指导　①告诉患者所患肝炎的类型、传播途径、隔离期、隔离措施、消毒方法及预防措施等。②甲肝和戊肝应预防消化道传播,患者和健康人之间应做好生活隔离,食具、茶具、生活用具严格分开;注意个人卫生,做到餐前、便后用肥皂和流动水洗手。③乙肝、丙肝、丁肝主要应预防以血液为主的体液传播,凡接受输血、应用血制品、接受大手术等患者,应定期检测肝功能及病毒标记物,以便及时发现感染肝炎病毒所致的各型肝炎。④对患者用物及排泄物进行消毒。⑤密切接触者进行预防接种,如乙肝接触者及时接种乙型肝炎疫苗。

2. 保护易感人群　甲型肝炎流行期间,易感者可接种甲型肝炎减毒活疫苗,对接触者可接种人血清免疫球蛋白以防止发病。乙型肝炎疫苗全程需接种 3 针,按照 0、1、6 个月程序,即接种第 1 针疫苗后,间隔 1 个月及 6 个月注射第 2 及第 3 针疫苗。新生儿接种乙型肝炎疫苗要求在出生后 24 h 内接种,越早越好。接种部位新生儿为臀前部外侧肌内注射,儿童和成人为上臂三角肌中部肌内注射。母亲 HBsAg 阳性者,新生儿应在出生后立即注射高效价抗 HBs-IgG(HBIG),剂量应≥100 IU,同时在不同部位注射乙型肝炎疫苗,在 1 个月和 6 个月分别接种第 2 和第 3 针乙型肝炎疫苗,可显著提高阻断母婴传播的效果。HBIG 对暴露 HBV 的易感者也适用。医务人员、保育员以及与 HBsAg 阳性者密切接触者,亦应考虑给予乙型肝炎疫苗接种。完成疫苗接种程序后 1~3 个月,如抗-HBs 抗体>10 IU/L,显示已有保护作用。新生儿在出生 12 h 内注射 HBIG 和乙型肝炎疫苗后,可接受 HBsAg 阳性母亲的哺乳。

3. 意外暴露后乙型肝炎预防　在意外接触 HBV 感染者的血液和体液后,应立即检测 HBV DNA、HBsAg、抗-HBs 抗体、HBeAg、抗-HBc 抗体、ALT 和 AST,并在 3 个月和 6 个月复查。如已接种过乙型肝炎疫苗,且已知抗-HBs 抗体≥10IU/L 者,可不进行特殊处理。如未接种过乙型肝炎疫苗,或虽接种过乙型肝炎疫苗,但抗-HBs 抗体<10IU/mL 或抗-HBs 抗体水平不详,应立即注射 HBIG 200~400IU,并同时在不同部位接种一针乙型肝炎疫苗(20 μg),于 1 个月和 6 个月分别接种第 2 和第 3 针乙型肝炎疫苗(各 20 μg)。

4. 疾病知识指导 慢性乙型和丙型肝炎可反复发作,诱因常为过度劳累、暴饮暴食、酗酒、不合理用药、感染、不良情绪等。应向患者及家属宣传病毒性肝炎的家庭护理和自我保健知识。慢性患者和无症状病毒携带者应做到:①正确对待疾病,保持乐观情绪。②恢复期患者应生活规律,劳逸结合。③加强营养,适当增加蛋白质摄入,但要避免长期高热量、高脂肪饮食。戒烟酒。④不滥用药物,如吗啡、苯巴比妥类、磺胺类及氯丙嗪等药物,以免加重肝损害。⑤患者的食具、用具和洗漱用品应专用,家中密切接触者可行预防接种。

5. 用药指导与病情监测 指导患者遵医嘱抗病毒治疗,明确用药剂量、使用方法、漏用药物或自行停药可能导致的风险。急性肝炎患者出院后第1个月复查1次,以后每1~2个月复查1次,半年后每3个月复查1次,定期复查1~2年。慢性肝炎患者定期复查肝功能、病毒的血清学指标、肝脏B超和与肝纤维化有关的指标,以指导调整治疗方案。

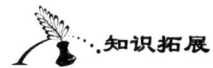

预防 对病毒性肝炎的预防首先要控制传染源,肝炎患者和病毒携带者是本病的传染源,急性患者应隔离治疗至病毒消失。复制活跃者尽可能抗病毒治疗,凡现症感染者不能从事食品加工、饮食服务、托幼保育工作。其次是切断传播途径,甲型和戊型肝炎应搞好环境卫生和个人卫生,加强粪便、水源管理,做好食品卫生、食具消毒等工作,防止"病从口入"。乙型、丙型、丁型肝炎要加强所有服务行业的监督管理,严格执行消毒隔离制度,加强血制品的管理。

(杨丽霞 张 琦)

第三节 狂犬病

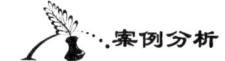

患者,女性,4岁。因"恐水、怕光、咽肌痉挛3天"入院。患者5 d前被野狗咬伤后出现头痛、呕吐,伤口未做特殊处理。继而出现恐水、怕光、怕风、怕声、流涎、多汗。

护理体检:T 39.7 ℃,P 110 次/min,R 28 次/min,BP 130/80 mmHg。

实验室检查:白细胞$13.5×10^9$/L,中性粒细胞85%;脑脊液压力增高,狂犬病病毒培养(+)。

请思考:根据本节内容,请考虑该患者的医疗诊断及诊断依据、目前存在的主要护理诊断/问题及具体护理措施。

狂犬病(rabies)又称恐水病(hydrophobia),是由狂犬病病毒所引起,以侵犯中枢系统为主的动物源性传染病。人因被病兽咬伤而感染。临床特征有恐水、恐风、恐惧、咽肌痉挛、进行性瘫痪为特征。病死率几乎达100%。

【流行病学】

1. 传染源　携带狂犬病毒的动物是本病的传染源,我国狂犬病的主要传染源是病犬,其次是猫、猪、马等家畜。一般来说,狂犬病患者不是传染源,不形成人与人之间的传染。

2. 传播途径　主要通过病畜咬伤而传播,也可经过各种抓破黏膜和皮肤入侵体内。

3. 人群易感性　人群普遍易感,尤其是兽医与动物饲养员。被病畜咬伤而未做预防接种者,其发病率为15%~30%。若及时处理伤口及接种疫苗后,发病率可明显下降为0.15%。

【临床表现】

潜伏期一般为1~3个月,最长者可达十年以上。潜伏期的长短与年龄、伤口部位、伤口深浅、入侵机体病毒的数量和毒力有关。典型临床经过分为3期。

1. 前驱期　本期持续2~4 d,症状常有低热、倦怠、头痛、恶心、全身不适,继之恐惧不安、烦躁失眠,对水、风、光等刺激敏感,并有喉头紧缩感。在愈合的伤口附近及其神经支配的区域有痒、痛、麻及蚁走感等异样感觉,是最具有诊断意义的早期症状。

2. 兴奋期　本期持续1~3 d,临床特点为:①高度兴奋,表情极度恐惧,发作性咽肌痉挛和呼吸困难,可受多种刺激而加重,有恐水、怕风、怕光、怕声。其中恐水为本病特征。典型患者虽极度口渴但不敢饮水,甚至闻水声、见水、饮水或仅提及饮水时均可引起咽肌严重痉挛,严重发作时可出现全身肌肉阵发性抽搐,因呼吸肌痉挛致呼吸困难和发绀。②体温常升高,达到38~40 ℃。③交感神经功能亢进,患者可出现流涎、多汗、心率增快、血压升高、瞳孔散大,对光反应迟钝等。多数患者神志清楚,少数患者可出现精神失常如幻视、幻听等。

3. 麻痹期　本期持续时间短,为6~18 h。肌肉痉挛发作停止,全身弛缓性瘫痪,逐渐由安静转为昏迷状态,最后因呼吸、循环衰竭而死亡。

除上述狂躁型表现外,尚有以脊髓或延髓受损为主的麻痹型,患者无兴奋期和典型恐水表现,呈横断性脊髓炎或上行性麻痹等症状。

【实验室及其他检查】

1. 血常规检查　白细胞总数增多,中性粒细胞占80%以上。

2. 脑脊液检查　细胞数及蛋白质稍增高、糖及氯化物正常。

3. 病毒分离　患者的唾液、脑脊液、泪液、颈背部皮肤活检物接种于鼠脑分离到病毒,可明确诊断。但操作较复杂且需1周才有结果,对早期临床诊断意义不大。

4. 内氏小体检查　取狂犬病动物及患者死后的脑组织做切片染色,镜检在神经细胞内找到内氏小体可确诊,阳性率70%~80%。

5. 免疫学检查　用ELISA法检测脑组织涂片、唾液或尿沉渣中的病毒抗原仅需数小时,阳性率约为40%。血液或脑脊液中和抗体检测,对未接种疫苗者有诊断价值。

6. 核酸检测　RT-PCR可用于检测狂犬病毒RNA,灵敏度高,对血清学阳性但未能分离到病毒者,有助于诊断。

第十章 传染病患者的护理

【诊断要点】

患者有被狂犬或病畜咬伤、抓伤史,临床出现典型恐水、怕风、怕光、怕声、咽肌痉挛、流涎、多汗、伤口处有痒痛麻及蚁走异样感觉等典型表现,可做出临床诊断。通过检测病毒抗原、病毒核酸或尸检脑组织中的内氏小体进行确诊。

【治疗要点】

狂犬病目前尚无特效疗法,以对症、支持治疗为主,虽有治疗成功的报道,但治疗方案不能重复有效。

1. 一般治疗　尽量使患者保持安静,减少或避免各种不良刺激,有兴奋过度或躁动不安、痉挛发作时可用镇静药(多选用复方氯丙嗪)。注意维持水、电解质平衡及纠正酸中毒。

2. 维持呼吸和循环功能　防止呼吸肌痉挛导致窒息,加强监护、给氧,必要时做气管切开。有循环功能障碍时,应采取相应的措施。有脑水肿时给脱水剂。

【常用护理诊断/问题、措施及依据】

1. 皮肤完整性受损　与病犬、病猫等动物咬伤或抓伤有关。

(1) 伤口处理　咬伤后迅速彻底清洗伤口能降低狂犬病的发病率。尽快用20%肥皂水或0.1%苯扎溴铵(季胺类消毒剂)反复冲洗至少30 min,尽量除去狗涎和污血,季胺类与肥皂水不可合用。冲洗后,局部用70%乙醇和2%碘酊消毒。伤口较深者,清创后应在伤口底部和周围行抗狂犬病免疫球蛋白或抗狂犬病毒免疫血清局部浸润注射。狂犬病毒免疫血清可中和血中游离狂犬病毒,防止发病或减轻临床症状,使用前应进行皮肤过敏试验,皮试阳性者要进行脱敏疗法。伤口一般不宜缝合或包扎,以便排血引流。此外,尚需注意预防破伤风和细菌感染。

(2) 预防接种　凡被猫、犬抓、咬伤后,或皮肤破损处被狂犬或狂犬病患者的唾液沾染后,均可在2 d内进行疫苗接种。国内多采用地鼠肾疫苗5针免疫方案,即咬伤后第0、3、7、14和30天各肌内注射1次,每次2 mL。成人必须注射于上臂三角肌,切勿注射臀部,因其抗原性作用差。小儿注射于大腿肌肉前外侧区。严重咬伤者,疫苗可加至全程10针,即当天至第6天每天1针,然后于第10、14、30、90天各注射1针。

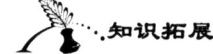

> 对犬进行管理是预防狂犬病的最有效的措施。暴露后及时、正确的伤口处理是预防的第一步关键措施。具体伤口处理方法要熟练掌握:挤去污血,彻底冲洗伤口(用20%肥皂水或0.1%苯扎溴铵),时间不少于半小时,冲洗后用70%酒精或浓碘酒涂擦,伤口一般不予缝合或包扎,以便排出污血。预防接种是预防的第二步关键措施,应采取地鼠肾疫苗接种,全程5针,严重咬伤者全程10针。

(3) 病情观察　观察患者愈合的伤口及其相应的神经支配区有无痒、痛、麻及蚁走等异样感觉。若有,应及时入院诊治。

2. 有受伤的危险　与患者兴奋、狂躁出现幻觉等精神异常有关。

(1) 病情观察　注意患者有无高度兴奋、恐水、怕风表现,痉挛发作的部位、持续时间,发作时有无出现幻觉、精神异常。

(2)休息与环境　将患者安置于安静、避光的单人房间,患者应卧床休息并在标准预防的基础上实施接触隔离,防止唾液污染。狂躁、恐怖、激动或幻视、幻听患者,加床栏保护或适当约束,防止坠床或外伤。

(3)避免刺激　有计划地安排并简化医疗、护理操作、集中在使用镇静剂后进行,动作要轻快。避免一切不必要的刺激,如水、光、声、风、触动等,尤其与水相关的刺激。避免让患者闻及水声,病房内避免放置盛水容器,避免提及"水"字,适当遮蔽输液装置等。并向家属解释兴奋、狂躁的原因,嘱其避免刺激患者。

3. 有窒息的危险　与病毒损害中枢神经系统导致呼吸肌痉挛有关。

(1)病情观察　严密观察呼吸、脉搏、心率、体温、意识及瞳孔变化,尤其是呼吸频率、节律的改变,注意有无呼吸困难、发绀,记录抽搐部位、发作次数和持续时间。注意有无水、电解质、酸碱平衡紊乱,及时遵医嘱留取标本,记录出入量。

(2)保持呼吸道通畅及吸氧　及时清除唾液及口鼻分泌物,保持呼吸道通畅。咽喉肌或呼吸肌频发痉挛时,给予氧气吸入和镇静止痉剂。

(3)急救配合　备好各种急救药物及器械,如镇静剂、呼吸兴奋剂、气管插管及气管切开包、人工呼吸机等,若有严重呼吸衰竭、不能自主呼吸者,应配合医生行气管插管、气管切开或使用人工呼吸机辅助呼吸。

(4)心理护理　多数患者神志清醒,可因恐水、怕水担心病情而异常痛苦,恐惧不安,应关心患者,尽量使患者有安全感。

【其他护理诊断/问题】

1. 营养失调:低于机体需要量　与吞咽困难不能进食及饮水有关。
2. 恐惧　与疾病引起死亡的威胁有关。

【健康指导】

1. 对患者的指导　对患者及时隔离、消毒、对症治疗等,并进行狂犬病知识的教育,被犬咬伤后及时有效地处理伤口。讲解狂犬病发展过程,恐水、怕风、兴奋、狂躁等原因,强调避免刺激患者,积极配合治疗。

2. 疾病预防指导

(1)管理传染源　严格犬的管理为主。管理和免疫家犬,对病犬、猫及其他狂畜进行捕杀,并立即焚毁或深埋处理。

(2)切断传播途径　严密接触隔离,咬伤的伤口进行严格的处理。

(3)保护易感人群　预防免疫,主动免疫可用于暴露后预防,也可用于暴露前预防。①暴露前预防:主要对高危人群如兽医、山洞探险者、相关实验员、动物管理员在暴露前预防接种。共接种3次,每次2 mL肌内注射,于第0、7、21天进行;1~3年加强注射一次。②暴露后预防:被犬、猫或患狂犬病的动物咬伤、抓伤者,或医务人员的皮肤破损处被狂犬病患者唾液沾污时均需要尽早预防接种。共接种5次,每次2 mL,肌内注射,分别于第0、3、7、14和30天完成,如严重咬伤者疫苗可全程注射10针,分别于当日到第6天每日一针,随后分别于10、14、30、90天各注射一次。③被动免疫:被动免疫制剂有狂犬病免疫血清、人抗狂犬病免疫球蛋白,以后者为佳。

(杨丽霞　张　琦)

第四节 伤 寒

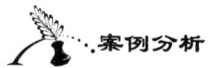

患者,女,59岁。因"发热、畏寒1周,伴全身不适、食欲不振、腹胀"入院。

护理体检:T 38.8 ℃,P 88 次/min,R 22 次/min,BP 90/65 mmHg。表情淡漠,肝脏5 cm,右肋缘下3 cm,质硬,有触痛。

实验室检查:白细胞3.6×10⁹/L,中性粒细胞63%,淋巴细胞37%;肥达反应"O"抗体凝集效价1:160,"H"抗体凝集效价1:320。

请思考:根据本节内容请考虑该患者的初步诊断及依据。目前存在的主要护理诊断/问题护理措施。

伤寒(typhoid fever)是由伤寒杆菌(*Salmonella typhi*)引起的急性肠道传染病,典型的临床表现以持续高热、相对缓脉、全身中毒症状与消化道症状、玫瑰疹、肝脾大及白细胞减少为特征。肠出血和肠穿孔为其严重并发症。

【病因和发病机制】

伤寒沙门菌属沙门菌属,革兰氏染色阴性,有鞭毛,能运动,在含有胆汁的培养基中生长旺盛。菌体裂解时释放的内毒素是致病的主要因素。本菌有菌体抗原"O"和鞭毛抗原H及不耐热的"Vi"抗原,具有"Vi"抗原的菌株侵袭力增强,3种抗原可刺激机体产生相应的抗体。但Vi抗原的抗原性弱,当伤寒沙门菌从人体内清除后,Vi抗体也随着消失,沙门菌在自然环境中生命力较强,在粪便中能生存1~2个月,在水中可存活1~3周,牛奶、肉类、蛋类中不仅能生存,且能繁殖,耐低温,但对光、热、干燥、消毒剂、酸、阳光直射数小时死亡,加热60 ℃ 15 min、煮沸立即死亡。

伤寒沙门菌经口感染后,是否发病,取决于细菌的感染量、毒力以及人体的免疫力当胃酸降低、胃动力异常或肠道菌群失调等情况下,有利于伤寒沙门菌的定位和繁殖,经淋巴管进入血液(第1次菌血症),随血流播散到全身各脏器中继续繁殖,再次进入血流(第2次菌血症),释放内毒素,引起伤寒持续发热和毒血症。胆囊是伤寒沙门菌的良好繁殖场所,细菌经大量繁殖后随胆汁流入肠腔,再次侵入肠壁淋巴组织,使原已致敏的肠壁淋巴组织产生严重炎性反应,导致坏死和溃疡,可引起肠出血和肠穿孔。病程第4周,人体免疫力增强,病菌逐渐被消灭,肠壁溃疡逐渐愈合,患者逐渐恢复。本病病理变化主要表现为全身单核吞噬细胞系统(包括肝、脾、骨髓、淋巴、肺组织)增生性反应,其中以回肠末端的淋巴组织病变最为显著。病理上分为增生、坏死、溃疡形成和溃疡愈合四期,每期约1周。巨噬细胞吞噬伤寒沙门菌、红细胞、淋巴细胞后称为伤寒细胞。在病变部位,伤寒细胞聚集成团,形成小结节,称为伤寒小结或伤寒肉芽肿,具有病理诊断意义。

考点:伤寒是由伤寒杆菌引起的急性消化道传染病。典型的临床表现以持续高热、相对缓脉、全身中毒症状与消化道症状、玫瑰疹、肝脾大及白细胞减少为特征。

【流行病学】

1. **传染源** 为患者与带菌者。潜伏期末即可从粪便排菌,以发病2~4周排菌量最多,传染性最强。恢复期或病愈后排菌减少,极少数(2%~5%)持续排菌达3个月以上,称为慢性带菌者。原有胆石症或慢性胆囊炎等胆道系统疾病的患者容易成为慢性带菌者,少数患者可称为终生排菌者。慢性带菌者时引起伤寒不断传播或流行的主要传染源,有重要的流行病学意义。

2. 传播途径 通过消化道传播。伤寒杆菌通过粪便被排出体外,通过污染的水或食物、日常生活接触、苍蝇与蟑螂等机械性携带而传播。其中食物被污染是主要的传播途径。水源和食物污染可引起暴发流行。散发病例的主要传播方式是以日常生活接触、苍蝇和蟑螂为媒介的传播。

3. 人群易感性 普遍易感,病后可产生持久免疫力,第二次发病者少见,仅有约2%的患者可再次发病。免疫水平与细胞免疫有关,而与血清中"O""H""Vi"抗体效价无关。伤寒与副伤寒之间无交叉免疫力。

4. 流行特征 伤寒可常年发病,但流行多在夏秋季,散发为主,部分地区偶见暴发流行。儿童及青壮年发病率高,无明显性别差异。

【临床表现】

潜伏期长短与感染菌量及机体免疫状态有关,一般为7~14 d。

1. 典型伤寒

(1)初期 相当于病程第1周。起病缓慢,发热是最早出现的症状,发热前有畏寒,寒战少见。体温呈阶梯形上升,5~7 d内达39~40 ℃,热退时出汗不多。常伴全身不适、头痛、乏力、四肢酸痛、胃肠道不适等症状。

(2)极期 相当于病程第2~3周。常出现伤寒特征性表现。

1)高热:持续不退,多呈稽留热型,未经治疗可持续约2周。

2)玫瑰疹:多出现于病程第7~13天,为淡红色小斑丘疹,直径2~4 mm,多在10个以下,压之褪色,主要分布于胸、腹及肩背,分批出现,多在2~4 d内消退。

3)相对缓脉:成年人常见。并发心肌炎时,相对缓脉不明显。

4)肝、脾大:大多数患者有轻度的肝、脾大。

5)神经系统症状:由伤寒杆菌内毒素作用于中枢神经系统所致,与疾病严重程度成正比。患者常出现表情淡漠、呆滞、听力减退,重者可有谵妄甚至昏迷。儿童可出现抽搐。

6)消化系统症状:多数患者出现食欲减退、腹胀、便秘,少数出现腹泻。因回肠下段与回盲部多出现肠道病变,故右下腹可有轻压痛。

(3)缓解期 相当于病程第4周。体温逐渐下降,神经、消化系统症状减轻,但仍能出现肠出血、肠穿孔等并发症。

(4)恢复期 相当于病程第5周。体温恢复正常,神经、消化系统症状消失,肝脾恢复正常。

2. 不典型伤寒 根据患者发病年龄、机体免疫状态、病菌量及毒力、使用有效抗菌药物的早晚以及有无基础疾病等因素,不典型伤寒包括轻型、暴发型、迁延型、逍遥型四种类型。

3. 复发和再燃 少数患者热退后1~3周,临床症状再现,血培养再度阳性,称为复发。其发生与病灶内细菌未被完全清除,再度侵入血循环有关。部分患者缓解期体温下降还未恢复正常时,又重新上升,持续5~7 d后退热,称为再燃,血培养可呈阳性。其发生可能与菌血症未被完全控制有关。

4. 并发症

(1) 肠出血 是伤寒患者较为常见的并发症,多见于病程第 2~3 周。常由饮食不当、活动过多、腹泻及排便用力过度等诱发。症状视失血量而不同,患者可表现为大便隐血、血便,少量出血时可无症状或仅有轻度头晕;大量出血时可出现失血性休克表现。

(2) 肠穿孔 是伤寒患者最严重的并发症,多见于病程第 2~3 周。因病变常发生于回肠末段,故常表现为突发右下腹剧痛,伴恶心、呕吐、冷汗、脉细速、呼吸急促、体温与血压下降。经 1~2 h 后症状暂时缓解,体温回升,出现腹膜刺激征。

(3) 其他 伤寒杆菌尚可引发中毒性心肌炎、中毒性肝炎、溶血性尿毒综合征、支气管炎和肺炎等并发症。

【实验室及其他检查】

1. 一般检查 血白细胞减少,一般在 $(3~5)\times 10^9/L$,中性粒细胞减少,嗜酸性粒细胞减少或消失,随病情好转逐渐正常,复发时可再度减少或消失,对伤寒的诊断与病情评估有一定参考价值。尿常规检查常出现轻度蛋白尿和少量管型。粪便检查在腹泻患者可见少量白细胞,并发肠出血时粪便隐血试验可为阳性。骨髓涂片可见伤寒细胞。

2. 细菌学检查 血培养时最常用的确诊方法。发病第 1~2 周血培养阳性率可高达 80%~90%,以后逐渐下降,复发时再度阳性。骨髓培养阳性率高于血培养,阳性持续时间长,对已用抗生素治疗、血培养阴性的患者尤为适用。粪便培养在发病第 3~4 周可有 25% 的阳性率。十二指肠胆汁引流培养不作为常规,适用于慢性带菌者。玫瑰疹刮取液培养可获伤寒杆菌,但不作为常规。

3. 免疫学检查

(1) 肥达试验 又称肥达反应,伤寒杆菌血清凝集反应,该实验应用伤寒杆菌"O"抗原和"H"抗原,通过凝集反应检测患者血清中相应抗体的凝集效价,对伤寒有辅助诊断价值。伤寒抗体通常在病后 1 周左右出现,第 3~4 周阳性率可达 70% 以上,效价亦较高,并可维持数月。"O"抗体效价在 1:80 及"H"抗体效价在 1:160 或以上时,可确定为阳性,有辅助诊断价值。相隔 1 周双份血清抗体效价上升 4 倍以上有助于确定诊断。"Vi"抗体的检测可用于慢性带菌者的调查,效价在 1:40 以上有意义。

(2) 其他免疫学实验 报道较多的如对流免疫电泳、间接血凝试验、酶联免疫吸附试验、PCR 等,主要检测伤寒杆菌 IgM、IgG 以及核酸。以上各种检测技术是近年来发展的一些新技术,特异性、敏感性、重复性还有待进一步评价。

【诊断要点】

根据夏秋季节、有不洁饮食史、近期流行病区逗留史等流行病学特征,结合持续高热 1 周以上伴全身中毒症状,腹泻或便秘,相对缓脉,肝脾肿大,皮肤玫瑰疹等典型临床表现,可做出临床诊断。血和骨髓培养阳性有助于确诊。

【治疗要点】

1. 病原治疗

(1)第三代喹诺酮类药物　是目前治疗伤寒的首选药物,具有抗菌谱广、杀菌作用强、细菌对其产生突变耐药的发生率低、体内分布广、组织体液中药物浓度高以及口服制剂使用方便等优点。但因其影响骨骼发育,孕妇、儿童、哺乳期妇女慎用。常用药物有诺氟沙星、氧氟沙星、环丙沙星、左旋氧氟沙星等。诺氟沙星可以单独使用,也可与阿米卡星联合使用,治疗多重耐药菌株引起的伤寒。用法:成人每次0.2~0.4 g,3~4次/d,口服,连服2~3周。

(2)第三代头孢菌素　第三代头孢菌素在体外有强大的抗伤寒杆菌作用,临床应用效果良好。但因需要静脉给药,且价格昂贵,除儿童和孕妇外一般不作为首选药。可选用头孢噻肟、头孢哌酮、头孢他啶、头孢曲松等。

(3)氯霉素　对氯霉素敏感的非多重耐药伤寒杆菌所致的伤寒散发病例,仍为有效药物,在伤寒杆菌敏感地区仍可作为首选药物。成人每天1.5~2.0 g,分3~4次口服或静脉滴注,退热后减半,再用10~14 d,总疗程约为2~3周。

(4)其他　可选用氨苄西林、复方磺胺甲噁唑等。

2. 对症治疗　有严重毒血症状者,可在适量、有效抗生素治疗同时,加用糖皮质激素。兴奋、狂躁者可用镇静剂。

3. 慢性带菌者治疗　可选择氧氟沙星每次0.2 g,口服,每天2次;或环丙沙星每次0.5 g,口服,每天2次,疗程4~6周。氨苄西林每天4~6 g,静脉滴注;或阿莫西林每次0.5 g,口服,每天4次,疗程4~6周。

4. 并发症治疗

(1)肠出血　禁食,绝对卧床休息,注射镇静剂及止血剂。大出血者酌情多次输新鲜血液,注意水、电解质平衡。大量出血经内科积极治疗无效时,可考虑手术处理。

(2)肠穿孔　禁食,胃肠减压,加用对肠道菌敏感的抗菌药物,以加强腹膜炎的控制,视患者具体情况,尽快手术治疗。

【常用护理诊断/问题、措施及依据】

1. 体温过高　与伤寒杆菌感染并释放大量内毒素有关。

(1)体温监测　观察发热程度及持续时间,体温的升降特点,判断热型,为诊断提供依据。注意监测体温下降是否有再度升高的情况,及时识别由于并发症和再燃、复发导致的体温再次上升。

(2)对症护理　参见本章第二节"发热"的护理。注意擦浴时避免在腹部加压用力,以免引起肠出血或肠穿孔。

(3)卧床休息　发热期间患者必须卧床休息至热退后1周,以减少热量和营养物质的消耗,同时减少肠蠕动,避免肠道并发症的发生。恢复期无并发症者可逐渐增加活动量。

(4)保证液体入量　充足的水分可使尿量增加,有利于伤寒杆菌内毒素的排出,从而减轻毒血症状。因此鼓励患者少量、多次饮水,成人液体入量2 000~3 000 mL/d、儿童60~80 mL/(kg·d),口服量不足可静脉补充。

(5)用药护理　遵医嘱使用抗生素,观察用药后疗效及不良反应。应用喹诺酮类抗生素时要密切观察血常规变化及胃肠不适、失眠等不良反应的发生。氯霉素使用期间必须监测血象变化,尤其是粒细胞减少症的发生,偶见再生障碍性贫血。

(6)执行接触隔离措施 尤其预防经消化道途径的传播,隔离期间注意患者的心理反应,减轻患者焦虑、孤独的情绪反应。鼓励家属探视,保持对患者的关心、照顾,维持对患者的心理支持和社会支持。

2.营养失调:低于机体需要量 与伤寒杆菌感染导致高热、食欲减退及腹部不适有关。

(1)介绍饮食控制重要性 在疾病进展期,进食生冷、过硬、刺激性强、多渣的食物或进食过饱等,易诱发肠道并发症。故应向患者及家属说明饮食控制的重要性,使患者及家属主动配合饮食管理,严格控制饮食。

(2)饮食原则 极期患者应给予营养丰富、清淡的流质饮食,少量多餐,避免过饱。有肠出血时应禁食,静脉补充营养。缓解期,可给予易消化的高热量、高蛋白、高维生素、少渣或无渣的流质或半流质饮食,避免刺激性和产气的食物,并观察进食后胃肠道反应。恢复期患者食欲好转,可逐渐恢复至正常饮食,但此时仍可能发生肠道并发症,应节制饮食,密切观察进食后反应。腹胀者给予低糖低脂食物,禁食牛奶,注意补充钾盐。

(3)营养状况监测 定期监测体重、血红蛋白、血清蛋白的变化。

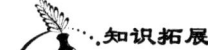

> 伤寒患者饮食护理要点:发热期间应给予营养丰富、清淡流食,注意保证液体入量;退热期间给予高热量、少渣、少纤维素、不易产肠胀气的半流质饮食;恢复期患者可逐渐恢复正常饮食,但此时仍可能发生肠道并发症,切忌饮食不节和进食生冷粗糙的食物,并密切观察进食后反应。

3.腹泻/便秘 与伤寒杆菌释放内毒素致肠道功能紊乱有关。

(1)便秘的护理 便秘患者排便时切忌过分用力,必要时用开塞露或生理盐水低压灌肠,忌用泻药。由于便秘可引起患者腹胀,缓解腹胀除调节饮食外,如减少或停止易产气食物的摄入,还可用松节油腹部热敷、肛管排气或生理盐水低压灌肠,但禁用新斯的明,因新斯的明可引起剧烈肠蠕动,诱发肠出血或肠穿孔。

(2)腹泻的护理 注意评估腹泻次数、粪便的颜色、性状、量,持续时间,有无便血,注意检查大便隐血。遵医嘱补液,监测水、电解质、酸碱平衡状况。

4.潜在并发症:肠出血、肠穿孔

(1)避免诱因 常见诱因包括病程中过早下床活动或随意起床、过量饮食、饮食中含固体及纤维渣滓较多、用力排便时、腹胀、腹泻治疗性灌肠或用药不当等。

(2)观察并发症的征象 密切监测生命体征,及早识别肠道并发症的征象,血压下降、脉搏增快、体温下降、出冷汗、肠蠕动增快、便血提示肠出血征兆。小量出血时隐血试验阳性或粪便呈深褐色,中等量出血时粪便呈柏油样,大量出血时呈血便,严重时呈休克状态。患者突发右下腹剧痛,伴有恶心、呕吐、面色苍白、体温和血压下降、腹肌紧张等提示有肠穿孔的可能。发现异常时,及时通知医生并配合处理。

(3)肠出血和肠穿孔的护理　肠出血患者应绝对卧床休息,保持安静,必要时给镇静剂。出血时禁食,遵医嘱静脉输液,给予止血药物,应严禁灌肠治疗。肠穿孔时给予胃肠减压,并积极准备手术治疗。

【其他护理诊断/问题】

潜在并发症:中毒性心肌炎、肺炎、中毒性肝炎、胆囊炎。

【健康指导】

1. 对患者的指导　伤寒恢复期患者仍有可能发生肠出血和肠穿孔,应教育患者及家属饮食中避免生、冷、硬、粗,同时告知患者注意休息,减少探视,以免机体抵抗力下降引起病情复发。伤寒痊愈后仍需定期检查粪便,若粪便培养持续1年或1年以上阳性者,需坚持进行药物治疗,不可从事餐饮服务业;若再次出现发热等表现,应及时就诊。对居家治疗者,其餐具及生活用品应独立使用并随时消毒,另外还应注意卫生间、地面、桌椅和患者排泄物、呕吐物的彻底消毒。

2. 疾病预防指导

(1)管理传染源　对患者和带菌者应进行隔离或定期访视,给予规范和彻底治疗,对患者和带菌者执行接触隔离措施。至体温正常后15 d或间隔5~7 d粪便培养1次,连续2次阴性,方可接触隔离。接触者应医学观察2周,发热者应立即隔离。对高危人群应进行定期普查。

(2)切断传播途径　注意个人卫生,养成良好的卫生习惯。加强公共饮食卫生、水源和粪便的管理,消灭苍蝇、蟑螂等。

(3)保护易感人群　对高危人群(如与带菌者密切接触者、出入伤寒流行区者等)可接种伤寒、副伤寒甲、乙三联菌苗或口服减毒活菌苗(如Ty21a株疫苗)进行预防,也可应急性口服复方磺胺甲噁唑,每次2片,每天2次,连服3~5 d进行预防。

(杨丽霞　张　琦)

第五节　细菌性痢疾

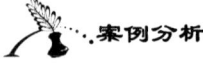

患者,男,62岁。因"反复腹泻、腹痛4个月"入院。发病初期为稀便,后转为脓血便。

护理体检:T 37.7 ℃,P 90次/min,R 20次/min,BP 120/80 mmHg。贫血貌,营养不良,左下腹压痛,可扪及增粗的乙状结肠。

实验室检查:白细胞10×10^9/L;大便镜检白细胞2~8个/HP。

问题:根据本节内容,请考虑患者的初步医疗诊断及诊断依据、目前存在的主要护理诊断/问题及具体护理措施。

细菌性痢疾(bacillary dysentery)简称菌痢,是由志贺菌(又称痢疾杆菌)引起的肠道传染病,亦称为志贺菌病。主要表现为腹痛、腹泻、里急后重和黏液脓血便等。可伴有发热及全身毒血症状。临床表现轻重不一,严重者可有感染性休克和(或)中毒性脑病,预后凶险。一般为急性,少数迁延成慢性。

【病因和发病机制】

志贺菌属为革兰氏阴性菌,菌体短小、无鞭毛、无芽胞,有菌毛。根据其抗原性不同,可分为4群(A群痢疾志贺菌、B群福氏志贺菌、C群鲍氏志贺菌、D群宋内志贺菌)47个血清型。国内流行菌目前以B群为主,有的地方D群有上升趋势。各群和各型之间无交叉免疫,病后产生的免疫力除A群外,其余各群均较弱,时间短,故易复发和再感染。该菌在外界环境中生存力较强,温度越低,存活时间越长,在蔬菜、水果及患者接触过的物品上能存活1～2周,在水中(37 ℃)存活20 d。但对理化因素的抵抗力较低,加热60 ℃ 10 min、煮沸2 min即被杀死。对各种化学消毒剂及酸敏感。志贺菌属不断发生耐药菌株,常呈多重耐药,而且广泛存在。

人类进食少量细菌即可引起发病。志贺菌属经口入胃,大部分被胃酸杀死,当机体抵抗力下降时,细菌进入结肠,在结肠黏膜上皮细胞内繁殖、扩散,并侵入固有层繁殖。各型病菌均具有侵袭能力,产生内毒素,A群还可产生具有肠毒素、细胞毒和神经毒活性的外毒素。内毒素引起毒血症状,出现发热、意识障碍、感染性休克等。肠毒素使肠液分泌增加,引起病初的水样便、细胞毒素引起肠黏膜炎症反应,黏膜上皮细胞变性、坏死,脱落形成浅表溃疡,分泌大量黏液和渗出物,形成脓血便。病变一般局限于结肠,以乙状结肠和直肠最显著,急性期呈弥漫性纤维蛋白渗出性炎症。中毒性菌痢结肠病变并不严重,主要是由于机体对细胞毒素产生异常强烈反应,引起急性微循环障碍等严重的病理生理改变。

【流行病学】

1. 传染源　主要为急性、慢性患者及带菌者。急性菌痢患者早期排菌量大、传染性强;而非典型患者、慢性患者及带菌者往往易被忽略,具有更大流行病学意义。

2. 传播途径　经消化道传播。经口传播,健康人的手接触痢疾杆菌,亦可导致经口感染;亦可通过苍蝇污染食物而传播。志贺菌主要通过污染食物、水、生活用品,菌群经手传播是散发病例的主要传播途径;食物或水源被污染可引起食物型暴发流行或水型暴发流行。

3. 人群易感性　普遍易感。但有两个发病高峰年龄段,即学龄前儿童和青壮年。病后可获得一定的免疫力,但短暂而不稳定,且不同群、型之间无交叉保护性免疫,故易重复感染。

4. 流行特征　菌痢主要集中在温带和亚热带地区,多见于卫生条件差的区域。在我国各地区全年均有发生,但以夏秋季多发,与苍蝇活动、夏季饮食习惯、机体抵抗力等因素有关。

考点:志贺菌主要通过污染食物、水、生活用品,菌群经手传播是散发病例的主要传播途径;食物或水源被污染可引起食物型暴发流行或水型暴发流行。

【临床表现】

潜伏期1～2 d,潜伏期长短和临床症状长短和临床症状的轻重主要取决于患者的年龄、抵抗力、感染细菌的数量、菌群毒力的不同。在菌属因素中,痢疾志贺菌感染多较重,宋内志贺菌感染多较轻,福氏志贺菌介于以上两者之间,但易转为慢性。根据病程长短和病情轻重可分为下列临床类型。

1. 急性菌痢　根据毒血症状及肠道症状轻重分为3型。

(1) 普通型(典型) 起病急,高热伴畏寒、寒战,体温可高达39 ℃,伴头痛、乏力、食欲不振等全身不适;早期有恶心、呕吐,继而出现阵发性腹痛、腹泻和里急后重。排便次数增多,每天十几次至数十次,量少,粪便性状开始为稀便,可迅速转变为黏液脓血便。常有左下腹压痛及肠鸣音增强。发热一般于2~3 d后自行消退。腹泻常持续1~2周缓解或自愈,少数转为慢性。

(2) 轻型(非典型) 一般无全身毒血症状,不发热或低热。肠道症状较轻,排便次数较少,每天3~5次,粪便糊状或稀便。病程短,3~7 d可痊愈,亦可转为慢性。

(3) 中毒性痢疾 多见2~7岁体质较好的儿童。起病急骤,突然高热,病势凶险,有严重的全身毒血症状,精神萎靡、频发惊厥,迅速发生循环和(或)呼吸衰竭,而肠道症状较轻,但生理盐水灌肠或直肠拭子取标本镜检,可发现大量脓细胞和红细胞。根据其主要临床表现,可分为3型。

1) 休克型(周围循环衰竭型):较多见,以感染性休克为主要表现。患者面色灰白、面色厥冷、指甲发白、心率增快、脉搏细速、尿量减少。早期血压正常或稍低,晚期血压下降甚至不能测出,皮肤花纹明显,伴不同程度意识障碍,可出现心、肾功能不全的症状。

2) 脑型(呼吸衰竭型):最为严重。表现为脑膜脑炎、颅内压增高,甚至脑疝,并出现中枢性呼吸系统衰竭。剧烈头痛、频繁呕吐,呈典型的喷射状呕吐。频繁或持续性惊厥、昏迷。瞳孔大小不等,可忽大忽小,对光反应迟钝或消失,眼球下沉呈落日征。呼吸节律不齐,深浅不匀,双吸气或叹息样呼吸,严重者可出现呼吸停止。

3) 混合型:预后最为凶险,病死率很高(90%以上)。常出现惊厥,未能及时抢救则迅速发展为呼吸衰竭和循环衰竭。

2. 慢性菌痢 病程反复发作或迁延不愈达2个月以上,即为慢性菌痢。导致菌痢慢性化的原因:①急性期治疗不及时或治疗不当,经正规治疗但因菌株耐药而转成慢性。②机体抵抗力低下,营养不良、有胃肠道慢性疾病,如慢性胆囊炎、慢性胃炎等,分泌型IgA缺乏导致抵抗力下降等。③与感染的细菌菌型有关,如福氏菌易导致慢性感染。

(1) 急性发作型 有菌痢病史,常因进食生冷或受凉、过度劳累等因素诱发急性发作,可出现腹痛、腹泻、脓血便,发热常不明显。

(2) 慢性迁延型 最为多见。急性菌痢发作后,迁延不愈,长期有腹痛、腹泻或腹泻与便秘交替、稀黏液便或脓血便的表现。常有左下腹压痛,可扪及增粗的乙状结肠。长期腹泻导致营养不良、贫血、乏力等。

(3) 慢性隐匿型 较少见。1年内有痢疾史,而无临床症状。粪便培养可检出志贺菌,乙状结肠镜检查可有异常发现。

【实验室及其他检查】

1. 血常规 急性期外周血白细胞总数可轻至中度增高,多在$(10~20)\times10^9/L$,中性粒细胞亦增高。慢性期可有贫血。

2. 粪便检查

(1) 一般检查 外观多为黏液脓血便,量少,无粪质。镜检可见大量脓细胞及红细胞,如有巨噬细胞更有助于诊断。

(2) 粪便培养　确诊依据为粪便培养出志贺菌。早期、连续多次、抗菌治疗前、采新鲜粪便的脓血部分、采用适当培养基可提高培养阳性率。粪便培养同时可做药物敏感试验以指导临床合理选用抗菌药物治疗。

(3) 免疫学检查　与细菌培养比较具有早期快速诊断的优点,但由于粪便中抗原成分复杂,易出现假阳性反应,故目前临床上尚未广泛应用。

【诊断要点】

1. 流行病学资料　当地流行情况、夏秋季、有进食不洁食物史、与菌痢患者接触史等。

2. 临床表现　典型病例急性期发热、腹痛、腹泻、黏液脓血便、里急后重等症状。中毒性菌痢以儿童多见,急性高热、惊厥、意识障碍及循环衰竭或呼吸衰竭,而胃肠道症状轻微。慢性菌痢患者则有急性菌痢史,病程超过2个月而病情未愈者。

3. 粪便检查　肉眼见黏液脓血便,镜检有大量脓细胞、白细胞以及红细胞即可临床诊断,确诊依赖于粪便培养发现痢疾杆菌。

【治疗要点】

1. 急性菌痢

(1) 一般治疗　执行接触隔离措施,防止经消化道和生活接触途径的传播,至临床症状消失、粪便培养连续2次阴性,方可解除隔离。注意饮食、维持水、电解质、酸碱平衡。

(2) 病原治疗　自抗生素广泛应用以来,痢疾杆菌耐药不断增加,且呈多重耐药。近年来报道,对氯霉素、磺胺及呋喃唑酮等药的耐药率为70%～90%。故用药时应参考药物敏感试验,选择易被肠道吸收的口服药物,病情重或口服吸收不良时,加用肌内注射或静脉滴注抗生素。原则上疗程不宜短于5 d,以减少恢复期带菌。

1) 喹诺酮类:抗菌谱广,有强大的杀菌作用,对耐药菌株亦有较好的疗效,口服后可完全吸收,是目前成人菌痢的首选用药。常用诺氟沙星,成人每次0.2～0.4 g,每天4次,口服,疗程5～7 d。亦可选用其他喹诺酮类药物,如环丙沙星、氧氟沙星。因影响骨骼发育,故孕妇、儿童及哺乳期妇女慎用。

2) 复方磺胺甲噁唑:虽对本病至耐药菌株有所增加,多数患者仍有较好的疗效。

3) 其他:近年报告口服甲硝唑治疗婴幼儿菌痢有效。也可用庆大霉素、阿米卡星等。

(3) 对症治疗　高热可用退热药及物理降温,腹痛剧烈可用解痉药如阿托品、颠茄合剂。毒血症状严重者,可酌情小剂量应用糖皮质激素。

2. 慢性菌痢

(1) 病原治疗　应根据病原菌分离及细菌药敏试验,合理选择有效地抗菌药物。可联合应用两种不同类型的抗菌药物,疗程延长到10～14 d,重复1～3个疗程。亦可应用药物保留灌肠疗法,灌肠液内加用小量糖皮质激素,以增加其渗透作用而提高疗效。

(2) 对症治疗　肠功能紊乱者可用镇静、解痉药物。出现肠道菌群失调,可用微生态制剂如乳酸杆菌或双歧杆菌制剂。如并存其他慢性疾病,应积极给予相应的治疗。

考点:确诊依据为粪便培养出志贺菌。早期、连续多次、抗菌治疗前、采新鲜粪便的脓血部分、采用适当培养基可提高培养阳性率。

3. 中毒性痢疾　本病病势凶险,应早期诊断,及时采用综合抢救措施。

(1) 病原治疗　应用有效地抗菌药物静脉滴注,如选用环丙沙星或氧氟沙星,或选用第三代头孢菌素如头孢噻肟。亦可两类药物联合应用。病情好转后改口服用药。

(2) 对症治疗

1) 降温、镇静:高热给予药物降温及物理降温,如高热伴躁动不安及反复惊厥者,可用亚冬眠疗法,争取短时间内使体温降至36～37℃。

2) 休克型:应积极抗休克治疗。①扩充血容量、纠正酸中毒和维持水与电解质平衡,快速静脉滴注低分子右旋糖酐及葡萄糖盐水,给予碱性液纠正酸中毒。②在扩充血容量的基础上,应用山莨菪碱或阿托品解除微血管痉挛,如血压仍不回升,则可加升压药,以增加心肌收缩力,降低周围血管阻力及改善重要脏器的血液灌注。③注意保护重要脏器功能。④短期应用糖皮质激素。

3) 脑型:①脑水肿可用20%甘露醇脱水,及时应用血管扩张剂以改善脑血管痉挛,亦可应用糖皮质激素。②防治呼吸衰竭则可用呼吸兴奋剂,必要时气管插管或切开及应用人工呼吸器。

【常用护理诊断/问题、措施及依据】

1. 体温升高　与痢疾杆菌内毒素激活细胞释放内源性致热原,作用于体温中枢导致体温升高有关。

(1) 监测体温变化　每4 h测1次,必要时每2 h测1次,观察热型及伴随症状。

(2) 患者应卧床休息　保持舒适体位。病室应保持适宜的温度、湿度,一般室温维持在16～18℃,湿度以60%左右为宜,应注意通风,避免噪声。

(3) 病情观察　注意观察患者体温、脉搏、呼吸血压、神志等生命体征的变化,以及出、入水量和体重、发热引起的身心反应变化,治疗及护理效果等。

(4) 口腔、皮肤护理　可用生理盐水擦拭口腔,口唇干燥时涂唇油,画着大量出汗后用温水擦身,更换内衣,保持皮肤清洁、干燥,预防感染。

(5) 降温措施　可采用物理降温,如温水擦浴、乙醇(酒精)擦浴、冰袋等,有皮疹的患者禁用乙醇擦浴,并避免对皮肤的刺激。对持续高热而物理降温效果不明显者,需遵医嘱药物降温,并观察记录降温效果。

(6) 健康教育　向患者及家属讲解发热的原因、诱因和物理降温的方法,鼓励患者提出问题,并给予耐心解答,使其解除焦虑,同时还应向患者、家属介绍发热时的休息、饮食、饮水的要求及物理降温方法。

2. 腹泻　与肠道炎症、广泛浅表性溃疡形成导致肠蠕动增强、肠痉挛有关。

(1) 隔离措施　严格执行接触隔离措施,注意粪便、便器和尿布的消毒处理。接触隔离要求:急性期症状消失,粪检阴性,粪便培养连续两次阴性。

(2) 腹泻的观察　观察排便次数、量、形状及伴随症状,采集含有脓血、黏液部分的新鲜粪便作为标本送检,以提高阳性率。慢性菌痢者注意一般状况的改善,如体重、营养状况等。怀疑中毒性菌痢患者,如尚未排便,可用肛拭子采集标本。

(3) 休息　急性期患者腹泻频繁、全身症状明显者应卧床休息,保持情绪舒畅,有利于减轻不适。频繁腹泻伴发热、疲乏无力、严重脱水者应协助患者排便。

(4) 皮肤护理　每次排便后清洗肛周,并涂以润滑剂,减少刺激。每天用温水或1∶5 000高锰酸钾溶液坐浴,防止感染。伴明显里急后重者,嘱患者排便时不要过度

考点:确诊依据为粪便培养出志贺菌。早期、连续多次,抗菌治疗前,采新鲜粪便的脓血部分,采用适当培养基可提高培养阳性率。

用力,以免脱肛。发生脱肛时,可戴橡胶手套助其回纳。

(5)饮食护理 严重腹泻伴呕吐者可暂禁食,静脉补充所需营养,使肠道得到充分休息。能进食者,以进食高热量、高蛋白、高维生素、少渣、少纤维素,易消化清淡流质或半流质饮食为原则,避免生冷、多渣、油腻或刺激性食物。少量多餐,可饮糖盐水。病情好转逐渐过渡至正常饮食。

(6)保持水、电解质平衡 详细记录每天出入液量情况,同时根据血液生化检查结果补充水及电解质,避免发生脱水及电解质紊乱。轻者可口服补液盐溶液,严重者静脉补液。

(7)用药护理 遵医嘱使用抗菌药,如诺氟沙星、复方磺胺甲噁唑等。注意观察胃肠道反应、肾毒性、过敏、粒细胞减少等不良反应。早期禁用止泻药,便于毒素排出。

3. 组织灌注无效 与中毒性菌痢导致微循环障碍有关。

(1)病情观察 对休克型患者应严密监测生命体征、神志、尿量,如有脉搏细速、血压下降、面色苍白、四肢湿冷、尿少、烦躁等休克征象,通知医生。

(2)休息与体位 患者应绝对卧床休息,置患者平卧位或休克体位(头部和下肢均抬高30°),小儿去枕平卧,头偏向一侧。

(3)保暖 由于循环衰竭患者末梢循环不好,应注意保暖,可调高室温,减少暴露部位,加盖棉被,喝热饮料,放置热水袋,但要注意防止烫伤。

(4)抗休克治疗的护理 建立静脉通路,记录24 h出入量有利于判断病情和调整补液速度。遵医嘱予以扩容、纠正酸中毒等抗休克治疗。扩容时,应根据血压、尿量随时调整输液速度。在快速扩容阶段,应观察脉率呼吸,注意有无呼吸困难、咳泡沫痰及肺底湿啰音,防止补液不当造成的肺水肿及左心衰竭。应用血管活性药物时,维持适当的浓度和速度。注意观察药物的疗效和不良反应。如果应用阿托品,应注意区分阿托品化和阿托品中毒。

(5)抗休克治疗有效的指征 患者面色转红、发绀消失、肢端转暖、血压渐上升,提示组织灌注良好;收缩压维持在80 mmHg以上,脉压>30 mmHg,脉搏<100次/min且充盈有力;尿量>30 mL/h,表示肾血液灌注良好。

4. 潜在并发症:中枢性呼吸衰竭

(1)密切观察有无呼吸节律、频率、深度改变。

(2)保持呼吸道通畅,呼吸道分泌物多时及时给予吸痰。

(3)氧疗:给予吸氧,监测血氧饱和度、动脉血气分析,观察氧疗效果。可经鼻导管给氧,氧流量2~4 L/min,必要时4~6 L/min。

(4)准备好气管插管、气管切开包、人工呼吸机等急救器械及药物。

(5)遵医嘱使用脱水剂、呼吸兴奋药等。

【其他护理诊断/问题】

1. 疼痛:腹痛 与细胞毒素作用于肠壁自主神经,引起肠痉挛有关。

2. 潜在并发症 惊厥、脑疝。

3. 有体液不足的危险 与高热、腹泻、摄入不足有关。

【健康指导】

1. 对患者的指导 菌痢患者应及时隔离、治疗,粪便消毒对于传染源的控制极为重要,应向患者及家属说明。遵医嘱按时、按量、按疗程坚持服药,争取急性期彻底治愈,以防转变为慢性菌痢。慢性菌痢患者可因进食生冷食物、暴饮暴食、过度紧张和劳累、受凉、情绪波动等诱发急性发作,应注意避免诱发因素。加强体育锻炼,保持生活规律,复发时及时治疗。

2. 疾病预防指导

(1) 管理传染源　急、慢性患者和带菌者应隔离或定期进行访视管理,并给予彻底治疗,直至大便培养阴性。对饮食服务人员、水源管理人员、托幼机构保教人员等行业人群中的患者,应立即调离原工作岗位给予彻底治疗。慢性菌痢患者和带菌者未治愈前一律不得从事上述行为的工作。

(2) 切断传播途径　养成良好的个人卫生习惯,餐前便后洗手,不饮生水,不摄入不洁食物,把住"病从口入"关。

(3) 保护易感人群　世界卫生组织报告,目前尚无获准生产的可有效预防志贺菌感染的疫苗。我国主要采用口服活菌苗,活菌苗主要通过刺激肠道产生分泌型 IgA 及细胞免疫而获得免疫性,免疫期可维持 6～12 个月。对同型志贺菌保护率约为 80%,而对其他型别菌痢的流行可能无保护作用。

(杨丽霞　张　琦)

第六节　霍　乱

患者,男,35岁。因"腹泻6小时,伴呕吐2次"入院。患者入院前6 h 开始出现腹泻,为米泔水样便,量较多,共15余次,呕吐2次,为胃内容物。病前1 d 曾进食海鲜。

护理体检:T 36.8 ℃,P 112 次/min,R 23 次/min,BP 85/60 mmHg。神清,皮肤弹性差,口唇干燥,眼窝稍下陷。肠鸣音活跃。

实验室检查:白细胞12×10^9/L,中性粒细胞89%;大便镜检白细胞0～3 个/HP,红细胞0～2 个/HP。

问题:根据本节内容,请考虑该患者的初步医疗诊断及诊断依据、目前存在的主要护理诊断/问题及具体护理措施。

霍乱是由霍乱弧菌引起的烈性肠道传染病,主要经水和食物传播,发病急,传播快,临床上以骤然剧烈泻吐、排泄大量米泔肠内容物、脱水、肌痉挛及循环衰竭为特征。该病在《中华人民共和国传染病防治法》中列为甲类,属强制管理的传染病。

【流行病学】

1. 传染源　病人和带菌者是霍乱的主要传染源。中、重型病人排菌量大,传染性强,轻型病人、隐形感染者、潜伏期、恢复期带菌者不易发现,因而也是重要的传染源。

2. 传播途径　通过消化道传播。霍乱弧菌可经水、食物、生活接触和苍蝇等途径传播,因水源极易被病人吐泻物所污染,所以水传播是最重要的传播途径。且霍乱弧菌在水中存活时间较长,易感者即可因直接饮用传染的生水而感染,也可通过水对食物、餐具的污染而感染,所以经水传播的霍乱常呈暴发流行。食物传播的作用仅次于水,故食物被污染也可形成食物型暴发流行。日常生活接触及苍蝇的传播是散发病例的主要传播途径。

3. 人群易感性　普遍易感,病后可产生一定免疫力,能产生一定免疫力,能产生抗菌抗体和抗肠毒素抗体,但维持时间短,有再感染的可能。

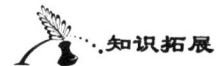

霍乱弧菌可经水、食物、生活接触和苍蝇等途径传播,因水源极易被病人吐泻物所污染,所有水传播是最重要的传播途径。且霍乱弧菌在水中存活时间较长,易感者即可因直接饮用传染的生水而感染,也可通过水对食物、餐具的污染而感染,所以经水传播的霍乱常呈暴发流行。

4. 流行特征

(1) 地方性及外来性　古典生物型和埃尔托生物型霍乱的地方性疫源地分别为印度的恒河三角洲和印尼的苏拉威西岛,并由此向东南亚传播,先后造成7次世界性大流行。第7次世界大流行起始于1961年,至今仍未停息。霍乱分布有沿海、沿江为主的地理特点,埃尔托生物型霍乱尤为显著。其扩散有近程传播和远程传播,通过污染水源的传播为近程传播,而通过交通工具的传播为远程传播。我国历次霍乱流行,都是由国外输入,曾造成极大危害。

(2) 季节性　热带地区发病无严格季节性,常年发病。温带地区则季节分布明显,7~9月份是流行高峰。

(3) O_{139}血清型霍乱弧菌流行特征　疫情来势凶猛,传播快、病例散发、无家庭聚集现象。地区分布先沿海,后内陆,与埃尔托生物型霍乱相一致。与其他弧菌感染无交叉免疫力。

【临床表现】

潜伏期平均1~3 d,短者数小时,长达7 d。多数患者起病急,少数患者有乏力、头晕、腹胀、轻度腹泻等前驱症状。

1. 典型霍乱　病程分为3期。

(1) 泻吐期　多数以急剧腹泻开始,继而呕吐,无发热、腹痛和里急后重。大便量多,每次可超过1 000 mL,每天数次至数十次,甚至难以计数。开始大便为泥浆样或水样,有粪质,迅速变为米泔水样,无粪臭。有肠道出血者粪便呈洗肉水样。呕吐常为喷射状,少有恶心,轻者可无呕吐,呕吐物先为胃内容物,后为米泔水样。本期持续数小时至2 d。

(2) 脱水期　严重泻吐后出现脱水、电解质紊乱、代谢性酸中毒甚至循环衰竭。此期一般为数小时至3 d。表现为:①脱水,轻度脱水患者可见皮肤黏膜稍干燥,皮肤弹性略差,失水量约1 000 mL,儿童70~80 mL/kg;中度脱水患者皮肤弹性差,眼窝凹陷,声音轻度嘶哑,血压下降及尿量减少,失水量约为3 000 mL,儿童80~100 mL/kg;重度脱水者皮肤无弹性,眼球下陷,面颊深凹,手指皱瘪,舟状腹,神志淡漠或烦躁不安,失水量约4000 mL,儿童100~120 mL/kg。②周围循环衰竭,严重失水可引起低血容量性休克。患者表现为四肢厥冷、脉搏细速、血压降低、少尿或无尿、意识障碍、烦躁不安、嗜睡甚至昏迷。③肌肉痉挛,多见于腓肠肌和腹直肌,由于泻吐使钠盐大量丢失所致。表现为痉挛部位的疼痛、肌肉呈强直状态。④低钾综合征,表现为肌张力减弱、腱反射消失、鼓肠甚至心律失常。⑤代谢性酸中毒,临床表现为呼吸增快,严重者可有意识障碍甚至昏迷。

(3)恢复期或反应期　腹泻停止、脱水纠正后,患者症状逐渐消失,尿量增加,体温、脉搏、血压恢复正常。约1/3患者有反应性发热,可能由于循环改善后残存的肠内毒素继续吸收所致,多波动于38～39℃,持续1～3 d后可自行消退。

2.临床类型　根据脱水程度、血压及尿量等,将霍乱分为五型。①无症状型:感染者无任何症状,仅呈排菌状态,称接触带菌者或健康带菌者,排菌期一般为5～10 d。②轻型:患者微感不适,每天腹泻少于10次,粪质软或稀,无呕吐及脱水表现,血压、脉搏均正常,尿量稍减少。③中型:每天泻吐达10～20次。米泔水样便,有一定程度的脱水。血压稍低,脉细数,少尿。④重型:泻吐频繁,每天20次以上,脱水严重,血压低甚至不能测出,脉细弱常不能触及,无尿。⑤暴发型(中毒型):又称干性霍乱,极罕见。起病急骤,起病后迅速进入休克状态,无泻吐或泻吐较轻,无脱水或仅轻度脱水,但有严重中毒性循环衰竭。

3.并发症　①急性肾功能衰竭:为最常见的并发症,也是常见的死亡原因。②急性肺水肿:严重脱水快速补液时,若不及时纠正酸中毒可诱发急性肺水肿。

【实验室及其他检查】

1.一般检查

(1)血常规及生化检查　由于脱水导致血液浓缩,可见血浆比重和血细胞比容升高,白细胞可高达$(10～30)\times10^9/L$,中性粒细胞及大单核细胞增多。血清钾、钠、氯化物降低,$HCO_3^-<15$ mmol/L,而尿素氮、肌酐增高。

(2)尿常规检查　多数患者尿液呈酸性,可见少量蛋白、红细胞、白细胞和管型,比重在1.010～1.025之间。

(3)粪便常规　部分患者可见黏液,镜检可见少数白细胞和红细胞。

2.血清学检查　霍乱弧菌感染后可产生抗菌抗体和抗肠毒素抗体。血清学检查主要用于流行病学的追溯诊断和粪便培养阴性可疑患者的诊断。

3.病原学检查

(1)涂片染色　粪便涂片染色镜检,可见革兰氏阴性稍弯曲弧菌,呈鱼群状排列。

(2)直接悬滴及制动试验　将新鲜粪便滴于玻片上,在暗视野镜检,可见运动活跃呈穿梭状的弧菌。当滴入O_1群多价免疫血清后,由于抗原抗体作用使运动停止,可作为O_1群霍乱弧菌的初筛诊断;若不能制止运动,则换成O_{139}血清重做试验。出现制动试验阳性反应时,临床需按霍乱诊断并进行治疗。

(3)粪便培养　将粪便接种于pH值8.4的碱性蛋白胨水中增菌,在36～37℃下培养6～8 h后再分离培养。可采用的选择性培养基有碱性琼脂、碱性胆盐琼脂,如采用庆大霉素琼脂、亚碲酸盐琼脂则选择性更强。增菌培养和分离培养可为明确诊断提供依据,并可对其生物型和血清型做出诊断。

(4)核酸检测　应用PCR检测霍乱弧菌,是新近快速诊断霍乱的方法,但尚未在临床广泛使用。

考点:霍乱为一类传染病,对健康危害大、死亡率高。

第十章 传染病患者的护理

【诊断要点】

1. 诊断标准 符合下列各项之一者,即可确诊为霍乱:①凡有泻吐症状,粪便培养霍乱弧菌阳性者;②霍乱流行期间,在疫区内有典型症状。虽然粪便培养未发现霍乱弧菌但无其他原因可查者,经双份血清凝集试验,效价呈4倍增长;③在流行病学调查中,发现首次粪便培养阳性前后各5 d内,有腹泻症状及接触史,可诊断为轻型霍乱。

2. 疑似诊断 具有下列两项之一者,可诊断为疑似霍乱:①凡有典型症状的首发病例,病原学检查未确定之前;②霍乱流行期间有明确接触史,且发生腹泻、呕吐症状,而无其他原因可查者。

【治疗要点】

1. 及时补液 及时补充足量的液体和电解质是治疗霍乱最重要的措施。通常首先541液(每升液体中含氯化钠5 g、碳酸氢钠4 g、氯化钾1 g,另加50%葡萄糖注射液20 mL),如有休克,则先用2∶1液或生理盐水扩容,待血压回升后改用541液,第1天的补液量和速度:轻型3 000~4 000 mL(儿童120~150 mL/kg)。最初1~2 h以5~10 mL/min快速滴入;中型4 000~8 000 mL(儿童150~200 mL/kg),最初1~2 h快速滴入,待血压恢复正常后再减慢滴速为5~10 mL/min;重型8 000~12 000 mL(儿童200~250 mL),一般用2条静脉通道,开始以40~80 mL/min输入,半小时后按20~30 mL/min快速输入,直至休克纠正后逐渐减慢输液速度。

对于轻型病例或重症病例经治疗好转后可用口服补液,常用口服补液盐(ORS)液(每升液体中含氯化钠3.5 g、碳酸氢钠2.5 g、氯化钾1.5 g、葡萄糖20 g)。前6 h成人每小时口服750 mL(儿童250 mL),以后每6 h口服量为前6 h泻吐量的1.5倍。

补液的原则

早期、迅速、足量、先盐后糖、先快后慢、纠正酸中毒、补钙、见尿补钾,对老人以及心肺功能不全患者补液不可过快。

液体治疗的护理:

(1)迅速建立静脉通道或使用加压输液装置,大量、快速输入液体,以利尽快纠正脱水。

(2)输入的溶液应适当加温。

(3)注意观察脱水改善情况及有无急性肺水肿表现。

(4)对于口服补液者应注意补液量及观察脱水纠正情况。

2. 抗菌治疗 及早应用有效的抗菌药物,能缩短病程,减少腹泻次数,清除病原菌,但不能减轻病情,仅作为补液治疗的辅助措施。常用药物可选用多西环素、诺氟沙星、复方磺胺甲噁唑等,3天为1疗程。

3. 对症治疗 在补液过程中要注意纠正酸中毒、低血钾症。在补足血容量后,血压仍仍低者,可应用糖皮质激素、血管活性药物、强心药等。

【常用护理诊断/问题、措施及依据】

1. 腹泻 与霍乱肠毒素作用于肠道有关。护理措施参见本章第5节"细菌性痢疾"的护理。

2. 组织灌注无效　与频繁剧烈的泻吐导致严重脱水、循环衰竭有关。

（1）病情观察　密切观察生命体征和神志的变化,每0.5~1.0 h测量及记录1次。观察及记录呕吐物及排泄物的颜色、性质、量、次数;严格记录24 h出入量。根据皮肤黏膜弹性、尿量、血压、神志等变化判断脱水程度。结合实验室检查如血清钠、钾、氯、钙、二氧化碳结合力、尿素氮等,评估水、电解质和酸碱平衡情况,为判断补液量和进一步治疗提供依据。及时采集泻吐物送检。

（2）补液治疗的护理　遵医嘱进行补液治疗,是抢救霍乱患者的关键。迅速建立至少两条静脉通路,有条件可作为中心静脉穿刺,输液的同时监测中心静脉压的变化,为判断病情和疗效提供依据。根据脱水程度和病情轻重确定输液量和速度,制订周密的输液计划,可应用输液泵以保证及时准确地输入液体。加压输液或快速输液时,应加温至37~38 ℃,以免因快速输入大量液体出现不良反应。在输液过程中,应观察患者脉搏、血压,注意是否有烦躁、胸闷、咳嗽、心悸、气促等表现,如果出现脉搏突然加快,伴有气促、颈静脉充盈,肺部闻及湿罗音等,应警惕急性肺水肿的发生,应及时进行抢救。观察输液效果:患者的血压是否回升、皮肤弹性是否好转、尿量是否正常等。若患者循环好转后出现四肢无力、鼓肠、脉搏不整等情况,提示发生低钾血症,做好补钾准备。

（3）饮食护理　剧烈泻吐时,应暂时禁食。当临床症状逐渐好转,可给予少量多次饮水。病情控制后逐步过渡到温热低脂流质饮食,如果汁、米汤、淡盐水等,避免引用牛奶、豆浆等易引起肠胀气的食物。

（4）生活护理　卧床休息,床边放置容器便于患者拿取,协助床边排便（注意遮挡）,减少患者往返入厕对体力的消耗。加强臀部皮肤护理,卧床患者注意预防褥疮,呕吐时取头侧位,避免造成窒息或吸入性肺炎。呕吐后协助患者用温水漱口。患者的泻吐物应严格消毒。

（5）用药及对症护理　遵医嘱使用敏感抗菌药物,注意观察不良反应。肌肉痉挛时,如腹直肌、腓肠肌痉挛等,应按医嘱给予药物治疗,用局部热敷、按摩等方法解除肌肉痉挛。

3. 恐惧　与突然起病、病情发展迅速、严重脱水导致极度不适,实施严格解除隔离有关。

（1）评估恐惧的原因　霍乱患者往往突然起病、病情发展迅速、剧烈泻吐,机体状况可迅速恶化。本病属于烈性肠道传染病,必须实施严密隔离和消化道隔离,加重患者的思想负担,给患者带来极度恐惧。

（2）知识教育　向患者及家属解释本病的发生、发展过程,说明严密隔离的重要性及隔离期限。隔离期间帮助患者尽快熟悉和适应陌生的环境,缓解恐惧情绪。

（3）精神支持　护士应积极、主动地帮助患者梳理治病信心和增强安全感,与患者进行有效沟通,让患者充分表达自己的情感,以了解患者的顾虑、困难,予以精心护理,包括帮助患者及时清除排泄物,及时更换污染的床单,创造清洁舒适的环境。

【其他护理诊断/问题】

1. 潜在并发症　急性肾衰竭、电解质紊乱、急性肺水肿。
2. 活动无耐力　与频繁吐泻导致电解质丢失致低钾有关。

3.疼痛:腹痛、腓肠肌痛　与低钠血症导致肌肉痉挛有关

【健康指导】

1.对患者的指导　向患者及家属解释本病的发生、发展过程,说明严密隔离的重要性及隔离期限。霍乱患者应及早隔离治疗,直到症状消除后 6 d,并隔天粪便培养 1 次,连续 3 次培养阴性,方可解除隔离。

2.疾病预防指导

(1)管理传染源　加强对传染源的管理是控制霍乱流行的重要环节。设置肠道门诊,健全疫情报告制度。对腹泻患者进行登记和采集粪便培养是发现霍乱患者的重要方法。对接触者应严密检疫 5 d,留粪便培养并服用预防性药物。

(2)切断传播途径　改善环境卫生,加强饮水和食品的消毒管理,对患者和带菌者的粪便、其他排泄物和用具、衣被等进行消毒处理,消灭苍蝇等传播媒介。向公众解释霍乱早期症状,指导公众养成良好卫生习惯,不食不洁、生冷或变质食物,饭前便后要洗手。霍乱流行期间,大力宣传,自觉停止一切宴请聚餐,有吐、泻症状者及时到医院肠道门诊就医。

(3)保护易感人群　积极锻炼身体,提高抗病能力,霍乱流行时,有选择地为疫区人群接种霍乱菌苗。

(杨丽霞　张　琦)

本章小结

传染的概述主要介绍了病因和基本特征、传染病的流行过程及影响因素、传染病的预防、隔离与消毒、临床表现、实验室检查、诊疗要点、常用护理诊断措施,为后续各类传染病护理知识的学习奠定基础。其中传染病的特征、传染病流行过程的基本条件、传染病的预防、各种传播途径隔离的要求、传染病常见症状体征(发热、皮疹、腹泻、意识障碍)的护理措施为本节内容的重点,应具体掌握。

病毒性肝炎患者的护理介绍了病毒性肝炎的概念、特点、临床表现、实验室检查、诊疗要点、常用护理诊断、措施及健康指导等。应重点掌握病毒性肝炎的流行病学和预防以及并发症的观察和对症护理。

狂犬病的护理介绍了狂犬病的病因和发病机制、流行病学、临床表现、实验室检查、诊疗要点、常用护理诊断、措施及健康指导。学习重点为狂犬病的流行病学、临床表现、主要护理措施以及健康教育中的疾病预防和指导部分。

伤寒患者的护理介绍了伤寒的病因和发病机制、流行病学、临床表现、实验室检查、诊疗要点、常用护理诊断、措施及健康指导。学习重点为伤寒的概念、典型伤寒临床表现以及伤寒患者的饮食护理措施以及健康教育中的疾病预防部分。

伤寒患者的护理介绍了伤寒的病因和发病机制、流行病学、临床表现、实验室检查、诊疗要点、常用护理诊断、措施及健康指导。学习重点为伤寒的概念、典型伤寒临床表现以及伤寒患者的饮食护理措施以及健康教育中的疾病预防部分。

细菌性痢疾患者的护理介绍了细菌性痢疾的病因和发病机制、流行病学、临床表现、实验室检查、诊疗要点、常用护理诊断、措施及健康指导。学习重点为细菌性痢疾

的概念、所发生的病理变化、临床主要特征以及急性细菌性痢疾中普通型和中毒型患者的临床表现。

霍乱患者的护理介绍了细菌性痢疾的病因和发病机制、流行病学、临床表现、实验室检查、诊疗要点、常用护理诊断、措施及健康指导。学习重点为霍乱的致病菌、典型霍乱的临床表以及补液治疗的护理。

思考题

1. 传染病有哪些基本特征？
2. 传染病有哪些传播途径？
3. 如何管理传染源？护士发现甲、乙、丙类传染病患者时应该如何进行疫情上报和管理？
4. 作为一名医护人员如何做好职业防护？
5. 如何护理发热和发疹的患者？
6. 简述乙型肝炎抗原抗体检测的临床意义。
7. 简述乙型病毒性肝炎的主要预防措施。
8. HBV 主要的传播途径有哪些？
9. 简述狂犬病患者伤口处理要点。
10. 结合流行病学阐述伤寒的预防措施。
11. 简述急性细菌性痢疾的临床类型和主要临床表现。
12. 简述霍乱的主要传播途径及预防措施。
13. 一霍乱患者，日大便 20 次以上，脱水，体重下降 13%，烦躁不安，皮肤弹性消失，口唇极干，青紫，有肌肉痉挛，脉搏细速，血压低于正常，无尿。

请回答以下问题：
(1) 该患者属于霍乱的哪一型？
(2) 试述霍乱的静脉补液原则。

拓展阅读

参考文献

[1] 尤黎明,吴瑛. 内科护理学[M]. 5版. 北京:人民卫生出版社,2013.
[2] 张振香,路丽娜. 内科护理学[M]. 郑州:郑州大学出版社,2011.
[3] 王新莉. 动脉血气标本的采集进展[J]. 天津护理,2012,20(2):119-120.
[4] 朱元珏,陈文彬. 呼吸病学[M]. 北京:人民卫生出版社,2003.
[5] 葛均波,徐永健. 内科学[M]. 8版. 北京:人民卫生出版社,2013.
[6] 姚景鹏,吴瑛,陈垦. 内科护理学[M]. 2版. 北京:北京大学医学出版社,2015.
[7] 张铭光,杨晓莉,唐承薇. 消化内科护理手册[M]. 2版. 北京:科技出版社,2015.
[8] 王建英. 内科护理学[M]. 郑州:郑州大学出版社,2015.
[9] 李丽. 内科护理学[M]. 沈阳:辽宁大学出版社,2013.
[10] 夏泉源,刘士生. 内科护理学[M]. 北京:科学出版社,2010.
[11] 郭爱敏,周兰姝. 成人护理学[M]. 2版. 北京:人民卫生出版社,2013.
[12] 黄人健,李秀华. 内科护理学[M]. 北京:人民军医出版社,2014.
[13] 陶红,张玲娟,张静. 内科护理查房[M]. 上海:上海科学技术出版社,2016.
[14] 王秀玲. 2016全国护士执业资格考试:同步习题解析与技巧点拨[M]. 北京:人民卫生出版社,2016.
[15] 张静娟,薛芃石,赵白雪,等. 饮食干预对腹膜透析患者营养状况的影响[J]. 中华护理杂志,2015,50(1):62-65.
[16] 李晴,周婷婷,李韬彧,等. 专病一体化护理在腹膜透析患者营养管理中的应用[J]. 中国护理管理,2013,13(1):82-85.
[17] 朱大年,王庭槐. 生理学[M]. 北京:人民卫生出版社,2013.
[18] 中华医学会糖尿病学分会. 中国2型糖尿病防治指南:2013年版[J]. 中华内分泌代谢杂志,2014,30(10):893-942.
[19] 张静平,王宏运. 内科护理学[M]. 2版. 北京:人民卫生出版社,2014.
[20] 袁丽,张建欣. 内科护理学[M]. 北京:清华大学出版社,2015.
[21] 袁丽,武仁华. 内分泌科护理手册[M]. 北京:科学出版社,2011.
[22] 陆再英,钟南山. 内科学[M]. 7版. 北京:人民卫生出版社,2008.
[23] 张建欣,刘志凤. 内科护理学[M]. 2版. 江苏:江苏凤凰科学技术出版社,2014.
[24] 梅长林. 中国内科年鉴[M]. 上海:第二军医大学出版社,2006.
[25] 江杨清. 中西医结合临床内科学[M]. 北京:人民卫生出版社,2012.
[26] 张振香. 社区脑卒中患者康复护理技术[M]. 北京:人民卫生出版社,2014.
[27] 王茂斌. 脑卒中的康复医疗[M]. 北京:中国科学技术出版社,2006
[28] 凌峰. 脑血管病理论与实践[M]. 北京:人民卫生出版社,2006.
[29] 贾建平. 神经病学[M]. 北京:人民卫生出版社,2013.
[30] 华桂春,李延玲,曲桂玉. 传染病护理学[M]. 北京:化学工业出版社,2013.
[31] 华桂春,缪文玲. 传染病护理学[M]. 南京:江苏科学技术出版社,2011.
[32] 吴光煜. 传染病护理学[M]. 北京:北京大学医学出版社,2008.

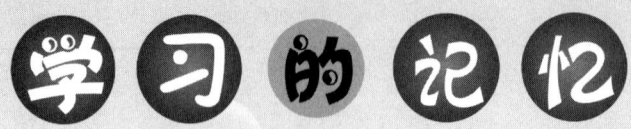

小事拾遗：

学习感想：

学习的过程是知识积累的过程，也是提升能力、稳步成长的阶梯，大家的注释、理解汇集成无限的缘分、友情和牵挂，请简单手记这一过程中的某些"小事"，再回首时定会有所发现、有所感悟！

学习的记忆

姓名：_____

本人于20____年____月至20____年____月参加了本课程的学习

此处粘贴照片

任课老师：_____　　_____　　班主任：_____

班长或学生干部：_____　　_____　　_____

我的教室（请手写同学的名字，标记我的座位以及前后左右相邻同学的座位）